Die 365 schönsten Kräuter,
Blüten und Rosen

Christa Brand · Brigitte Buser

Die 365 schönsten Kräuter, Blüten und Rosen

Mit Rezepten für Wellness und Genuss

Deutsche Verlags-Anstalt

Diese Ausgabe wurde auf chlor- und säurefrei gebleichtem, alterungsbeständigem Papier gedruckt.

1. Auflage

Satz und Layout: Monika Pitterle/DVA
Gesetzt aus der Garamond BE und der Frutiger LT
Lithographie: Fotolito Longo, I-Bozen
Druck und Bindung: Printer Trento, I-Trento
Printed in Italy
ISBN: 978-3-421-03648-3

www.dva.de

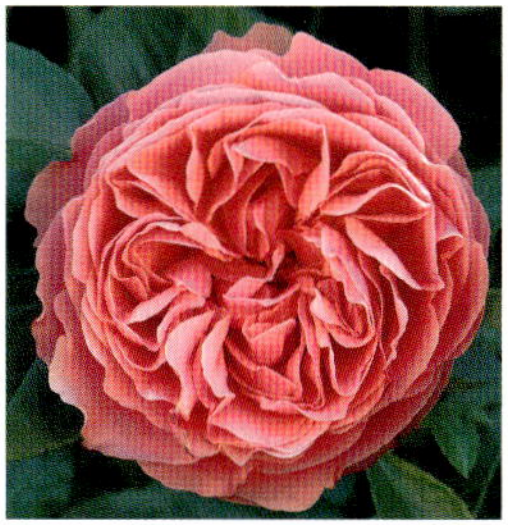

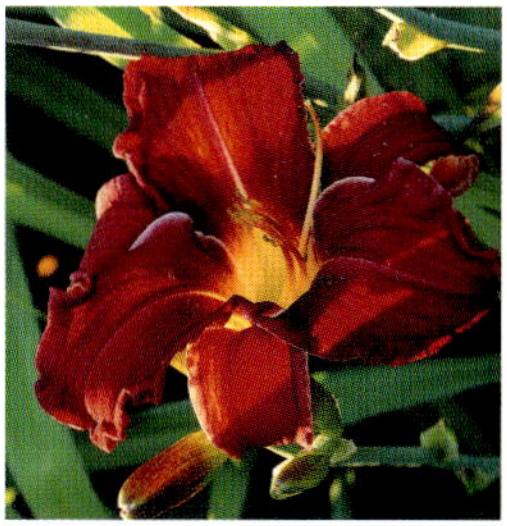

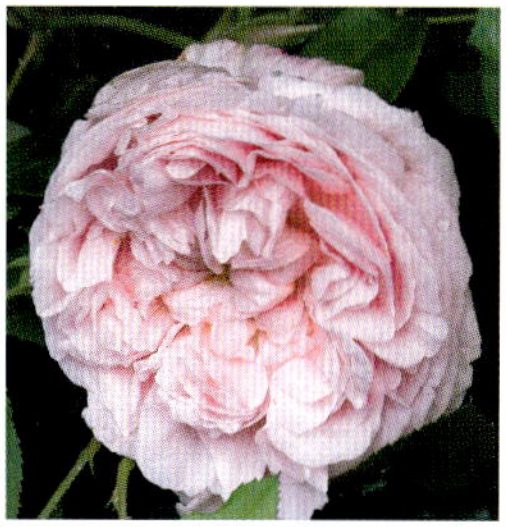

Vorwort

Die Fähigkeiten zu sehen, riechen, fühlen, schmecken und zu hören sind es, die uns die Jahreszeiten, Monate, Wochen, Tage, Stunden, ja sogar die kleinsten Momente in unserem Leben, ob positiv oder negativen Ursprungs, oft zum unvergesslichen Erlebnis machen. Wer das Glück hat, einen Garten sein eigen zu nennen, ist sich sicherlich des reichhaltigen Angebotes von Farben, Düften, unterschiedlichsten Blatttexturen und Blütenformen wie auch den verschiedensten, oft sehr ausgeprägten Geschmacksrichtungen bewusst, wie dies besonders bei Kräutern aber auch einer Vielzahl von Blüten der Fall ist.

Es versteht sich von selbst, dass die Ausgangsprodukte aus biologischem Anbau stammen. Hier können wir uns die Natur zu Nutze machen, sei es durch Pflanzenauszüge, die wir in Form von Jauchen oder Tees, als Dünger oder zur Stärkung oder gar zur Abwehr von Schädlingen einsetzen können. Auch die Wahl von sich gegenseitig unterstützenden Pflanzengemeinschaften oder das Einbringen von Pflanzen, die Nützlinge anziehen, ist ein wichtiges Thema bei der biologischen Kultivierung von Pflanzen. Dabei sind wir auf eine gute Wahrnehmung während des Jahreslaufes angewiesen. Das Beobachten lehrt uns, mit der Natur zu arbeiten, sich von ihr leiten, aber auch sich von ihr inspirieren zu lassen, denn nur so sind uns Erfolge über längere Zeit garantiert. Oft wird uns dann ganz von alleine bewusst,

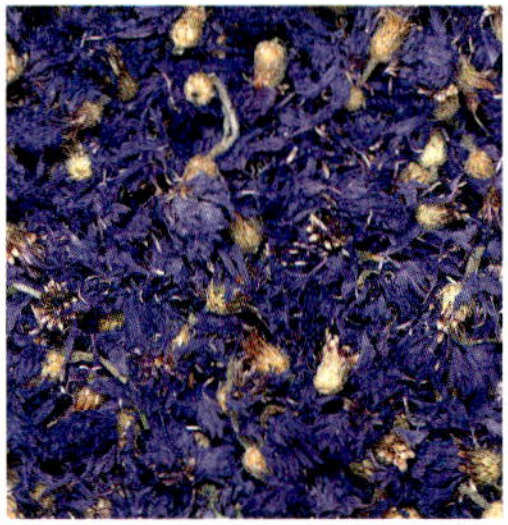
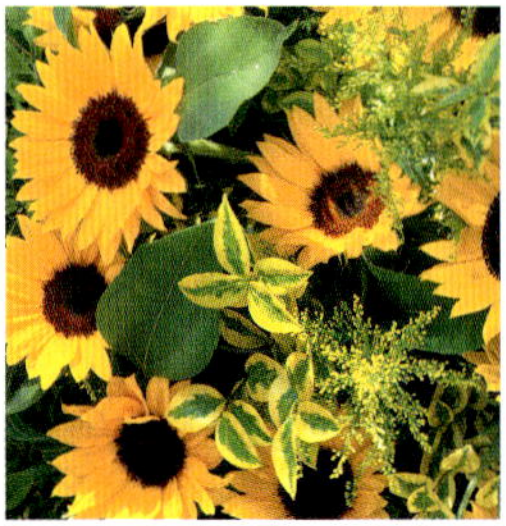
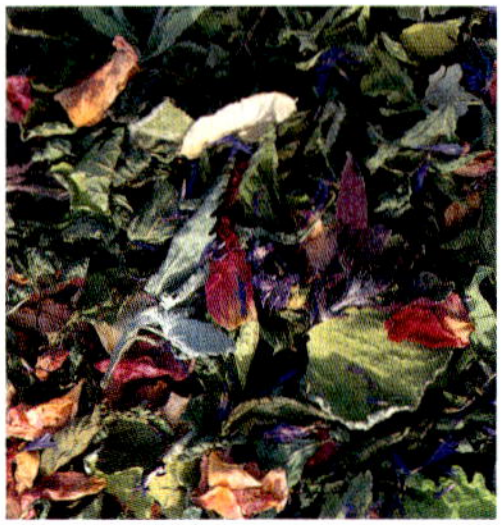

wie wir reagieren müssen, um den Schaden in Grenzen zu halten oder ob beim nächsten Mal vorbeugende Maßnahmen zu treffen sind.
Dieses Buch enthält rund ums Gartenjahr Anleitungen zur Aussaat, Pflanzung, Pflege, Ernte und zum Genuss von Kräutern und essbaren Blüten. Alle diejenigen, die keinen eigenen Garten besitzen, finden Anleitungen und Tipps für die Kultivierung von Kräutern in Töpfen. Auch für frische Kräuter in den Wintermonaten ist gesorgt, und wenn im Frühling die ersten Wildkräuter und Blüten in Feld und Flur sprießen, wir aber mit der Frühjahrsmüdigkeit kämpfen, ist es ein Leichtes, diese mit den überaus vitaminreichen und schmackhaften Gaben der Natur zu vertreiben.
Eine Vielzahl an Blüten, allen voran sicherlich die Rose, eignen sich hervorragend für die Küche. Ob als Dekoration, einfaches Gericht oder kulinarischen Leckerbissen, beim Genuss dieser eigenwillig anmutenden Kreationen werden ganz sicherlich die Geschmacksnerven gefordert.
Schon seit Jahrtausenden werden Auszüge von Kräutern und Blüten, dank ihrer wertvollen Inhaltsstoffe, in der Heilkunde verwendet, die auch wir nutzen können. Sie eignen sich hervorragend zur Verarbeitung von Wellnessprodukten, die als Geschenk oder für sich selbst Freude bereiten und das Wohlbefinden steigern.
Nebst über hundert Rezepten für Küche und Wellness finden Sie eine Vielzahl an umfangreichen Pflanzenportraits, in denen auch Geschichtliches,

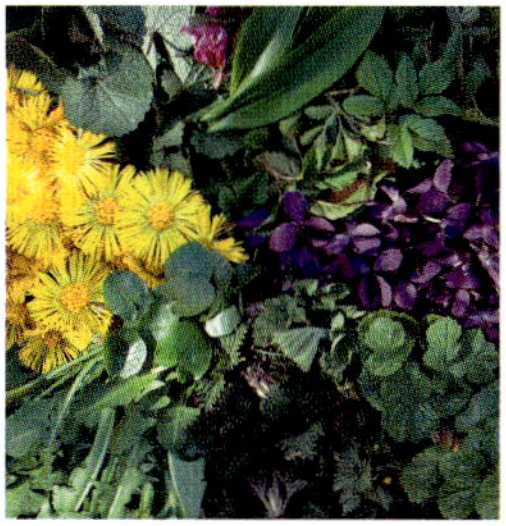 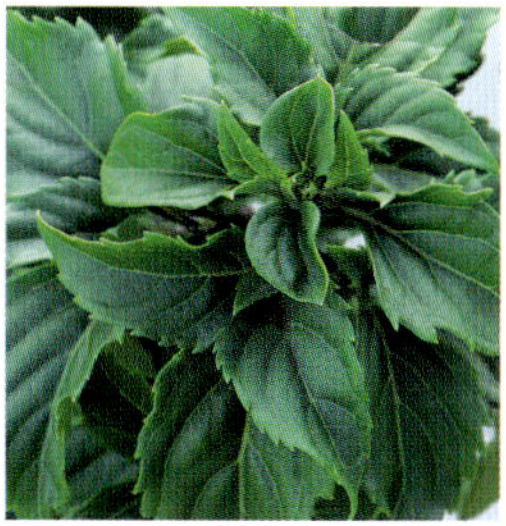 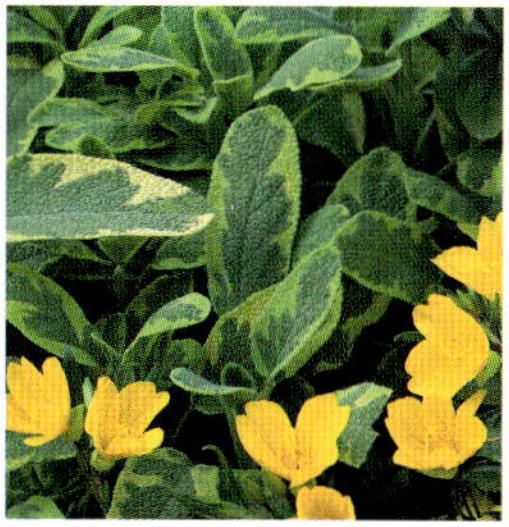

Standortansprüche und Pflege durchs Gartenjahr wie auch Informationen über deren Inhaltsstoffe und Einsatzgebiete enthalten sind. Alle im Buch porträtierten Rosen eignen sich aus eigener Erfahrung besonders gut für die Verwendung in Küche und zur Wellnesstherapie. Zudem finden Sie Anleitungen zur Verwendung von ätherischen Ölen in der Aromatherapie sowie zum Räuchern und zur Herstellung von Pflegeprodukten, Auszügen und Ansätzen, die in der Körperpflege oder bei der Linderung von leichten Beschwerden eingesetzt werden können.

Mein herzliches Dankeschön gilt allen passionierten Kräuter- und Blütenköchen und -köchinnen, Kräuterpädagogen, Apothekerinnen und weiteren fachkundigen Personen, die eine Vielzahl an Rezepten beigesteuert haben, sowie der Fotografin Christa Brand, der es wieder einmal mehr gelungen ist, diese wie auch all die vielen Gartensituationen, Blüten und Kräuter ins rechte Licht zu rücken, für die interessante Zusammenarbeit. Im Weiteren bedanke ich mich beim Verlag für das große Vertrauen, welches mir ermöglichte, die Texte zu diesem Buch zu verfassen, in dem der Genuss von Blüten und Kräutern mit allen Sinnen wörtlich genommen werden darf.

Brigitte Buser

Mit vielen Vorsätzen

Gelegentlich zeigt sich der erste Tag des Jahres im tiefsten Winterkleid. Oft dürfen wir aber auch erleben, dass die ersten Januartage von fast frühlingsmildem Wetter begleitet sind, welches einen geradezu anspornt, viele gute Vorsätze fürs neue Gartenjahr zu fassen.
Endlich wollen wir das Kräutergärtchen anlegen, das wir schon letztes Jahr ins Auge gefasst haben und dann doch aus vielerlei Gründen nicht realisieren konnten. Auch möchten wir dieses Jahr unbedingt die Balkonkästen mit Kapuzinerkresse bepflanzen und endlich auch die Rosensorte pflanzen, mit der wir schon seit Jahren liebäugeln.
Ein Garten bringt aber auch viel Arbeit mit sich, wohlverstanden Arbeit, die uns viel Freude und einen Ausgleich zum Alltagsstress verschafft. Bei soviel emsigem Tun gelingt es dann eben nicht immer, alle Vorsätze zu verwirklichen. Hätten wir uns aber vielleicht keine gemacht, hätte die Kapuzinerkresse nur zufällig den Weg auf den Balkon gefunden und im Zentrum des auch wie nebenbei entstandenen Kräutergartens würde im folgenden Juni genau die Rose, mit der wir schon lange liebäugelten, ihre erste Blütenpracht zeigen.

Notizen / Geburtstage

1. Januar

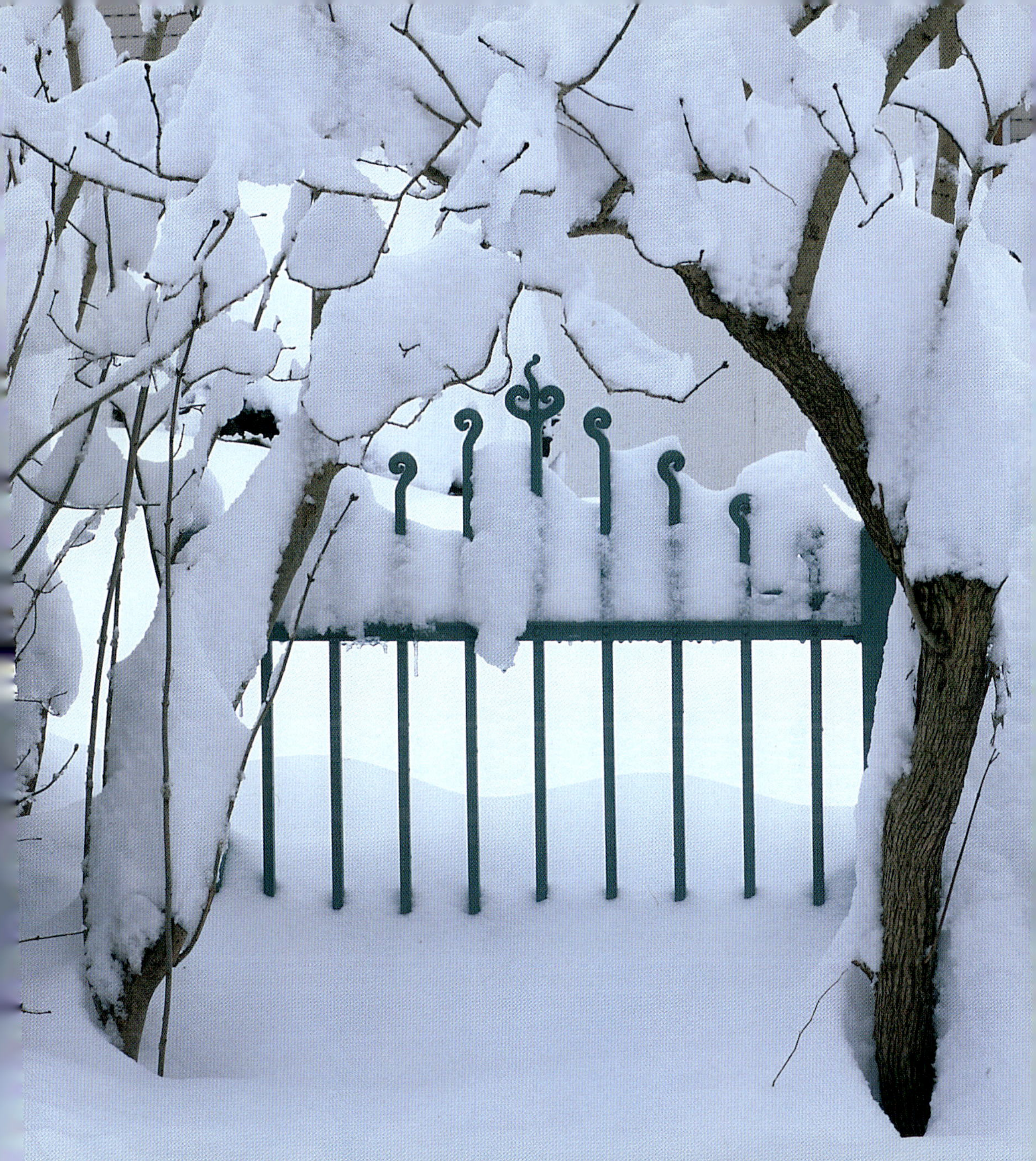

Rosenpfeffer

25 g getrocknete Duftrosenblütenblätter • 25 g rote Pfefferkörner

Blütenblätter mit den roten Pfefferkörnern mischen und portionenweise in einem Mörser fein zerstoßen.
Diese Pfeffermischung eignet sich für Fleischgerichte, Raclette, Dips und Rosen-Pfefferbutter, der zusätzlich noch feines Meersalz untergerührt wird.
• Anmerkung: Bei den roten Pfefferkörnern, auch „rosa Beeren" genannt, handelt es sich um die Früchte des brasilianischen Pfefferbaums *(Schinus terebinthifolius)*. Der Geschmack ist süßlich und ähnelt dem von Wacholderbeeren

Abkürzungen

g	=	Gramm
EL	=	Esslöffel
Fl.	=	Flasche
getr.	=	getrocknet
kg	=	Kilogramm
l	=	Liter
ml	=	Milliliter
Pr.	=	Prise
TL	=	Teelöffel
Tr.	=	Tropfen

Notizen / Geburtstage

2. Januar

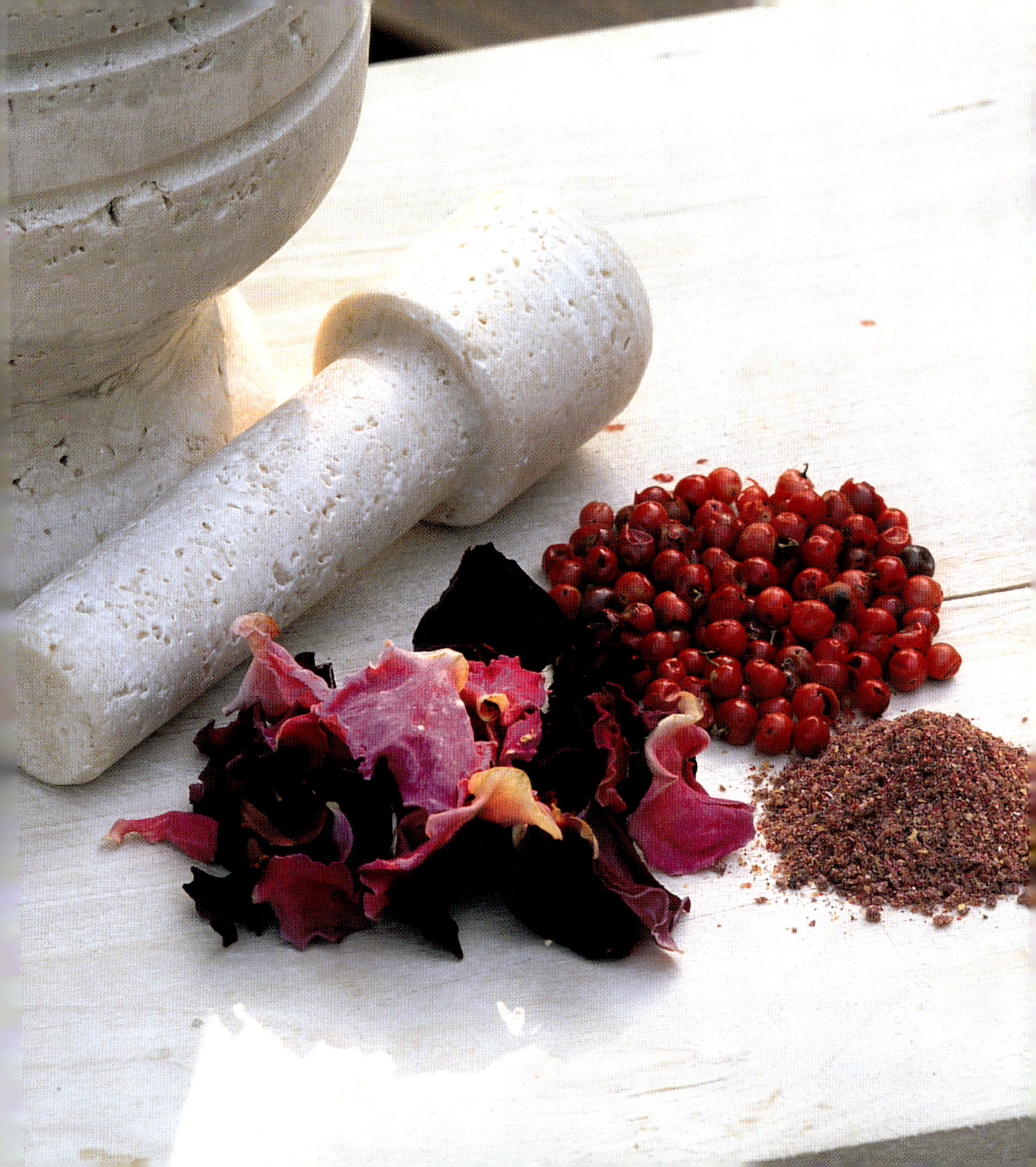

Orangen-Thymianbutter

Zutaten für 10 Portionen
150 g weiche Butter • 1 EL fein abgeriebene Orangenschale • 1 EL frische Orangenthymianblättchen, fein gehackt • 1 EL Orangensaft • 1 TL Zitronensaft • 1 TL Grand Marnier • feines Meersalz • Pfeffer aus der Mühle

Die weiche Butter mit der Orangenschale und den Orangenthymianblättchen verrühren. Orangensaft und Zitronensaft unterrühren. Mit Grand Marnier, Salz und Pfeffer würzen.
Die fertige Butter zu einer Rolle formen, in Alufolie einschlagen und im Kühlschrank erkalten lassen. Vor dem Servieren in Scheiben schneiden.
Die ideale Butter zu gebratenen Entenbrustfilets.

Notizen / Geburtstage

3. Januar

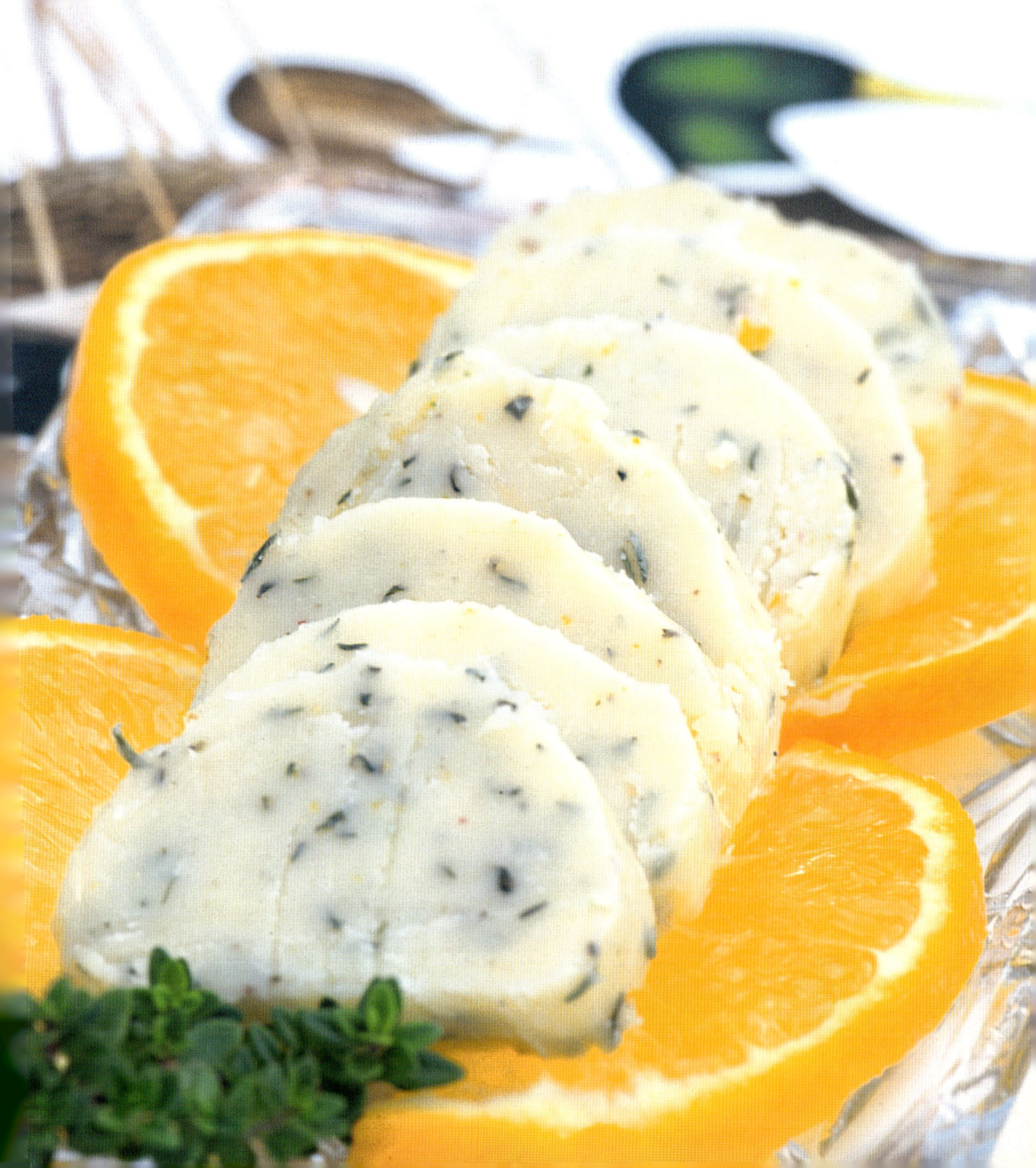

Den Tag ruhig ausklingen lassen

Diesen wohlschmeckenden Kräutertee können Sie aus folgenden Zutaten selbst mischen: herzstärkender Weißdorn, stärkende Rose, beruhigende und ausgleichende Pfefferminze, Kamille und Ringelblume sowie fein gehackte Süßholzstücke *(Glycyrrhiza glabra).*
Hierbei handelt es sich um geschälte oder ungeschälte, getrocknete, holzige Wurzel- und Ausläuferstücke einer zu den Schmetterlingsblütlern gehörenden, 1 bis 1,50 Meter hoch werdenden Staude mit bläulich-violetten und weißen Blüten in kurzen, aufrecht stehenden Ähren. Ihre Heimat ist Westasien und der Mittelmeerraum. Die weichen, faserigen Wurzeln werden im Herbst geerntet und als Aromastoff (Lakritze) für Süßwaren und Arzneien verwendet.
Süßholz ist in Reformhäusern, Apotheken und Drogerien erhältlich. Es wirkt sich positiv auf den nervösen Magen aus und sorgt zudem für eine natürliche Süße.

Notizen / Geburtstage

4. Januar

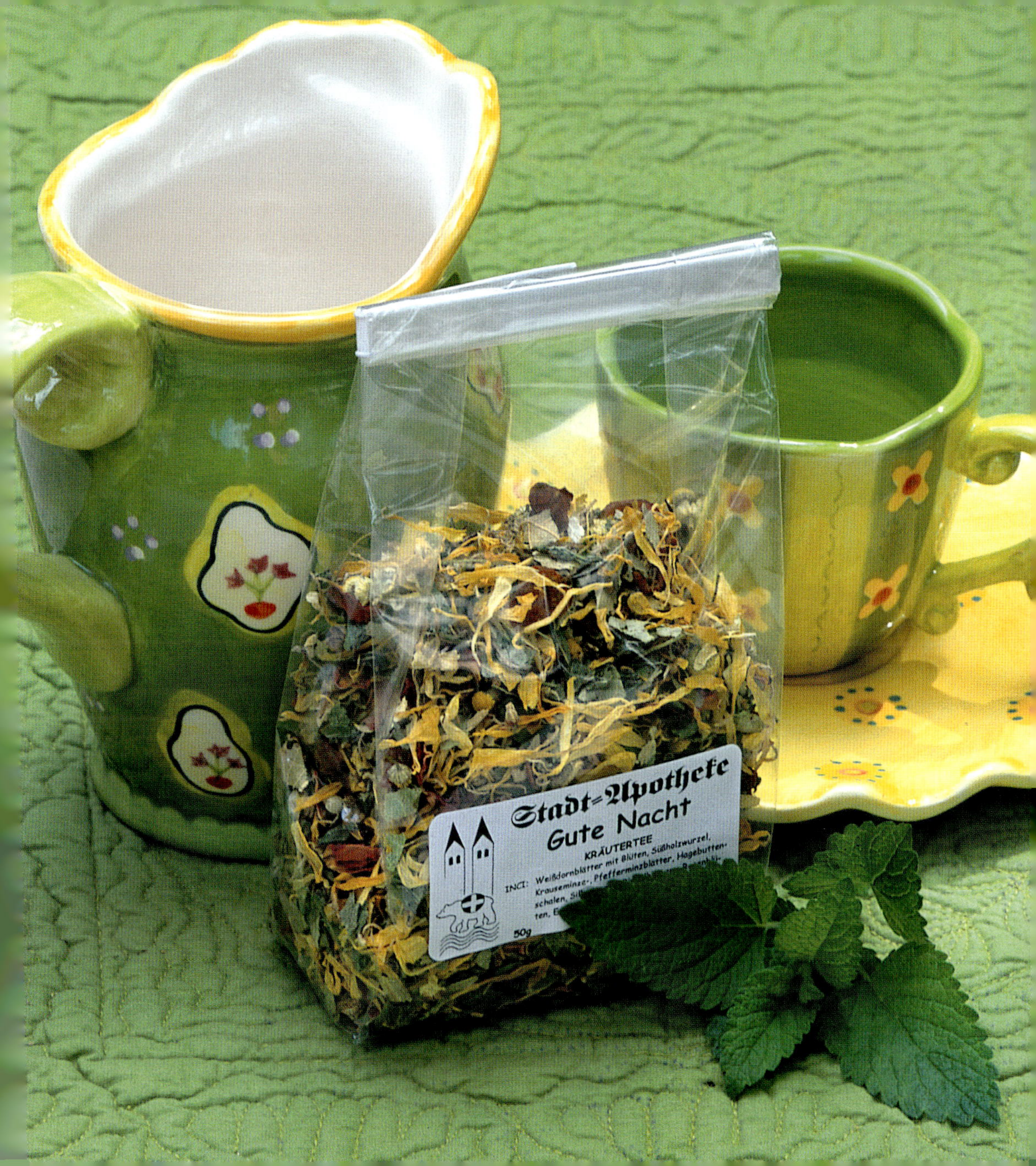
Stadt=Apotheke
Gute Nacht
KRÄUTERTEE
INCI: Weißdornblätter mit Blüten, Süßholzwurzel,
Krauseminze-, Pfefferminzblätter, Hagebutten-
50g

Frische Kräuter auch zur Winterszeit

Es kann schon mal passieren, dass mitten im Winter gewisse Kräuter ausgehen. Solche von Halbsträuchern, wie zum Beispiel Ysop, Rosmarin, Salbei, Thymian und Currykraut, können auch während des Winterhalbjahres an frostfreien und schneearmen Tagen geerntet werden. Allerdings ist das Aroma während der kalten Jahreszeit nicht ganz so ausgeprägt wie im Sommer, jedoch allemal aromatischer als bei einem abgepackten Kraut aus dem Kühlregal des Supermarktes.

Notizen / Geburtstage

5. Januar

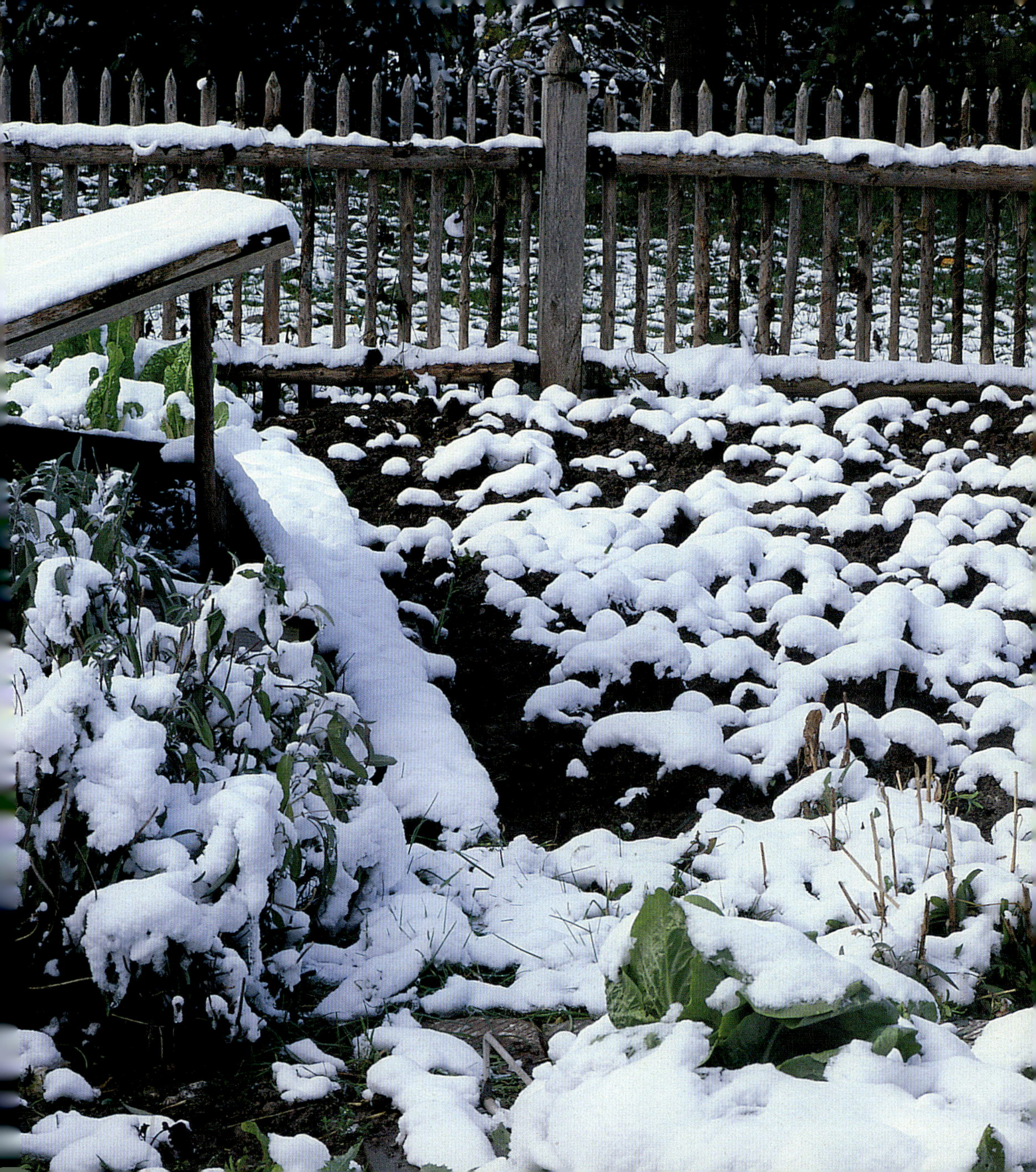

Broccoli-Kürbiswähe

Für ein rundes Blech von 28–30 cm Durchmesser
Teig:
250 g Mehl • 1 TL Salz • 120 g kalte Butter • 100 ml Wasser
Belag:
400 g Kürbisfleisch in Würfeln von ca. 1 cm Seitenlänge • 400 g Broccoliröschen • Salzwasser • 300 ml Milch • 3 Eier • 1 EL Mehl • 1 TL Salz • Pfeffer aus der Mühle • geriebene Muskatnuss

Der Teil des Broccolis, den wir als Gemüse verzehren, ist nichts anderes als ein noch nicht blühender Blütenstand.

Mehl, Salz und Butter mit den Händen rasch miteinander verreiben. Das Wasser hinzufügen, die Masse zu einem Teig verkneten und eine halbe Stunde im Kühlschrank ruhen lassen. Anschließend den Teig auswallen und die gut eingefettete Form damit auslegen. Kürbiswürfel und Broccoliröschen kurz im heißen Salzwasser blanchieren, Wasser abgießen, gut abtropfen lassen und anschließend auf dem Teigboden verteilen. Die restlichen Zutaten mit dem Rührbesen zu einem Guss schlagen und über die Füllung verteilen. Anschließend den Auflauf oder die Wähe auf der untersten Rille des auf 220 Grad vorgeheizten Ofens etwa 40 Minuten backen.
• Tipp: Bei einer Temperatur von etwa 15 Grad halten sich Kürbisse problemlos bis zum Frühjahr.

Notizen / Geburtstage

6. Januar

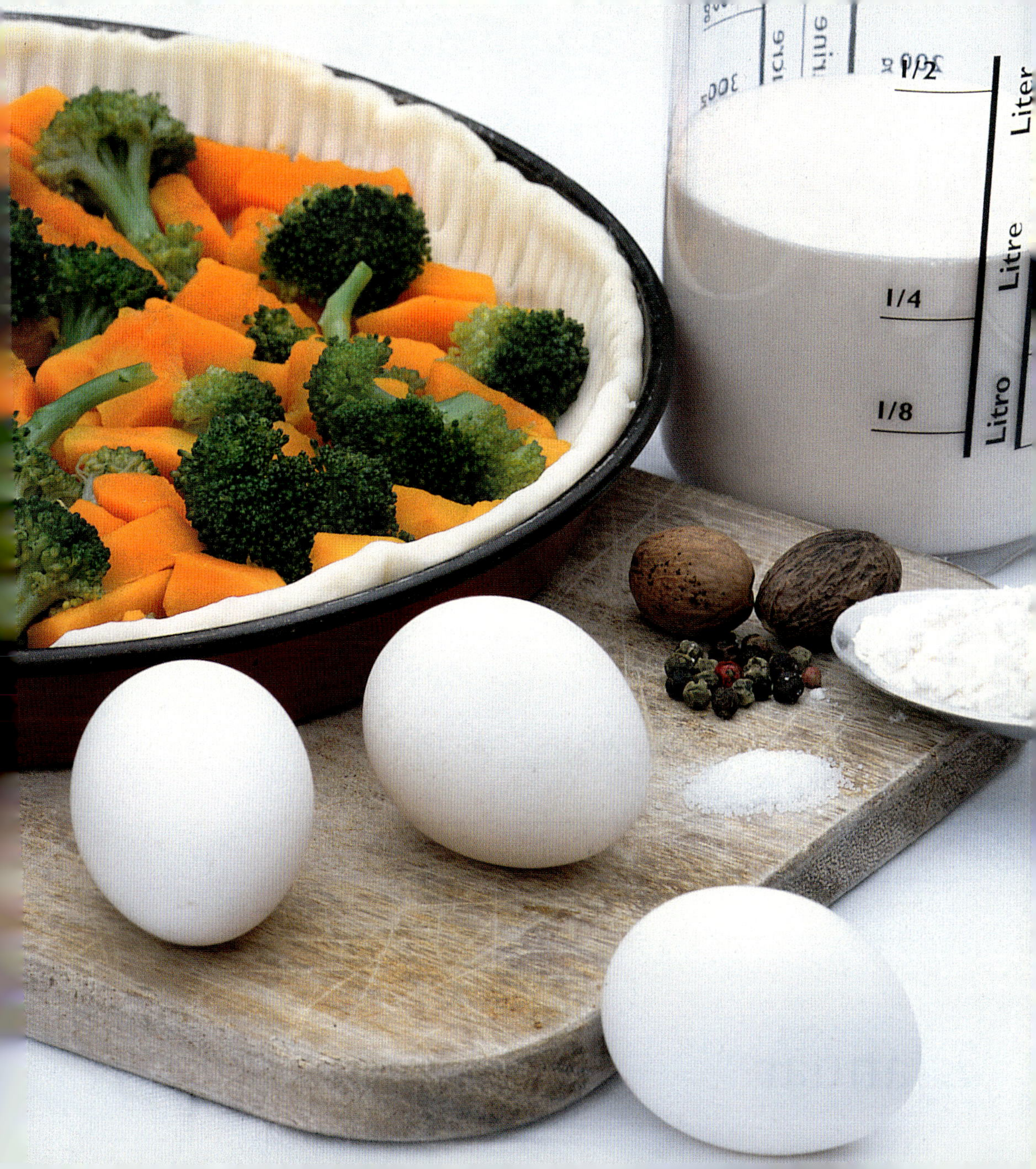

1/2
Liter
Litre
1/4
1/8
Litro

'Mme Hardy'

Alexandre Jules Hardy widmete diese einmal im Sommer blühende Damaszenerrose aus dem Jahre 1832 seiner Frau. Er war Leiter des seinerzeit berühmtesten Rosengartens in Europa, dem Jardin du Luxembourg.
Zart rosa überhauchte Knospen, welche von langen Kelchblättern umgeben sind, öffnen sich zu zauberhaften reinweißen, tellerförmigen und stark gefüllten Blüten mit attraktivem, hellgrünen Auge, die einzeln oder in kleinen Büscheln stehen. Die Blütezeit dauert ungefähr 3 Wochen.
Weitere Pluspunkte sind ihr kleinblättriges, hellgrünes, gesundes Laub sowie der kräftige, dicht verzweigte und aufrechte Wuchs, der eine Höhe von 180 Zentimeter erreicht.
Reiche Blüte und ein fantastischer Duft mit zitroniger Note tragen sicher auch dazu bei, dass sie als eine der edelsten und schönsten unter den Historischen Rosen angesehen wird.

Notizen / Geburtstage

7. Januar

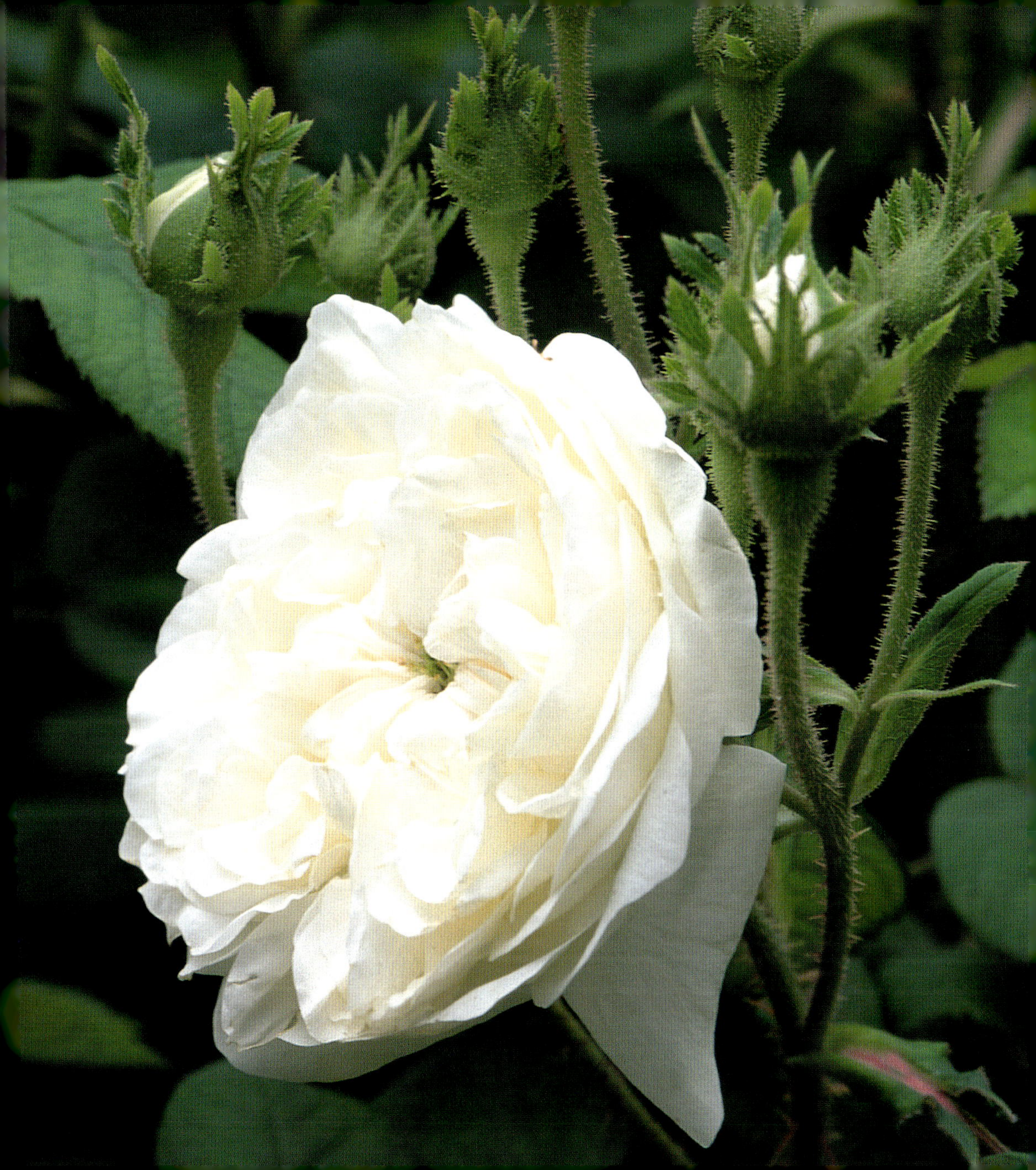

Der Koriander

Bei dem aus Südeuropa und dem Vorderen Orient stammenden Koriander *(Coriandrum sativum)* handelt es sich um ein einjähriges Würzkraut aus der Familie der Doldenblütler *(Apiaceae)*, von welchem die Blätter als auch die Früchte in der Küche Verwendung finden.

Die Aussaat erfolgt direkt im späten Frühling an einem sonnigen Standort in durchlässigem und kalkhaltigem Gartenboden. Schon bald entwickeln sich bis zu 70 Zentimeter hohe, reich verzweigte Triebe, bei denen die unteren Blätter weniger stark gefiedert sind als die oberen, alle aber einen eigenartigen Duft verströmen, der nicht jedermanns Sache ist.

Das vor allem in der indischen, arabischen, chinesischen und mexikanischen Küche verwendete Koriandergrün, auch Cilantro, Wanzenkraut oder Wanzendill genannt, eignet sich zum Würzen von Salaten und Käsegerichten. Da das Kraut durch den Kochvorgang relativ schnell an Aroma verliert, sollte es erst kurz vor dem Servieren dem Gericht beigefügt werden.

Die Ernte der Samen erfolgt erst, wenn sich die Samenstände bräunlich verfärben, wobei diese zum Nachtrocknen kopfüber aufgehängt werden.

Koriandersamen sind Bestandteil von Lebkuchengewürzen und Currymischungen (siehe *17. Januar*) und würzen Kürbis, Kohl und Hülsenfrüchte. Da sie ihren an Anis erinnernden Geschmack nur durch Hitzeeinwirkung vollständig entfalten, sollten die Samen vor der Verwendung kurz angeröstet werden.

Notizen / Geburtstage

8. Januar

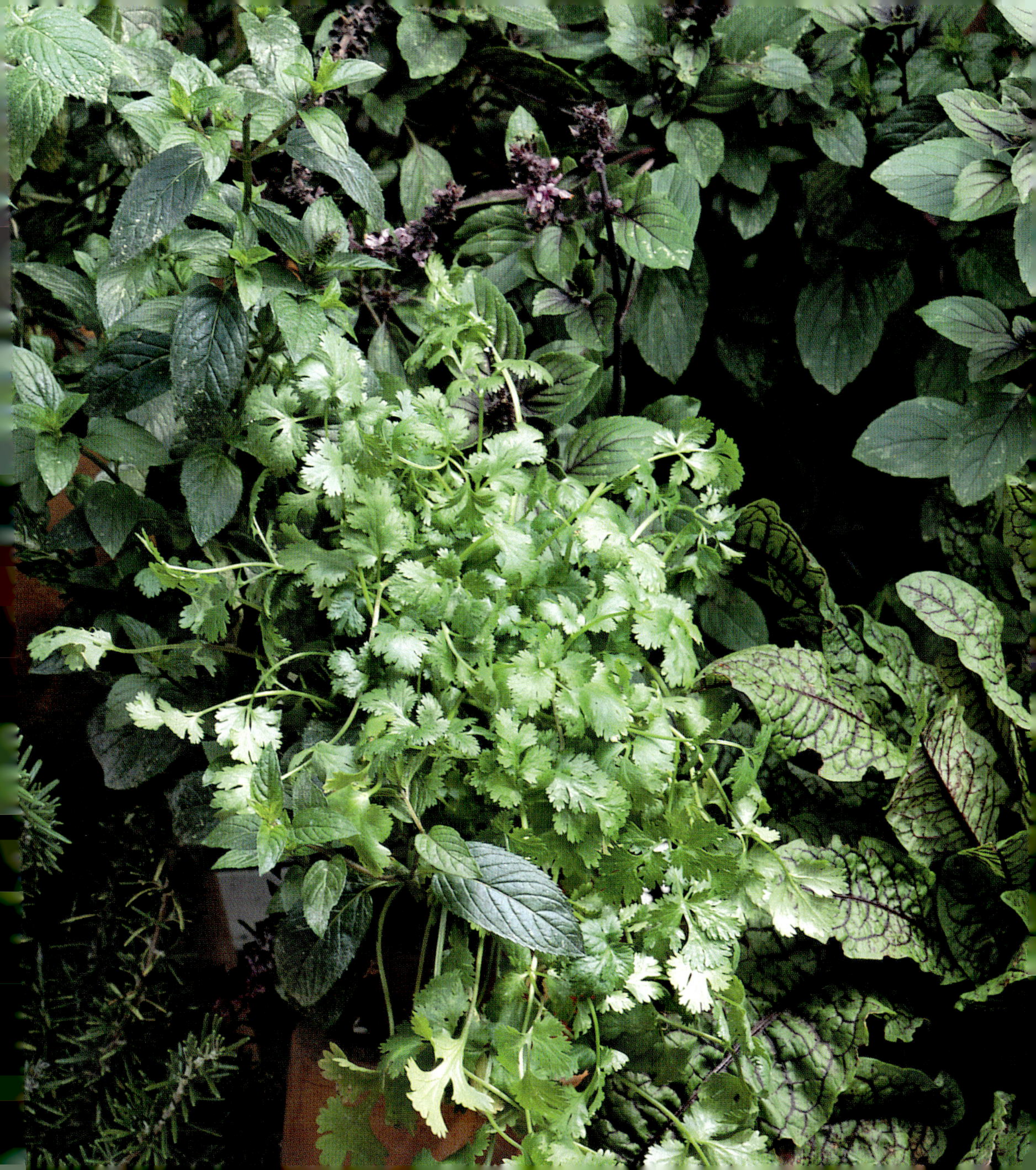

Brigittes Kichererbsensalat mit Feta und Koriander

400 g Kichererbsen aus der Dose • 250 ml Olivenöl • 1 große, fein gehackte, rote Zwiebel • 5 sehr fein gehackte Knoblauchzehen • 1–2 fein gehackte, rote Chilischoten • 250 g zerkrümelter Feta • 4 Frühlingszwiebeln, nur grüne Teile • ½ Tasse gehacktes Koriandergrün • 1 Tasse gehackte, glatte Petersilie • Saft von einer Zitrone • Salz • Pfeffer aus der Mühle

Zwiebel in drei Esslöffel Olivenöl goldgelb und weich dünsten. Chilischoten sowie Knoblauch beigeben und kurz mitdünsten. Alles vollständig abkühlen lassen.
Kichererbsen mit dem Feta, Frühlingszwiebeln, Koriandergrün, Petersilie und dem Zitronensaft in eine Schüssel geben. Die abgekühlten Zwiebeln, Chilischoten und den Knoblauch mit dem restlichen Olivenöl hinzufügen, alles gut mischen und mit Salz und Pfeffer abschmecken.
Schmeckt ausgezeichnet zu gegrillten Hühnerbrustfilets oder zu Lammkoteletts.

Notizen / Geburtstage

9. Januar

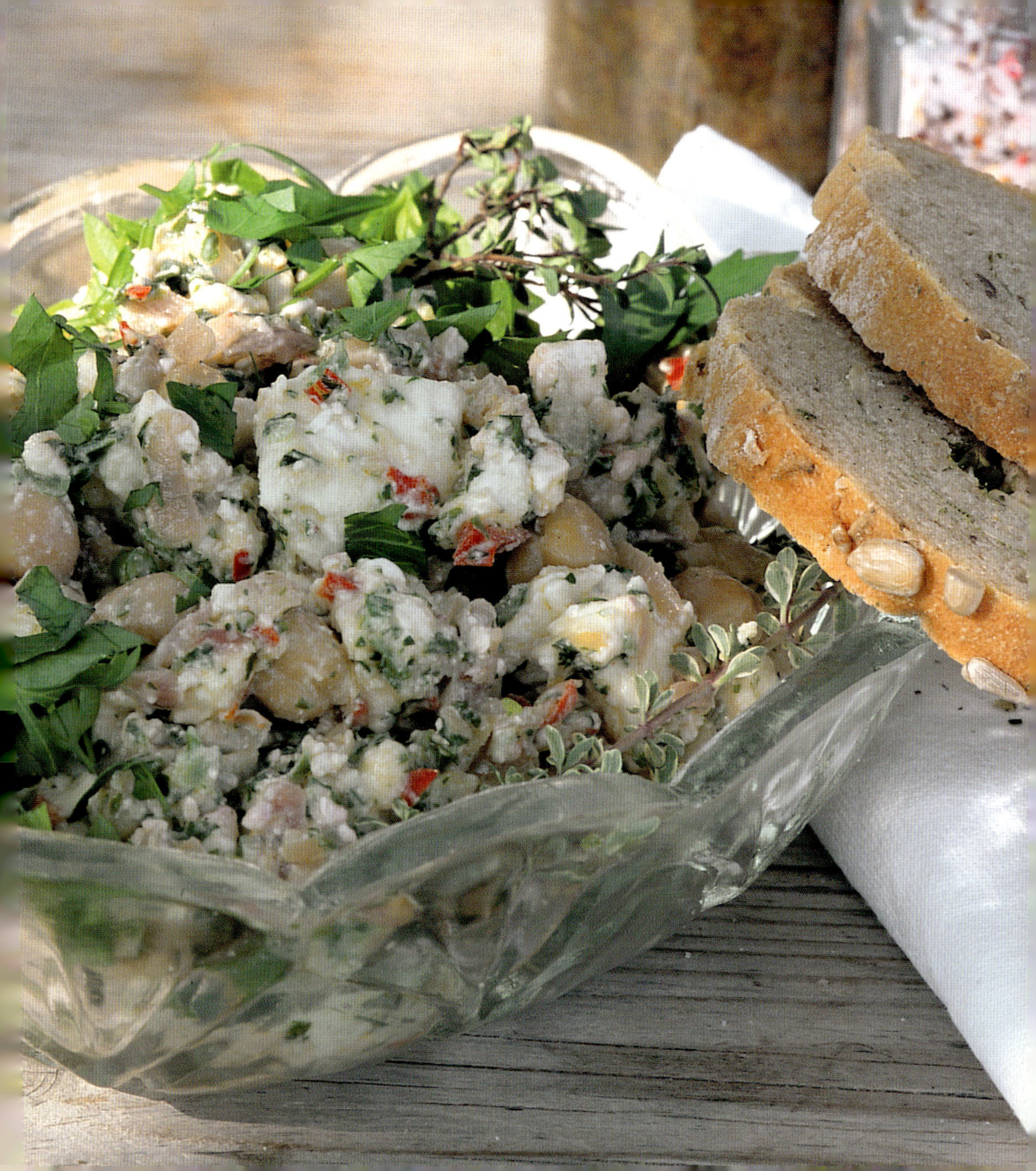

Rosa × *damascena* 'Trigintipetala'

Die wohl bekannteste Vertreterin der Damaszenerrosen, welche auch Rose von Kanzanlik genannt wird und seit über 300 Jahren, vor allem im gleichnamigen Tal in Bulgarien, großflächig zur Gewinnung des begehrten Rosenöls angebaut wird, wurde zum ersten Mal 1689 erwähnt. Der Name Trigintipetala, welcher dreißigblättrig bedeutet, verdankt sie der ungefähren Anzahl der Petalen.

Ihre halbgefüllten, mittelgroßen Blüten sind von einem klaren Rosa. Sie duften süß und intensiv und sitzen in lockeren Büscheln auf kurzen dünnen Stielen. Das helle, graugrüne Laub ist weich und an den Rändern gezähnt. Ihr Wuchs ist ausladend sowie überhängend und erreicht eine Höhe von 2 Meter, weshalb sie viel Platz benötigt. Wenn Sie nach der Blüte nur die abgeblühten Petalen entfernen, zieren im Herbst längliche, leicht gebogene Hagebutten von 2,5 Zentimeter Länge den äußerst frostharten Strauch. In der Küche verwende ich diese Sorte wegen ihres äußerst intensiven Dufts nur sparsam und meist in Kombination mit Rosen anderer Klassen.

Notizen / Geburtstage

10. Januar

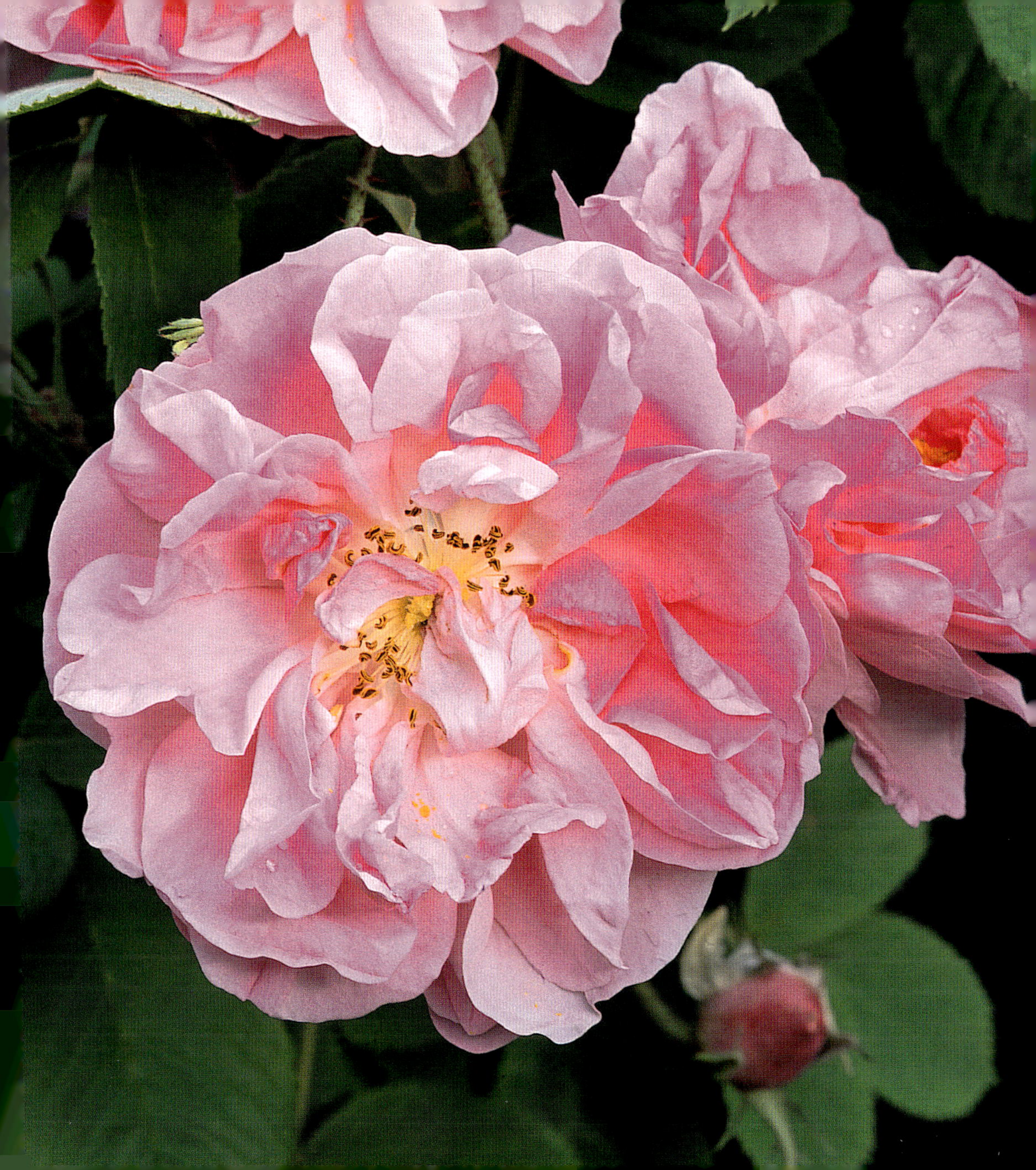

Über Jahrtausende von Rosenduft begleitet

Nicht nur die alten Ägypter wussten den Duft der Rose in der Küche zu schätzen, auch die Römer parfümierten ihre Weine mit Rosenduft. Im Orient sowie im nordafrikanischen Raum wurden seit frühester Zeit und bis heute allerlei Speisen, ob herzhaft, pikant oder süß, mit Rosenaroma parfümiert. Ein Abkömmling der Apothekerrose *Rosa gallica* var. 'Conditorum', auch Konditorrose genannt, fand neben den Zentifolien schon seit Jahrhunderten in der europäischen Küche Verwendung. Wie ihr Name verrät, vorwiegend in der Zuckerbäckerei. Noch im vorletzten Jahrhundert wurde das Marzipan mit kostbarem Rosenwasser veredelt, welches mit der Zeit vollständig aus dieser Köstlichkeit verschwand. Nach alter Tradition werden heute noch Gebäck wie zum Beispiel die Frankfurter Bethmännchen, ein bekanntes Weihnachtsgebäck, und das Bündner Birnbrot mit Rosenwasser verfeinert.

Notizen / Geburtstage

11. Januar

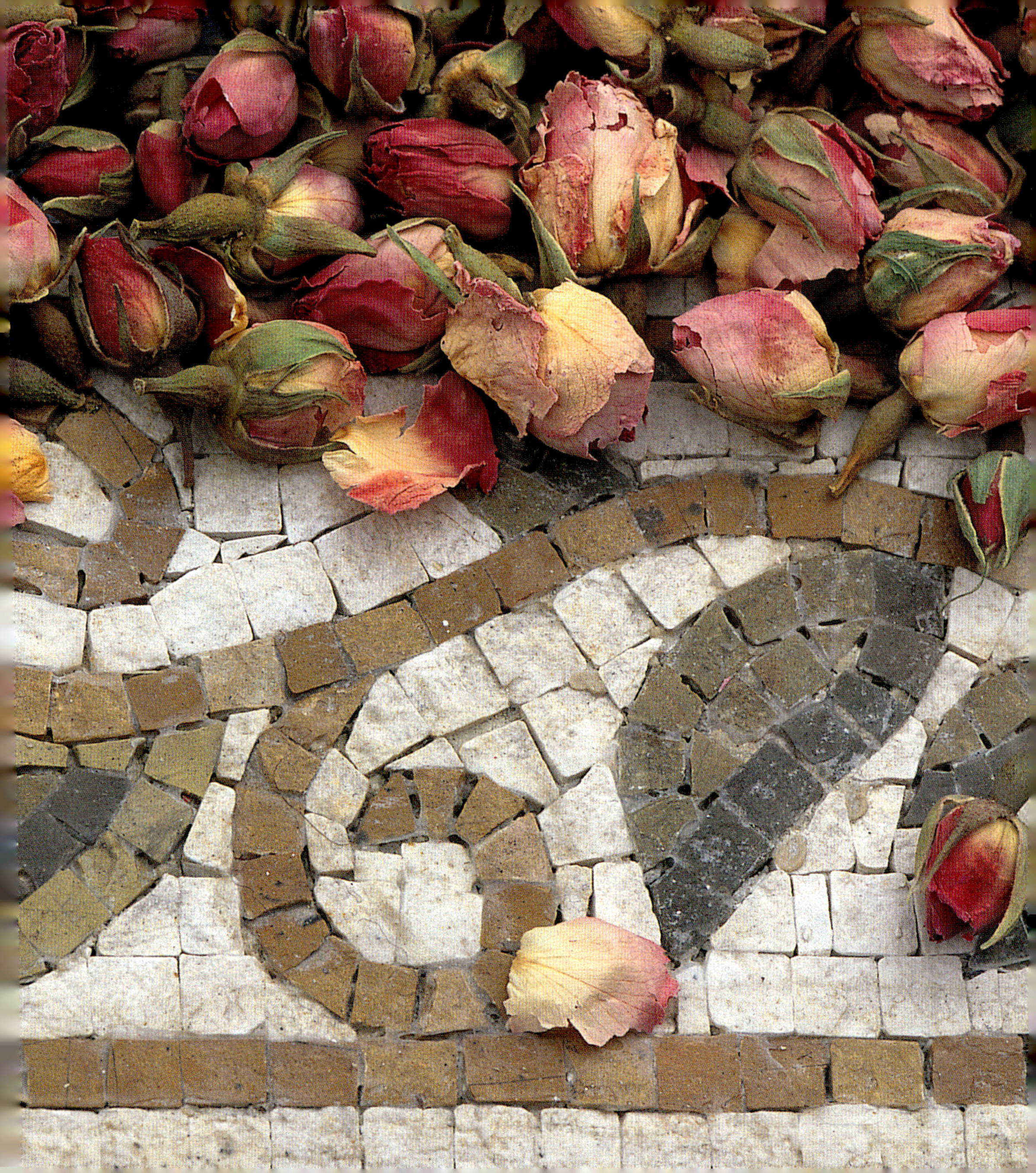

Kostbares Rosenöl

Dieses ätherische Öl besteht aus mehr als vierhundert chemischen Einzelsubstanzen, und noch längst nicht sind alle Inhaltsstoffe bestimmt. Zu den wichtigsten zählen Citronell, Geraniol, Nerol, Ethanol, Phenylathylalkohol, Linalool, Rosenoxide, Mythyleugenol, Farnesol sowie Stearoptene.
Rosenöl wird vorwiegend aus *R. damascena* 'Trigintipetala' gewonnen, wobei es sich hier um ein aus den Blüten durch Wasserdampfdestillation hergestelltes ätherisches Öl handelt. Weitere verwendete Arten sind *R. centifolia* und in kleinen Mengen *R. alba.* Die Anbaugebiete befinden sich vorwiegend in Bulgarien, der Türkei und Rumänien, aber auch in Marokko und in kleinen Mengen in Südfrankreich, in der näheren Umgebung von Grasse, werden Rosen angebaut.
Je nach Rosensorte bedarf es bis zu 7000 Kilogramm Rosenblüten für ein einziges Kilogramm Rosenöl. Dies ist eine fast unvorstellbare Menge. Zum Vergleich, 30 bis 40 Rosenblüten der Sorte 'Trigintipetala' wiegen etwa hundert Gramm. Hier wird nun auch verständlich, warum reines, ätherisches Rosenöl relativ teuer ist. Rosenöl ist jedoch auch sehr ergiebig. Für ein entspannendes Vollbad benötigen Sie lediglich 1 Tropfen Öl, welches mit etwas Sahne vermischt wird, wodurch es emulgiert und sich so wunderbar im Wasser verteilen lässt.

Notizen / Geburtstage

12. Januar

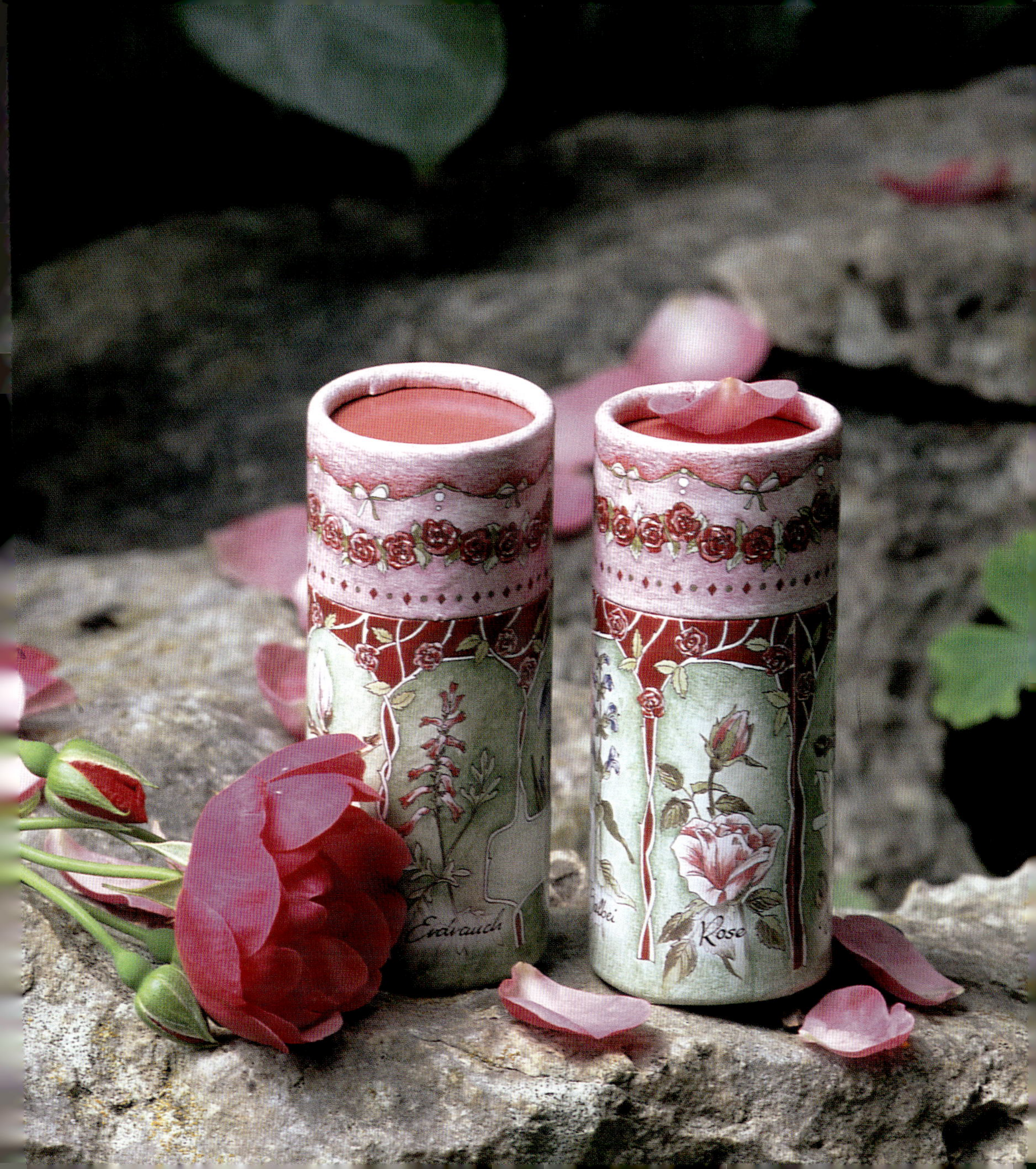
Erdrauch
Rose

Feine Rosen-Mandelküchlein

150 g Butter • 150 g Zucker • 4 Eigelb • 200 g Mehl • 2 gestr. TL Backpulver • 150 g geriebene Mandeln • 3 EL Rosengelee • 1–2 TL Rosenwasserkonzentrat (siehe *3. Juni*) • 4 Eiweiß

Butter, Zucker und Eigelb so lange rühren, bis sich der Zucker vollständig aufgelöst hat. Das Mehl mit dem Backpulver mischen, sieben und unter die Eigelbmasse rühren. Rosengelee, Rosenwasserkonzentrat und Mandeln unterrühren. Das Eiweiß steif schlagen und vorsichtig unter die Teigmasse heben. Rosenkuchenförmchen von etwa 250 Milliliter Inhalt mit Butter einfetten und den Teig sofort einfüllen. Die Förmchen in das untere Drittel des auf 180 Grad vorgeheizten Ofens schieben und etwa 25 Minuten backen. Es können auch Muffinsförmchen verwendet werden. Hier verkürzt sich die Backzeit auf 15 Minuten. Vor dem Servieren die Küchlein mit Puderzucker oder Rosenpuderzucker (siehe *15. August)* bestäuben.

Notizen / Geburtstage

13. Januar

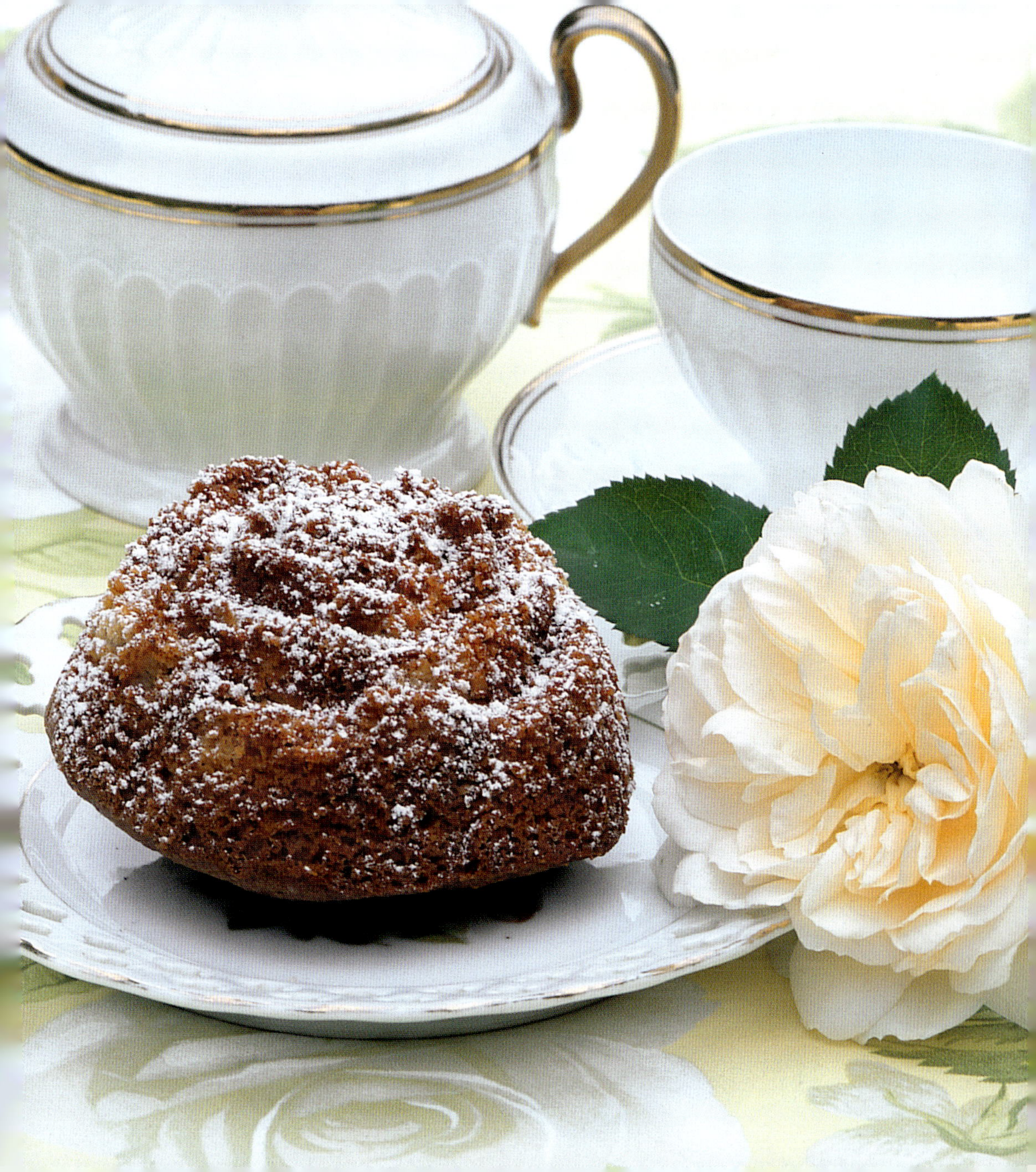

Aromatische Kräuter aus der Tiefkühltruhe

Schön wäre es doch, wenn man auch mitten im tief verschneiten Winter zu Kräutern wie Petersilie, Koriander, Dill, Basilikum oder Estragon greifen könnte, um so vielen Gerichten einen Hauch von Sommerduft zu verleihen. Natürlich kann man diese Kräuter auf der Fensterbank oder im Wintergarten weiter ziehen, jedoch reicht der Ertrag nur selten für den täglichen Bedarf aus, halten doch diese Kräuter trotz frostfreier Überwinterung eine, wenn auch beschränkte, Winterruhe.

Da sie zudem sehr dünnwandig und saftreich sind, eignen sie sich weniger zum Trocknen. Hier würden sich die ätherischen Öle nahezu vollständig verflüchtigen, was erheblich auf Kosten des Aromas ginge.

Die beste Art, diese Kräuter im Winter vorrätig zu haben, ist das Einfrieren. Hierfür werden die Kräuter während des Sommers geerntet, zerkleinert und mit etwas Wasser in Eiswürfelschalen gegeben und anschließend eingefroren. Umgefüllt in Gefrierbeutel oder Dosen können Sie sich einen aromatischen Vorrat für den Winter anlegen, den man immer in Portionen zur Verfügung hat.

Notizen / Geburtstage

14. Januar

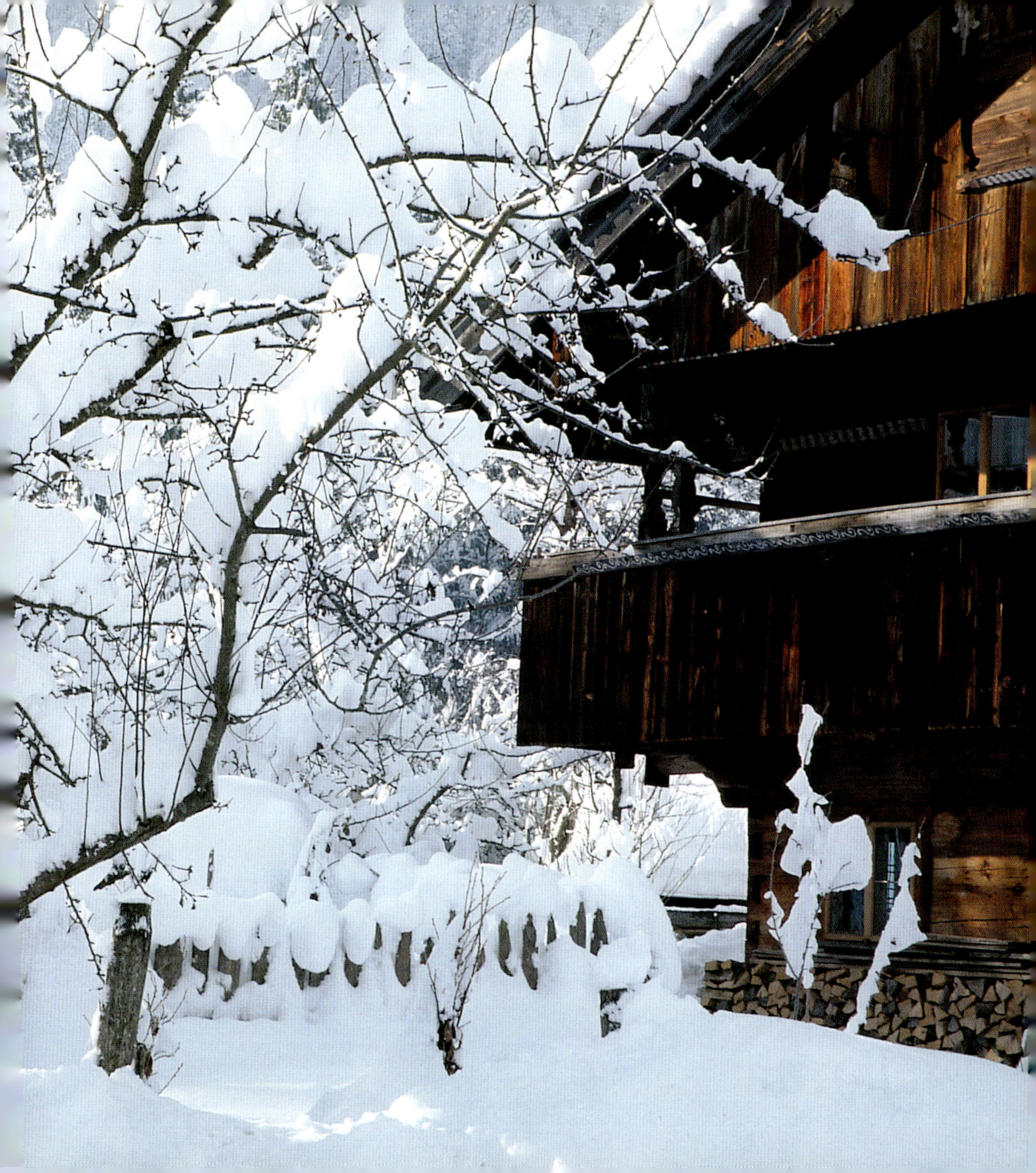

Zitronenblütenlikör

1 ½ bis 2 Handvoll Zitronenblütenblätter • 200 ml Wodka • 100 ml Weinbrand • 150 ml Wasser • 200 g Zucker • etwas hauchdünn geschnittene Zitronenschale

Die Zitronenblütenblätter und die Zitronenschale in eine Flasche geben und mit Weinbrand und Wodka auffüllen. Den Ansatz an einem dunklen, warmen Ort einige Wochen ziehen lassen. Gelegentlich schütteln. Den Ansatz filtrieren. Zucker mit Wasser aufkochen, abkühlen lassen und zum Ansatz geben. Gut durchrühren, den fertigen Likör in ausgekochte Flaschen abfüllen und verschließen. Dieser wundervoll duftende Likör sollte unbedingt noch einige Monate nachreifen, damit er sein volles Aroma entwickeln kann.

Anstelle von Zitronenblütenblättern können Sie auch Orangen- oder Mandarinenblütenblätter, die ein süßeres Aroma haben, sowie Orangen- oder Mandarinenschale verwenden.

Falls es nicht möglich sein sollte, in einem Arbeitsgang die Blüten zu ernten, kann dies auch über Wochen nach und nach geschehen. Bevor die frisch geernteten Blüten in den Likōransatz gelangen, sollten die ausgelaugten abgeseiht werden.

Notizen / Geburtstage

15. Januar

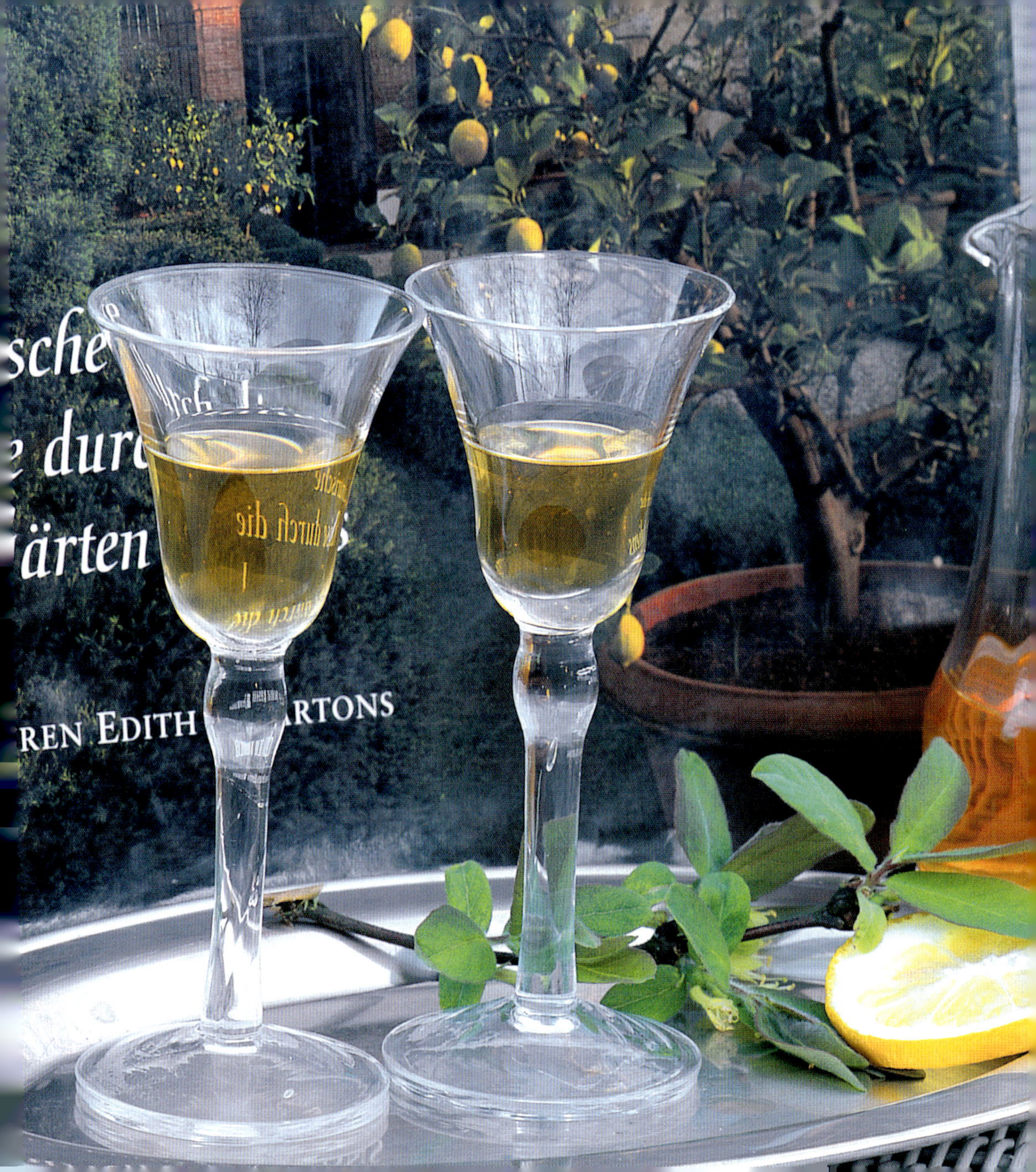

Zitrusduft liegt in der Luft

Nicht nur zur Likörherstellung können die elfenhaft wirkenden Blütenblätter der Zitrusfrüchte verwendet werden, die feine, herbe Note der Zitronen- sowie der liebliche Duft der Orangen- oder Mandarinenblütenblätter passt auch wunderbar zu Geflügel und Kalbfleisch. Ob nur als Dekoration oder zum Schluss in der dazu servierten Sauce kurz mitgekocht und eventuell noch mit einem Schuss Zitruslikör aromatisiert, verleihen diese dem Gericht ein besonderes, mediterranes, ja geradezu exotisches Flair. Natürlich kann hier das Fleisch auch schon in etwas Likör mariniert werden.

Aber auch pikanten oder süßen, exotischen Salaten verleihen Zitrusblütenblätter ihre ganz besondere Note. Frisch eignen sie sich übrigens auch zum aromatisieren von Eistee oder Bowle und getrocknet für Teemischungen. Besonders Schwarztee erhält durch die aromatischen Blüten ein feines, herbes bis leicht süßliches Aroma. Je nach Geschmack reichen 1 bis 2 Esslöffel getrocknete Blüten auf 100 Gramm Tee Ihrer Wahl.

Gekaufter Orangenblütentee besteht aus getrockneten, mehrheitlich geschlossenen, ganzen Blüten der Bitterorange *(Citrus aurantium)*. Der Tee wirkt beruhigend bei Unruhezuständen. Bei Einschlafstörungen hilft eine Tasse vor dem Schlafengehen.

Notizen / Geburtstage

16. Januar

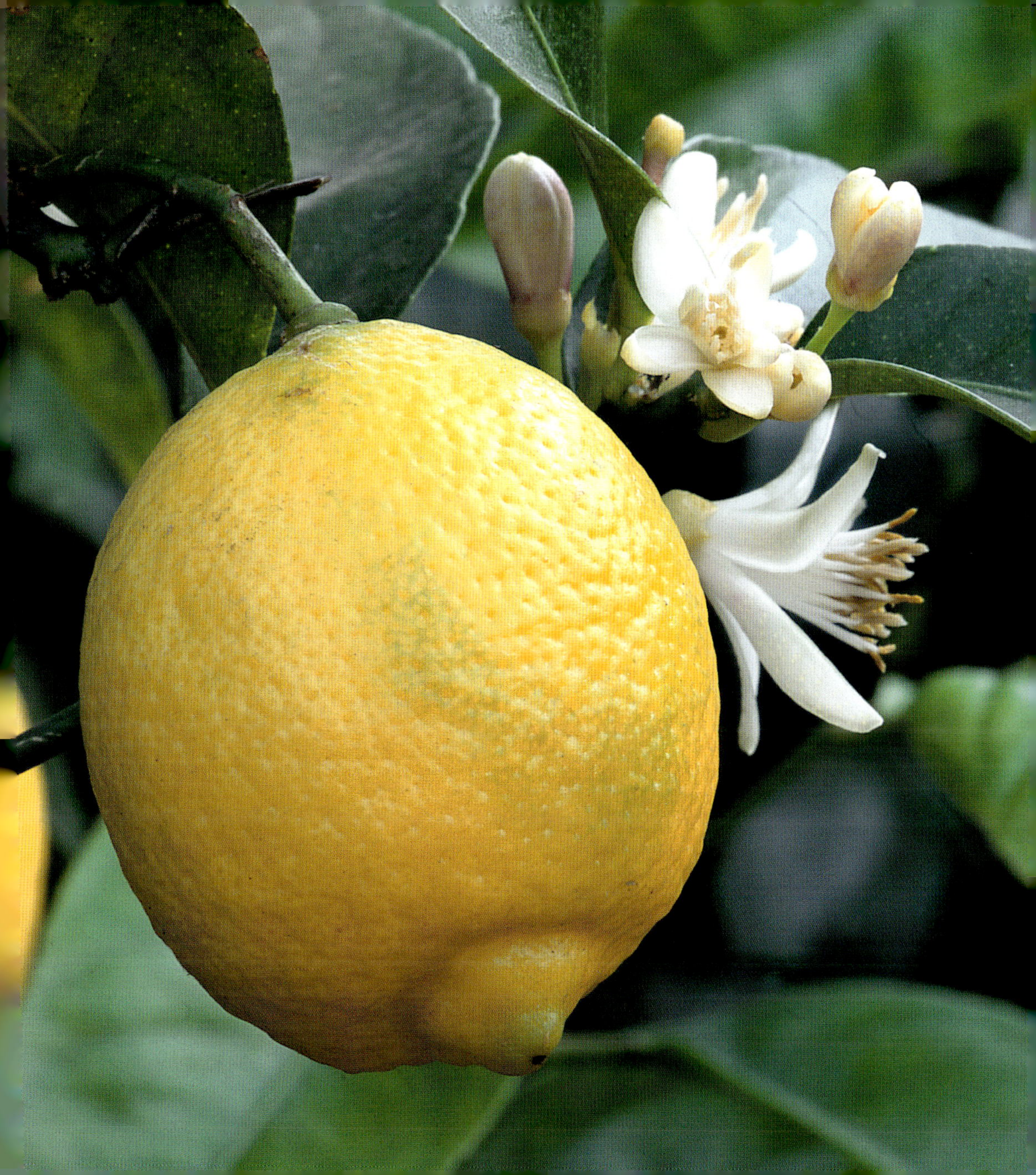

Rosen-Currygewürz

100 g Koriandersamen • 35 g Kardamomsamen • 3 Nelken • 10 Safranfäden • 5 g Bockshornklee • 50 g Kurkuma • 15 getrocknete Pfefferminzblätter • 5 g Ingwer • 15 g Duftrosenblütenblätter

Die Duftrosenblätter nach Anleitung (siehe *3. Juni)* vorbereiten. Alle Zutaten auf ein Backblech geben und im Backofen bei 180 Grad anrösten. Damit die Gewürze nicht verbrennen, den Röstvorgang überwachen. Sobald sie stark duften, das Blech aus dem Ofen nehmen und die Gewürze zum Abkühlen auf ein kaltes Blech leeren. Die Gewürzmischung im Cutter fein mahlen. Bewahren Sie die Currymischung luftdicht in einem Gewürzglas oder Schraubglas auf.
Diese Gewürzmischung eignet sich zum Würzen von Currys, Lammfleisch, Schweinefleisch und Hühnerfleisch sowie für Suppen, Salate und Raclette.

Notizen / Geburtstage

17. Januar

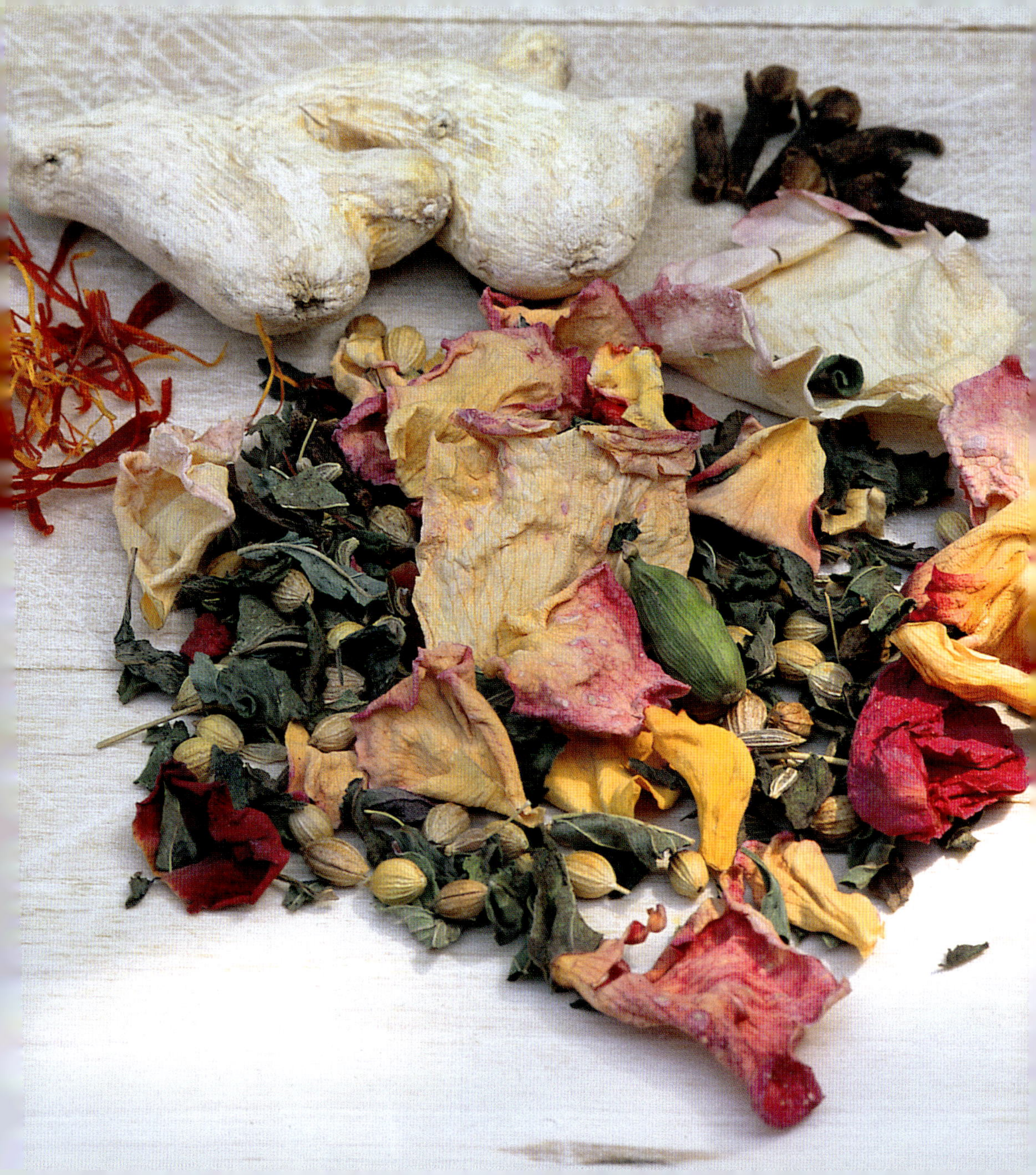

'Félicité Parmentier'

Ein wunderbarer intensiver Duft zeichnet diese einmalblühende Albarose aus, welche vor 1834 entstand, deren genaue Herkunft aber bis heute im Dunkeln liegt.
Elfenbeinfarbene, kugelige Knospen öffnen sich zu stark gefüllten, zartrosafarbenen, voll geöffnet perlweißen Blüten, mit einem grünen Auge. Sie eignen sich wunderbar für den Schnitt aber natürlich auch für die Küche.
Das üppige, graugrüne und gegen Krankheiten widerstandsfähige Laub sitzt an mäßig bestachelten Trieben. Der kompakt und buschig wachsende Strauch erreicht eine Höhe von 1,2 Meter, wird aber während der Blütezeit durch die Vielzahl der schweren Blütenbüschel überhängend, so dass er eine Stütze benötigt. 'Félicité Parmentier' eignet sich sehr gut für kleine Gärten und Kübel. Gutes Gedeihen an halbschattiger Lage sowie gute Frosthärte zeichnen diese Rose zusätzlich aus.

Notizen / Geburtstage

18. Januar

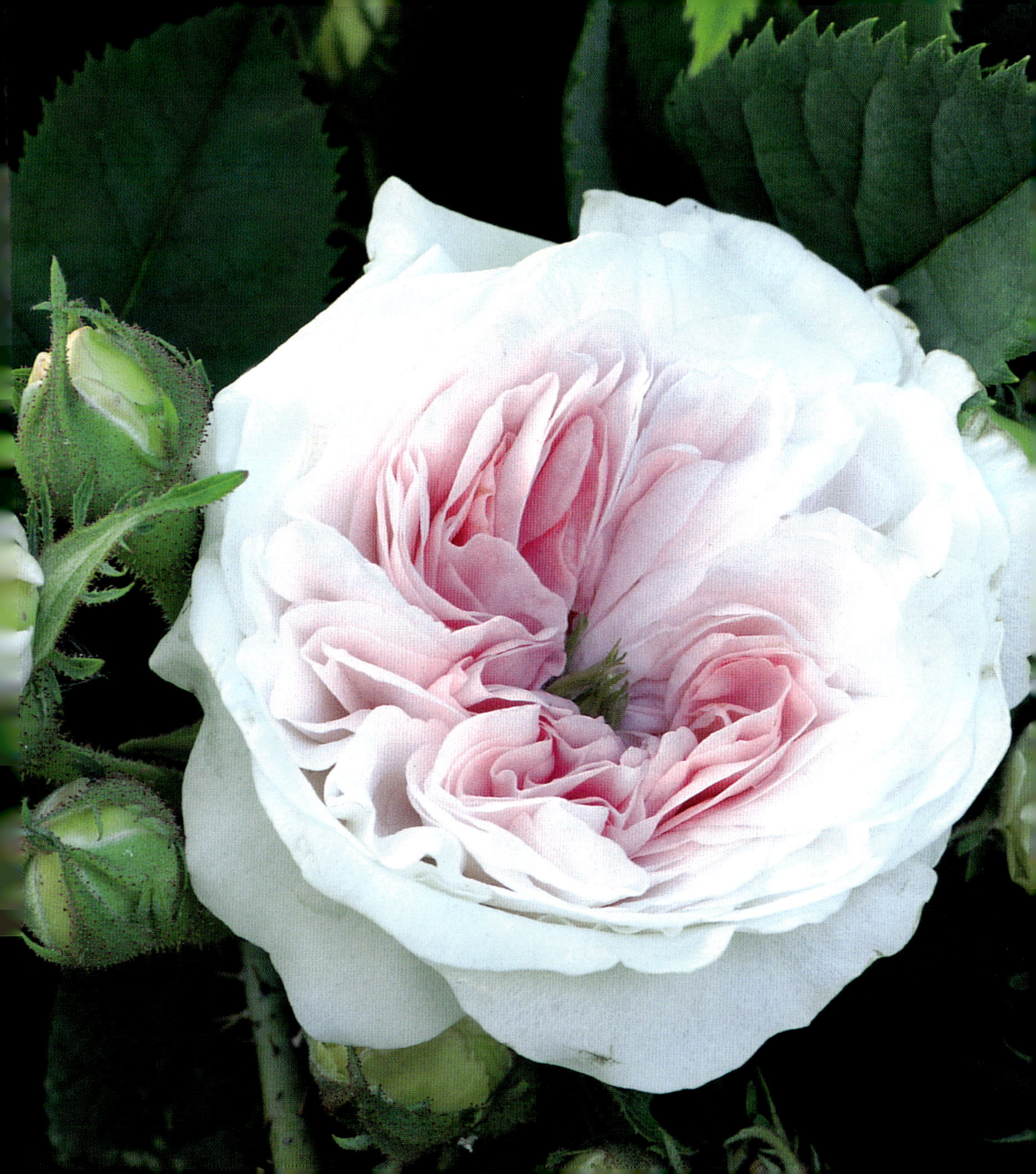

Rosen-Lippencreme

12 g Sheabutter • 12 g Kakaobutter • 8 g Bienenwachs • 1 Tropfen ätherisches Rosenöl

Sheabutter, Kakaobutter und Bienenwachs in einem Becherglas im Wasserbad langsam schmelzen und dabei gut umrühren, bis sich die Zutaten vollständig aufgelöst haben. Zum Schluss das Rosenöl beigeben. Die fertige Creme in kleine Döschen füllen und abkühlen lassen.

Notizen / Geburtstage

19. Januar

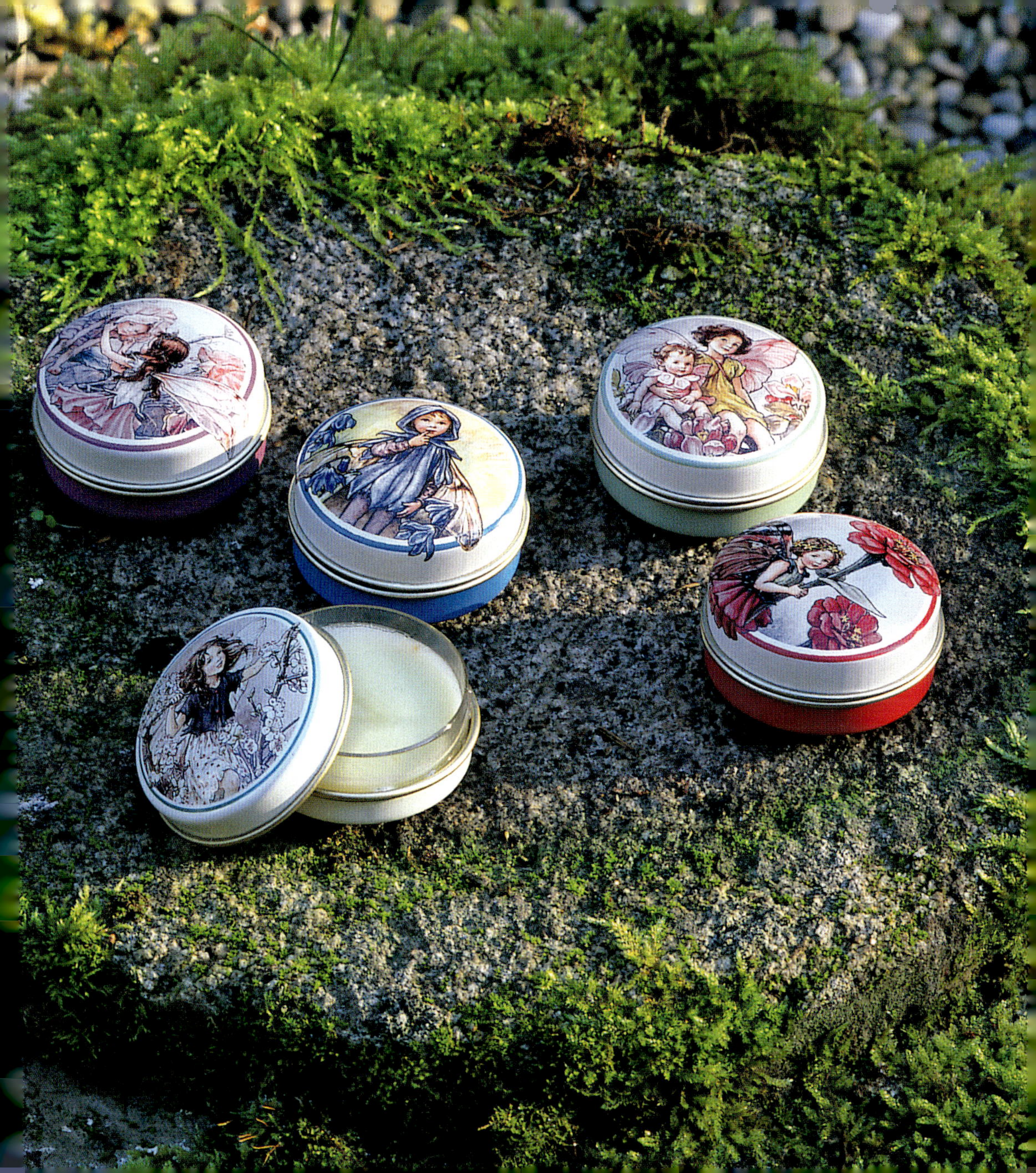

Auf Ideensuche

Kalte, tiefverschneite, unfreundliche oder gar stürmische Wintertage bieten sich geradezu an, um den Grundstein für ein neues Beet oder gar einen neuen Gartenteil zu legen. Nicht etwa, in dem wir bei diesen Wetterverhältnissen die Erde umgraben, sondern um sich in aller Ruhe in der warmen Stube der eingehenden Planung zu widmen. Nutzen wir also die Gelegenheit und durchstöbern wir Bücher oder Gartenmagazine, um uns inspirieren zu lassen und eine entsprechende Auswahl an Ideen zusammenzutragen, die es anschließend auf unsere Gegebenheiten anzupassen gilt. Lassen Sie sich Zeit dabei, der liebe Gott hat die Welt auch nicht in einem Tag erschaffen. Planen Sie also wohlüberlegt und gründlich, man will ja schließlich bei der Umsetzung im Frühjahr zügig vorankommen.

Auch ist jetzt der ideale Zeitpunkt, um Samen- und Pflanzenkataloge zu durchstöbern, eine entsprechende Auswahl zu treffen und zu bestellen, denn wenn erst einmal die ersten milden Frühlingstage vor der Tür stehen, hält uns ja doch nichts mehr im Hause zurück und es kann gut vorbereitet losgehen, die an kalten Wintertagen geschmiedeten Pläne umzusetzen.

Notizen / Geburtstage

20. Januar

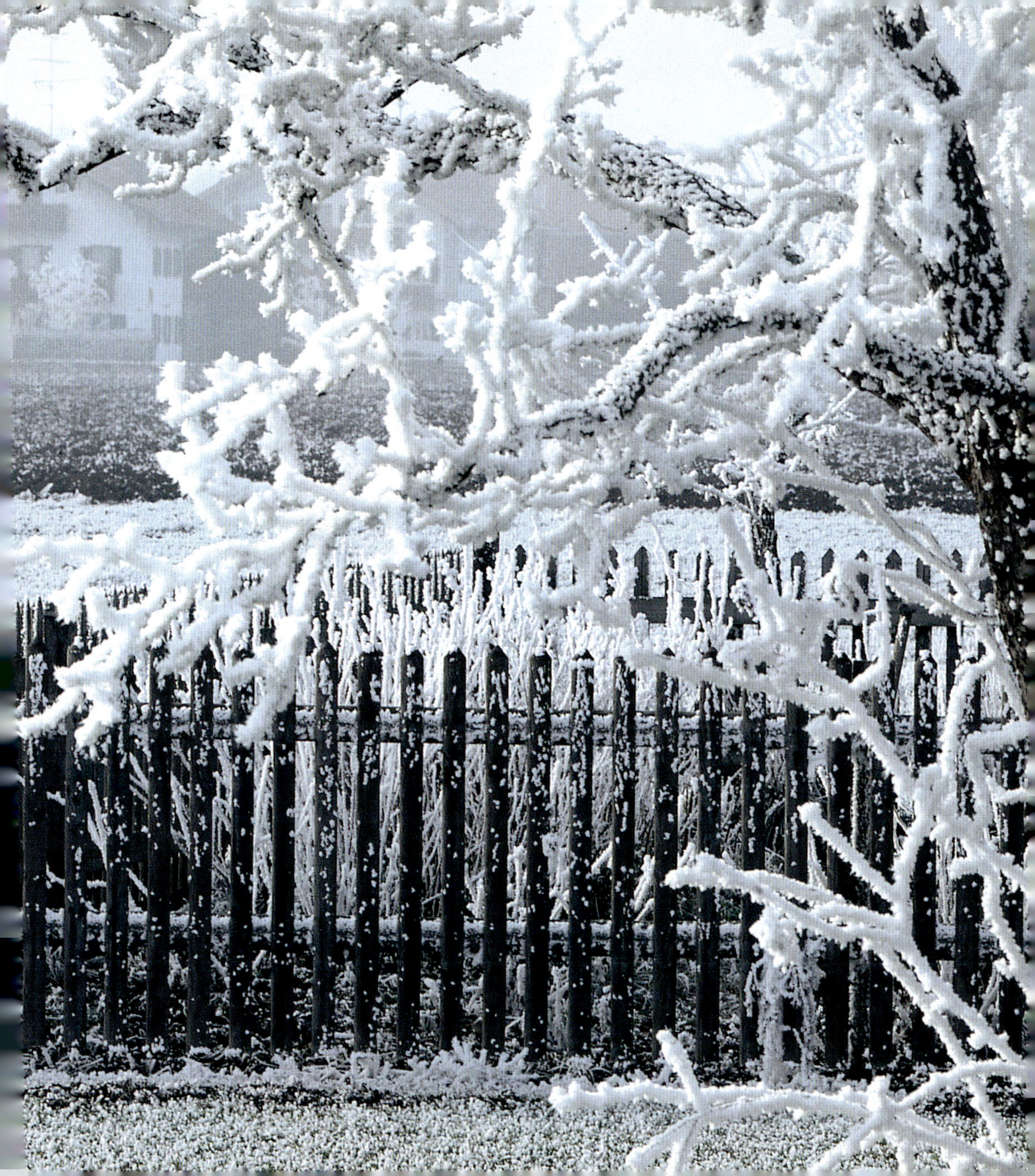

Blütengelees – kleine Schätze, nicht nur für kalte Wintertage

Geht es Ihnen auch so? Oftmals stehe ich an kalten, trüben Wintertagen am Fenster und träume von den ersten Blüten, die der kommende Frühling bringen wird. Gut zu wissen, dass da in meinem Keller noch einige Gläschen köstliche Blütengelees stehen, die darauf warten, mir in solch unwirtlichen Zeiten die Vorfreude auf die wärmere Jahreszeit zu versüßen. Nebst Rosenblütenblättern können auch Flieder-, Holunder- Taubnessel oder Löwenzahnblüten verwendet werden. Wenn ich dann mit geschlossenen Augen in ein mit Löwenzahnhonig bestrichenes Butterbrot beiße, stehe ich in Gedanken schon mitten in einer gelbgetupften Frühlingswiese.

Notizen / Geburtstage

21. Januar

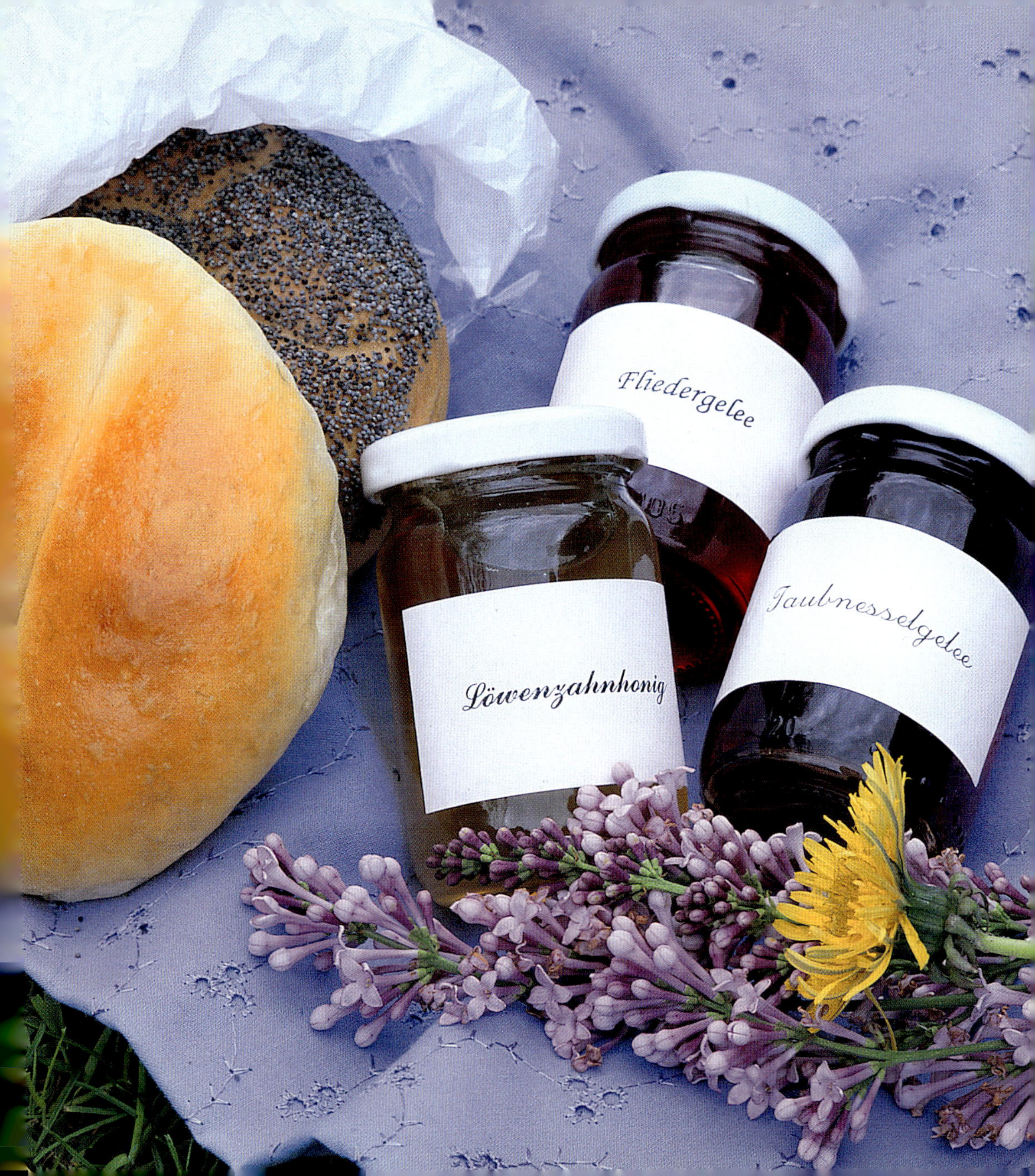
Fliedergelee
Löwenzahnhonig
Taubnesselgelee

Duftende Badesalze

500 g grobkörniges Meersalz • 20 ml 70-prozentiger, medizinischer Alkohol • 20–40 Tr. ätherisches Öl • natürliche Farbstoffe wie Randensaft oder flüssigkeitsreduzierte Auskochungen von Rotkraut (blau), Brennnesseln (grün), Malven (lila) oder Safran (gelb) oder einige Tropfen Lebensmittelfarben.

Die Angaben im nachstehenden Rezept beziehen sich auf beruhigendes Lavendelöl, anregendes Rosmarinöl, erhellendes Vanilleöl, erfrischendes Verbenaöl sowie Thymianöl, welches bei Atemwegserkrankungen zur Anwendung kommt. Bei hochkonzentrierten, sehr kostbaren ätherischen Ölen wie harmonisierenden Rosen, entspannendem Neroli (Orangenblüten) und erhellendem Jasmin reichen schon wenige Tropfen, um ein hochwertiges Badesalz zu erhalten.

Das Meersalz auf einer glatten Fläche ausbreiten. Ätherisches Öl, natürlichen Farbauszug oder einige Tropfen Lebensmittelfarbe mit dem Alkohol mischen. Dieser verhindert, dass sich das Salz auflöst. Anschließend die Mischung rasch über das Salz verteilen, wobei dieses gleichzeitig mit einem Löffel gut durchgerührt wird und so eine gleichmäßige Aufnahme der Farblösung erfolgt. Nun die fertige Mischung mit Haushaltspapier abdecken und einige Stunden trocknen lassen. In schöne, gut verschließbare Flaschen oder Cellophansäckchen abfüllen.

• Anmerkung: Natürliche Farbstoffe aus Pflanzenabkochungen sind nicht lichtecht.

Notizen / Geburtstage

22. Januar

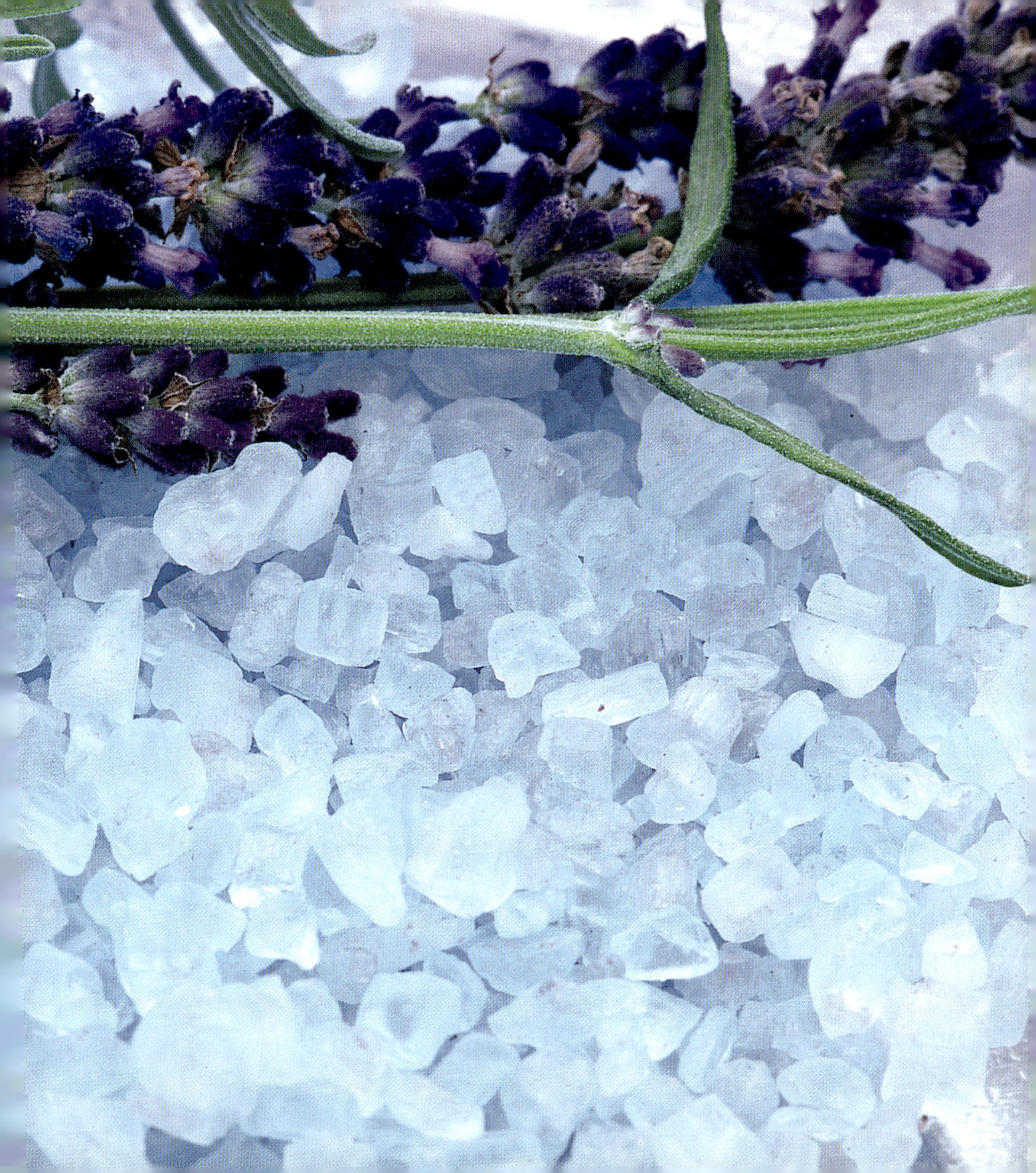

Samenstände im Winter – nicht nur eine Futterquelle für Vögel

Nicht nur hübsch anzusehen ist es, wenn sie mit weißen Kappen versehen aus dem Schnee ragen, nein, sie bieten unseren gefiederten Freunden auch eine willkommene Abwechslung für den Speiseplan. Gemeint sind damit Fetthenne *(Sedum telephium*-Hybriden), Wilde Karde *(Dipsacus fullonum)*, Schafgarbe *(Achillea millefolim)* und Gewürzfenchel *(Foeniculum vulgare)*, welche nebst vielen anderen Stauden und Zweijährigen zusätzlich Rückzugsgebiete für Insekten, wie Schmetterlingsraupen, Marienkäfer und andere Kleinlebewesen schaffen. Diese finden nämlich in den dürren Stängeln und den in Bodennähe liegenden Blättern ideale Unterschlupfmöglichkeiten für die Winterruhe.

Notizen / Geburtstage

23. Januar

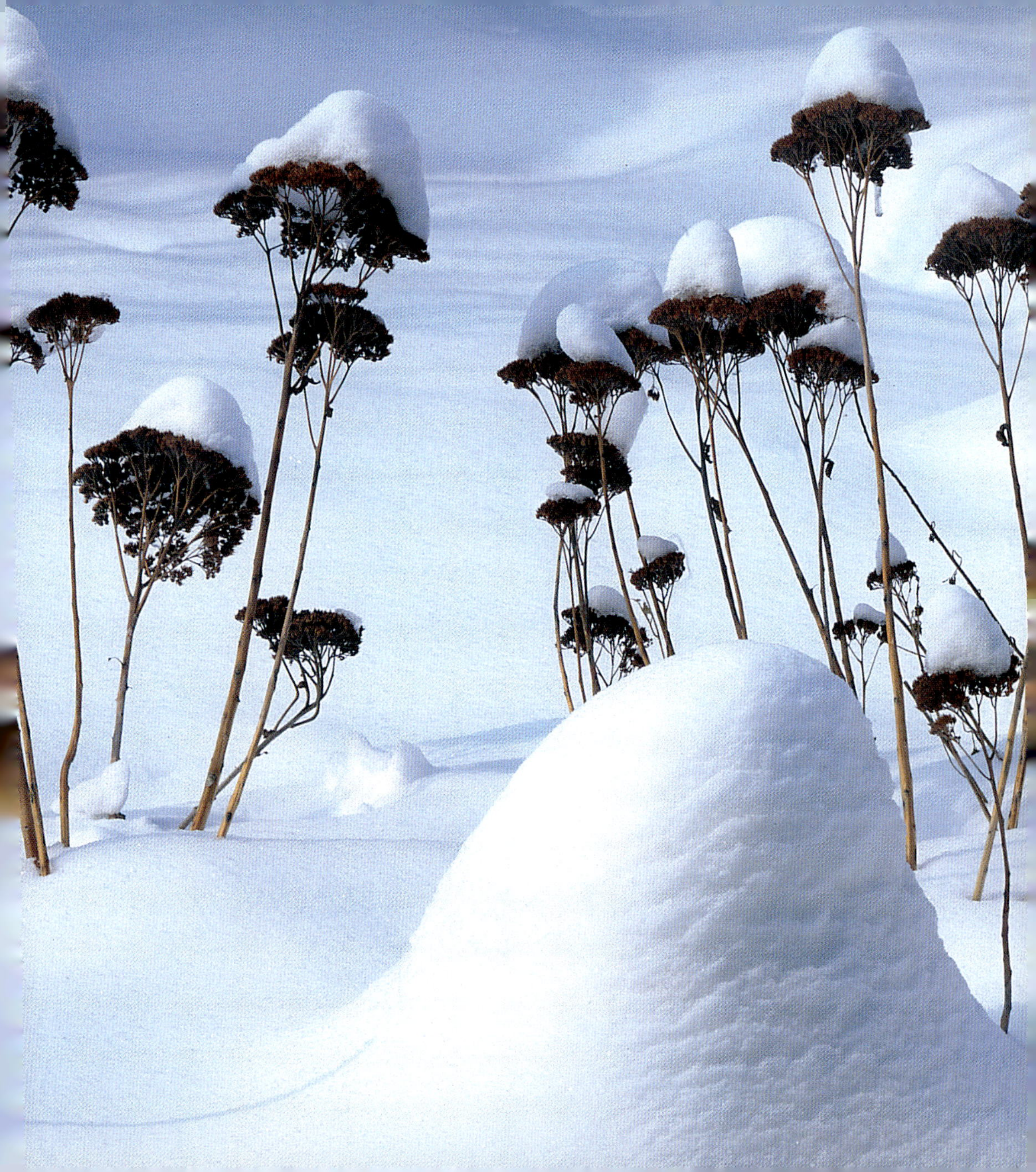

Albarosen – *Rosa alba*

Ob die Albarose wirklich die weiße Rose der Antike war, liegt bis heute im Dunkeln. Bekannt ist jedoch, dass diese alte europäische Gartenrose, welche als Naturhybride aus *Rosa canina,* der Hundsrose, oder *Rosa corymbifera,* der Heckenrose, und einer Damaszenerrose hervorging, seit vielen Jahrhunderten in unseren Gärten anzutreffen ist.
Diese einmalblühende Rosenklasse hat einen kräftigen, leicht überhängenden Wuchs. Ihre in Büscheln stehenden, leicht bis stark gefüllten mittelgroßen Blüten sind weiß bis rosa und duften ausnahmslos. Die Blütezeit liegt je nach Lage zwischen Anfang Juni und Ende Juli.
Albarosen sind gesund, winterhart, sehr langlebig, und eignen sich auch für ungeschützte Lagen, wie auch für den Halbschatten. Dies ist sogar ein Vorteil, da ihre Blüten dort länger halten. Als Solitärpflanze in extensiv gepflegten Gärten oder in Kombination mit Stauden setzen sie mit ihrem graugrünen Laub, welches von Sorte zu Sorte variieren kann, interessante Akzente.
Gelegentlich leiden weißblühende Sorten unter Rost. Offensichtlich werden sie aber seit Jahrhunderten ohne Einsatz von Pflanzenschutzmitteln damit fertig. Regelmäßige Verjüngung der Pflanzen sowie ein luftiger Standort helfen zudem dieses Problem zu mildern.

Notizen / Geburtstage

24. Januar

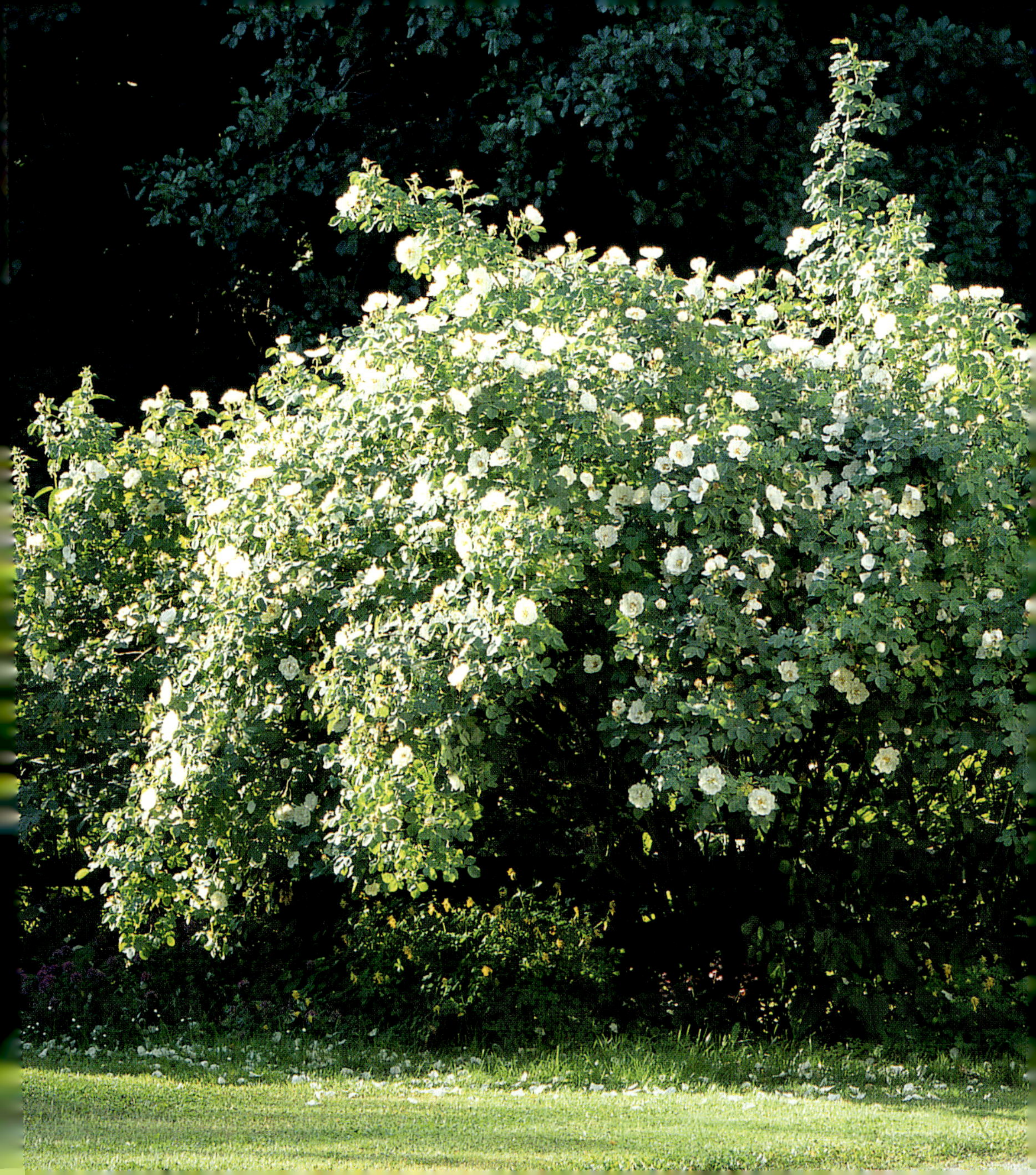

Rosenhonig

1 Tropfen reines, ätherisches Rosenöl der Türkischen Rose wird mit dem Knethaken des Handrührgerätes vorsichtig in 250 Gramm Honig eingearbeitet. Am besten verwenden Sie einen Blütenhonig, den Sie direkt vom Imker in der Region beziehen. Raps-, Wald- oder Akazienhonig hat zum Teil ein sehr starkes Eigenaroma, weshalb sich diese Honigsorten für dieses Rezept nicht eignen.

Notizen / Geburtstage

25. Januar

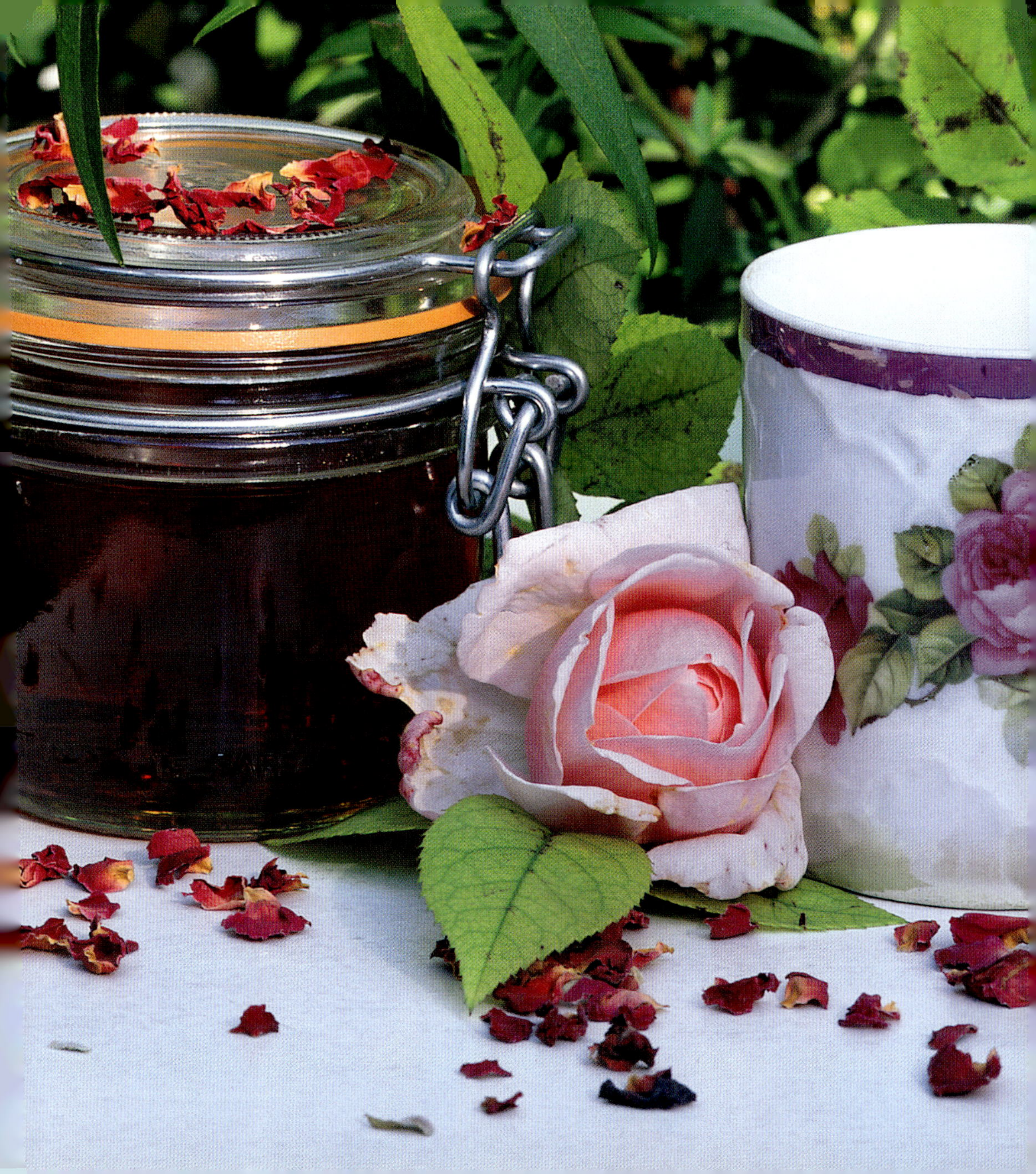

Individuelle Körperöle

Mit wenig Aufwand lassen sich individuelle Massage- und Körperöle mischen. Geben Sie dazu, je nach Wunsch der Duftintensität, 5 bis 25 Tropfen ätherisches Öl in 100 Milliliter Basisöl (siehe *8. November*), bestehend aus 9 Teilen Basisöl- und 1 Teil Weizenkeimöl als Konservierungshilfe.
Bei kostbaren Ölen wie Rose, Jasmin, Melisse oder Neroli, ein durch Wasserdampfdestillation gewonnenes Öl aus den Blüten der Bitterorange *(Citrus aurantium)*, reichen bereits 1 bis maximal 3 Tropfen.
Bei stark durchblutenden Ölen, wie zum Beispiel Rosmarin oder Thymian, reichen 5 bis maximal 7 Tropfen.

Wirkungsweise

- Entspannend: Jasmin, echte Kamille, Majoran, Muskatellersalbei, Neroli.
- Harmonisierend wirken: Basilikum, echte Kamille, Mairose *(R. centifolia)*, Lavendel, Melisse, Rosa *(R. damascena)*, Osmanthus, Salbei, Vanille, Ysop.
- Stärkend: Arabische Minze, Basilikum, Johanniskraut, Lavendel, Mairose, Melisse, Mimose, Neroli, Oregano, Rose, Rosmarin, Salbei, Thymian, Ysop
- Wärmend: Imortelle, Majoran, Oregano, Vanille
- Anregend: Lavendel (siehe Bild), Oregano, Muskatellersalbei, Thymian
- Konzentrationsfördernd: Arabische Minze, Pfefferminze, Rosmarin, Ysop.
- Wichtig zu wissen: Ätherische Öle können auf der Haut Allergien auslösen und sollten deshalb immer verdünnt angewendet werden.

Notizen / Geburtstage

26. Januar

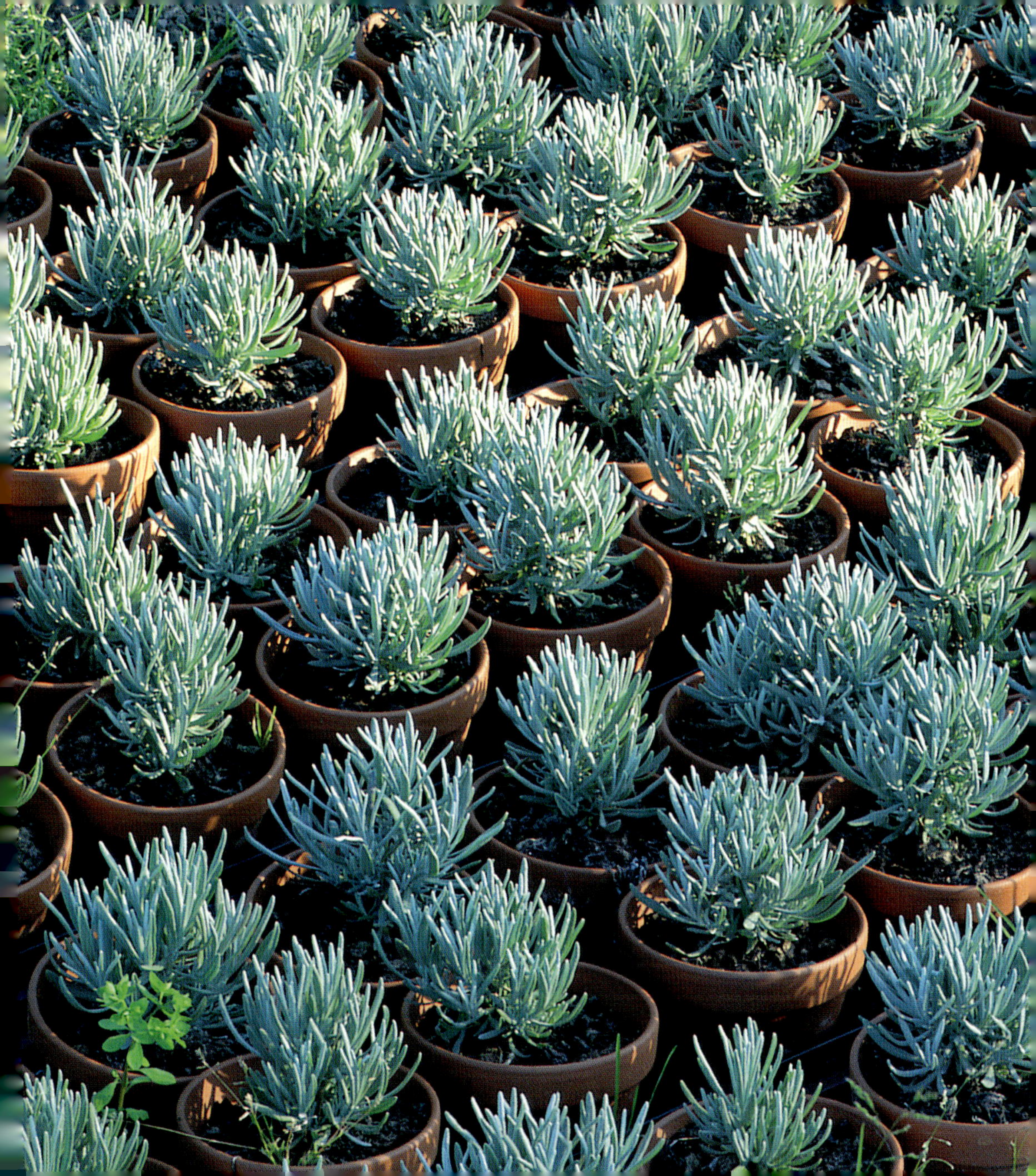

Gerdas Dill-Essigzwiebeln auf Buchenblättern

Ergibt etwa 6 Gläser

2,5 kg kleine Zwiebeln • 1 Fl. Gurkenessig (erhältlich in Reformhäusern)

Gewürzmenge pro Glas:

½ Lorbeerblatt • ½ Chilischote • ½ Zwiebel, gehackt • 1 TL Senfkörner • 1 dünne Scheibe Meerrettich • 3 Wacholderbeeren • 2 Pfefferkörner • einige gehackte Dillzweige mit Blüten • 5 junge Buchenblätter und einige Karottenscheiben

Zwiebeln schälen, Buchenblätter auf die Gläserböden verteilen und die Zwiebeln zusammen mit den Gewürzen, Kräutern und Karottenstückchen einschichten.

Essig aufkochen, über die Zwiebeln gießen und in Gläser mit Gummiringen und Bügelverschluss oder Twist-Off-Deckeln einfüllen. Gläser verschließen. Die Gläserränder müssen peinlich sauber sein.

Backpfanne mit heißem Wasser füllen, die Gläser so hinein stellen, dass sie sich nicht berühren. Backpfanne in den Backofen schieben und die Zwiebeln bei etwa 180 Grad so lange einwecken, bis sich das Wasser in der Pfanne zu bewegen beginnt. Den Backofen ausschalten und die eingeweckten Zwiebeln bei schräg gestellter Ofentüre abkühlen lassen.

Die leckere Beilage zur gemütlichen Brotzeit.

• Tipp: Die Gewürze können auch durch einen Beutel Fertig-Gurkengewürz ersetzt werden.

Notizen / Geburtstage

27. Januar

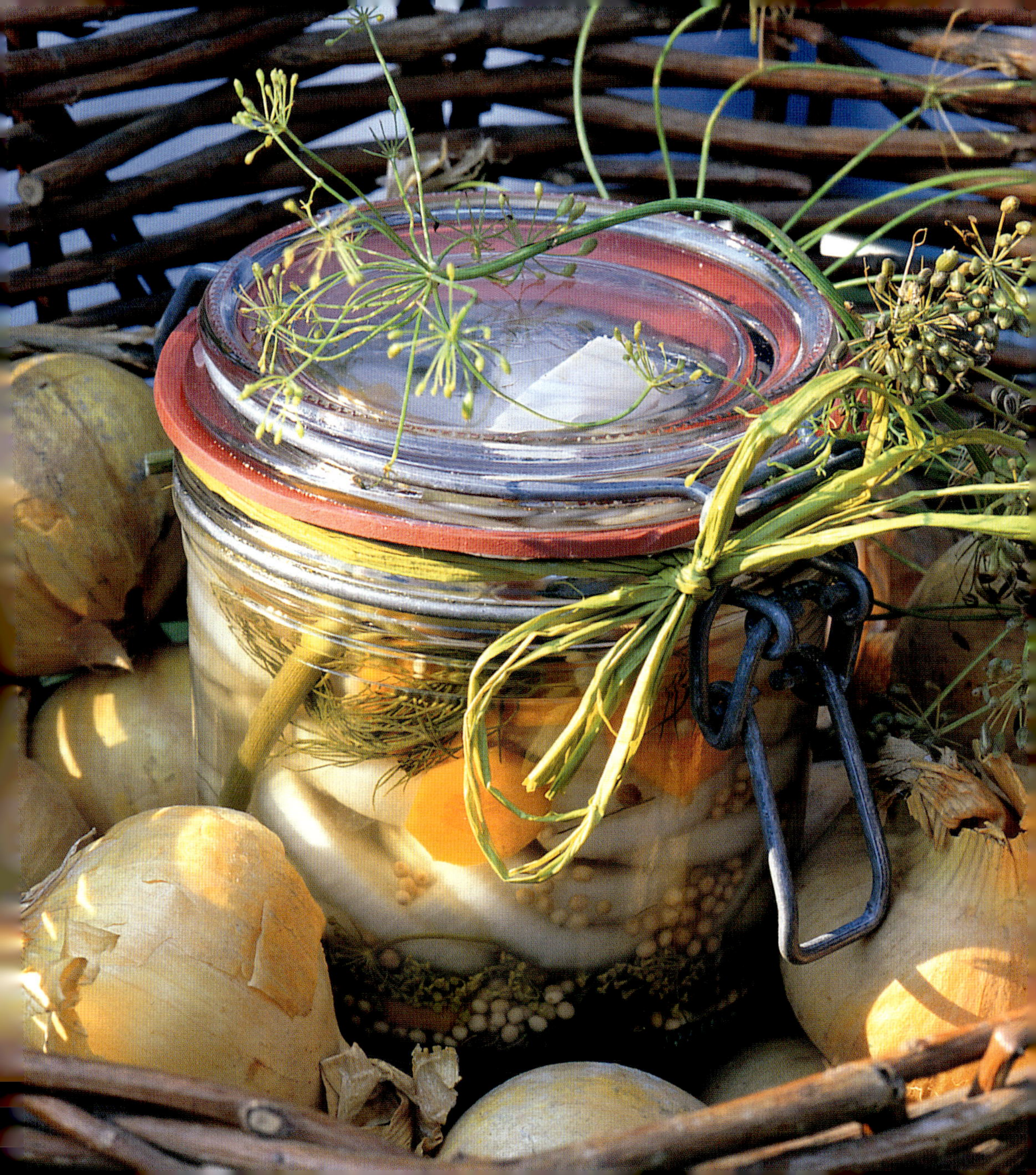

Transparenz ist gefragt

Eine besonders raffinierte, auch fürs Auge genussvolle Variante, Kräuter auf dem Teller zu präsentieren, ist das Einwallen in Pastateig, wobei Ihnen Lob und Anerkennung der Gäste garantiert sind.
Diese Variante ist auch für Eilige geeignet, gibt es doch mittlerweile fertig ausgewallten Pastateig aus dem Kühlregal in jedem größeren Lebensmittelgeschäft zu kaufen.
Dazu benötigen Sie zwei fertig ausgewallte Teige und entsprechende Kräuter, welche kurz abgespült, abgetropft und mit Küchenkrepp trocken getupft werden. Besonders gut eignen sich weichblättrige Kräuterblättchen wie Dill, glattblättrige Petersilie, Kerbel und Schnittsellerie.
Legen Sie dazu den ersten Pastateig auf eine mit etwas Mehl bestreute Unterlage, bepinseln Sie die Oberfläche mit wenig Wasser. Nun die Kräuter darauf verteilen, mit dem zweiten Teig abdecken und alles vorsichtig ums Doppelte auswallen oder in entsprechend breite Streifen schneiden und vorsichtig durch die Nudelmaschine treiben. Anschließend den Teig in beliebig große Streifen schneiden und in leicht siedendem Salzwasser al dente kochen.

Notizen / Geburtstage

28. Januar

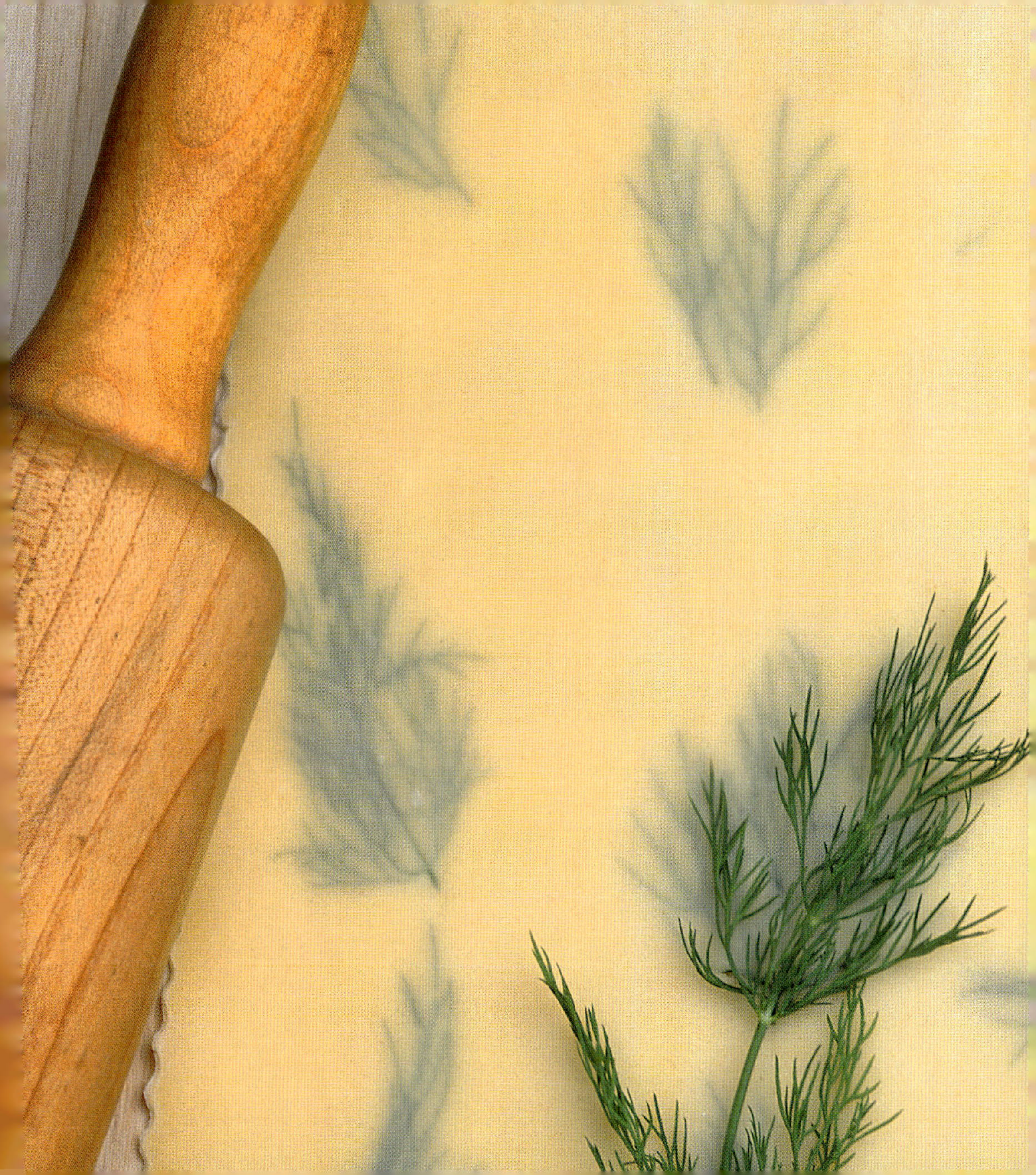

Matricaria recutita – echte Kamille

Die zu der Familie der Korbblütler *(Asteraceae)* gehörende echte Kamille *(Matricaria recutita,* auch *Matricaria chamomilla)* stammt ursprünglich aus dem Südosten Europas und Nordasien. Mittlerweile hat sie sich in ganz Europa ausgebreitet, wobei man sie wild hauptsächlich in kalkarmen, lehmreichen Böden in vollsonnigen Standorten an Ackerrändern und Wegrändern antrifft.
Die einjährige, aromatisch duftende, krautige Pflanze mit ihren wechselständigen, fein gefiederten Blättern wächst buschig verzweigt und erreicht eine Höhe von bis zu 40 Zentimeter. Weiße Randblüten sind um das gelbe Zentrum angeordnet, dessen Blütenboden hohl ist. Dies unterscheidet sie deutlich von der schwach duftenden Hundskamille *(Anthemis arvensis)*, deren Blütenboden markig gefüllt ist.
Die Kamille blüht von Mai bis September. In vollsonnigen, humusreichen Böden entwickelt sie den höchsten Anteil an wertvollen Inhaltsstoffen. Während dieser Zeit können laufend die frisch aufgegangenen Blüten für Tee, Alkohol- und Ölauszüge geerntet werden. Alkoholauszüge, 1:10 mit Wasser verdünnt, und Tee werden bei Entzündungen der Mundhöhle und des Zahnfleischs angewendet, zudem lindert Kamillentee Beschwerden des Magen-Darm-Trakts und als Dampfbad Erkrankungen der Atemwege. Ölauszüge und Tee kommen bei Hautentzündungen zum Einsatz.
Für Dampfbäder oder als Badezusatz können auch ganze Blütentriebe, frisch oder getrocknet, verwendet werden.

Notizen / Geburtstage

29. Januar

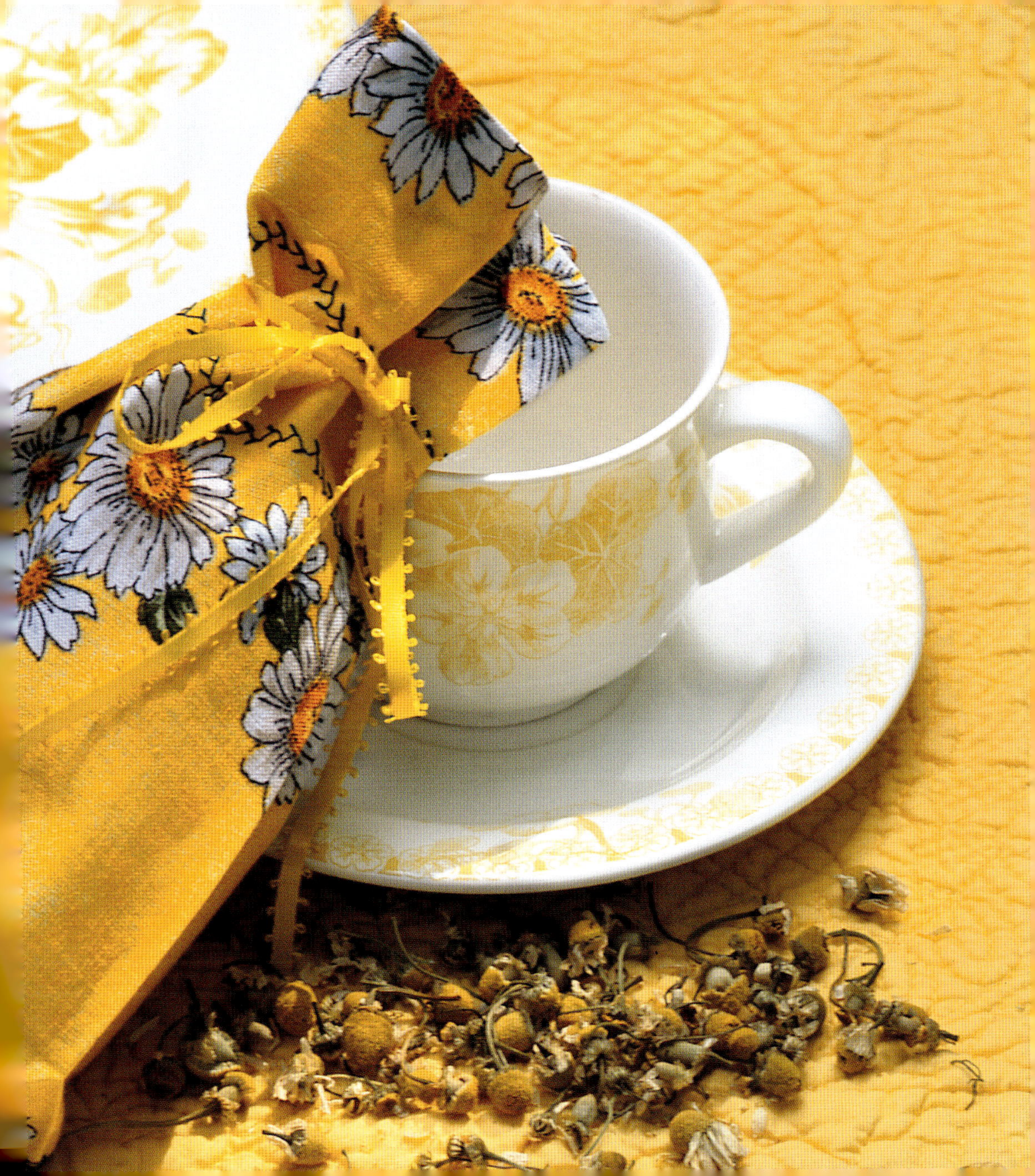

Wach und vital mit weißem Salbei

Der weiße Salbei *(Salvia apiana)* wird in der Abaloneschale kurz angezündet und darf nur leicht glimmen. So verbreitet er am besten seinen hohen Gehalt an ätherischen Ölen, die sich in dem Rauch auflösen. Der würzige Duft sorgt für atmosphärische und energetische Reinigung. In allen alten Kulturen hatte das Räuchern von Salbei einen hohen Stellenwert. Morgens wurden Hütten oder Häuser damit ausgeräuchert oder zeremonielle Reinigungsrituale abgehalten, bei denen Salbei und anderes Räucherwerk fester Bestandteil war. »Dicke Luft« wurde so aufgelöst und transformiert. In unserer Zeit kennen wir dies nur noch in Form von Duftlampen mit ätherischen Ölen. Das Verglimmen von Räucherwerk wie Salbei und anderen Kräutern spricht über alle Sinne die Körper-, Geist- und Seelenebene an. Die rituelle Handlung, die damit verbunden ist, zentriert unseren Geist, im Nachspüren des feinen, aufsteigenden Rauches entspannen wir uns, die reinigende und klärende Wirkung von weißem Salbei beschert uns einen frischen Energieschub.

Notizen / Geburtstage

30. Januar

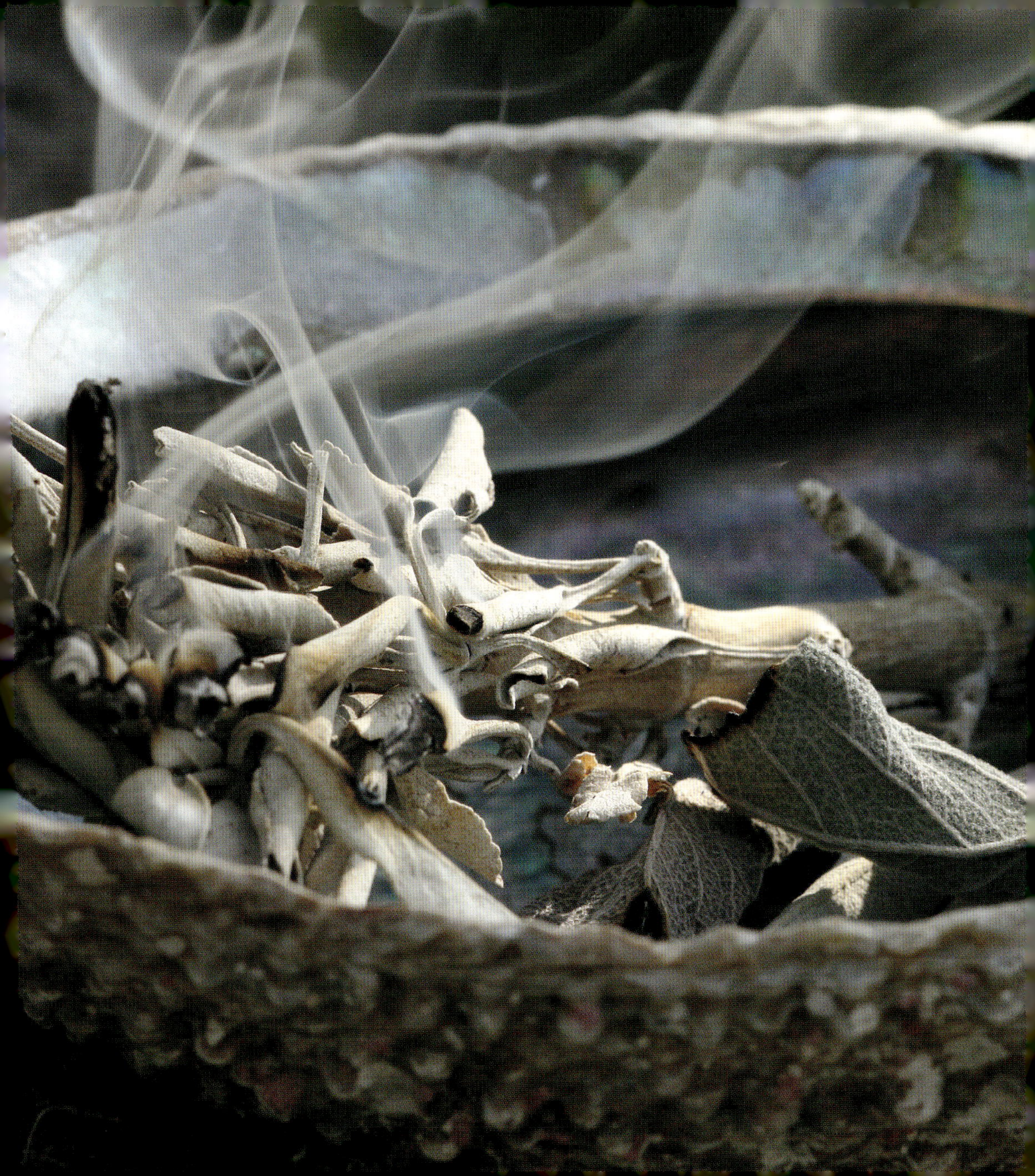

Ein Männlein steht im Walde ...

Wer kennt es nicht, das Lied aus Kindertagen von Hoffmann von Fallersleben? Natürlich, hier handelt es sich um die Hagebutte der *Rosa canina,* unsere einheimische Hundsrose, welche wohl am meisten in der Küche verwendet wird. Die länglichen, etwa 2 Zentimeter langen Scheinfrüchte sind ab Ende September reif und sollten alsbald eingesammelt werden. Sie eignen sich vorzüglich für die Tee-, Mus- und Konfitürenherstellung, sowie für süß-sauer eingemachte Hagebuttenvariationen. Denken Sie daran, nicht nur wir schätzen diese Wildfrüchte sehr, sondern auch für Vögel und andere Kleintiere sind sie eine willkommene Abwechslung für den winterlichen Speiseplan. Also sammeln wir die Sträucher nicht völlig ab, sondern lassen einen angemessenen Teil stehen, die Natur wird es uns danken.

Notizen / Geburtstage

31. Januar

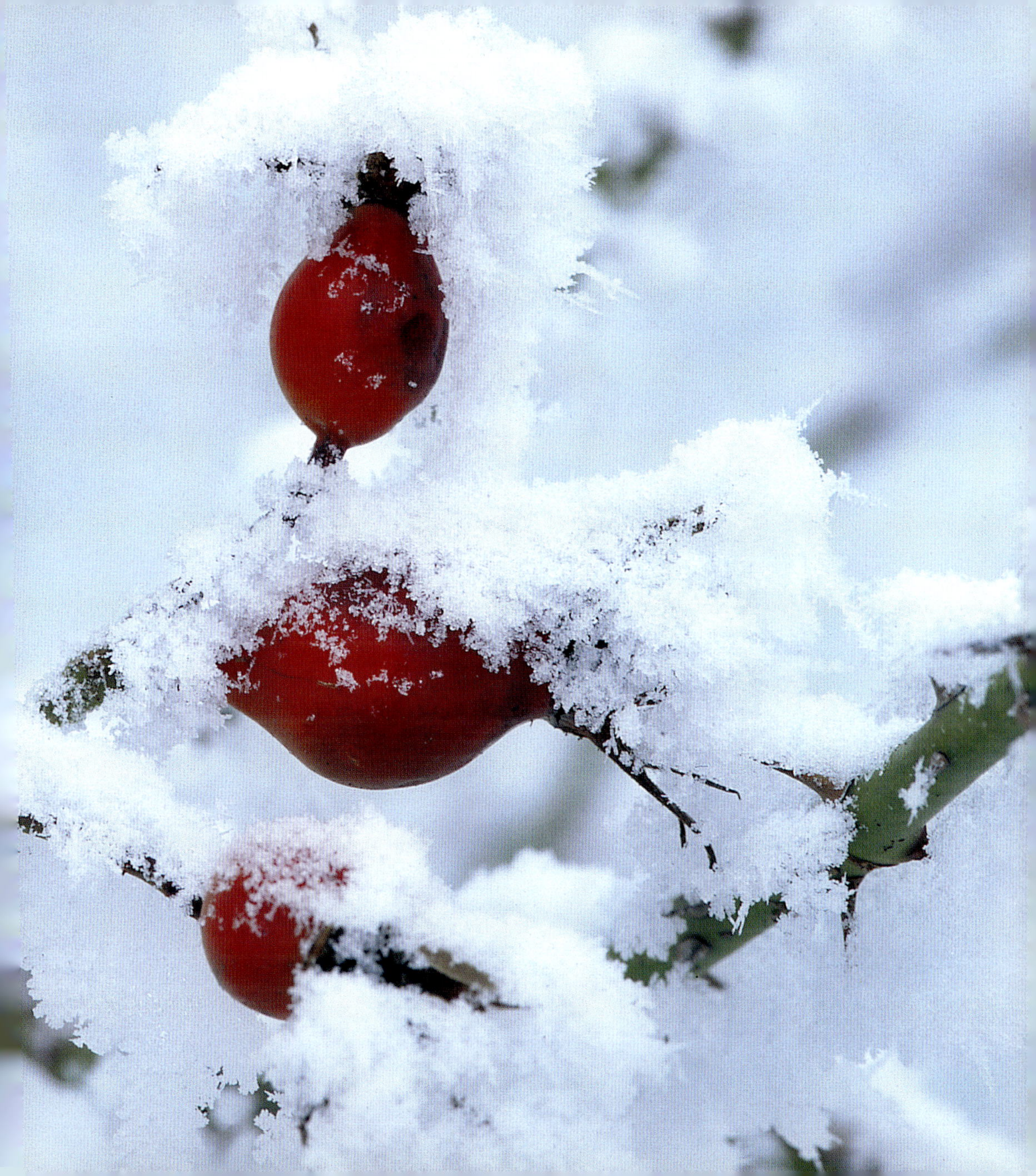

Alles hat zwei Seiten

Mit dem Beginn des zweiten Monats im Jahr werden die Tage wieder sichtlich länger. Morgen, am 2. Februar ist Lichtmess.
Eine Bauernregel besagt:

> „Ist's an Lichtmess hell und rein,
> wird ein langer Winter sein.
> Wenn es aber stürmt und schneit,
> ist der Frühling nicht mehr weit."

Einerseits hoffen wir, dass uns das Wetter morgen einen sonnigen hellen Tag beschert, würde doch durch diese Prophezeiung der Winter noch einige Wochen anhalten und später austreibende Knospen nicht unter garantierten Spätfrösten leiden. Andererseits juckt es vielleicht schon vielen von Ihnen, wie übrigens mir auch, in den Fingern, können wir es doch kaum erwarten, dass der Frühling endlich Einzug hält, immer mit der Hoffnung, dass uns dieses Jahr das Wetter mit den gefürchteten Spätfrösten verschont.

Notizen / Geburtstage

1. Februar

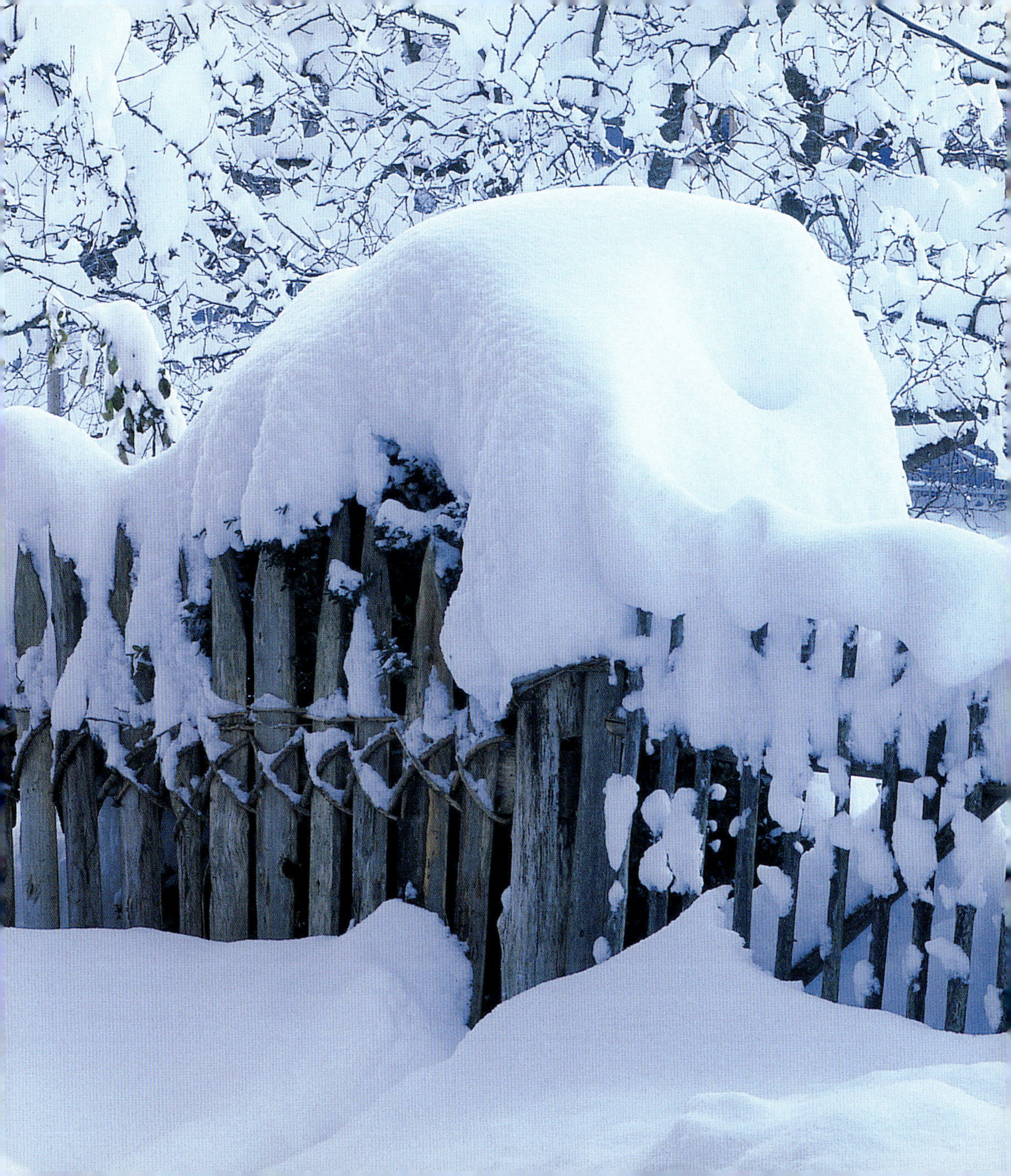

Badesalz mit Rosen- und Lavendelblüten

100 g Steinsalz • je ½ Tasse getrocknete Rosenblüten und Lavendelblüten • 2–3 Tr. reines ätherisches Rosenöl

Das Salz und die Blüten schichtweise in ein weithalsiges Glas füllen und das ätherische Öl zugeben. Die Mischung etwa 2 Wochen stehen lassen.

Notizen / Geburtstage

2. Februar

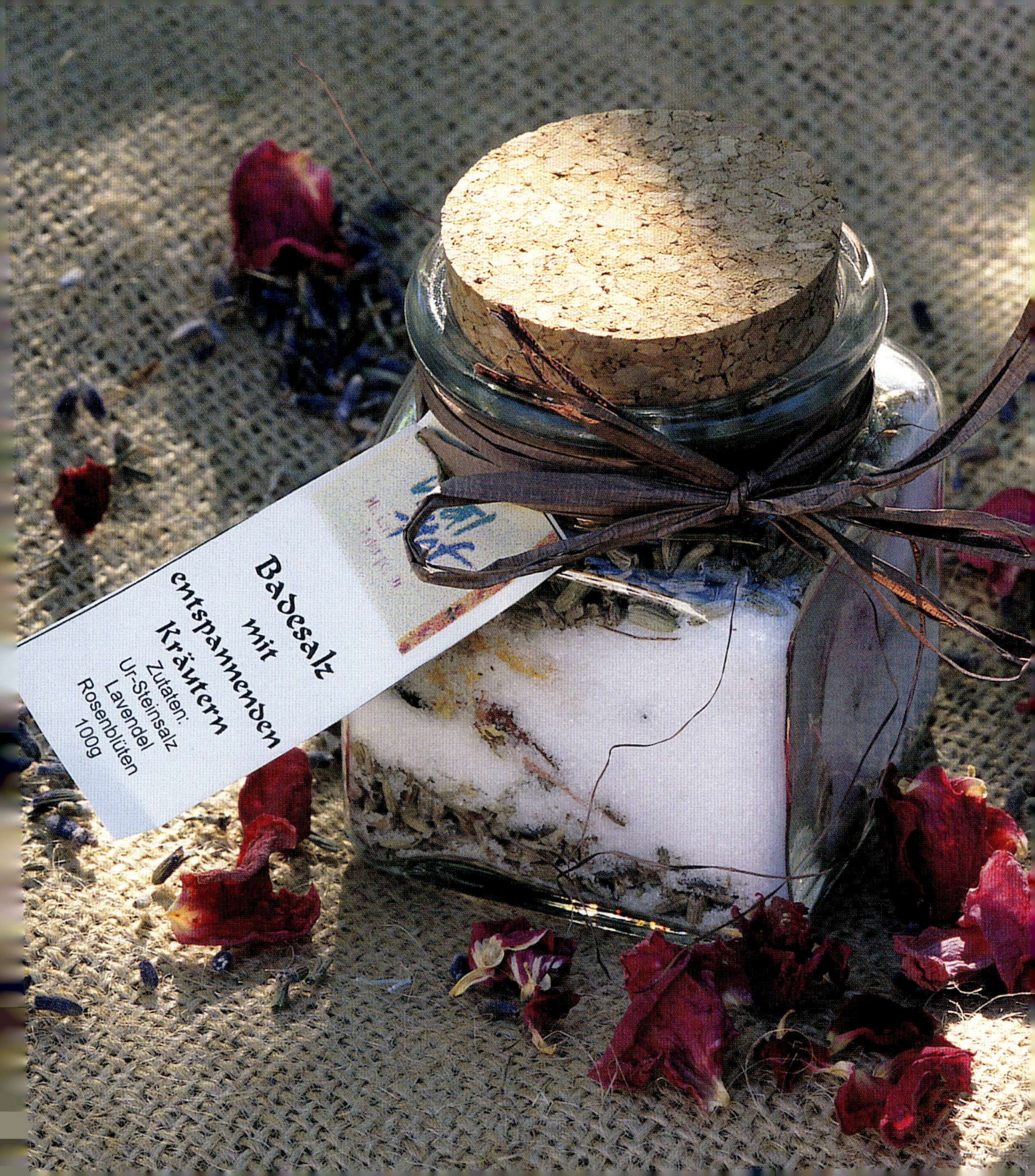
Badesalz
mit
entspannenden
Kräutern
Zutaten:
Ur-Steinsalz
Lavendel
Rosenblüten
100g

Rosen-Pfirsichkonfitüre

1,1 kg reife gelbe Pfirsiche, geschält und in feine Schnitze geteilt • 1 kg Gelierzucker • Mark einer Vanillestange • Saft von drei Zitronen • 50 ml Duftrosenkonzentrat

Die Pfirsichschnitze in eine große Pfanne geben. Vanillemark, Zitronensaft und Gelierzucker vorsichtig mit den Früchten mischen und eine Stunde ziehen lassen. Alles unter Rühren bei mittlerer Hitze langsam aufkochen. Anschließend die Konfitüre vier Minuten unter Rühren sprudelnd kochen. Den Topf vom Herd ziehen und das Rosenwasserkonzentrat beigeben.
Die Konfitüre kurz durchrühren und in vorbereitete Gläser abfüllen, verschließen und zum Abkühlen auf den Kopf stellen.
• Tipp: Falls kein Duftrosenkonzentrat vorrätig ist, kann für dieses Rezept auch Rosenwasser aus biologischem Anbau verwendet werden, welches in der Drogerie erhältlich ist. Hier sollte die Menge jedoch um etwa ein Drittel reduziert werden.

Notizen / Geburtstage

3. Februar

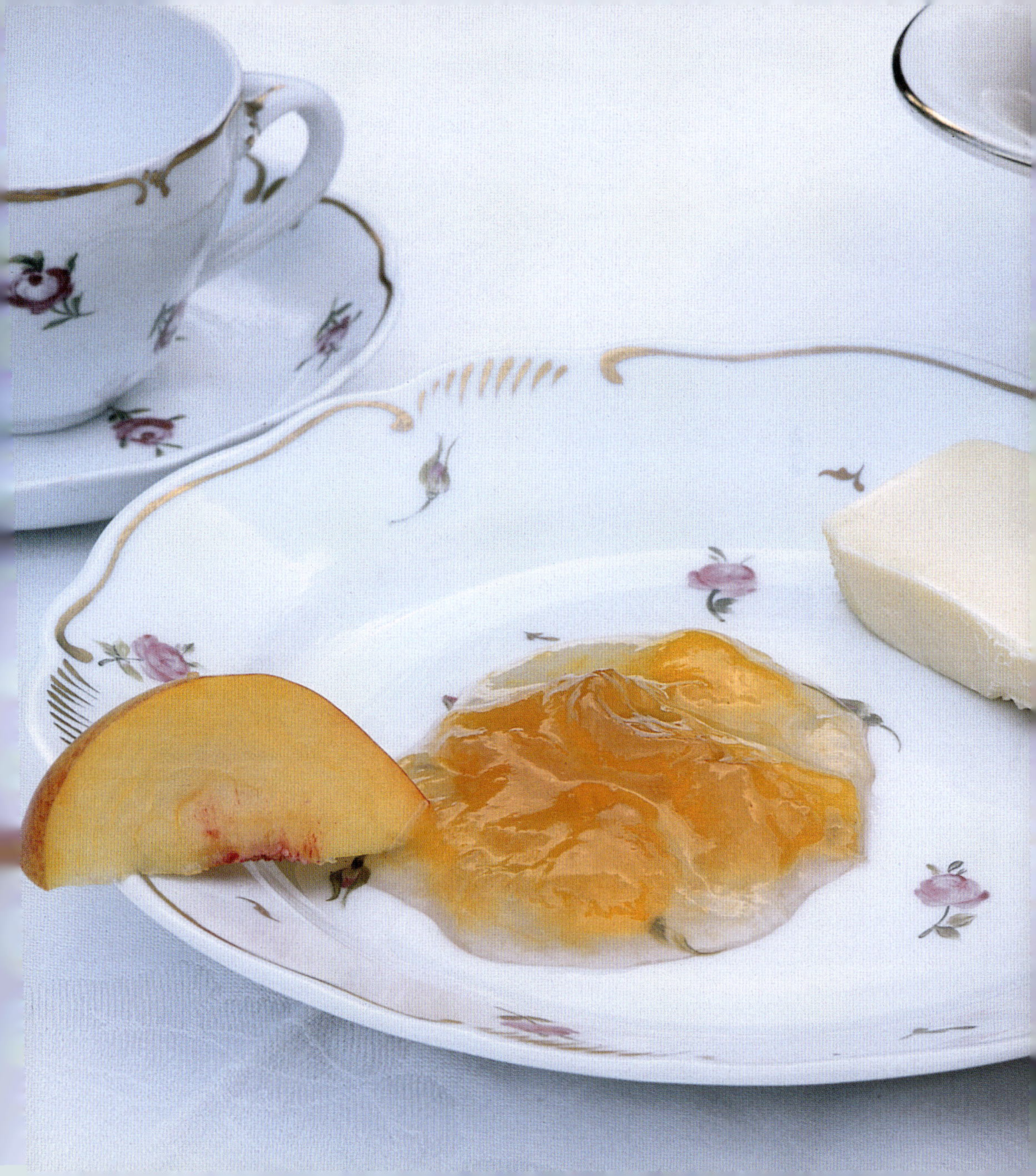

Vorwitzige Maßliebchen

Gänseblümchen oder Maßliebchen, botanisch *Bellis perennis*, gehören zu den ersten Frühjahrsblühern, die man häufig im Rasen antrifft. Oft recken sie in warmen, geschützten Lagen schon nach ersten milden Februartagen ihre Blütenköpfchen Richtung Sonne. Zwar noch etwas zaghaft, Schneefall und wieder hereinbrechende Kälte ist im Februar der Normalfall, und dennoch schon vorwitzig, was uns den noch weit entfernten Frühling schon erahnen lässt.

Die Blüten der Gänseblümchen lassen sich übrigens wunderbar in der Küche verwenden. Noch geschlossene Blütenknospen, sie haben ein feines Nussaroma, können als falsche Kapern in Essig eingelegt werden. Geöffnet werden sie leicht bitter und zieren Salate oder das Butterbrot. Aber halt, geben wir den kleinen Blütchen im Rasen noch eine Gnadenfrist und lassen wir sie die warme Februarsonne genießen. Ich verspreche es Ihnen, im April werden sie in Massen den Rasen zieren.

Notizen / Geburtstage

4. Februar

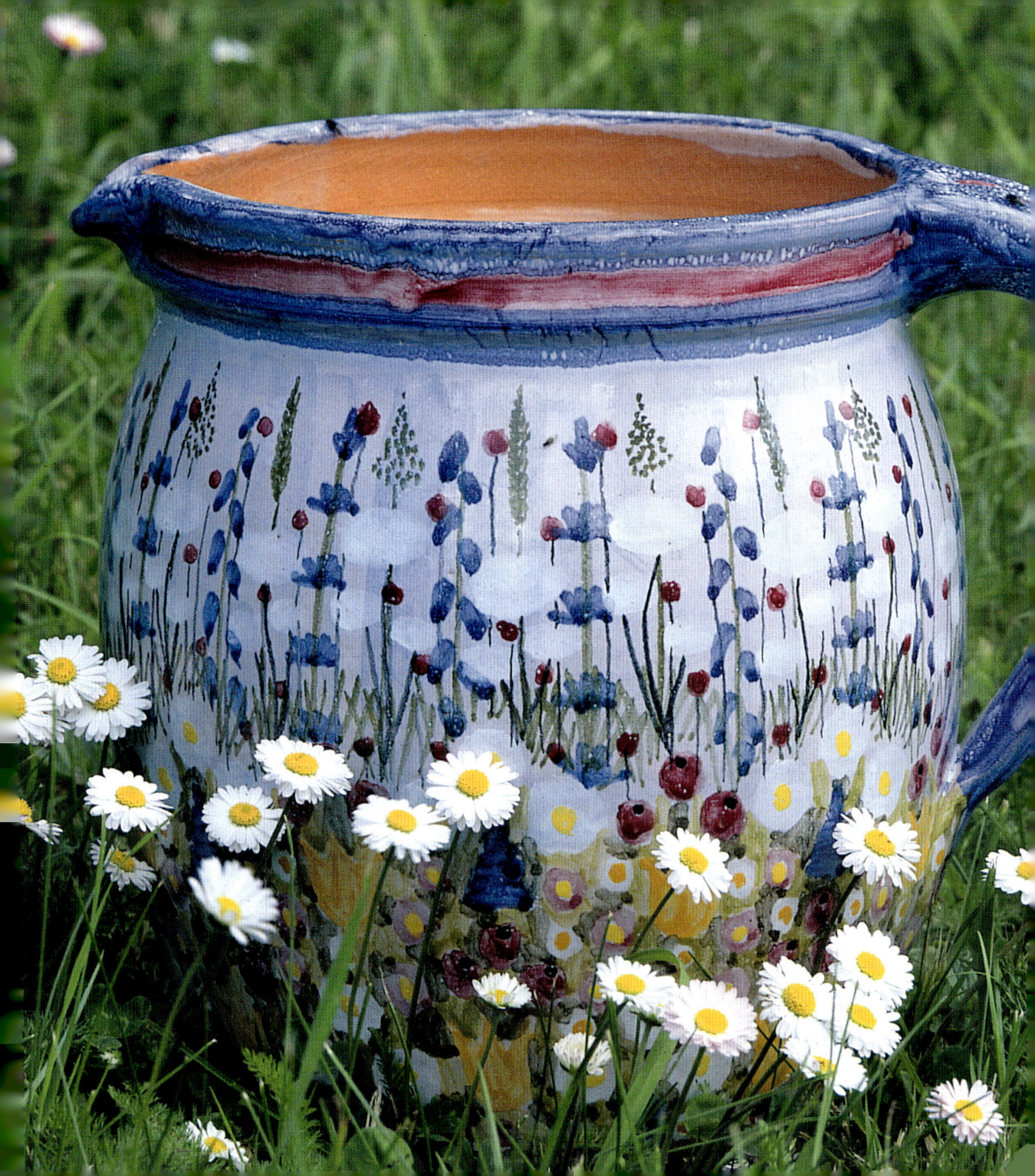

Ocimum selloi 'Green Pepper'

Wer es ausgefallen mag, sollte sich dieses Basilikum unbedingt zulegen. Schon durch die glänzenden, ledrigen, dunkelgrünen Blätter unterscheidet es sich deutlich von den gängigen Basilikumarten. Sie erinnern im Geschmack an grüne Paprika und werden schon seit Jahrhunderten in verschiedenen Kulturen Mittel- und Südamerikas in Küche und Heilkunde verwendet. Vornehmlich bei Magenbeschwerden, Entzündungen und als Badezusatz nach fiebernden Erkrankungen kommt es hier zum Einsatz.

'Green Pepper' gedeiht besser im lichten Schatten als in der prallen Sonne. Hier werden die Blätter hart und zäh. Im Hochsommer trägt die bis zu 60 Zentimeter hoch werdende Art, die etwas kälteverträglicher als herkömmliche Basilikumarten ist, rosarote Blüten, die sich ausgezeichnet als Bienenweide eignen. Der verholzende Strauch, der in spezialisierten Kräutergärtnereien erhältlich ist, kann während des Winterhalbjahres an einem kühlen, frostfreien Ort überwintert werden.

In der Küche harmoniert es wunderbar mit Frischkäse, Eierspeisen, Saucen, Suppen und natürlich Tomaten.

Notizen / Geburtstage

5. Februar

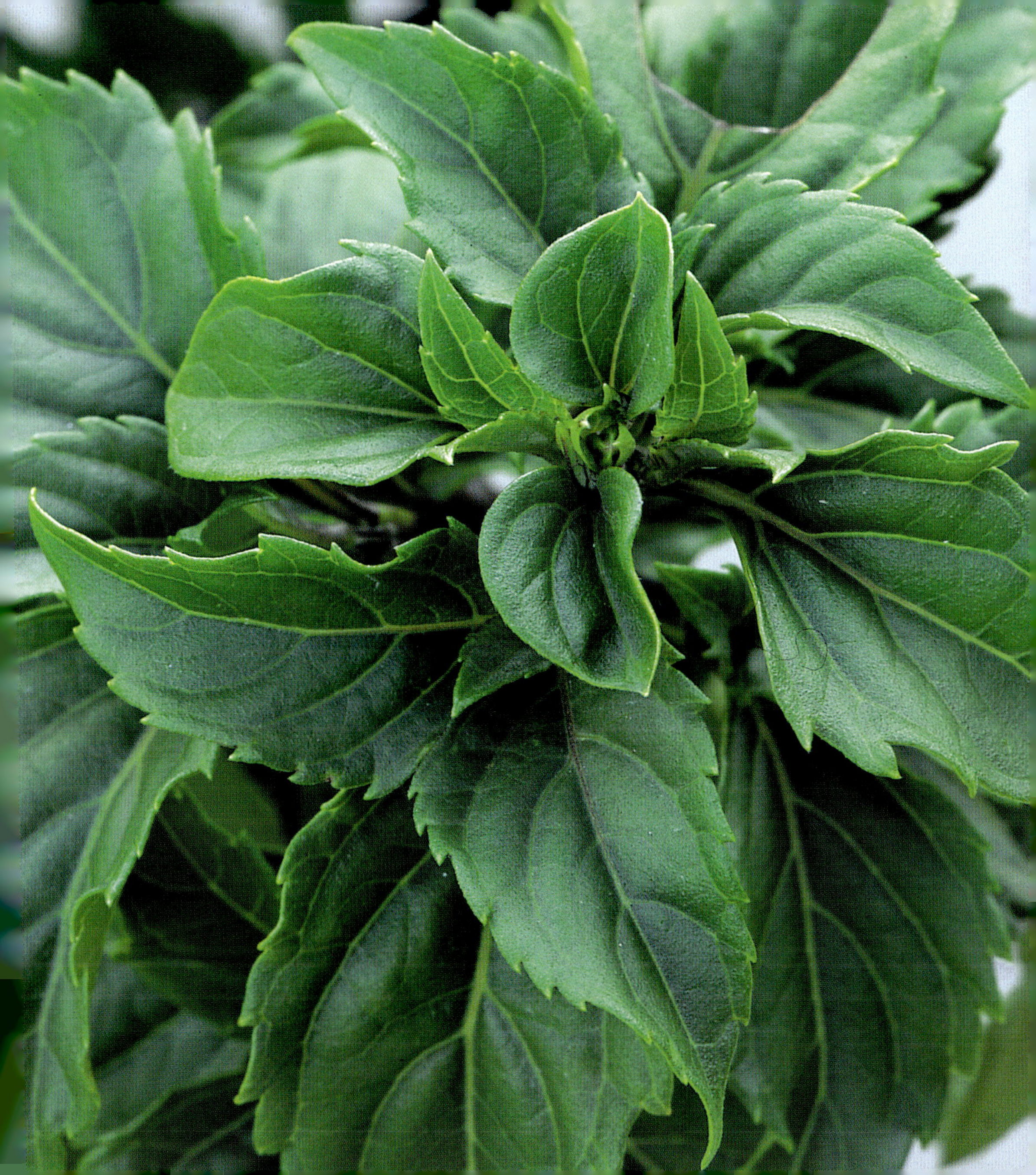

Auf das richtige Werkzeug kommt es an

Bei der Herstellung von Wellnessprodukten zeugt es von Selbstverständlichkeit, dass nur qualitativ hochwertige Ausgangsprodukte sowie entsprechende Arbeits- und Aufbewahrungsutensilien verwendet werden. Für die Herstellung werden mit Vorteil Edelstahl- oder Glasgefäße verwendet. Mit ihnen lässt es sich gut arbeiten und die Reinigung erfolgt einfach und problemlos. Auch Rührwerkzeuge sollten aus diesem Material bestehen.
Zur Aufbewahrung von Cremes eignen sich gutverschließbare Dosen aus Glas oder hochwertigem Kunststoff mit Schraubverschluss, und für ölige oder wässerige Auszüge Glasfläschchen mit Schraubverschluss oder Glasstopfen. Die Aufbewahrung der Produkte erfolgt mit Vorteil an einem dunklen Ort bei Zimmertemperatur. Extreme Temperaturschwankungen sollten dabei vermieden werden.

Notizen / Geburtstage

6. Februar

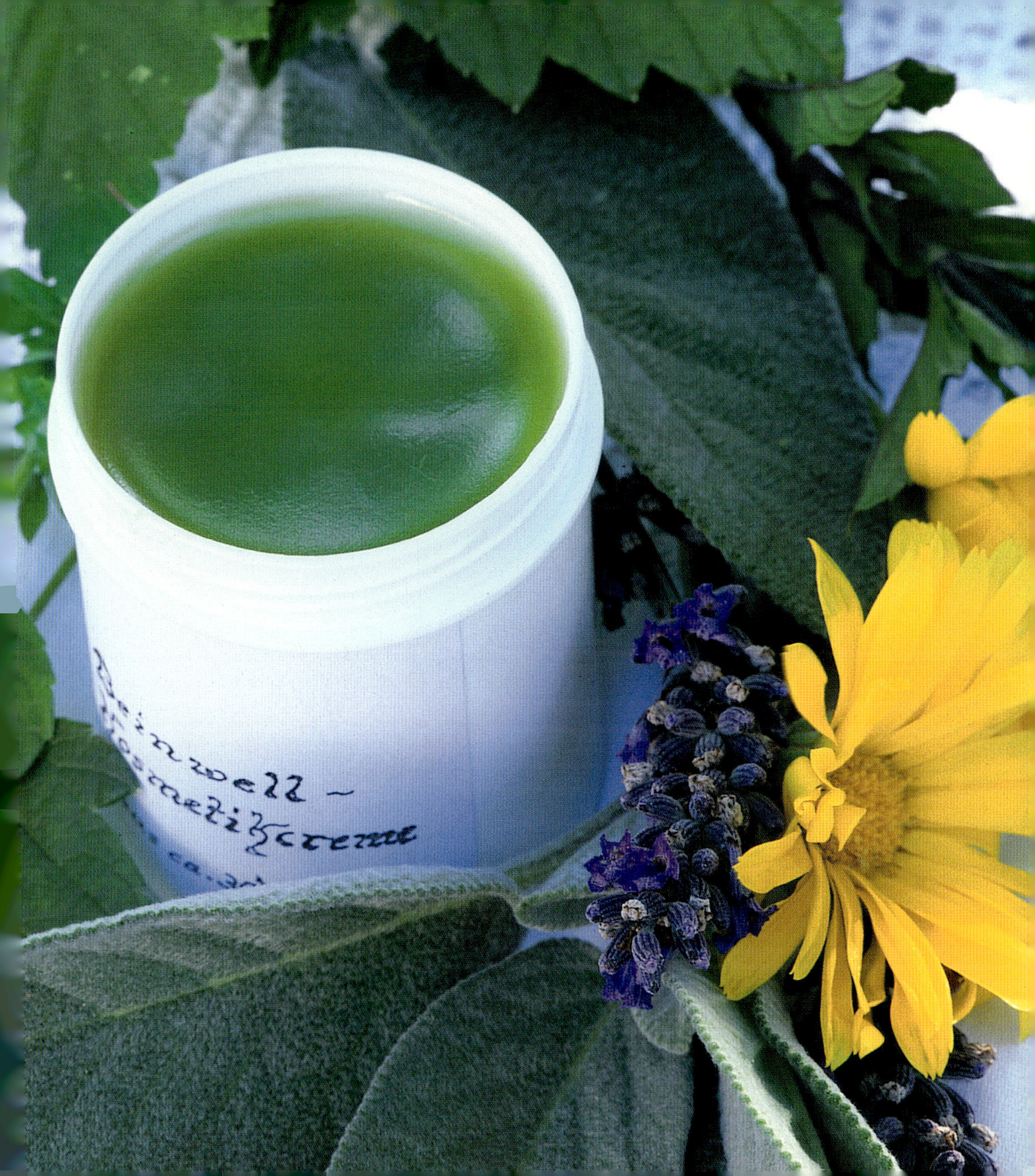
Beinwell-
Kosmetikcreme

Auf gute Nachbarschaft

Sich auf einer Bank oder einem Stuhl niederzulassen und zuzusehen, wie sich im eigenen Gemüsegarten die Pflanzen wunderbar entwickeln, ohne dass sie große Pflege benötigen, das ist wohl eines jeden Gärtners Traum. Wir wissen, Pflanzen haben die unterschiedlichsten Ansprüche was Standort, Boden und Lichtverhältnisse angeht. Aber auch bei den Nachbarn können sie – wie wir übrigens auch – recht wählerisch sein. Da kann es dann schon mal passieren, dass ein Pflänzchen nicht so recht will, im schlimmsten Fall sogar eingeht, nur weil ihm die Nachbarschaft nicht genehm ist. Auch Düfte spielen hier eine große Rolle. Die einen mögen sich, die anderen eben nicht. Genauso verhält es sich bei Stoffen, die Pflanzen über die Wurzeln ausscheiden. Auch sie können Nachbarspflanzen positiv oder negativ beeinflussen. Zudem können Kräuter in entsprechender Pflanzennachbarschaft abwehrende Wirkungen auf Schädlinge oder Krankheiten ausüben.
Folgend einige Beispiele für nützliche, gewinnbringende Gemeinschaften:
• Bohnenkraut verträgt sich gut mit Buschbohnen und hält die schwarze Bohnenlaus fern. • Dill und Kümmel harmonieren besonders gut mit Gurken, Möhren und Zwiebeln. • Salbei und Thymian schrecken Kohlweißlinge ab. • Basilikum fördert die Gesundheit von Gurken, Tomaten und Kohl. • Ein guter Nachbar von Borretsch ist Kohlrabi und Zucchini. • Pete rsilie passt gut zu Radieschen, Rettich, Tomaten und Zwiebeln.

Notizen / Geburtstage

7. Februar

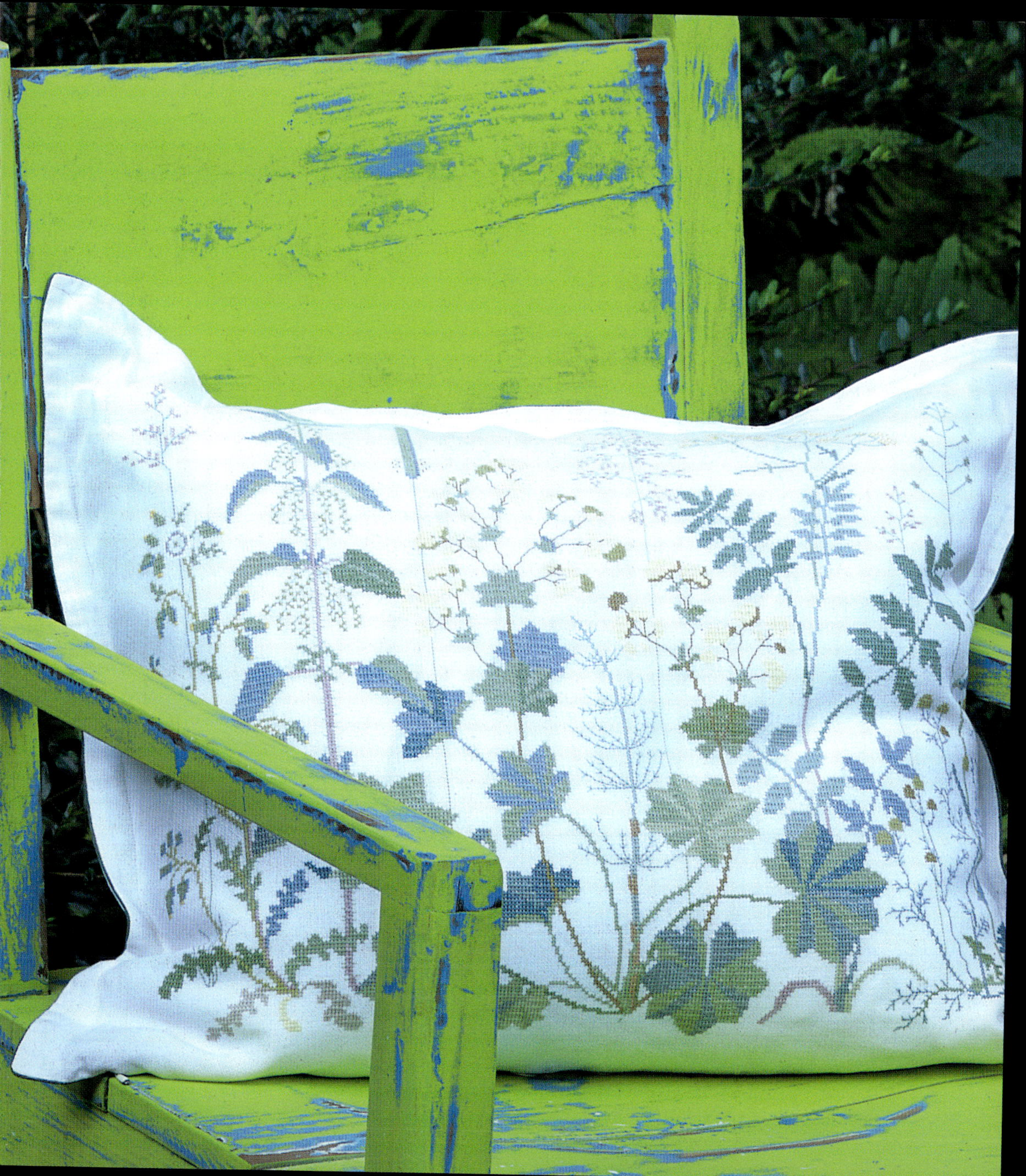

Theresas Auberginenröllchen mit Minze

Zutaten für 4 Personen
2 lange schmale Auberginen à 150 g • Salz • Öl zum Braten, z.B. Rapsöl • 200 g Schafskäse • 1 TL Peperoncinopaste (scharfe Würzpaste) • 2 EL Tomatenpesto • 3–4 EL Zitronensaft • 4 EL Olivenöl • Minzeblättchen (für jedes Röllchen je eines) • Tomatenpesto • 100 g getrocknete Tomaten • 1 Knoblauchzehe • ½ EL grobes Meersalz • getrocknete Kräuter wie Oregano, Thymian und Basilikum • etwa 100 ml Olivenöl.

Tomaten klein schneiden, mit der durchgepressten Knoblauchzehe, dem Salz und den Kräutern im Mixer pürieren. Soviel Olivenöl dazugießen, bis eine sämige Konsistenz entsteht. In angebrochenem Zustand ist das Pesto – in einem Schraubglas mit Olivenöl bedeckt im Kühlschrank aufbewahrt – einige Wochen haltbar.
Auberginen waschen, putzen und längs in sehr dünne Scheiben teilen. In Salzwasser legen und 30 Minuten ziehen lassen. Wasser abgießen und die Auberginen trocken tupfen.
Reichlich Öl in einer großen Pfanne erhitzen. Auberginenscheiben darin von beiden Seiten braten. Auf Küchenpapier abtropfen und auskühlen lassen.
Schafskäse würfeln. Peperoncinopaste (Vorsicht – je nach Schärfe lieber erst etwas weniger) mit Tomatenpesto, Zitronensaft und Olivenöl verrühren und salzen.
Den Schafskäse auf die Auberginenscheiben verteilen. Die Tomatenpesto-Öl-Mischung darauf träufeln, mit einem Minzeblatt belegen, einrollen und evtl. mit einem Holzstäbchen feststecken.
Auf einer Platte mit Minzeblättern anrichten.

Notizen / Geburtstage

8. Februar

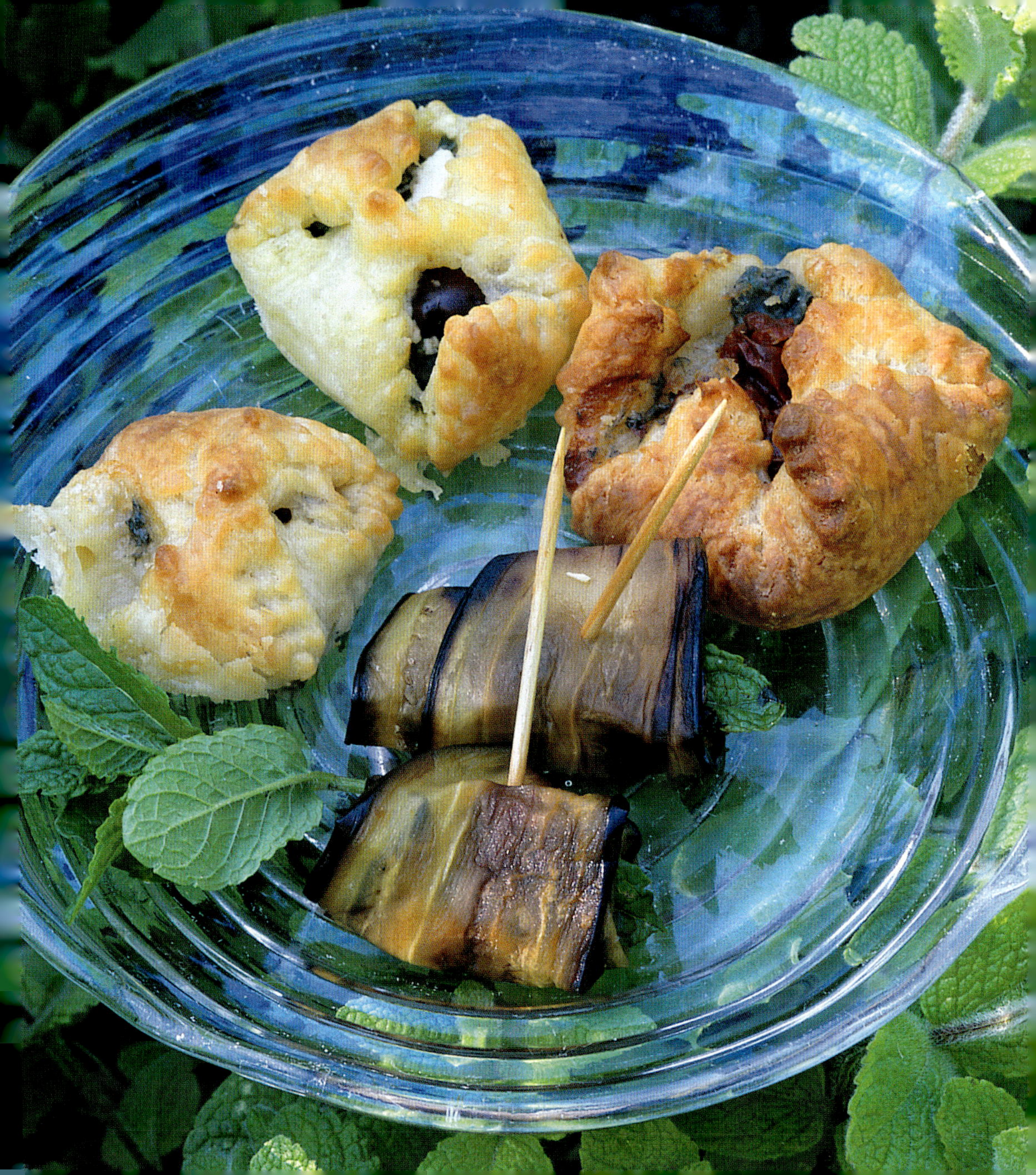

Gartenkresse – Vitaminspender für kalte Wintertage

Wenn wir von Kressesaaten auf der Fensterbank sprechen, ist damit die zu den Kreuzblütlern gehörende Gartenkresse *(Lepidium sativum)* gemeint. Oft werden sie in kleinen Schalen in Supermärkten als Keimlinge angeboten. Würden wir sie im Garten wachsen lassen, hätte die einjährig kultivierte Pflanze bald eine Höhe von 50 Zentimeter erreicht und ihr Geschmack wäre zudem beißend scharf. Wir aber ernten die zarten Keimlinge spätestens 10 Tage nach der Aussaat. Dann ist ihr Geschmack zwar schon etwas pfeffrig, im Vergleich zur ausgewachsenen Pflanze aber ausgesprochen mild. Kressekeimlinge sind überaus reich an Vitamin C, B, Eisen, Kalzium sowie Folsäure und wirken verdauungsfördernd, blutreinigend und harntreibend. Sie werden nur roh verzehrt und eignen sich wunderbar als Beigabe für Salate, Dips, und zur gesunden Garnitur für Fleischplatten, gekochte Eier oder nur einfach so aufs Butterbrot gestreut.

Notizen / Geburtstage

9. Februar

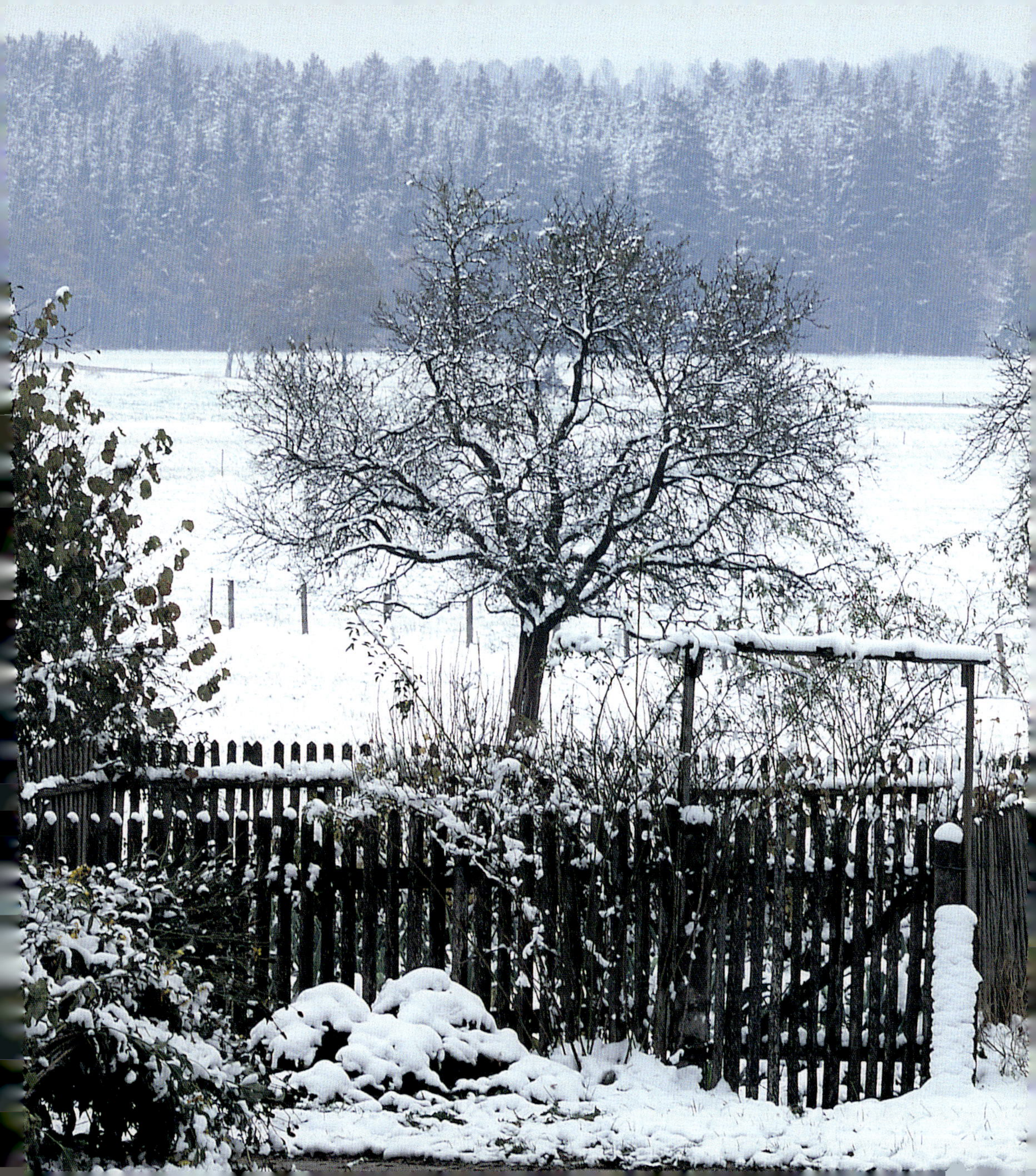

Veronikas Franzbranntwein

Im späten Frühjahr werden junge Triebe von Fichte, Tanne, Kiefer, Lärche und Wacholder gesammelt. Hinzu kommen frische Zweiglein von Lavendel, Estragon, Rosmarin und Pfefferminze, eine frische Ingwerwurzel und einige Wacholderbeeren.
Diese Zutaten werden in einem größeren Glas mit 96-prozentigem Alkohol übergossen. Das Glas gut verschließen und den Ansatz zwei bis drei Wochen ziehen lassen. Anschließend den Ansatz abseihen und einige Wochen nachreifen lassen. Vor dem Gebrauch mit destilliertem Wasser verdünnen.

Notizen / Geburtstage

10. Februar

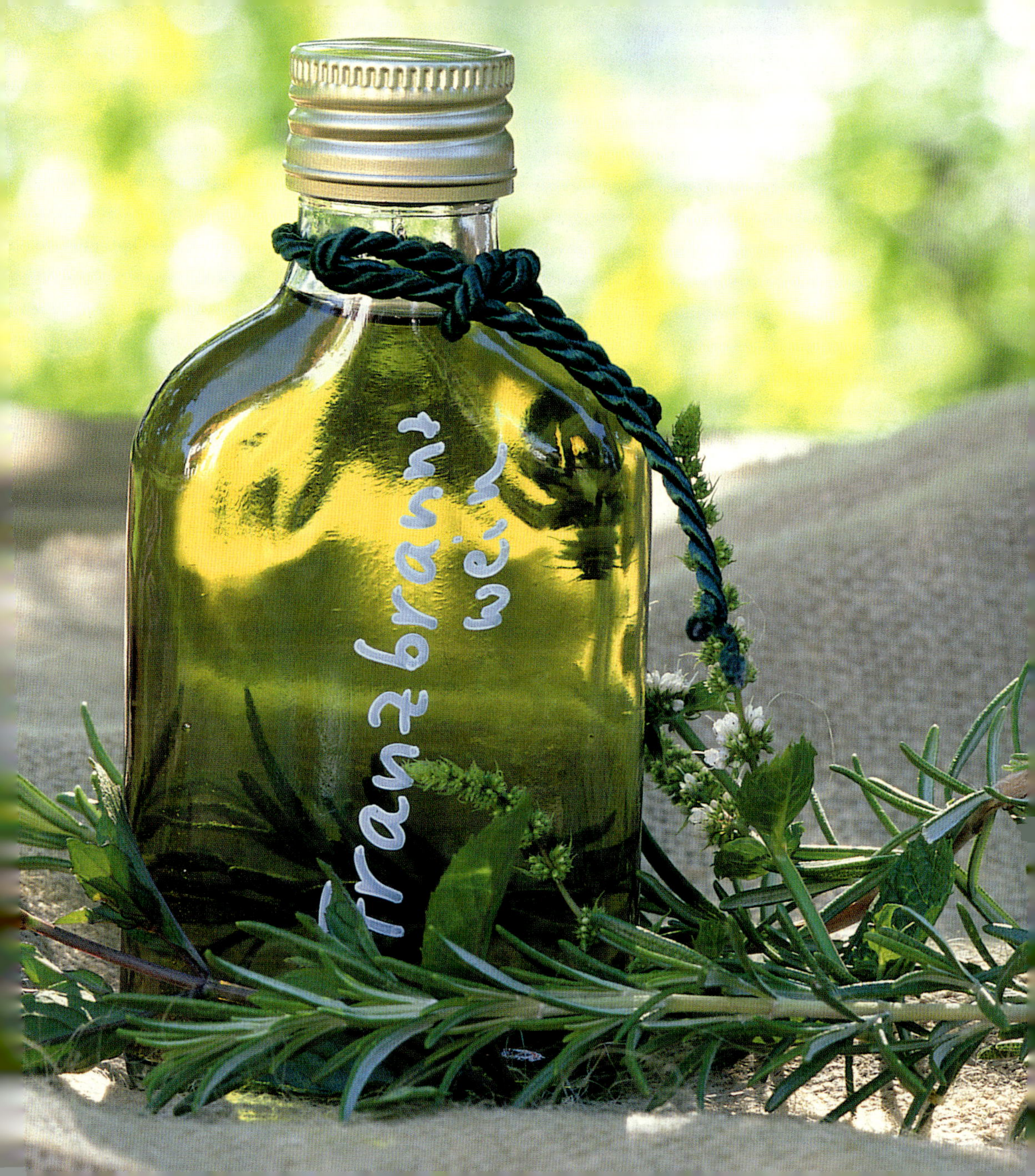
Franzbrannt
wein

Kleine Hagebuttenheilkunde

Die Heilkräfte der Hagebutte werden vor allem bei Erkältungen, Frühjahrsmüdigkeit, zur Stärkung des Immunsystems sowie bei Blasen- und Nierenleiden eingesetzt und zeigen eine unterstützende Wirkung bei der Zellerneuerung sowie der Regulierung des Stoffwechsels.
Der Geschmack des Hagebuttenfleisches ist süßsauer. Es ist reich an Vitamin C (Ascorbinsäure), Vitamin A, B_1, B_2, B_3, B_5, B_6 und Vitamin E sowie Kalium, Magnesium, Kalzium, Phosphor und Eisen und enthält einen hohen Anteil an Gerbstoffen. Der Vitamin-C-Gehalt kann stark schwanken und hängt von vielen Faktoren, wie Sorte, Klima, Stadium der Fruchtreife, Frische wie auch Vorgehen bei der Verarbeitung ab. Jedoch ist bei allen Hagebutten der höchste Vitamingehalt – 100 Gramm frische Hagebutten liefern je nach Reifegrad etwa 100 bis 3500 Milligramm Vitamin C – bei Beginn der Vollreife zu verzeichnen.
Am bekanntesten ist uns wohl der Hagebuttentee. Er stärkt das Immunsystem, wirkt blutreinigend sowie harntreibend, ohne die Blase zu reizen.
Aus den eigentlichen Früchten, den Nüsschen, wird das Hagebuttenkernöl hergestellt. Ein fettes Öl, welches vorwiegend von der südamerikanischen Hagebutte, der sogenannten *Rosa mosqueta,* stammt. Die darin enthaltenen Inhaltsstoffe zeigen auf der Haut eine entzündungshemmende und antiallergene Wirkung.

Notizen / Geburtstage

11. Februar

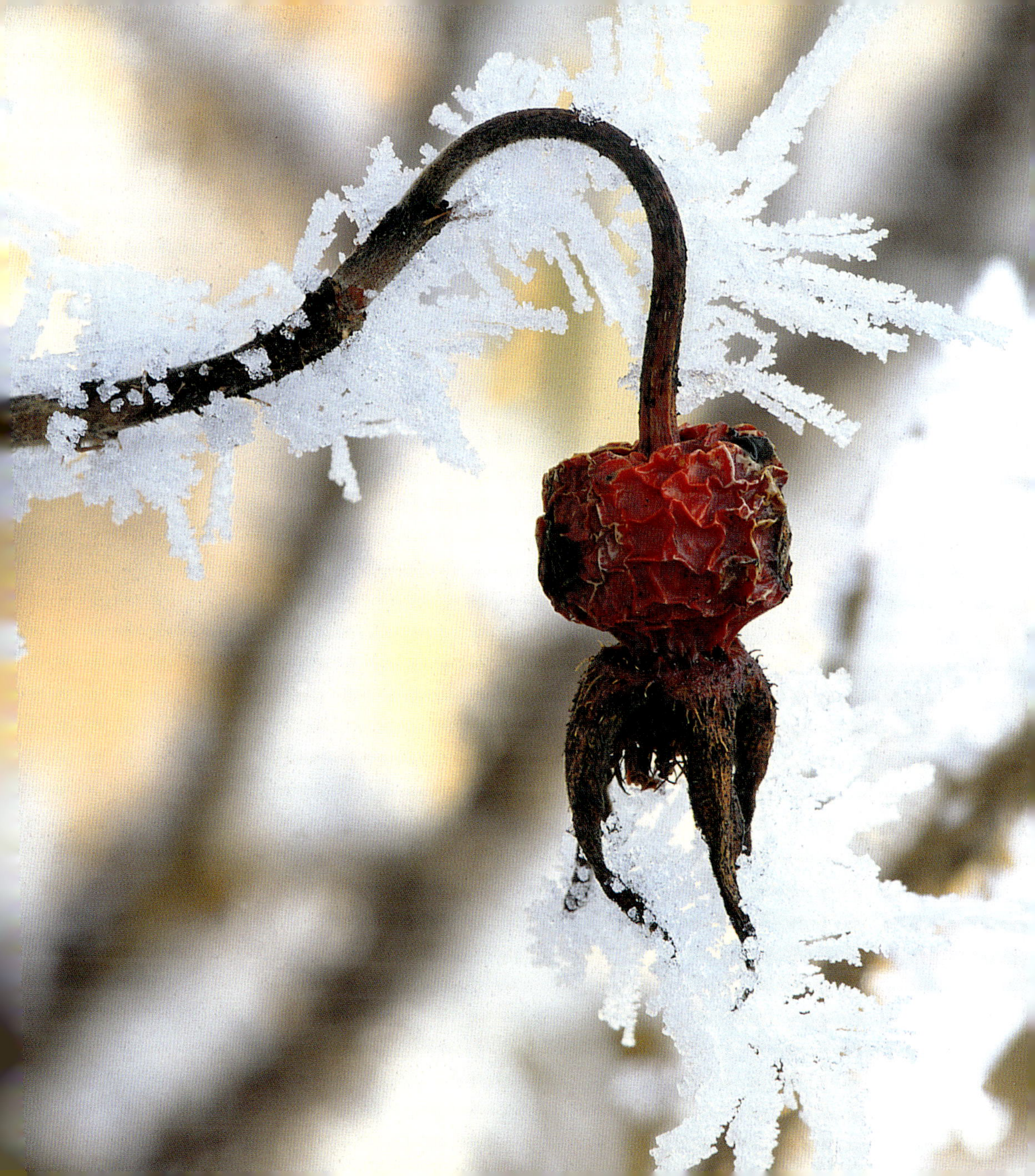

Getrocknete Blüten – reichhaltige Vielfalt eines Sommers

Blüten wie zum Beispiel Rotklee, Ringelblumen, Rosen, Lavendel sowie Kräuterblüten von Thymian, Lavendel, Rosmarin lassen sich wunderbar trocknen.

Geerntet werden sie an sonnigen und trockenen Tagen im Laufe des späteren Vormittages. Legen Sie nun die von Insekten gereinigten, einzelnen Blütenblätter oder ganze Blüten locker auf einem mit Küchenkrepp ausgelegten Gitter aus. Getrocknet werden sie an einem warmen und schattigen Ort. Je nach Luftfeuchtigkeit kann dies einige Tage dauern. Wenn Sie die Blütenblätter im Dörrgerät trocknen, dann bitte nur bei maximal 30 Grad Celsius.

Bis zur Weiterverwendung wird das Gut in luftdichten Dosen oder gut schließenden Gläsern kühl und dunkel aufbewahrt. Zusätzlich einige Tage in die Tiefkühlung gegeben, gewährleistet, dass etwaige Insekten oder deren Eier abgetötet werden.

Notizen / Geburtstage

12. Februar

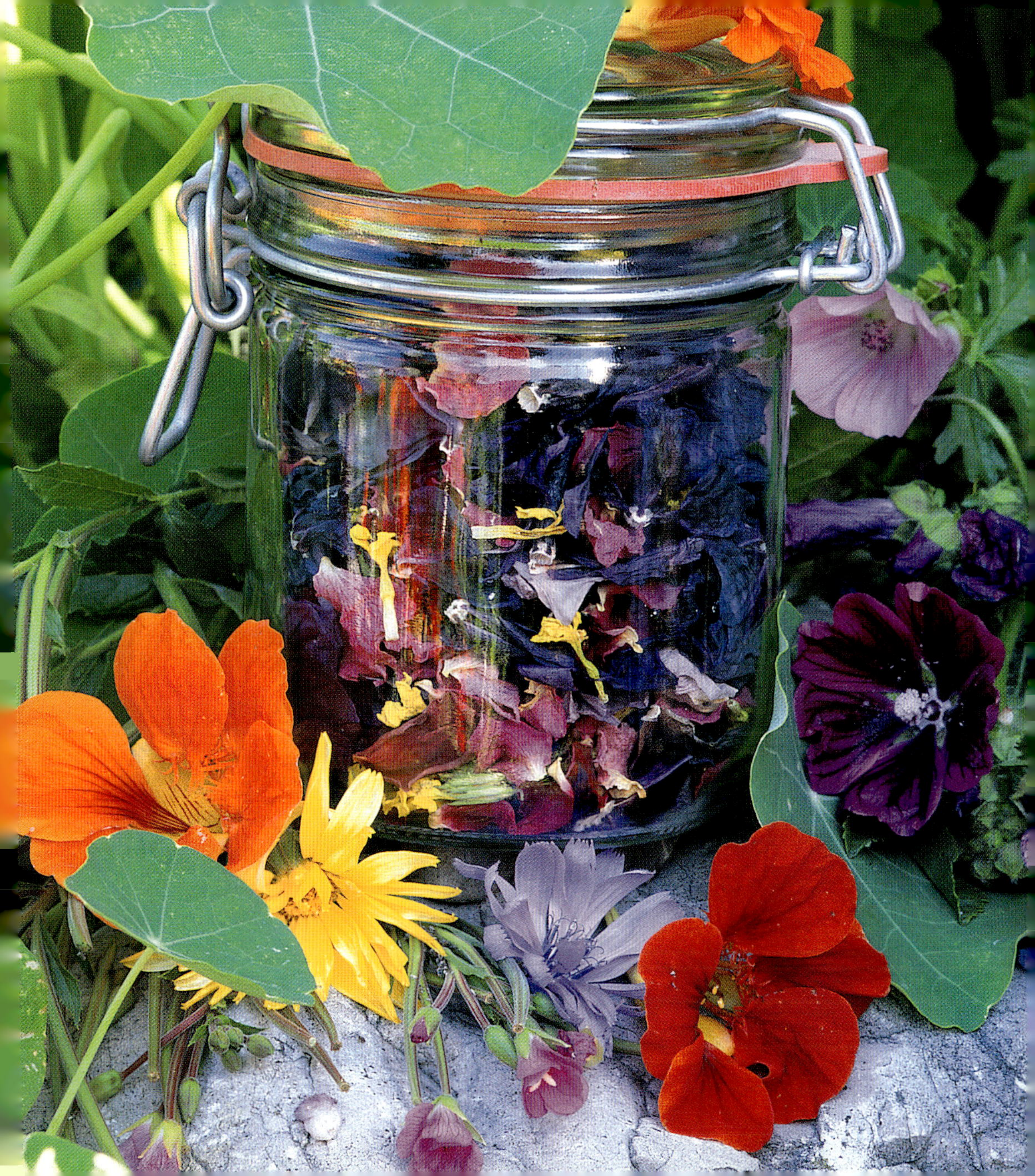

Blütenessigvariationen

Bald blühen die ersten Veilchen. Sie gehören zu den ersten Blüten im Jahreslauf, die wir für die Küche nutzen können. Wie wäre es mit Veilchenessig? Eine kleine Handvoll Blüten auf ½ Liter Weinessig reichen schon aus, um dem Ausgangsprodukt ein völlig neues Aroma zu verleihen. Aber nicht nur mit diesem bescheidenen Frühlingsboten können Sie Essig veredeln, auch viele weitere Blüten, denen wir durchs Jahr begegnen, eignen sich ausgezeichnet dazu. Würzig wird es beispielsweise mit Holunderblüten, Kapuzinerkresse oder Gewürztagetes. Aromatische Essige erhalten Sie nebst dem eingangs erwähnten Veilchen auch mit der Zugabe von Flieder, Taubnesseln oder Orangenblüten. Sie alle harmonieren übrigens besonders gut mit Blattsalaten oder in einer Vinaigrette zu Spargel. Perfekt wird es, wenn der Salat dann noch passend mit der jeweiligen Blüte dekoriert wird.

Notizen / Geburtstage

13. Februar

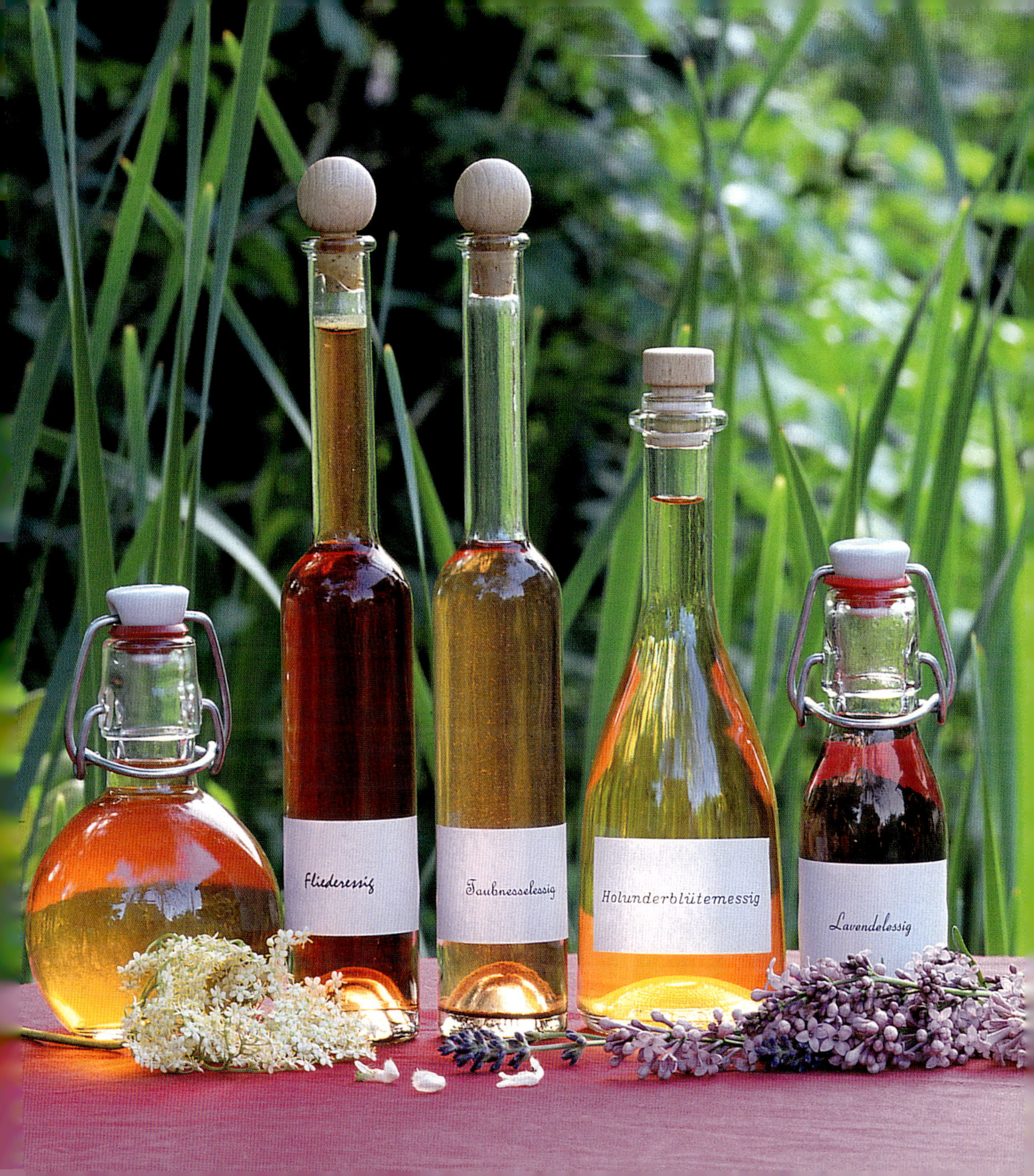
Fliederessig
Taubnesselessig
Holunderblütemessig
Lavendelessig

Lockstoffe der Liebe

Natürlich ist ein wunderbarer Rosenstrauß, geschenkt vom Herzallerliebsten und erst noch mitten im kalten Winter, etwas ganz Besonderes. Auch Pralinen sind sicherlich nicht zu verachten, geben sie uns Dank ihrer vielen Kalorien Wärme.

Zum Dank verwöhnen wir unseren Liebsten natürlich mit einem sorgfältig zubereiteten Candlelight-Dinner. Verfolgt man hier noch bestimmte Ziele, können aphrodisisch wirkende Aromen dem Abend eine besondere Wendung geben. Hierzu gehören zum Beispiel, Rose, Vanille, Anis, Fenchel, Sellerie, Basilikum, Petersilie, Zwiebel, Brunnenkresse und Knoblauch.

Aphrodisisch wirkende ätherische Öle, dezent als Raumbeduftung oder verdünnt in einem Basisöl als Körperpflege eingesetzt (siehe *26. Januar)*, sind Rose, Jasmin, Narzisse, Osmanthus, Tuberose, Vanille und Muskatellersalbei.

Bislang konnte jedoch in vielen Fällen die aphrodisische Wirkung noch nicht eindeutig nachgewiesen werden. Wie dem auch sei, bei einem romantischen Dinner in passender Umgebung, natürlich mit dem richtigen Gegenüber, stellt sich die erwünschte Gemeinsamkeit meist ganz von alleine ein.

Notizen / Geburtstage

14. Februar

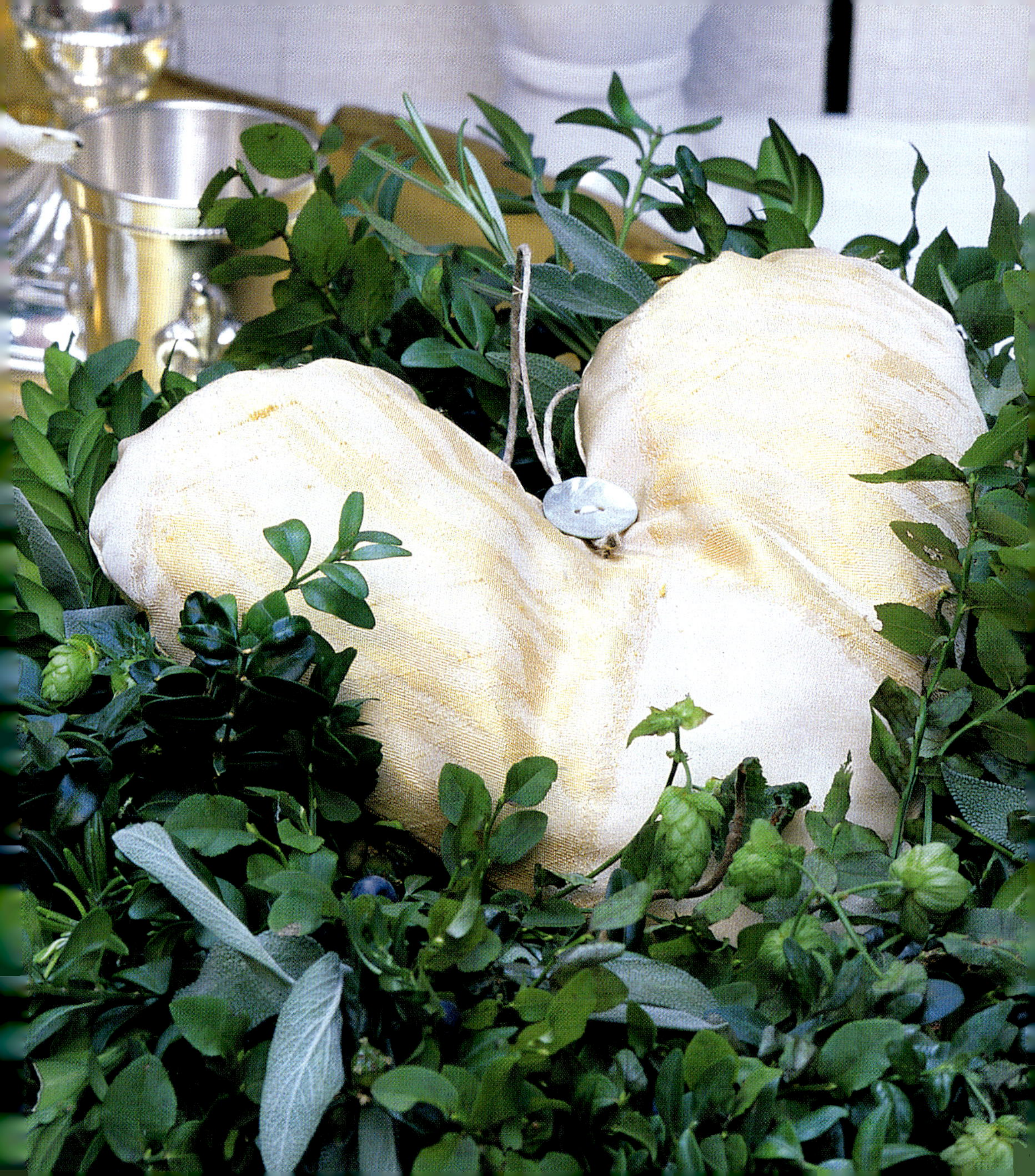

Angehoben

Nach tief verschneiten Wintertagen setzt oft Tauwetter ein. Die wärmende Schneedecke schmilzt, und wenn in der Nacht darauf Väterchen Frost über das Land zieht, kann es wirklich bitterkalt werden. Durch das Gefrieren dehnt sich Wasser bekanntlich aus. Dabei heben sich die Pflanzen zunehmend an, wodurch diese an warmen Vorfrühlingstagen unter Wassermangel leiden können und eventuell sogar vertrocknen. Achten wir also bei unseren ersten Gartenrundgängen darauf und drücken wir die angehobenen Pflanzen, wohlverstanden bei frostfreiem Wetter, wieder in den Boden. So verhindern wir, dass sie weder bei nachfolgenden Frösten noch durch Trockenheit ernsthaft Schaden nehmen.

Notizen / Geburtstage

15. Februar

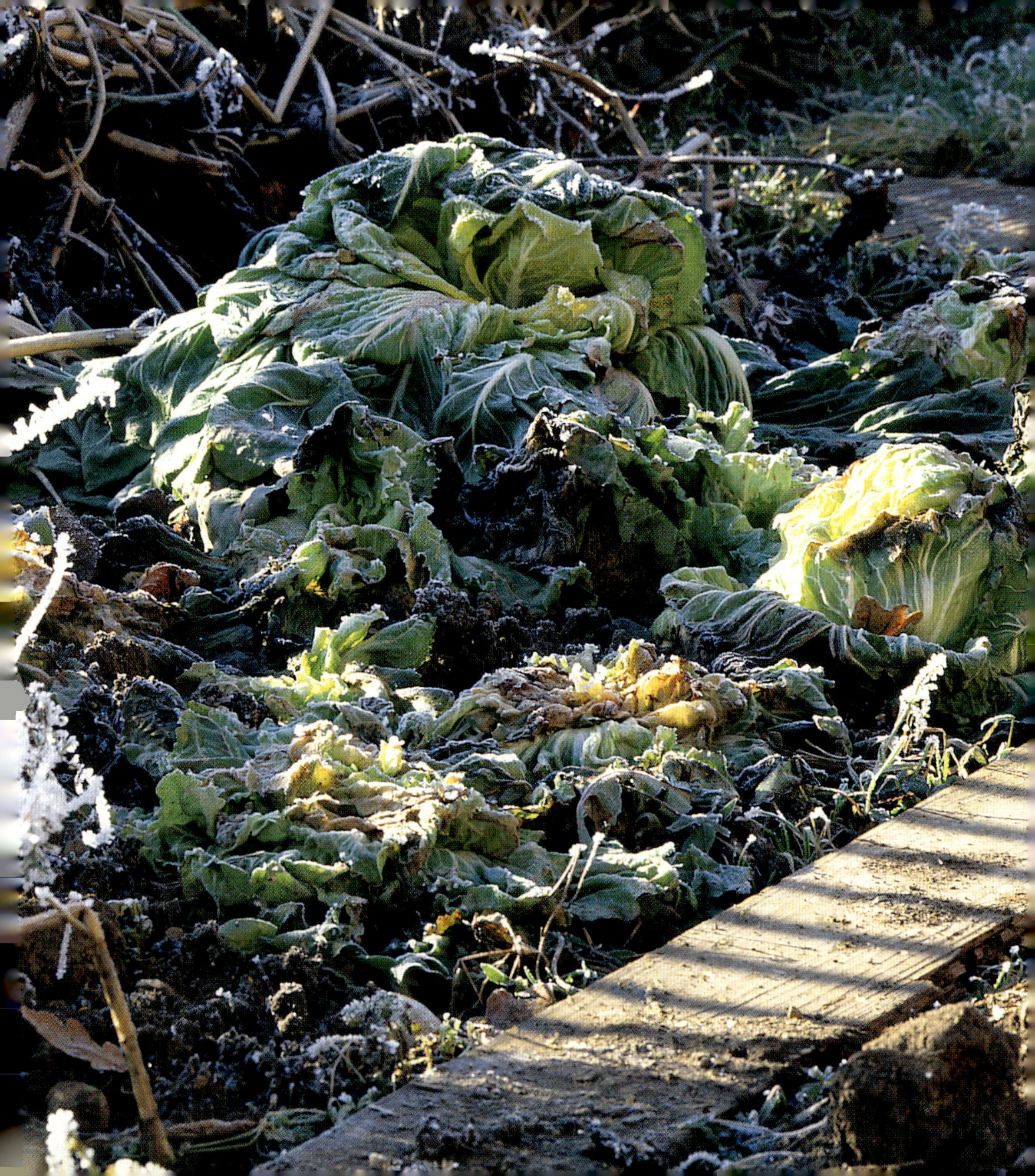

Bourbonrosen – *Rosa × borboniana*

Die Urform der hier abgebildeten 'Adam Messerich' (rechts) und 'Gruß an Teplitz' (links) entstand 1817 auf der Ile de Bourbon, dem heutigen Réunion, einer Insel im indischen Ozean. Sie ist als Zufallssämling aus *R. chinensis* oder ihrer Hybriden mit *R. damascena bifera*, der Herbstdamaszenerrose, hervorgegangen, welche dort als Heckenpflanze verwendet wurde. Man nimmt an, dass die Samen dieser Pflanzen nach Frankreich gelangten, wo Monsieur Jacques, Obergärtner des Herzogs von Orléans, die daraus entstandenen Sämlinge als Vorläufer einer neuen Rosenklasse einstufte und sie Bourbonrosen nannte.

Keine andere Klasse zeigt so viele unterschiedliche Merkmale. Von der Kletterrose, auch als stachellose Variante, bis zur kleinen Beetrose sind alle Wuchsformen vertreten. Auch finden wir die unterschiedlichsten Blütenformen. Bei manchen Sorten sind es einfache, zarte Blütenschalen, bei anderen stark gefüllte, teilweise sogar gestreifte Blüten. Einige entpuppen sich als wahre Dauerblüher, wenige sind einmalblühend. Allen gemein ist aber ihr unvergleichlicher, betörender Duft, den sie zum Teil aus sehr großen Blüten an warmen Frühsommertagen ausgiebig verströmen und welche wir auch vorzüglich für Küche und Wellness nutzen können.

An exponierten Standorten neigen Bourbonrosen zu Mehltauanfälligkeit. Durch Pflanzung an luftigen Standorten in Westlage kann dieses Problem aber erheblich gemildert werden.

Notizen / Geburtstage

16. Februar

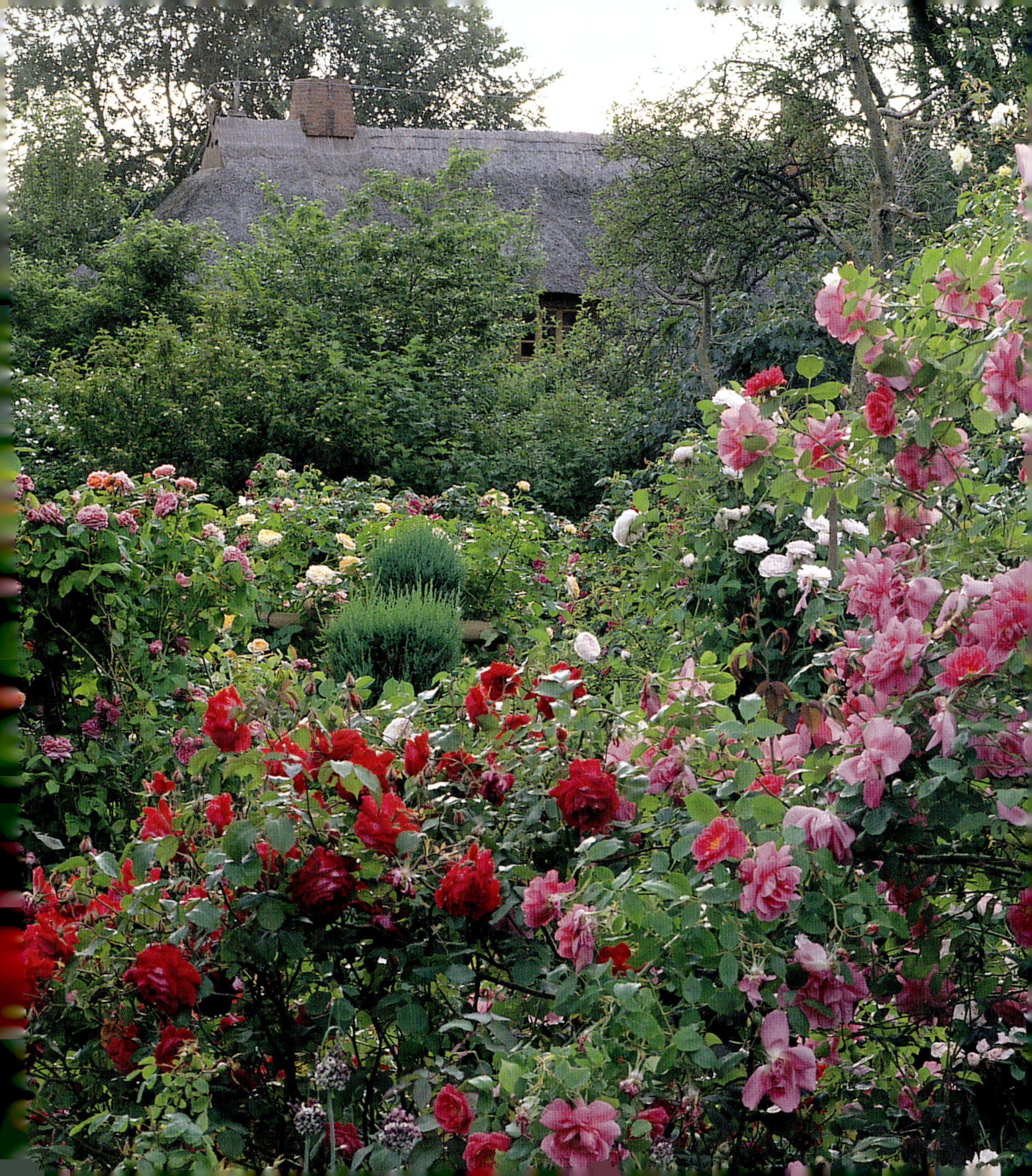

Rosenblütenlikör

100 ml Wasser • 130 g Zucker • 150 g Rosenblütenblätter, vorzugsweise dunkle Sorten wie 'Rose de Resht', *Rosa rugosa* 'Hansa' • 700 ml Wodka

Die Duftrosenblätter nach Anleitung (siehe *3. Juni*) vorbereiten. Wodka mit den Blütenblättern in eine weithalsige Flasche geben und Flasche verschließen. Den Liköransatz vier bis sechs Wochen an einem schattigen Ort ziehen lassen, dabei die Flasche ab und zu schütteln.
Wasser und Zucker unter Rühren aufkochen und abkühlen lassen.
Den Ansatz durch ein Baumwolltuch absieben und den erkalteten Sirup beigeben. Den Likör in saubere, sterilisierte Flaschen abfüllen und weitere 3 bis 4 Monate nachreifen lassen. Eventuell noch einmal filtrieren.
• Tipp: Mit einem Schuss Rosenlikör werden heiße Himbeeren mit Vanilleeis zu einem Hochgenuss.

Notizen / Geburtstage

17. Februar

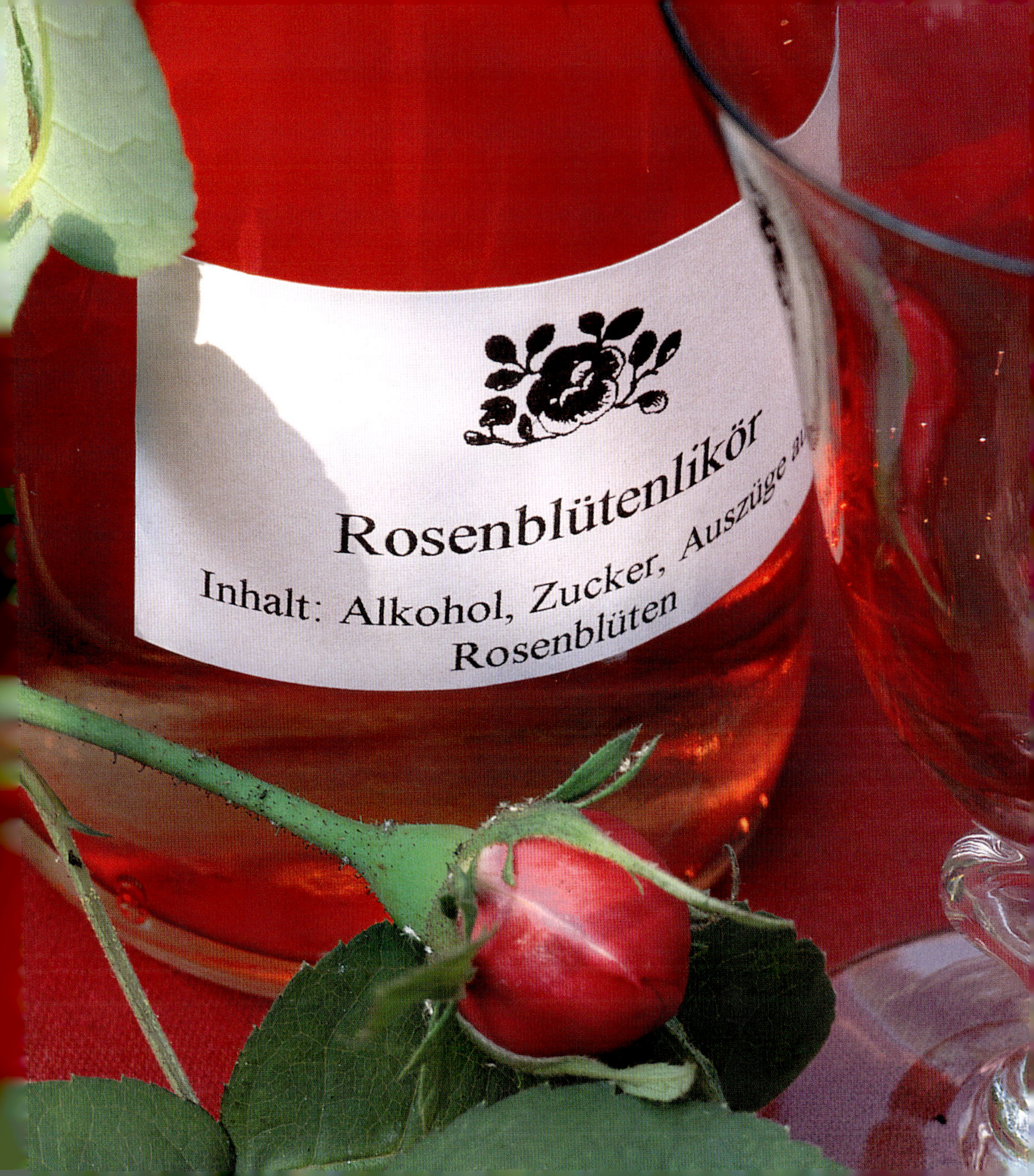
Rosenblütenlikör
Inhalt: Alkohol, Zucker, Auszüge
Rosenblüten

Rosenblütentee – duftende Gedächtnisstütze

Wer seinem Gedächtnis auf die Sprünge helfen will, kann getrost auf die Rose zurückgreifen. Der Duft dieser der griechischen Liebesgöttin Aphrodite geweihten Blume macht nicht nur glücklich, laut Aussagen von Neurowissenschaftlern der Universitäten Hamburg und Lübeck unterstützt sie auch die Gedächtnisbildung und verbessert die Lernleistung. Damit knüpfen die Forscher an Erkenntnisse längst vergangener Tage an. Im Abschnitt »Von den Rosen« seines Kräuterbuches, das 1557 in Frankfurt erschien, schrieb Adam Lonicer der Rose neben herz- auch hauptstärkende Wirkungen zu. Auch war er davon überzeugt, sie mache ein fröhliches Geblüt.

Die einfachste Form, diese Wirkungen für sich zu nutzen, ist wohl eine duftende Tasse Rosentee. Ein Aufguss mit einem Teelöffel getrocknete Rosenblüten pro Tasse Wasser stärkt zudem Herz und Nerven.

Notizen / Geburtstage

18. Februar

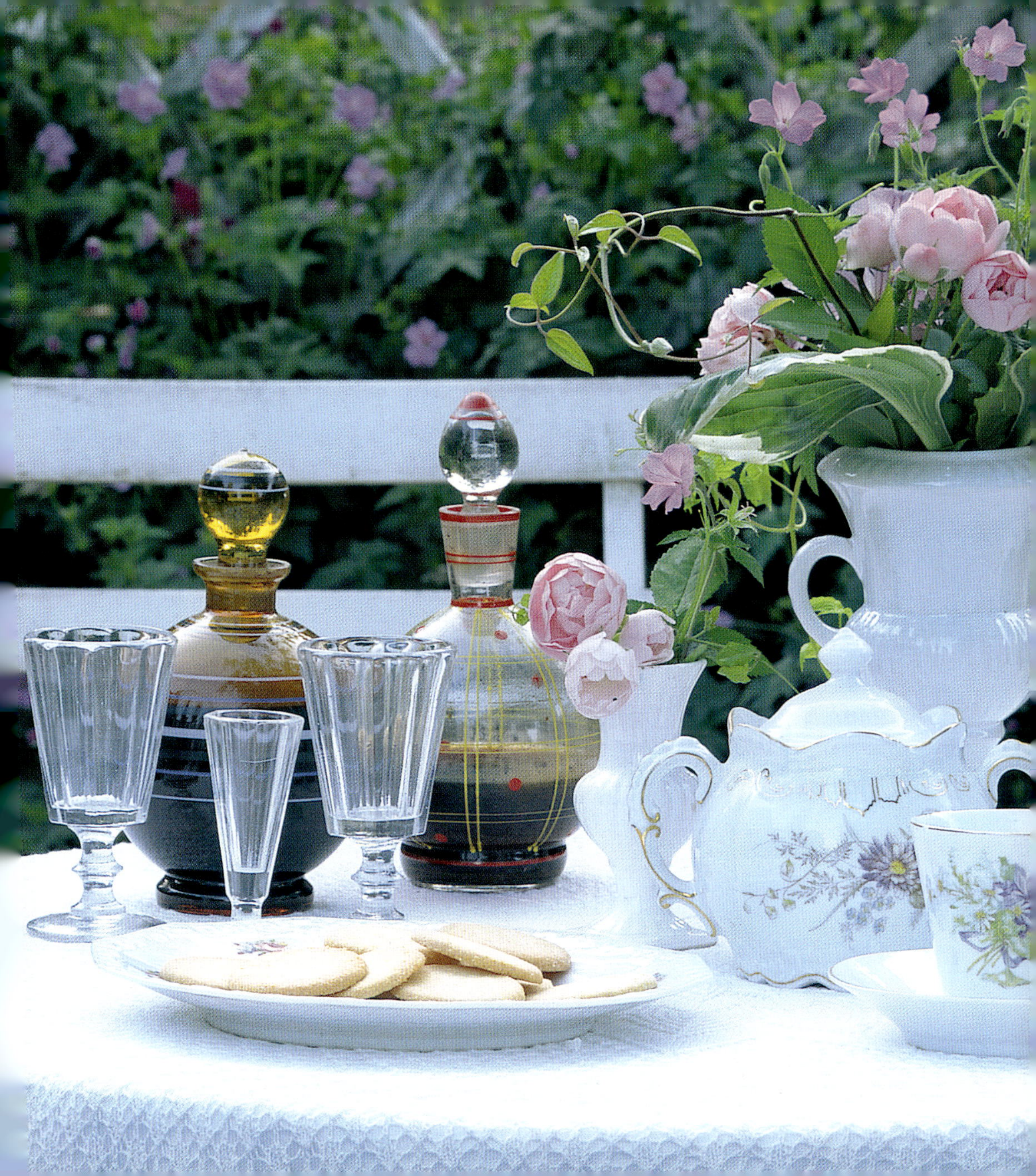

Das Comeback der Rose in der Küche

Mit der Rückkehr des Duftes bei den Rosenneuzüchtungen der letzten Jahrzehnte feierte auch der Rosenduft als Genussmittel in der Küche ein wahres Comeback. Gerade intensiv duftende Sorten eignen sich natürlich besonders gut dazu. Aber auch hier sollte der Duft dem jeweiligen Geschmack entsprechen. Rosenduft ist nicht gleich Rosenduft. Den einen mag man mehr, den anderen weniger.

Gerade bei den Englischen Rosen sind die Düfte der einzelnen Sorten oftmals sehr unterschiedlich. Oft ist es auch so, dass ein Duft, den man gerne riecht, einem nicht unbedingt auch schmeckt, und es benötigt vielleicht mehrere Anläufe, um seine persönlichen Lieblings-Rosen für die Küche ausfindig zu machen. Also bitte nicht gleich nach dem ersten missglückten Versuch aufgeben. Testen Sie die verschiedenen Geschmacksrichtungen solange aus, was übrigens auch für die Geschmacksintensität gilt, bis sie Ihren ganz persönlichen Duft oder gar Duftkomposition gefunden haben.

Allerdings sollten Sie bei den ersten eigenen lukullischen Versuchen mit dem Rosenduft eher sparsam umgehen. Hier lautet das Sprichwort eindeutig, weniger ist oft mehr. Nachwürzen (-duften) kann man immer noch.

Notizen / Geburtstage

19. Februar

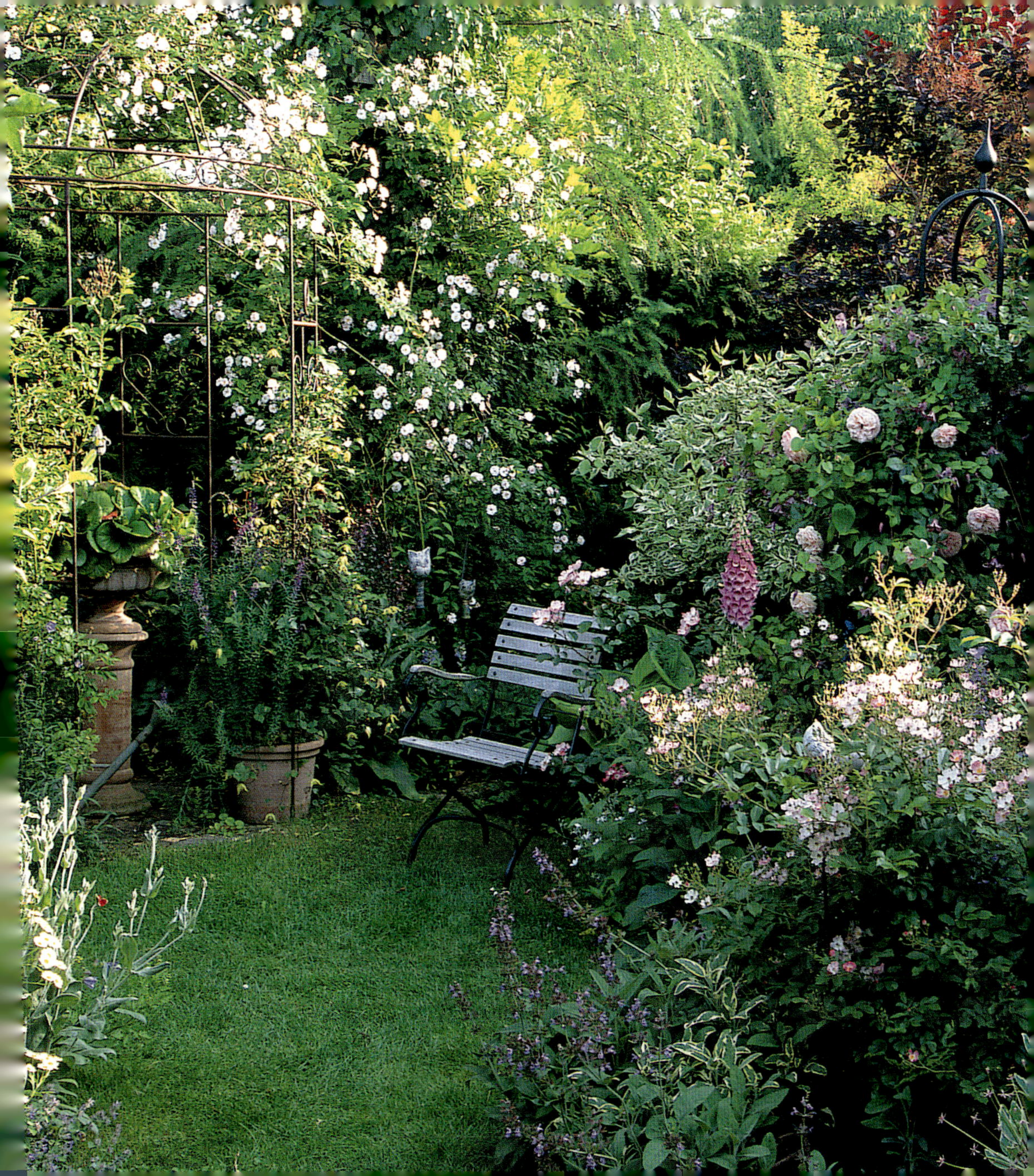

Unschlagbares Kraut

Ganz klar, ohne Basilikum geht nichts in der mediterranen Küche. Ob zu Pasta, in Salaten, Saucen, Fleisch oder Fischgerichten, das aromatische Kraut mit seinem ausgeprägten Geschmack verleiht selbst einfachsten Gerichten das gewisse Etwas. Besonders zusammen mit einem Dip aus Olivenöl, etwas Aceto Balsamico, Knoblauch, Salz und Pfeffer werden zwischen Tomaten und Mozzarella eingeklemmte Basilikumblätter zum absoluten Genuss.

Notizen / Geburtstage

20. Februar

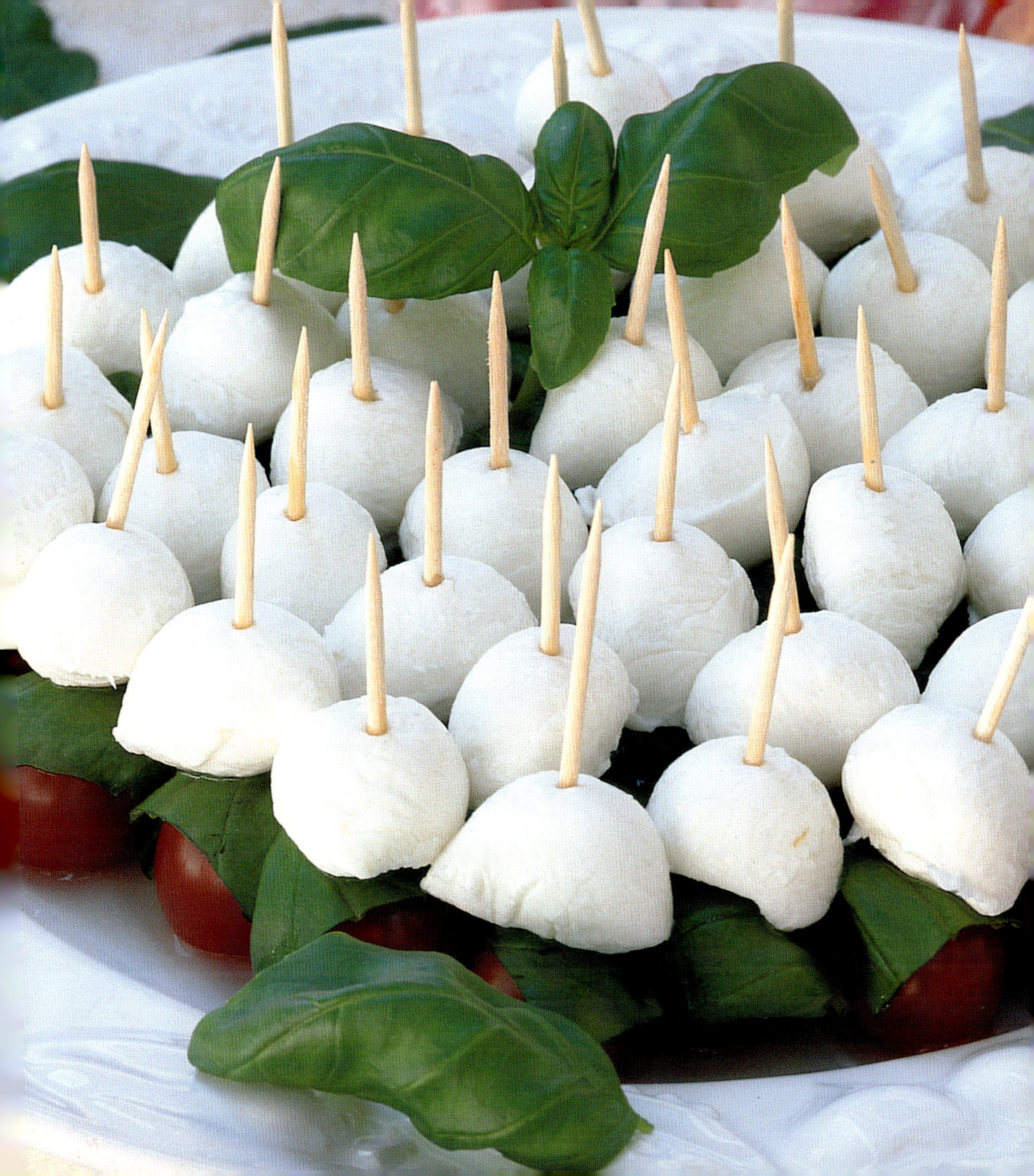

Von der Kräutertreiberei

Besonders gut für die Kräutertreiberei im Winter eignet sich Schnittlauch *(Allium schoenoprasum).* Hierfür werden kräftige Wurzelstöcke im November, Dezember ausgegraben und einige Tage im Freien liegen gelassen, damit sie richtig durchfrieren und so besser treiben. Falls sich das Wetter eher von der milden Seite zeigt, können die Stöcke auch in Plastiksäcke verpackt einige Tage in die Tiefkühltruhe gelegt werden. Anschließend werden abgestorbene Pflanzenteile entfernt, die Ballen in Töpfe mit frischem Substrat gepflanzt und im warmen Zimmer auf der Fensterbank oder im Wintergarten angetrieben. Gegossen wird mit lauwarmem Wasser. Bei einer Länge von etwa 15 Zentimeter können die Blattröhren geerntet werden.
Wurzelpetersilie *(Petroselinum* c. ssp. *tuberosum),* welche auf Grund ihrer größeren Wurzeln bedeutend mehr Blattgrün liefert, wird bereits vor den ersten Frösten im Herbst ausgegraben, eingetopft und auf der Fensterbank angetrieben. Wählen Sie dazu genügend große Töpfe und achten Sie darauf, das der Blattansatz etwa einen Zentimeter über der Erde liegt. Geerntet werden immer die ältesten Blätter.
Auch Basilikum *(Ocimum basilicum)* eignet sich für die Treiberei. Hier werden die Stöcke im Herbst einfach ins Zimmer geholt, um weiterhin laufend Triebspitzen zu ernten.

Notizen / Geburtstage

21. Februar

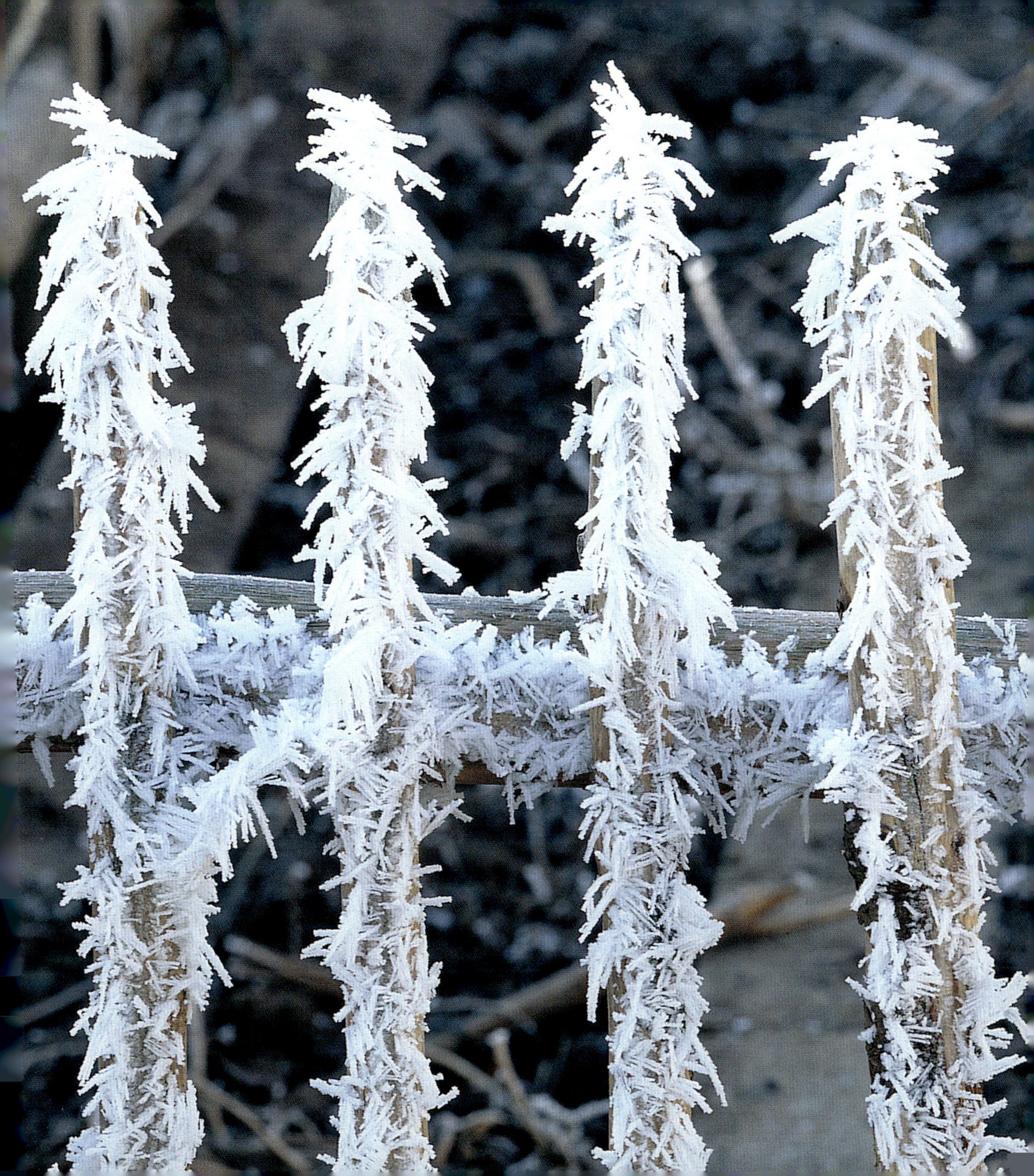

Hühnchenbrustfilets an Rosenrahmsauce

4 Hühnchenbrustfilets • 1 EL Senf • 1 EL Rosengelee • 1 EL Rosenblütenlikör • feines Meersalz • Rosenpaprika • weißer Pfeffer aus der Mühle • 2 EL Distelöl • ein Schuss Rosenblütenlikör • 250 ml Sahne • etwas Rosenwasserkonzentrat

Rosengelee, Senf, Rosenlikör, Meersalz, Rosenpaprika und Pfeffer zu einer Marinade anrühren. Die Hühnchenbrustfilets darin eine Stunde marinieren.

Distelöl in der Bratpfanne erhitzen und die Hühnchenbrustfilets beidseitig anbraten. Hitze reduzieren und die Filets etwa 6 bis 8 Minuten fertig garen. Hühnchenbrustfilets aus der Pfanne nehmen und warm stellen. Den Bratenfond mit dem Likör ablöschen, die Sahne hinzu geben und etwas einkochen. Mit Salz, Pfeffer, Rosenpaprika und Rosenwasserkonzentrat abschmecken.

• Tipp: Besonders gut schmecken Bandnudeln dazu, denen vorbereitete (siehe *3. Juni)* und in Streifen geschnittene Duftrosenblütenblätter untergehoben wurden.

Notizen / Geburtstage

22. Februar

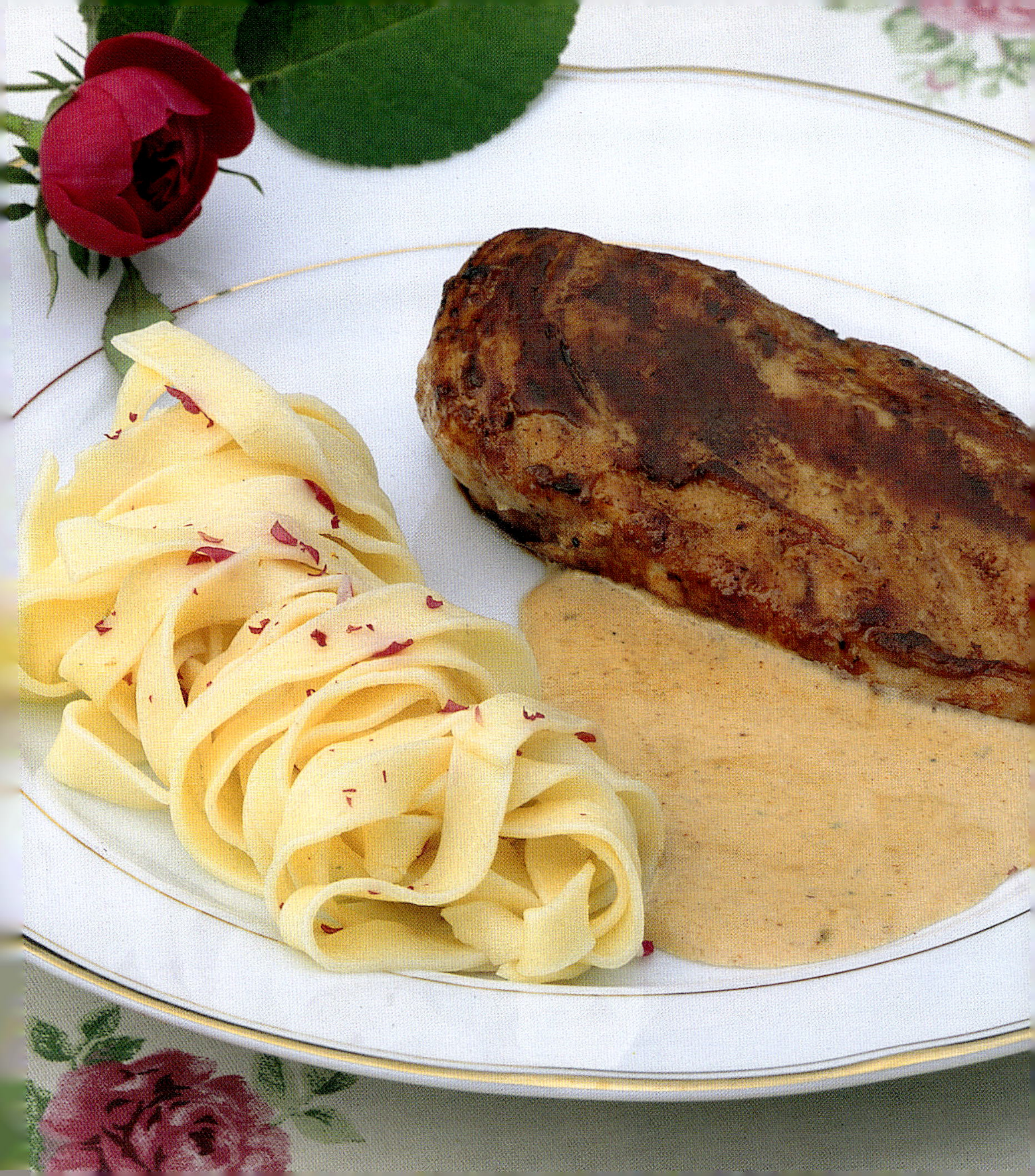

Der Kerbel

Ursprünglich stammt der zu den Doldenblütlern *(Apiaceae)* gehörende, einjährig zu kultivierende Kerbel *(Anthriscus cerefolium)* aus Südosteuropa und dem westlichen Teil Asiens. Er durchquerte den Mittelmeerraum und gelangte im Mittelalter über die Alpen Richtung Nordeuropa, wo er auch in den Klostergarten der Insel Reichenau einzog.

Da Kerbel nicht besonders kälteempfindlich ist, kann er schon relativ früh, nämlich im März, ins Freiland ausgesät werden. Er bevorzugt einen halbschattigen, mäßig feuchten, humusreichen Boden.

Am besten wird er in Reihen von 10 bis 15 Zentimeter Abstand ausgesät. Innerhalb kürzester Zeit entwickeln sich bis zu 60 Zentimeter hoch werdende, buschige Pflanzen mit mehrfach gefiederten, weichen Blättchen, die schon nach 6 bis 8 Wochen das erste Kraut für die Küche liefern. Junge, zarte Blätter schmecken am besten. Blühende oder zu trocken stehende Pflanzen verlieren rasch an Aroma. Wer Kerbel mag, dem sind Folgesaaten im Abstand von etwa 14 Tagen zu empfehlen. Um frisches Saatgut zu erhalten, lässt man einfach einige Pflanzen blühen.

Kerbel eignet sich übrigens wunderbar für die Topfkultur und kann zudem in der kalten Jahreszeit auf der Fensterbank oder im Wintergarten gezogen werden.

Notizen / Geburtstage

23. Februar

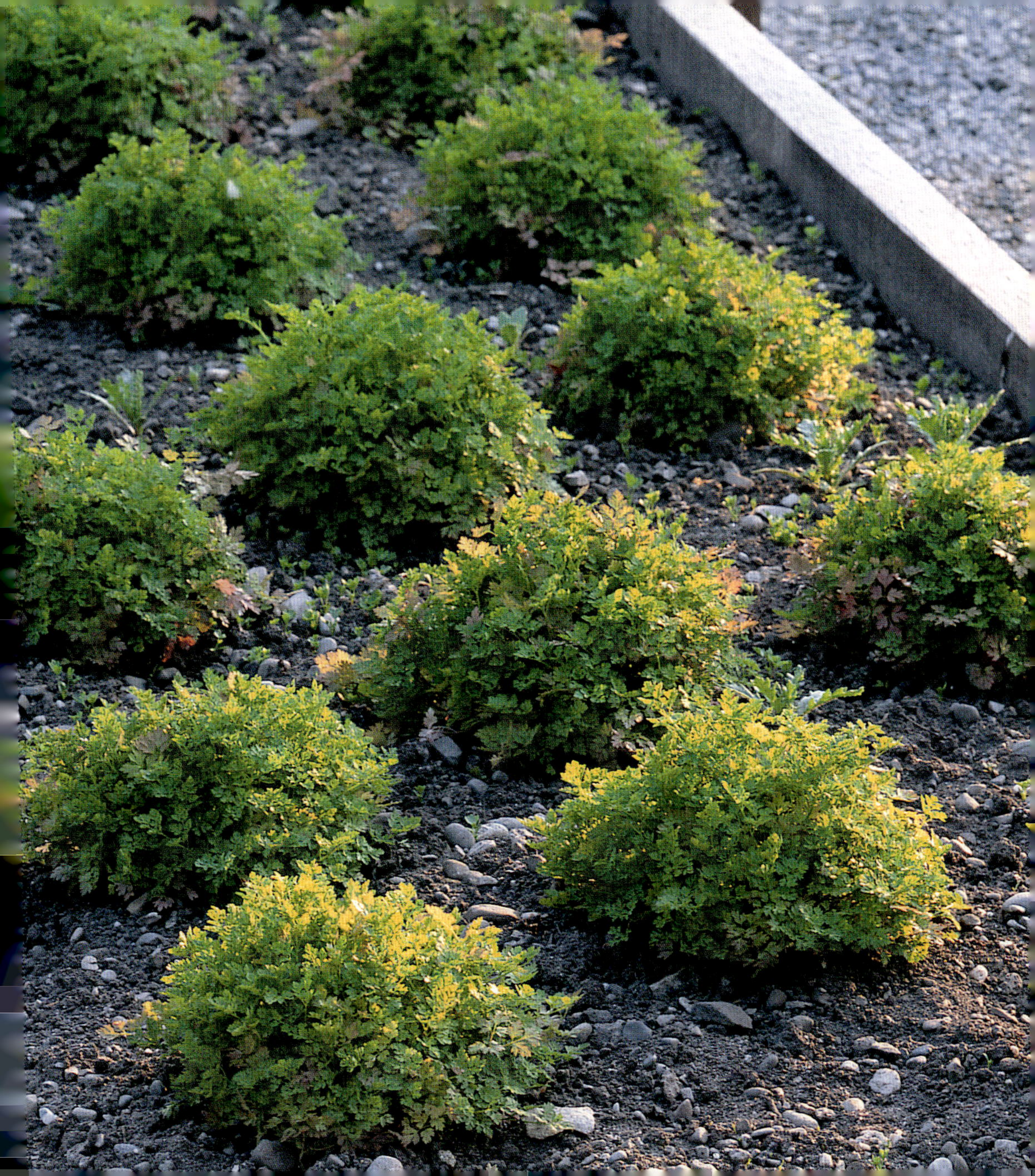

Gerdas Himbeergelee mit Zitronenmelisse

Ergibt ca. 4–5 Gläser
etwa 1,5 kg Himbeeren • 1 Bund Zitronenmelisse • Saft einer Zitrone • 500 g Gelierzucker 2:1

Die Himbeeren entsaften und mit der klein geschnittenen Melisse und dem Zucker ungefähr einen Tag ziehen lassen. Anschließend in einem großen Topf unter Rühren etwa 4 Minuten kochen lassen und zum Schluss den Zitronensaft dazu geben. Nun ein paar kleine Blättchen Melisse in die vorbereiteten Gläschen geben und den gekochten Gelee in die Gläser füllen, die Gläser verschließen und für etwa 5 Minuten auf den Kopf stellen. Damit sich die Blätter schön verteilen, werden die Gläser während des Erkaltens gelegentlich gewendet. Schmeckt ausgezeichnet auf Toastbrot.

Notizen / Geburtstage

24. Februar

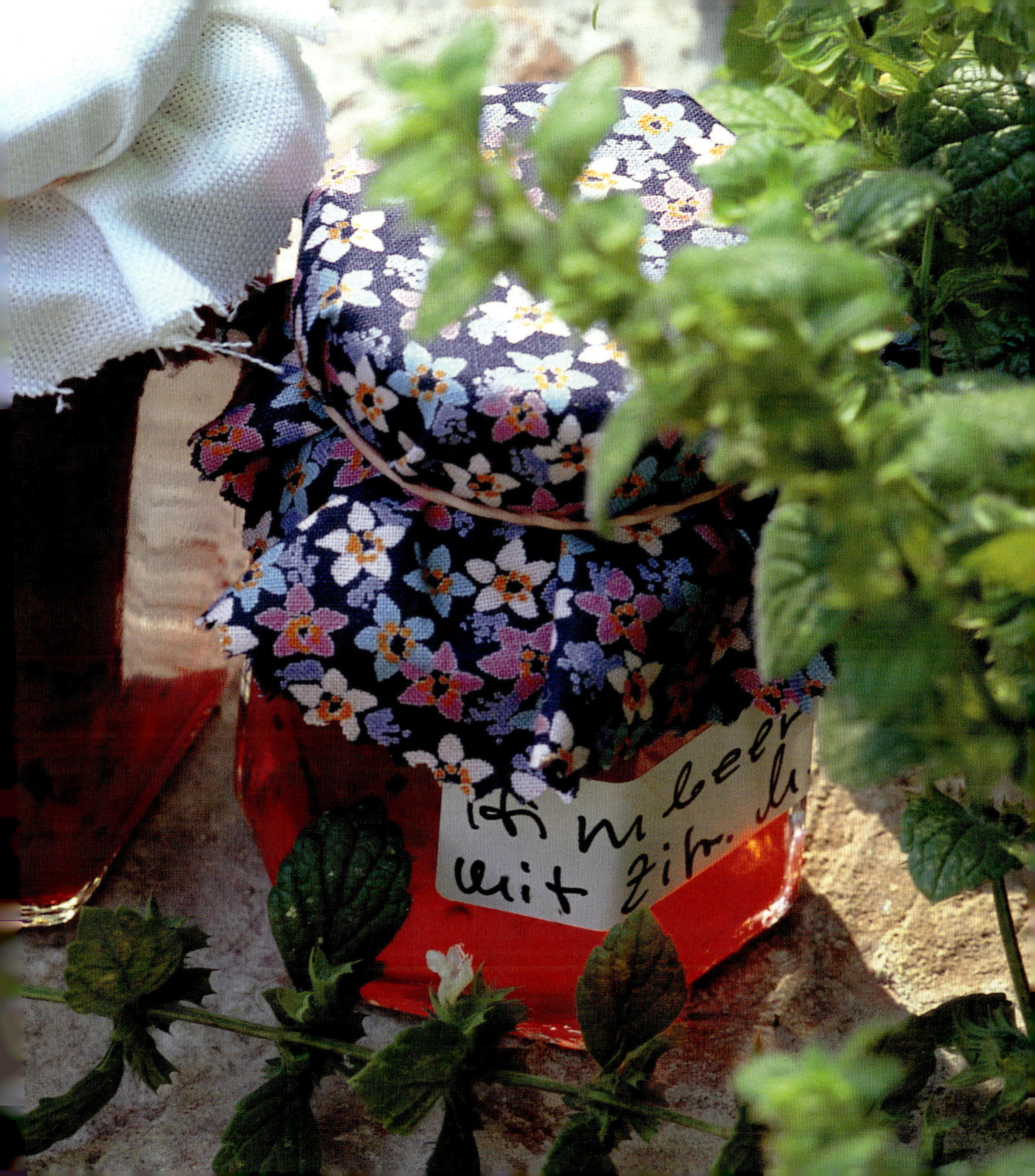

Gerardos Thunfisch-Bohnensalat

2 Dosen rote Bohnen (je 425 g) • 1 Dose Thunfisch in Öl • 1 rote Zwiebel • italienischer Rotweinessig • Olivenöl • Salz • Pfeffer • Schnittlauch

Die Bohnen im eigenen Saft erhitzen und etwa 10 Minuten ziehen lassen (nicht kochen – Platzgefahr!). Abgießen und mit kalten Wasser abbrausen. Wenn sie lauwarm sind, mit Salz und Pfeffer würzen und mit dem Rotweinessig anmachen. Den Thunfisch mit seinem Öl vorsichtig unterheben und, falls nötig, mit Olivenöl ergänzen. Etwa 4 Stunden oder über Nacht ziehen lassen. 1 Stunde vor dem Servieren die in feine Ringe gehobelte Zwiebel unterheben und kurz vor dem Servieren mit Schnittlauchröllchen und Blüten dekorieren.

Notizen / Geburtstage

25. Februar

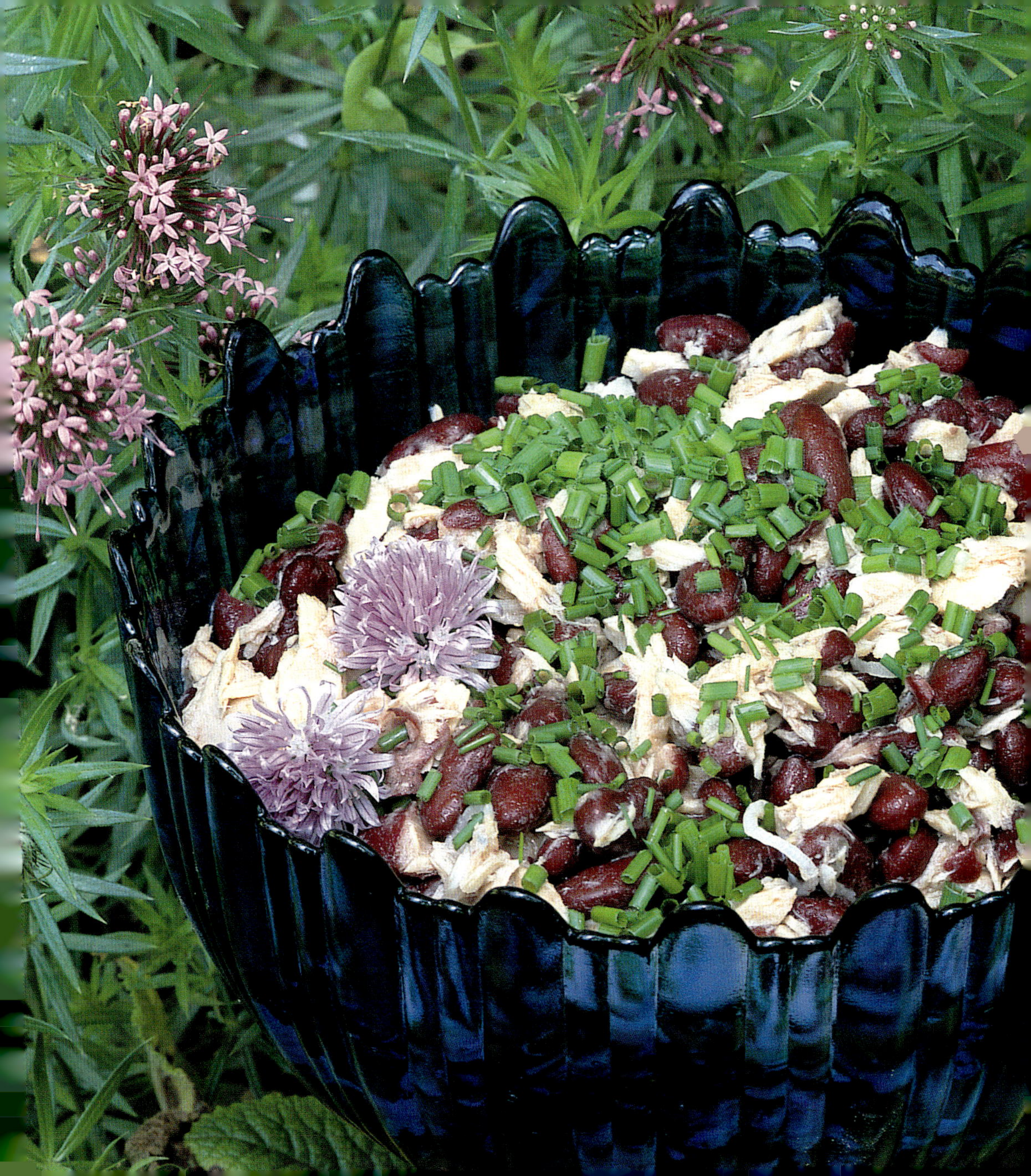

Erfrischende Wässer

Eine tolle Alternative zu kalten Tees ist ein aromatisiertes Wasser. Einfach einige Scheiben unbehandelte Limette oder Zitrone mit einem Liter kaltem Wasser und Eiswürfel in einen schönen Krug geben und je nach Geschmack Pfefferminze, Melisse oder Zitronenverbene hinzufügen und schon fertig ist ein aromatischer Durstlöscher, der in der heißen Jahreszeit besonders erfrischend wirkt. Jetzt hilft er uns, die trockene Heizungsluft besser zu ertragen.

Notizen / Geburtstage

26. Februar

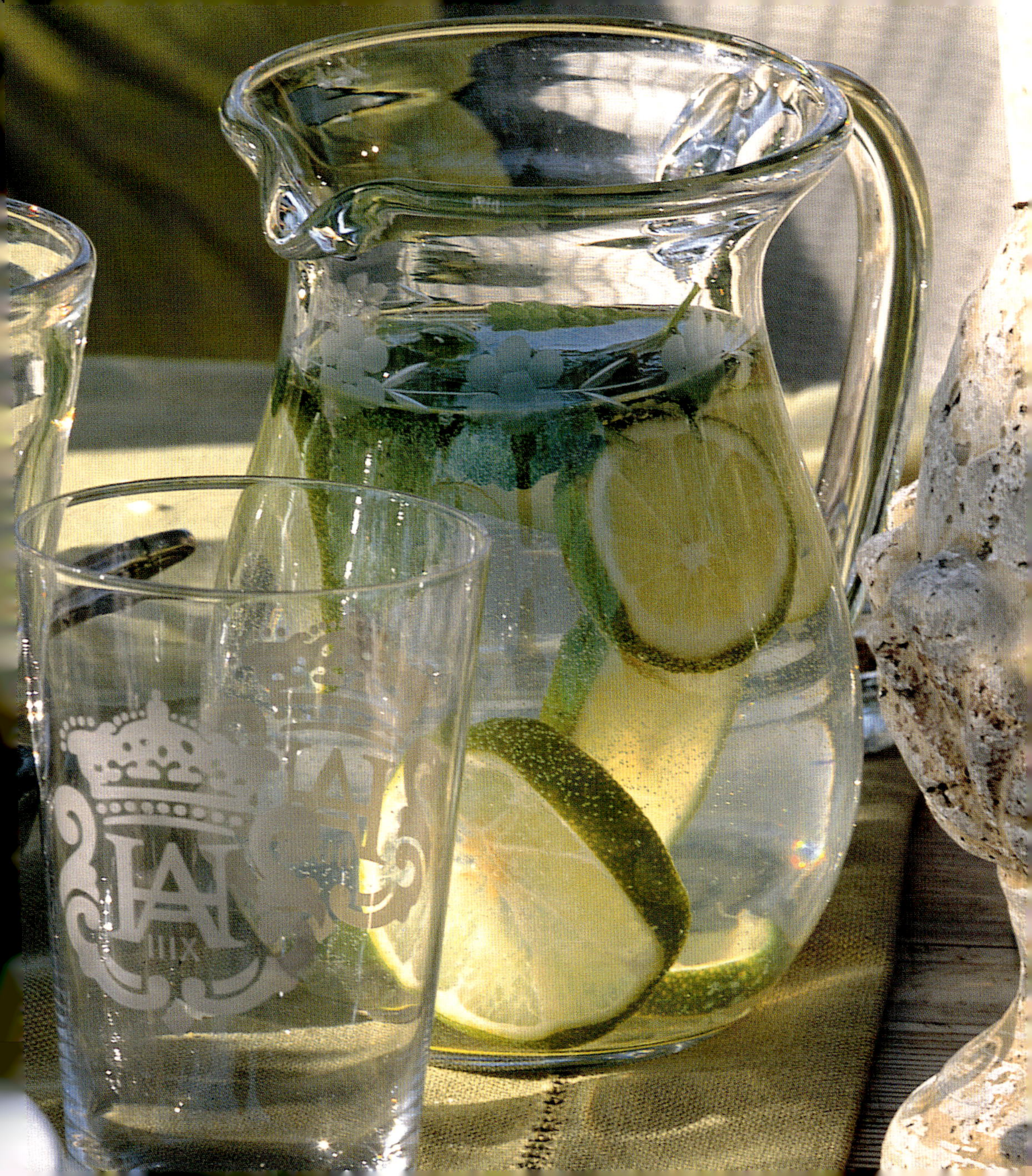

Liebeszauber

Man nehme in überwiegender Menge Grünen Tee. Verfeinere diesen mit Brombeerblättern, Apfelstückchen, gelben Rosenblüten, die sich später beim Aufbrühen langsam öffnen, gebe noch einige vitaminreiche Hagebutten sowie etwas Brennnessel, Malve *(Malva sylvestris)* und Zitronenmelisse dazu und ergänze die Mischung mit dem natürlichen Süßstoff von Süßholz und schon fertig ist eine nicht nur für erotische Stunden geeignete Teemischung, die uns in der noch kalten Jahreszeit etwas Wärme bringt.

Grüner Tee oder Grüntee besteht übrigens aus den Blättern von *Camellia sinensis,* einer verwandten Art der Kamelie *(Camellia japonica),* die wir als Zierpflanze halten. Diese werden nach dem Welken kurz erhitzt, was eine Fermentation verhindert; deshalb bleiben nahezu alle Wirkstoffe erhalten. Anschließend wird der Grüne Tee gerollt, dadurch wird das Blatt für die Weiterverarbeitung geschmeidig und die Inhaltsstoffe können sich, während des Ziehenlassens in der Tasse, aus dem Teeblatt lösen.

Notizen / Geburtstage

27. Februar

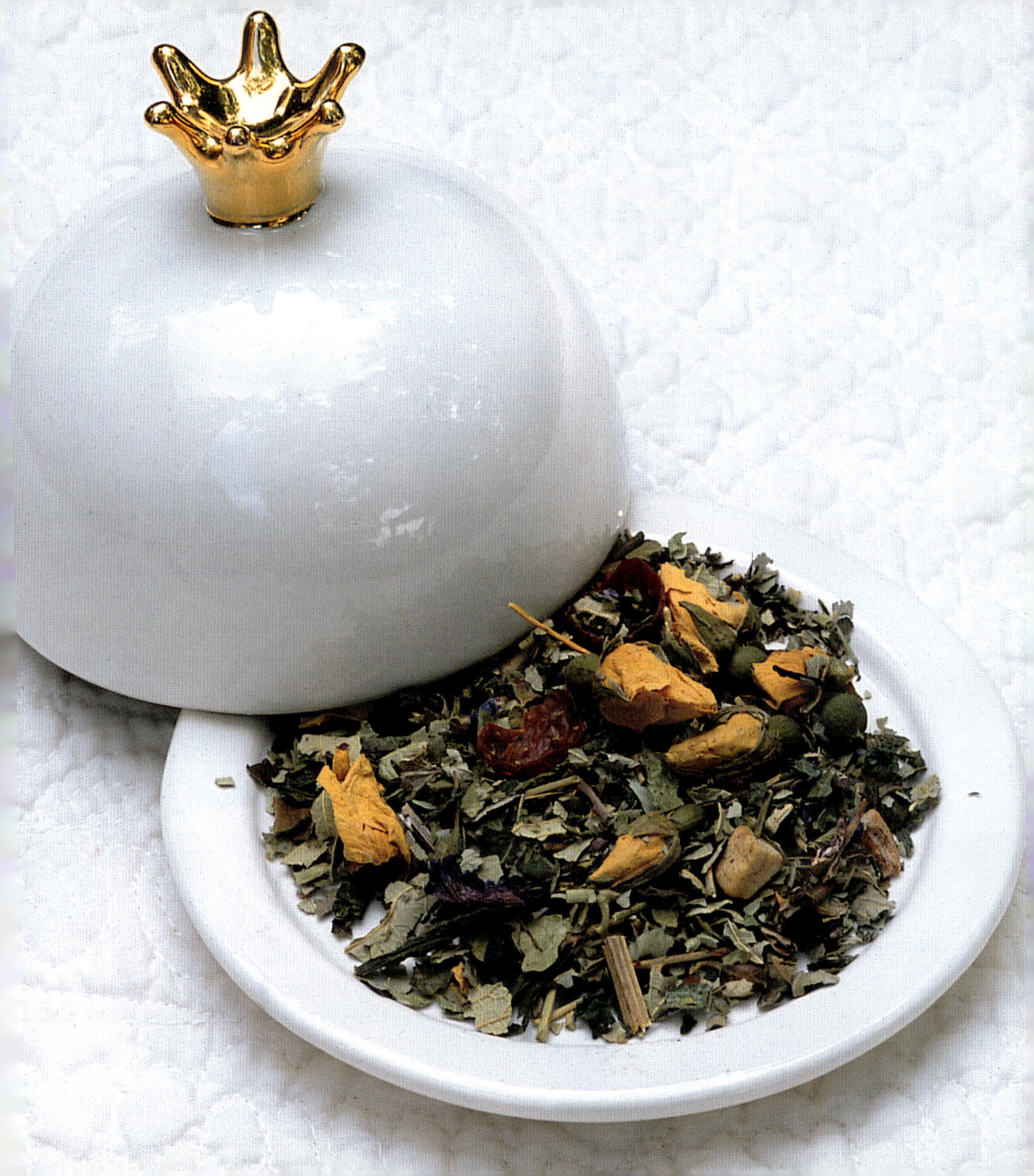

Portlandrosen – *Rosa portlandica*

Kompliziert bei dieser um 1750 entstandenen Rosenklasse ist vor allem ihre Entstehungsgeschichte, die unzählige Male anders dargestellt wurde. Heute ist durch DNS Analysen geklärt, dass die erste Portlandrose aus einer Kreuzung mit einer Gallicarose und einer herbstblühenden Damaszenerrose hervorgegangen ist.
Typisch für alle Portlandrosen ist der gemäßigte, aufrechte, kräftige und kompakte Wuchs, wodurch sie sich hervorragend für kleine Gärten eignen. Auffallend ist zudem, dass die je nach Sorte unterschiedlich stark gefüllten Blüten immer zu mehreren auf festen, kurzen Stielen dicht über dem letzten Laubblatt sitzen. Ihre Blütenfarbe reicht von Weiß über Rosa bis Fuchsienrot, und die Blüten verströmen einen sehr guten Duft, weshalb sie sich ausgezeichnet für die Küche eignen.
Besonders erfreulich ist auch die Blühdauer dieser zu den Historischen Rosen gehörenden Klasse, welche nach einem reichen Flor im Juni und einer meist ruhigen Zeit im Hochsommer mit einem guten Herbstflor auftrumpfen. Natürlich sind hier auch Ausnahmen zu verzeichnen, die den ganzen Sommer hindurch blühen. Ein weiterer Pluspunkt ist ihre geringe Anfälligkeit für Krankheiten und gute Frosthärte.
Ein mäßiger Schnitt im Frühjahr sowie ein nahrhafter, guter Boden ist Voraussetzung, um einen guten Flor zu erzielen. Für eine gute Nachblüte sollte Verblühtes sofort entfernt werden.

Notizen / Geburtstage

28. Februar

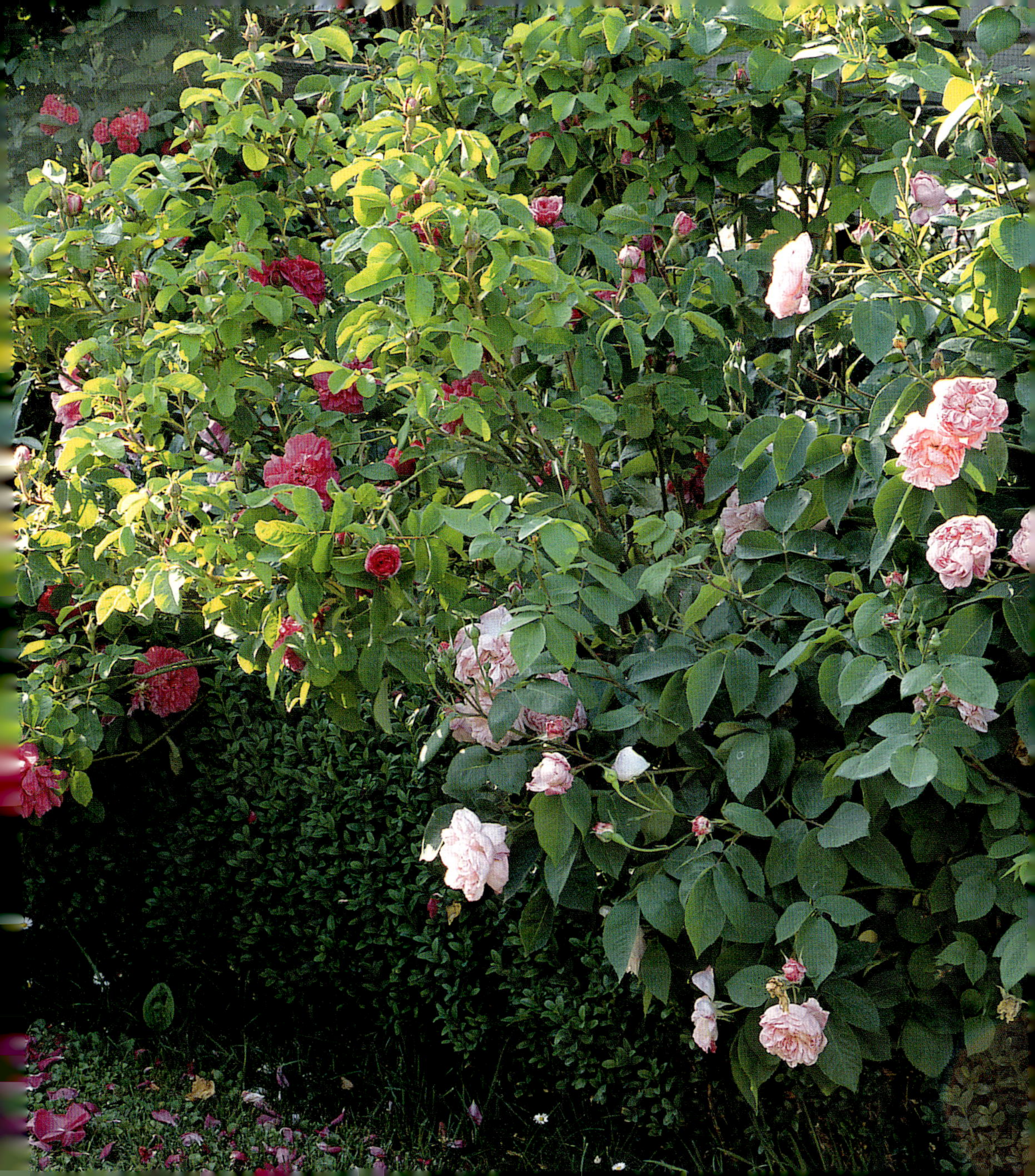

Reinigende Gesichtswässer

Aus Kräutern und Blüten können Sie relativ einfach klärende sowie desinfizierende Gesichtswässer selbst herstellen, die bei unreiner, großporiger und fetter Haut eine zusammenziehende und entzündungshemmende Wirkung zeigen. Hierfür eignen sich vor allem Rosmarin, Thymian, Melisse, Pfefferminze und das Kraut von echtem Salbei sowie Rosenblütenblätter, Echtes Stiefmütterchen, Malven und Huflattich.

Dazu legen Sie die entsprechenden Blütenblätter oder Kräuter lagenweise in ein weithalsiges, gut verschließbares Glas. Füllen Sie dieses mit 100 Milliliter 70-prozentigem, medizinischem Alkohol (Ethanol) sowie 150 Milliliter Quellwasser oder hochwertigem stillen Mineralwasser auf. Die Pflanzenteile sollten knapp bedeckt sein. Nun das Glas verschließen, den Ansatz gut durchschütteln und an einem vor direkter Einwirkung des Sonnenlichts geschützten Ort bei Zimmertemperatur 10 bis 20 Tage mazerieren. Dadurch werden die Wirkstoffe langsam aus dem Gewebe gelöst. Gelegentlich gut schütteln. Anschließend das Mazerat abseihen und sofort in sterilisierte Fläschchen abfüllen. Kühl und dunkel aufbewahrt ist dieses Gesichtswasser mindestens 6 Monate haltbar.

Notizen / Geburtstage

29. Februar

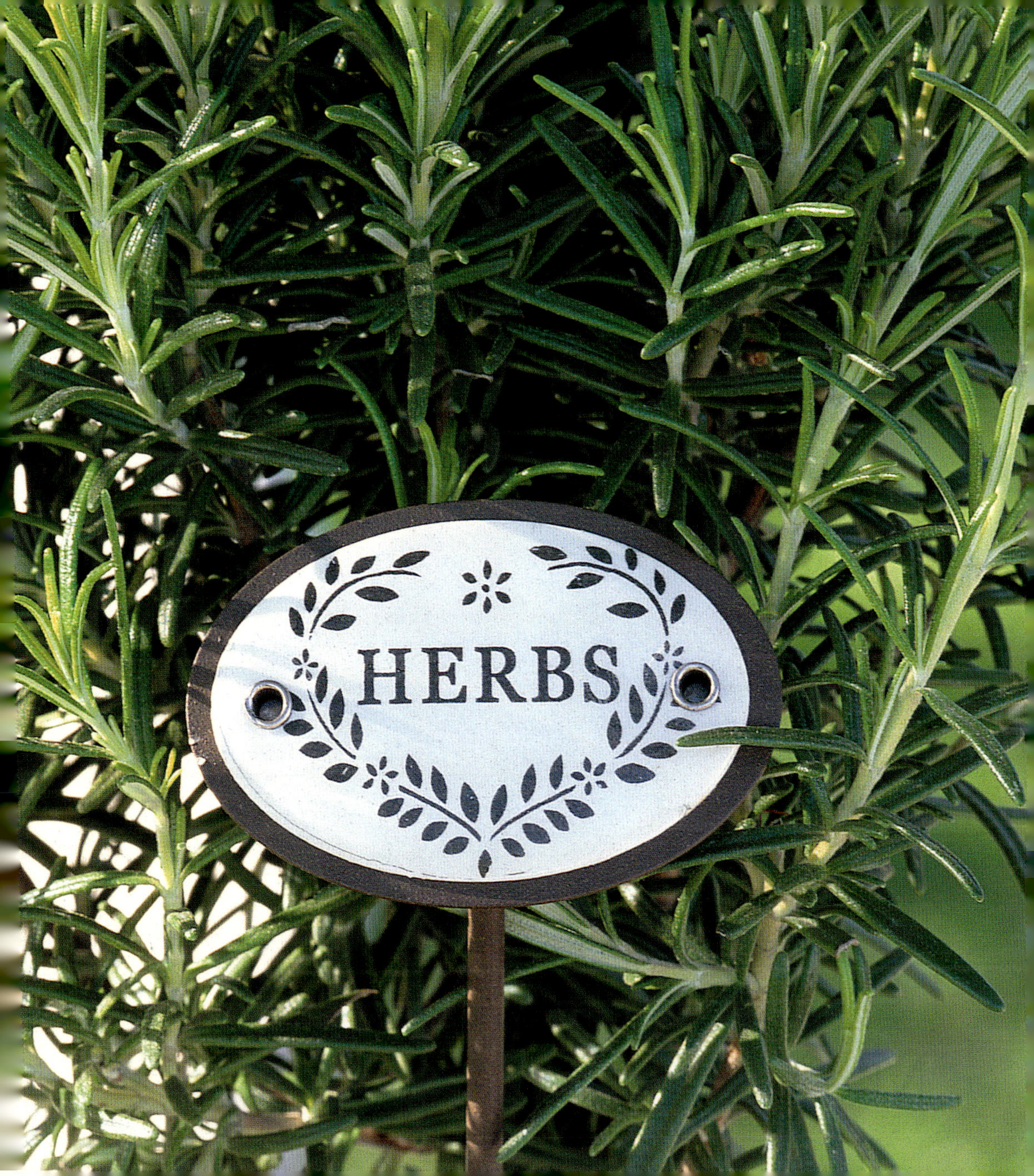
HERBS

Frühling!

Kaum zu glauben, was dieses Wort in uns auslöst. Heute beginnt er, zwar noch nicht der astrologische, der beginnt bekanntlich erst am 21. März. Für die Meteorologen, welche in Monaten rechnen, beginnt der Frühling schon am ersten dieses Monats, zu kompliziert und ungenau würde sich andernfalls die Statistikführung gestalten. Wann auch immer der Frühling nun beginnt, für uns beginnt er sicher am ersten wärmeren Tag, wenn ein laues Frühlingslüftchen zum offenen Fenster hinein weht. Dann zieht es uns nach draußen, vielleicht schon, um die ersten Gartenarbeiten in Angriff zu nehmen, vielleicht aber auch, um sich mit einer heißen Tasse Tee auf einer geschützten Bank im Garten von den schon etwas stärkeren Sonnenstrahlen wärmen zu lassen. Vielleicht zieht es uns aber auch hinaus aufs Land. Hier können wir, zwar noch etwas zaghaft und noch versteckt an geschützten Stellen, bald die ersten Wildkräuter zur Bereicherung des spätwinterlichen Speiseplans finden.

Notizen / Geburtstage

1. März

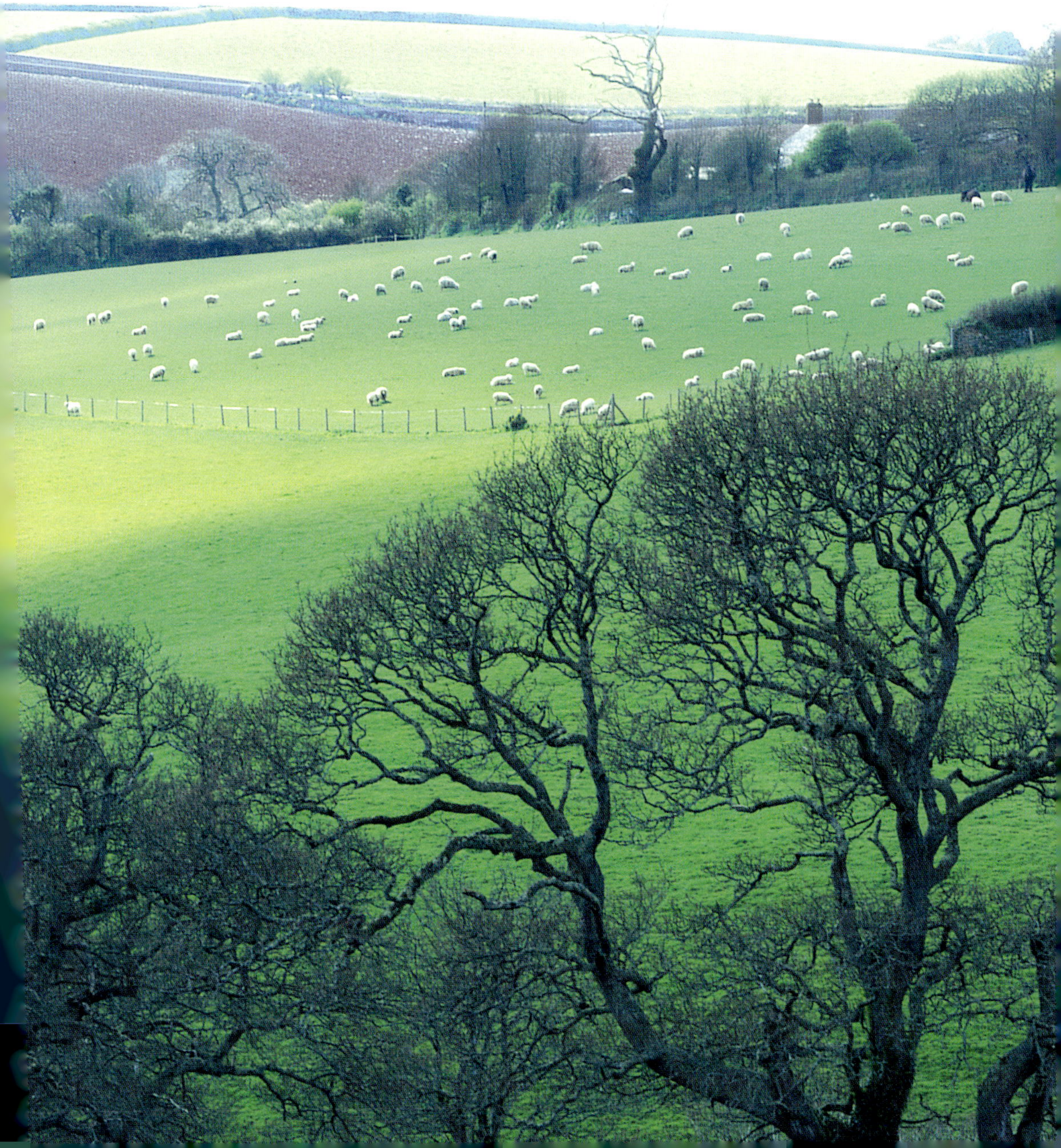

Kleine goldene Frühlingssonnen

Der zu den Korbblütlern *(Asteraceae)* gehörende Huflattich *(Tussilago farfara)* zeigt schon im zeitigen Frühjahr seine gelben Körbchenblüten, die auf schuppigen, behaarten Stängeln sitzen und zart nach Honig duften. Heimisch ist er in Europa, West-, Mittel- und Nordasien. Wir finden ihn auf sandigen, mageren Böden an Wegrändern, Rutschhängen und auf Ödland. Seine hufeisenförmigen, handtellergroßen Blätter, die auf ihrer Unterseite behaart sind, schiebt er etwas später nach.
Blätter und Blüten können frisch als Beigabe für Frühlingssalate verwendet werden. Dank seiner schleimlösenden Wirkstoffe eignet er sich getrocknet für Teemischungen mit Spitzwegerichblättern, Thymian, Eibisch und Königskerzenblüten, die bei trockenem Reizhusten und Katarrhen der Atemwege Anwendung finden. Die Teekur sollte jedoch nicht länger als einen Monat dauern.

Notizen / Geburtstage

2. März

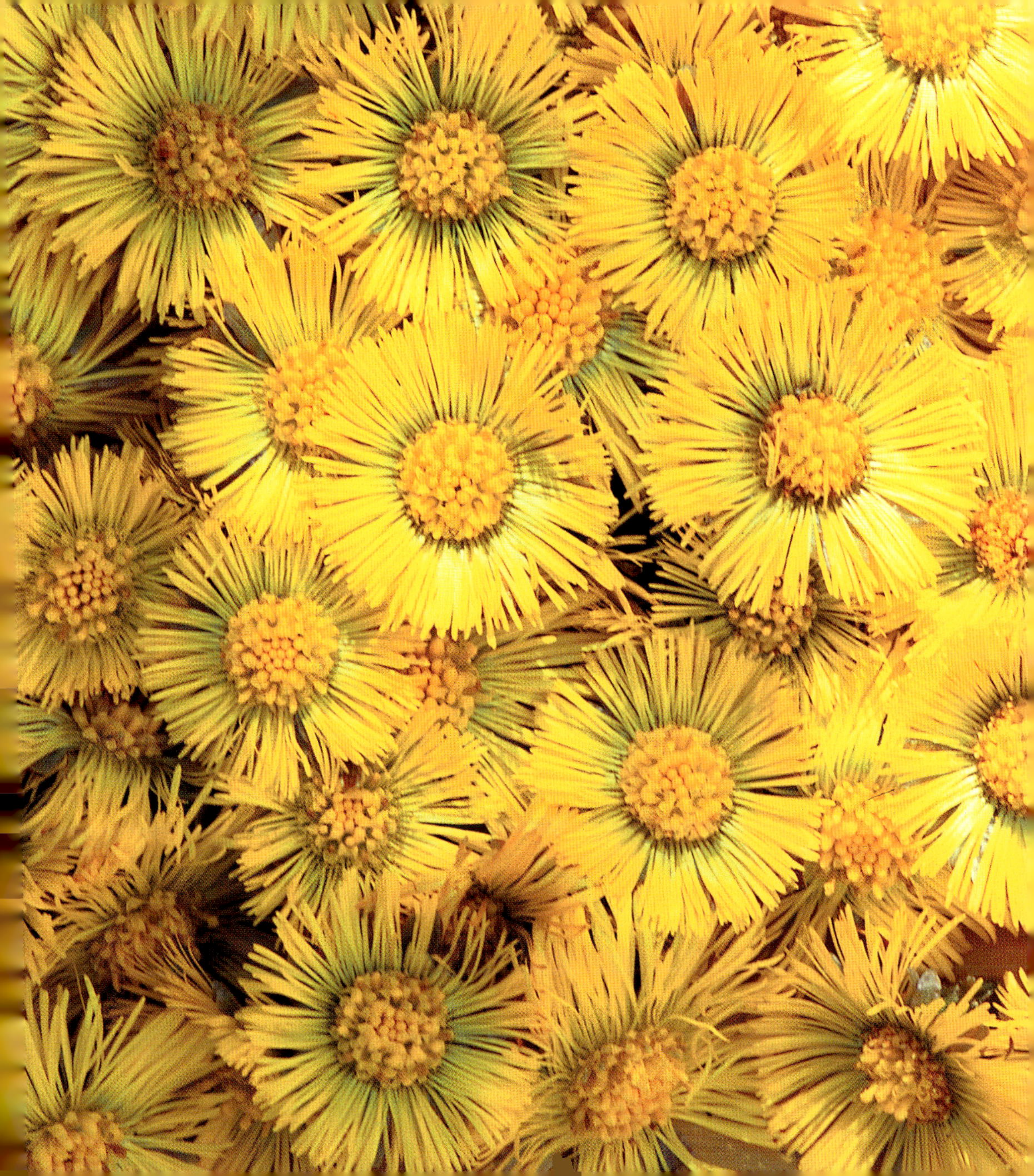

Karins Kohlrabicarpaccio mit Huflattichblüten

1 junger, zarter Kohlrabi • 1 EL Weißweinessig • 1 EL Apfelsaft • Salz (am besten Fleur de Sel) • Pfeffer aus der Mühle • eine Handvoll frisch gezupfter Huflattichblüten • 1 TL Butter • 1 TL Honig

Den Kohlrabi schälen, in hauchdünne Scheiben schneiden und diese rosettenartig auf Tellern auslegen. Den Kohlrabi leicht salzen und pfeffern. Den Weißweinessig mit dem Apfelsaft mischen, in eine Essigsprühflasche füllen und das Kohlrabi-Carpaccio damit besprühen (oder darüber träufeln). Die Butter in einer Pfanne erhitzen, Huflattichblüten mit der Kelchseite nach oben hineingeben, 1 Minute bei milder Hitze braten und wenden. Honig hinzugeben, Blüten schwenken und nochmals 1 Minute weiter garen. Nun die Huflattichblüten über das Kohlrabi-Carpaccio verteilen. Nach Belieben kann das Carpaccio noch mit ein paar Tropfen Kürbiskernöl und fein gewiegten Kohlrabiblättchen verfeinert werden.

Notizen / Geburtstage

3. März

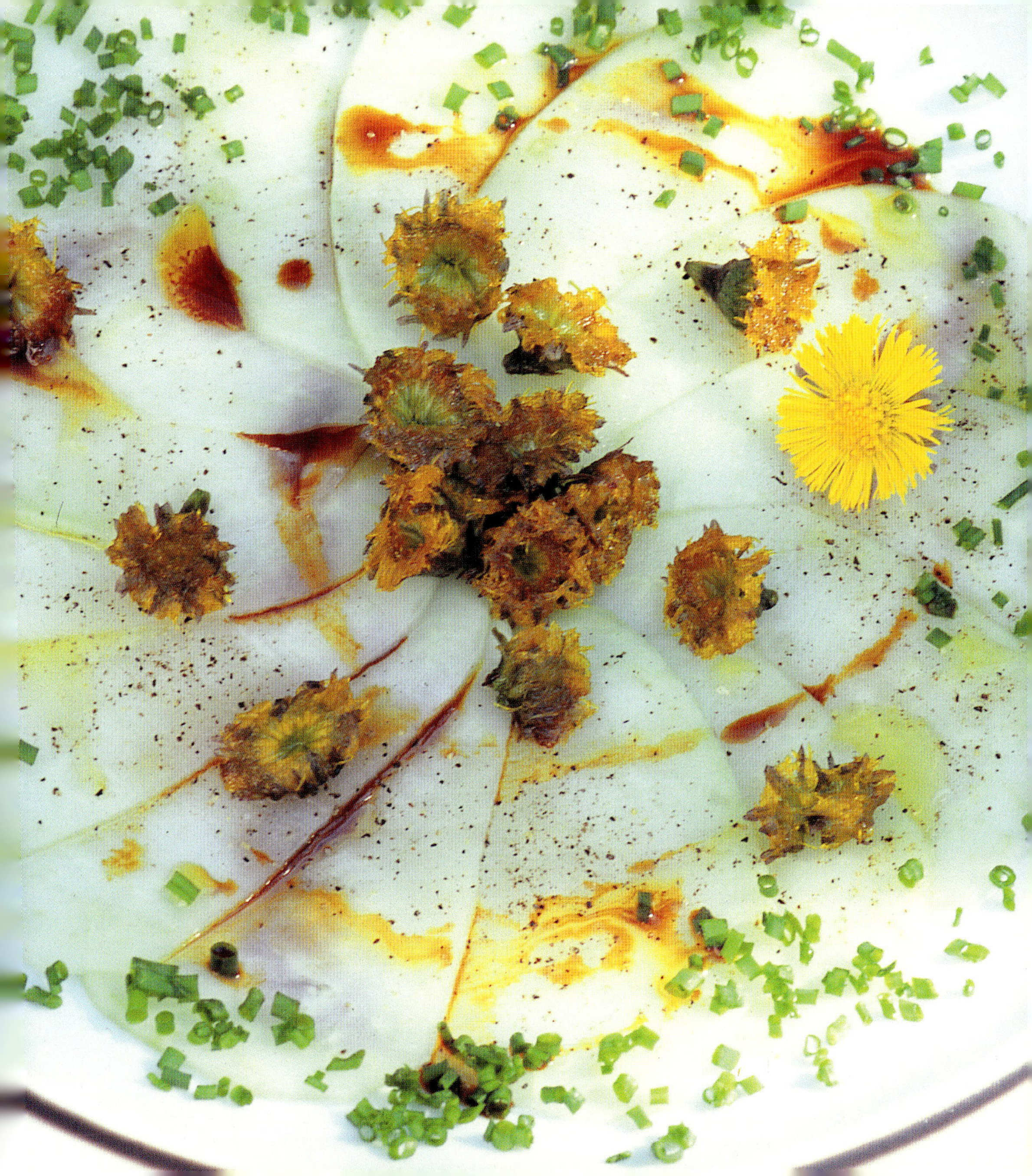

Wildkräuter

Besonders jetzt im Frühjahr hält die Natur ein reiches Angebot an wohlschmeckenden Wildkräutern wie zum Beispiel Huflattich, Veilchen, Bärlauch, Scharbockskraut, Brennnesseln, Gundermann, Giersch und die zarten Blätter der Schafgarbe für uns bereit. Nun gilt es auszuschweifen und diese vitaminreichen Schätze der Natur zu sammeln, um sie anschließend vorab jedoch gründlich gewaschen, in der Küche, vor allem als schmackhafte Bereicherung für Frühlingssalate oder gedämpft, als nicht alltägliches Gemüse oder für Suppen zu verwenden. Natürlich wird Bärlauch zu Pesto verarbeitet. Zusammen mit dem herbwürzigen Gundermann und anderen Kräutern entstehen aber auch würzige Kräuterbutter oder Quarkdips. Viele Blüten eignen sich als Dekoration von Salaten, Suppen und Desserts (Veilchen, Taubnessel). Wichtig dabei ist, dass Sie über ausreichende Pflanzenkenntnisse verfügen. Falls nicht, informieren Sie sich am besten bei Naturschutzverbänden oder ausgebildeten Kräuterpädagoginnen über mögliche Führungen und Kurse zu diesem Thema.

Notizen / Geburtstage

4. März

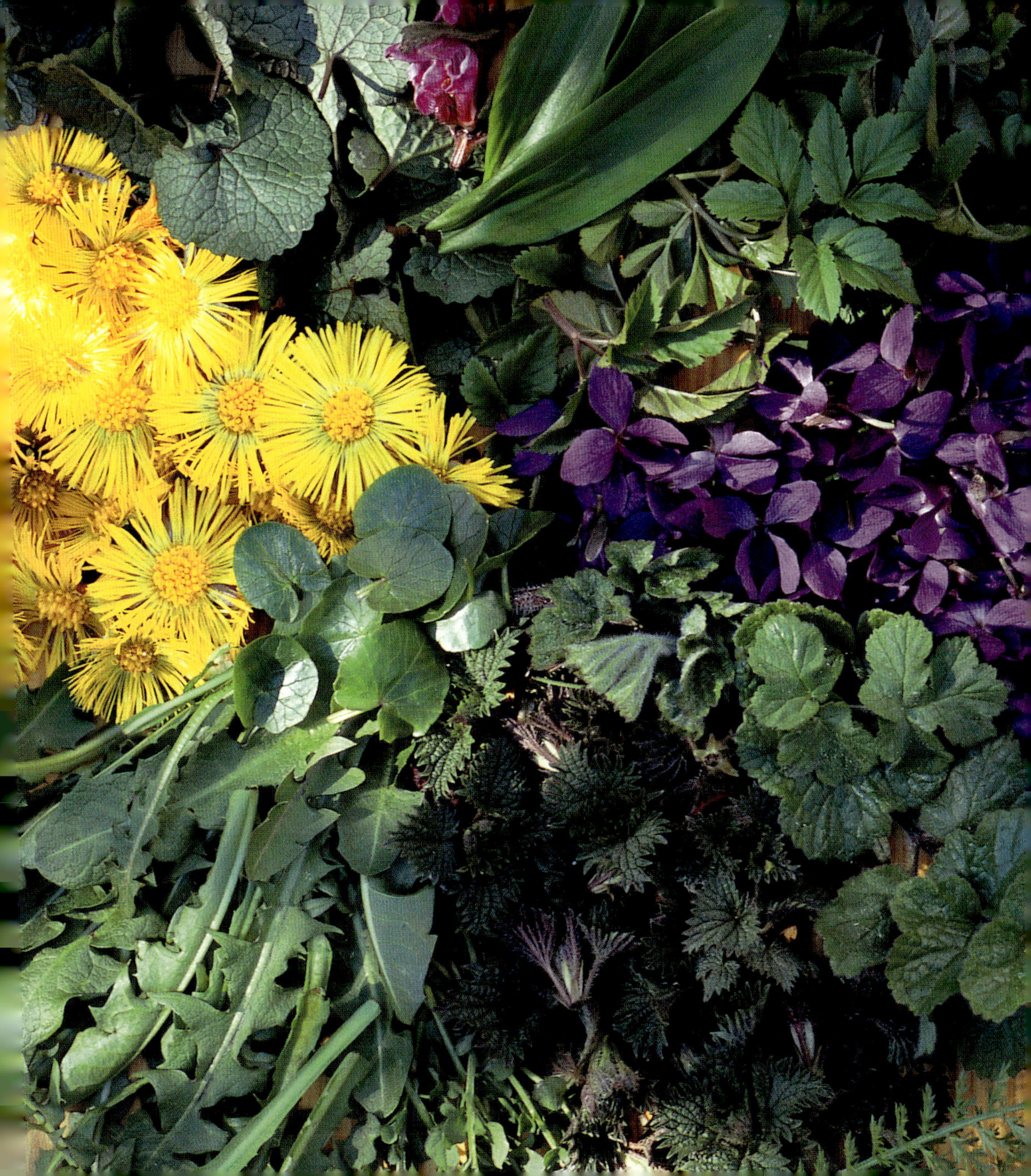

Veronikas Frühlingskräuterquark

1 Handvoll Kräuter (Giersch, Knoblauchrauke, Sauerampfer, Gundermann, Taubnessel, Löwenzahn) • 250 g Quark • ½ Zwiebel • 2 Knoblauchzehen • 100 ml Sahne • Zitronensaft • Salz • Honig zum Abschmecken

Die gewaschenen Kräuter klein schneiden, den Knoblauch und die Zwiebel fein hacken und mit dem Quark vermischen. Die Sahne steif schlagen und unterheben und den Quark mit Salz, Zitronensaft, Pfeffer und Honig abschmecken.
Schmeckt ausgezeichnet zu frisch gebackenem Bauernbrot!

Notizen / Geburtstage

5. März

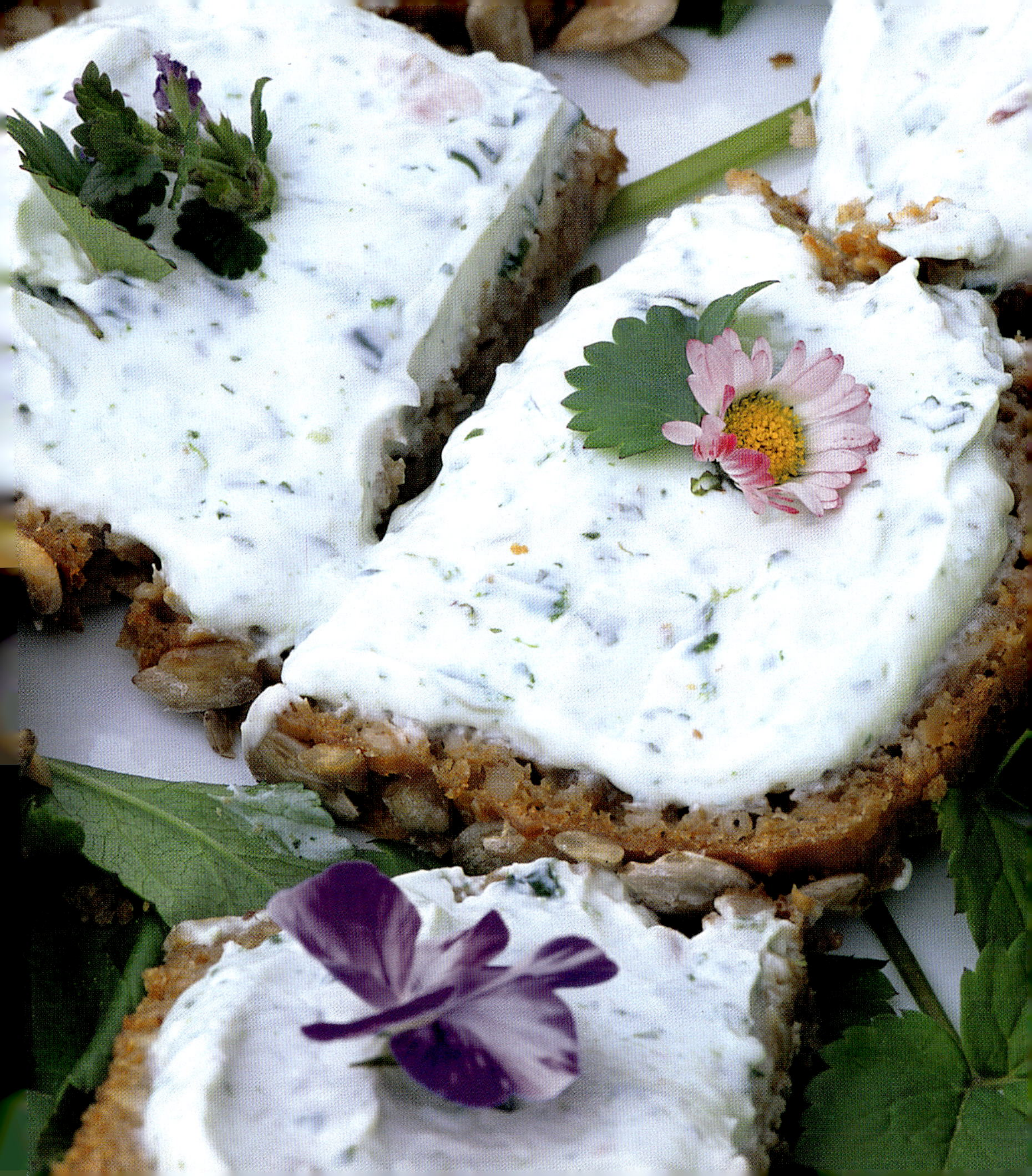

Vielseitige Kräuterbrote

Kräuter bieten sich gerade dazu an, um in die unterschiedlichsten Brotteige verpackt zu werden. Ob in den Teig eingearbeitet oder, wie bei diesem Holzofenbrot aus einer Hofbäckerei, gefüllt mit Kräutern und Gewürzen, mit solch einer Beilage bringen Sie garantiert Abwechslung auf den Tisch. Zusätzlich können die Füllungen mit allerlei Herzhaftem ergänzt werden. So passen zum Beispiel zu mediterranen Kräutern schwarze oder grüne Oliven, getrocknete Tomaten, Pinienkerne, Mandeln oder Pistazien. Schnittlauch, Petersilie, Kerbel und Dill harmonieren gut mit Käse, Speck- und Schinkenwürfeln und Hasel- und Walnüssen oder Sonnenblumenkernen. Hier wird die Beilage dann allerdings zum Hauptgang.

Notizen / Geburtstage

6. März

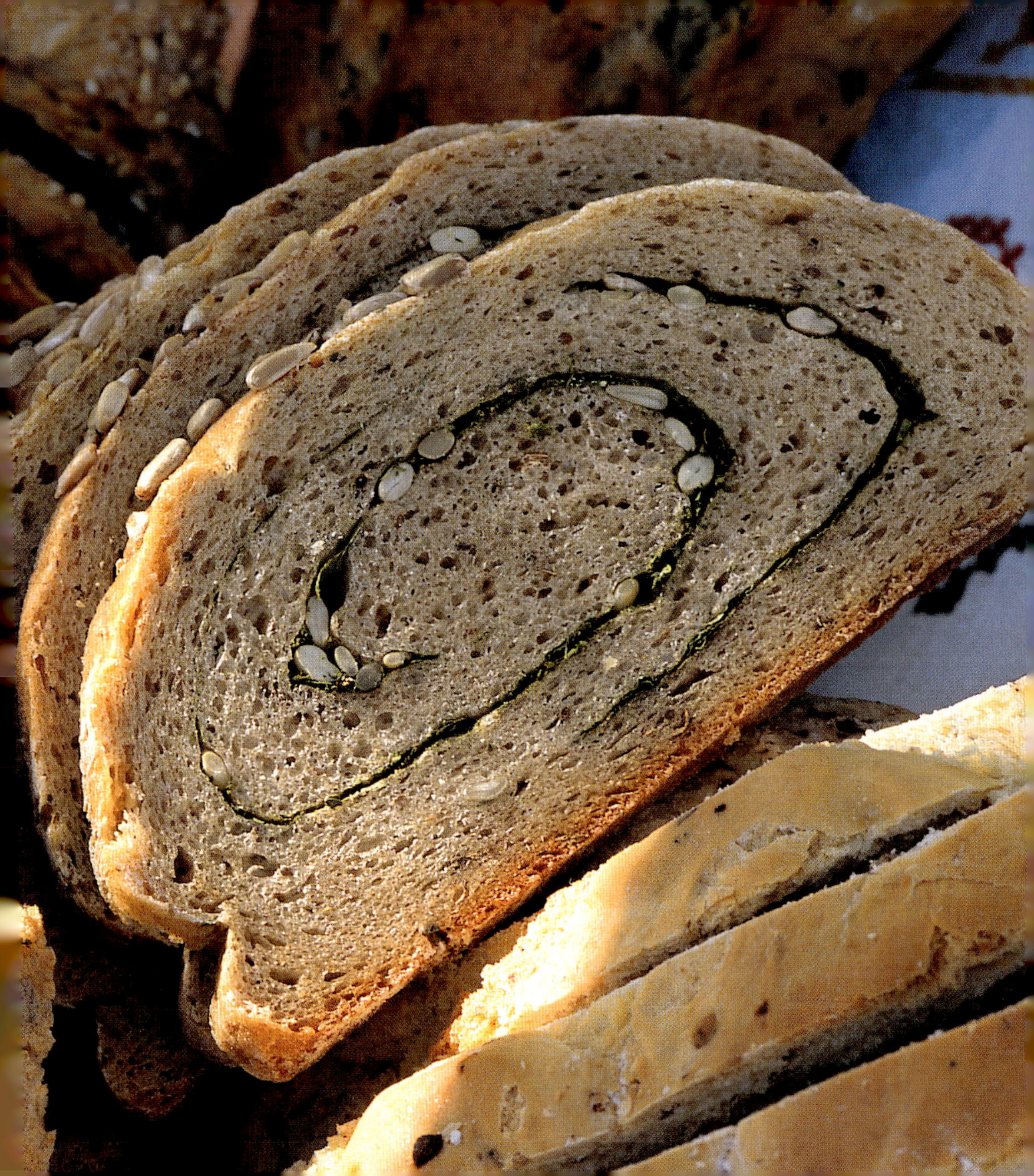

Man lernt nie aus

Bereits im Jahre 1200 wurden im Kloster Benediktbeuern mit Unterstützung des Klosters Tegernsee botanische Forschungen betrieben. Noch heute bietet das Kloster eine weitläufige Gartenanlage zur freien Besichtigung an, in der ein Kräuter-Meditationsgarten, eingeteilt in vier Themenbereiche, integriert ist.

Aber nicht nur Benediktbeuern, auch viele weitere Klöster öffnen ihre Gartenanlagen. Oftmals werden auch informative Führungen oder Kurse in den Bereichen Heilpflanzen und Kräuter angeboten.

Wenn Sie also ihr Wissen in diesen Bereichen vertiefen möchten und außerdem noch ein passendes klösterliches Ambiente bevorzugen, dann nutzen Sie einfach die Gelegenheiten und treten Sie, wenn auch nur für einige Stunden, ins Kloster ein.

Notizen / Geburtstage

7. März

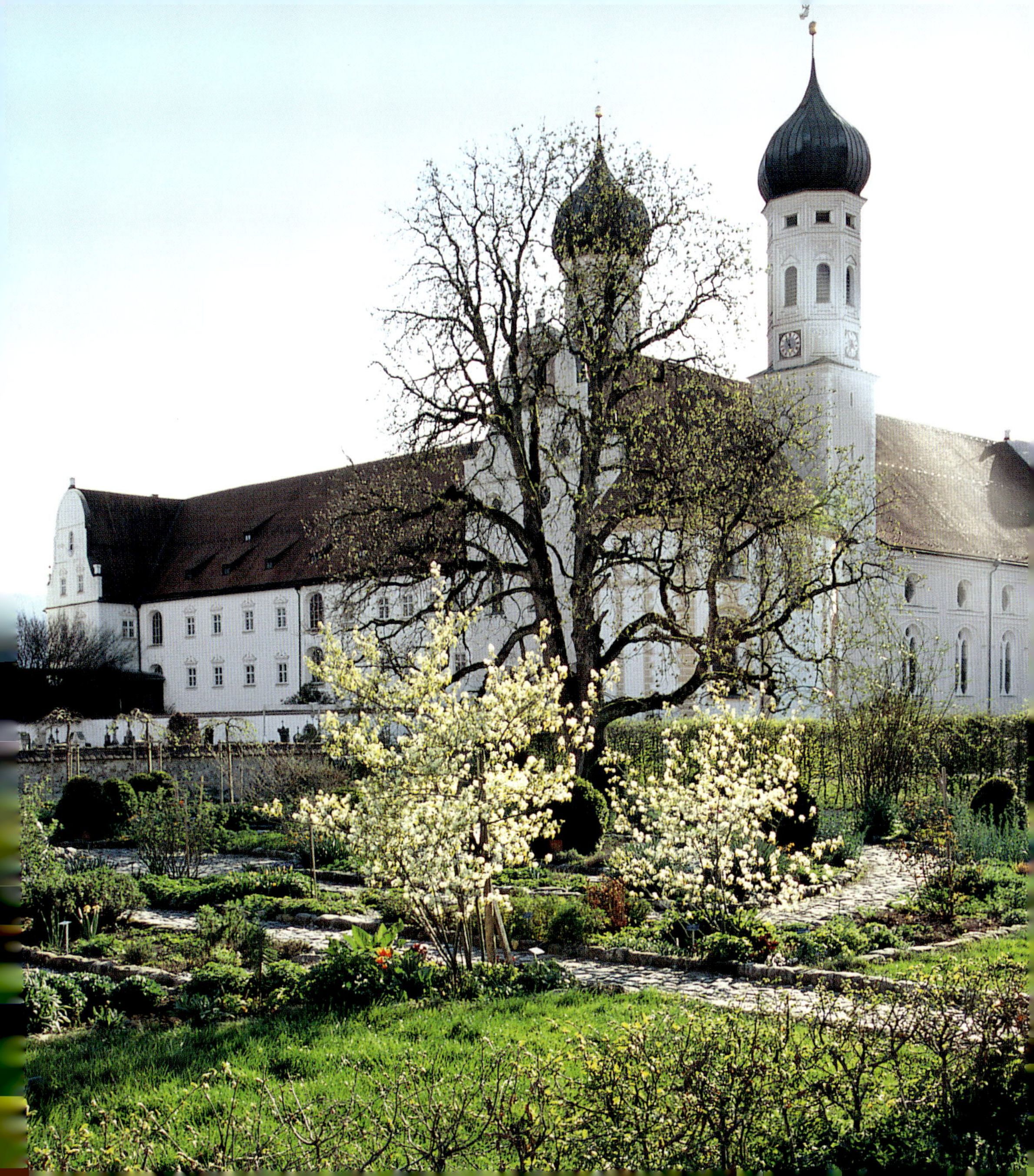

Löwenzahn – Genuss für Faule

Wir kennen ihn alle aus Kindertagen, den gewöhnlichen Löwenzahn *(Taraxacum officinale)*, bliesen wir doch oft in die Samenstände der »Pusteblume«, nicht nur um unser Gegenüber zu ärgern. Die anspruchslose, mehrjährige Pflanze mit ihren goldgelben Körbchenblüten leuchtet uns im Frühjahr oft in Massen von Fettwiesen entgegen. Die auffallend gezähnten Blätter sind grundständig zu einer dichten Rosette angeordnet und finden noch jung in der Küche Verwendung. Ein wirklich leckeres Wildkraut, auch für den Faulen, können wir ihre Pflege doch einfach der Natur überlassen.

Notizen / Geburtstage

8. März

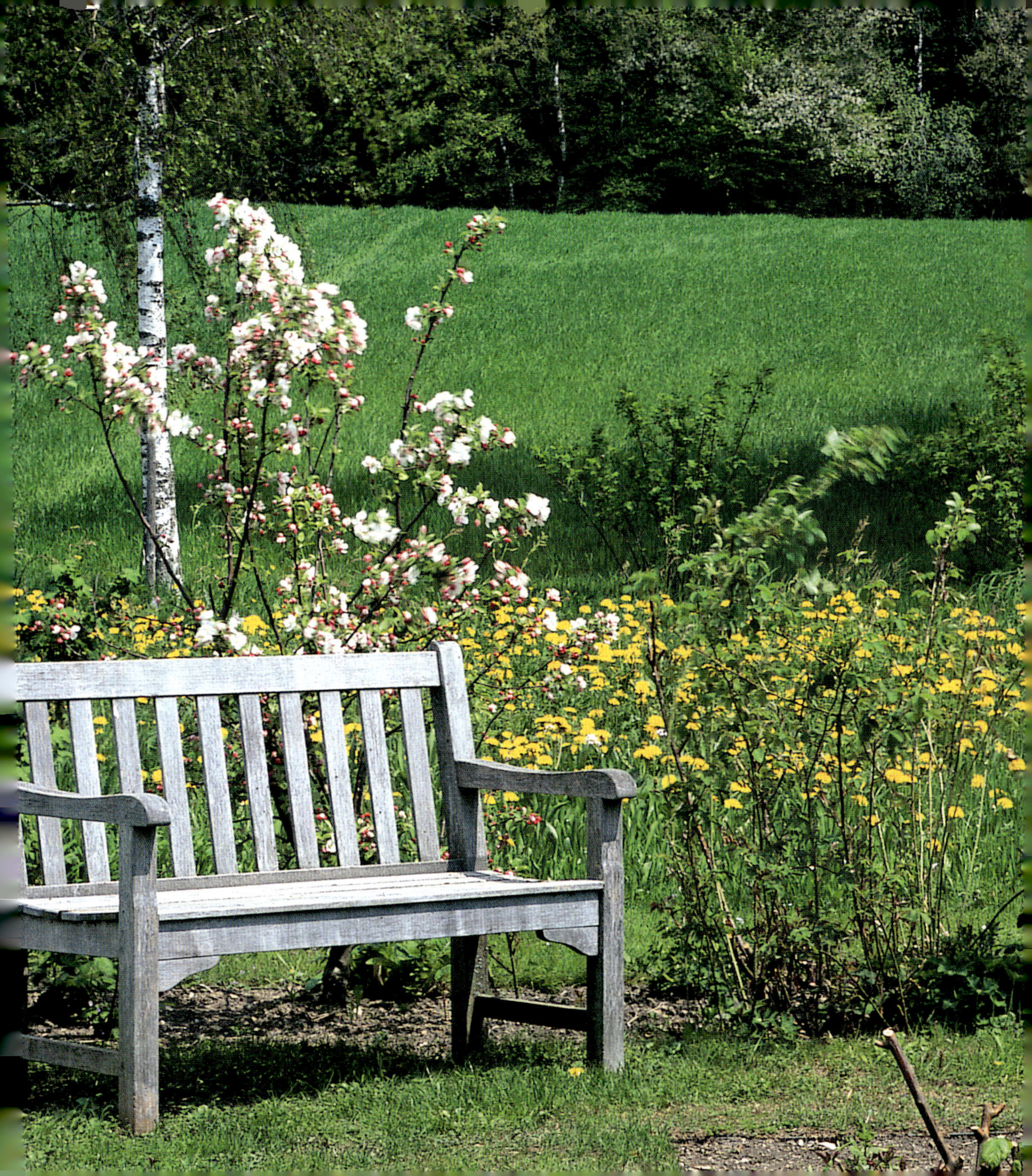

Veilchenseife

250 g Seifenflocken • 2 TL Mandelöl • 1 TL Olivenöl • 5 Tropfen Veilchenduftessenz • etwa 10 EL heißes Wasser • einige Tropfen Lebensmittelfarbe (Rot und Blau) • getrocknete Veilchenblüten

Seifenflocken in eine Schüssel geben. Oliven- und Mandelöl mit der Duftessenz mischen und die Flüssigkeit tropfenweise unter die Seifenflocken rühren. Lebensmittelfarbe mit dem Wasser verrühren und die Farbmischung zur Seifenmasse geben. Diese so lange kneten, bis ein glatter Teig entsteht. Zum Schluss noch die getrockneten Veilchenblüten darunter kneten. Den Seifenteig mit Hilfe von zwei Kanthölzern von etwa 2 Zentimeter Dicke auswallen und mit einem scharfen Messer, das vorher in heißes Wasser getaucht wurde, in rechteckige Stücke schneiden.

• Tipp: Anstelle von Veilchenduftessenz oder Veilchen können auch ätherisches Rosenöl und getrocknete Rosenblütenblätter oder ätherisches Lavendelöl und Lavendelblütenblätter verwendet werden.

Notizen / Geburtstage

9. März

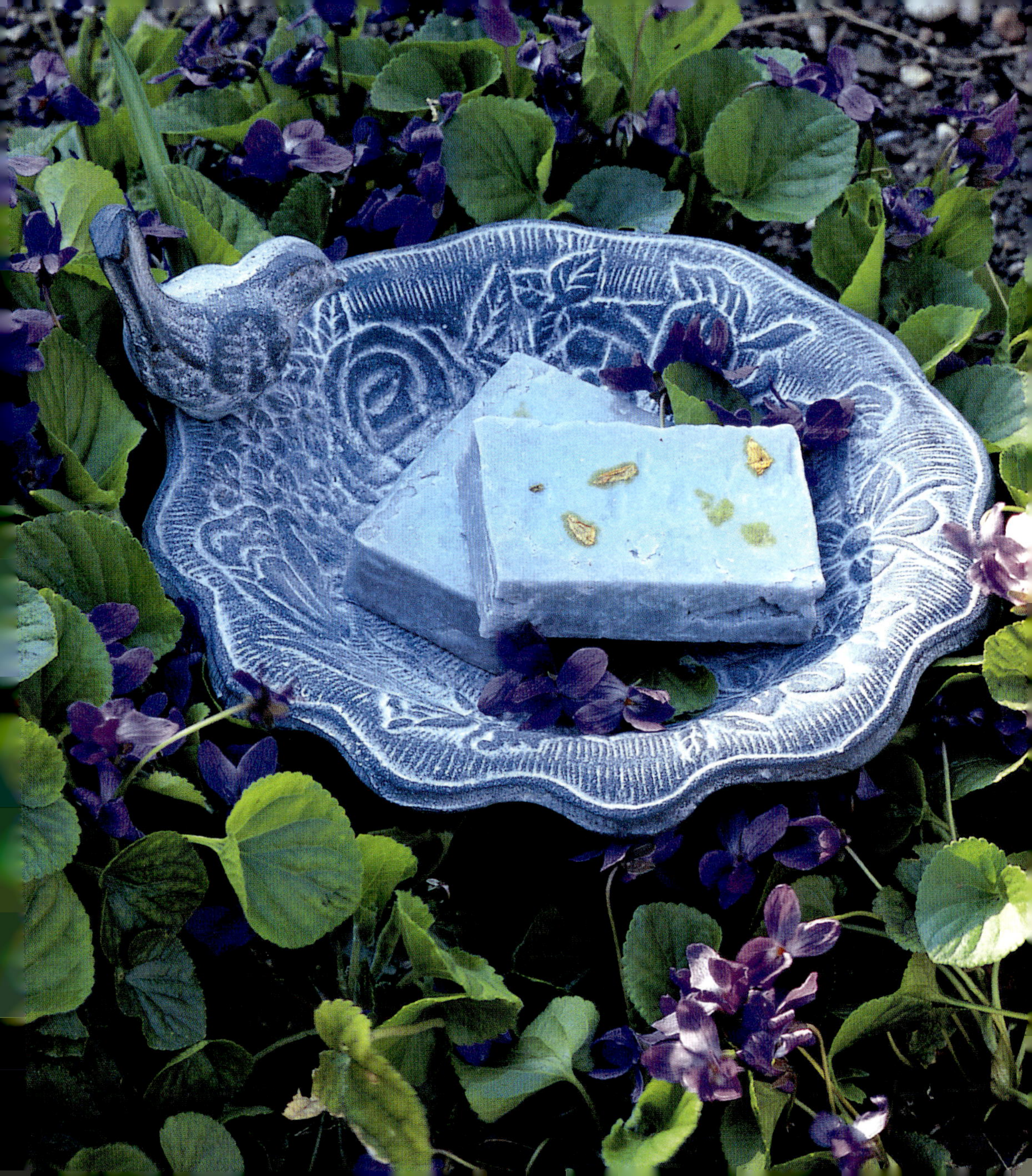

Bescheidenes Veilchen

Jetzt im März zeigen sie Farbe. Zaghaft öffnen sie ihre zentimetergroßen, starkduftenden, violetten oder weißen Blüten und strecken dabei ihre Stiele Richtung Frühlingssonne. Gemeint ist das Duftveilchen *(Viola odorata)*, welches in der Natur oft auf extensiv gepflegten Wiesen, in der Nähe von Waldrändern und sommergrünen Hecken anzutreffen ist. Der Duft ist es auch, der das Veilchen zur beliebtesten Blume des 19. Jahrhunderts machte. Viele Züchter befassten sich eingehend mit der rhizombildenden, mehrjährigen, krautigen Pflanze. Es gelang ihnen, für die Schnittblumenverwendung einige großblütige und langstielige Sorten zu züchten wie zum Beispiel 'Kaiserin Auguste', eine äußerst gartenwürdige Sorte, die heute noch erhältlich ist.

In der Heilkunde wird das Veilchen bei Erkrankungen der Atemwege eingesetzt. Veilchentee hilft bei Entzündungen des Halses sowie bei Schluckbeschwerden. Die ätherischen Öle der grundständig angeordneten, herzförmigen Blätter finden in der Aromatherapie Anwendung, wobei sie hier harmonisierend, wärmend und anregend auf den Menschen wirken.

In der Küche finden Veilchenblüten vor allem als Dekoration, kandiert oder naturbelassen für Gebäck und Cremes sowie als Beigabe für Frühlingssalate Verwendung. Nicht zu vergessen wäre noch der Veilchensirup, aber da muss ich Sie auf morgen vertrösten.

Notizen / Geburtstage

10. März

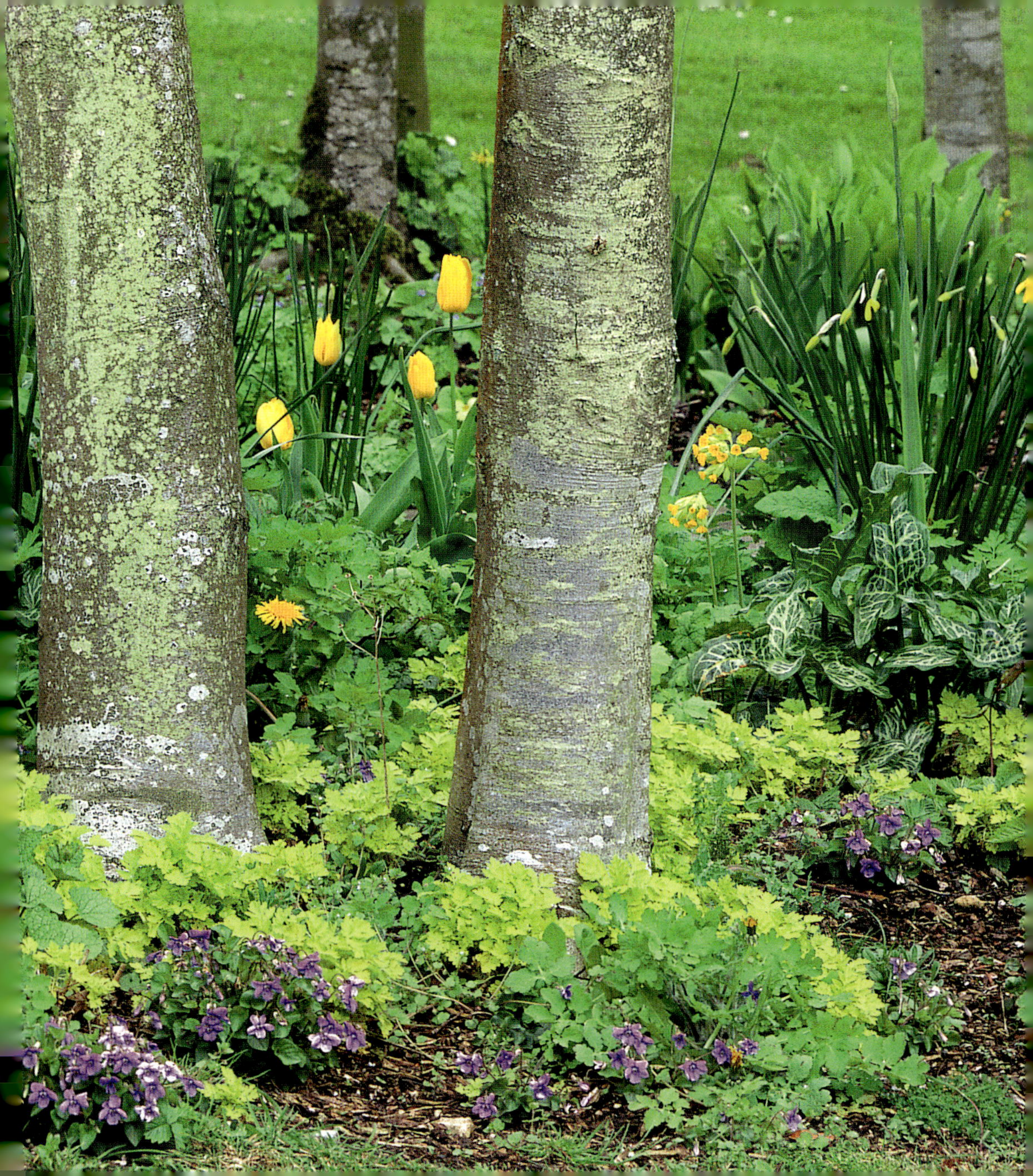

Theresas Veilchensirup

100 Gramm saubere und trockene Veilchen abzupfen (nur die blauen Blütenblätter verwenden), in eine Schüssel geben und mit ½ Liter kochendem Wasser übergießen. Zugedeckt über Nacht ziehen lassen, abseihen und die Flüssigkeit mit 500 Gramm Zucker und dem Saft einer Zitrone unter Rühren zum Kochen bringen. Abkühlen lassen und in dekorative Flaschen füllen. Zum Aromatisieren von Desserts, Kuchen und Gebäck verwenden.

Notizen / Geburtstage

11. März

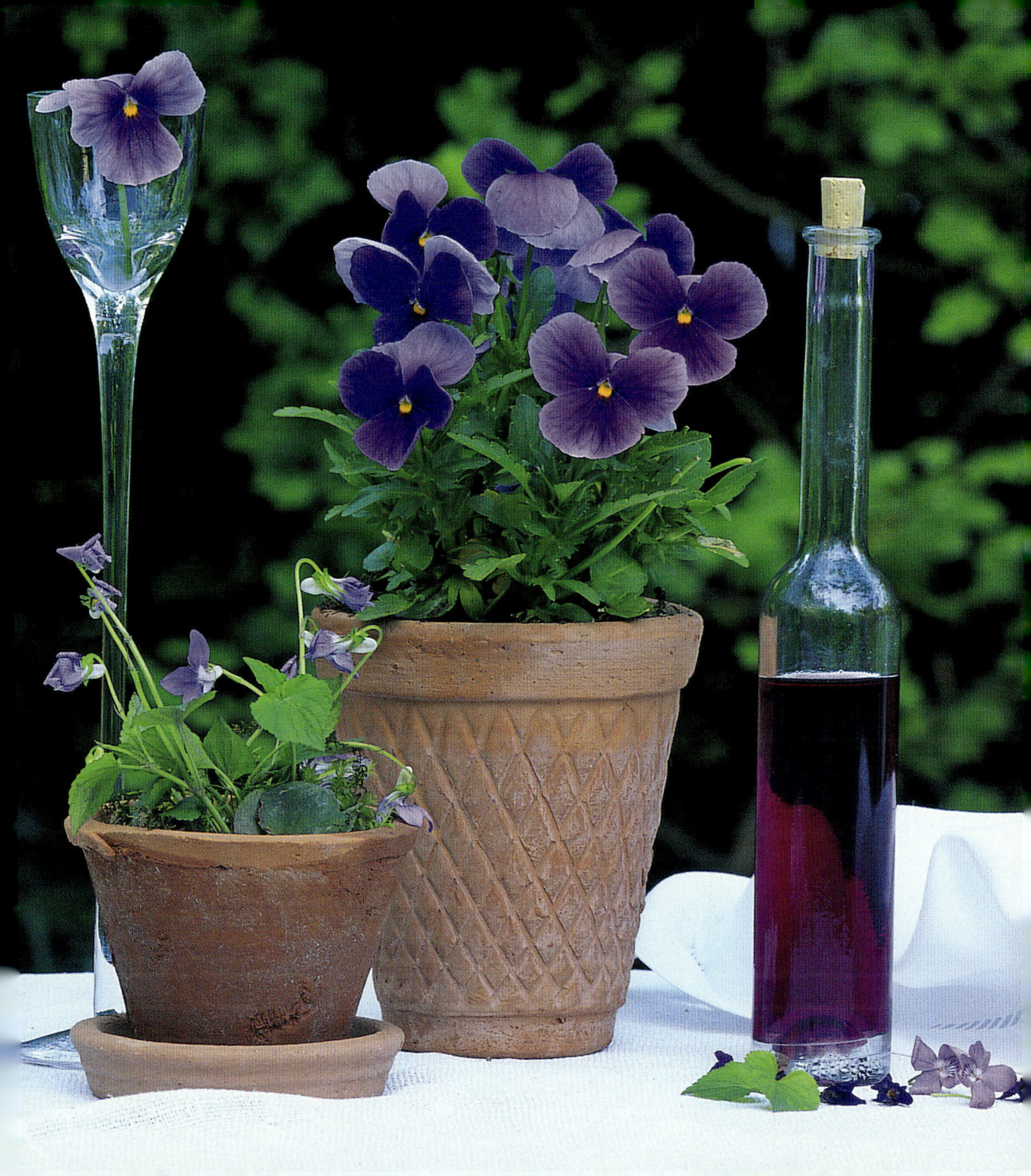

Es geht los

Wenn es die Witterung erlaubt, der Boden nicht mehr gefroren und genügend abgetrocknet ist, können nun die ersten Arbeiten im Garten angegangen werden.

Vor allem die Stauden, wozu auch Kräuter wie Minze, Salbei und Majoran gehören, benötigen jetzt eine Rundumpflege. Verdorrte, abgestorbene Triebe werden in Bodennähe abgeschnitten und kompostiert. Um eine reiche Blütenpracht und Ernte im Sommer zu garantieren, wird anschließend der Boden gelockert und gleichzeitig eine großzügige Kompostgabe ausgebracht, welche leicht eingeharkt wird. Achten Sie dabei darauf, dass Sie junge Triebe nicht verletzen. Es wäre schade um die Ernte, die im Sommer Herz und Magen erfreut.

Ideal ist jetzt auch die Zeit für die Umsetzung der im Winter geschmiedeten Pläne. Nun kann es mit Umgraben, Versetzen oder Einpflanzen losgehen und wer weiß, eventuell sogar noch mit dem Anlegen von neuen Gartenwegen, Sitzplätzen oder Pergolen, damit die kommende, sommerliche Gartenpracht aus neuen Perspektiven betrachtet werden kann.

Notizen / Geburtstage

12. März

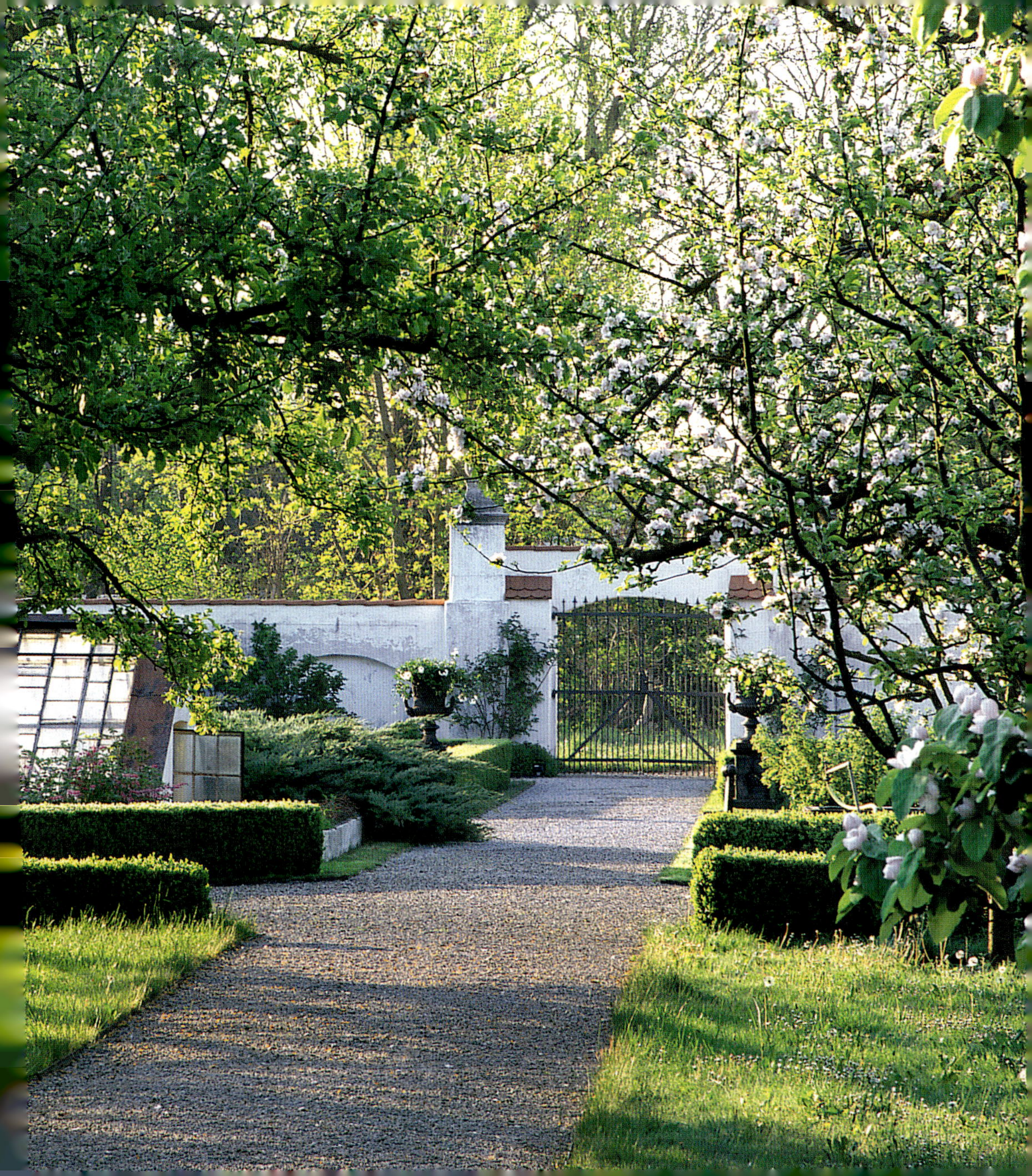

Aussaat leicht gemacht

Ein jedes Samenkorn birgt, mag es noch so klein sein, schon eine vollständig vorgebildete Pflanze in sich. Sie muss nur noch geweckt werden, sodass die harte Schale aufplatzt und diese heranwächst. Damit dieses Vorhaben gelingt, müssen in der Anzuchtphase einige Regeln befolgt werden.

• Verwenden Sie nur spezielle, nährstoffarme Aussaaterde. Selbst hergestellte Aussaaterde sollte aus 1 Teil reifem Kompost, 1 Teil Gartenerde, 1 Teil gewaschenem Quarzsand und als Schutz vor Pilzbefall etwas Holzkohle bestehen.

• Das Saatgut wird grob in Licht- und Dunkelkeimer eingeteilt. Bitte beachten Sie dazu die Anleitung auf den jeweiligen Samentütchen.

• Manches Saatgut benötigt Wärme, damit es keimt, anderes wiederum Frost oder Kälte.

• Nun wäre da noch das Gießen. Nicht zu viel sollte es sein und nicht zu wenig. In beiden Fällen würden die zarten Keimlinge eingehen. Ideal sind hier Keimboxen mit Abdeckhaube, die während der Keimzeit eine konstante Feuchtigkeit garantieren.

• Nach dem Aufgehen der Saat benötigen die noch zarten Pflänzchen viel Licht. Ist dies nicht gewährleistet, wachsen die Pflänzchen in die Länge, vergeilen und sterben ab.

• Weiterhin benötigen sie viel Luft. Ist sie zu feucht, wie dies oft unter Abdeckhauben von Anzuchtboxen der Fall ist, drohen Pilzkrankheiten wie die Auflaufkrankheit, was ein rapides Sterben der Keimlinge bedeuten würde. Also, sobald die Saat aufgeht, Deckel weg!

Notizen / Geburtstage

13. März

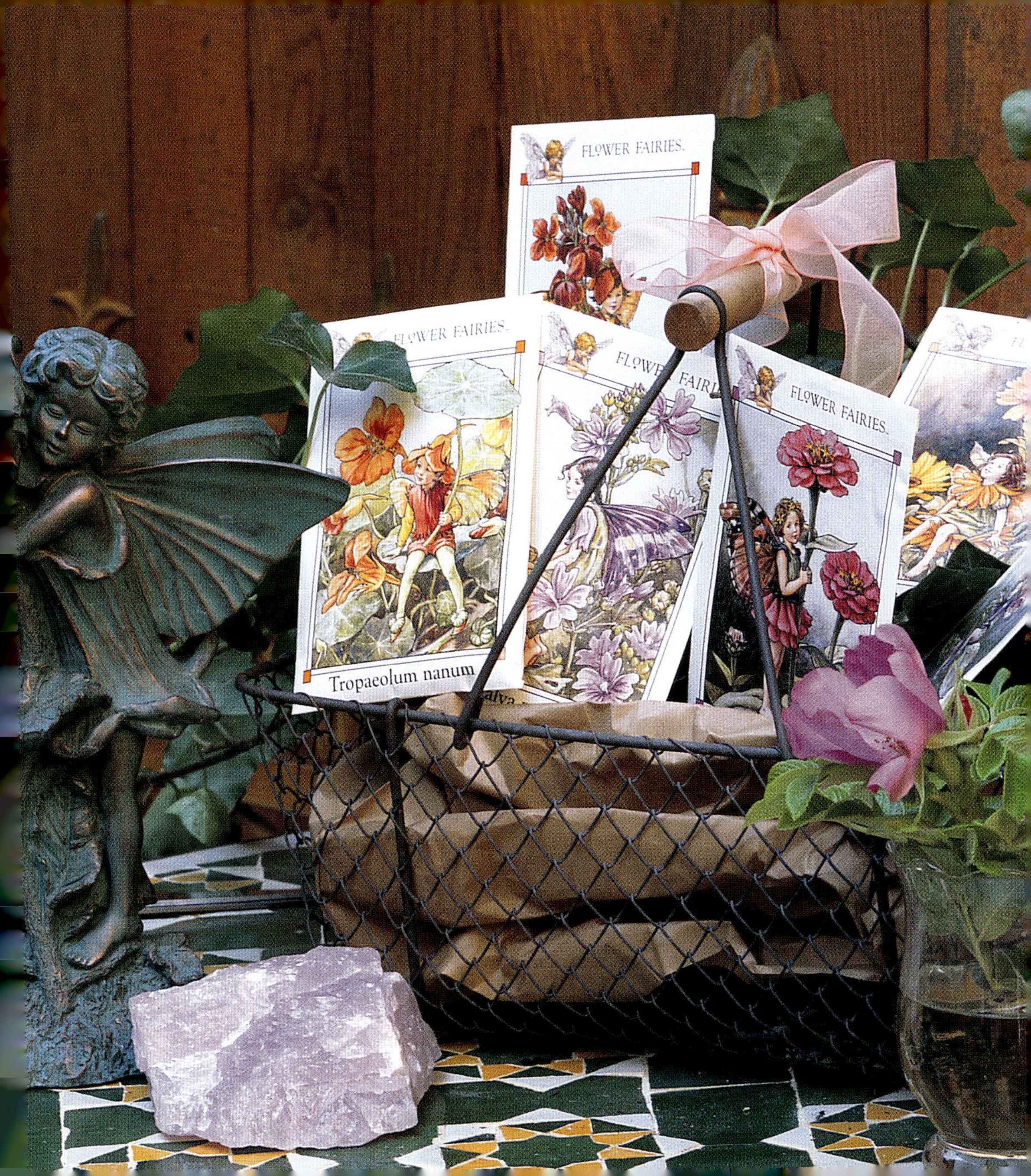
FLOWER FAIRIES.
FLOWER FAIRIES.
FLOWER FAIRIES.
Tropaeolum nanum

Duftender Bärlauch

Wer Knoblauch mag, der mag auch Bärlauch *(Allium ursinum)*. Die in Mitteleuropa wild in feuchten Laub- und Auenwäldern vorkommende, mehrjährige, krautige Pflanze erlebt momentan ihr Comeback in der Küche.
Verwendet werden die grundständigen, eiförmig-lanzettlichen Blätter, die sich relativ rasch aus einer länglichen Zwiebel entwickeln. Sie sind gestielt und können eine Länge von bis zu 35 Zentimeter erreichen. Die Erntezeit ist im Frühjahr, wenn sie ihren milden, an Knoblauch erinnernden Duft verströmen, der sie deutlich von denen der giftigen Maiglöckchen unterscheidet.
Bärlauchblätter werden in der Küche hauptsächlich frisch in Salaten, solo oder gemischt mit anderen Frühlingskräutern oder nur kurz mitgedünstet für Suppen oder Saucen verwendet. Meistens wird jedoch Bärlauchpesto hergestellt. Wenn es schnell gehen muss, ist er klein geschnitten auf dem Butterbrot auch nicht zu verachten und durch seinen hohen Gehalt an Vitamin C besonders empfehlenswert.
Später bildet der Bärlauch einen doldigen Blütenstand aus 5 bis 20 weißen, sternförmigen Blüten, die in der Küche zum Dekorieren von Salaten verwendet werden können. Ihre Blütezeit erstreckt sich von April bis Juni. Mit ihr endet die Erntezeit der Blätter, da diese mit zunehmenden Alter zäher und ungenießbar werden.

Notizen / Geburtstage

14. März

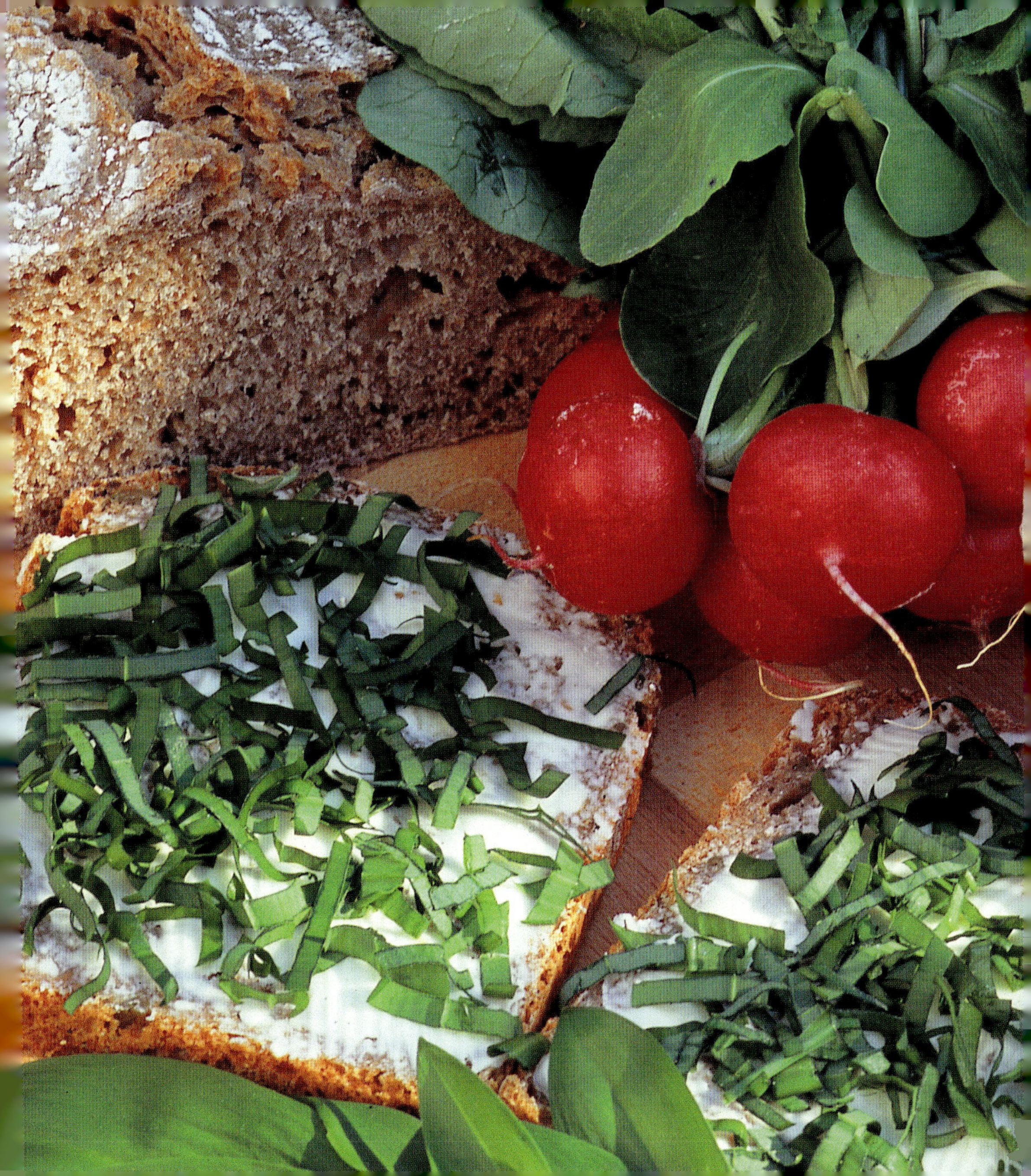

Bärlauchbutter vom Thomahof

250 g weiche Butter • 2 Handvoll Bärlauch • Kräutersalz (siehe *28. Juni*)

Den frisch gepflückten Bärlauch waschen und gut trocken tupfen. Nun die Blätter mit einem scharfen Messer klein schneiden und in einer Schüssel mit Butter und Salz vermengen. Anschließend die Masse in Butterförmchen drücken oder zur Rolle formen und in Alufolie gewickelt zum Festwerden einige Stunden kühl stellen.

Notizen / Geburtstage

15. März

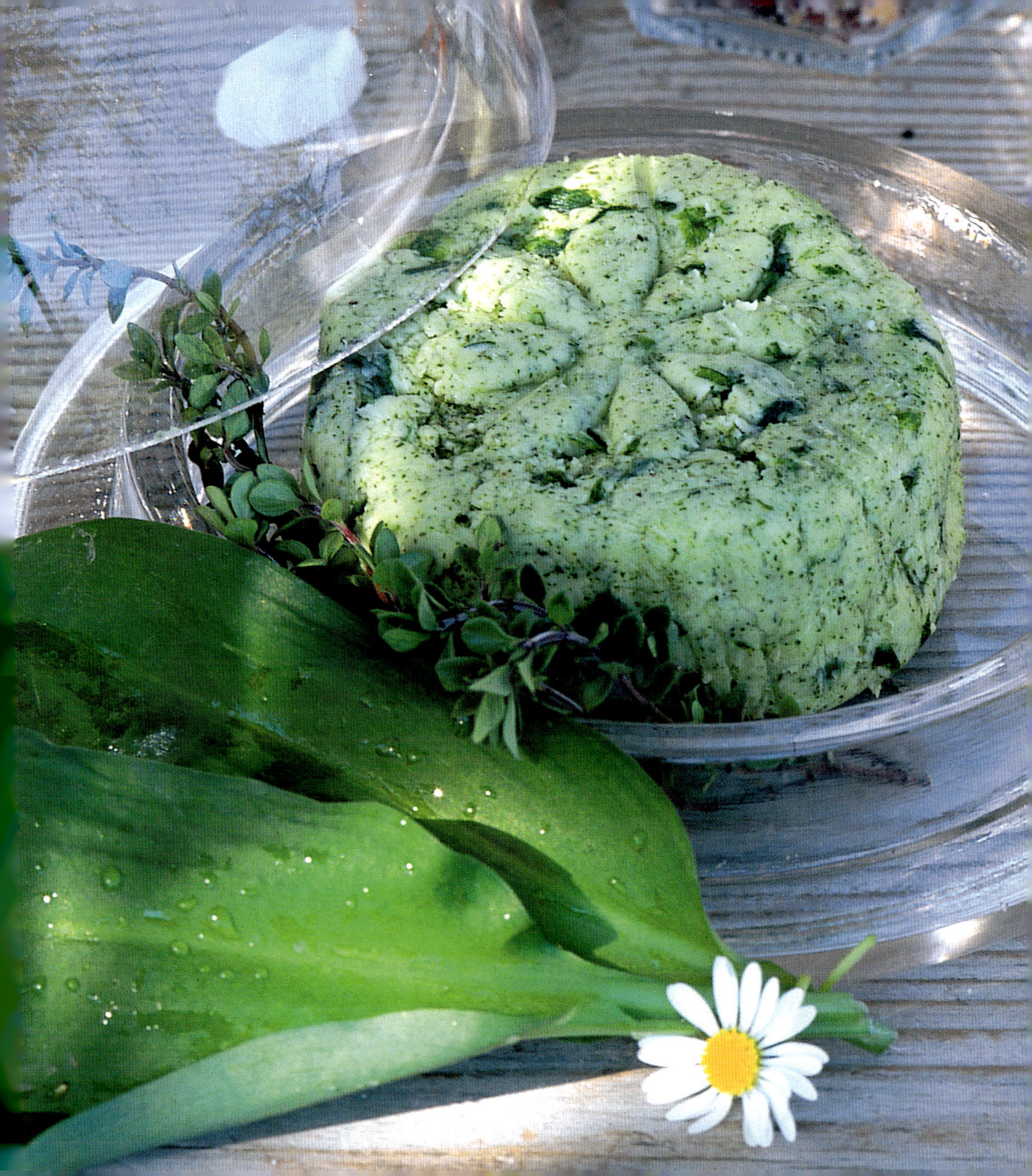

'Celestial'

Diese einmalblühende Albarose, welche auch unter dem Namen »Célèste«, was übersetzt »himmlisch« bedeutet, im Handel erhältlich ist, macht ihrem Namen alle Ehre. Sie wirkt nicht nur in ihrem Erscheinungsbild himmlisch, ihre Blüten verströmen zusätzlich noch einen himmlischen Duft, der unbedingt in der Küche sowie auch im Wellnessbereich verwendet werden sollte.
Die aufbrechenden, in Büschel zusammenstehenden Knospen sind von einem tiefen Rosa, welche sich zu zart duftenden, muschelrosafarbenen, leicht gefüllten Blütenschalen öffnen. Voll geöffnet wirken sie mit ihren zarten, transparenten Petalen etwas zerzaust und in der Mitte zeigt sich ein Kranz goldgelber Staubgefäße.
Das für Albarosen typische graugrüne Laub harmoniert perfekt mit diesen romantischen Blüten, welche besonders im Halbschatten geradezu feenhaft wirken. Im Herbst zeigen sich ovale und orange Hagebutten.
Der sehr robuste und äußerst frostharte Strauch erreicht mit seinem aufrechten und dichten Wuchs eine Höhe von 180 Zentimeter und kommt an luftdurchlässiger und nicht zu sonniger Lage ohne Pflanzenschutzmittel aus.

Notizen / Geburtstage

16. März

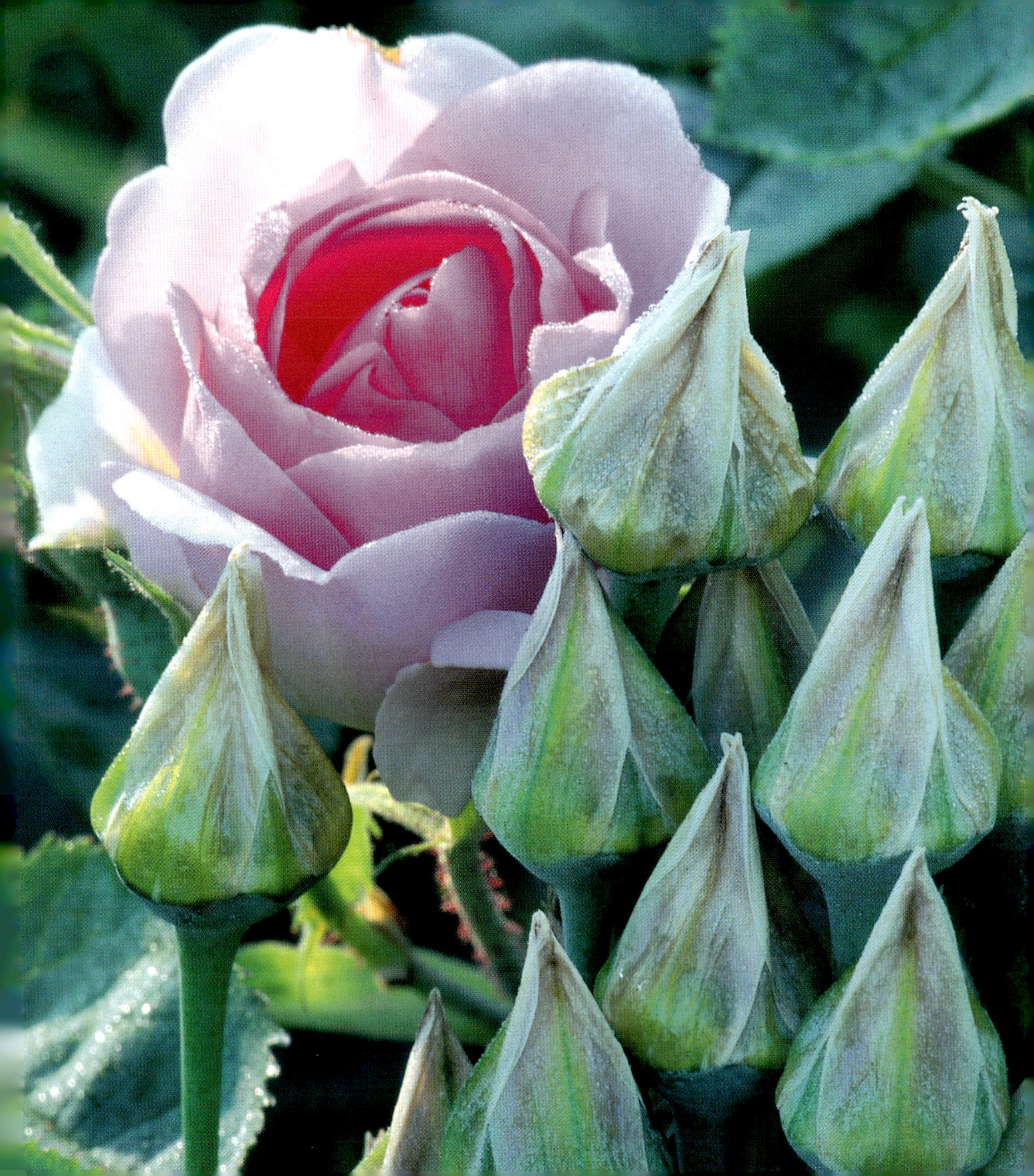

Englische Rosen

Hier handelt es sich um eine verhältnismäßig neue Rosenklasse im Stil der »Alten Rosen« des englischen Züchters David Austin. Es sind meist Rückkreuzungen zwischen Historischen- und Strauch- oder Edelrosen, von welchen die ersten Sorten in den Sechzigern des letzten Jahrhunderts entstanden sind.
Im Lauf der Jahrzehnte kam so ein beachtliches Sortiment an wunderbar nostalgisch anmutenden Sorten wie die hier abgebildete 'Gertrude Jekyll' zusammen, die den Duft und Charme der alten Rosen sowie die begehrte lange Blühdauer und die breite Farbpalette der modernen Rosen vereinen. Auch wird das Farbspektrum durch Töne wie Orange, Apricot und Lachs sowie Rot erweitert. Vielfach zeigen diese Sorten schalen- oder rosettenförmige Blüten, die zudem sehr groß sein können.
Englische Rosen weisen auch eine breite Palette an unterschiedlichen Düften auf. Wir finden neben dem wunderbaren Duft alter Rosen auch Teerosen-, Moschus-, Myrrheduft sowie weitere interessante Duftnuancen.
Möchten Sie diese Rosen für die Küche oder für Wellnessprodukte verwenden, so gehen Sie bei der Auswahl der Sorten unbedingt mit der Nase voran durch die Rosenschule, denn auch Duft ist bekanntlich Geschmacksache und ein jeder hat auch hier so seine Vorlieben.
Wichtig zu wissen ist zusätzlich, dass diese Rosenklasse, um dauerhaft gesund zu bleiben, unbedingt optimale Standortbedingungen, aber auch eine gute Pflege rund ums Jahr benötigt.

Notizen / Geburtstage

17. März

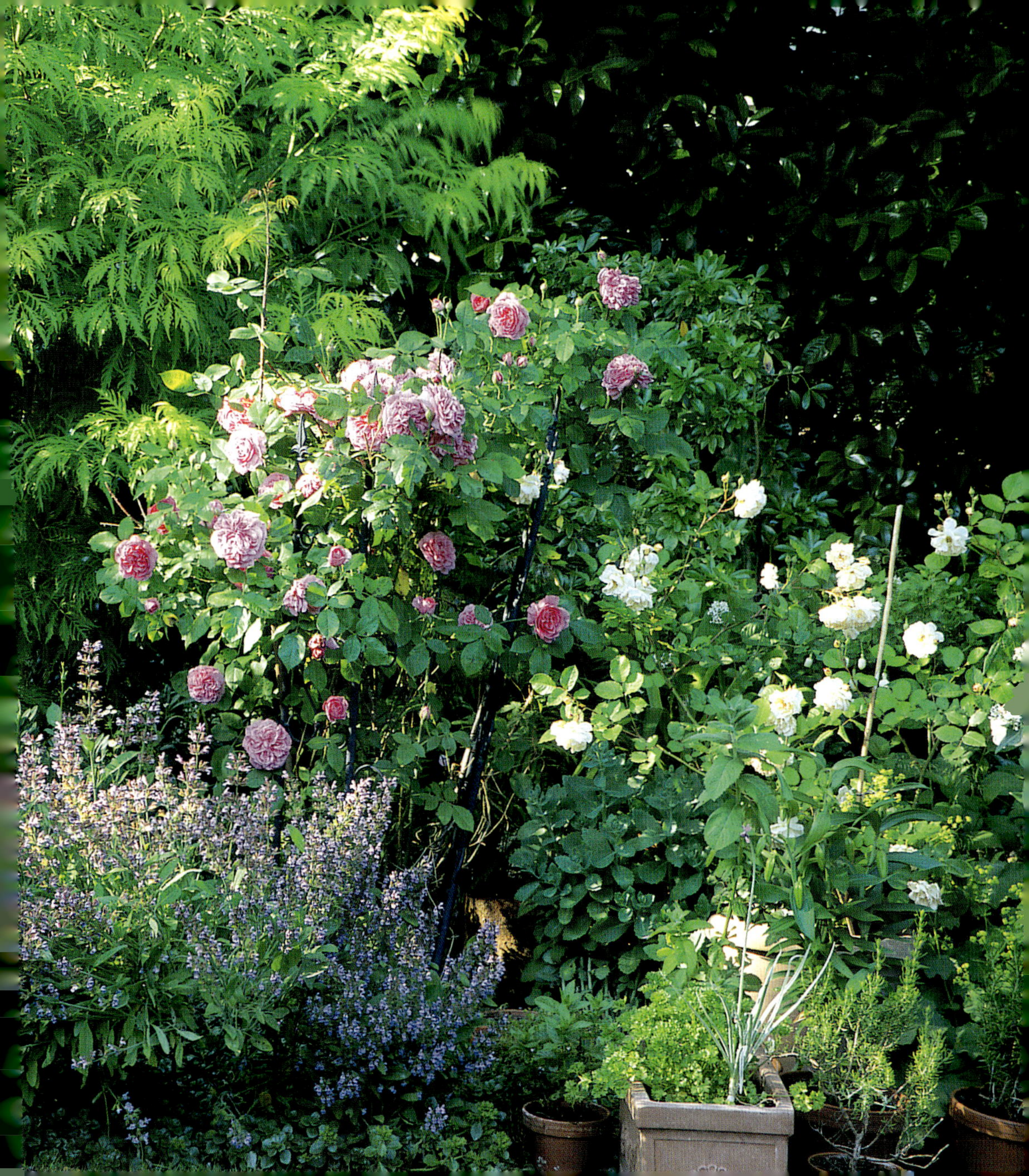

Würzige Wildkräuter für nicht alltägliche Salate

Nicht nur die Blüten des Maßliebchens *(Bellis perennis)*, sondern auch die jungen Blätter und Triebe des wunderbar blaublühenden, Kriechenden Günsel *(Ajuga reptans)*, der übrigens eine ausgezeichnete Bienenweide ist, schmecken im Salat. Die sehr wuchsfreudige Pflanze vermehrt sich durch Ausläufer und sorgt so laufend für Nachschub. Da sie wintergrün ist, wird sie im Garten oft als Bodendecker im lichten Schatten von Gehölzen eingesetzt.

Ein weiteres Wildkraut, das sich besonders gut für Salate eignet, ist die Vogelmiere *(Stellaria media)*. Die noch jungen Triebe schmecken nach rohem Mais. 50 Gramm des zu den Nelkengewächsen gehörenden Krautes decken den Tagesbedarf an Vitamin C eines erwachsenen Menschen.

Zu guter Letzt will ich hier noch die zu den Kohlgewächsen gehörende Knoblauchsrauke *(Alliaria petiolata)* erwähnen. In der Schweiz wird sie Knoblauchhederich genannt und sollte in der Küche, da sich ihre Geschmacksstoffe durch Erhitzung rasch verflüchtigen, nur roh verwendet werden. Mit ihrem pfeffrig-knoblauchartigen Geschmack gibt sie Salaten, Kräuterquark, Frischkäsemischungen eine besonders würzige Note.

Notizen / Geburtstage

18. März

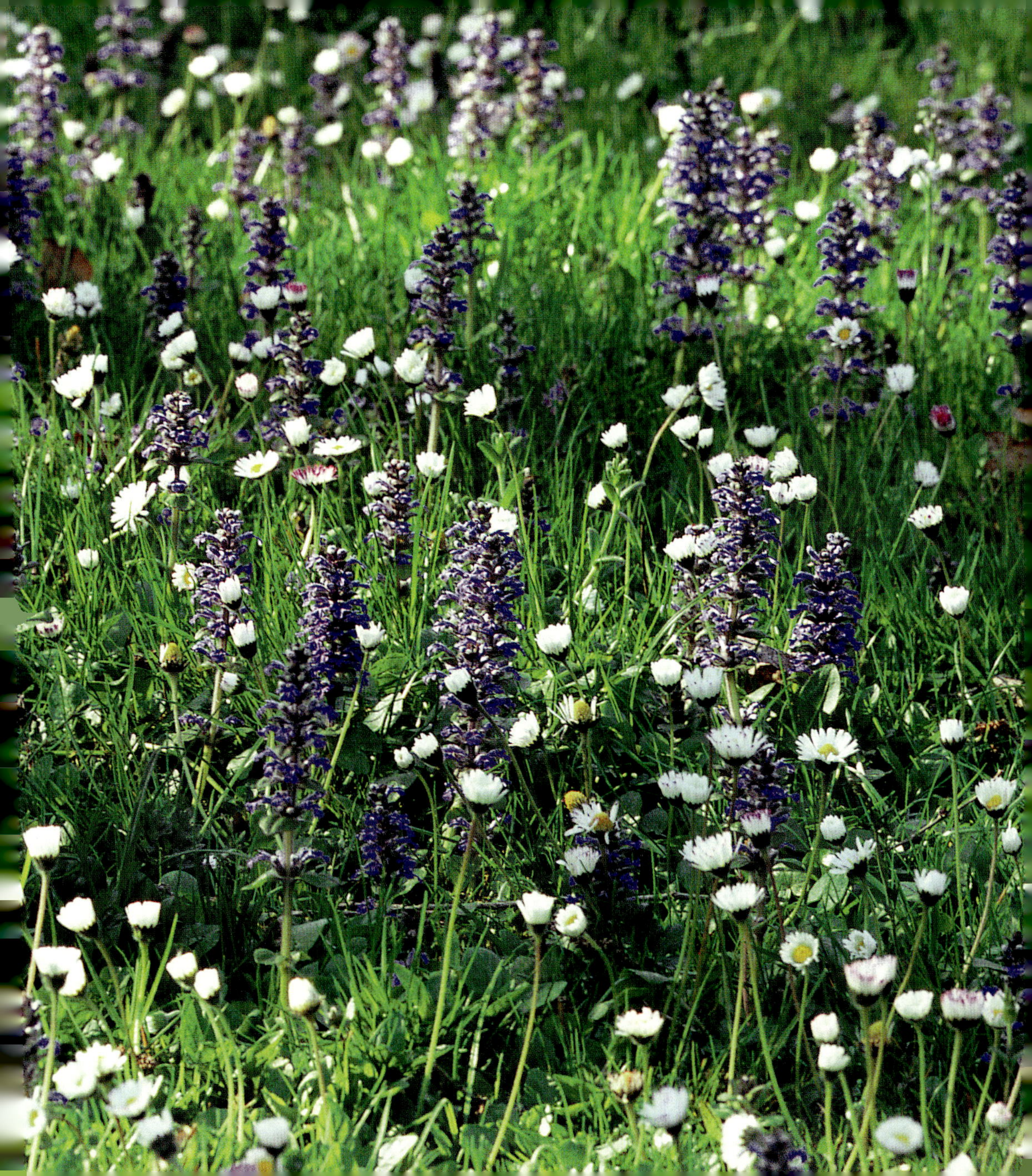

Das Kraut macht's aus

Warum nicht einmal das Vesperbretterl mit den Kräutern und Blüten dekorieren, die im Belag enthalten sind. Erstens sieht dies hübsch aus und zweitens weiß der Gourmet schon im Voraus, mit was für einem Kraut er es zu tun hat.

Kräuter verwendet man nebst Gewürzen wie Pfeffer, Lorbeer, Muskatnuss, Koriander, um nur einige zu nennen, schon seit dem späten Mittelalter zum Würzen von Wurstwaren. Besonders Kräuter aus der Familie der Lippenblütler wie Majoran *(Origanum majorana)*, Quendel *(Thymus serpyllum)*, Thymian *(Thymus vulgaris)*, Bohnenkraut *(Satureja hortensis)* und Kümmel *(Carum carvi)* gehören hier dazu. Majoran, der meist verwendete, trägt auch den Beinamen »Wurstkraut«.

Mittlerweile sind weitere, vor allem mit stark aromatischen Kräutern wie beispielsweise Bärlauch *(Allium ursinum)* gewürzte Wurstwaren im Handel erhältlich, etwa Bärlauchleberkäse oder Bärlauchbratwürste. Nicht zu vergessen ist auch, dass diese saisonalen, kulinarischen Köstlichkeiten oft nur für kurze Zeit im Handel erhältlich sind.

Notizen / Geburtstage

19. März

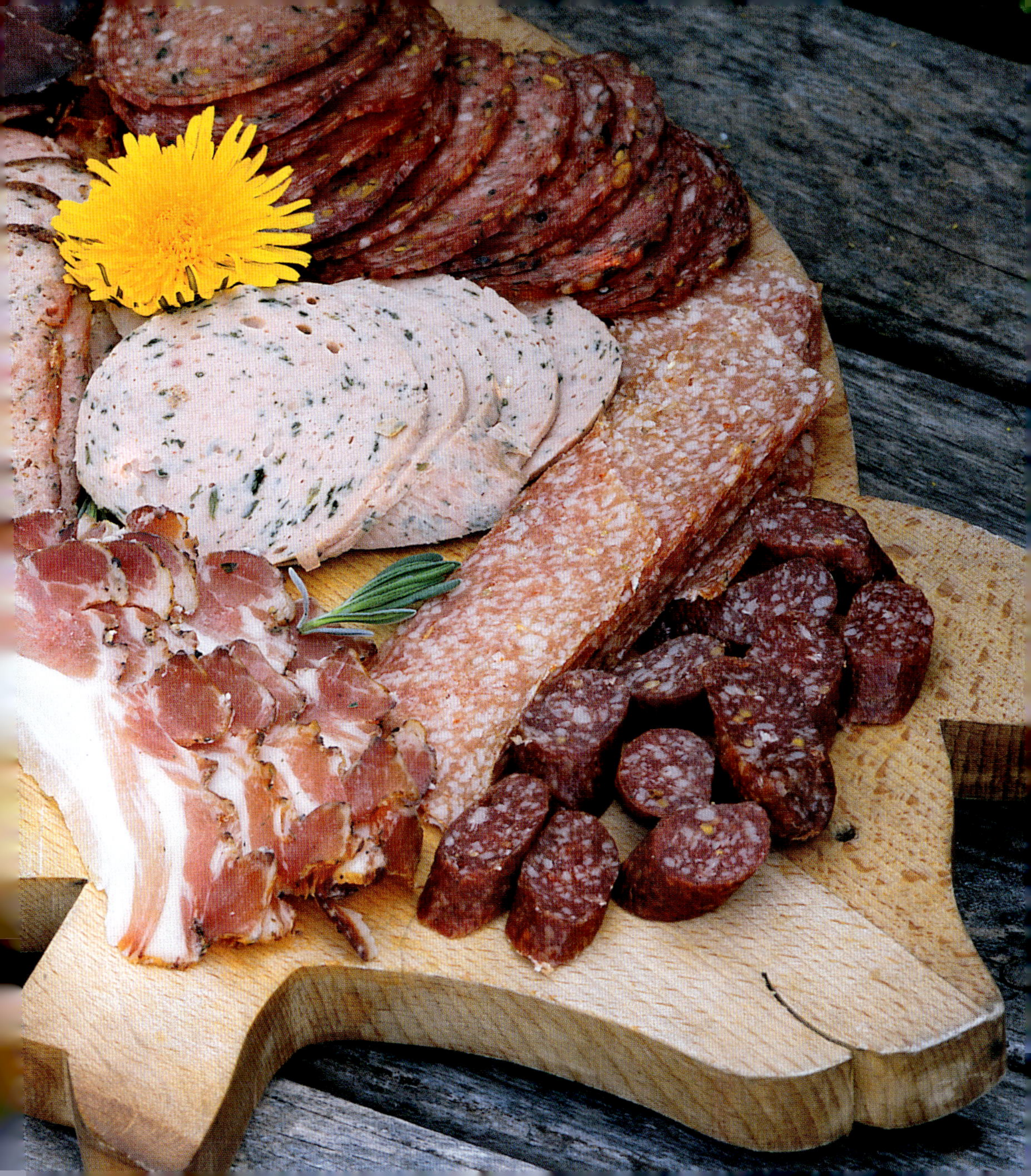

Raffiniert mit Wildkräutern

Neben den üblichen im Handel angebotenen Käsesorten ist mittlerweile eine exklusive Anzahl von mit Wildkräutern wie beispielsweise Giersch oder mit den Blättern des Kleinen Wiesenknopfs bereicherten Käsesorten vornehmlich in Hofläden oder speziellen Geschäften erhältlich. Werden diese dann noch mit dem jeweiligen im Käse enthaltenen Kraut sowie essbaren Blüten dekoriert, ist nicht nur der Absatz garantiert, sondern auch für genügend Gesprächsstoff gesorgt.

Der Giersch *(Aegopodium podagraria)*, auch Geißfuß genannt, gehört wohl zu den unbeliebtesten Unkräutern, neigt er doch stark zur Bildung von Ausläufern. Die geschmacklich an Petersilie erinnernden Blätter sind reich an Vitamin C und Karotin. In der Küche können Sie ganz junge Blätter als Zugabe in Frühlingssalaten verwenden. Ältere Blätter werden, nachdem die eventuell bitteren Stiele entfernt wurden, wie Blattspinat zubereitet.

Beim Kleinen Wiesenknopf *(Sanguisorba minor* ssp. *minor)* handelt es sich um ein zu den Rosengewächsen gehörendes Wildkraut mit eher unscheinbaren, grünlich bis purpurfarbenen Blütenköpfen. In der Küche wird es wegen seines nussartigen Geschmacks zum Würzen von Salaten, Dips, Suppen und Saucen verwendet und ist ein fester Bestandteil der Frankfurter grünen Sauce.

Notizen / Geburtstage

20. März

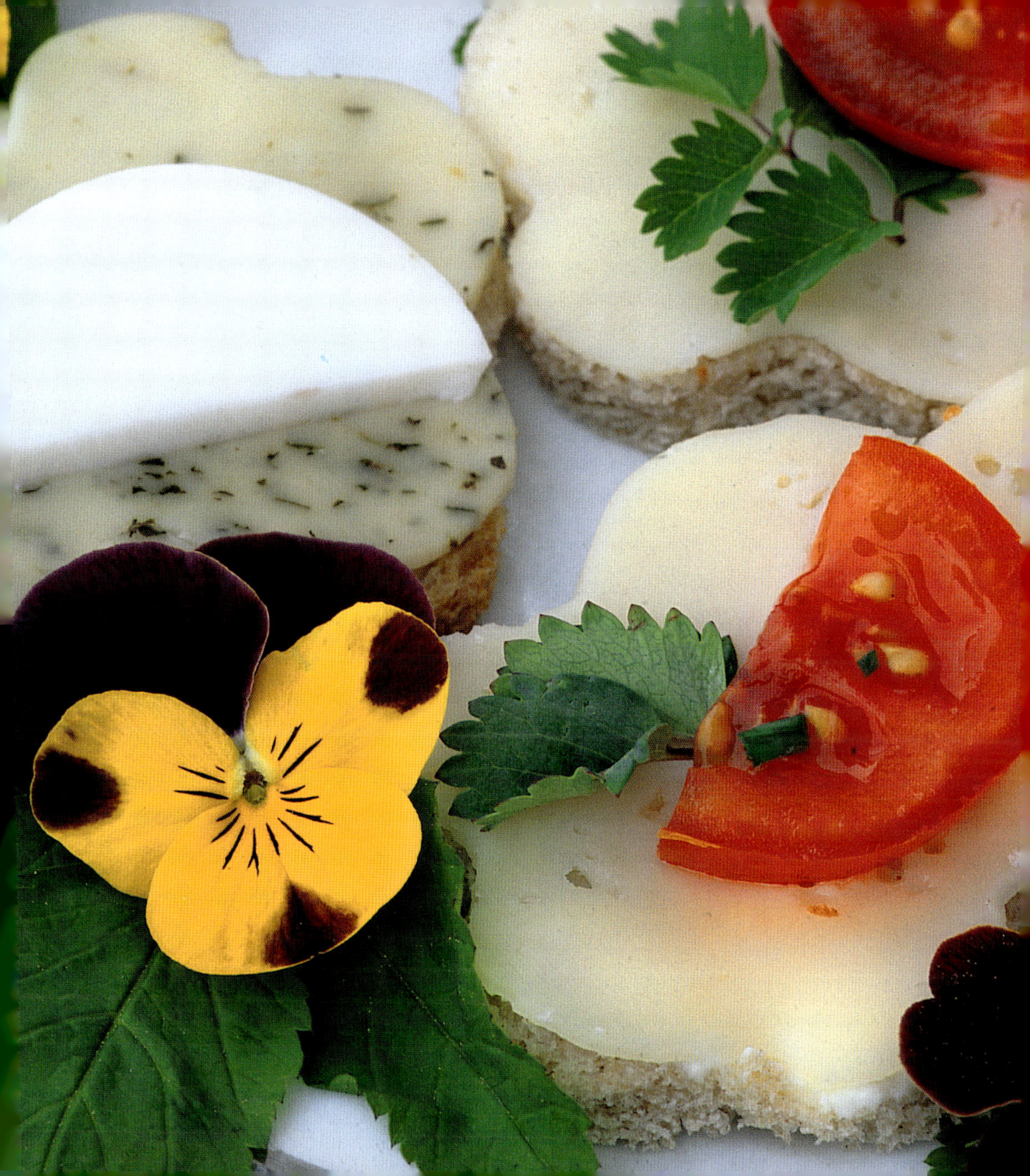

Trotz Mühe einfach lecker

Alt bekannt ist der Löwenzahnhonig, wobei es sich hier nicht um einen Honig, sondern vielmehr um einen Auszug der Blüten handelt, der zusammen mit Zucker eingekocht wird. Seine Konsistenz und Farbe erinnern uns stark an Honig, der Geschmack ähnelt jedoch dem der Melasse. Hergestellt wird er aus den vielen kleinen Zungenblüten, alle zusammengefasst in einem tellerförmigen Körbchen von 3 bis 5 Zentimeter Durchmesser. Sie werden aus dem Blütenboden gezupft, mit heißem Wasser übergossen und abgedeckt über Nacht stehengelassen. Anderntags den Sud abseihen und mit der gleichen Menge Gelierzucker sprudelnd einkochen und noch heiß in ausgekochte Gläser abfüllen.
Für diejenigen, welche die Mühe des Zupfens nicht auf sich nehmen möchten, bieten mittlerweile viele Hofläden unter anderem auch Löwenzahnhonig zum Kauf an. Nicht nur in der üblichen Form ist dieser dort erhältlich, auch gewagtere Kombinationen wie zum Beispiel mit Rosmarin oder Gundermann finden sich im Angebot.

Notizen / Geburtstage

21. März

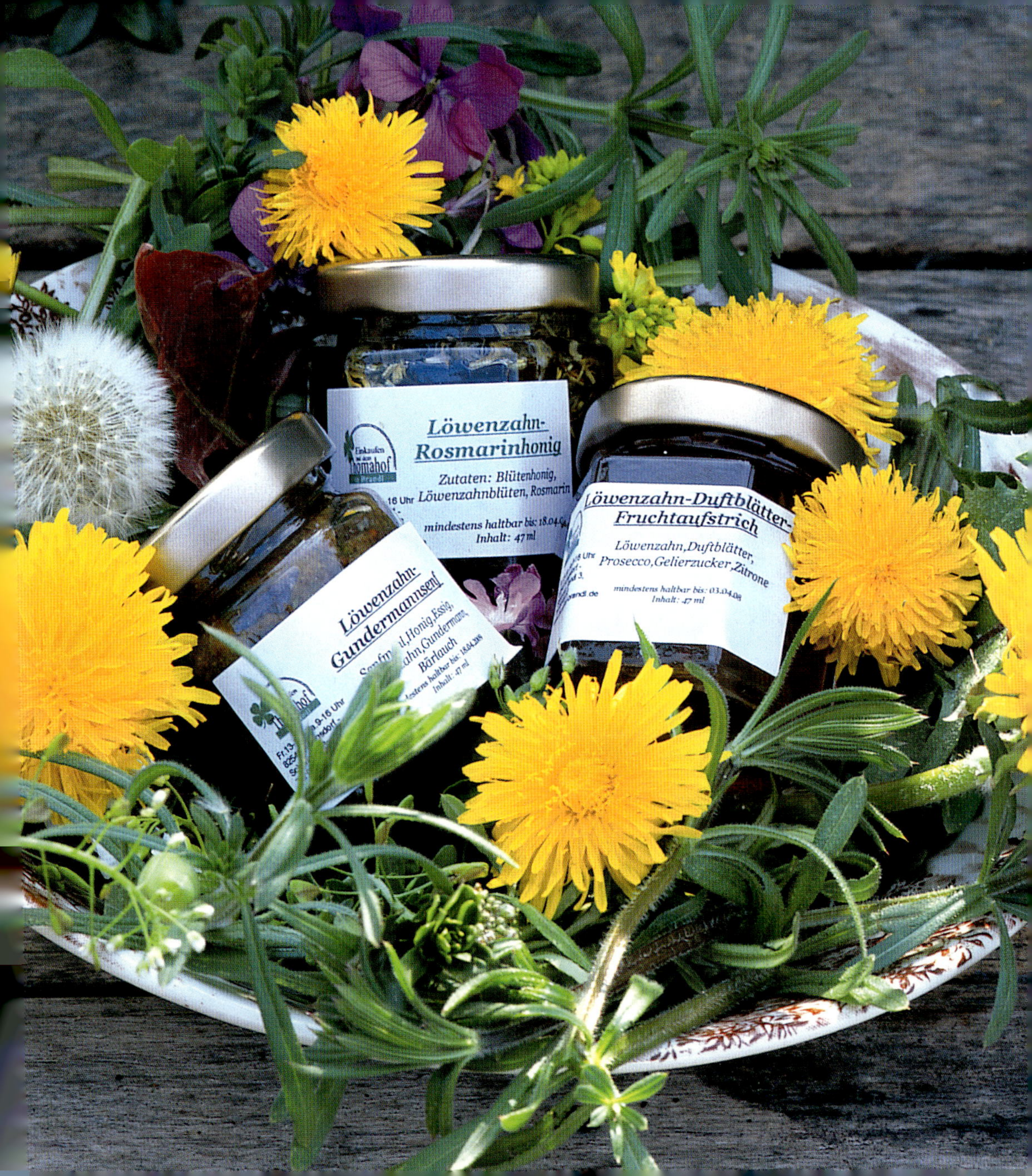
Löwenzahn-Rosmarinhonig
Zutaten: Blütenhonig, Löwenzahnblüten, Rosmarin
Inhalt: 47 ml
Löwenzahn-Duftblätter-Fruchtaufstrich
Löwenzahn,Duftblätter, Prosecco,Gelierzucker,Zitrone
mindestens haltbar bis: 03.04.08
Inhalt: 47 ml
Löwenzahn-Gundermannsenf

Die Aromatherapie

Seit Menschengedenken spielten Düfte, wenn es um Körperpflege, Verführung oder Heilung im Rahmen von religiösen Zeremonien ging, eine große Rolle. Bereits die alten Ägypter und einige Kulturen der griechischen Antike beherrschten die Kunst des Destillierens. Anfang des 10. Jahrhunderts wurde auch in Europa das ursprünglich aus dem Orient stammende und durch die Araber nach Spanien und Südfrankreich getragene Wissen angewendet, vorwiegend um durch Destillation Essenzen aus Pflanzen zu gewinnen, wobei hier unter anderem auch das Brennen von hochprozentigem Weinbrand dazu gehörte.

Seitdem werden ätherische Duftöle und die bei deren Herstellung zusätzlich entstehenden Hydrolate zu allerlei medizinischen Zwecken sowie zur Körperpflege genutzt.

1930 erwähnte der Kosmetikchemiker René Maurice Gattefossé erstmals unter dem Begriff Aromatherapie die antiseptischen Eigenschaften der ätherischen Öle sowie ihre Aufnahmefähigkeit über die Haut. Nachdem diese zunehmend in Vergessenheit geriet, erlebte sie durch Robert B. Tisserand ein Comeback.

Sie versteht sich als eine ganzheitlich wirksame Komplementärmethode, bei der gezielt mit individuell ausgesuchten ätherischen Ölen in Form von Aromamassagen, Bädern und Wickeln, die körperlich über die Haut wirken, gearbeitet wird oder deren Duft unsere Psyche direkt über den Geruchsinn beeinflusst und uns so hilft, das innere Gleichgewicht wiederzufinden und unsere Selbstheilungskräfte zu aktivieren.

Notizen / Geburtstage

22. März

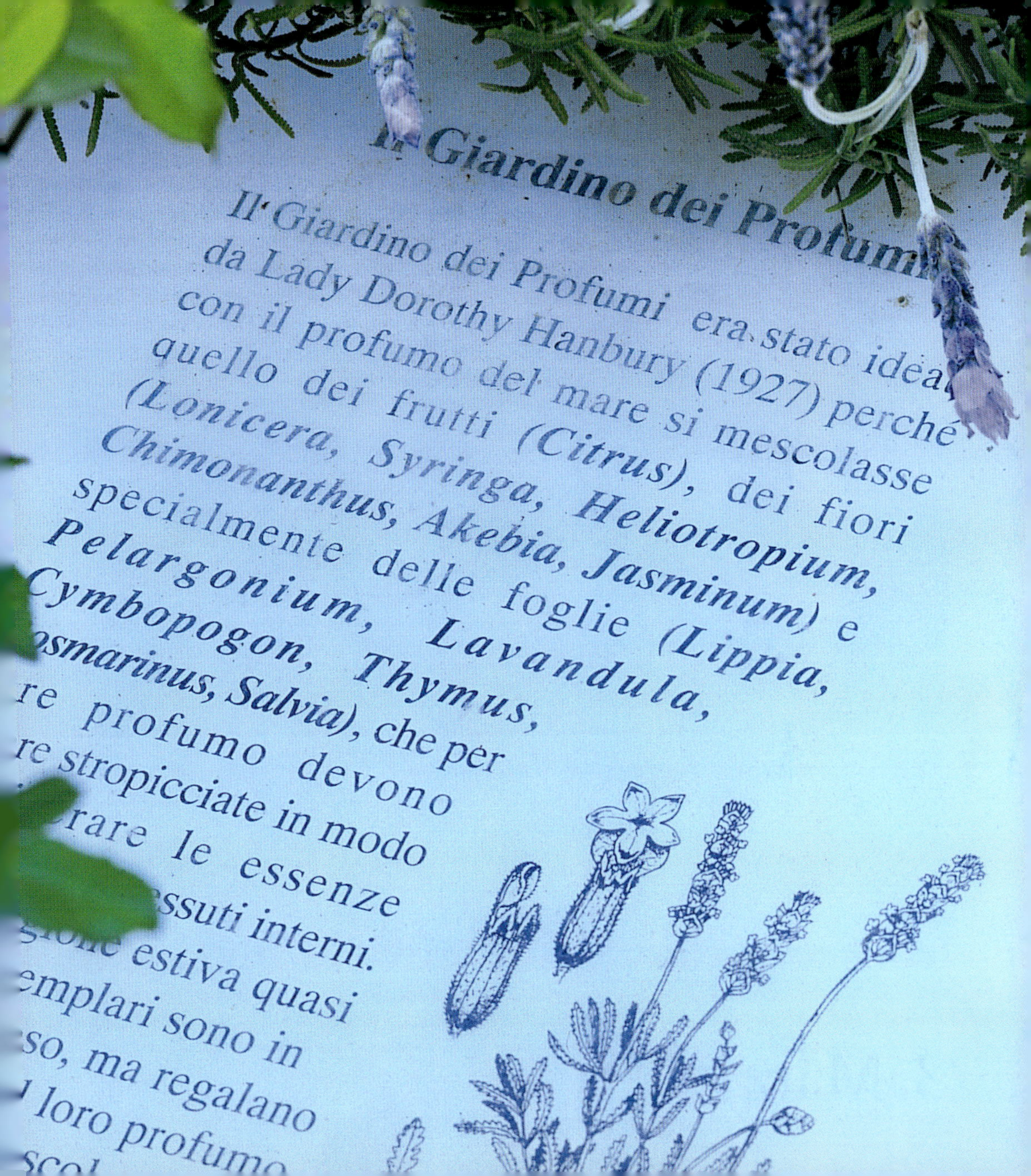
Giardino dei Profum
Il Giardino dei Profumi era stato idea
da Lady Dorothy Hanbury (1927) perché
con il profumo del mare si mescolasse
quello dei frutti (Citrus), dei fiori
(Lonicera, Syringa, Heliotropium,
Chimonanthus, Akebia, Jasminum) e
specialmente delle foglie (Lippia,
Pelargonium, Lavandula,
Cymbopogon, Thymus,
osmarinus, Salvia), che per
re profumo devono
re stropicciate in modo
rare le essenze
ssuti interni.
estiva quasi
emplari sono in
so, ma regalano
loro profumo

Wenn einer eine Reise tut ...

... dann kann er was erzählen und diejenigen, welche als Reiseziel England, die Hochburg der Gartenkultur, ausgewählt haben, kommen ganz sicher, wie übrigens auch ich, mit vielen faszinierenden Eindrücken nach Hause zurück, die im eigenen Garten baldmöglichst umgesetzt werden wollen. Aber nicht nur in England halten viele Gartenbesitzer die Türen für Besucher offen. Auch auf dem europäischen Festland öffnen mittlerweile größere öffentliche, aber auch viele kleine Privatgärten oft schon bei Saisonstart im Frühling ihre Türen. Dabei wird nicht nur ein Einblick in diese liebevoll gestalteten und gepflegten Gärten gewährt, oft ist auch ein interessanter Austausch mit dem Besitzer garantiert.

Notizen / Geburtstage

23. März

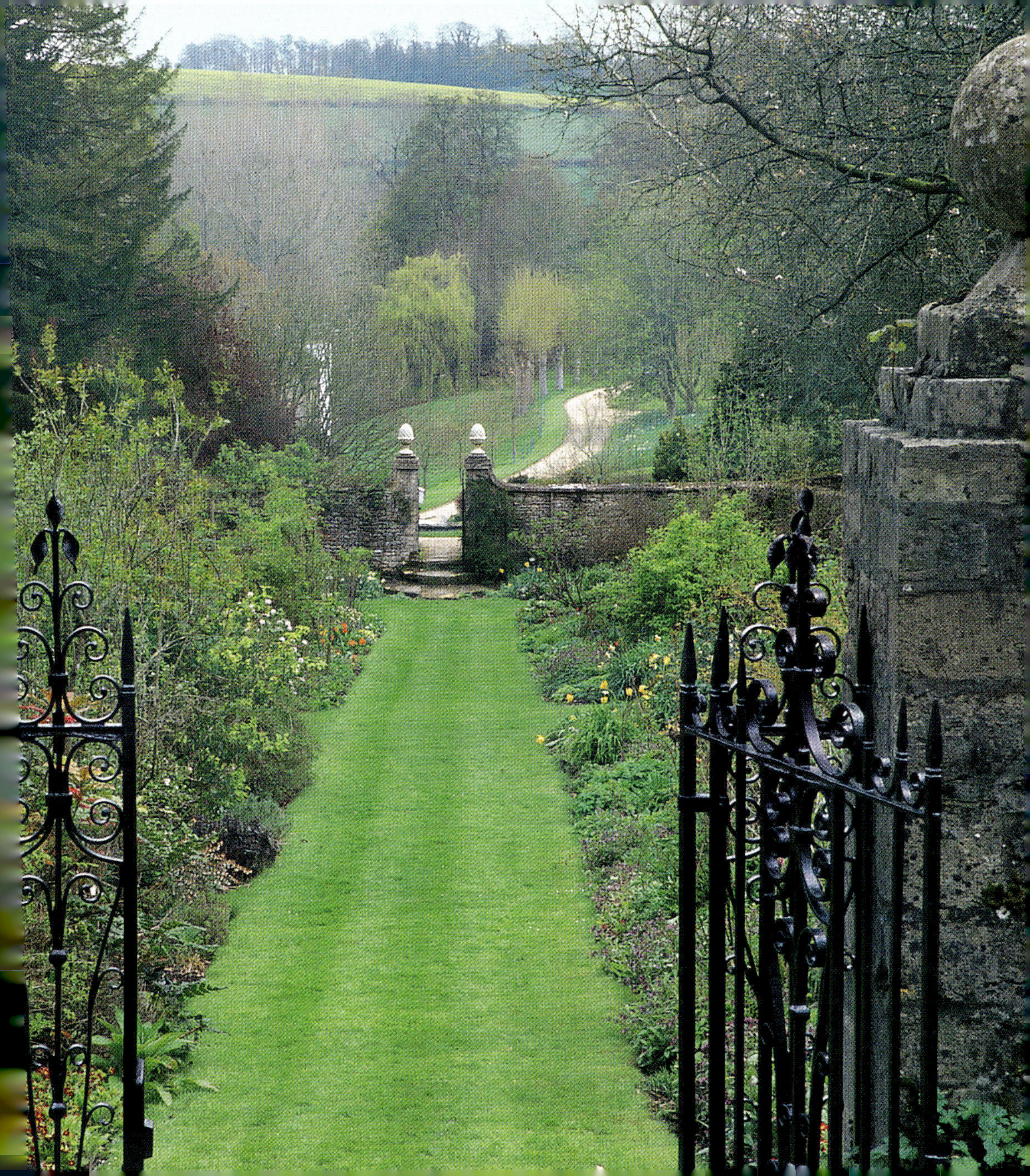

Frühjahrsarbeiten bei Rosen

Wenn die noch geschlossenen Blüten der Forsythien Farbe bekennen, dann ist der richtige Zeitpunkt für den Rosenschnitt. Dies kann je nach Witterung und Lage etwas früher oder später geschehen, der Zeitpunkt liegt aber immer um den 1. April.

Beim Schnitt werden Rosen grob in zwei Gruppen eingeteilt, in einmal- und nachblühende (siehe *30. März)* und in mehrmals blühende Arten (siehe *5. April)*. Dabei wird noch an den Trieben haftendes Laub abgezupft und der Boden zusätzlich gründlich von Laubresten befreit.

Geben Sie Rosenlaub ebenso wie die Stängel nie in den Kompost, da die Abtötung der gefährlichen Pilzsporen, mögen sie noch so gute Kompostierer sein, nie hundertprozentig gewährleistet ist. Anschließend wird der Boden tiefgründig gelockert – keinesfalls umgraben, denn hierbei könnten die Wurzeln angehoben werden, was die Wildtriebbildung fördert. Gleichzeitig wird die Frühjahrsdüngung ausgebracht, wobei sich dafür ein ausgewogener, speziell für Rosen konzipierter, biologischer Dünger am besten eignet wie beispielsweise Azet-Rosendünger, den Sie laut Packungsbeilage anwenden. Denken Sie daran: Rosen mögen Luft an den Wurzeln. Lockern Sie deshalb nach starken Regengüssen, spätestens jedoch nach vier Wochen, den Boden. Dabei wird zusätzlich aufkommendes Unkraut entfernt.

Übrigens, wer noch Rosen pflanzen möchte, kann dies jetzt noch tun. Die genaue Anleitung finden Sie unter dem *7. November.*

Notizen / Geburtstage

24. März

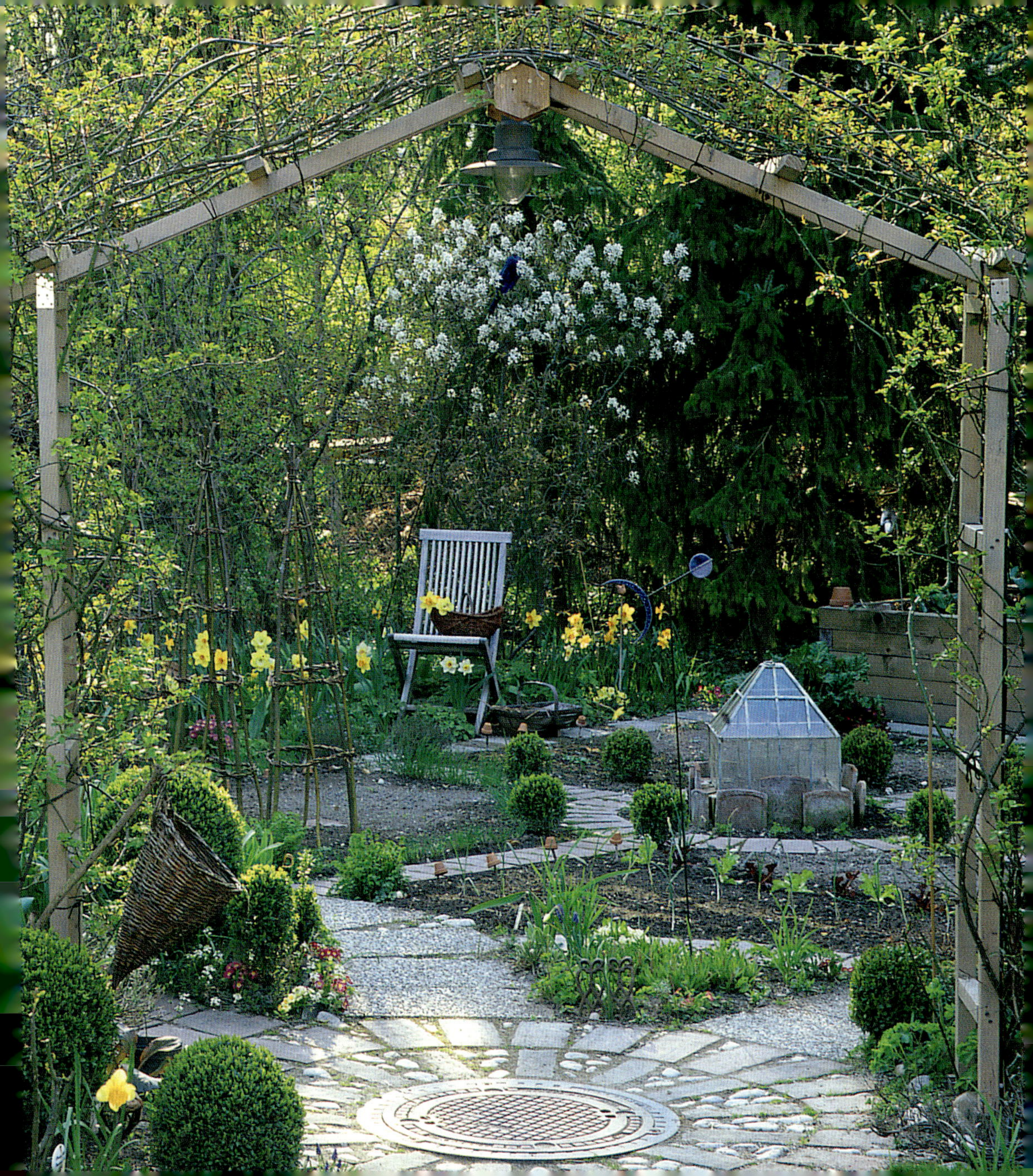

Wichtig beim Sammeln von Wildkräutern

Bei Wildkräutern handelt es sich um von Natur aus gewachsene Pflanzen, die wir in Wald, Feld und Flur finden können. Einige, wie zum Beispiel das Maßliebchen, die Brennnessel oder Löwenzahn, wachsen auch rund ums Haus.

Beim Sammeln von Wildkräutern sollten grundsätzlich folgende Regeln beachtet werden:

- Pflanzen, die auf stark gedüngten Wiesen, an Bahndämmen und Straßenrändern wachsen, eignen sich durch die hohe Schadstoffbelastung nicht für die Küche.
- Schneiden oder pflücken Sie nur Stiele und Blüten. Graben oder reißen Sie niemals die Pflanzen aus.
- Ernten Sie dabei nur so viele Pflanzenteile, wie Sie auch benötigen.
- Ernten Sie die Pflanzen nicht rigoros ab. Damit sich diese in kürzester Frist wieder regenerieren können und somit deren Fortpflanzung gesichert ist, sollten Sie genügend Blätter und Blütenstände stehen lassen.
- Für den Transport eignen sich besonders gut luftdurchlässige Körbe, Baumwolltaschen oder Papiertüten.

Notizen / Geburtstage

25. März

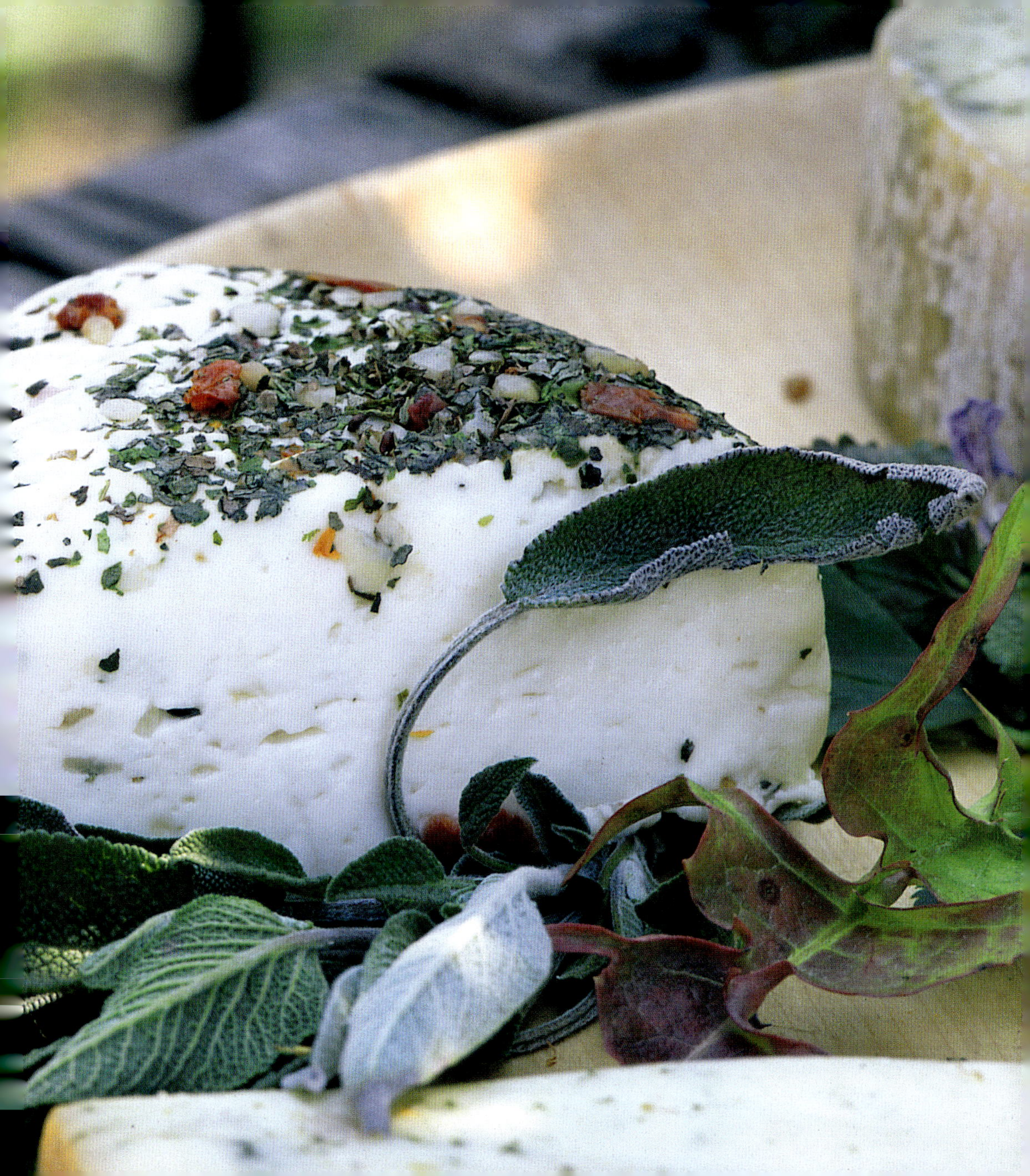

Der Schnittsellerie

Rein äußerlich gleicht der im Mittelmeerraum beheimatete Schnittsellerie *(Apium graveolens* var. *secalinum)* stark der glattblättrigen Petersilie. Die Aussaat erfolgt im zeitigen Frühjahr bei 5 bis 10 Grad, wobei der Samen recht unregelmäßig aufgeht.

Da Schnittsellerie sehr frostempfindlich ist, wird er meist einjährig kultiviert. An geschützten Orten in Töpfen gehalten, bietet dieses aromatische Würzkraut auch während der kalten Jahreszeit laufend frisches Grün für die Küche. Das Pflanzensubstrat sollte nährstoffreich sein und nie vollständig abtrocknen. Damit sich sein Aroma voll entwickelt, ist ein sonniger Standort nötig.

Die Blüte der bis zu 60 Zentimeter hoch werdenden Pflanze erfolgt im zweiten Jahr ab Juli. Mit ihren weißen Dolden ist sie eine beliebte Nektarpflanze, die gerne von Bienen, Hummeln, Schmetterlingen und Flor- und Schwebfliegen besucht wird.

Das sehr aromatische Kraut eignet sich zum Würzen von Suppen, Salaten, Saucen und Eintöpfen. Außerdem kann es durch Trocknen oder Tiefkühlen konserviert werden und eignet sich hervorragend für die Herstellung von Kräutersalzen.

Notizen / Geburtstage

26. März

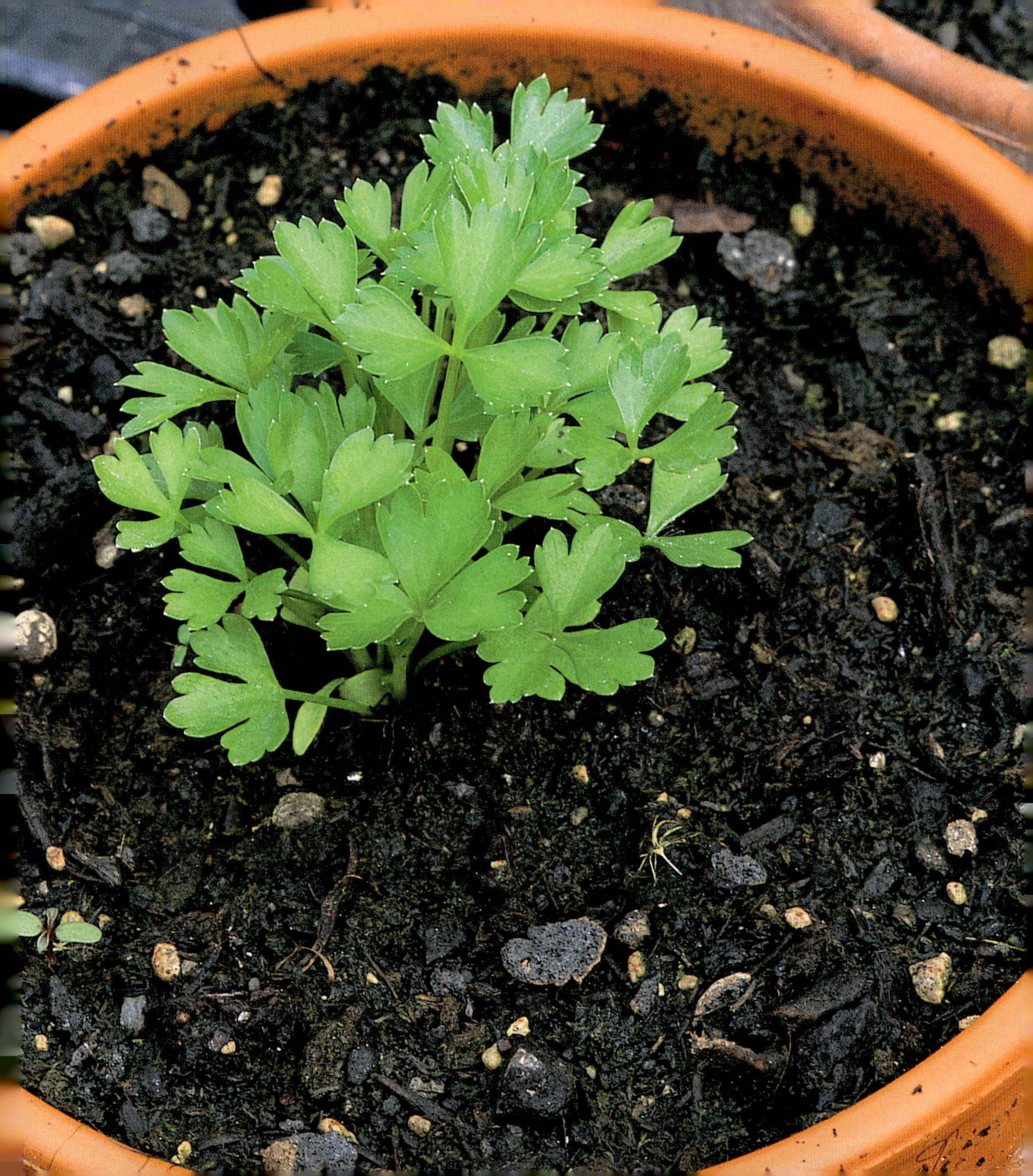

Pfefferminzbutter

Zutaten für 10 Portionen
150 g weiche Butter • 20 Pfefferminzblätter • 1 TL Zitronensaft • feines Meersalz • weißer Pfeffer aus der Mühle

Die Pfefferminzblätter kurz mit Wasser abspülen und mit Haushaltspapier trocken tupfen. Pfefferminzblätter von Hand fein hacken, mit dem Zitronensaft vermischen und mit der Butter verrühren. Mit Salz und Pfeffer würzen.

Wenn vorhanden, die Butter in ein gut gewässertes Model füllen, sofort herausschlagen und im Kühlschrank fest werden lassen.

Diese Butter passt ausgezeichnet zu kurz gebratenem Lammfleisch.

Notizen / Geburtstage

27. März

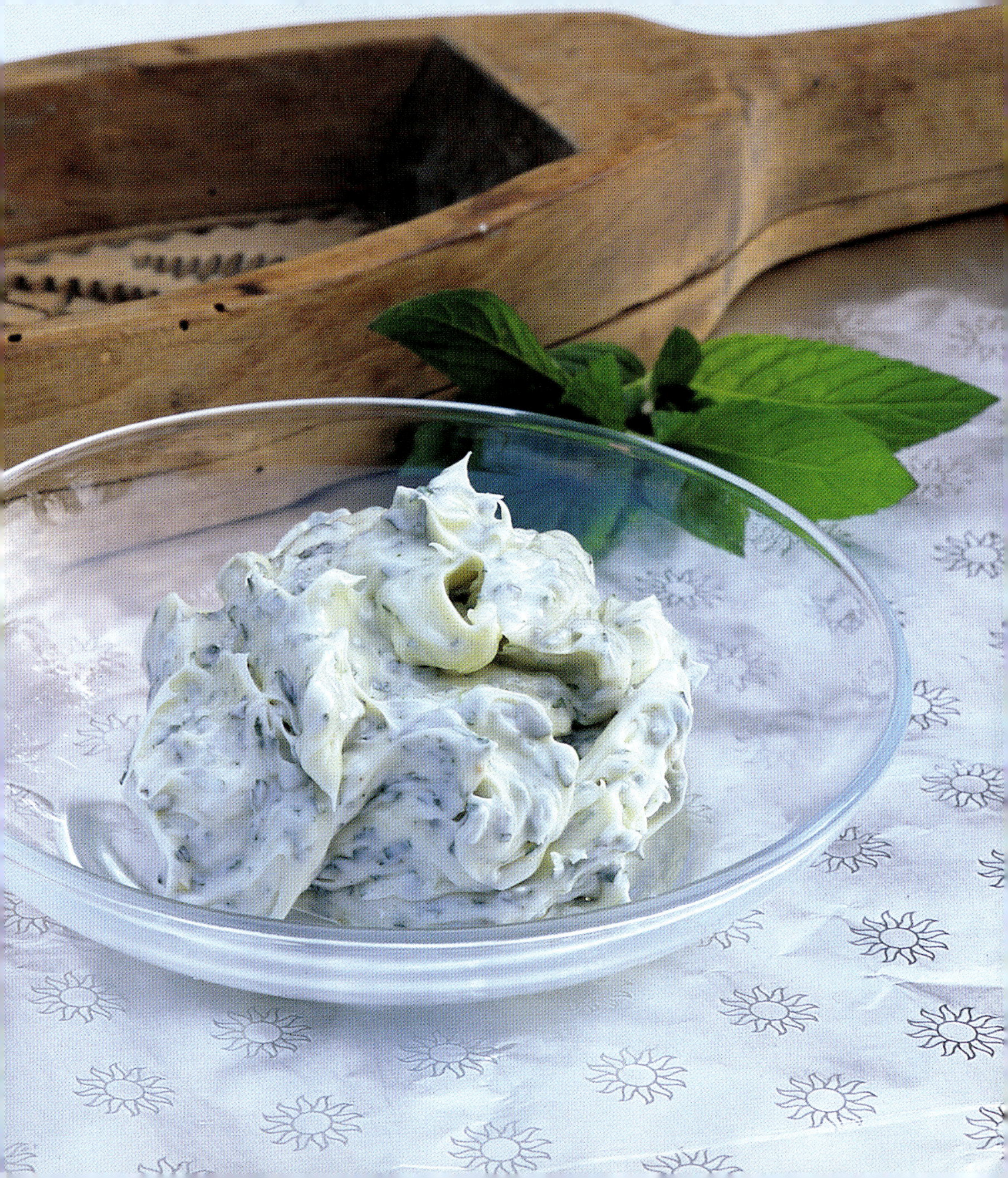

Rosen-Himbeersenf

Ergibt 4 Gläschen à 100 ml

300 g Himbeeren • 300 g milder Senf • 1 ½ EL Rohzucker • 1 ½ EL Blütenhonig • etwas Rosenlikör oder Rosengeist nach Belieben • 1 Tropfen ätherisches Rosenöl *(Rosa damascena* aus der Türkei)

Himbeeren in einem Topf mit 2 Esslöffel Wasser aufkochen, durch ein Sieb streichen und zurück in den Topf geben. Solange einköcheln, bis der Himbeersaft auf die Hälfte reduziert ist (bei der Zugabe von Likör oder Rosengeist etwas mehr einkochen). Zucker und Honig hinzufügen und auflösen. Nun den Senf, den Rosenlikör oder Rosengeist und das Rosenöl unterrühren und in ausgekochte Gläschen füllen und verschließen. An einem kühlen, dunklen Ort aufgehoben, ist der Rosenhimbeersenf mehrere Monate haltbar.
Dieser aromatische, süße Senf passt besonders gut zu Weißwürsten, gebratenem Lammfleisch oder Wild und zu Fleischfondue.

Notizen / Geburtstage

28. März

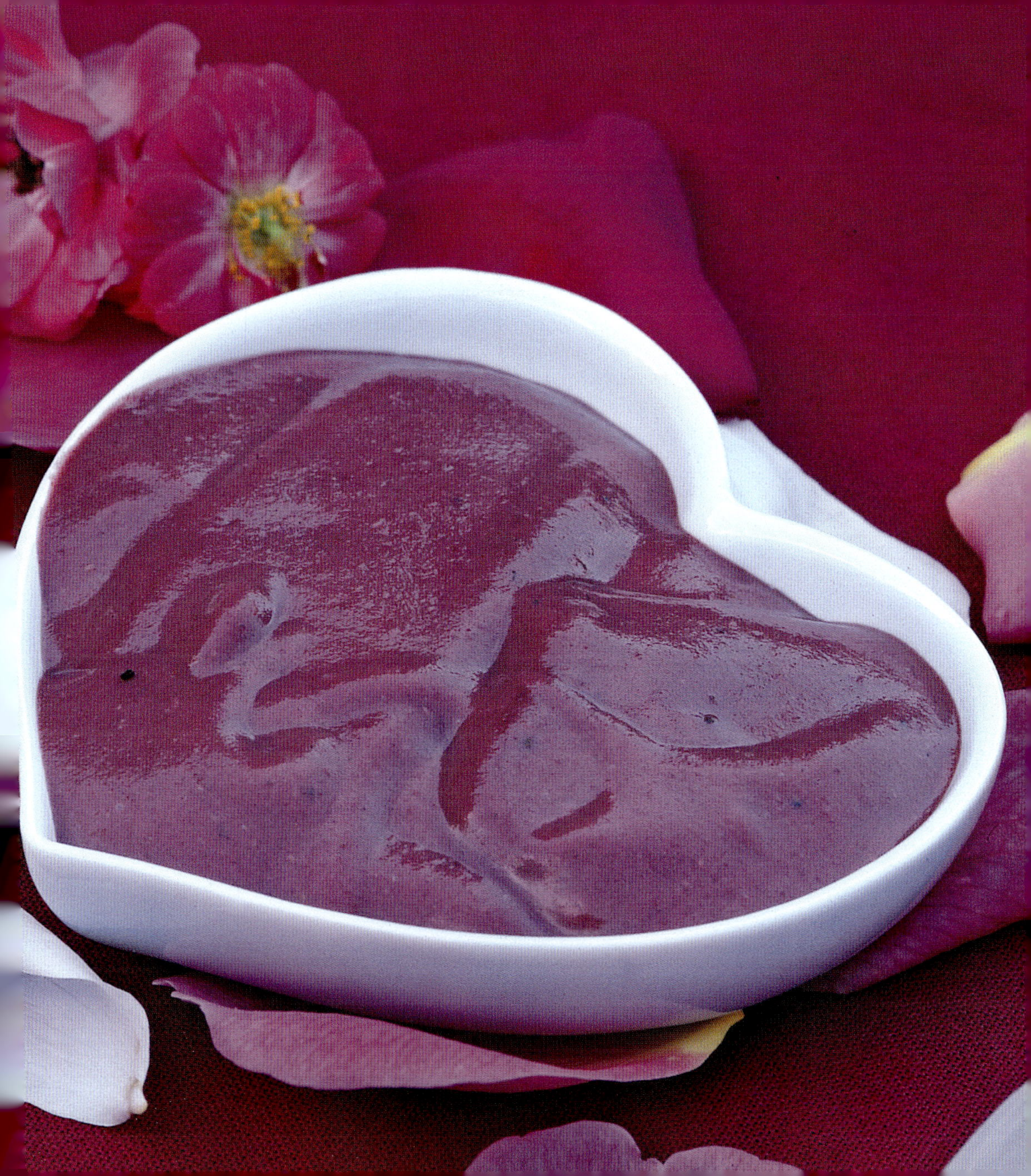

Himmelsschlüssel

Zuerst die weniger gute Nachricht. Die zur Gattung der Primeln gehörende echte Schlüsselblume *(Primula veris)*, auch Himmelsschlüssel genannt, ist nach der deutschen Bundesartenschutzverordnung besonders geschützt. In der Schweiz steht sie in einigen Kantonen unter Naturschutz. Sie unterscheidet sich von der Hohen Schlüsselblume *(Primula elatior)*, in der Schweiz auch Waldschlüsselblume genannt, deutlich durch die dunklere, dottergelbe Farbe der Blüten. Wir begegnen ihr im Frühling gelegentlich noch in trockenen Magerwiesen und an Waldrändern; sie gehört zum Frühling wie der Hase zu Ostern. Damit auch unsere Kinder und Enkelkinder diese Art noch in Feld und Flur antreffen können, bitte ich Sie, liebe Leserinnen und Leser, vom Pflücken dieser zarten Geschöpfe abzusehen.

Die gute Nachricht ist, dass die echte Schlüsselblume mittlerweile auch in gut sortierten Wildpflanzengärtnereien kultiviert und zum Kauf angeboten wird. Im Garten bevorzugt sie einen sonnigen bis halbschattigen Standort in gut durchlässigem Boden. So gehalten, dürfen Sie mit gutem Gewissen ab und zu mal ein paar Blüten für den Salat oder als Deko fürs österliche Kräuterbrot stibitzen.

Notizen / Geburtstage

29. März

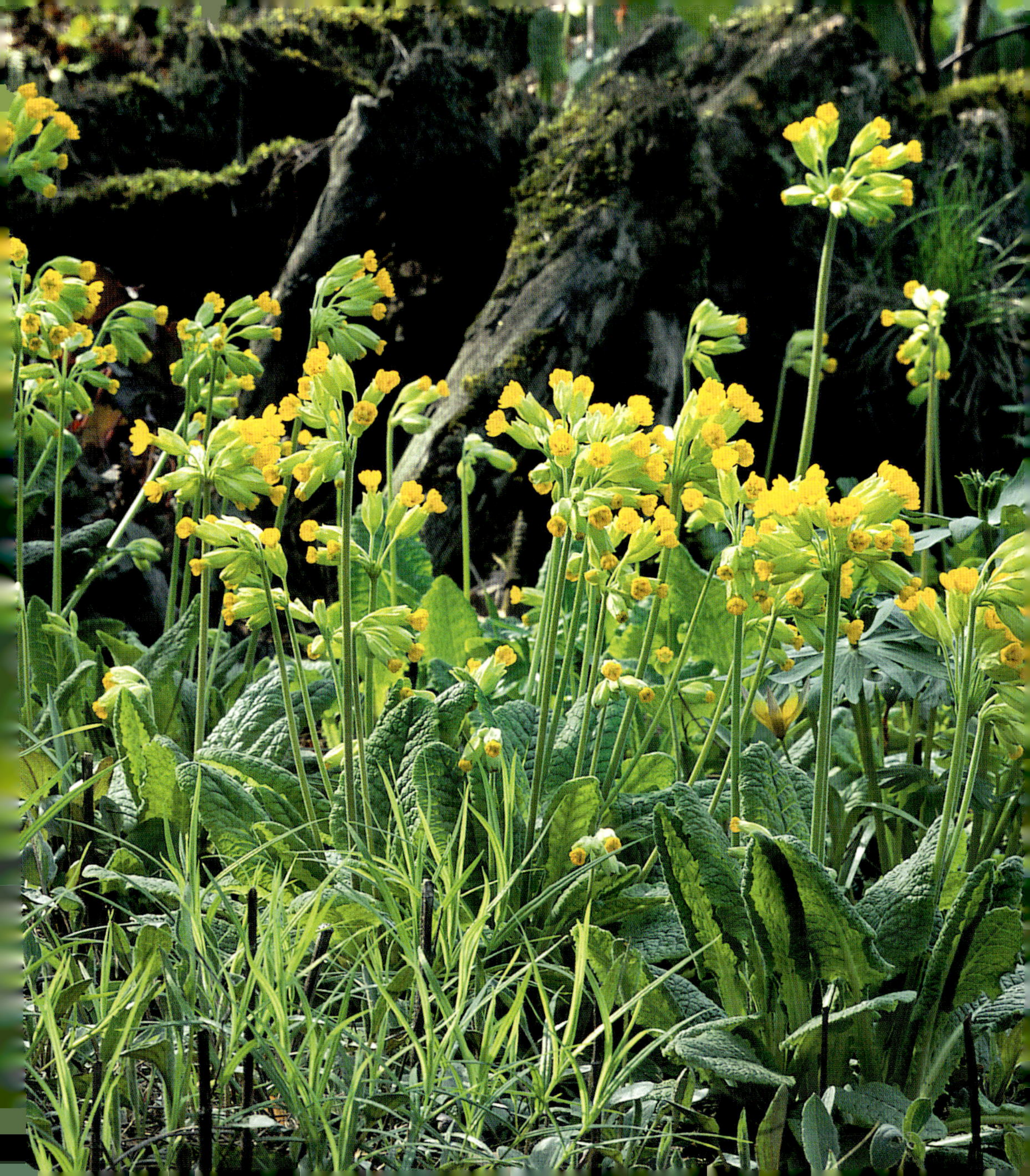

Der Schnitt an einmalblühenden Rosen

Da einmalblühende Arten als robust und frosthart gelten, erhalten diese auch als erste ihren Schnitt. Dazu gehören Wildrosen und deren Abkömmlinge, Historische Rosen und einmalblühende Kletterrosen.

Bei allen Rosenarten entfernen wir als erstes immer die abgestorbenen Triebe. Als nächstes werden alte – erkenntlich am grauen Holz – sowie frostgeschädigte Triebe, aber auch sogenannte Querschläger, welche sich im Stock überkreuzen und somit stören, entfernt.

Die Gesamtlänge der verbliebenen Triebe wird bei Wildrosen belassen, bei den Historischen Rosen können Sie, müssen aber nicht, diese einkürzen. Wuchsform und Standort sollten hier unbedingt berücksichtigt werden. Bei den nachblühenden Arten wie Portland- und Bourbonrosen wird gleichermaßen vorgegangen, die Triebe werden aber in der Länge zusätzlich um etwa ein Drittel gekürzt.

Bei den einmalblühenden Kletterrosen gehören die grünen Jungtriebe zu den wertvollsten. Sie werden in ihrer vollen Länge belassen. Bei zweijährigen Trieben werden die Seitentriebe auf vier Augen zurückgenommen. Bei Sorten, die keine Hagebutten ansetzen, kann schon nach der Blüte im Juli ein Verjüngungsschnitt ausgeführt werden, was die Bildung von Neutrieben enorm fördert.

Notizen / Geburtstage

30. März

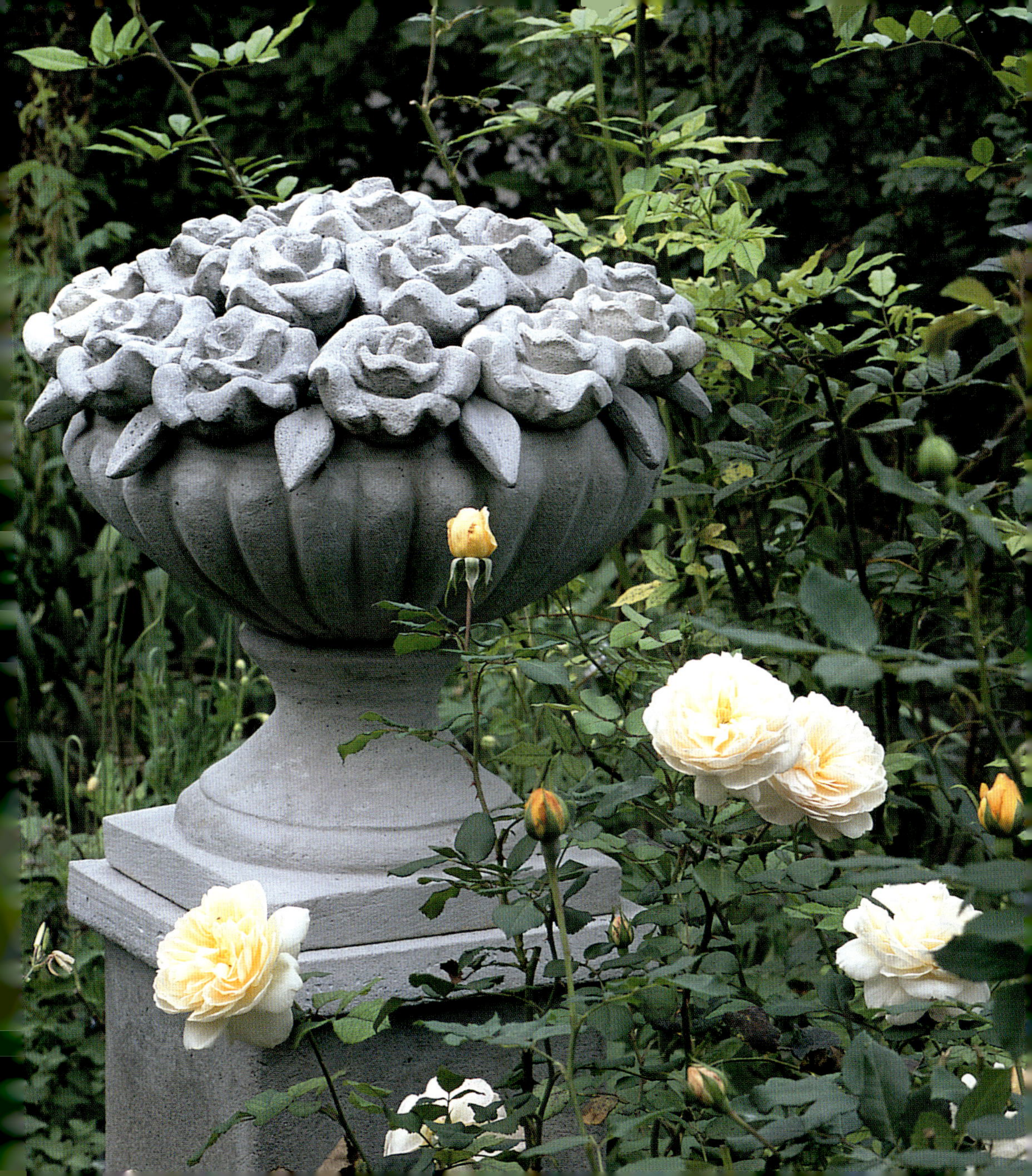

Salbeitee – einsetzbar bei unterschiedlichen Beschwerden

Mit gutem Recht trägt dieses überaus hilfreiche Kraut den botanischen Gattungsnamen *Salvia*, leitet sich dieser doch vom lateinischen Wort »salvare« ab, was soviel viel wie retten oder bewahren bedeutet. Auch Karl der Große ließ den vielseitig anwendbaren echten Salbei *(Salvia officinalis)* zu Heilzwecken anbauen. Mittlerweile sind viele auch verwendbare Varietäten erhältlich, wie beispielsweise die Sorte 'Icterina'.
Durch den hohen Anteil an Inhaltsstoffen wie ätherischen Ölen, schleimlösenden Sapoinen und Gerbstoffen wirkt er antiseptisch, entzündungshemmend, desinfizierend sowie schmerzlindernd und wird deshalb neben der Regulierung der Schweißproduktion auch bei Entzündungen im Hals- und Rachenraum, der Mundschleimhaut und bei Zahnfleischbluten angewendet.

Notizen / Geburtstage

31. März

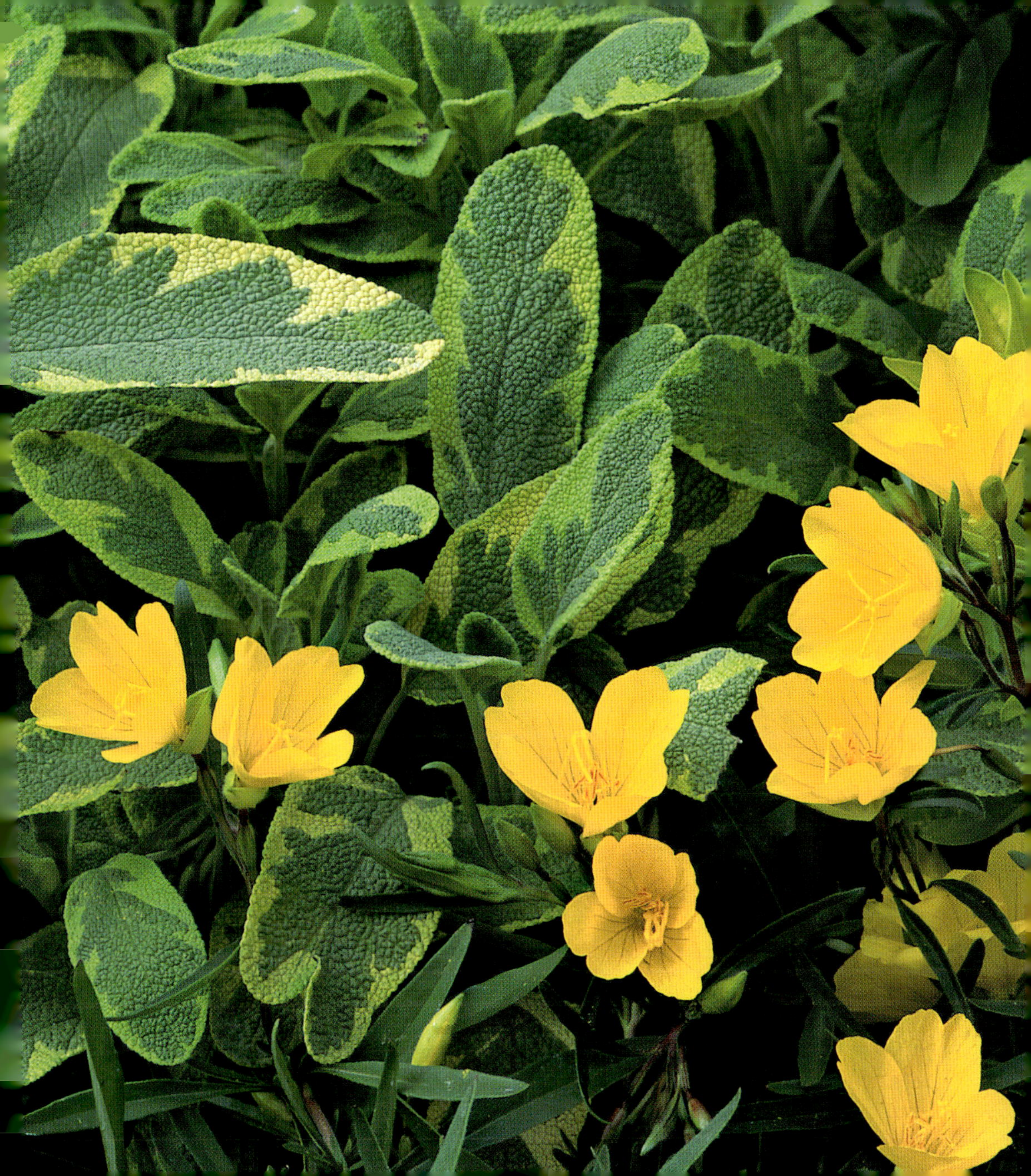

Blüten in Aspik

Sülzpulver • Wasser • verschiedene Blüten oder Blütenblätter wie Gänseblümchen, Borretschblüten, Nelken-, Rosen-, Ringelblumen- oder Sonnenblumenblütenblätter

Sülze nach Vorschrift zubereiten und die Sülzflüssigkeit lagenweise mit den Blütenblättern in entsprechende Förmchen gießen. Mit etwas Sülzflüssigkeit beginnen. Flüssigkeit im Kühlschrank fest werden lassen, Blüten darauf verteilen und etwas Sülzflüssigkeit nachfüllen und wieder im Kühlschrank fest werden lassen. Zum Anrichten die Förmchen kurz in heißes Wasser halten und stürzen. Sofort servieren.

Notizen / Geburtstage

1. April

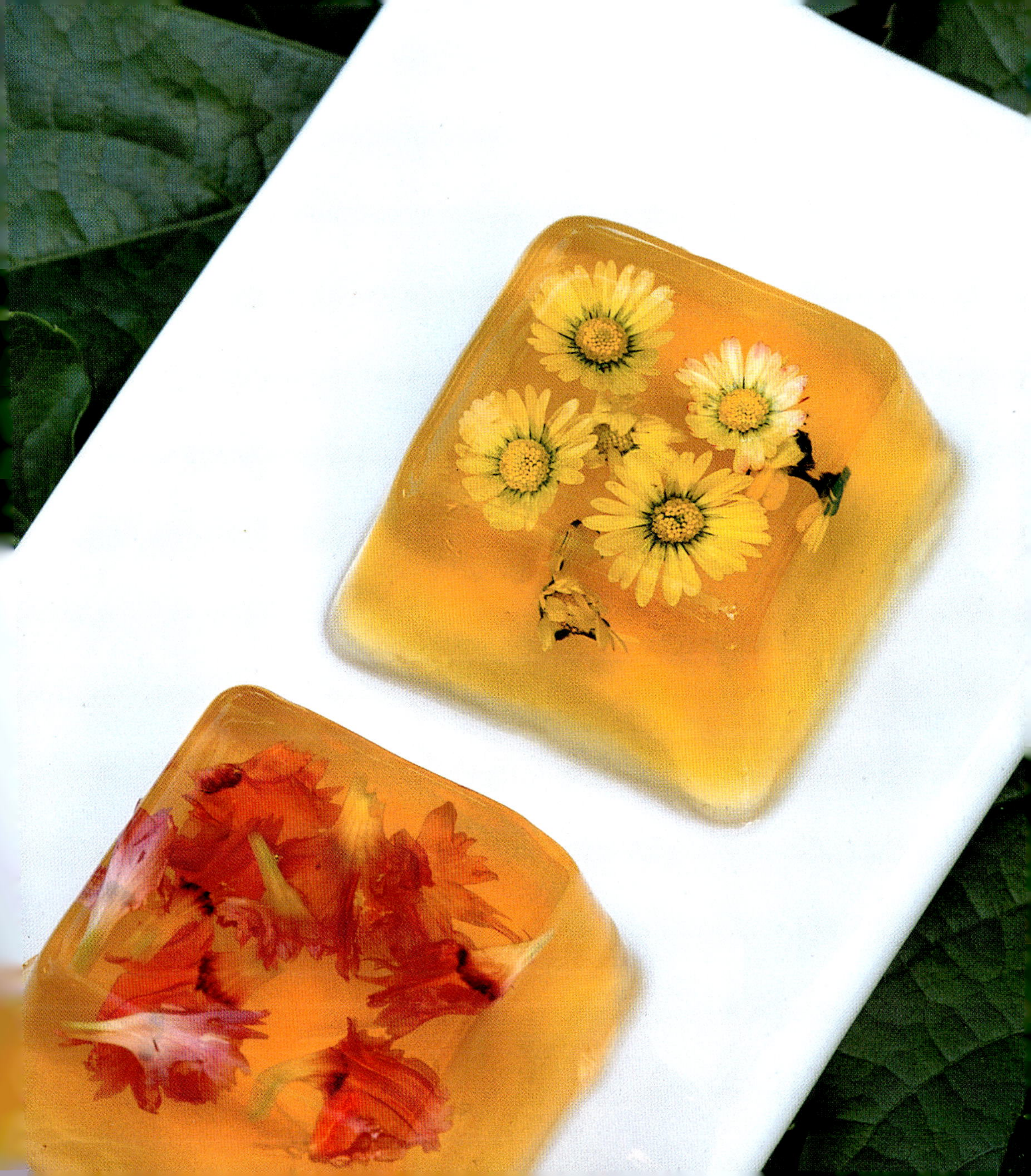

Der Löwenzahn

Wenn Sie dieses Jahr für ihren Körper etwas Gutes tun möchten, ist jetzt bei Austrieb des Gewöhnlichen Löwenzahns *(Taraxacum officinale)* der ideale Zeitpunkt dafür. Seine wertvollen Inhaltsstoffe, unter anderem Bitterstoffe, Kalium, Inulin und verschiedene Carotinoide, regen die Verdauung an, wirken blutreinigend, leicht harntreibend und somit entschlackend. Des Weiteren wird er bei Nierensteinen, Diabetes und rheumatischen Beschwerden eingesetzt.

Nutzen Sie also diesen Schatz der Natur und bereichern Sie mit den jungen, noch zarten, leicht bitter schmeckenden Blättern Salate oder verwenden Sie diese, eventuell zusammen mit anderen Wildkräutern, wie Brennnessel oder Giersch, gedünstet als Gemüse.

Aus den gezupften Blüten kann zudem Löwenzahnhonig, -sirup oder -eis hergestellt werden. Außerdem eignen sie sich frisch oder getrocknet zum Dekorieren von Salaten, Desserts oder in Kombination mit zusätzlich gewiegten Kräutern, in etwas Butter geschwenkt, zur Dekoration von Kartoffeln, Reis oder Teigwaren.

Notizen / Geburtstage

2. April

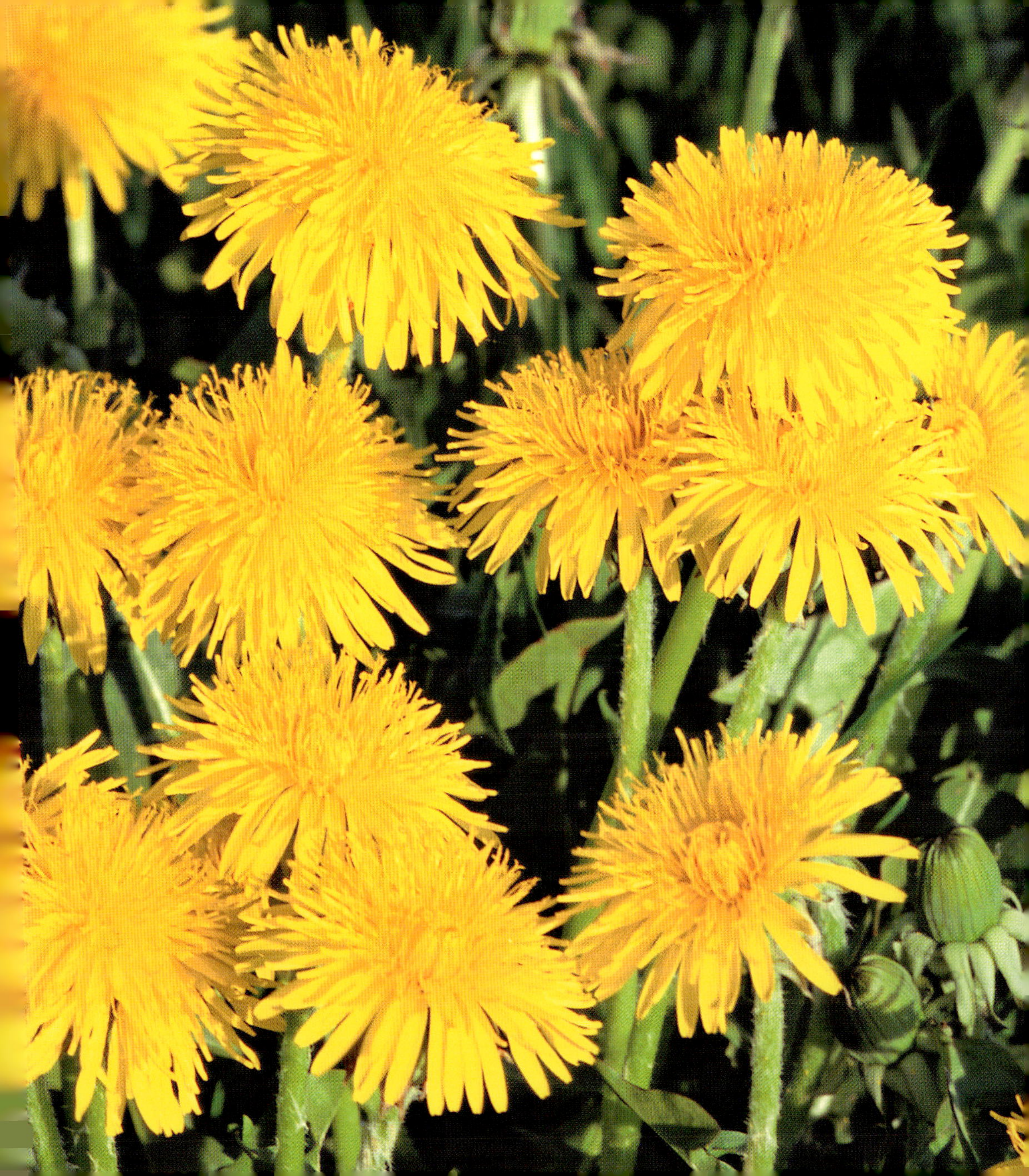

Löwenzahneis mit Orangensauce

1 Tasse gezupfte Löwenzahnblüten • 150 ml Wasser • 4 Eigelb • 100 g Zucker • 300 ml Sahne
Sauce:
200 ml Orangensaft • 2 EL Grand Marnier • 2 EL Zucker

Die Hälfte der gezupften Löwenzahnblüten mit dem Wasser zugedeckt in einem Edelstahltopf erhitzen und zugedeckt 20 Minuten ziehen lassen. Abseihen. Die andere Hälfte mit dem Sud zugedeckt erhitzen und nochmals 20 Minuten ziehen lassen. Abseihen.
Zucker zum abgekühlten Sud geben und solange rühren, bis sich der Zucker vollständig aufgelöst hat. Die Eigelbe hinzufügen und weiter rühren, bis die Masse hell wird. Die Sahne steif schlagen und darunter ziehen. Die Masse etwa vier Stunden in der Tiefkühlung fest werden lassen.
In der Zwischenzeit den Orangensaft mit dem Zucker so lange einkochen, bis eine sämige Sauce entsteht. Etwas abkühlen lassen und den Grand Marnier unterrühren.
Sauce auf Teller verteilen, vom fertigen Eis Kugeln abstechen und mit gezupften Löwenzahnblüten garnieren.

Notizen / Geburtstage

3. April

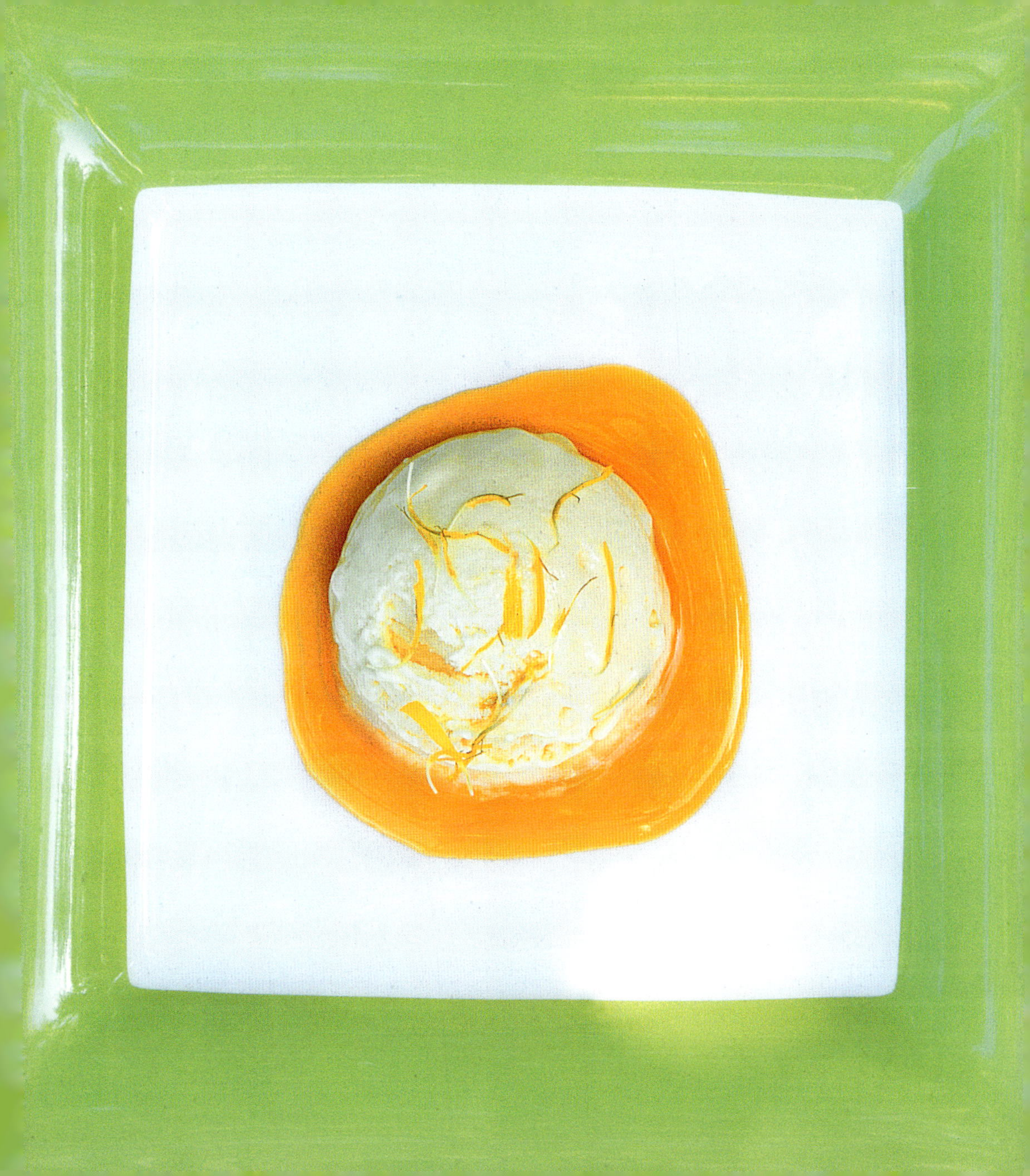

Heilsame Linde

Bekannt ist die Linde vor allem als mächtiger, schattenspendender Allee-, Hausbaum oder als Dorflinde. Unvergesslich ist zudem der unvergleichliche Duft der Blüten, der uns an warmen Frühsommertagen um die Nase streicht.

Die Blüten der Sommerlinde, *Tilia platyphyllos*, wie auch der Winterlinde, *Tilia cordata*, sind es auch, deren heilende Eigenschaften wir auf vielerlei Weise nutzen können. Gesammelt werden sie voll geöffnet, mitsamt den beiden Deckblättern, die sich unterhalb der Blüte befinden und als Flugapparat dienen.

Am gebräuchlichsten ist der Lindenblütentee. Er lindert Husten, wirkt schweißtreibend bei Erkältungen und hilft bei Schlaflosigkeit. Dazu wird 1 Teelöffel frische oder getrocknete Blüten mit einer Tasse heißem Wasser übergossen. 5 bis 10 Minuten ziehen lassen, abfiltern und vor dem Schlafengehen trinken.

Äußerlich angewendet lindern Auszüge aus Lindenblüten Hautentzündungen. Für eine Öltinktur lässt man die angetrockneten Blüten zwei bis drei Wochen in kaltgepresstem Öl ziehen (Rezept siehe *15. Juli*). Anschließend wird die betroffene Stelle mehrmals täglich mit dem Auszug behandelt.

Notizen / Geburtstage

4. April

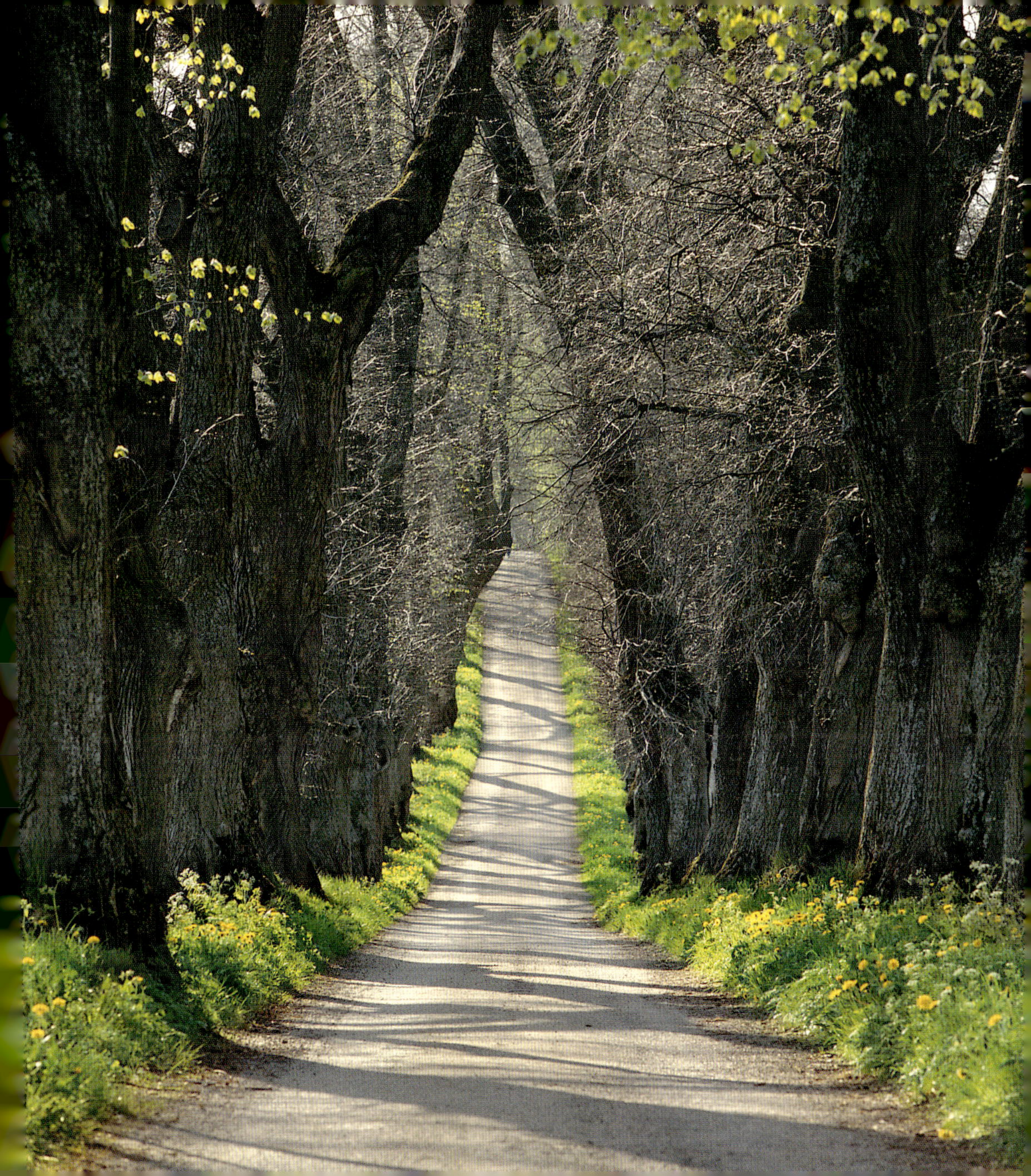

Der Rosenschnitt an mehrmalsblühenden Arten

Zu dieser Rosengruppe gehören Edel-, Beet- und Floribundarosen, aber auch Strauch- und Kletterrosen. Die meisten Englischen Rosen, »Kinder« des englischen Rosenzüchters David Austin, gehören hier ebenfalls dazu. Je nach Wuchs werden sie wie Beet-, Strauch- oder gar Kletterrosen geschnitten. Da all diese den gleichen Aufbau vorweisen, werden sie, bis auf die Kletterrosen, auch auf die gleiche Weise geschnitten. Wie schon bei den einmalblühenden Arten entfernen wir als erstes abgestorbene und stark frostgeschädigte Triebe sowie sogenannte Querschläger, welche sich in der Pflanze kreuzen und somit stören. Bei den ersten drei Rosenklassen werden die verbleibenden Triebe auf drei bis sieben Augen eingekürzt, wobei man die stärksten am längsten lässt. Bei den Strauchrosen wird gleichermaßen vorgegangen, die Triebe werden jedoch auf sieben bis elf Augen zurückgenommen. Achten Sie darauf, dass der Schnitt etwa fünf Millimeter über einem starken, nach außen stehenden Auge zu liegen kommt. Dies garantiert einen kräftigen Austrieb. Sorgen Sie dabei für eine ausgewogene Form der Pflanze.

Bei den Kletterrosen werden abgeblühte Seitentriebe auf den Astring zurückgenommen. Im letzten Sommer neu gewachsene Triebe belässt man in voller Länge. Anschließend werden alle Triebe sorgfältig fest gebunden. Bringen Sie dabei die Triebe in eine Schräglage von ungefähr 45 Grad. Dies fördert zusätzlich die Blütenbildung im unteren Bereich.

Notizen / Geburtstage

5. April

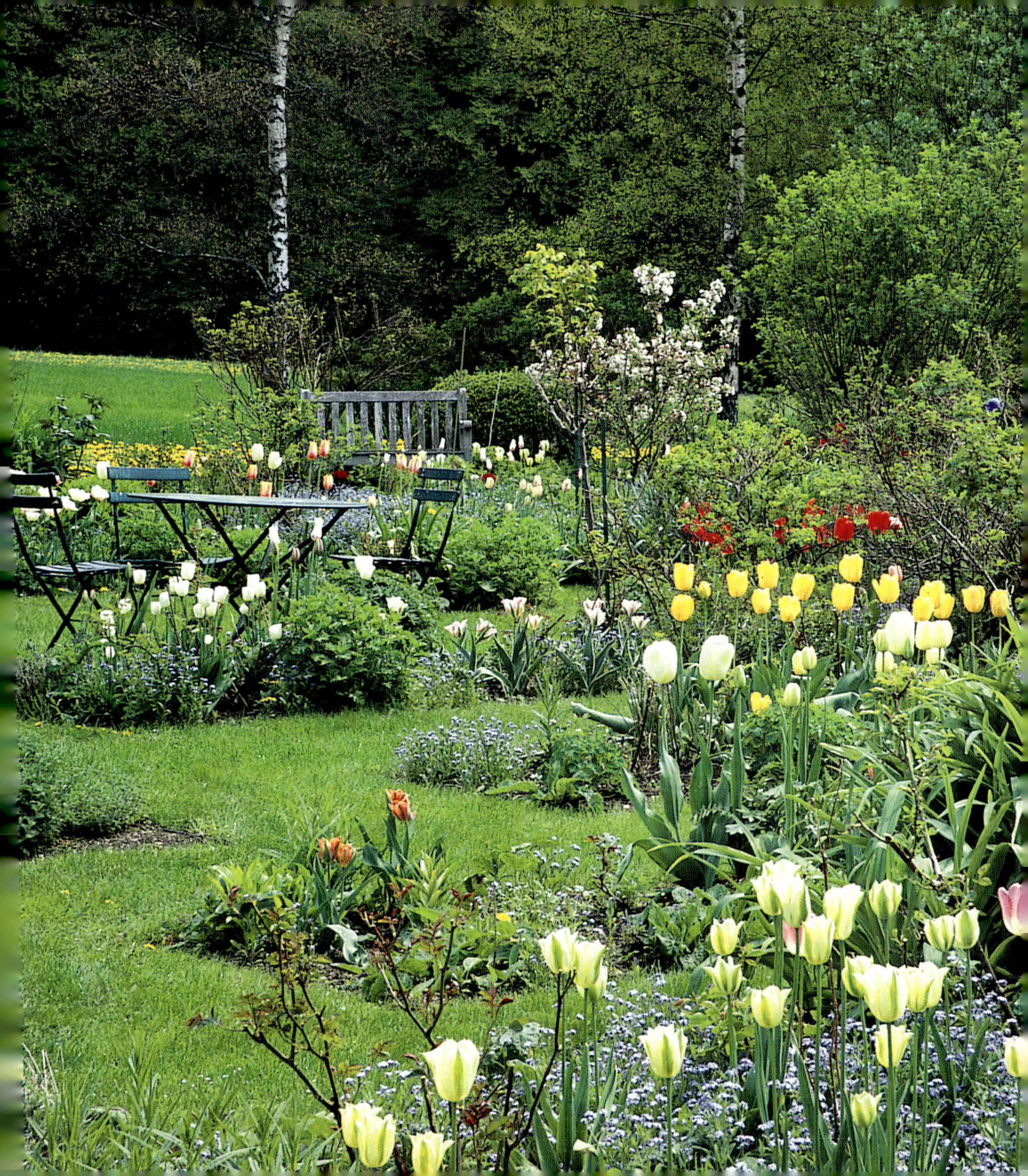

Klösterliches Wissen

Einer der bedeutendsten Pflanzenkundigen des Mittelalters war nebst Hildegard von Bingen (1098–1179), Wahlafrid Strabo (808/809–849), Abt des Benediktinerklosters Reichenau, welches auf der gleichnamigen Insel im Bodensee liegt. Er war Begründer des dortigen Klostergartens und schrieb zwischen 830 und 840 eines der bedeutendsten botanischen Werke des Mittelalters, das *Liber de cultura hortorum* (Von der Pflege der Gärten), kurz »Hortulus« (Gärtlein) genannt, ein Lehrgedicht über den Klostergarten, dessen Erkenntnisse bis heute noch geschätzt werden. Das Werk ist das erste Dokument über den Gartenbau in Deutschland. In Versform sind darin 24 Heil-, Küchen- und Zierpflanzen beschrieben wie Salbei, Weinraute, Eberraute, Wermut, Andorn, Liebstöckel, Kerbel, Balsamkraut, Muskatellersalbei, Minze, Poleiminze, Ziest, Odermennig, Rainfarn, Katzenminze, aber auch Sellerie, Fenchel, Meerrettich und/oder Rettich, Melone, Flaschenkürbis sowie Schlafmohn, Schwertlilie, Lilie und Rose, die noch heute in den Gärten gedeihen. Auch schildert er die praktischen Erfahrungen, die er bei seiner Arbeit im Klostergarten gesammelt hat.
Im Jahr 2000 wurde die Insel mit dem Kloster Reichenau in die UNESCO-Liste des Weltkulturerbes aufgenommen, welche die Aufnahme mit dem herausragenden Zeugnis der religiösen und kulturellen Rolle dieses Klosters im Mittelalter begründete.

Notizen / Geburtstage

6. April

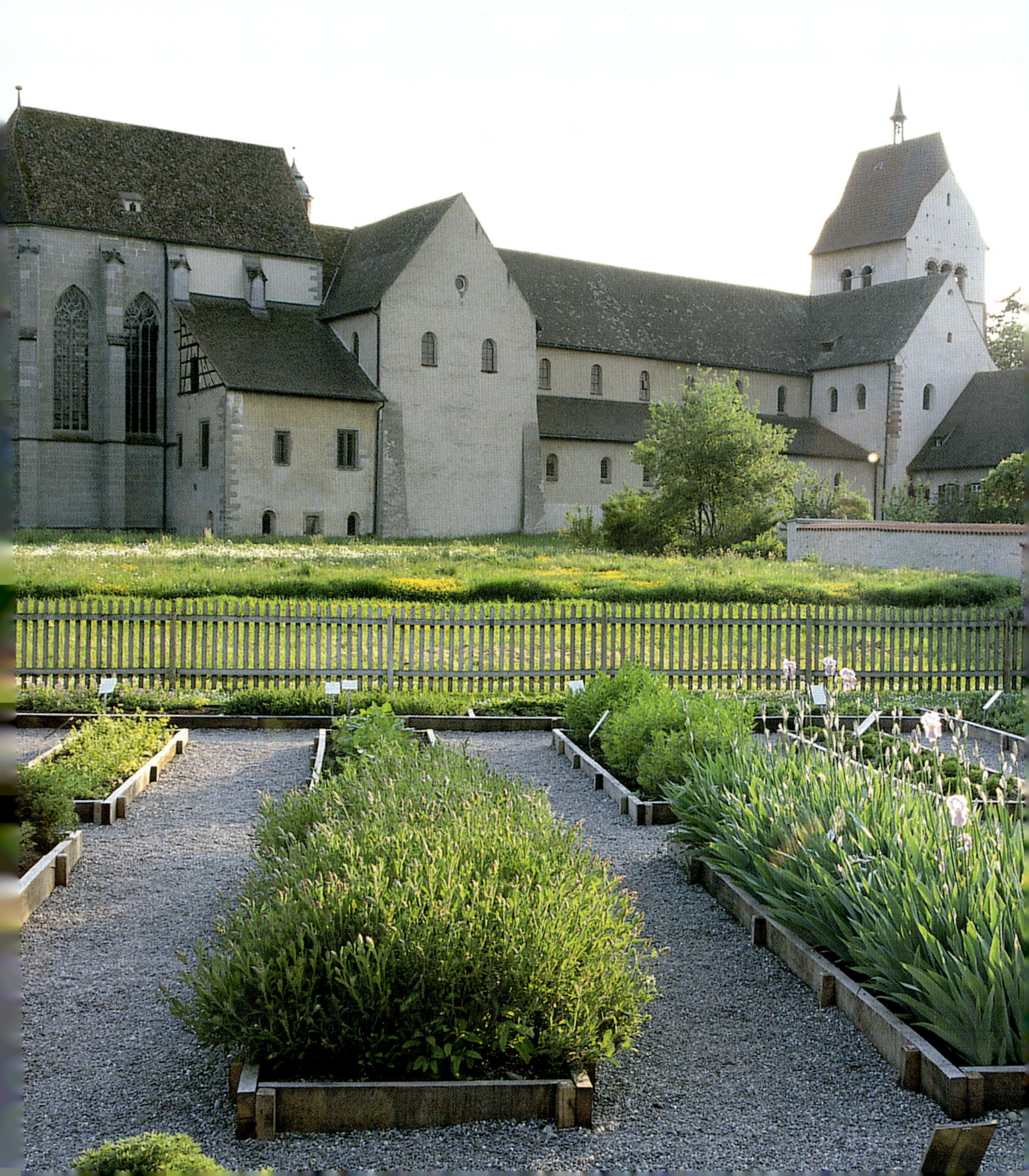

Aus eins mach zwei und noch viel mehr

Wer schon einen kleinen Grundstock an Kräutern hat, kann diesen mit wenig Aufwand und relativ einfach vermehren.

Schnittlauch und Melisse werden im Frühjahr einfach geteilt und bei Minzen und Estragon, die Ausläufer bilden, trennt man diese einfach ab und pflanzt sie neu ein.

Weiter können Sie mehrjährige Kräuter auch durch Absenker oder Anhäufeln der Erde vermehren. Dies geschieht, wie die Stecklingsvermehrung, im Sommer. Bei der Vermehrung durch Absenker werden kräftige Triebe, wie beispielsweise von Rosmarin und Lavendel, nachdem an der Stelle, die auf dem Boden zu liegen kommt, die Blätter entfernt wurden, mit einem U-förmigen Drahtstück auf den Boden geheftet und anschließend mit Erde angehäufelt. In wenigen Wochen bilden sich Wurzeln und Sie können die Triebe von der Mutterpflanze abtrennen.

Durch Anhäufeln des Stockes bilden sich bei Thymian in wenigen Wochen Wurzeln im unteren Bereich der Triebe, welche man anschließend abtrennt und weiter kultiviert.

Bei der Stecklingsvermehrung werden von ganz oder teilweise verholzenden Kräutern wie Salbei oder Lavendel etwa 10 bis 15 Zentimeter lange, nichtblühende Triebe abgerissen, die unteren Blätter entfernt und in eine mit Aussaaterde gefüllte Keimbox gesteckt. Auch hier bilden sich in wenigen Wochen Wurzeln. Die Pflänzchen sollten jedoch noch bis zum nächsten Frühling im Haus an einem kühlen Ort überwintern.

Notizen / Geburtstage

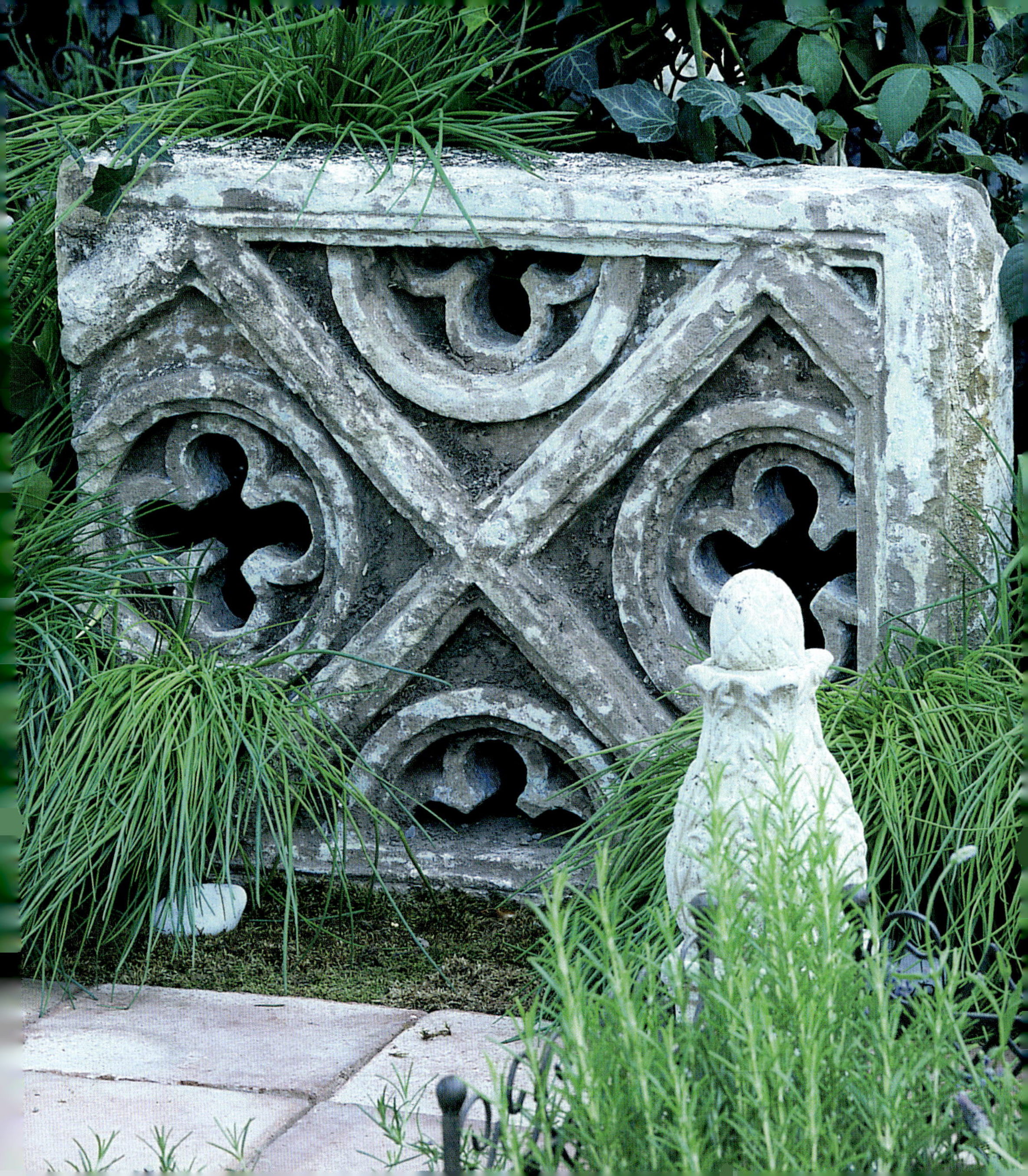

Schnittlauch – Allrounder unter den Küchenkräutern

Ob auf dem Fensterbrett, drinnen oder draußen, in Töpfen, Balkonkistchen oder ins Freiland gepflanzt, der zu den Lauchgewächsen gehörende Schnittlauch *(Allium schoenoprasum)* kann überall kultiviert werden, vorausgesetzt, der Boden oder das Substrat ist nährstoffreich und kalkhaltig und wird immer schön feucht gehalten. Wird er ab Austrieb im Frühjahr und während der Vegetationsphase mehrere Male mit Kompost versorgt, dankt er es Ihnen, indem er fortwährend neue Blattröhren hervorschiebt. Ernten Sie immer nur so viele, wie Sie benötigen, und schneiden Sie diese knapp über dem Boden ab, so regeneriert er sich rasch wieder aus der Basis. Lässt man sie jedoch stehen, so blüht er bald, wobei die Blattröhren hart werden.
In der Küche ist Schnittlauch ein echter Alleskönner. Ob Suppe, Rührei, Salat, Fisch, Sauce, Quark, Kräuterbutter oder einfach so aufs Butterbrot, Schnittlauch passt perfekt. Zudem ist er reich an Vitamin C. Da sich dieses beim Kochen rasch verflüchtigt, sollte man ihn erst zum Schluss beigeben. Die Blütenköpfe eignen sich wunderbar zum Dekorieren von Salaten, Wurstplatten und so weiter.
Übrigens führen gut sortierte Kräutergärtnereien auch unterschiedliche Sorten. So blüht 'Alba' weiß und 'Forescate' leuchtend rot, 'Grolau' hat eher gröbere und 'Filo' eher feine Blattröhren.

Notizen / Geburtstage

8. April

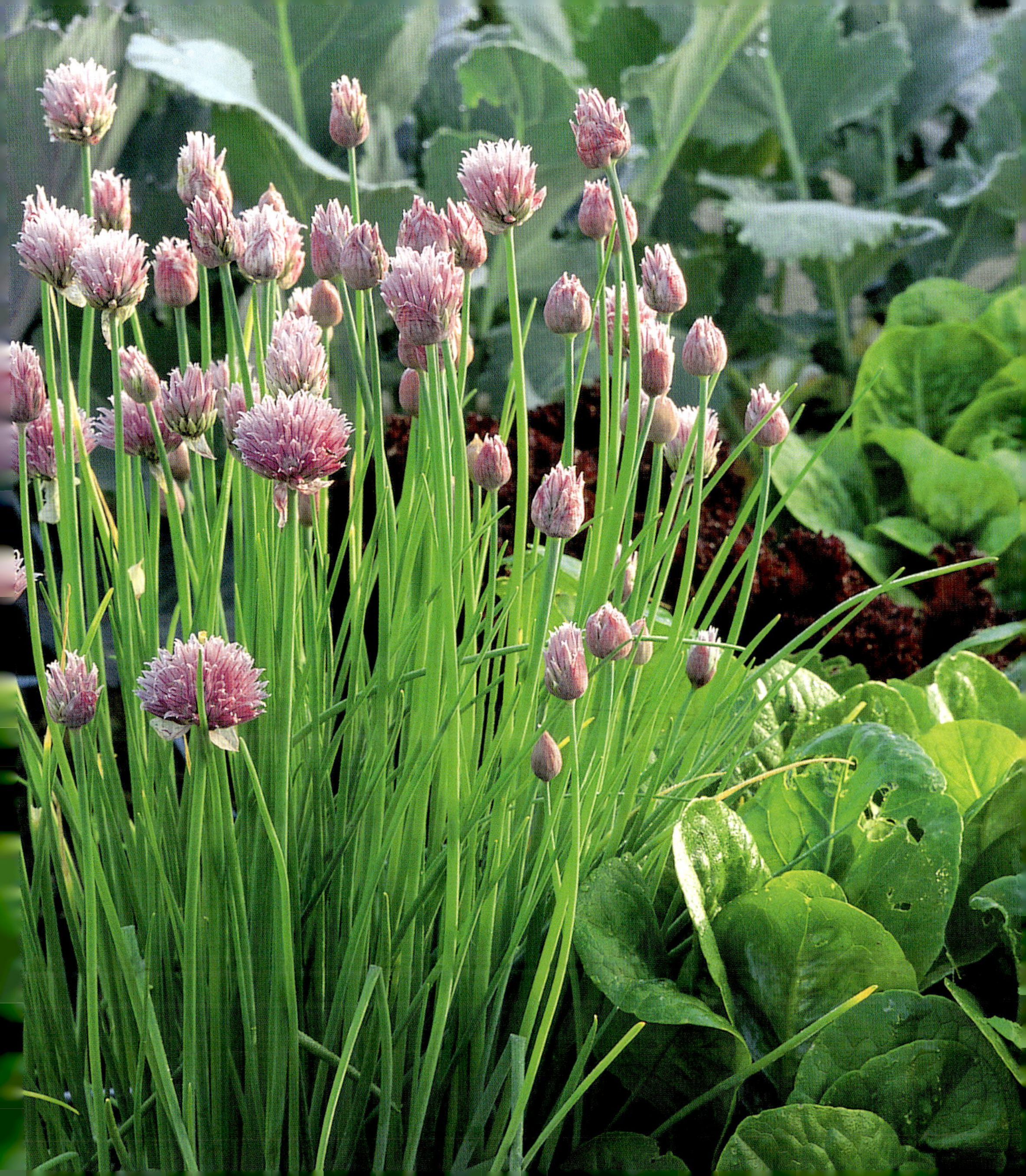

Theresas Bündnerfleischpackerl

Frische junge Artischocken • Fenchelknollen • Zitrone • Olivenöl extra vergine • Salz • Pfeffer • Bündnerfleisch • Schnittlauch

Die Artischocken großzügig putzen, so dass nur die zarten inneren Knospen übrig sind, und fein schneiden. Fenchel ebenfalls putzen und fein schneiden. Beides zusammen mit Zitronensaft, Olivenöl, Salz und Pfeffer marinieren. Je eine Scheibe Bündnerfleisch mit etwas Artischocken-Fenchel-Salat belegen, zusammenfalten und mit einem Schnittlauchstängel zusammenbinden. Schnittlauch bei Bedarf etwas zuschneiden. Die Packerl auf einer Platte anrichten und mit Schnittlauchblüten dekorieren.

• Tipp: Wenn keine frischen Artischocken zur Verfügung stehen, können auch Artischocken aus dem Glas verwendet werden. Ebenso können die Packerl mit anderen Füllungen wie zum Beispiel kaltem Kartoffelbrei mit Kresse und Oliven gefüllt werden.

Notizen / Geburtstage

9. April

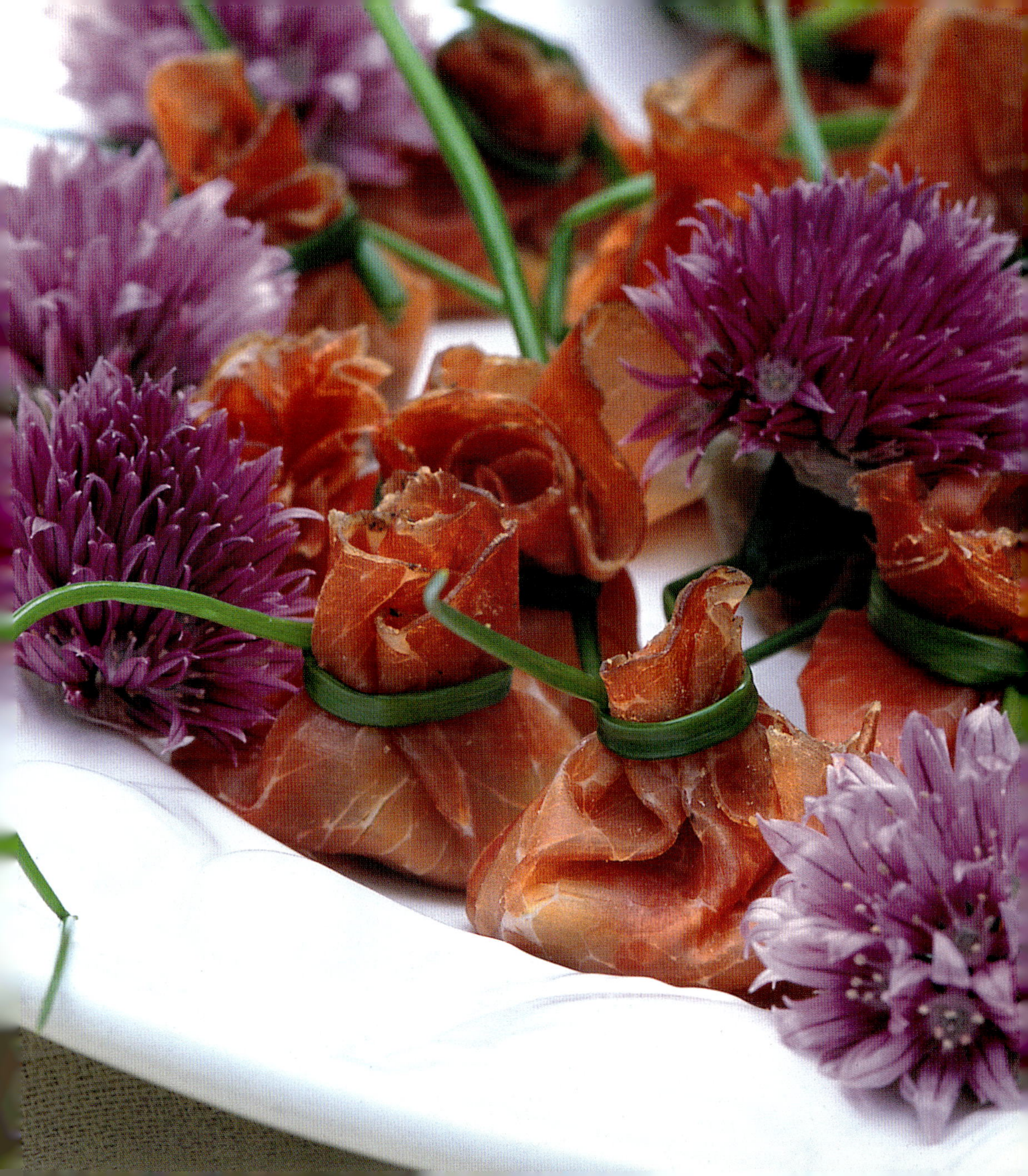

Des Gärtners Gold

Kompostieren bedeutet nichts anderes, als biologisch organische Rohstoffe aus Küche, Garten und Kleintierställen bei optimalen Bedingungen und in kurzer Zeit zu wertvollem Humus umzusetzen. An dieser Umsetzung sind eine Vielzahl an kleinen wie auch kleinsten Lebewesen beteiligt, welche die organischen Stoffe zerkleinern, in sich aufnehmen und wieder ausscheiden. Damit dies reibungslos klappt, müssen bestimmte Voraussetzungen erfüllt werden. Je vielfältiger das kompostierbare Gut ist, desto schneller geht die Umsetzung voran. Füllen Sie also unterschiedliche Materialien wie Laub, Küchenabfälle, strohigen Kleintiermist, Rasenschnitt, Häckselgut von Sträuchern und Pflanzenschnittgut ein. Dies sollte abwechselnd geschehen, sodass eine gute Durchfeuchtung sowie Durchlüftung des Materials gewährleistet ist, was wiederum die Umsetzung in Gang bringt. Fehlt eines dieser Elemente, verwandelt sich der Ansatz in einen von unangenehmen Erscheinungen wie Gestank und Fäulnis begleiteten Haufen. Je nach Zusammensetzung des Ansatzes kann es ein bis drei Jahre dauern, bis uns der umgewandelte Kompost als wertvoller Dünger für den Garten zur Verfügung steht. Während dieser Zeit sollte er jeweils im Frühjahr und Herbst umgeschichtet, gut durchgemischt und bei Trockenheit mit Wasser versorgt werden. Eine Abdeckung verhindert, dass wertvolle Düngestoffe vom Regen ausgewaschen werden. Richtig umgesetzt wird sein Aussehen dunkelbraun, feinkrümelig und duftet wunderbar nach Erde.

Notizen / Geburtstage

10. April

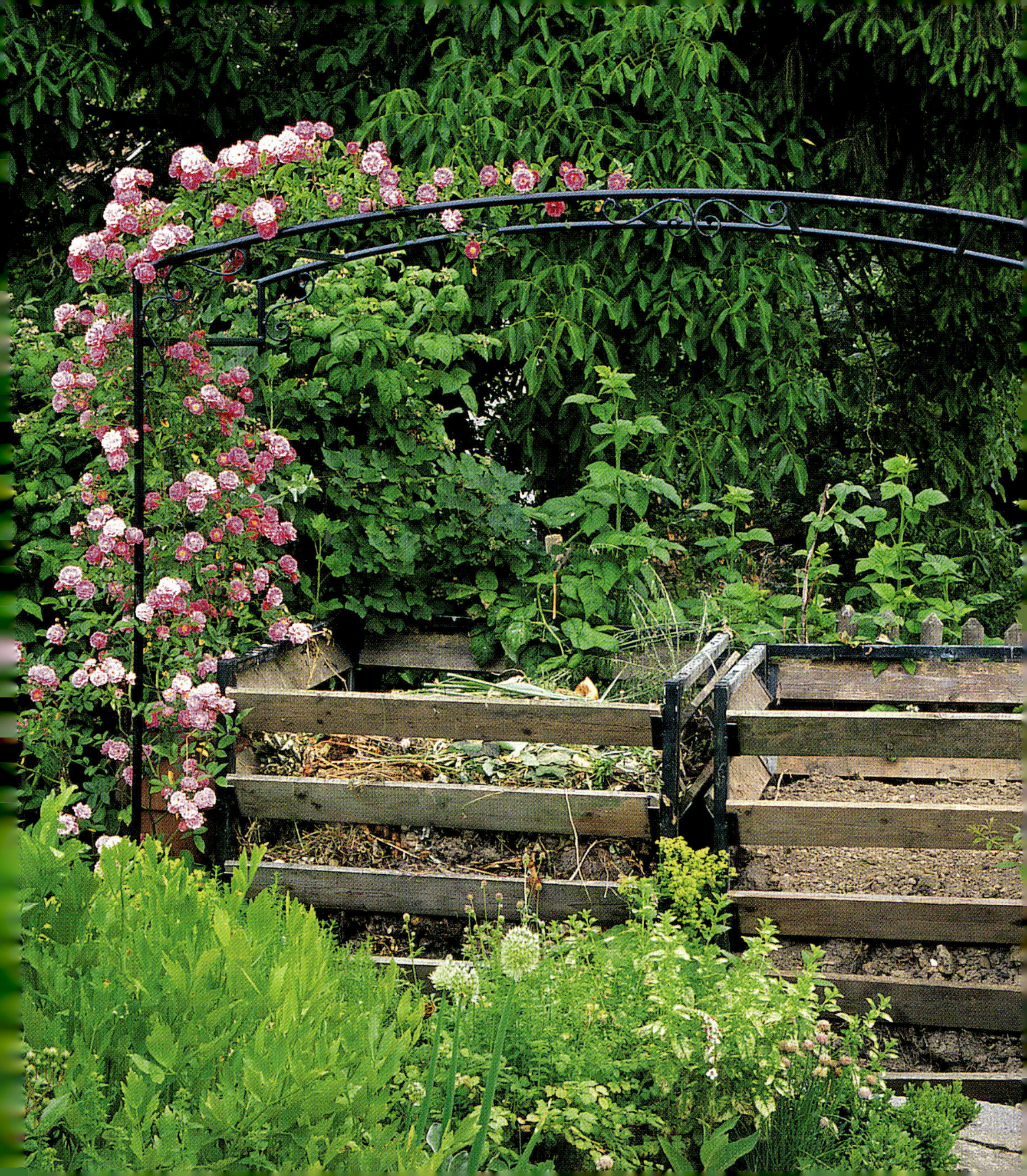

'Variegata di Bologna' – Extravaganz aus Italien

Diese verschwenderisch, jedoch nur einmalblühende Bourbonrose, die bei Bonfiglioli und Sohn im Jahre 1909 in Italien entstand, benötigt unbedingt einen luftigen Standort, eine gute Versorgung mit Nährstoffen sowie gute Pflege, damit sie gegen Mehltaubefall sowie Sternrußtau gewappnet ist.
Schöne, kugelige Knospen stehen in großer Zahl beieinander und öffnen sich Anfang Juni zu großen und dicht gefüllten Schalenblüten. Ein jedes Blütenblatt zeigt hier ein anderes Muster. Wir finden die verschiedensten Variationen, von rahmweiß-rosa gestreift bis karminrot-rosa gestreift oder auch marmoriert. Ihre Farben verblassen kaum und der süße Duft, den die Blüten verströmen, ist sehr beständig. Gerade die Extravaganz dieser Blütenblätter, vielleicht noch in Kombination mit rahmweißen oder sehr dunklen Blütenblättern von anderen Rosensorten, lassen Blattsalate, Eistee oder eine Bowle zum Hingucker werden.
Der kräftige, aufrecht wachsende Strauch mit seinen hellen Zweigen und den ziemlich derben, grünen und spitz zulaufenden Blättern ist spärlich belaubt, sehr frosthart und kann eine Höhe von 1,6 Meter erreichen.
Mit etwas Geschick kann 'Variegata die Bologna' auch als Kletterrose an Obelisken hochgeleitet werden.

Notizen / Geburtstage

11. April

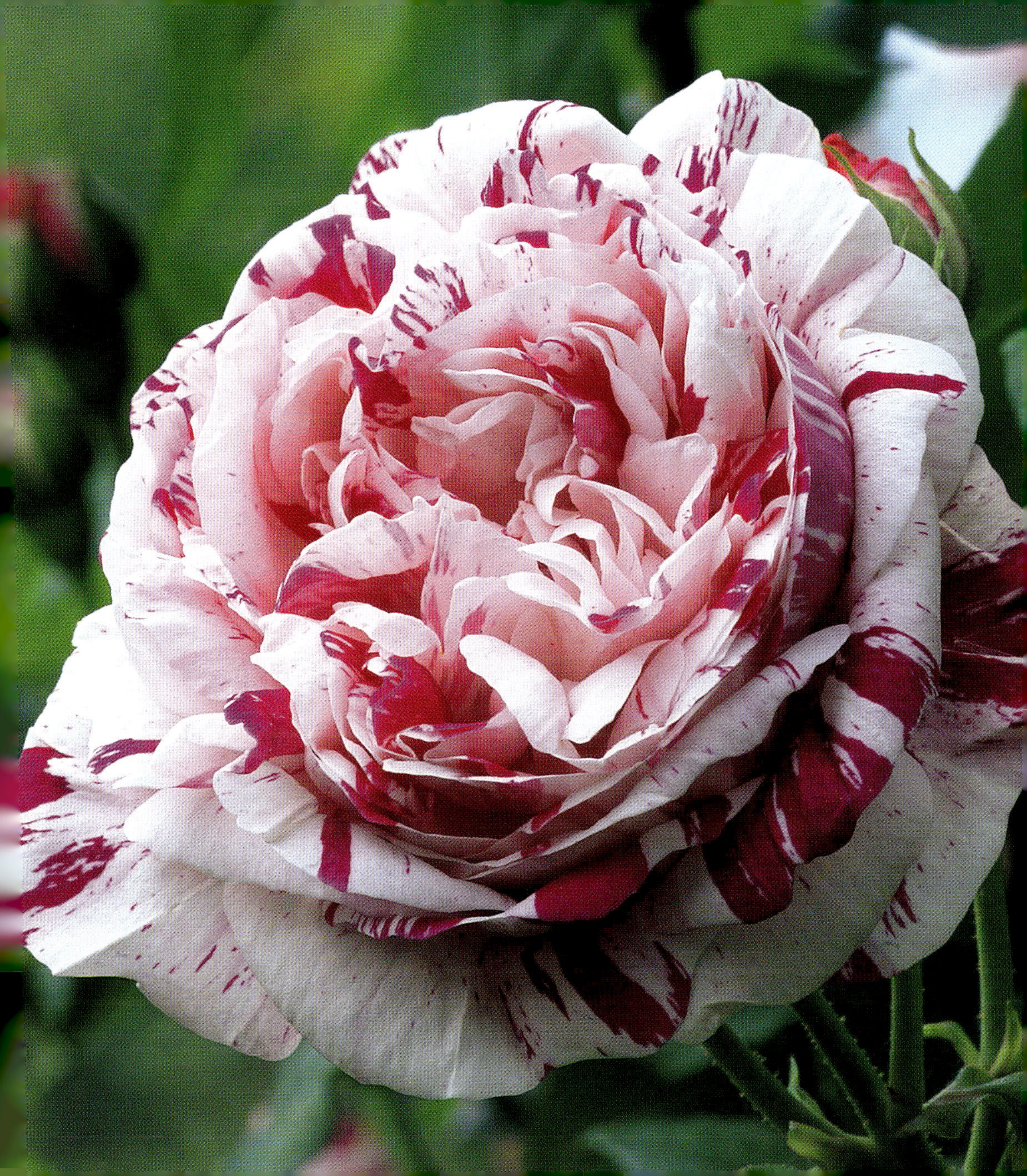

Energiedrink

Zutaten pro Person

3 EL gehacktes Basilikum • 3 EL gehackter Rucola • 150 ml kalte Magermilch • 3 EL Magerquark • 1 Prise feines Meersalz • 1 Spritzer Zitronensaft

Mit nur etwa 100 Kalorien der ideale Drink für Figurbewusste, die es im Sommer morgens oder zwischendurch lieber salzig mögen.
Alle Zutaten mit dem Stabmixer durchmixen, in ein Glas füllen und mit einer Basilikumtriebspitze dekorieren. Kalt servieren.

Notizen / Geburtstage

12. April

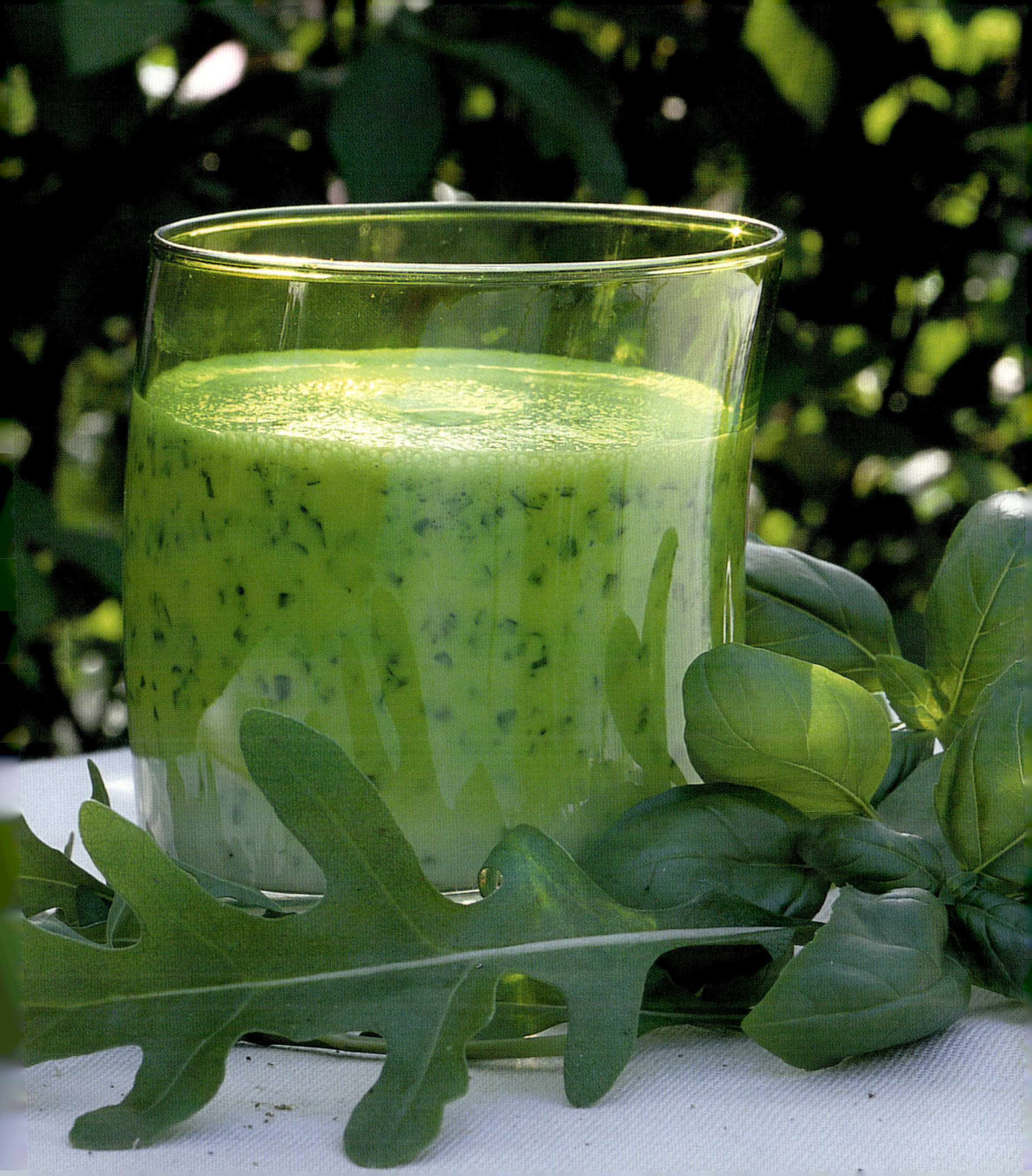

Zitronenmelisse *Melissa officinalis*

Ursprünglich war die zu den Lippenblütlern *(Lamiaceae)* gehörende Heilpflanze in Westasien sowie im östlichen Mittelmeerraum beheimatet. Von dort aus gelangte sie über die Alpen in den mitteleuropäischen Raum, wo sie schon zu Zeiten Wahlafrid Strabos im Klostergarten der Insel Reichenau gepflegt wurde. Sie ist reich an ätherischen Ölen sowie Gerb- und Bitterstoffen. Getrocknete oder frische Blätter und Triebspitzen, als Tee oder Badezusatz zubereitet, helfen bei Unruhezuständen und Einschlafstörungen.
Im Garten gehört die Melisse zu einer der dankbarsten Pflanzen überhaupt. Sie bevorzugt sonnige, windgeschützte Standorte und vermehrt sich relativ schnell und reich durch Ausläufer. Oft siedelt sie sich, wie dies übrigens bei mir auch geschah, von selbst an. Die mehrjährige Staude wird etwa 70 Zentimeter hoch und wächst, wenn man sie schneidet, relativ schnell wieder nach. Die nesselartigen, sattgrünen Blätter verströmen, wenn man sie zerreibt, einen zitronigen Duft und die kleinen, weißen, in den Blattachseln sitzenden Blüten ziehen eine Vielzahl an Bienen und Hummeln an.
In der Küche eignet sich Zitronenmelisse zum Würzen von Fisch, Salaten und Obstsalaten.
Herrlich schmeckt übrigens Obstsalat mit Zitronenmelissenrahm, wobei hierfür einfach zu etwas Zitronenmelissensirup (siehe *13. Februar)* geschlagene Sahne hinzugefügt wird.

Notizen / Geburtstage

13. April

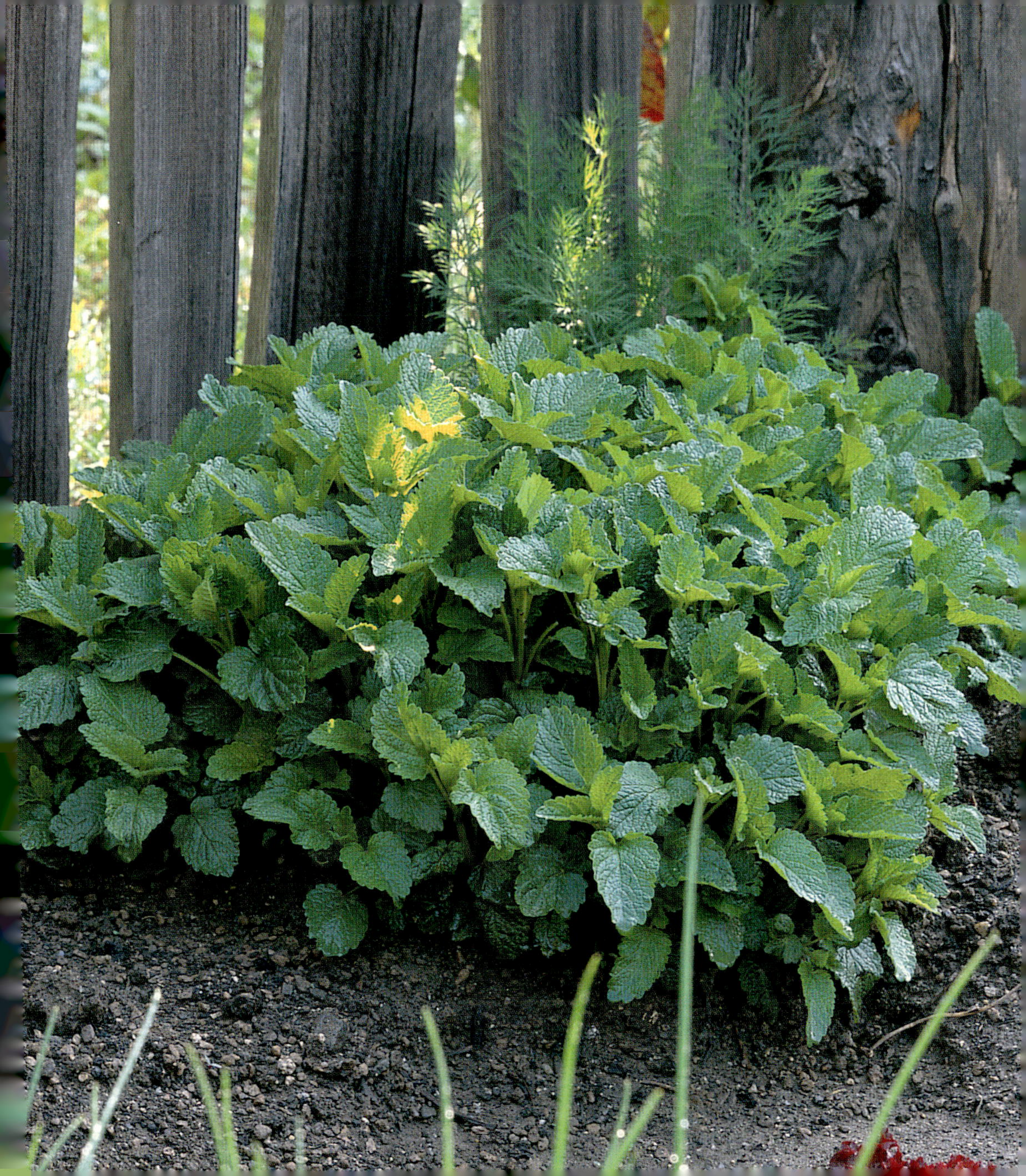

'Duchesse de Montebello'

Diese einmal im Juni blühende Gallicarose, eine Züchtung von Jean Laffay, entstand 1829 in Frankreich. Sie gehört zu den blassesten ihrer Klasse, blüht früh und reich und verströmt einen herrlich süßlichen Duft. Die perlmuttrosafarbenen, mittelgroßen Blüten sind gänzlich gefüllt und zum Teil von kugeliger, aber auch schalenförmiger Form.
Der Strauch, welcher gesundes, für Gallicarosen eher untypisches, graugrünes Laub trägt, hat einen leicht überhängenden Wuchs und erreicht eine Höhe von 1,5 Meter. Ich persönlich verwende diese Sorte wegen ihrer hellen Blütenfarbe besonders gerne in Kombination mit hellen Damaszenerrosen für Rosen-Pfirsichkonfitüre, welche so den Farbton der Früchte behält.

Notizen / Geburtstage

14. April

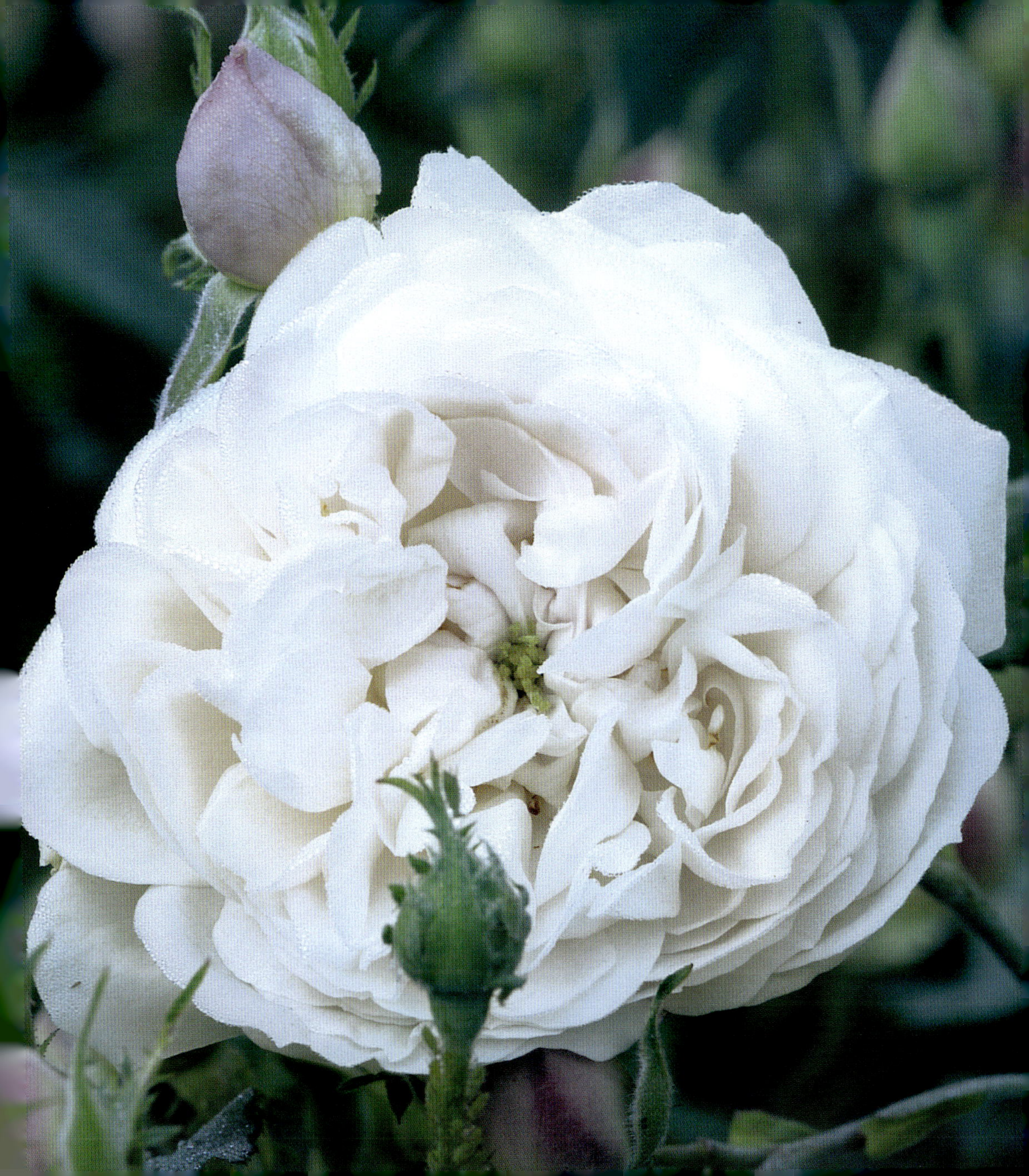

Obstblüten

Alljährlich im Frühjahr ist es wieder soweit, landauf, landab überziehen sich die Obstbäume, als erste die Aprikose, dann Zwetschge, Birne, Mi rabelle und Kirsche, mit einem weißen Kleid aus zartduftenden seidigen Blüten. Etwas verzögert zeigt sich die zart rosa angehauchte Apfelblüte mit welcher der Vollfrühling ins Land zieht. Zu keiner anderen Jahreszei erscheinen uns die Streuobstwiesen schöner. Ziehen wir also hinaus auf Land, um diesen duftigen Traum zu genießen. Glücklich schätzen kann sich, wer einen solch stattlichen Baum in seinem Garten stehen hat, ver zaubert er uns doch im Frühjahr mit duftigen Blüten, spendet uns im Som mer Schatten und belohnt uns, bei richtigem Schnitt und Pflege, im Herbs überreich mit Fruchtbehang. Kurz bevor der Winter ins Land zieht, leuch tet besonders das Laub der Kirschbäume noch einmal flammend auf, wel ches sich dann bald von den Ästen löst und den Blick auf das wohlgeformte Gerüst frei gibt.

Botanisch gehören die Obstbäume zu den Rosengewächsen *(Rosacea)*. Ap fel, Birne und Süßkirsche sind bei uns heimisch.

Da die Blüte oft so überreich ausfällt, können wir getrost einige für die Kü che verwenden. Besonders hübsch machen sie sich in Blattsalaten, Eiswür feln oder als essbare Dekoration auf Suppen und Desserts, wobei sie be Letzteren auch kandiert verwendet werden können.

Notizen / Geburtstage

15. April

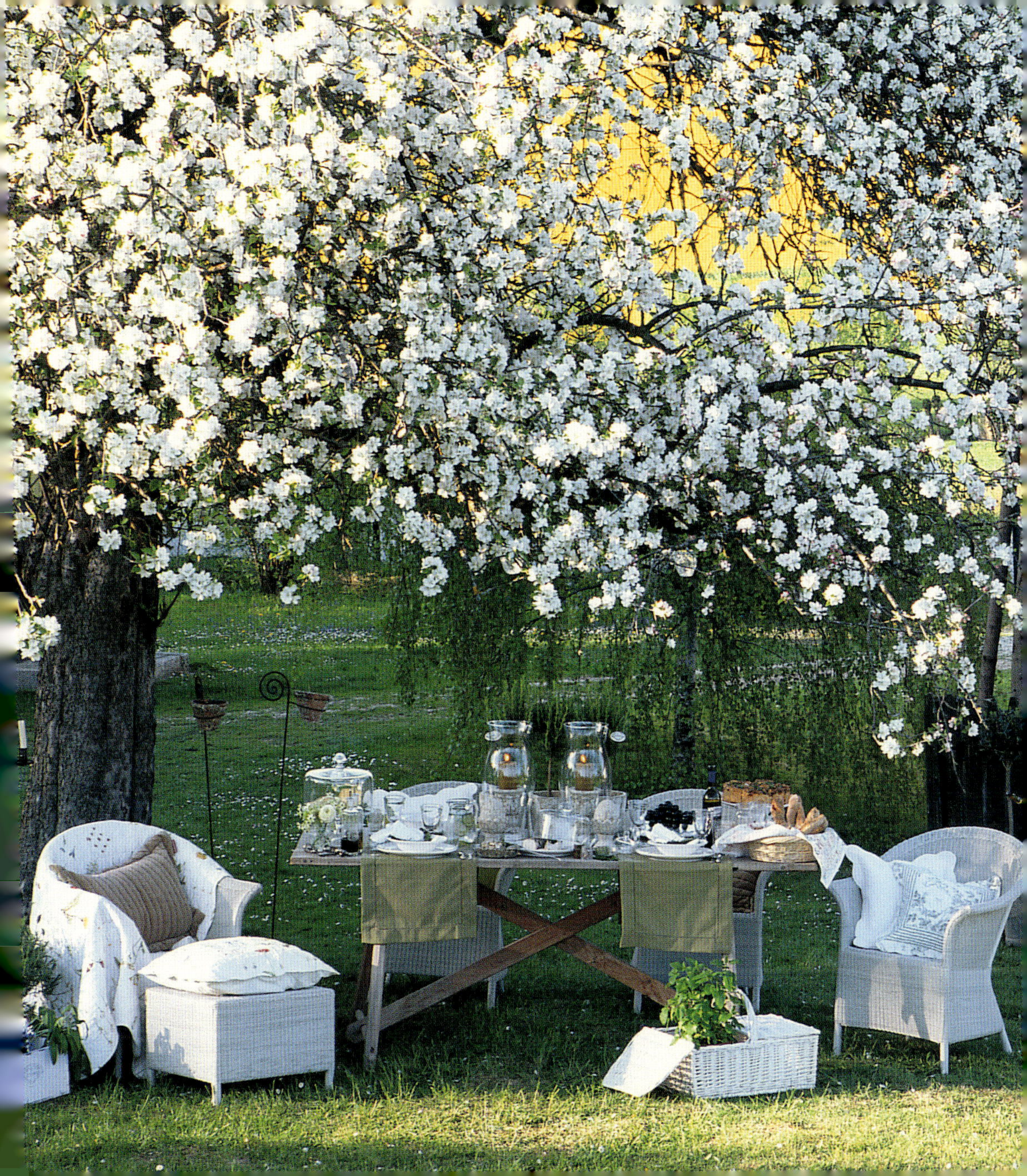

Kerbelsüppchen

Zutaten für 4 Personen
3 Handvoll Kerbel • 40 g Butter • 1 Schalotte, fein gehackt • 2 kleine Kartoffeln, geschält und in Scheiben geschnitten • 1 l Instantgemüsebrühe • 125 ml Sahne • feines Meersalz oder Kräutersalz • weißer Pfeffer aus der Mühle • Muskatnuss, gerieben • einige schöne Kerbelblättchen für die Garnitur

Den Kerbel kurz unter fließendem Wasser abspülen, abtropfen lassen und mit Küchenkrepp trocken tupfen, grob schneiden und beiseite stellen. Butter in einem Topf erhitzen. Schalotten in der Butter glasig dünsten. Die Kartoffelscheiben beigeben und kurz mitdünsten. Mit der Gemüsebrühe ablöschen und so lange auf kleinem Feuer weiter köcheln, bis die Kartoffeln zerfallen. Nun den Kerbel dazu geben, die Suppe mit einem Stabmixer pürieren, die Sahne hinzufügen und mit Salz und Pfeffer würzen. Anschließend die fertige Suppe nochmals kurz vors Kochen bringen, anrichten und mit den Kerbelblättchen garnieren.

Notizen / Geburtstage

16. April

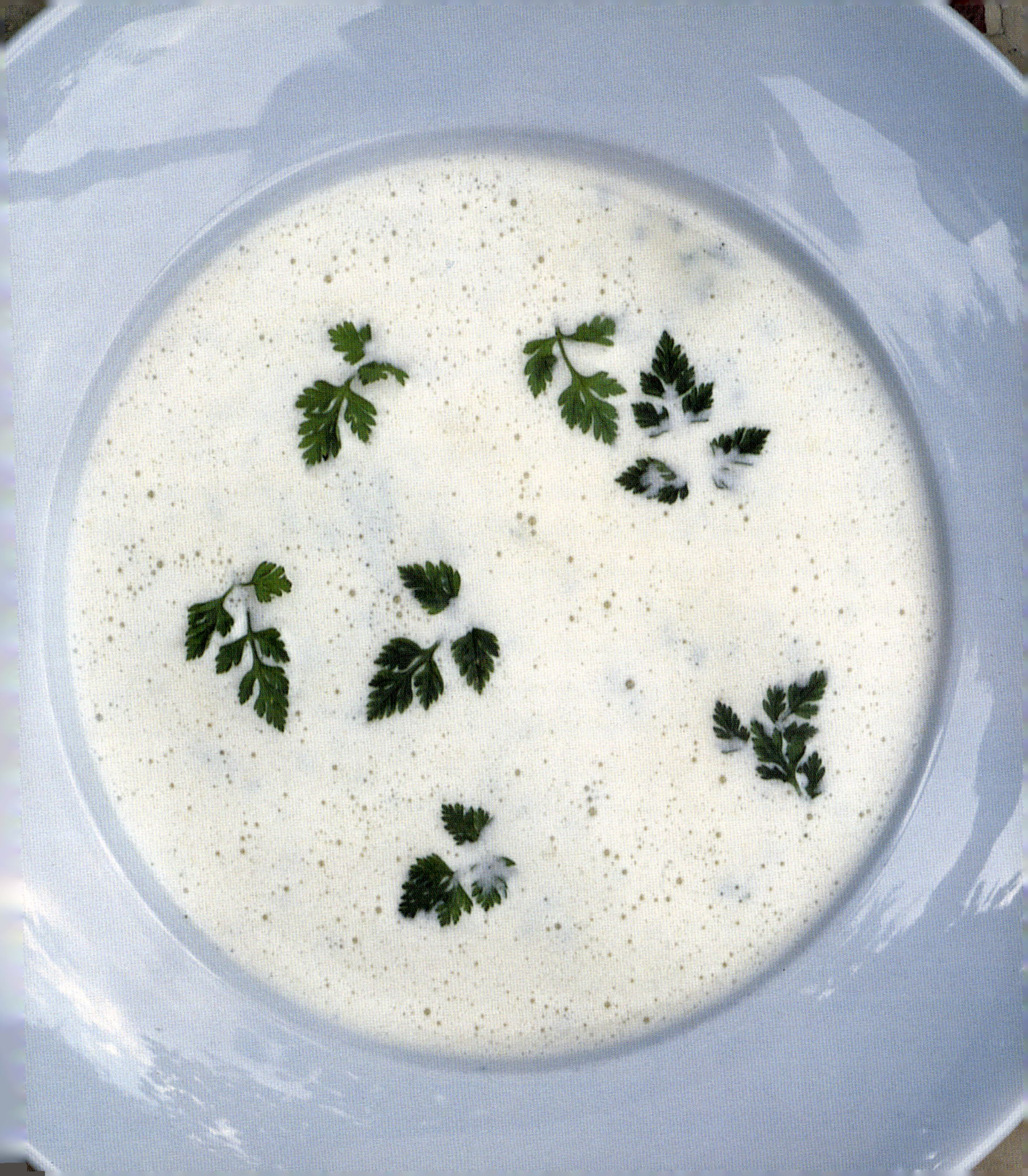

Der Kerbel in der Küche

Heute wird vor allem die Kulturform *(Anthriscus cerefolim* ssp. *Cerefolium)* im Handel angeboten. Sein feines, etwas an Anis erinnerndes Aroma passt ausgezeichnet zu Fisch und Eierspeisen. Ein kleines Bund, vielleicht zusammen mit etwas Schnittlauch, reicht hier schon aus, damit Rühreier zu einem kulinarischen Genuss werden. Natürlich passt Kerbel auch wunderbar zu Salat und in Joghurt-, Mayonnaise- oder Quarkdips, zu rohem Gemüse und Fleisch oder Gemüsefondue und ist ein fester Bestandteil der Kräutermischungen »fines herbes« sowie der berühmten Frankfurter grünen Sauce, welche vor allem zu gekochtem Fleisch und Fisch gereicht wird. Da der Kerbel durch das Kochen einen beträchtlichen Anteil seines Geschmackes einbüßen würde, sollte er immer erst am Ende der Garzeit beigegeben werden.

Kerbel ist reich an Vitamin C, wirkt blutreinigend sowie wassertreibend und eignet sich deshalb besonders gut zur Unterstützung von Entschlackungskuren im Frühjahr.

Notizen / Geburtstage

17. April

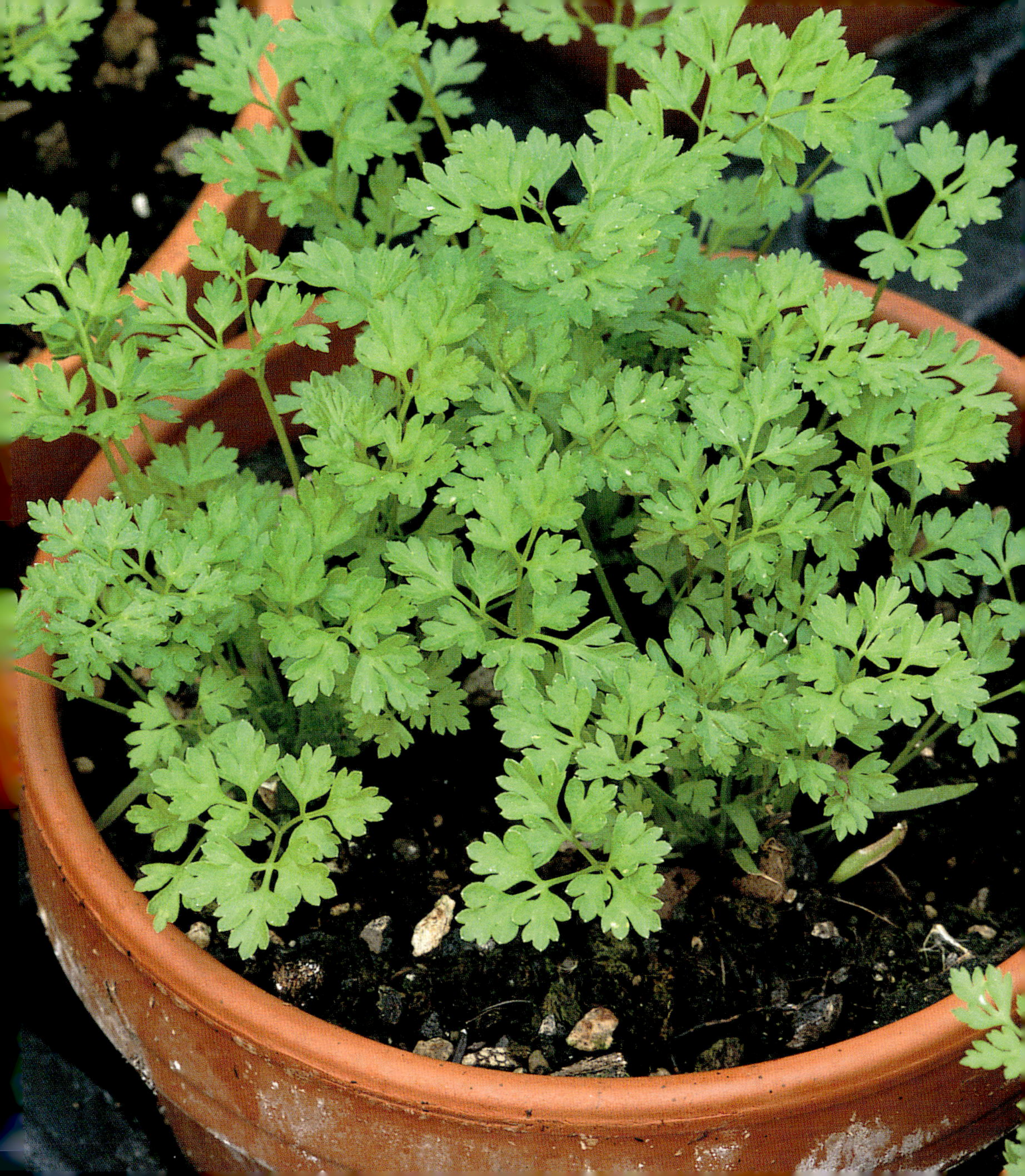

Taubnesseln

Auf Spaziergängen leuchten sie uns entgegen, zwar etwas verhalten, sitzen doch die gefleckten, in Quirlen angeordneten Lippenblüten etwas versteckt in den Blattachseln. Gemeint sind hier die Blütenkerzen der gefleckten Taubnessel *(Lamium maculatum)*, besonders schön anzuschauen, wenn die Sonne goldene Punkte auf den Blüten tanzen lässt. Oft tummeln sie sich in beachtlicher Zahl auf frischen bis feuchten Ruderalstellen, im Halbschatten von Gebüschen und Hecken, in Bachnähe oder an Waldrändern.

Die Blütezeit der zu den Lippenblütlern *(Lamiaceae)* gehörenden rhizombildenden Staude liegt zwischen April und Oktober, wobei jetzt der Blütenreichtum besonders üppig ausfällt. Die Blätter gleichen zwar denen der Brennnessel, sie ist jedoch nicht mit ihr verwandt und besitzt daher keinerlei Brennhaare. In kleinerer Menge eignen sich die herbsüß schmeckenden Blüten ausgezeichnet als Bereicherung in Salaten, zum Dekorieren von Suppen und kandiert oder naturbelassen für Obstsalate, Cremes oder Kuchen. Etwas mehr benötigt es für die Herstellung von Gelee, Sirup oder Essig, der übrigens wunderbar mit Spargel harmoniert, aber auch ausgezeichnet zu Frühlingssalaten passt.

Anstelle der gefleckten Taubnessel können auch die Blüten der weißen Taubnessel *(Lamium album)* verwendet werden, die im Garten in nahrhaften, mäßig feuchten Böden an Gehölzrändern als Bodendecker besonders attraktiv wirkt.

Notizen / Geburtstage

18. April

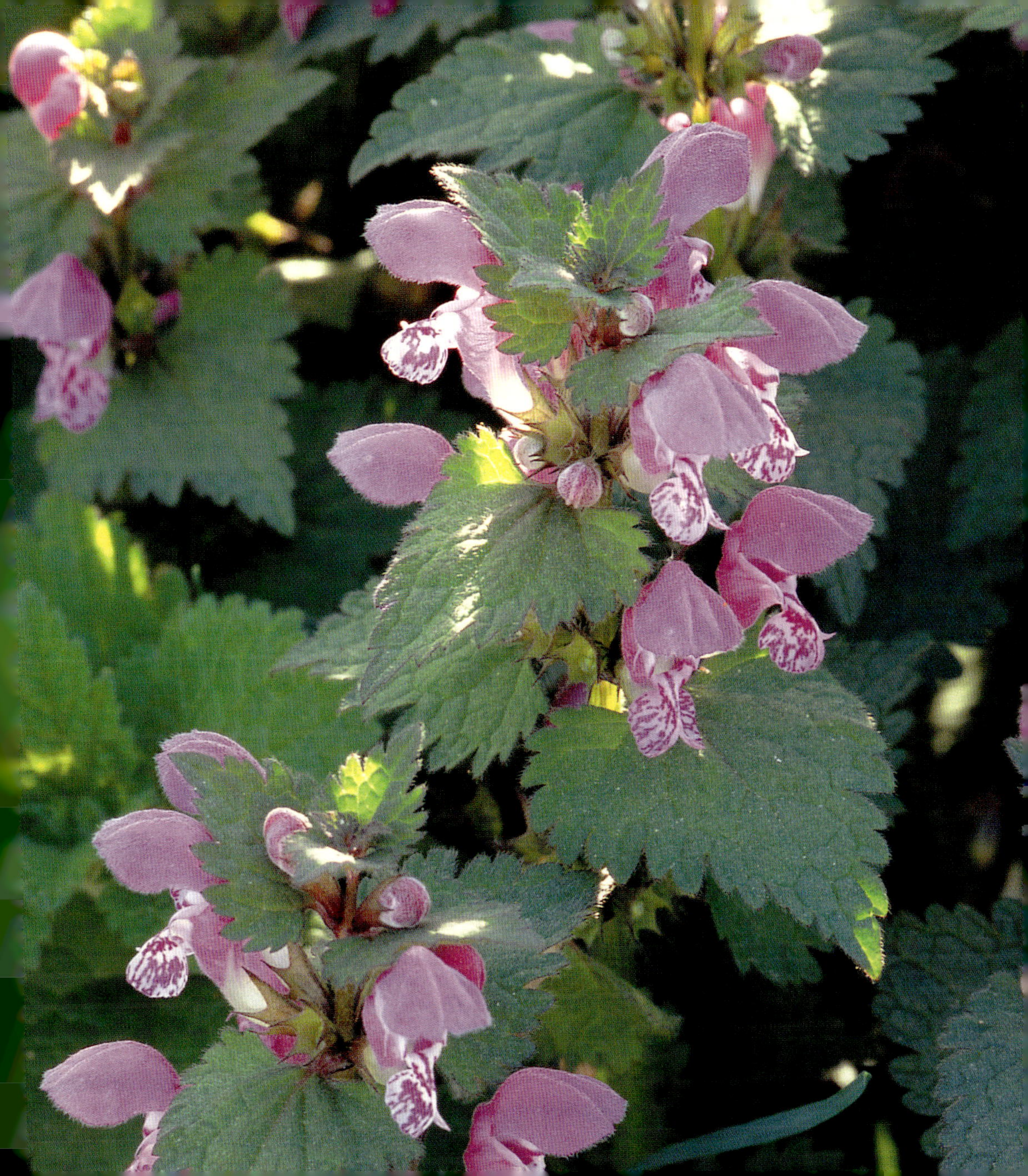

Taubnesselsorbet

Messbecher à 500 ml, locker gefüllt mit Taubnesselblüten • 500 ml Wasser • 180 g Zucker • etwas Zitronensaft

Die Hälfte der Taubnesselblüten mit dem Wasser in einen Edelstahltopf geben und zugedeckt zum Kochen bringen. Den Topf sofort vom Herd nehmen und den Sud 20 Minuten ziehen lassen und abseihen. Die restlichen Taubnesselblüten in den Sud geben. Den Aufkochvorgang wiederholen, den Sud wiederum 20 Minuten stehen lassen und abseihen. Nun den noch heißen Taubnesselauszug mit dem Zucker und dem Zitronensaft in eine Schüssel geben und so lange rühren, bis sich der Zucker vollständig aufgelöst hat. Das Sorbet für vier Stunden in die Tiefkühlung geben, dabei die Masse stündlich mit einem Schneebesen gut durchrühren. Zum Schluss alles gut durchmixen, bis das Sorbet geschmeidig ist. Nochmals kurz tiefkühlen und zum Anrichten Kugeln abstechen und in schönen Gläsern servieren.

Notizen / Geburtstage

19. April

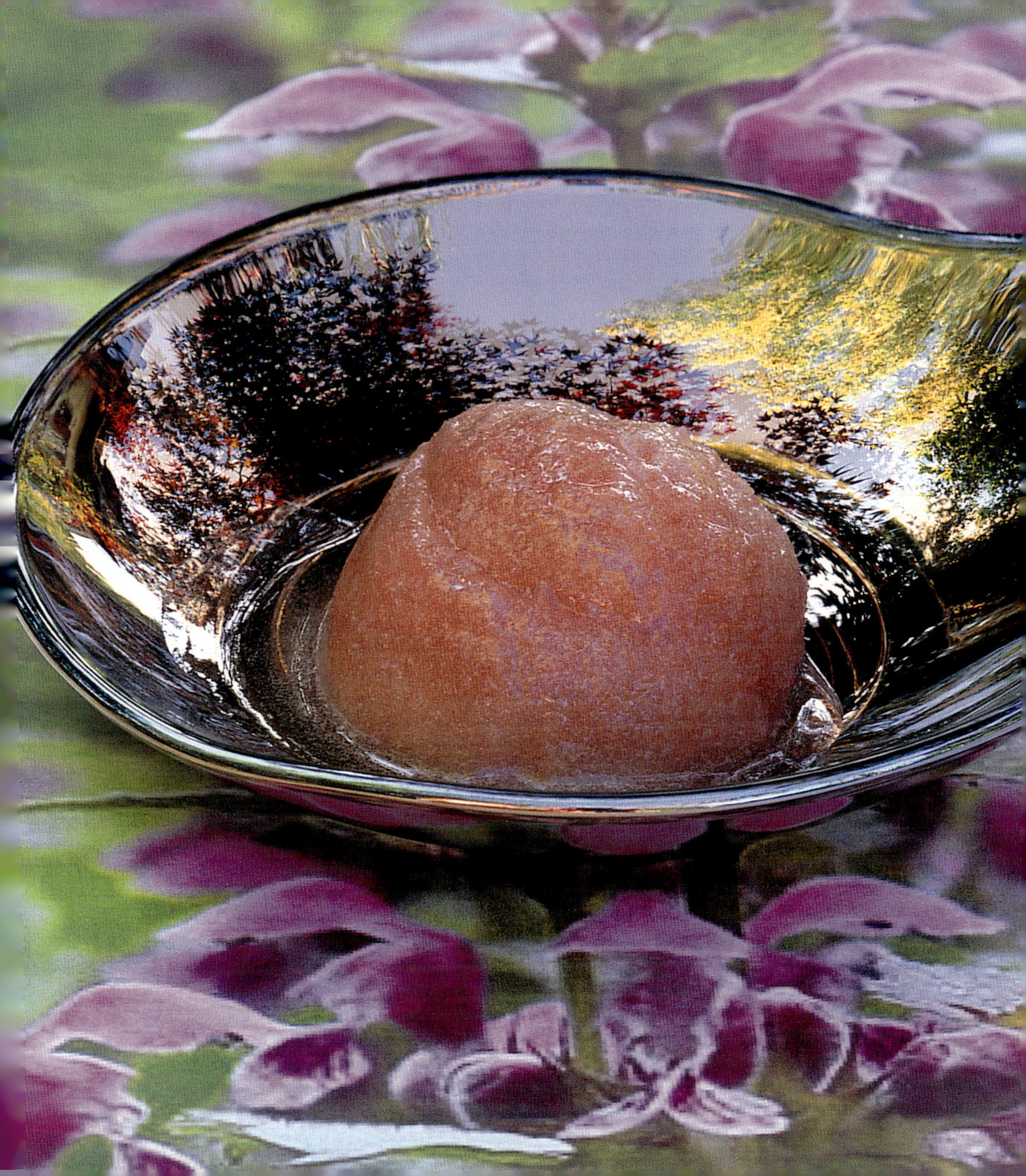

Hornveilchen

Nebst Primeln und Zwiebelblühern gehört auch das Hornveilchen *(Viola cornuta)* – die Wildform stammt übrigens aus den Pyrenäen – zu den ersten Pflanzen, die im Frühjahr in Gartencentern oder auf Wochenmärkten zum Kauf angeboten werden. Die frostharte, meist zweijährig kultivierte Art wird hauptsächlich zum Bepflanzen von Schalen, Töpfen oder Balkonkästen verwendet, wobei sie mit ihren in vielen Farbtönen erhältlichen Blütengesichtern für knallige wie auch für gedeckte Akzente sorgen. Aber auch im Beet entpuppt sich der überaus dankbare Dauerblüher über Wochen als wertvoller Hingucker, ob solo oder als Lückenfüller zwischen Tulpen. Nach den Eisheiligen Mitte Mai weichen sie, nicht ohne sich vorher noch reichlich ausgesamt zu haben, dem Sommerflor. Das Erscheinungsbild der daraus hervorgegangenen Pflanzen fällt dann allerdings zierlicher aus.
In der Küche eignen sich die zarten Blütengesichter vor allem als zartschmeckende Bereicherung in Frühlingssalaten sowie als Garnitur von Antipastitellern, Suppen und Saucen oder kandiert auf Gebäck. Eingefroren in Eiswürfelbehältern werden sie zur dahinschmelzenden Attraktion auf Partys.

Notizen / Geburtstage

20. April

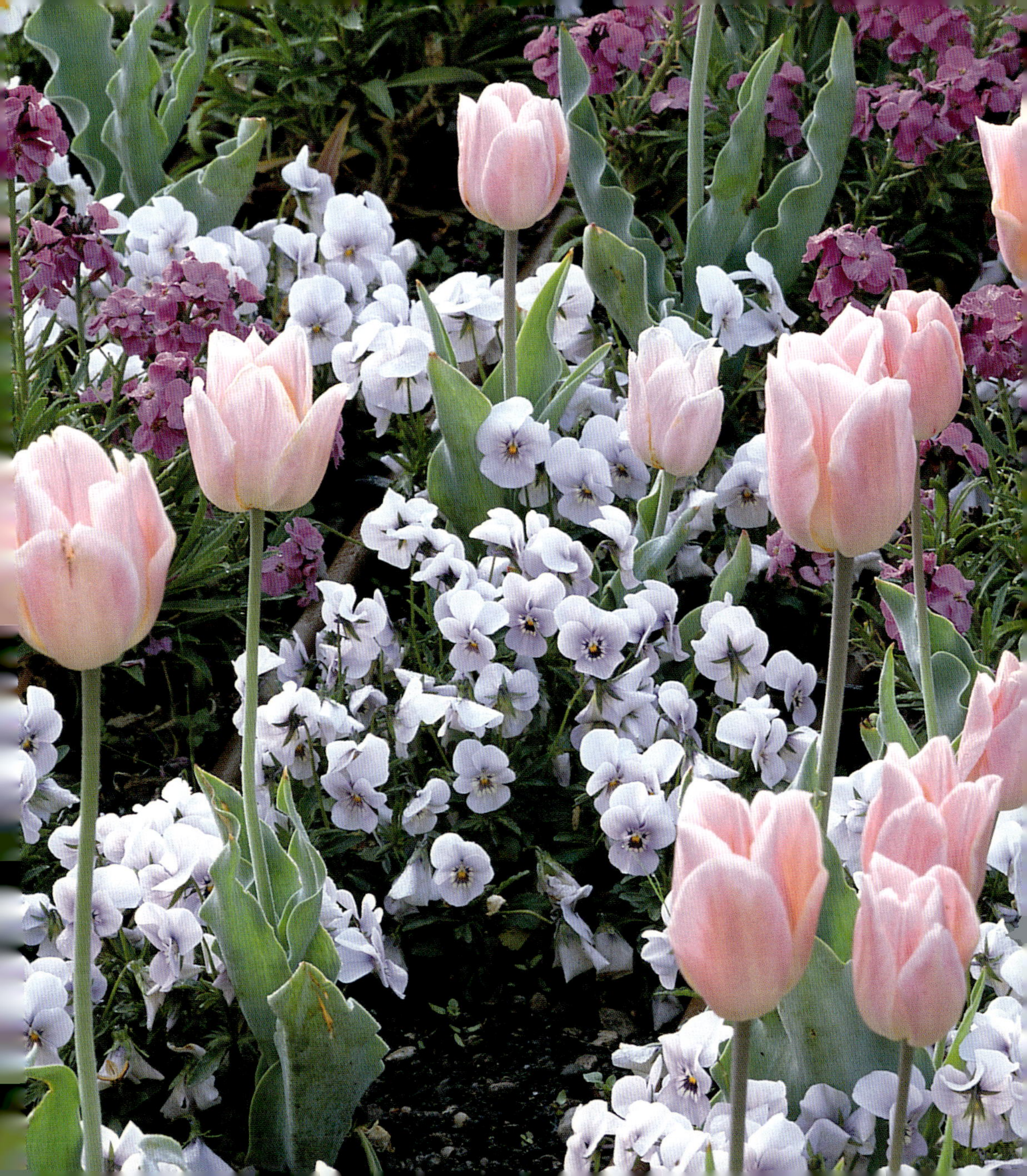

Nutzbare Unkräuter

Geht es Ihnen auch so, kaum treiben die ersten Rosen, Stauden oder Kräuter im Garten, so sprießt leider auch das Unkraut? Wussten Sie, dass diese »Kräuter« wertvolle Inhaltsstoffe enthalten, welche wir in Form von stärkenden Jauchen unseren Rosen, Stauden oder Kräutern zuführen können? Gerade pflanzliche Stoffe können, in Wasser angesetzt, wahre Wunder wirken, wenn ein kräftiger Wachstumsschub erwünscht ist.

Unsere Rosen können diese im allgemeinen schnellwirkenden stickstoff- sowie kalihaltigen Sonderrationen zu Beginn der Vegetationszeit besonders gut gebrauchen, zumal gut mit Dünger versorgte, starke Pflanzen besser gegen Krankheiten wie Sternrußtau, Echter Mehltau sowie Falscher Mehltau gewappnet sind.

Hierfür eignen sich bestens Unkräuter wie Brennnesseln, Schachtelhalm, Farnkraut und Löwenzahn. Aber auch Rainfarn, Beinwell, Borretsch, Gewürzfenchel oder Giersch eignen sich, wobei hier sichergestellt ist, dass immer genügend Material vorhanden ist, da sich diese Pflanzen bekanntlich gerne ausbreiten.

Im Laufe des Frühjahrs und bis Ende Juni können nicht nur Rosen, sondern auch Stauden, Kräuter oder Gemüse mit Jauchen gedüngt werden. Ab Juli sollte nicht mehr gedüngt werden, da sonst die Triebe bis zum Wintereinbruch nicht ausreifen und so frostgefährdet sind.

Notizen / Geburtstage

21. April

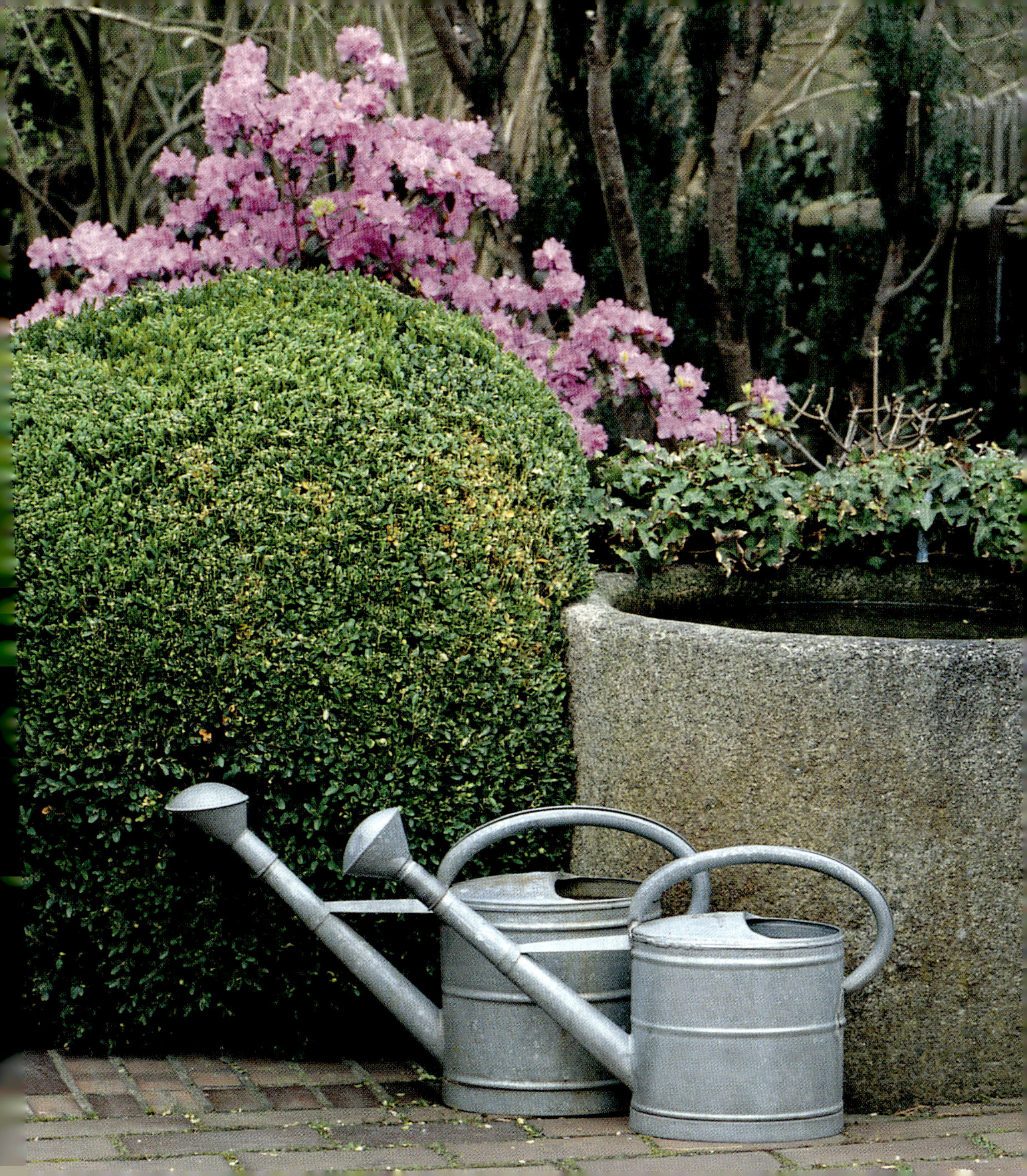

Jauchen ansetzen

Für das Ansetzen von Jauchen eignen sich am besten ein Kunststoff- oder Holzfass, aufgestellt an einem sonnigen Ort. Als erstes schichten Sie die zerkleinerten Pflanzenteile in das Fass ein, das anschließend mit Regenwasser oder abgestandenem Wasser bis eine Handbreit unter den Fassrand aufgefüllt wird. Gut umrühren. Eine Handvoll Steinmehl, auf die Oberfläche gestreut, mildert den unangenehmen Geruch, der bei der Zersetzung des Schnittguts entsteht. Damit eine gute Luftzirkulation garantiert ist und zudem keine kleinen Tiere und Vögel hineinfallen können, wird das Fass mit einem grobmaschigen Gitter abgedeckt. Während des Gärprozesses den Ansatz täglich gut durchrühren. Die Jauche ist fertig, wenn sie sich dunkel verfärbt hat und nicht mehr schäumt. Dies kann je nach Witterung bis zu drei Wochen dauern.

Nun die Jauche durch ein Sieb abgießen, 1:10 mit Wasser verdünnen und die Pflanzen alle zwei bis drei Wochen damit gießen. Jauche sollte nur an trüben Tagen und bei feuchtem Boden ausgebracht werden. Gießen Sie nur im Wurzelbereich und achten Sie darauf, dass die Pflanzen nicht benetzt werden, da sonst Verbrennungsgefahr besteht.

Bis zum Herbst können Sie problemlos weiterhin Jauchen ansetzen. Einfach weiteres Schnittgut zum Rest ins Fass geben, Wasser nachfüllen, und schon bald ist der nächste Ansatz fertig. Jauchenreste gebe ich in den Kompost.

Notizen / Geburtstage

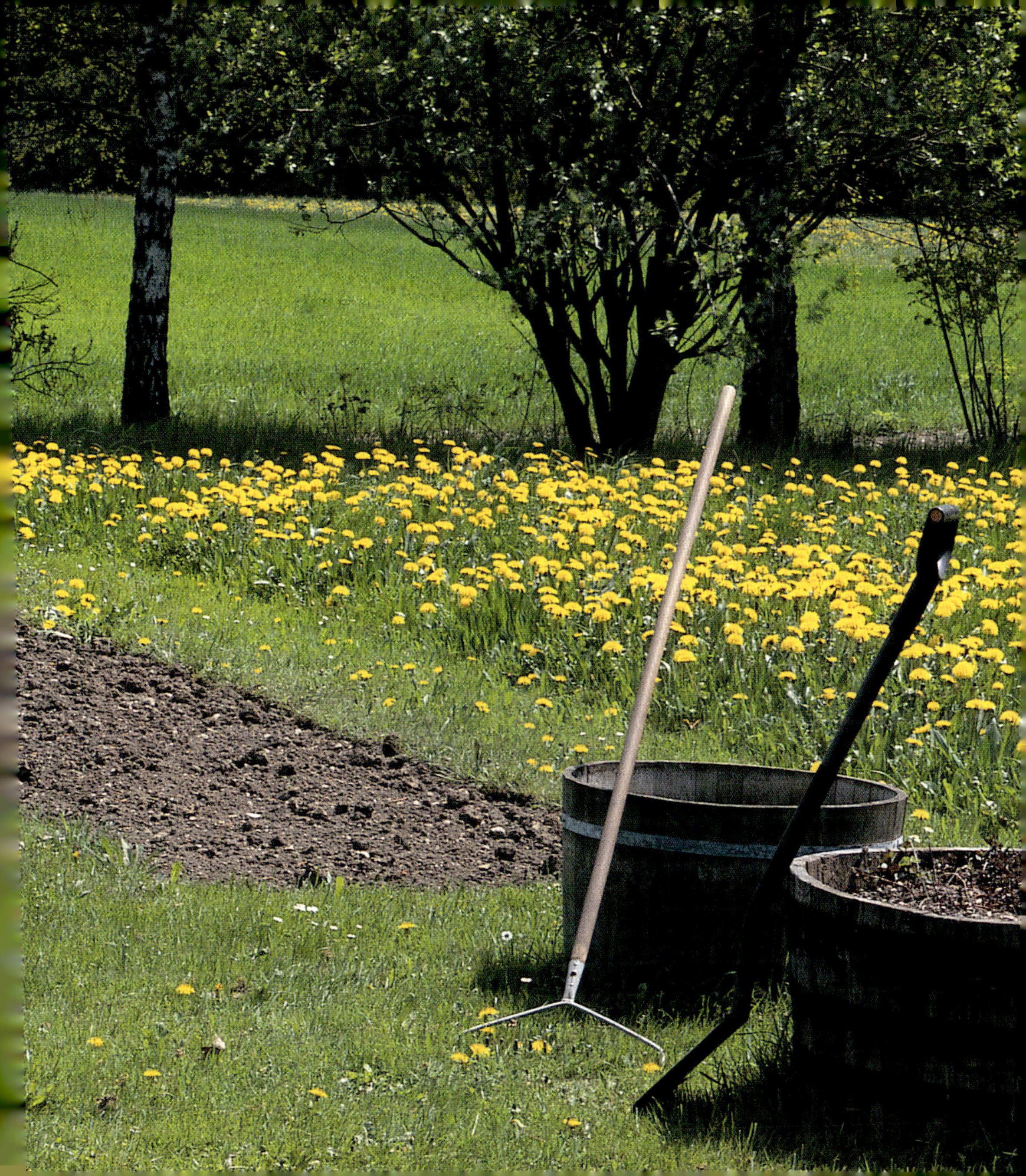

Der Duft der Erinnerung

Vielleicht gehören Sie auch zu den Menschen, die das Glück hatten, mit einem Garten aufzuwachsen. Wenn wir dann weitab des Gartens aus Kindertagen einen anderen unser Eigen nennen dürfen, ist es für uns oft selbstverständlich, dass die eine oder andere Pflanze, der wir schon in Kindertagen begegneten, manchmal ganz unbewusst im neuen Garten Einzug hält. Oft ist es jedoch nicht die Pflanze an sich, sondern eher ihr Duft, der die Brücke zu längst vergangenen Zeiten schlägt.

Der Grund dafür besteht darin, dass, wenn wir Düfte in uns aufnehmen, wir auch die damit verbundenen Gefühle und Emotionen in unserm Gehirn abspeichern. Schon wenn wir uns nur an den Duft erinnern, nehmen wir diesen und auch die damit verbundenen Gefühle und Emotionen wieder wahr. Können wir zusätzlich die dazugehörende Pflanze mit allen Sinnen bewusst erleben, fühlen wir uns oft wieder in die damalige Zeit zurückversetzt.

So ist es dann auch verständlich, dass nebst eher süß duftenden Pflanzen wie Flieder, Maiglöckchen, Rosen oder gar Phlox auch herb duftende Kräuter wie Minze, Heiligenkraut und Eberraute, alles Erinnerungen an Kindertage, in unserm Garten Einzug halten, dazwischen aber auch solche wie beispielsweise Buchs, über dessen Duft sich nun wirklich streiten lässt, einen festen Platz erhalten.

Notizen / Geburtstage

23. April

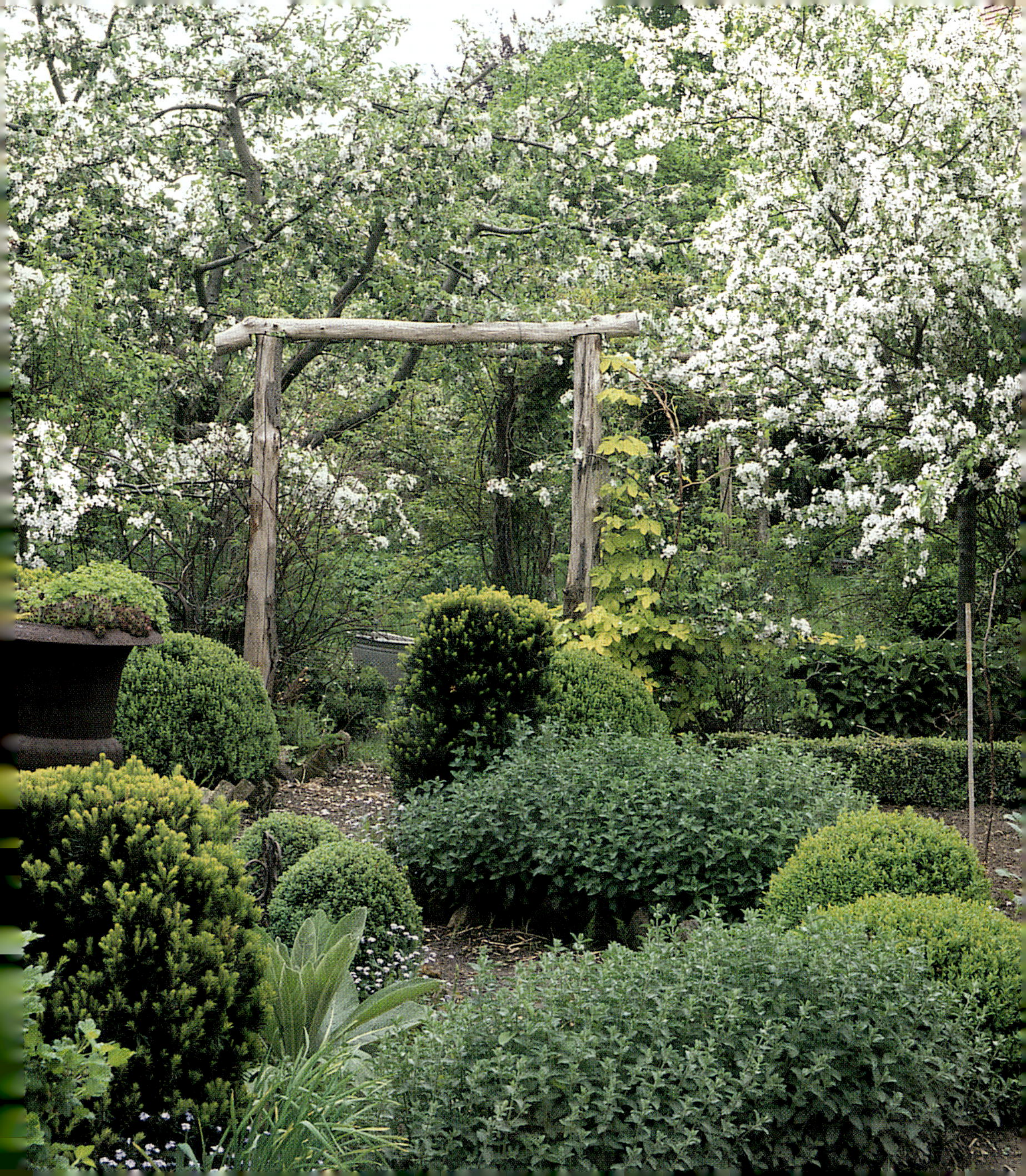

Wasser marsch bei Rosen?

Ja, aber nur, wenn nach einer Neuanpflanzung von wurzelnackten Rosen die Hochdrucklage über Europa stabil bleibt und somit warmes Sommerwetter angesagt ist. Da neu gepflanzte Stöcke oft noch nicht genügend feine Faserwurzeln für die Wasseraufnahme bilden konnten, leiden diese besonders rasch unter der Wärme. So kann es passieren, dass ganze Neuanpflanzungen das Zeitliche segnen. Übrigens sind auch Herbstpflanzungen gefährdet, die bei trockenem und sonnigen Wetter bis zum Wintereinbruch ebenfalls nicht genügend Faserwurzeln bilden konnten.
Je nach Lage und Temperatur benötigt ein Rosenstock nun bis zu 10 Liter, morgens und abends verabreicht, pro Tag. Zusätzlich hilft eine lockere Beschattung mit Tüchern, Hitzestaus sind dabei zu vermeiden. Ist ein Wetterwechsel angesagt, kann diese entfernt und die Wassergaben eingestellt werden und wir können uns mit großer Vorfreude auf eine reiche Rosenpracht in wenigen Wochen von den Strapazen erholen.

Notizen / Geburtstage

24. April

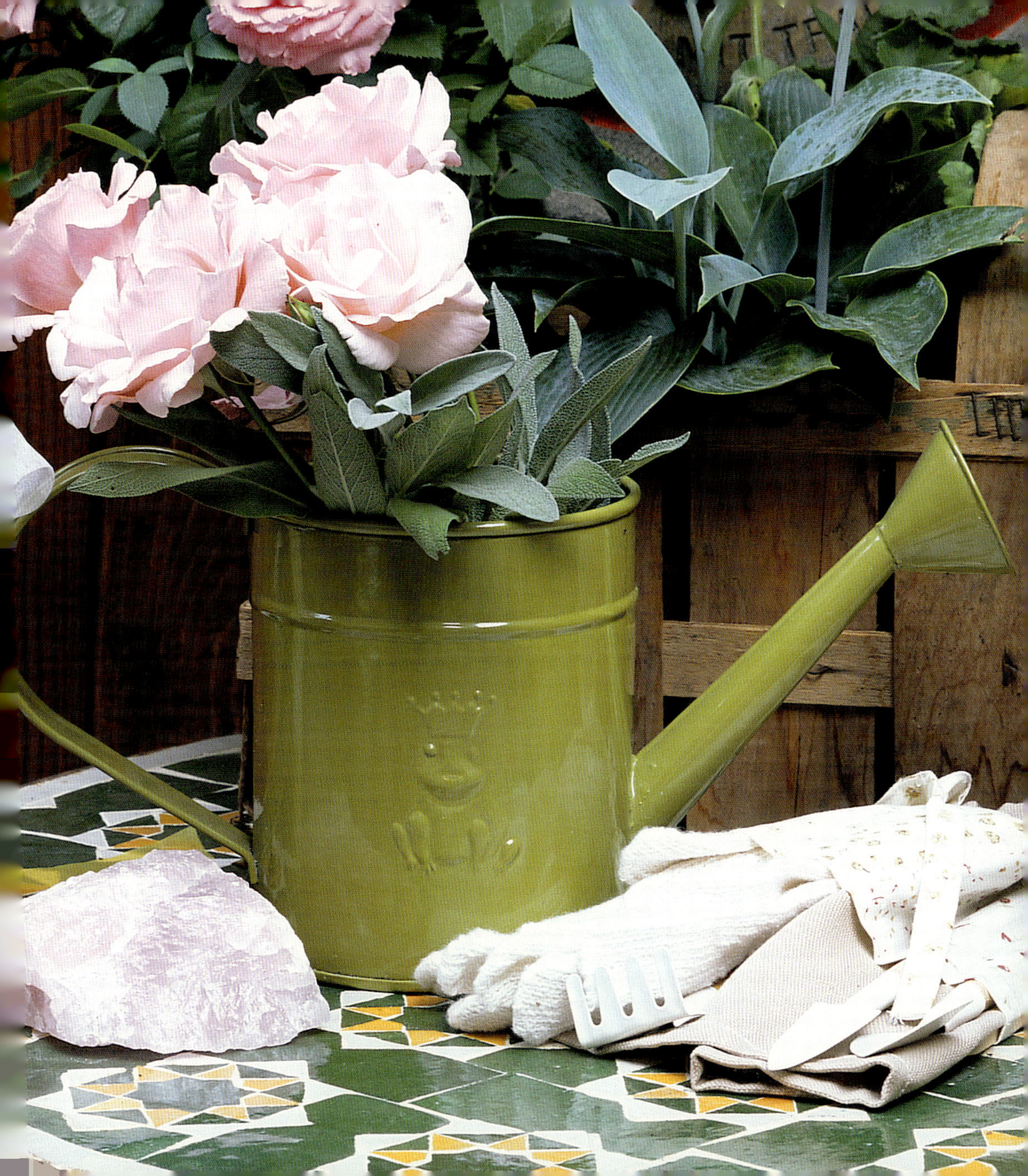

Kräuteranzucht, nicht nur für mich

Klar, am einfachsten ist es natürlich, vorgezogene Pflanzen zu kaufen, benötigt man doch von den meisten Sorten nur ein bis zwei für einen mittleren Haushalt. Wer jedoch mehr benötigt, sei es, weil er dem einen oder anderen Nachbarn noch einen „Stein" in den Garten zu werfen hat oder einfach lieben Freunden beim nächsten Treffen ein Geschenk mitbringen möchte, sollte spätestens jetzt mit der Aussaat von mehrjährigen Kräutern wie Lavendel, Rosmarin und Salbei beginnen. Dazu verwenden Sie am besten Aussaatboxen (siehe *13. März).* Bis die Pflänzchen die ersten richtigen Blätter zeigen, werden sie auf der Fensterbank, im Treibhaus oder Wintergarten gehalten. Wenn das Wetter es zulässt, setzt man die Jungpflanzen nach einer Abhärtungsphase ab Mai ins Freiland, wo sie weiter kultiviert werden. Melisse und Oregano hingegen werden ab April an einem geschützten Ort direkt ins Freiland ausgesät. Übrigens: Bei einer Höhe von etwa fünf Zentimeter sollten Sie diese wie auch die eingangs erwähnten Kräuter entspitzen, worauf sich buschige Pflanzen entwickeln.
Einjährige Kräuter wie Borretsch, Dill sowie Bohnenkraut können ab Mitte April direkt ins Freiland gesät werden. Da Basilikum erfahrungsgemäß nur allzu gerne von den Schnecken verspeist wird, säen Sie dieses am besten in Töpfe, die jedoch noch bis nach den Eisheiligen im Haus bleiben.

Notizen / Geburtstage

25. April

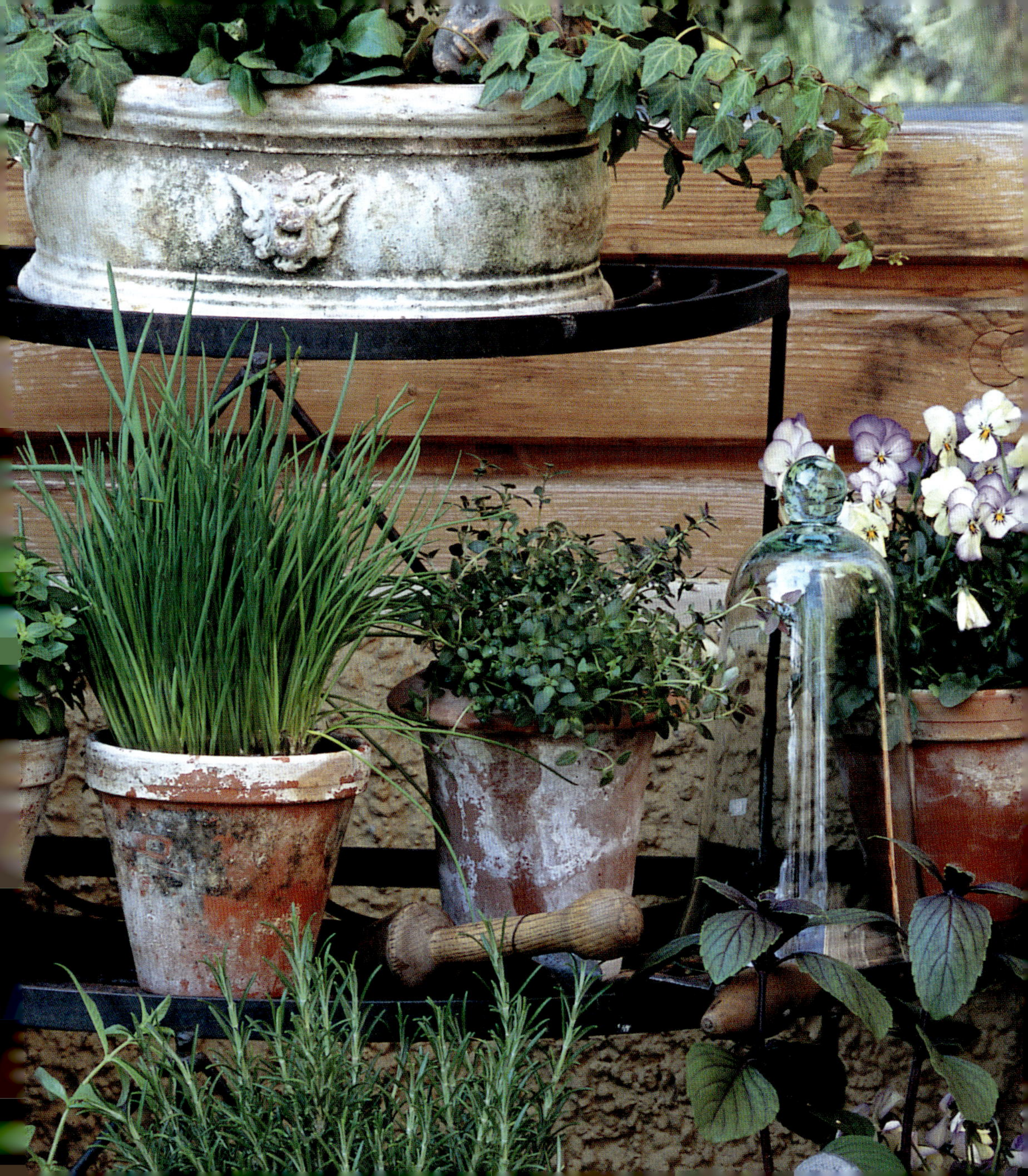

Die wichtigsten Grundlagen für den biologischen Anbau von Rosen

Dass die Rosen, die wir für die Zubereitung der jeweiligen Drinks, Gelees, Marmeladen oder Gerichte brauchen, aus biologischem Anbau stammen sollten, versteht sich von selbst. Rosenküche beginnt also nicht erst in der Küche, sondern draußen im Garten, im Idealfall sogar schon in den Rosenschulen, die mittlerweile viele duftende Sorten aus biologischer Kultivierung zum Kauf anbieten.

Bei Berücksichtigung der aufgeführten Punkte werden auch Sie gute Erfolge bei der Verminderung von Krankheiten und Schädlingsbefall verbuchen.

- Wählen Sie nur gesunde und robuste Sorten.
- Betreiben Sie keine Monokulturen, sondern bevorzugen sie Mischkulturen.
- Ein optimaler Standort ist das A und O, damit Ihre Rosen gesund bleiben.
- Sorgen Sie für eine gute Bodenvorbereitung sowie Bodenbearbeitung während der Vegetationszeit.
- Verwenden Sie, wenn immer möglich, organischen Dünger.
- Schaffen Sie Nistmöglichkeiten für Vögel.
- Mit dem Säen und Pflanzen von Doldenblütlern wie Dill, Schafgarbe und Gewürzfenchel öffnen Sie wertvollen Nützlingen wie Schweb- und Florfliege weit Ihr Gartentor.
- Diverse Pflanzenauszüge oder biologische Pflanzenstärkungsmittel, vorbeugend verabreicht, stärken die Widerstandskräfte und bitte nehmen Sie es diesen wunderbaren Geschöpfen nicht all zu übel, wenn sie gegen Ende des Sommers nicht mehr ganz gesund aussehend in Ihrem Garten stehen.

Notizen / Geburtstage

26. April

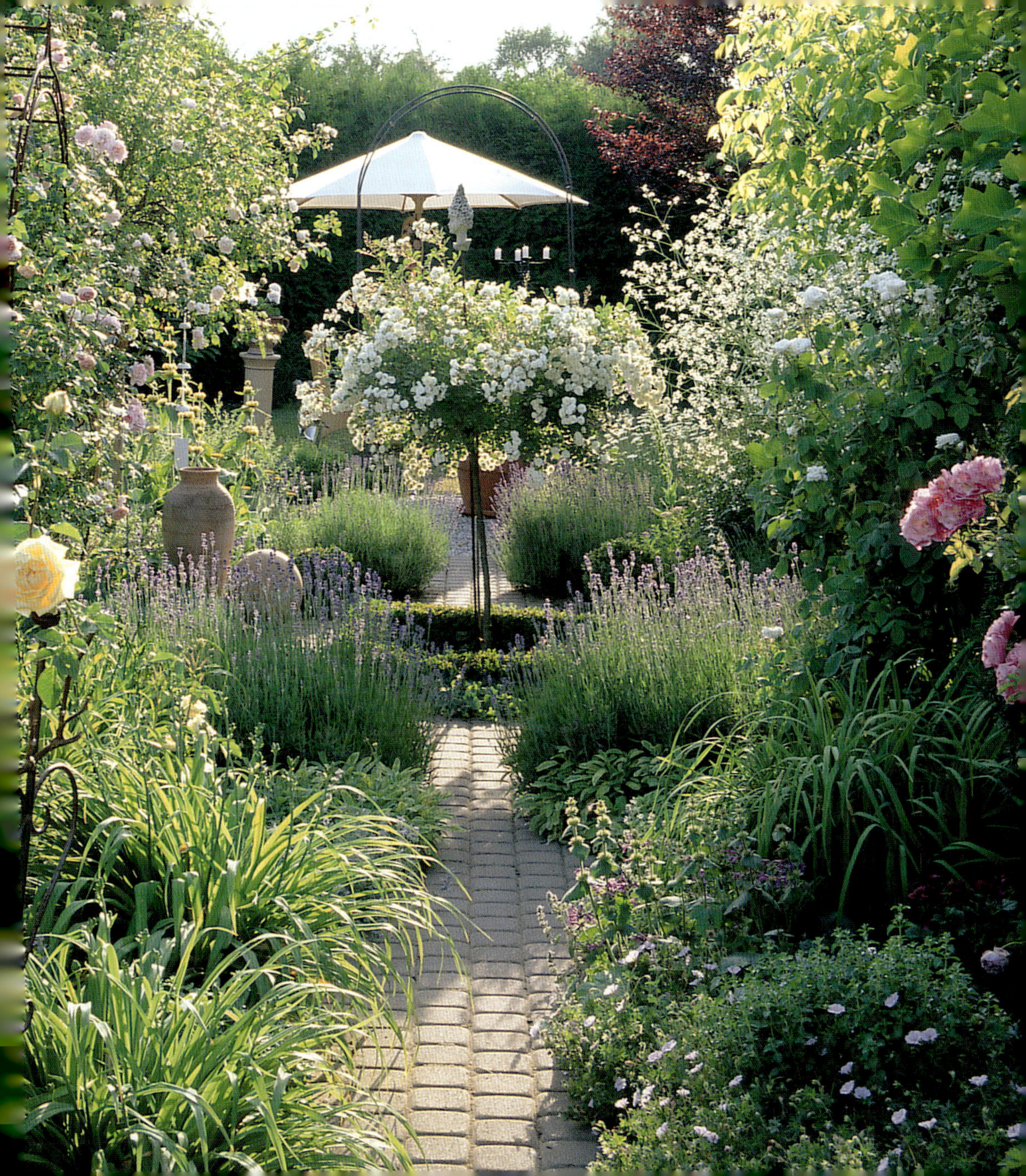

Stärkende Tees aus Pflanzen

Gerade bei Rosen ist es wichtig, schon im Frühjahr die Zellstrukturen der Pflanzen mit Tees gegen vorzeitigen Pilzbefall, wie Mehltau oder Rost aber auch saugende Schädlinge, wie Blattläuse, wirkungsvoll zu stärken. Besonders der Ackerschachtelhalm *(Equisetum arvense)*, auch Zinnkraut oder Katzenwedel genannt, eignet sich mit seinem hohen Kieselsäuregehalt ausgezeichnet dazu. Dieser Lehm- und Unterbodenfeuchtzeiger wächst in Gräben, an lehmigen Weg- und Wiesenrändern sowie an Böschungen. Im August, wenn sein Kieselsäuregehalt am höchsten ist, wird er geerntet, gebündelt und über Kopf an einem luftigen Ort getrocknet. Für einen stärkenden Tee benötigen Sie 100 Gramm getrocknetes oder 650 Gramm frisches Kraut, das vor der Verwendung einen Tag in zwei Liter kaltes Wasser eingelegt und anschließend auf kleinem Feuer 20 Minuten geköchelt, abgesiebt und mit Wasser auf 40 Liter Tee verdünnt wird. Im Abstand von zehn bis vierzehn Tagen wird nun dieser Tee wiederholt frühmorgens oder abends gespritzt. Bereits bei einem Neuaustrieb von zirka 5 Zentimeter sollte damit begonnen werden. Wichtig ist auch hier, dass die Pflanzen allseitig gut benetzt werden und somit ein guter Schutz gewährleistet ist. Mit Tee aus Gewürzfenchel *(Foeniculum vulgare)*, in einer Dosierung von 1 Kilogramm auf 50 Liter Wasser, kann man, vorbeugend angewendet, mit gutem Erfolg gegen Mehl- und Sternrußtau vorgehen.

Notizen / Geburtstage

27. April

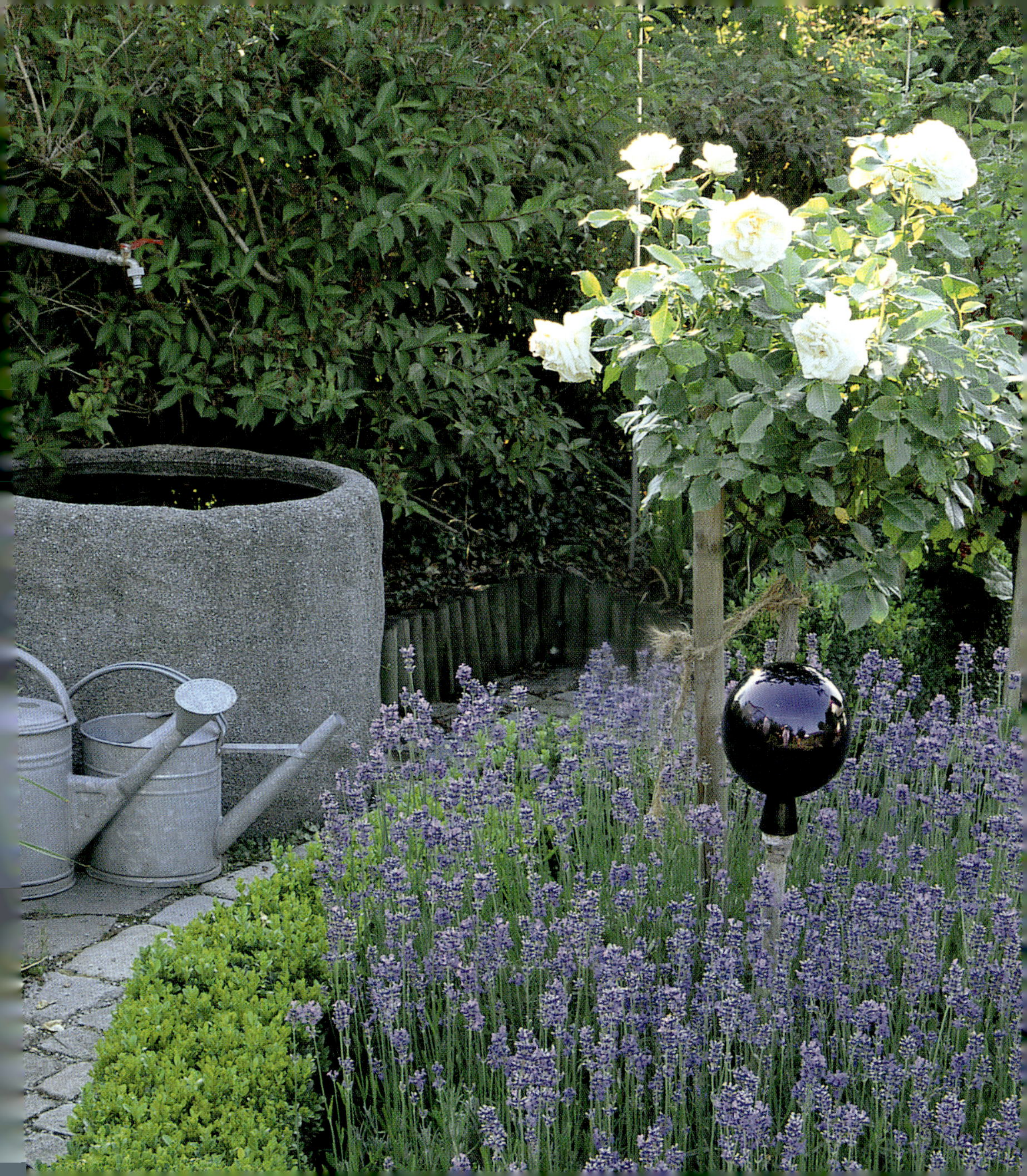

Rosmarie Seidls Blütenkuchen

250 g Mehl • 250 g Puderzucker • 5 Eier • 250 g Butter, zerlassen • 250 ml Eierlikör • 1 Pr. Vanillezucker • 1 Pr. Backpulver • 120 g dunkle Schokolade • 30 g Butter • 3 EL Puderzucker • Blüten, wie z.B. von Gänseblümchen, Veilchen, Ackerstiefmütterchen, Holunder oder Löwenzahn

Mit Blüten nach Saison und Geschmack, zum Beispiel Gänseblümchen, Veilchen, Ackerstiefmütterchen, Holunderblüten oder wie hier gezupfte Löwenzahnblüten. Sobald diese mit der heißen Schokolade in Kontakt kommen, entwickeln sie sich augenblicklich zu Schirmchen.

Butter, Zucker und Eier schaumig rühren. Den Eierlikör und den Vanillezucker hinzufügen und die Masse kurz weiter rühren. Anschließend das Mehl sieben und mit dem Backpulver mischen. Die Mehlmischung unter die Masse heben. Den Teig in eine mit Butter ausgestrichene Gugelhupfform füllen und den Kuchen auf der untersten Stufe bei 180 Grad im Ofen backen.

Für die Glasur die Schokolade mit der Butter und dem Puderzucker im Wasserbad schmelzen. Die Glasur hat die richtige Konsistenz, wenn sie den Löffelrücken gleichmäßig überzieht. Ist dies nicht der Fall, dann verdünnen Sie diese mit wenig Wasser. Nun die Glasur über den Kuchen verteilen und mit den Blüten dekorieren.

Notizen / Geburtstage

28. April

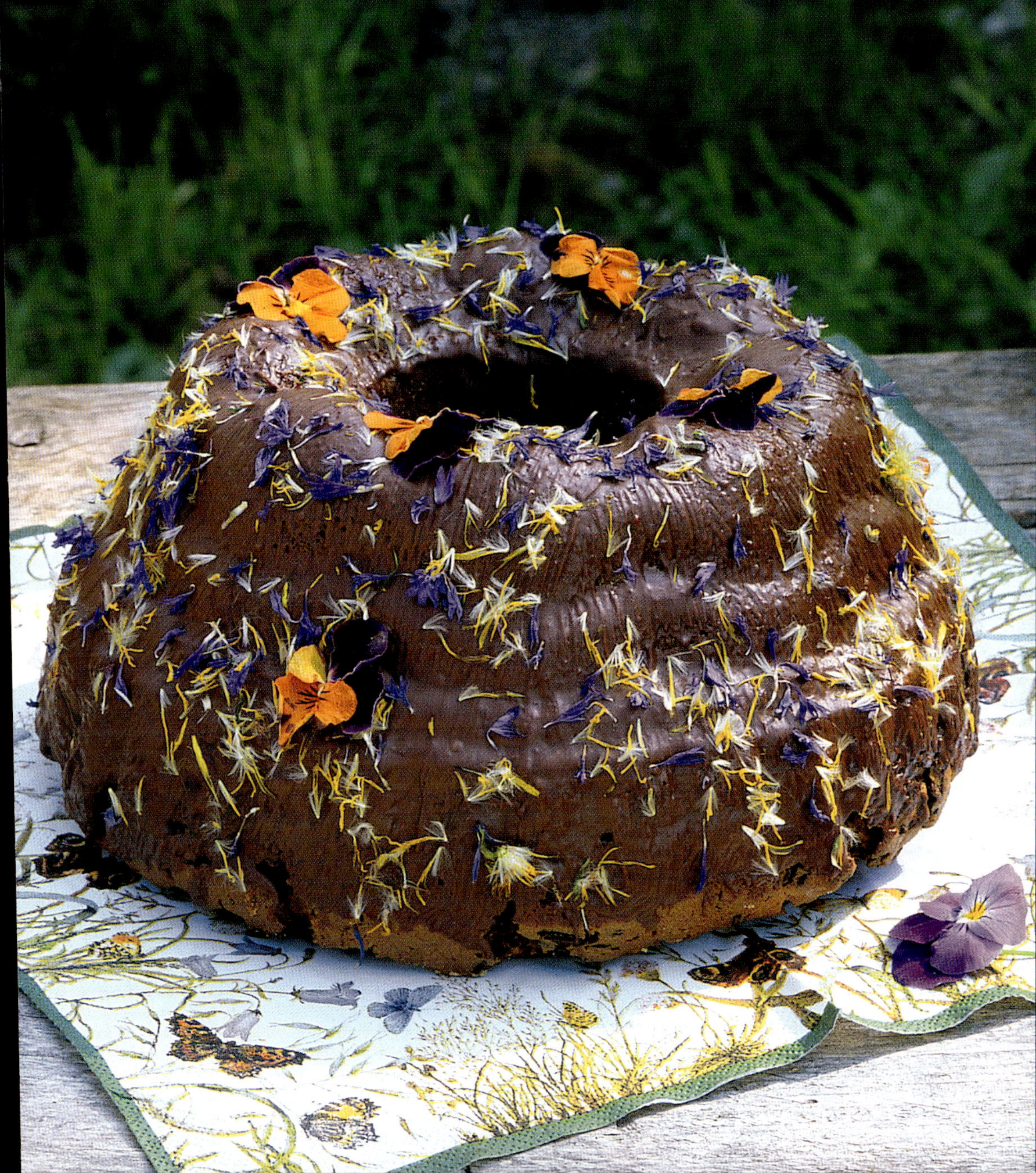

'Léda'

In der griechischen Mythologie war Leda eine Königin in Sparta und erregte das Wohlgefallen des Zeus. Bei unserer 'Léda' handelt es sich um eine einmal im Sommer blühende Damaszenerrose, welche vor 1817 entstand und auch unter dem Synonym 'Painted Damask' im Handel erhältlich ist.
Ihre Blüten, die aus seltsam zerquetschten, glänzend dunkelroten Knospen hervorgehen, sind mittelgroß, stark gefüllt und voll geöffnet von einem milchig weißen Farbton mit feinem, karminroten Rand. Sie verströmen einen sehr intensiven Duft.
Tiefgrünes Laub bedeckt die stark verästelten, dunklen Triebe des eher breit wachsenden, sehr gesunden Strauchs, der eine Höhe von 100 Zentimeter erreicht.
Ich persönlich bevorzuge 'Léda' sowie auch andere Sorten dieser Rosenklasse für Konfitüren und Desserts in Kombination mit Steinobst.

Notizen / Geburtstage

29. April

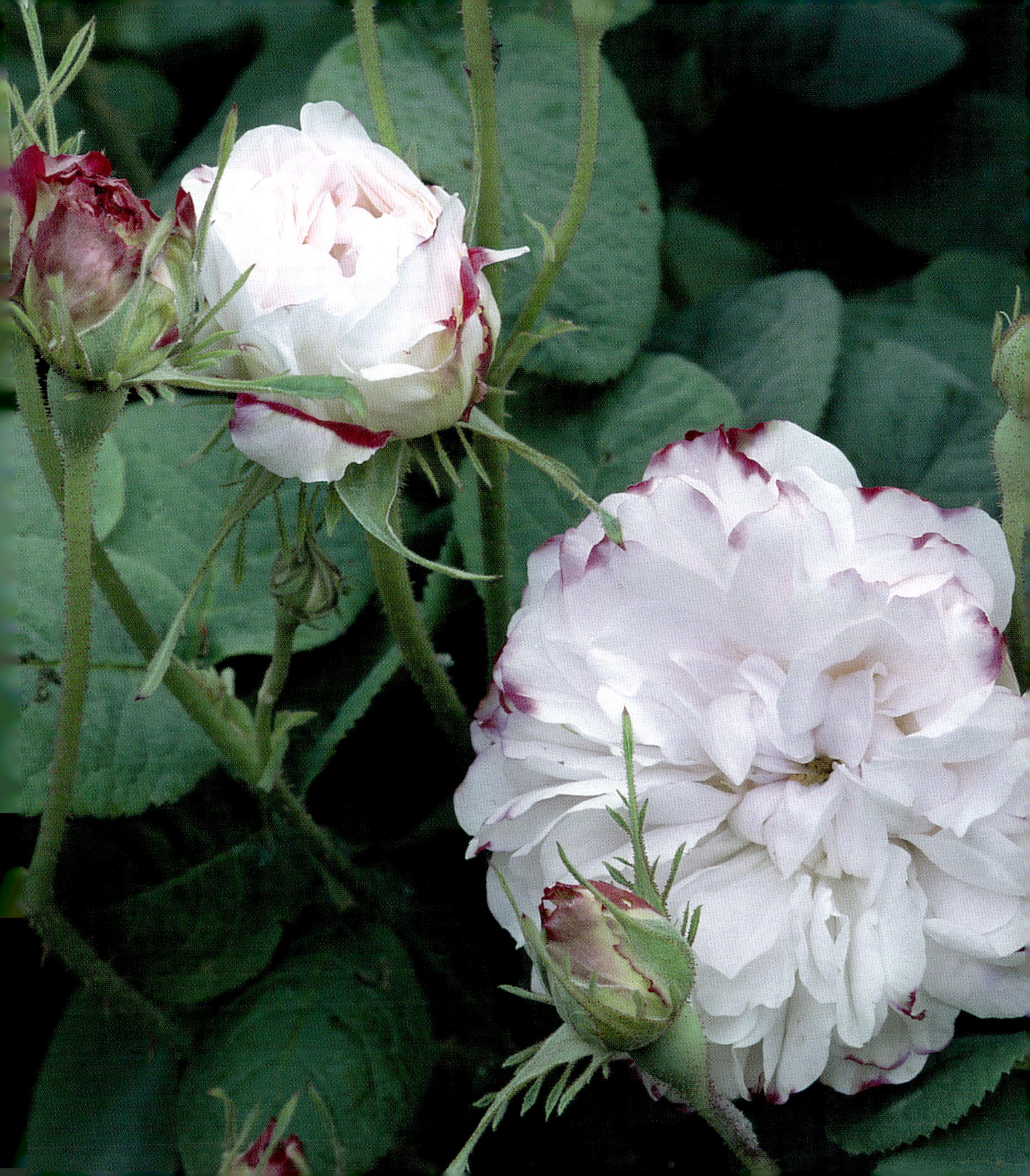

Blütenblätter einfrieren

Bei einmalblühenden Rosensorten dauert die Blüte je nach Lage von Ende Mai bis Anfang Juli. Was aber tun, wenn Sie diese Blütenblätter in einer Konfitüre oder Gelee mit Pfirsichen oder gar Zwetschgen verwenden möchten, die erst später reif werden? Ganz einfach, frieren Sie die Blütenblätter am besten in der im jeweiligen Rezept vorgeschriebenen Menge ein. So konserviert sind sie bis zu einem halben Jahr haltbar. Wenn dann die entsprechenden Früchte verfügbar sind und es ans Einkochen geht, können Sie die Blüten ohne Auftauen weiter verarbeiten.

Notizen / Geburtstage

30. April

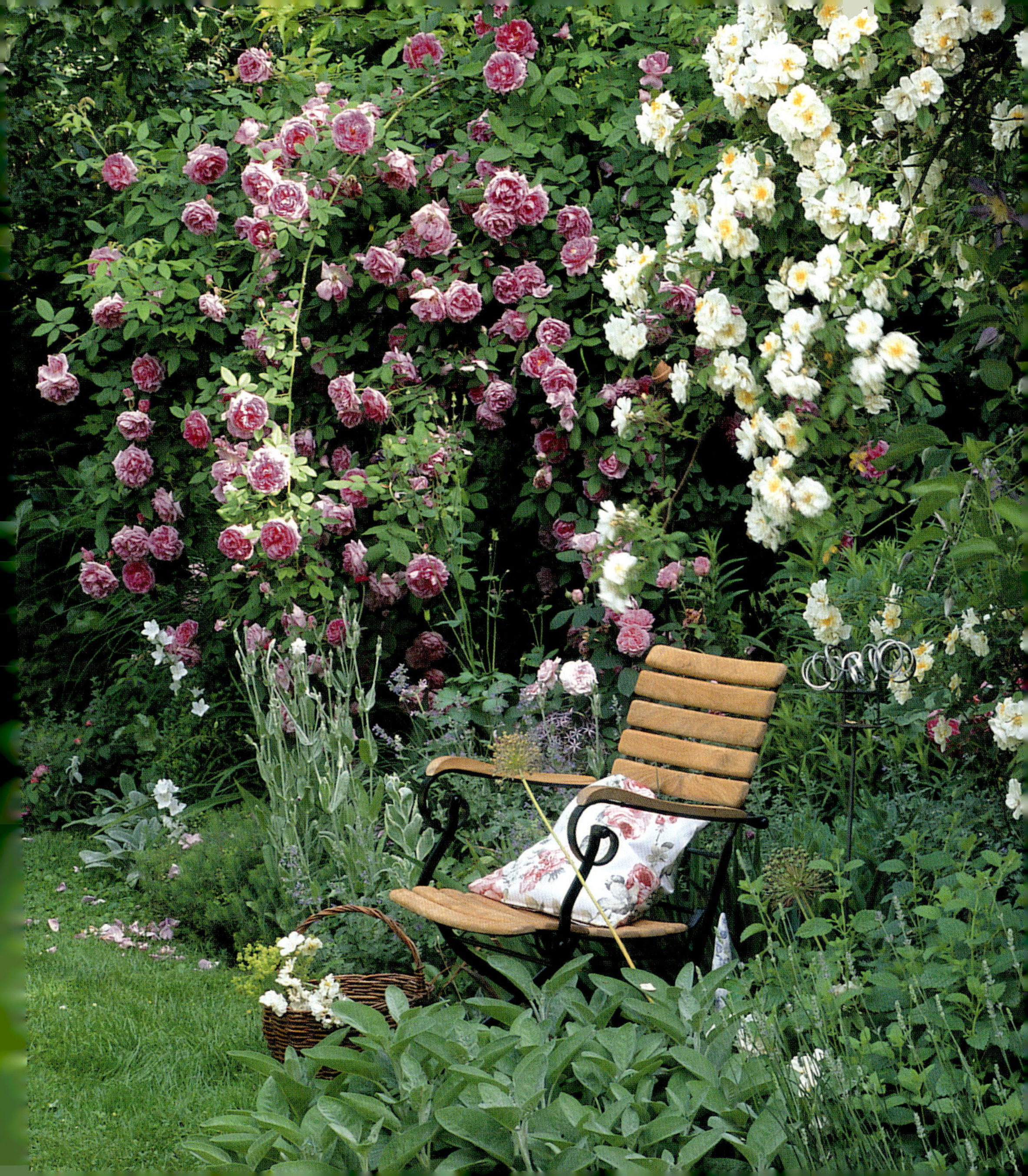

Rosenblütensirup

120 g Rosenblütenblätter, vorzugsweise 'Rose de Resht' oder *Rosa Rugosa* 'Hansa' • 500 ml Wasser • 1 kg Zucker • ½ TL Zitronensäure

Die Duftrosenblätter nach Anleitung (siehe *3. Juni)* vorbereiten und die Hälfte der Blütenblätter zugedeckt in einem Edelstahltopf aufkochen und zugedeckt 30 Minuten ziehen lassen. Abseihen. Die andere Hälfte der Rosenblüten mit dem Sud zugedeckt aufkochen und nochmals 30 Minuten ziehen lassen. Abseihen.
Sud mit dem Zucker und der Zitronensäure aufkochen und den Sirup sofort in ausgekochte Flaschen abfüllen und gut verschließen. Dunkel und kühl aufbewahren. Angebrochene Flaschen im Kühlschrank aufbewahren.
• Tipp: Dieser Sirup eignet sich ausgezeichnet zum Süßen von Desserts und Tees. Aber auch in Sekt, als Rosenkir, setzt er bei Gartenpartys oder an romantischen Abenden Glanzpunkte.

Notizen / Geburtstage

1. Mai

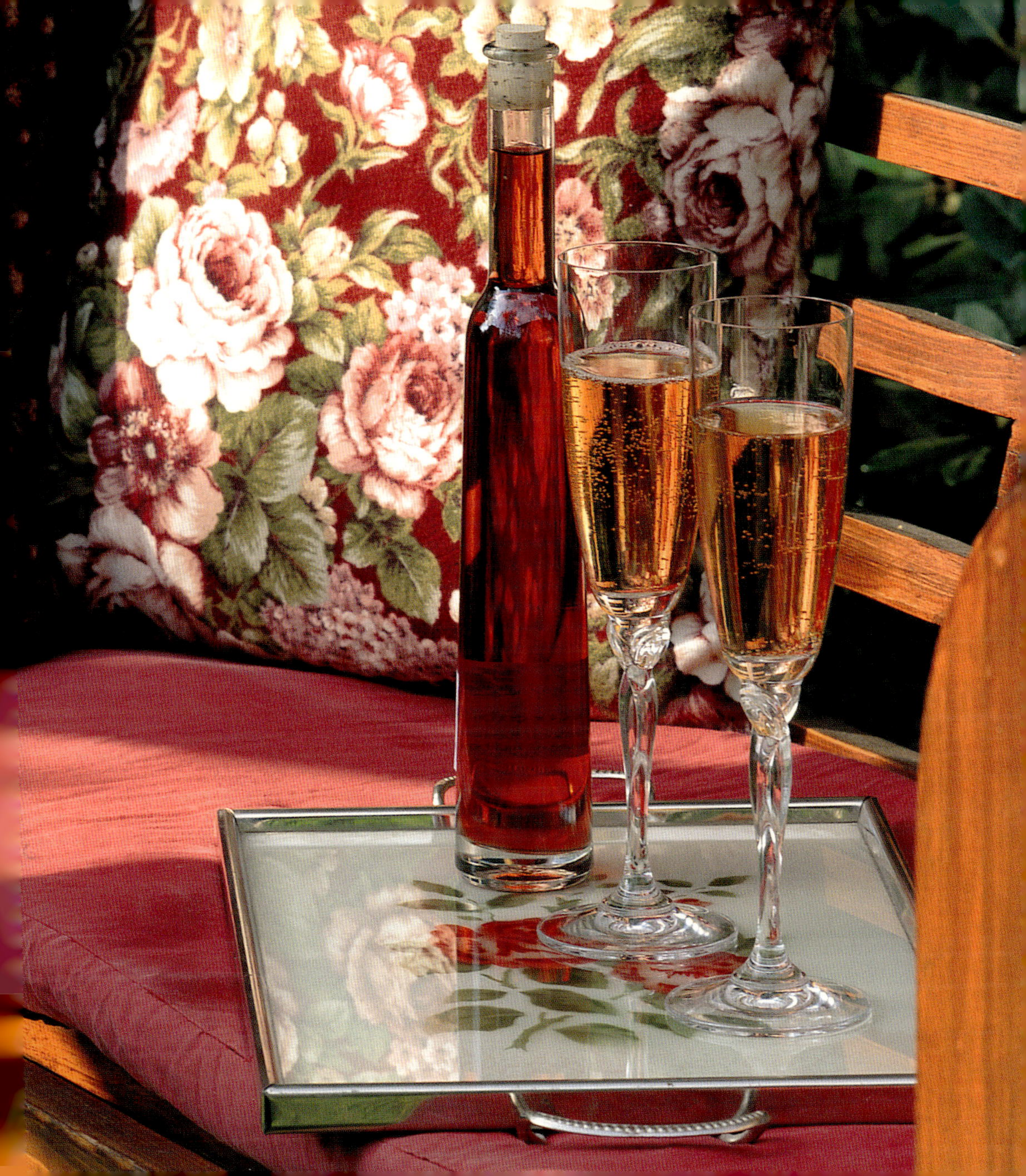

Rosa canina

Die wohl am weitesten verbreitete Wildrose, welche auch Heckenrose, Hagrose oder Hagedorn genannt wird, wurde einst Freya, der nordgermanischen Göttin der Fruchtbarkeit, und Frigga, der germanischen Göttin der Fruchtbarkeit und Liebe, sowie der mildtätigen, aber auch unholden Todesgöttin Holda, die auch Mutter Rose genannt wurde, zugeordnet. Am Niederrhein wird sie noch heute Friggas Dorn und in Ostpreußen Mariendorn oder Frauenrose genannt. Frigga wie Maria verkörpern den Inbegriff der höchsten Weiblichkeit.
Wir finden die Hundsrose wild in Hecken, Steinhaufen und an Waldrändern. Die Farbe der 4 Zentimeter großen Blüten, die ab Ende Mai bis Anfang Juni reichlich erscheinen, variieren von Weiß bis Rosa. Ab August zeigen sich scharlachrote, eiförmige Hagebutten, die schon während ihrer Reifezeit die Kelchblätter verlieren. Die Triebe sind mit sichelförmigen Stacheln bewehrt und das Laub zeigt einen graugrünen bis grünen Farbton. Der völlig gesunde und sehr winterharte Strauch hat einen überhängenden Wuchs und erreicht eine Höhe von 3 Metern.

Notizen / Geburtstage

2. Mai

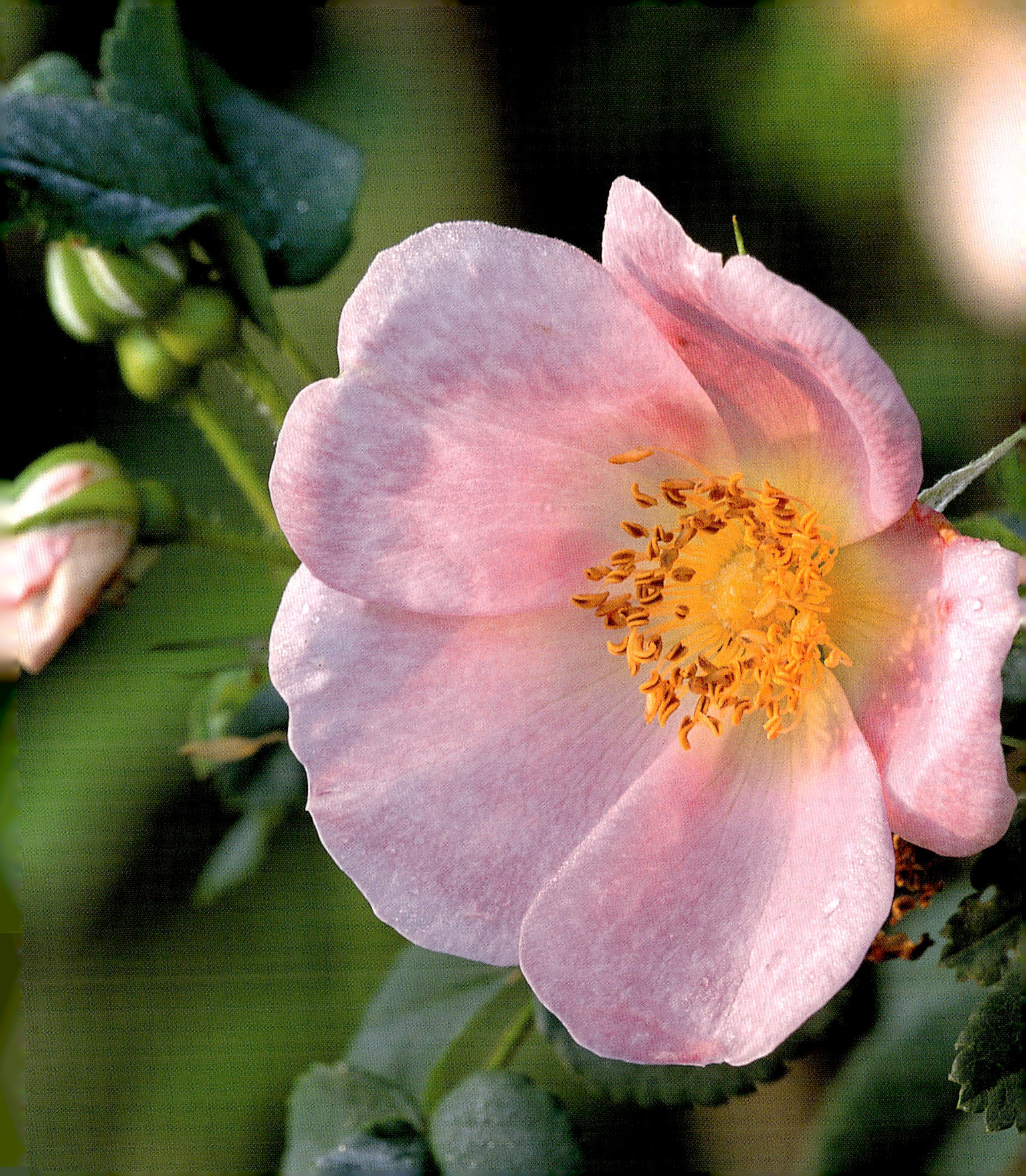

Kleider machen Käse

Ist es Ihnen auch schon passiert: Da stehen zwar appetitlich angerichtete Käsestücke auf der Platte, mit ihren bleichen Gesichtern gelingt es ihnen jedoch nur schwerlich, auf den Teller geholt zu werden zum anschließenden genussvollen Verzehr.

Glücklicherweise bietet uns die Natur schon im Mai eine reiche Auswahl an essbaren Blüten sowie geschmacklich erlesenen Kräutern, mit denen wir mit wenig Aufwand den bleichen Käsesorten ein neues Outfit verpassen können, wodurch rascher Absatz garantiert ist. Der Clou daran: Es schmeckt auch noch.

Weichkäse bietet sich geradezu an, um mit in Streifen geschnittenen Bärlauchblättern ausstaffiert zu werden, und der heißbegehrte Ziegenkäse bekommt ganz einfach ein Mäntelchen aus zarten Kräutern und Blütenblättern, unter anderem auch von Gänseblümchen.

Notizen / Geburtstage

3. Mai

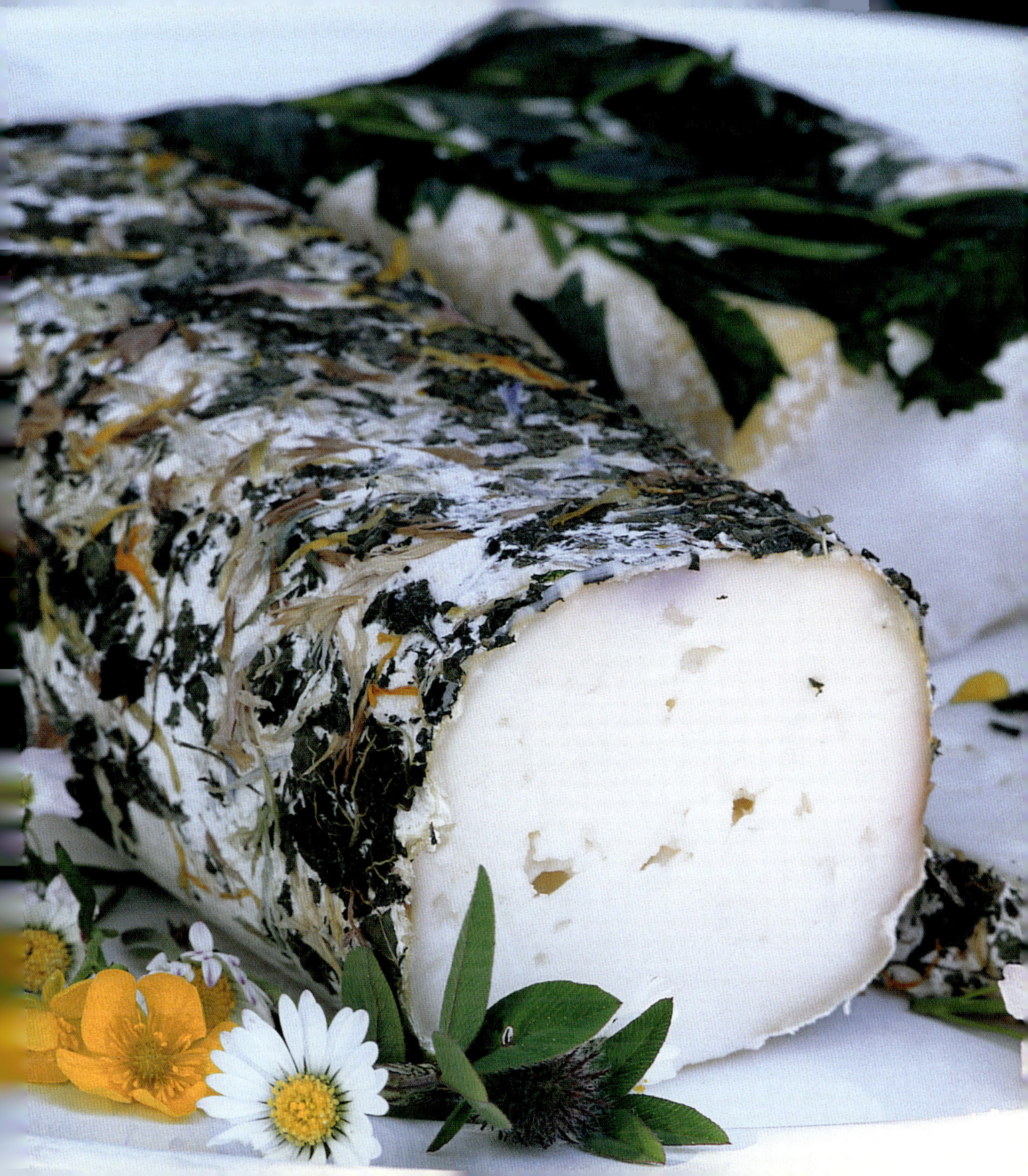

Gutes aus Heu

Gibt es etwas Schöneres, als an einem warmen Maitag im Gras zu liegen und die Sonnenstrahlen zu genießen? Blüten der Wiesenmargerite und verschiedene Gräser wiegen im Wind und die Arbeit darf ruhig etwas warten. Später wird die Wiese gemäht, das Gras getrocknet und auf dem Heustock bis zum Winter gelagert, um dann den Tieren im Stall verfüttert zu werden.

Aber auch für uns Menschen hat der Heustock einiges zu bieten, und zwar in Form von Heublumen *(Flores graminis)*, die im Handel auch als Grasblüten erhältlich sind. Dabei handelt es sich eigentlich um ein Nebenprodukt, das bei der Heugewinnung entsteht und je nach Pflanzenarten sehr unterschiedlich ausfällt. Darin enthalten sind zu einem großen Teil kleine Pflanzenteile, hauptsächlich aber Blüten und Samen von Gräsern. Sie alle fallen beim Lagern des Heus auf den Boden, wo sie zu einer heilenden Mischung werden.

Als Bad wirken Heublumen entzündungshemmend. Unter Wärmeeinwirkung entspannen sie die Muskeln, beruhigen die Nerven und sorgen für einen guten, erholsamen Schlaf. Dazu füllt man ein Leinensäckchen mit Heublumen, gibt dieses in einen Topf und übergießt es mit kochendem Wasser. Zehn Minuten ziehen lassen, den Sack ausdrücken und das Wasser zum Badewasser geben. Der ausgedrückte Sack, so heiß wie möglich aufgelegt und mit einem Wolltuch abgedeckt, wirkt bei rheumatischen Beschwerden sowie chronischen Schmerzzuständen.

Notizen / Geburtstage

4. Mai

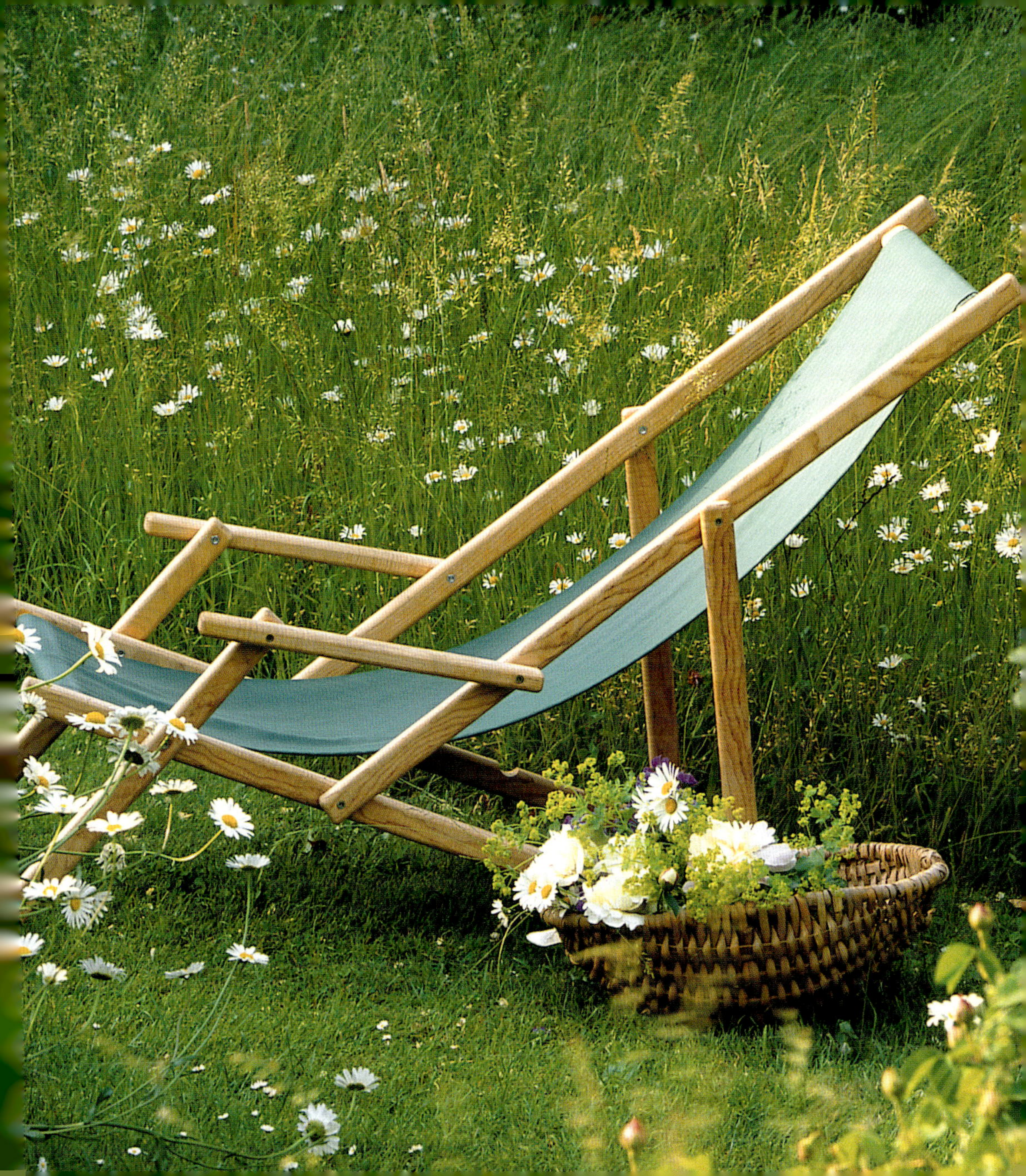

Estragon – feines Kraut für Gourmets

Ursprünglich in den Steppengebieten Südrusslands und der Mongolei beheimatet, gelangte der Estragon, zu Deutsch auch Schlangenkraut, vermutlich mit Kreuzrittern in den Mittelmeerraum, wo er bald einen festen Platz in den Klostergärten einnahm.

Für die Küche interessant ist vor allem der Französische Estragon *(Artemisia dracunculus)*. Im Gegensatz zu seinen Verwandten aus der Gattung *Artemisia* sitzen ungefiederte, längliche, sattgrüne Blätter an den aufrecht und buschig wachsenden Zweigen, welche eine Höhe von 70 Zentimetern erreichen können. Ab Juni zeigen sich grünweißliche Blütenköpfe.

Die etwas frostempfindliche, mehrjährige Pflanze, die auch unter dem Namen »Deutscher Estragon« angeboten wird, gedeiht in nahrhaftem, gut durchlässigem Boden, an geschützten, sonnigen Standorten. Da Estragon relativ kurzlebig ist und sich nicht durch Aussaat vermehren lässt, lohnt es sich, die Pflanze alle paar Jahre im Frühjahr zu teilen oder im Spätsommer durch Stecklinge zu vermehren.

Die aromatischen Blätter mit ihrem typischen, feinwürzig-bittersüßen Aroma können laufend geerntet werden und eignen sich vor allem zum Würzen von Geflügel und Eierspeisen, aber auch zur Herstellung von Kräuterbutter, Essig oder Mayonnaise und natürlich der Sauce Béarnaise, benannt nach der französischen Provinz Béarn, der Heimat ihres Erfinders Collinet, einem Restaurantchef aus der Nähe von Paris (um 1830).

Notizen / Geburtstage

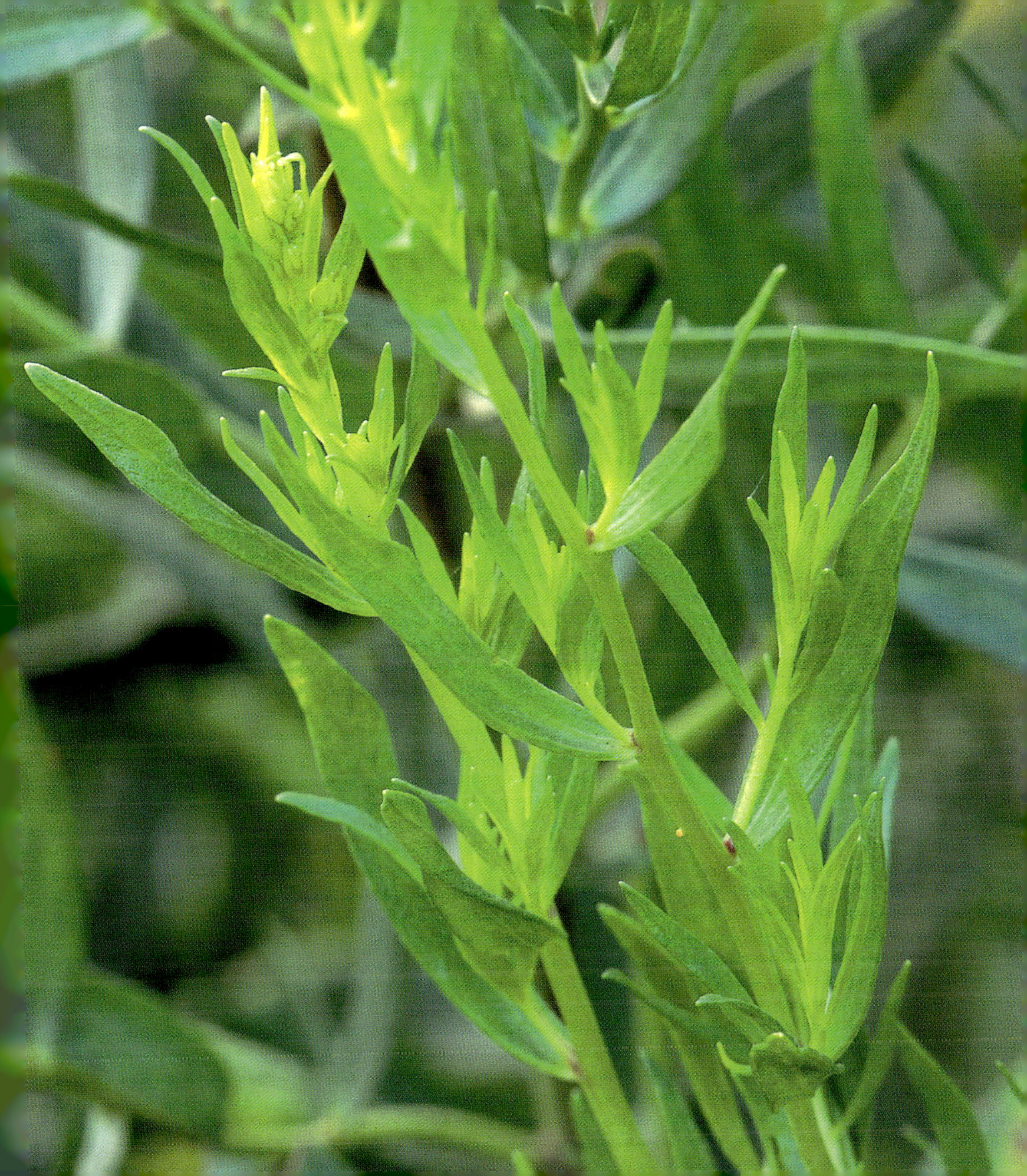

Gerds Spargel-Melonensalat mit Estragon

Für 4 Personen
500 g weißer Spargel • 1 TL Zucker • ½ Galiamelone • 250 g Stilton oder ein anderer Blauschimmelkäse • 1 Kästchen Kresse • 3 EL weißer Balsamicoessig • 2 EL scharfer Senf • 2 EL Weißwein • 6 EL Walnussöl • 1 TL gehackter Estragon • 2 EL Holunderblütensirup oder Akazienhonig • Salz • Pfeffer • zum Anrichten: schöne helle Salatblätter

Den Spargel schälen, mit dem Zucker in kochendes Salzwasser geben und etwa 12 Minuten sprudelnd kochen lassen. Die Spargelstangen sollten noch bissfest sein. Abgießen und schräg in mundgerechte Stücke schneiden. Abkühlen lassen.
Die halbe Melone entkernen, schälen und in Würfel schneiden. Den Essig mit dem Senf und dem Weißwein verquirlen. Mit dem gehackten Estragon an die Marinade geben. Das Öl in feinem Strahl unter ständigem Schlagen zugeben. Mit Holunderblütensirup oder Akazienhonig, Salz und Pfeffer abschmecken.
Spargel und Honigmelone auf den Salatblättern anrichten. Mit dem Dressing beträufeln, den Blauschimmelkäse darüber bröckeln und großzügig mit Kresse bestreuen.

Notizen / Geburtstage

6. Mai

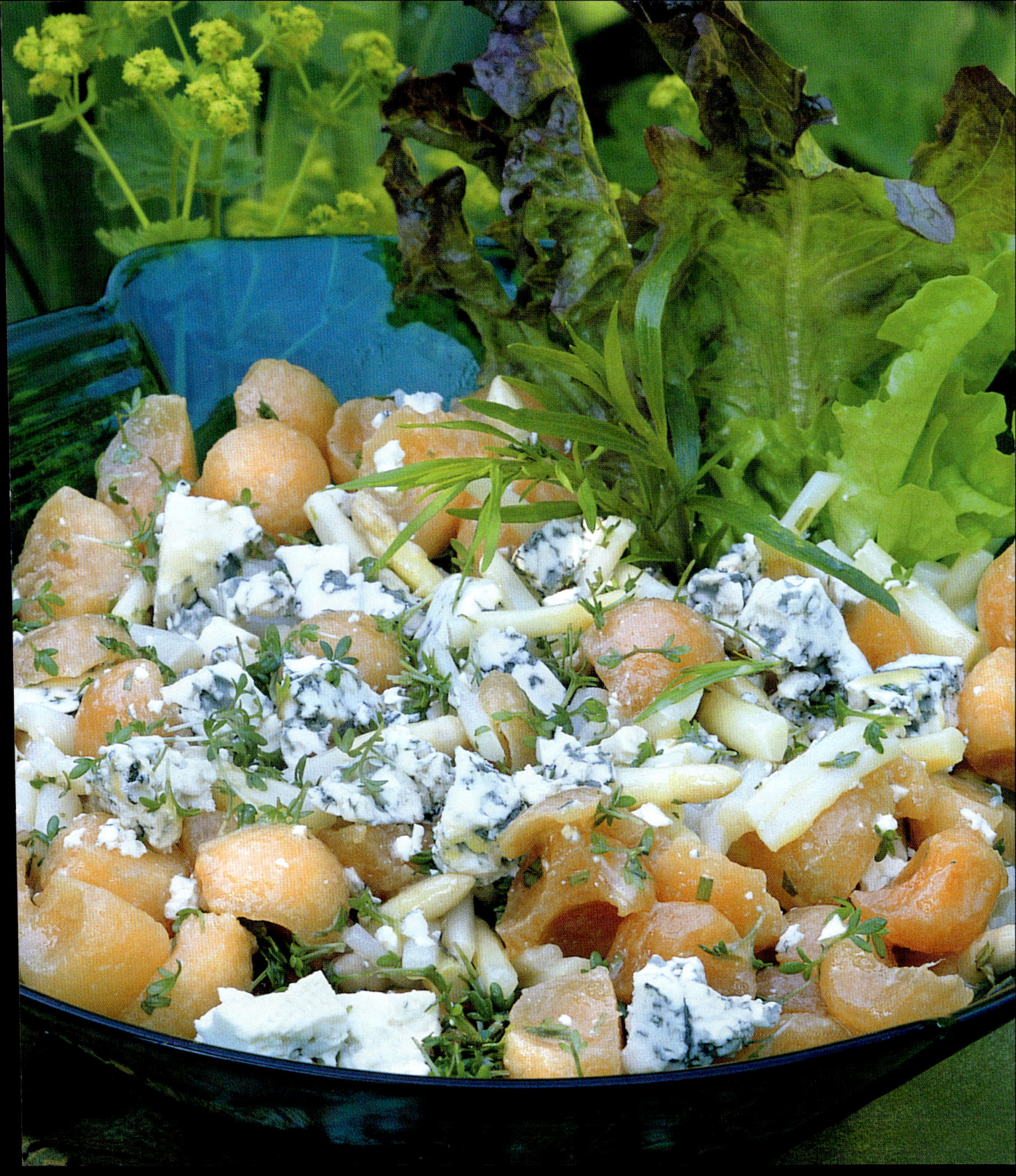

Wer wickelt denn da?

Wenn Sie im Mai eigenartig verklebte Triebspitzen an Ihren Rosen entdecken, dann hat der Heckenrosenwickler *(Cacoecia rosana* oder *Archips rosana)* Ihrem Garten einen Besuch abgestattet. Anzutreffen ist der Kleinschmetterling oft in stark verwachsener Umgebung. Gott sei Dank gehört er zu den eher weniger stark verbreiteten Schädlingen, der unsere Rosen heimsucht. Durch seine Fraßtätigkeit und das Einspinnen der Triebe werden oft die Knospen nicht mehr ausgebildet und die Blüte bleibt aus. Bei schwachem Befall können die Raupen von Hand abgelesen werden. Bei stärkerem Befall helfen Spritzungen mit einem biologischen Raupenspritzmittel.

Notizen / Geburtstage

7. Mai

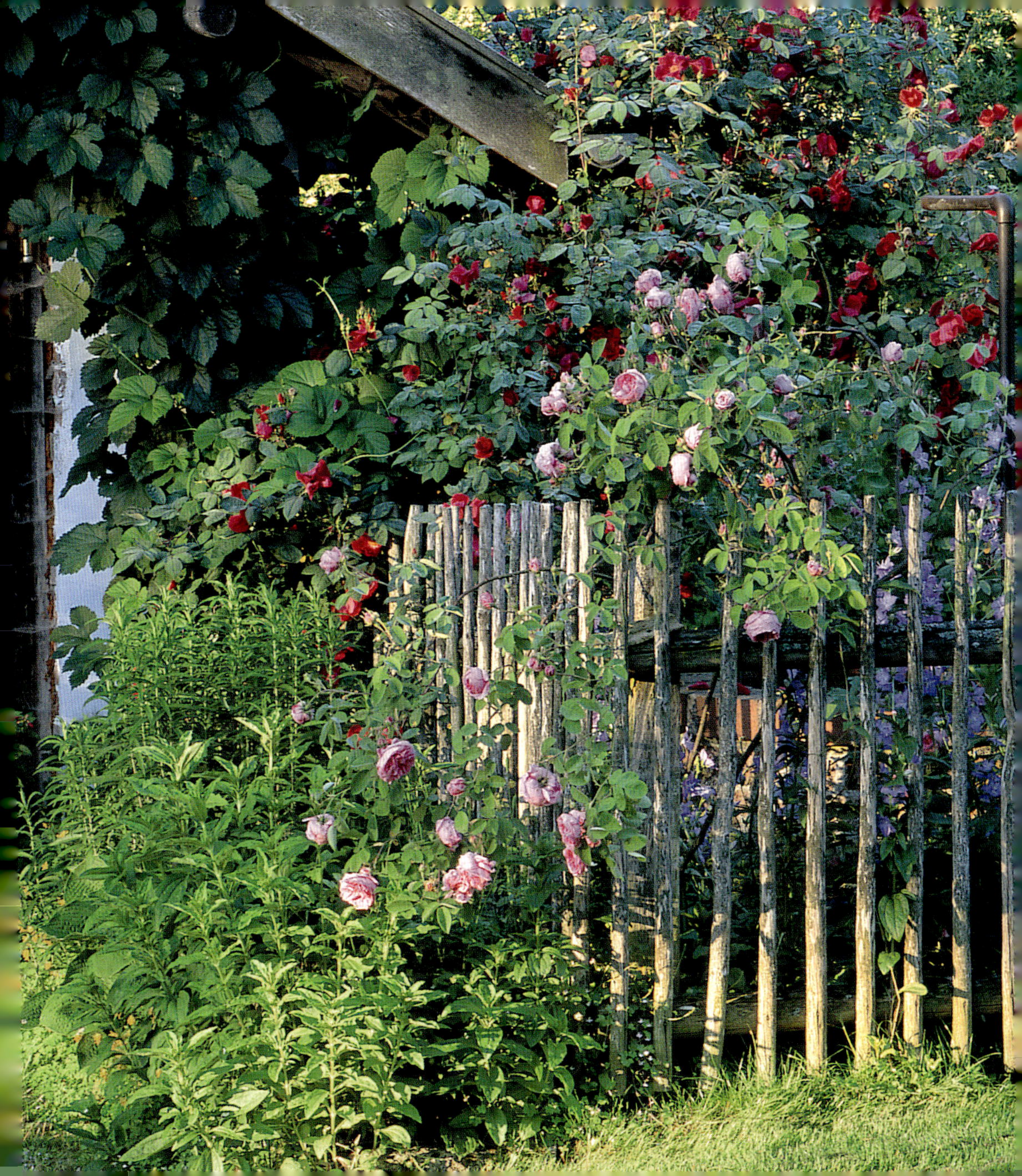

Rosenblütenessig

100 g Duftrosenblütenblätter, vorzugsweise von 'Rose de Resht' • 1 l Weißweinessig

Die Duftrosenblätter nach Anleitung (siehe *3. Juni)* vorbereiten und locker in eine dunkle Pet-Flasche einfüllen, mit dem Essig auffüllen und verschließen. Den Ansatz an einem sonnigen, warmen Ort ziehen lassen. Gelegentlich die Flasche umdrehen und gut durchschütteln. Nach etwa 20 Tagen den Essig abseihen und in ausgekochte Flaschen abfüllen. Kühl und dunkel lagern.

• Tipp: Wenn Sie dazu *Rosa gallica* 'Officinalis' verwenden, erhalten Sie eine herbere Note.

Dieser Essig eignet sich vorzüglich für Blattsalate, zusätzlich mit Wasser verdünnt auch zur Behandlung von Entzündungen im Mundbereich.

Notizen / Geburtstage

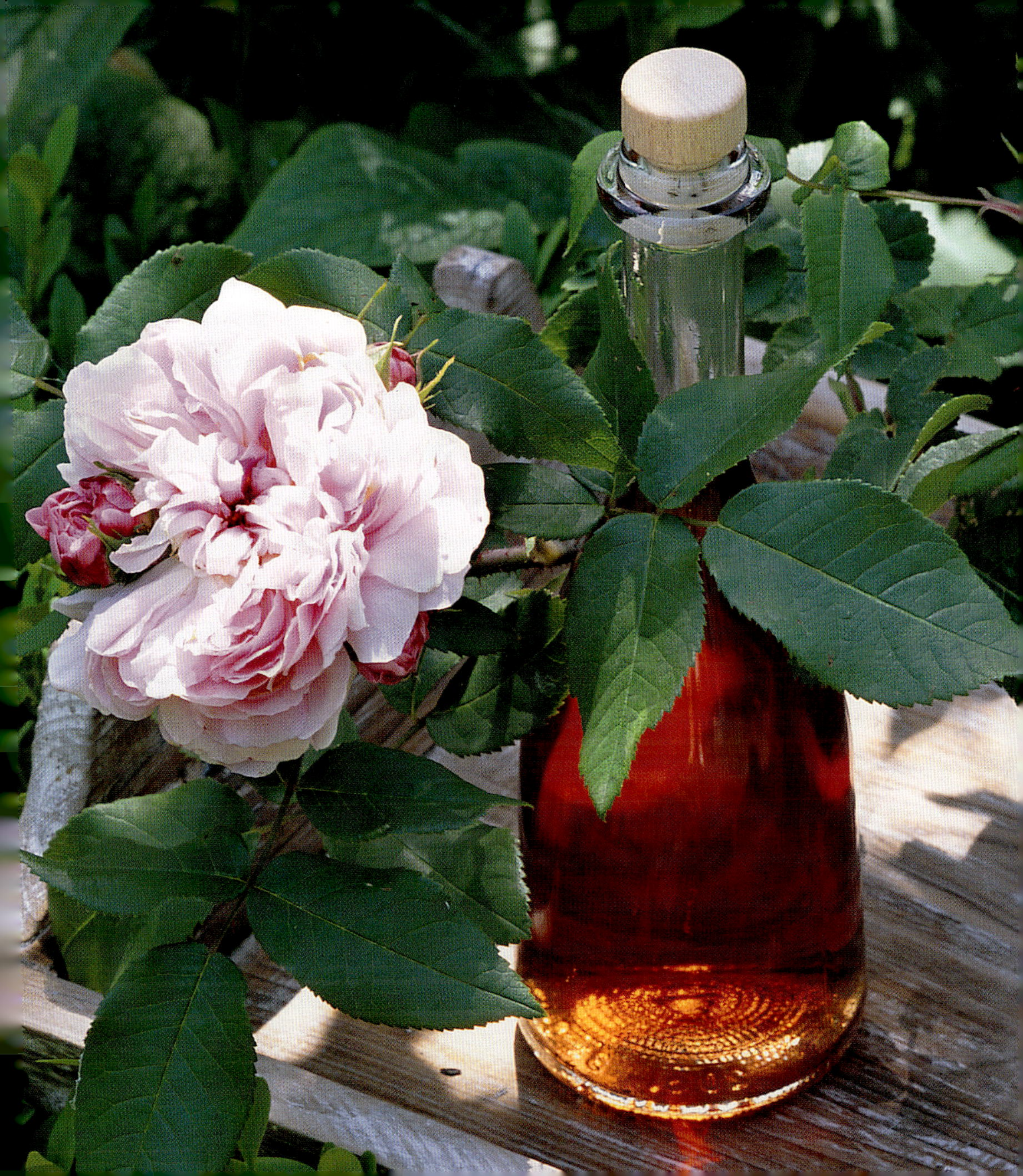

Erste Kräutervielfalt

Bereits Anfang Mai können Kräuter wie Schnittlauch und glattblättrige Petersilie im Garten geerntet werden. Zeitig im Frühjahr ausgesät, auf der Fensterbank gezogen oder im Topf gekauft, gesellen sich auch schon bald die ersten zarten Triebe von Dill und Basilikum dazu.
Wie Sie mit diesen Zutaten und zusätzlich würzigem Duft von Majoran ein einfaches Gericht zu einem Hochgenuss werden lassen können, verrät Ihnen Gerardo morgen.

Notizen / Geburtstage

9. Mai

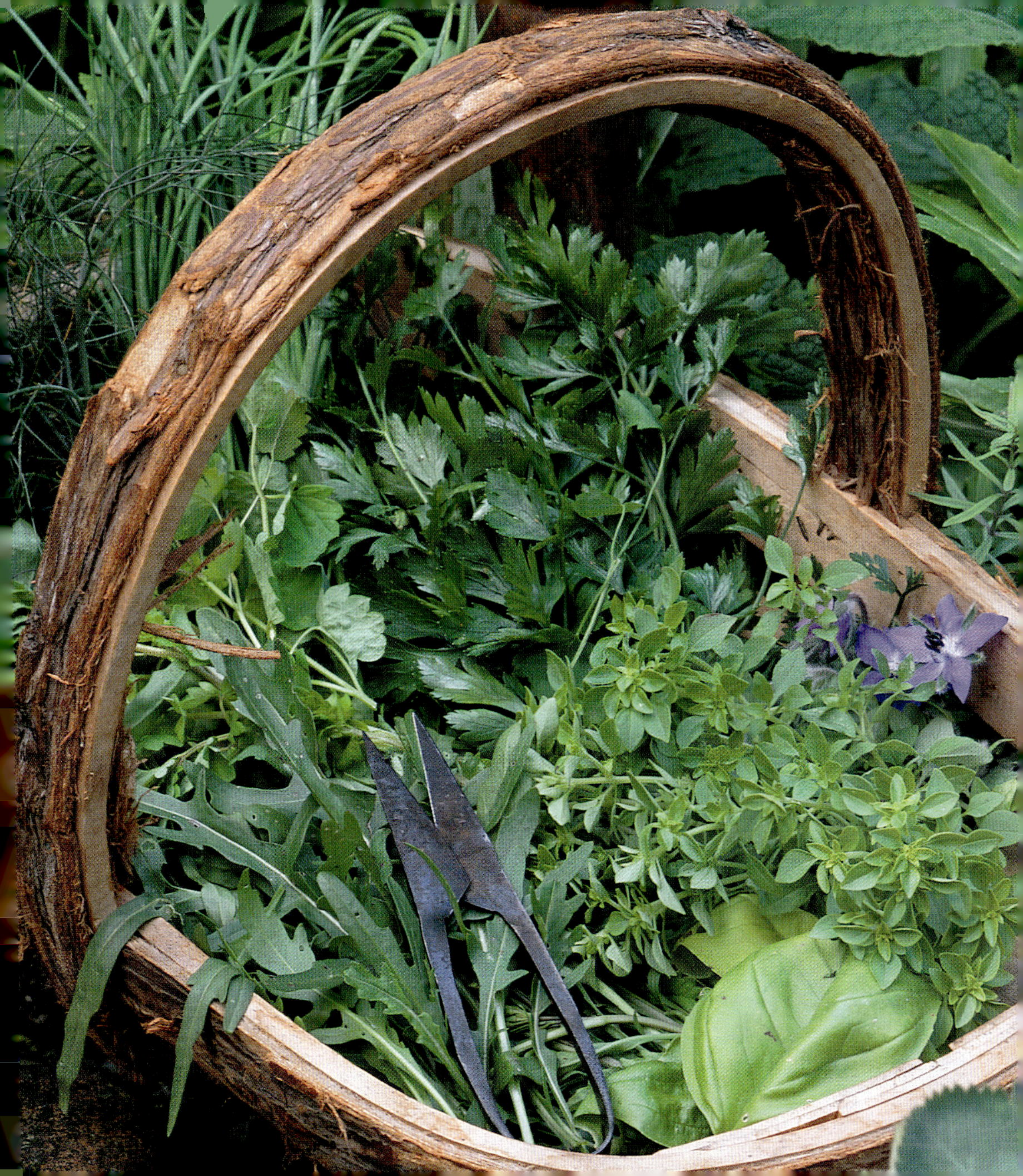

Gerardos Käsekräuterkartoffeln

Für 4 Portionen

1,25 kg neue Kartoffeln • Salz • 300 g Mozzarella • 50 g Parmesan im Stück • 200 g mittelalter Gouda im Stück • 200 g Gruyère im Stück • 1 Bund Basilikum • 1 Bund Majoran • 1 Bund Dill • 1 Bund Petersilie • 1 Bund Schnittlauch • schwarzer Pfeffer aus der Mühle

Die Kartoffeln waschen, dann entweder mit einem Messer schrappen oder die Schale mit einer harten Bürste entfernen. Die Kartoffeln nochmals waschen und in Salzwasser kochen.

In der Zwischenzeit den Mozzarella würfeln und den Parmesan reiben. Gouda und Gruyère grob raffeln, die Käse mischen. Basilikum, Majoran, Dill und Petersilie wenn nötig waschen und trocken tupfen, dann von den Stielen zupfen und grob hacken. Den Schnittlauch in Röllchen schneiden. Alle Kräuter vermischen, etwas davon zum Garnieren beiseite stellen. Eine große Schüssel bei 100 Grad im Backofen vorwärmen. Die Kartoffeln abgießen und kurz im heißen Topf dämpfen. Abwechselnd Kartoffeln, Käse und Kräuter in vier Lagen in die Schüssel schichten, zwischendurch mit Pfeffer bestreuen. Die obere Schicht soll Käse sein. Die Schüssel noch einmal sechs bis sieben Minuten bei 100 Grad in den Ofen stellen, damit der Käse auf der Oberfläche schmilzt. Mit den restlichen Kräutern bestreuen und servieren.

Dazu passt Katenschinken.

Notizen / Geburtstage

10. Mai

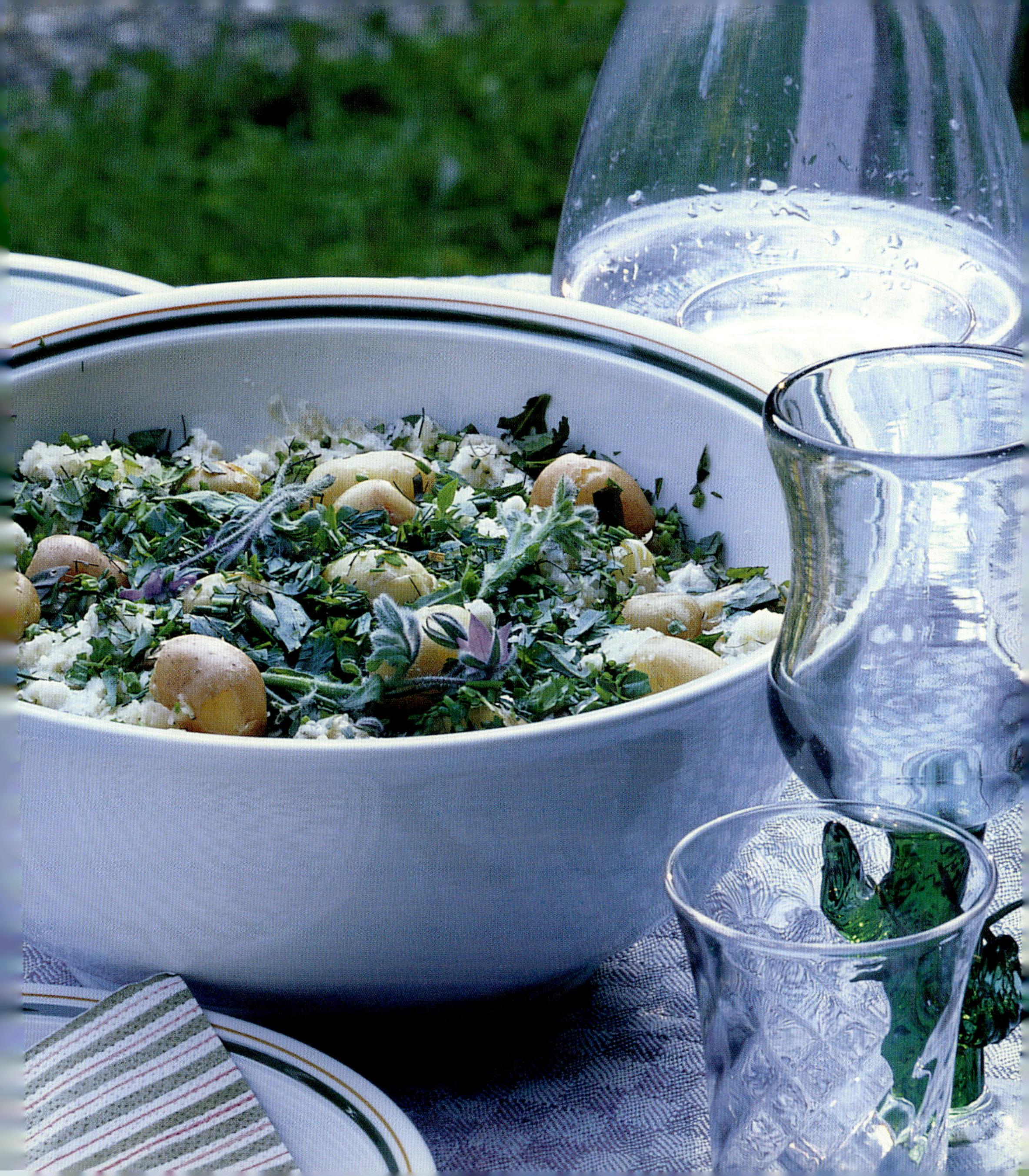

Rosa pimpinellifolia

Die einheimische Bibernellrose, auch unter dem Synonym *Rosa spinosissima* im Handel zu finden, kommt in der Natur an kalkhaltigen, felsigen und steinigen Orten sowie auf kalkhaltigen Trockenwiesen vor.
Ihre einfachen Blüten sind meist weiß, selten rosa. Gelegentlich sind sie mit einem leichten, gelben Farbton überhaucht. Im Herbst kann sich vereinzelt eine schwache Nachblüte zeigen. Ab August reifen die für Rosen eher ungewöhnlichen, großen, schwarzen und kugeligen Hagebutten.
Auffallend sind auch die feinen fiederartigen Blätter, die wir an mit zahlreichen unterschiedlich großen, aber immer geraden Stacheln bewehrten Trieben finden. Der breite und ausladende Wuchs des Strauches ist dicht und buschig. Er kann eine Höhe von 1,8 Meter erreichen.
Da diese wilde Schönheit gerne Ausläufer bildet, sollte ihr im Garten genügend Platz eingeräumt werden.

Notizen / Geburtstage

11. Mai

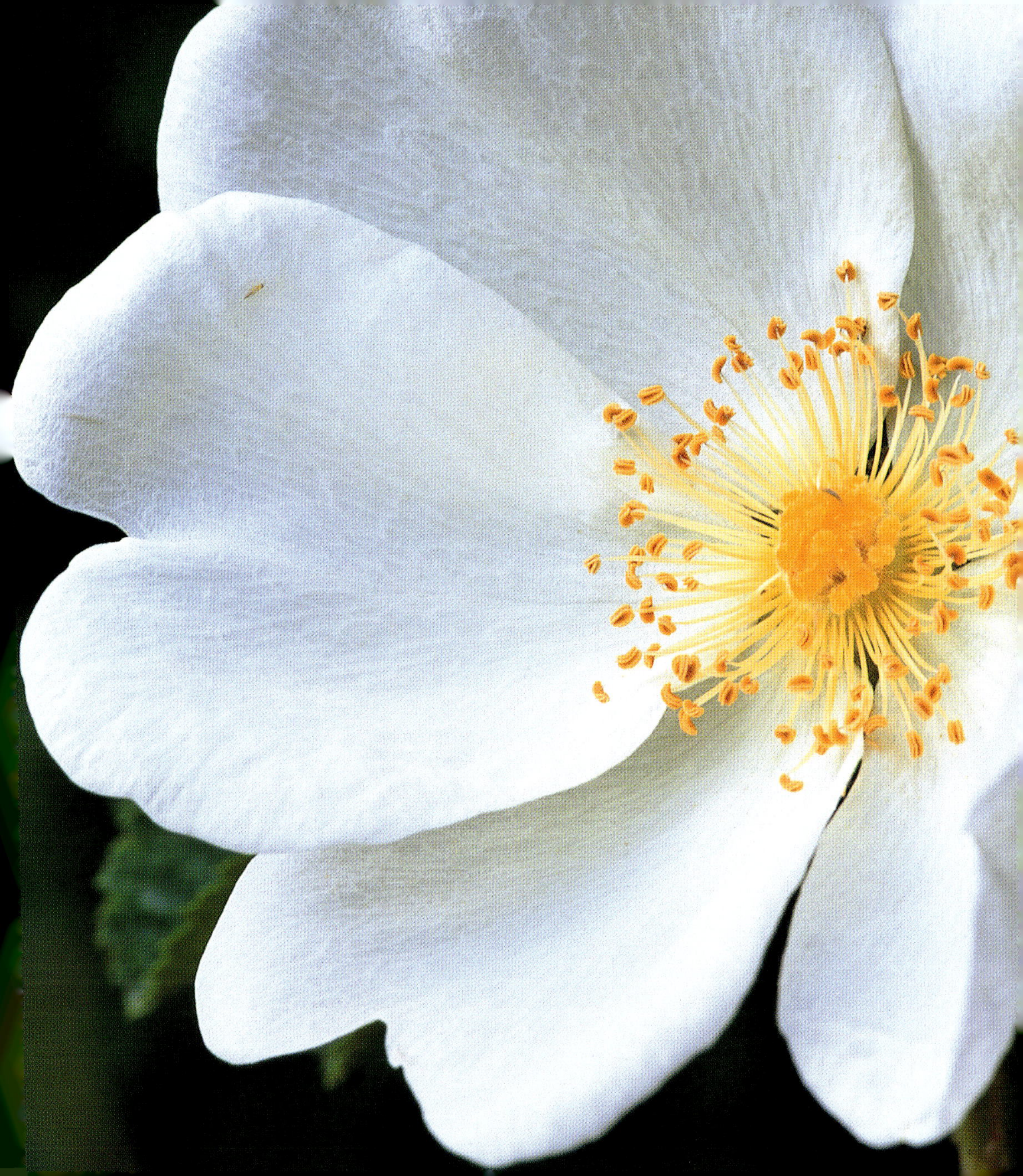

Duftkissen zum Wohlfühlen

Nicht nur hübsch anzuschauen, sondern auch äußerst nützlich sind Kissen mit getrockneten Wohlfühlkräutern wie Hopfen, Johanniskraut, Schafgarbe, Zitronenverbene, Rosenblüten, Lavendel, Ringelblume, Salbei, Thymian und Holunderblüten. Ihr Duft wirkt nach einem stressreichen Arbeitstag ausgleichend, entspannend und harmonisierend auf unser Gemüt. Dazu benötigen Sie lediglich einen hübschen Baumwollstoff, aus dem Sie Kissen von 20 Zentimeter Seitenlänge nähen, diese mit den getrockneten Kräutern füllen und zunähen. Mit einer passenden Schleife geschmückt ist das übrigens auch ein wohltuendes Mitbringsel für liebe Freunde.

Notizen / Geburtstage

12. Mai

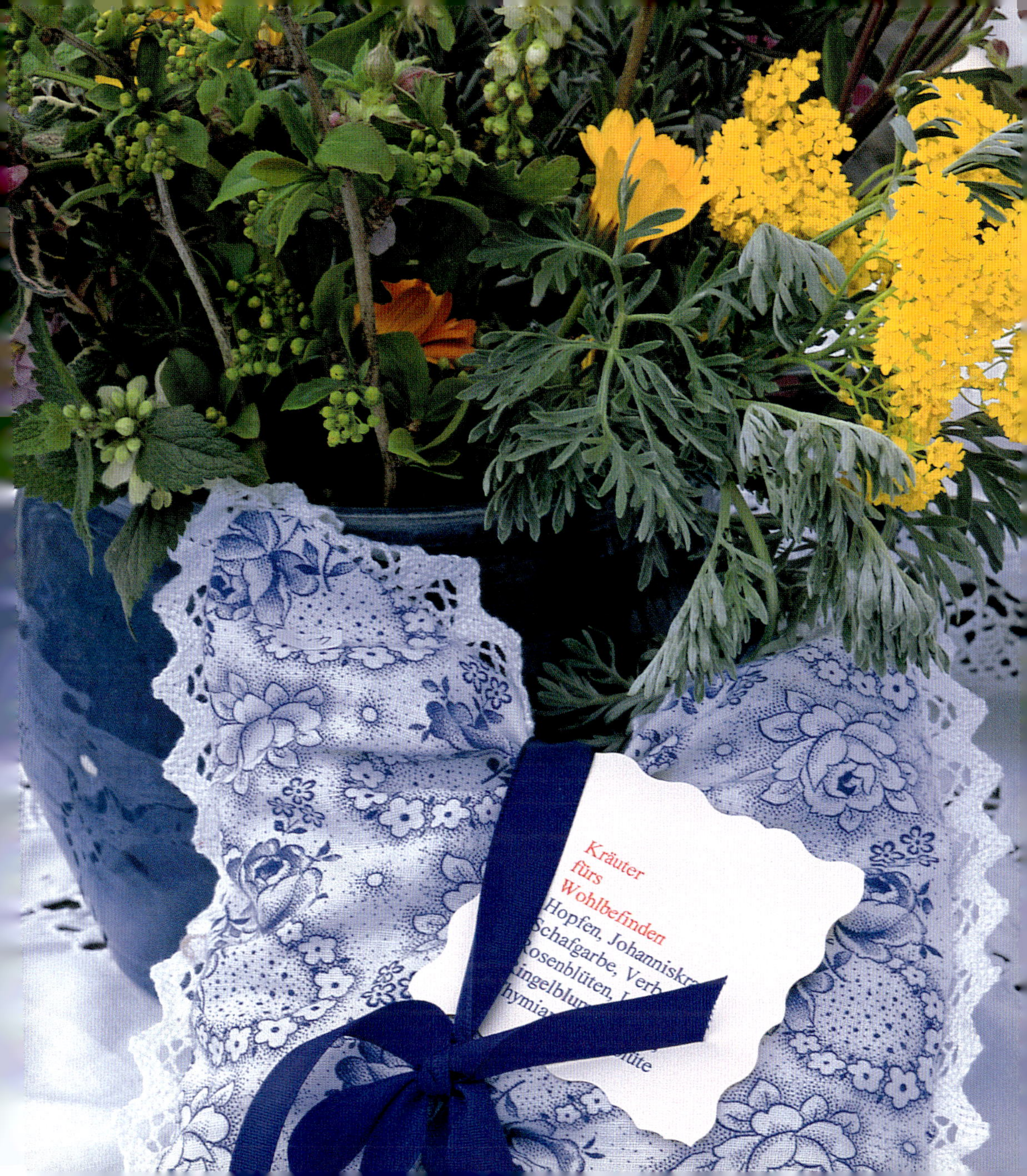
Kräuter
fürs
Wohlbefinden

Kleiner, schwarzbrauner Rüsselkäfer

Schön, wenn sich ab Juni wie in diesem abgebildeten Garten eine reiche Rosenblüte zeigt. Gerade bei Historischen Rosen ist dies aber nicht immer gesichert. Arg zu schaffen macht ihnen oft ein kleiner Rüsselkäfer, bekannt unter dem Namen Himbeerblütenstecher, der auch gerne Rosen befällt. Vor allem für frühblühende Sorten mit weichen Blütenstielen hat er eine Vorliebe.

Das Weibchen legt nach der Paarung ab Mai 20 bis 30 Eier einzeln in die geschlossenen Blütenknospen. Anschließend sägt es den Stiel zur Hälfte durch. Dabei wird die Saftzufuhr reduziert und die bald hängende Knospe geht nicht mehr auf, wird langsam gelb und fällt zu Boden. In der Zwischenzeit ernährt sich die entstandene Larve vom Innern der Knospe. Nach zwanzig Tagen verpuppt sie sich und im Juli/August durchbricht der junge Käfer die Reste der vertrockneten Rosenknospe und sucht sich einen geeigneten Unterschlupf für die Winterruhe.

Abhilfe kann einzig durch Einsammeln der befallenen Knospen geschaffen werden. Zwar haben die Käferchen dann den Schaden schon angerichtet, wir können damit aber viel dazu beitragen, um die Ausbreitung des Schädlings für die kommenden Jahre zu verringern.

Notizen / Geburtstage

13. Mai

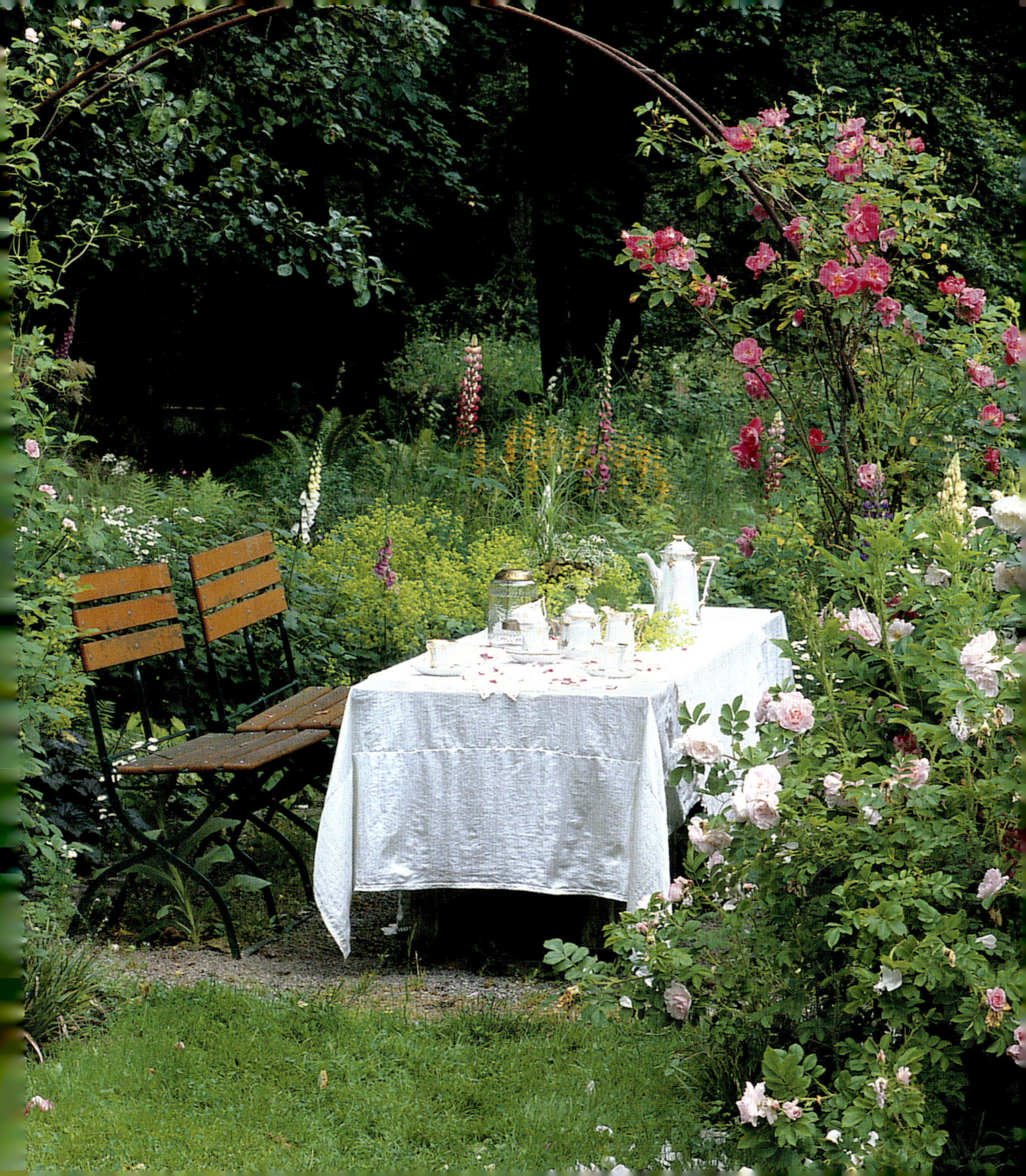

Sicher unter Glas

Schön für jeden Kräuterfan, wenn er ein kleines Glashaus sein Eigen nennen kann. Handelt es sich auch noch um ein besonders schönes Stück, welches im Garten aufgestellt zu einem Blickfang wird, um so besser, denn es eignet sich vorzüglich dazu, Basilikum, dem kalte Lagen und nasse Füße gar nicht behagen, während der ganzen Gartensaison wirkungsvoll in Szene zu setzen. Damit an warmen Tagen Hitzestaus vermieden werden, ist es ideal, wenn der obere Teil des Glashauses geöffnet oder gar entfernt werden kann. Sind kühlere Tage angesagt, eventuell sogar mit Dauerregen, wird das Glasdach wieder aufgesetzt oder die Belüftung reduziert. Der große Vorteil: Schnecken, die das exquisite Würzkraut auch sehr schätzen, haben keine Chance, sich an ihm gütlich zu tun.

Notizen / Geburtstage

14. Mai

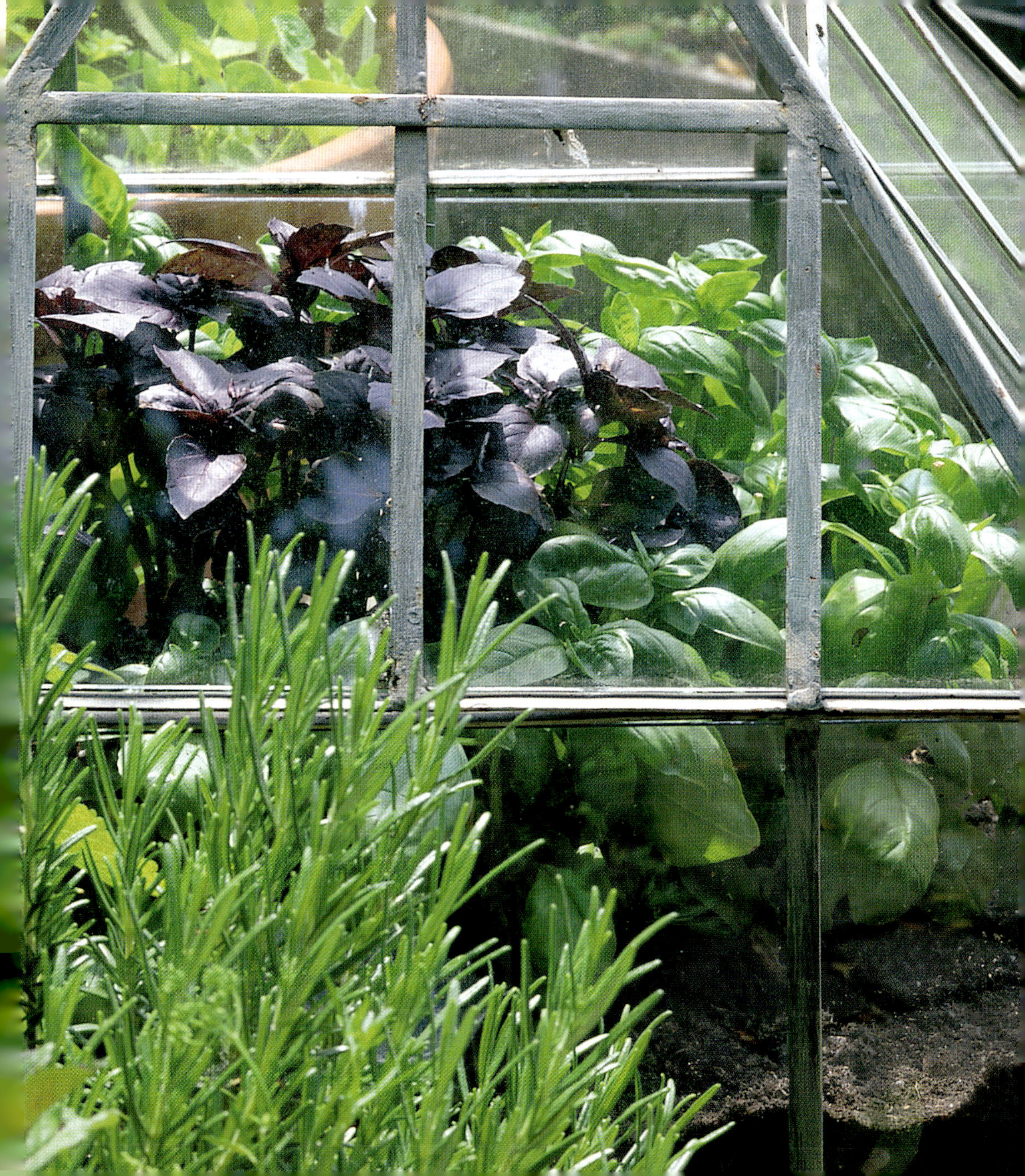

Walburgas Basilikum-Rucolasalat mit Erdbeeren

225 g zarter Rucola • 1 Bund Basilikum • 500 g Erdbeeren • 50 g reifer Pecorino am Stück • 5 EL Balsamico • 50 g flüssiger Honig • 8 EL Olivenöl • Salz • schwarzer Pfeffer, grob gemahlen

Rucola putzen und trocken schleudern, größere Basilikumblätter grob zerschneiden. Erdbeeren waschen, putzen und längs vierteln. Pecorino entrinden und grob hobeln.
Balsamico, Honig und Olivenöl mit Salz und Pfeffer verrühren. Rucola, Basilikum und Erdbeeren behutsam mit der Vinaigrette mischen und den Pecorino darüber streuen.

Notizen / Geburtstage

15. Mai

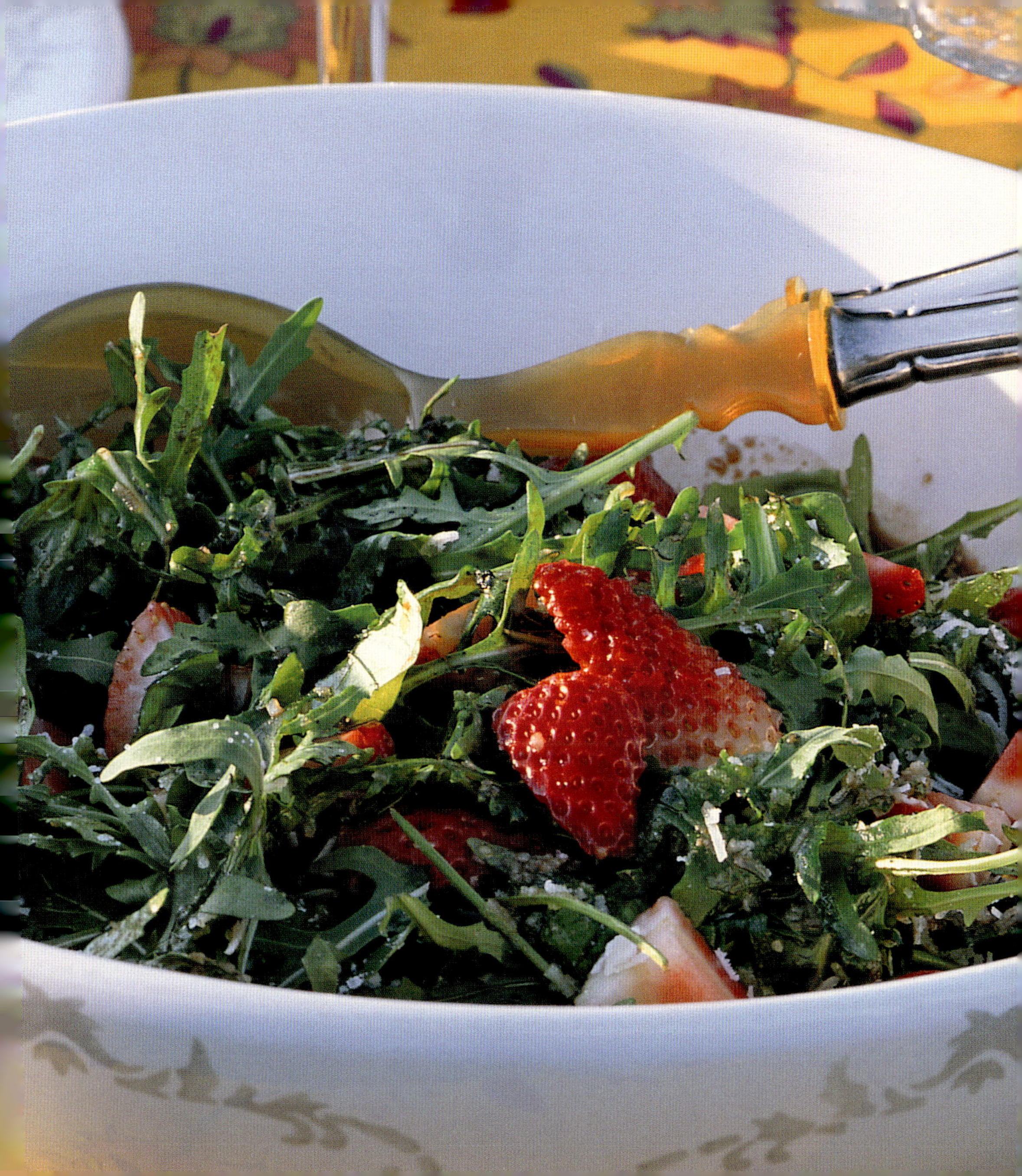

Thymian

Von diesem in der Antike sehr geschätzten Heil- und Würzkraut, das ursprünglich aus den Mittelmeerländern stammt, gibt es neben der gewöhnlichen mit grünen Blättchen eine zusätzliche weißbunte Form *(Thymus vulgaris* 'Silver Poesie'). Der ausdauernde, winterharte Zwergstrauch bevorzugt einen sonnigen, trockenen Platz. Staunässe sollte vermieden werden, da die Pflanzen, vor allem im Winter, faulen können. Deshalb ist es bei lehmigem Boden von Vorteil, diesen mit Sand und grobem Split zu verbessern. Von Juni bis August thronen hellllilafarbene oder rosa Blüten in Scheinquirlen über den verholzenden Trieben. Die kleinen, schmalen, graugrünen Blättchen sind gegenständig angeordnet.
Am besten besorgen Sie sich beim Gärtner vorgezogene Pflanzen, welche im Abstand von 20 x 20 Zentimeter gesetzt werden. Außer einer leichten Kompostgabe im Frühjahr benötigt Thymian keine weitere Düngung. Wie der Salbei hält die maximal 40 Zentimeter hoch werdende Würzpflanze Raupen sowie Läuse ab und kann deshalb als schützende, wintergrüne Einfassungsbepflanzung verwendet werden. Im Frühjahr werden die Pflanzen leicht zurückgeschnitten.
Für die Küche kann das Würzkraut während des ganzen Jahres geschnitten werden. In warmen Sommern ist er kurz vor der Blüte besonders aromatisch. Dann werden ganze Triebe geerntet und getrocknet (siehe *27. Oktober)*, wobei es sein würziges, etwas harziges Aroma noch intensiver wird.

Notizen / Geburtstage

16. Mai

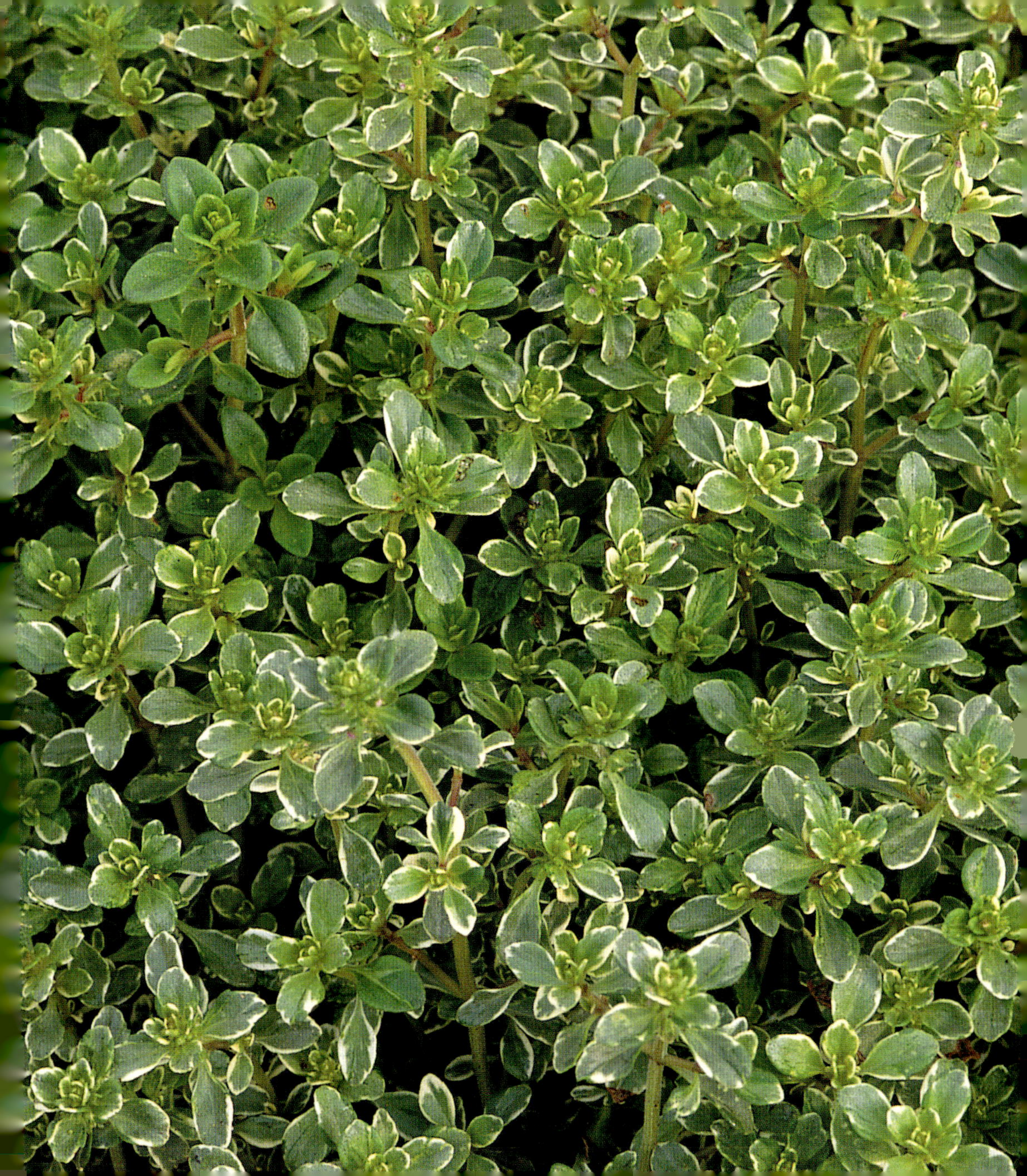

Theresas Bottichkäse

250 g Butter • 250 g Blauschimmelkäse (z. B. Gorgonzola) • 300 g mild-säuerlicher Butterkäse (z. B. Bel Paese) • 400 g Camembert oder Weißschimmelkäse • 5–6 Knoblauchzehen • schwarzer Pfeffer, sehr grob geschrotet • einige Zweige Thymian • 1 Zweig Rosmarin • 1 Lorbeerblatt • Olivenöl zum Übergießen

In Italien wird dieser Käse in einem Holzbottich hergestellt. Ein gut gereinigter und trockener, unglasierter Tontopf tut's auch.
Den Topf innen mit etwas Butter ausstreichen. Restliche Butter mit dem Blauschimmelkäse zu einer glatten Paste verkneten. Das Gefäß gleichmäßig und dicht mit dünnen Scheiben von Butterkäse bis zu mittlerer Höhe hin auslegen. Camembert in Scheiben schneiden. Abwechselnd nun Camembert-Scheiben, dann Blauschimmelkäsepaste und Butterkäse hineinschichten und dabei jede Schicht mit wenig Pfeffer und Thymian bestreuen, ab und zu auch eine abgeschälte ganze Knoblauchzehe dazu stecken. Die letzte Schicht soll Butterkäse sein. Oberfläche mit den Kräutern und Gewürzen belegen. Mit einem gut gebutterten Pergamentpapier abdecken, mit Gewicht beschweren und bedeckt etwa 2 bis 3 Tage nicht zu kalt (normale Zimmertemperatur) stellen. Nach dieser Zeit nun den Reifegrad prüfen (= Anschnitt machen). Soll der Käse nicht mehr weiter durchziehen, jetzt ganz mit Olivenöl bedecken, Topf zubinden und kühl stellen. Wenn Käseschimmel an der Oberfläche erscheint und optisch stört (er ist ungiftig), kann man ihn mit einem Messer abheben.

Notizen / Geburtstage

17. Mai

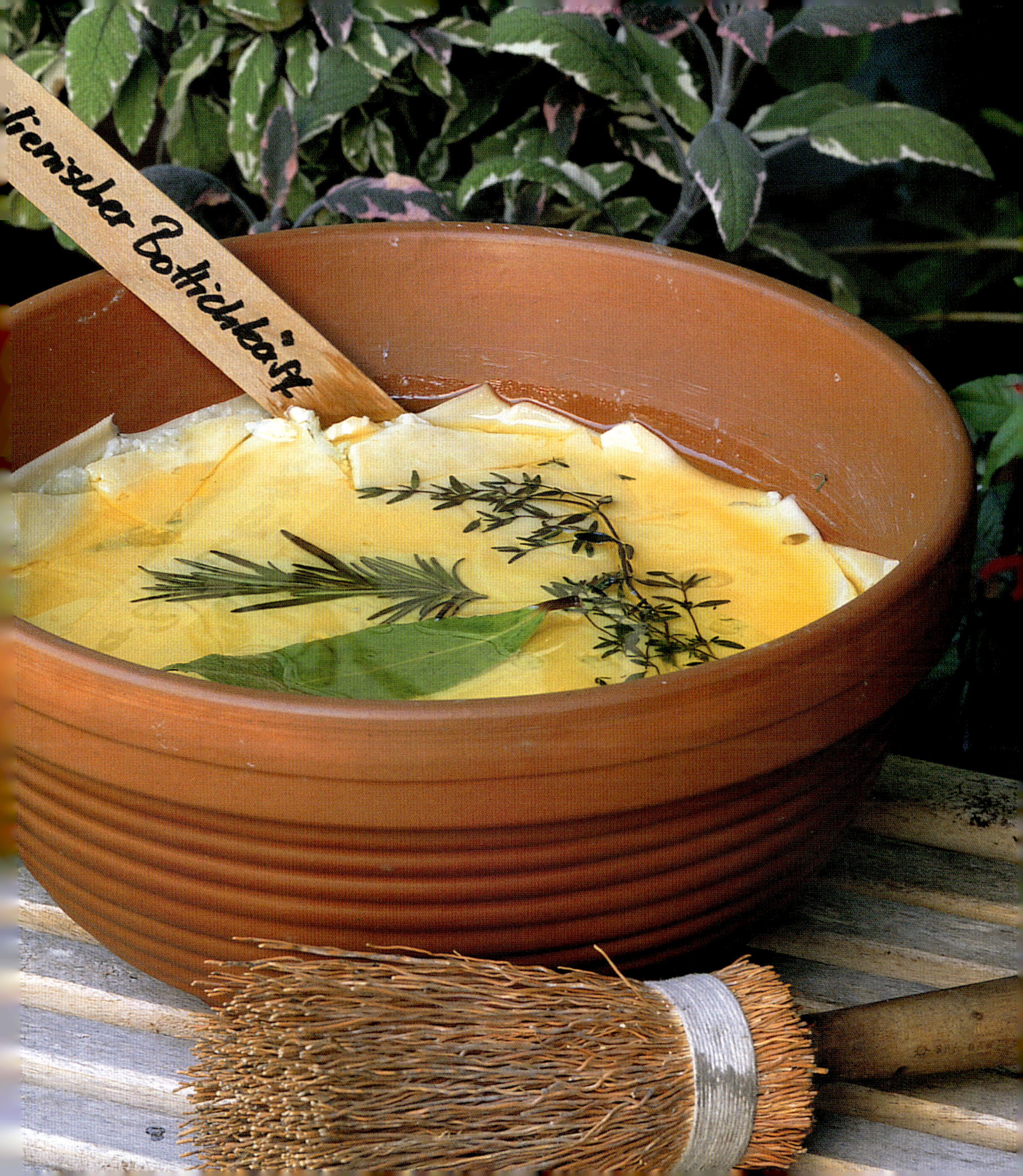

Auf hohem Niveau

Mit zunehmendem Alter erschweren oft Rückenschmerzen oder ande
Leiden die Arbeit im Garten. Hier kann zum Teil Abhilfe geschaffen we
den. Und zwar mit einem Hochbeet. Auf wenigen Quadratmetern gede
hen so Kräuter wie zum Beispiel Petersilie, Schnittlauch, Kerbel, Basiliku
und auch Gemüse, welches im Frühjahr bequem gepflanzt oder gesät wir
während des Wachstums einfach gepflegt und anschließend mühelos geer
tet werden kann.
Bei der Auswahl der Materialien sind keine Grenzen gesetzt. Rahmen a
Holz oder geflochtener Weide sollten stabil sein und innen mit Folie au
gekleidet werden, was die Lebensdauer des Materials deutlich verlänger
Zudem wird das Austrocknen der Erde hinausgezögert. Bei einer Höhe vo
80 bis 120 Zentimeter ist bequemes Arbeiten gewährleistet. Das Beet sollt
so tief sein, dass von beiden Seiten her die Mitte mühelos erreicht werde
kann. Sinnvoll ist ein ebenerdig eingebrachtes, engmaschiges Gitter, we
ches Wühlmäuse fern hält. Das Beet wird nun zu gleichen Teilen schich
weise mit grob zerkleinerten Ästen und Zweigen, eventuell Kleintiermi
sowie gehäckseltem Material von Stauden und Sträuchern und halbverro
tetem Kompost aufgefüllt. Darüber kommt eine dicke Schicht Erde. De
große Nährstoffvorrat sowie die zusätzliche Erwärmung begünstigen d
Wachstum der Pflanzen.

Notizen / Geburtstage

18. Mai

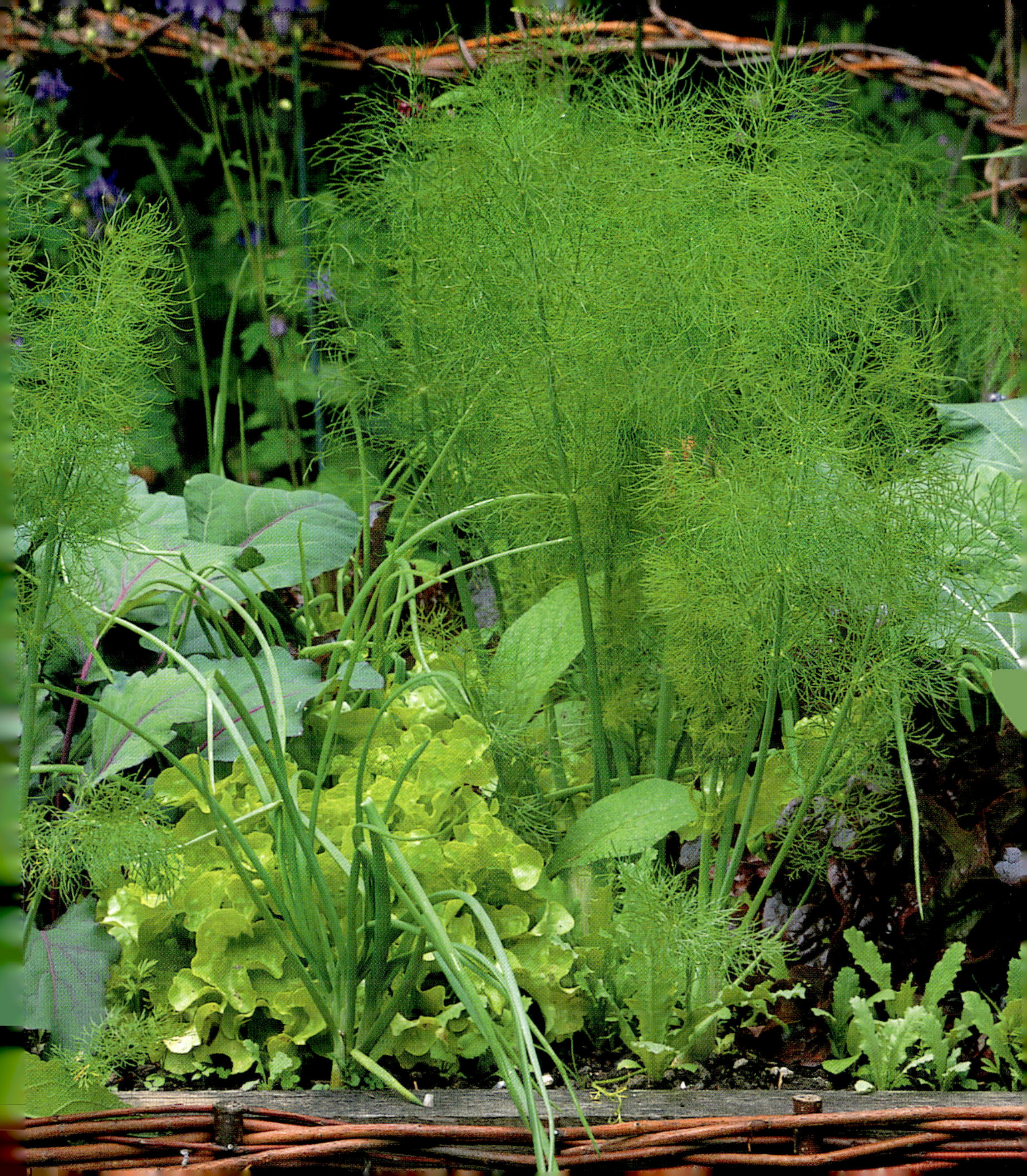

'Pillnitzer Vitaminrose'

Bei dieser einmalblühenden Sorte handelt es sich um eine Auslese der Kreuzung *Rosa dumalis* × *Rosa pendulina* var. *salaevensis* des Instituts für Gartenbau, Dresden-Pillnitz.
Die einfachen, weißen oder rosafarbenen Blüten von vier Zentimeter Durchmesser zeigen sich ab Ende Mai, Anfang Juni. Ab Mitte August reifen 3,5 Zentimeter lange, rote walzenförmige Hagebutten heran, welche den höchsten Vitamingehalt überhaupt verzeichnen.
Das Laubwerk des robusten und sehr winterharten, mit wenigen starken Stacheln bewehrten Strauches ist ledrig. Der breit und stark wachsende Strauch, der sich gut in eine Wildobsthecke einfügt, aber auch in Einzelstellung naturnahe Gärten ziert, erreicht eine Höhe von 2 Meter.

Notizen / Geburtstage

19. Mai

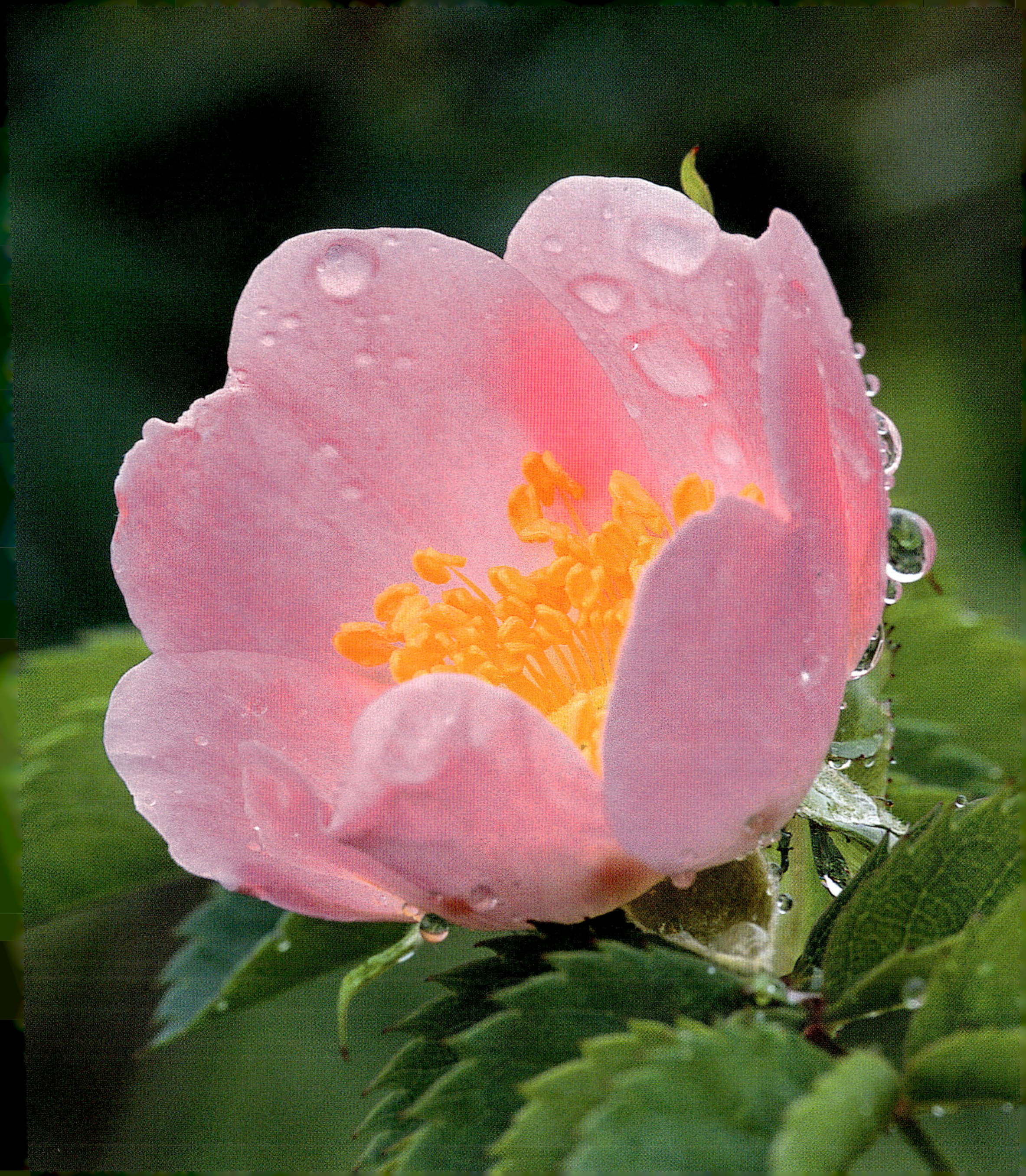

Rosa gallica 'Conditorum'

Diese einmalblühende Gallicarose, hier links im Bild, ist seit 1629 bekannt und wird auch Ungarische Rose und, da sie seit eh und je in der Zuckerbäckerei verwendet wurde, auch Konditorrose genannt. Ihre kirschroten, ins Purpur übergehenden, gefüllten Blüten duften stark und sitzen in kleinen Büscheln aufrecht auf den Blütenstielen. Die leuchtend gelben Staubgefäße sind gut sichtbar. Wenn Sie zur Verwendung in der Küche laufend nur die Blütenblätter entfernen, zeigen sich im Herbst kugelige, orangerote Hagebutten.
Die dunkelgrünen, leicht bewehrten Triebe sind gut mit graugrünem Laub bedeckt. Der Wuchs des gefälligen Strauches ist aufrecht bis überhängend und erreicht eine Höhe von maximal 1,5 Meter. Diese sehr frostharte Rose gedeiht nahezu in jedem Boden.

Notizen / Geburtstage

20. Mai

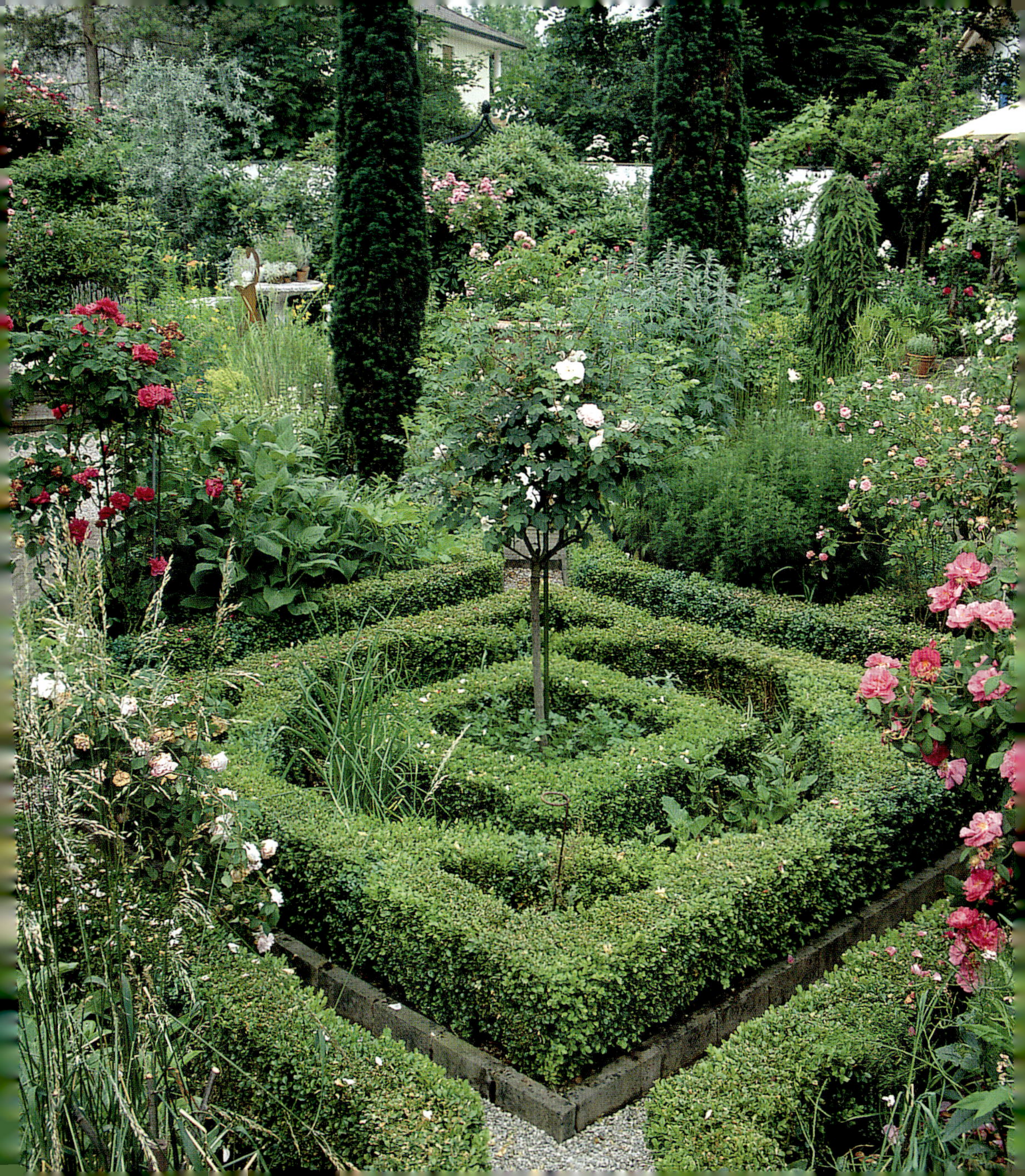

Fliederduft liegt in der Luft

Mit dem Aufblühen der eleganten Blütenrispen des Gemeinen Flieders *(Syringa vulgaris)*, hier die Sorte 'Maximovicz', hat der Frühling seinen Höhepunkt erreicht. Die Art ist mit zahlreichen, zum Teil recht alten Gartensorten vertreten, die bei Tag wie auch in der Nacht einen betörenden Duft verströmen. Auch hier gilt: Duft ist nicht gleich Duft. Nicht nur Rosen duften unterschiedlich, sondern auch Flieder.
Für Gourmets zusätzlich interessant ist es, dass die Blüten des robusten und von Schädlingen und Krankheiten nahezu verschonten Strauches essbar sind. Zwar lässt sich der ausgeprägte, typische Duft nicht aus den Blütenblättern extrahieren wie dies bei Rosen oder Jasmin der Fall ist, sie lassen sich jedoch wunderbar zu aromatischem Sirup oder Gelee verarbeiten und können unbehandelt oder kandiert zu Dekorationen verwendet werden.

Notizen / Geburtstage

21. Mai

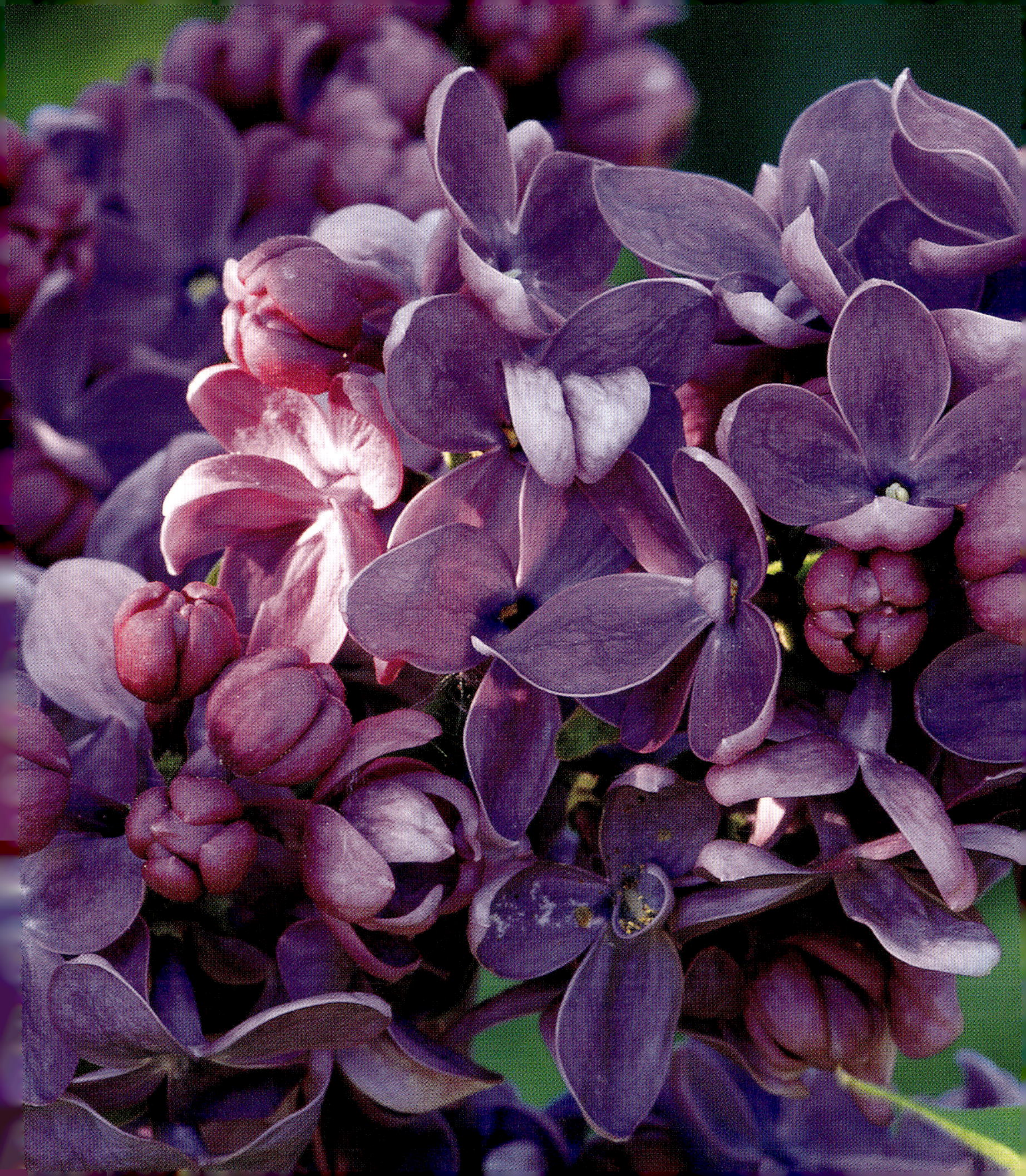

Vanilleeis mit Fliedersirup

1 l möglichst dunkle, stark duftende Fliederblüten • 500 ml Wasser • 1 kg Zucker • ½ TL Zitronensäure • 200 ml Vanilleeis

Die Fliederblüten von den Rispen zupfen und abmessen. Die Hälfte der Blüten zugedeckt in einem Edelstahltopf aufkochen und zugedeckt 20 Minuten ziehen lassen. Abseihen. Die andere Hälfte mit dem Sud zugedeckt aufkochen und nochmals 20 Minuten ziehen lassen. Abseihen.
Sud mit dem Zucker und der Zitronensäure aufkochen und den Sirup sofort in ausgekochte Flaschen abfüllen und gut verschließen. Dunkel und kühl aufbewahren. Angebrochene Flaschen im Kühlschrank aufbewahren.
Vanilleeis in Gläser verteilen, etwas Fliedersirup darüber gießen und mit einigen Blüten garnieren.

Notizen / Geburtstage

22. Mai

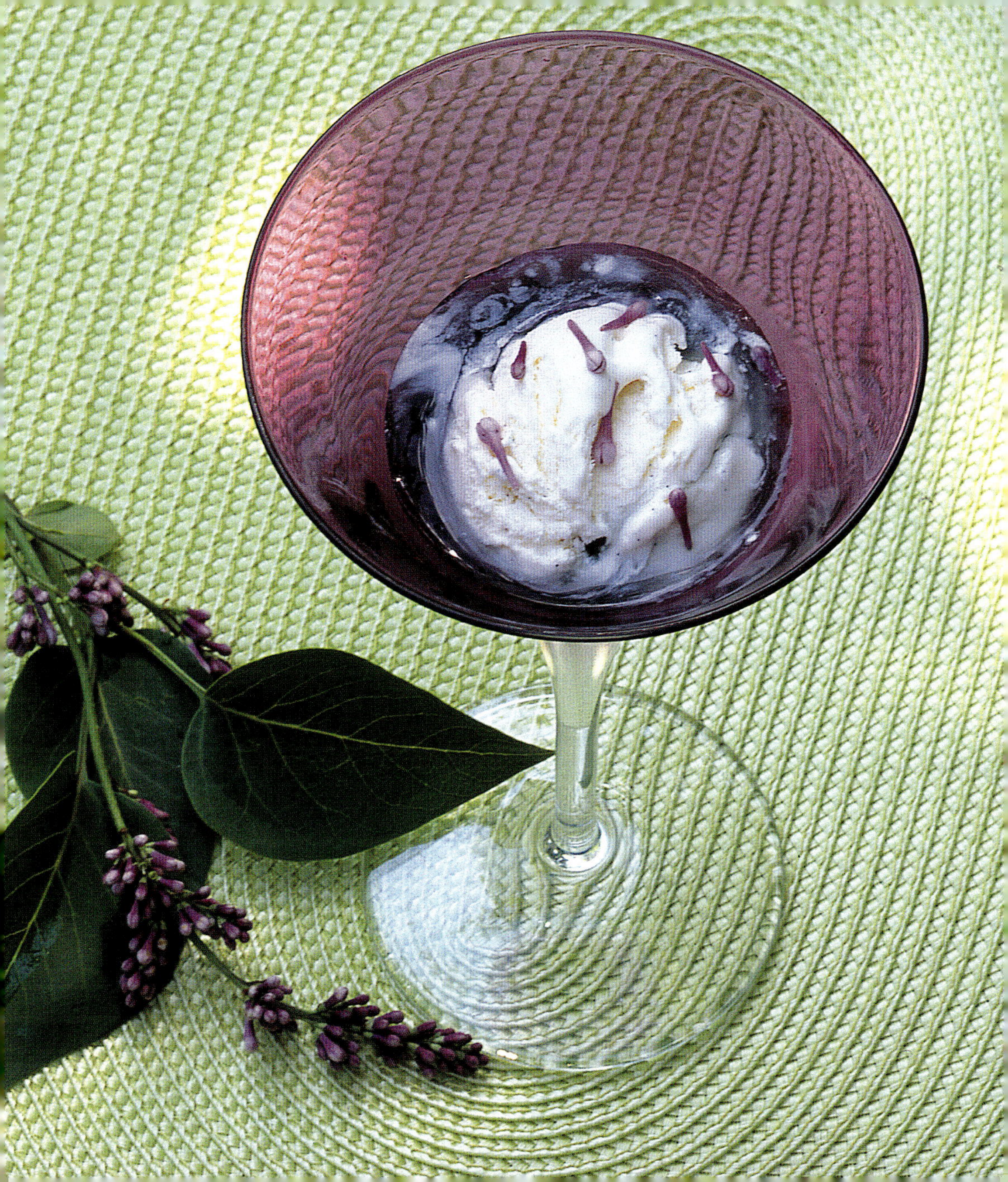

Kandierte Blüten & Co.

Ich persönlich verwende hierfür vor allem stark duftende Blüten wie zum Beispiel, Veilchen, Flieder, Phlox, Muskatellersalbei, ungefüllte Nelkensorten oder Rosenblütenblätter sowie Blätter von Minze, Zitronenverbenen oder Zitronenmelisse.
Dazu löst man 50 Gramm *Gummi arabicum*, ein Mehrfachzucker aus Pflanzensäften, der in Apotheken erhältlich ist, unter Rühren mit 250 Millilitern Wasser auf. Die frisch geernteten Blüten oder Blätter mit einem Pinsel vorsichtig reinigen und bei den Rosenblüten den weißen Blattansatz entfernen (siehe *3. Juni*). Pflanzenteile am besten mit einer Pinzette fassen und vorsichtig durch die Lösung ziehen, abtropfen lassen und in feinem Kristallzucker wenden. Die kandierten Teilchen auf Backpapier auslegen, 24 Stunden an einem warmen, schattigen Ort trocknen und bis zum Verzehr gut verschlossen in Dosen oder Gläsern mit Schraubverschluss aufbewahren.

Notizen / Geburtstage

23. Mai

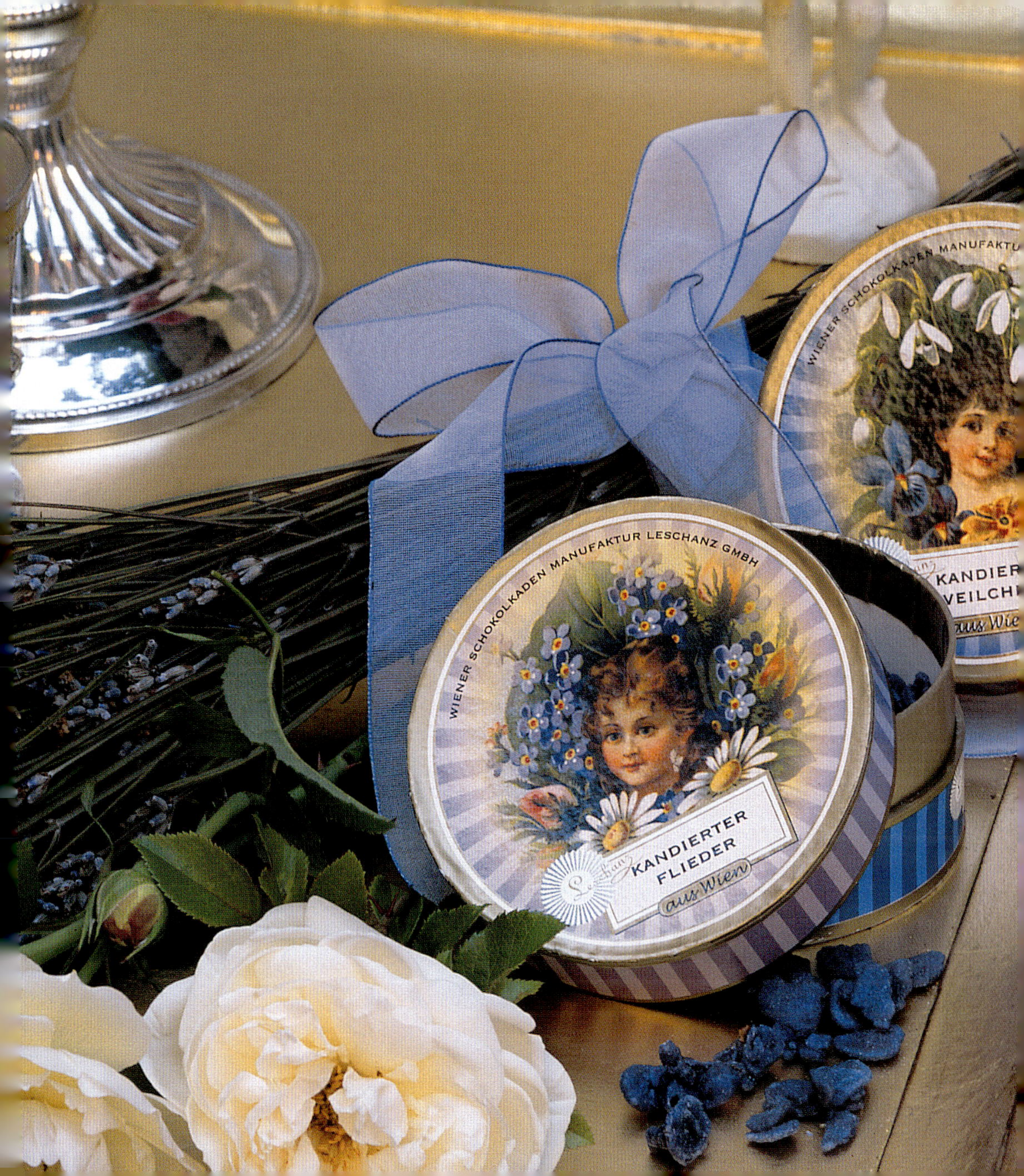
WIENER SCHOKOLKADEN MANUFAKTUR LESCHANZ GMBH
KANDIERTER
FLIEDER
aus Wien
KANDIER
VEILCH

Holunder

Der schwarze Holunder gehört zu den häufigsten Straucharten in Mitteleuropa und gedeiht wild an Wald- und Wegrändern, in Waldlichtungen sowie auf Unkraut- und Ruderalfluren. Da er sehr robust und ausgesprochen frosthart ist, können wir ihn in den Alpen auch in mittleren Gebirgslagen, in einer Höhe von 1500 Meter über dem Meeresspiegel antreffen. In Hausgärten hat er seit eh und je einen festen Platz.
Leicht zu erkennen ist er am weißen Mark seiner sparrig wachsenden Äste. Ab Mai zeigen sich weiße, wohlriechende, schirmförmige Trugdolden über dem glatten, gefiederten Laub des bis zu sechs Meter hoch wachsenden Strauches oder Baumes. Ihnen folgen ab Anfang September schwarzglänzende, saftige Beerendolden, die reich an Vitamin C sind.
Holunder liebt feuchte und nahrhafte Böden in halbschattiger Lage. Bei zu trockenem, nährstoffarmem Standort oder bei langanhaltenden Trockenperioden sollte er unbedingt ausgiebig gewässert werden. Für eine Düngergabe von 60 Gramm Volldünger, ausgebracht im zeitigen Frühjahr, bedankt er sich mit einer reichen Blüte.

Notizen / Geburtstage

24. Mai

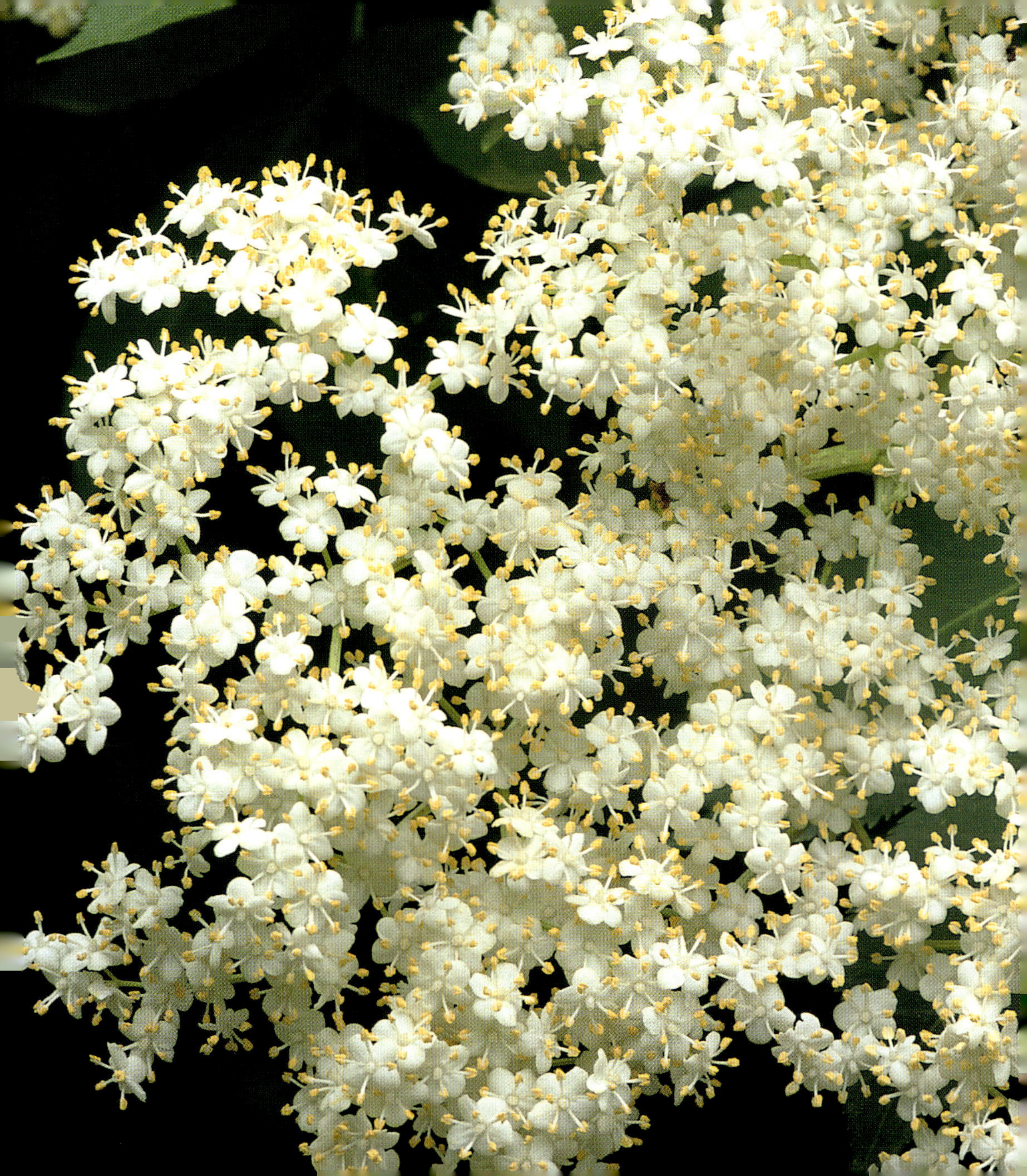

Steffis Holunderblütengelee

Mindestens 15 (besser mehr) frisch gepflückte Holunderblüten • 1 l naturtrüber Apfelsaft • 1 l Orangensaft • 1 unbehandelte Limette oder Zitrone • Gelierzucker 2:1

Holunderblüten mit naturtrübem Apfelsaft und Orangensaft übergießen, sodass sie bedeckt sind. Über Nacht an einem kühlen Ort ziehen lassen. Den Saft abseihen und die Blüten in einem sauberen Geschirrtuch kräftig auspressen. Limette oder Zitrone dünn abschälen (ohne das innere Weiße) und die Schale in feine Streifen schneiden, anschließend den Zitrussaft auspressen und zum abgeseihten Saft geben. Das Ganze nach Packungsanweisung mit Gelierzucker aufkochen, dabei nach Geschmack mit Zitrusschalenstreifen würzen (Vorsicht, das leicht bittere Aroma kann auch zu dominant werden). In ausgekochte, saubere Schraubgläser abfüllen. 10 Minuten auf den Kopf stellen, danach umdrehen. Fertig!

• Hinweise: Die Blütendolden sollten lausfrei sein und es sollte vorher nicht geregnet haben, sodass der Blütenstaub, welcher das Aroma ausmacht, nicht abgewaschen wurde. Wahlweise kann man den Gelee auch mit nur einer Saftsorte zubereiten.

Notizen / Geburtstage

25. Mai

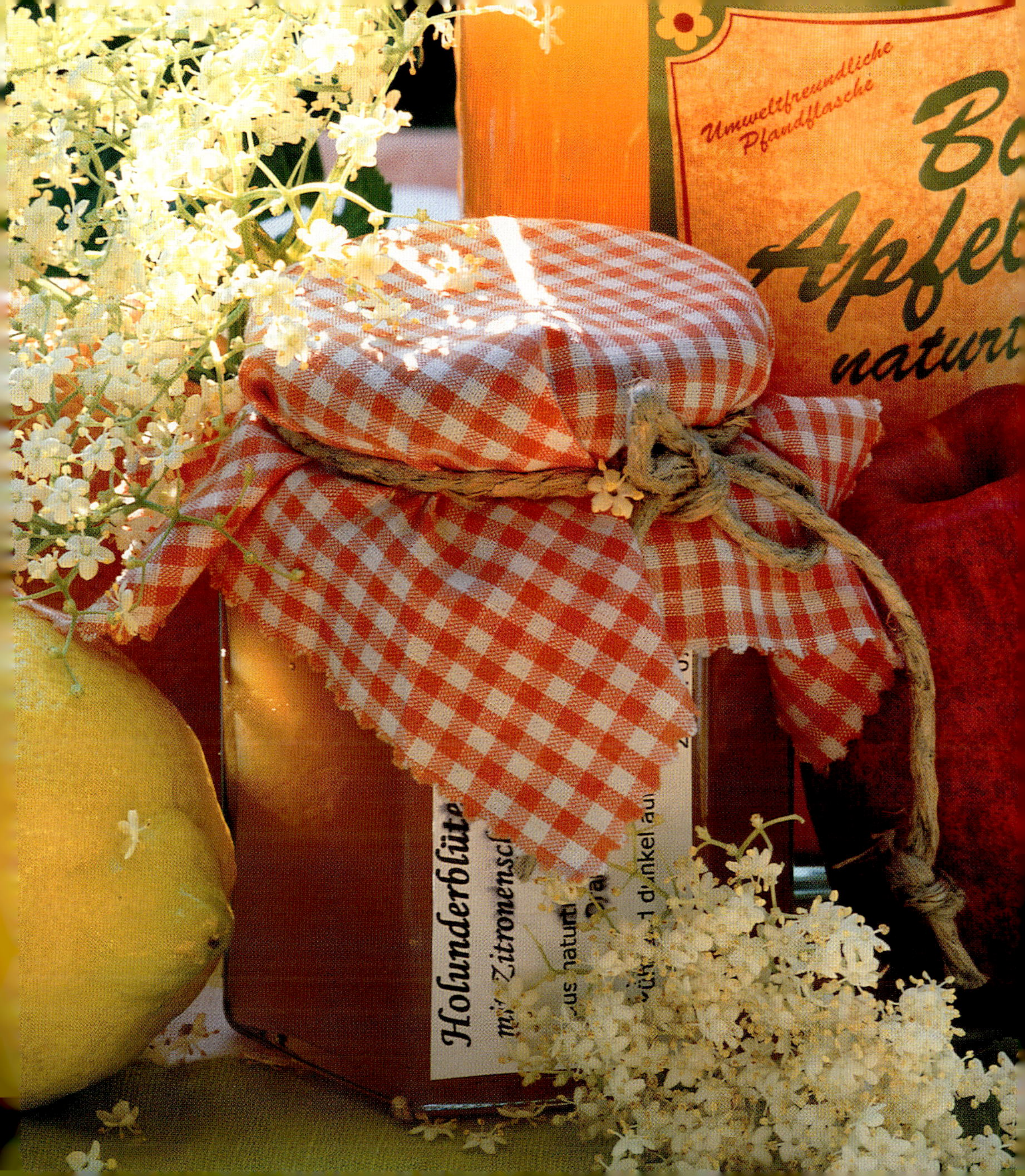
Umweltfreundliche
Pfandflasche
Holunderblüte

Treuer Begleiter der Menschen

8 Holunderblütendolden • 200 g Mehl • 100 ml Milch • 100 ml Mineralwasser • 1 Pr. Salz • 1 Ei • 2 TL Akazienhonig • 1 TL Zimt • 1 EL Zucker • Öl zum Ausbacken

Zum treusten Begleiter menschlicher Siedlungen gehört sicherlich der Schwarze Holunder. Abergläubische Landbewohner wussten nur zu gut, dass man Holundersträucher, die sich rund ums Haus angesiedelt haben, nicht fällen sollte. In ihnen leben nämlich gute Hausgeister.

Auch uns Menschen tut der Holunder viel Gutes. Zu Tee aufgebrüht, helfen die getrockneten Blüten vor allem bei fiebrigen Erkältungen und Katarrh der oberen Luftwege. Eine bis zwei Handvoll getrocknete Dolden, in einem Säckchen ins Badewasser gehängt, zeigen eine beruhigende Wirkung bei gereizter oder unreiner Haut.

In der Küche lassen sich die frischen Blüten zu Sirup und Gelee verarbeiten und gelten, zu Hollerküchlein ausgebacken, als besonderer Gaumenschmaus.

Ausgebackene Holunderblüten

Alle Zutaten außer Zimt, Zucker und Öl in eine Schüssel geben und zu einem glatten Teig verrühren. Den Teig im Kühlschrank eine halbe Stunde ruhen lassen. Die Holunderblütendolden ausschütteln. Genügend Öl in einer Pfanne erhitzen. Die Holunderblütendolden in den Ausbackteig tauchen, sofort im heißen Öl beidseitig kurz ausbacken und zum Abtropfen auf Haushaltspapier auslegen. Vor dem Servieren mit Zimtzucker bestäuben.

Notizen / Geburtstage

26. Mai

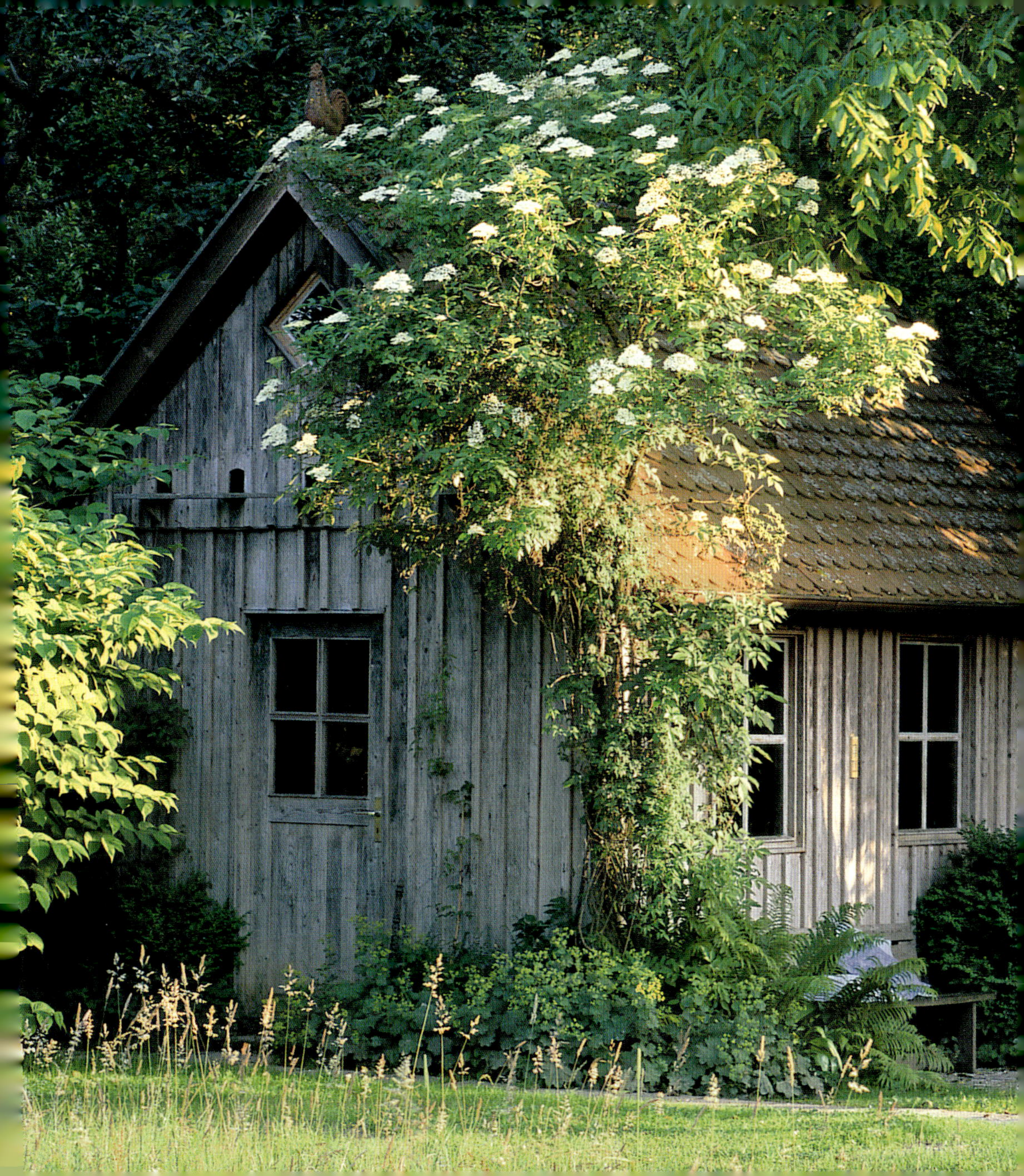

Margits Holunderblütenbowle mit Erdbeeren

5 Holunderblütendolden • 300 g Erdbeeren • 10 Minzeblättchen • 4 EL Holunderblütensirup • 1 unbehandelte Zitrone • 1 Flasche Sekt • 2 Flaschen Weißwein • 2 EL Zucker

Die Holunderblüten gut ausschütteln und zusammen mit dem Sirup, der in Scheiben geschnittenen Zitrone und ¼ Liter Weißwein in ein Bowlegefäß geben. Etwa 2 Stunden kühlen. Gezuckerte, mundgerecht zerschnittene Erdbeeren und die Minzeblätter untermischen und mit dem Sekt und dem restlichen Wein auffüllen.

Notizen / Geburtstage

27. Mai

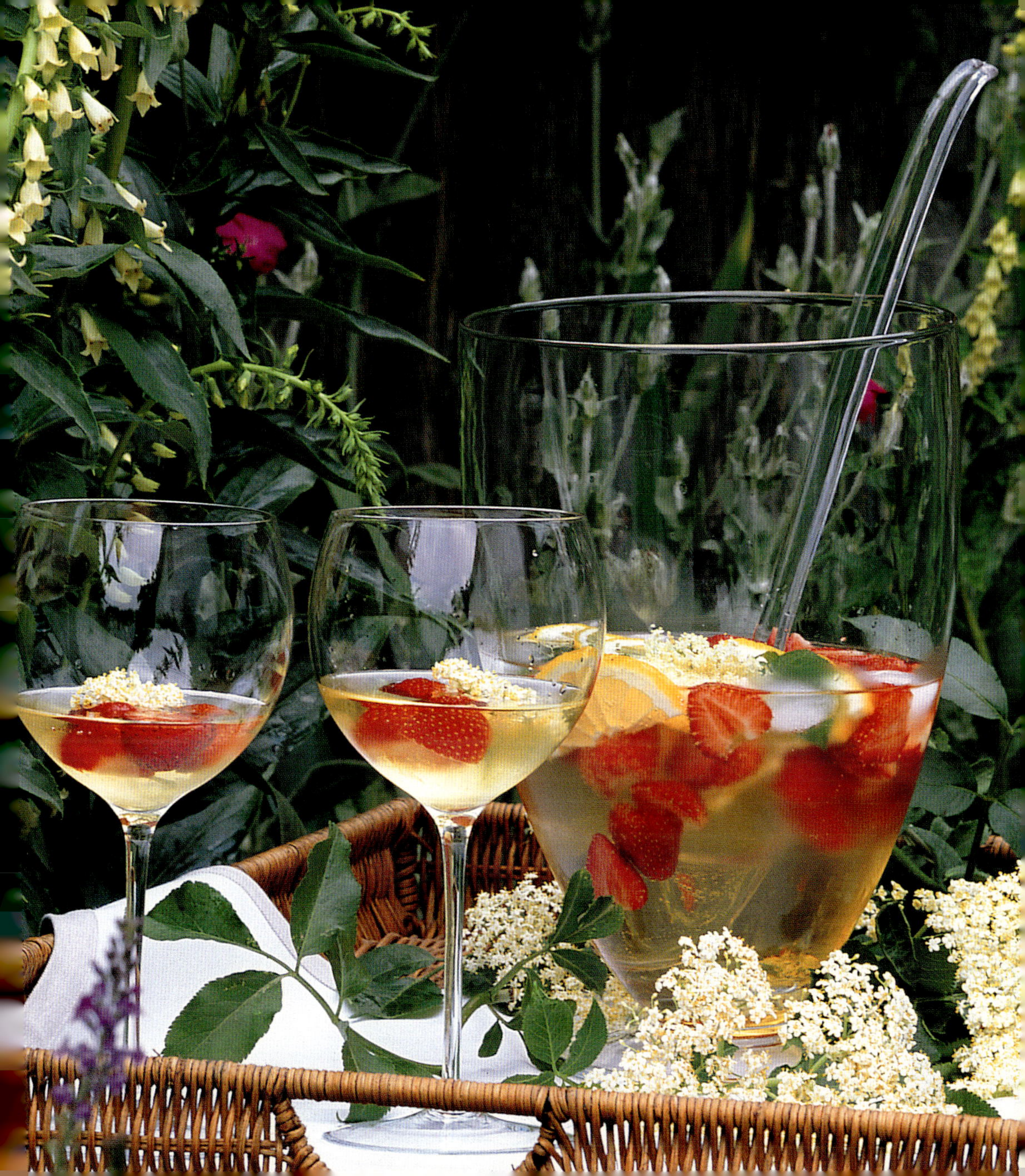

Erdbeeren mit Holunderblütenzabaione

500 g Erdbeeren • 8 EL Holunderblütensirup • 4 EL trockener Weißwein • 2 Eigelb von Freilandeiern

Erdbeeren waschen und halbieren. Für die Zabaione sämtliche Zutaten in eine Schüssel geben und im heißen Wasserbad schaumig schlagen. Achten Sie darauf, dass die Masse nicht zu heiß wird und die Eier gerinnen. Die Früchte auf Teller anrichten und die Zabaione darüber verteilen.

Notizen / Geburtstage

28. Mai

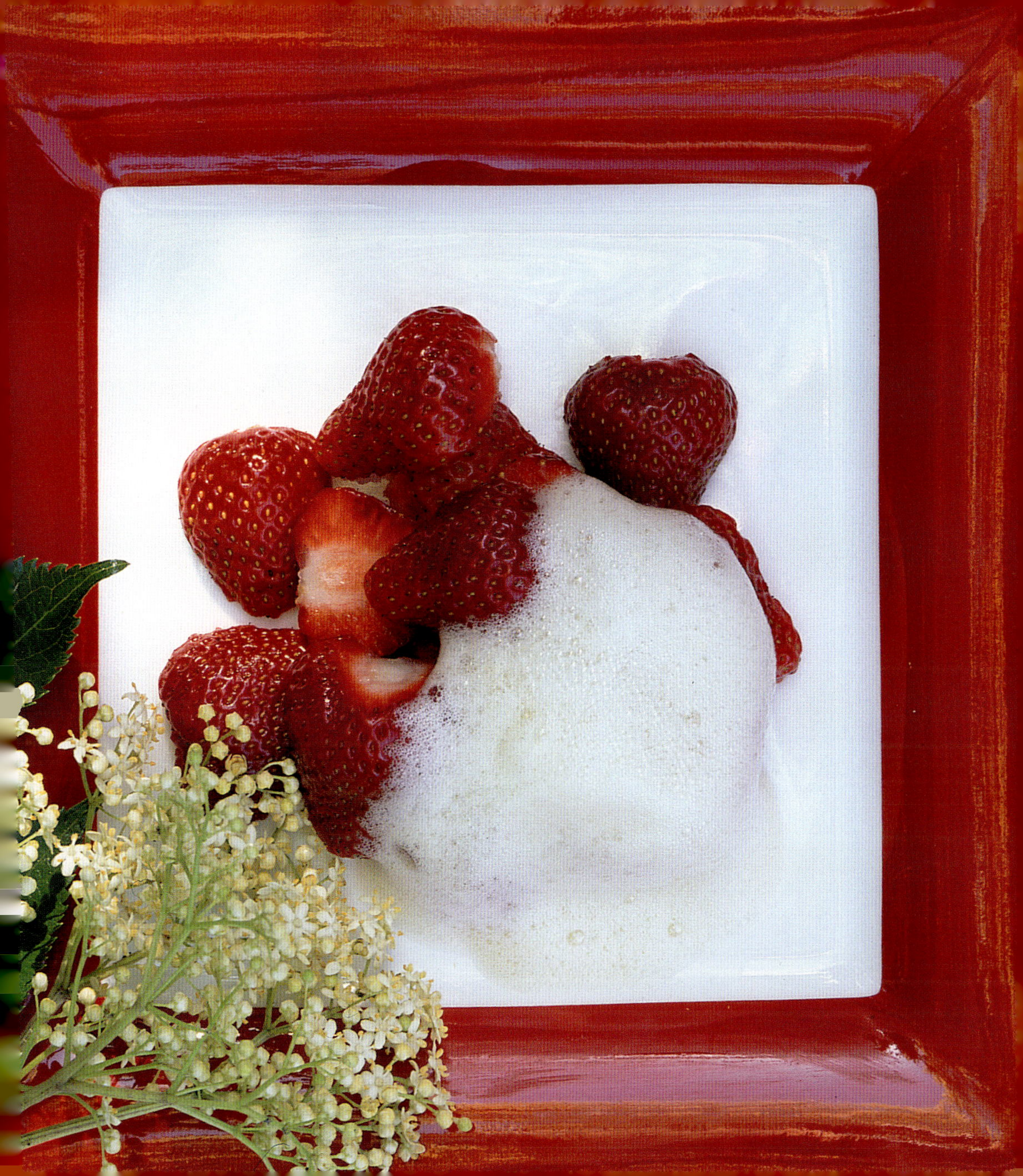

Blütensirupe

etwa 100 g Blüten oder Blütenblätter • ½ l Wasser • 1 kg Zucker • 15 g Zitronensäure

Die Natur bietet uns eine reiche Palette an Blüten für die Herstellung von exquisiten Sirupen. Nebst Duftveilchen, Lavendel-, oder Goldmelissenblüten können Sie beispielsweise auch Taubnessel-, gezupfte Löwenzahn- oder Lindenblüten dazu verwenden. Probieren Sie es doch einfach aus. Sie werden überrascht sein, welch aromatische Schätze uns die Natur für den Gaumen bereit hält.

Die Hälfte der Blüten oder Blütenblätter zugedeckt in einem Edelstahltopf aufkochen, Topf vom Herd nehmen und den Sud zugedeckt etwa 20 Minuten ziehen lassen. Abseihen. Die andere Hälfte der Blüten mit dem Sud wiederum zugedeckt aufkochen und nochmals 20 Minuten ziehen lassen. Abseihen.
Sud mit dem Zucker und der Zitronensäure aufkochen und den Sirup sofort in ausgekochte Flaschen abfüllen und gut verschließen. Dunkel und kühl aufbewahren. Angebrochene Flaschen im Kühlschrank aufbewahren.
• Tipp: Die Sirupe eignen sich auch ausgezeichnet zum Süßen von Desserts und Tees oder in Sekt als Blütenkir.

Notizen / Geburtstage

29. Mai

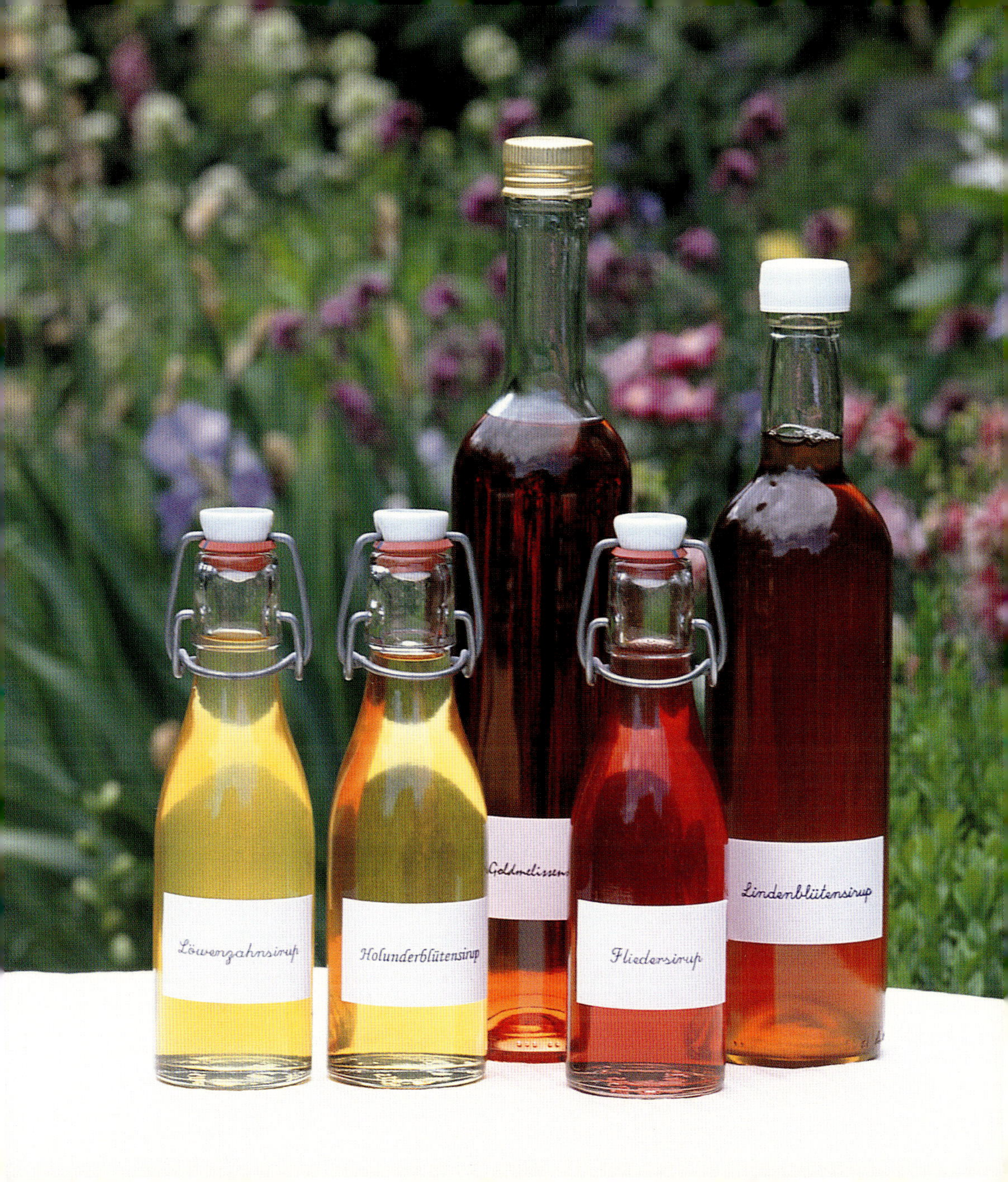
Löwenzahnsirup
Holunderblütensirup
Fliedersirup
Lindenblütensirup

Lindenblütenparfait

4 EL frische Lindenblüten • 150 ml halbfette Sahne • 2 Eigelb • 100 g Zucker • 2 Eiweiß • 200 ml Sahne

Die Hälfte der Lindenblüten mit der halbfetten Sahne zugedeckt in einem Edelstahltopf erhitzen und 10 Minuten ziehen lassen. Abseihen. Die andere Hälfte mit dem Sud zugedeckt erhitzen und nochmals 10 Minuten ziehen lassen. Abseihen.
Eigelb mit dem Zucker schaumig rühren und den erkalteten Lindenblütensud unterrühren. Eiweiß und Sahne separat steif schlagen und vorsichtig unter die Masse ziehen. Parfaitmasse in eine Kastenform füllen und in der Tiefkühlung einige Stunden fest werden lassen. Zum Anrichten Parfaitform kurz in heißes Wasser halten, Parfait auf eine Platte stürzen und in Stücke schneiden.

Notizen / Geburtstage

30. Mai

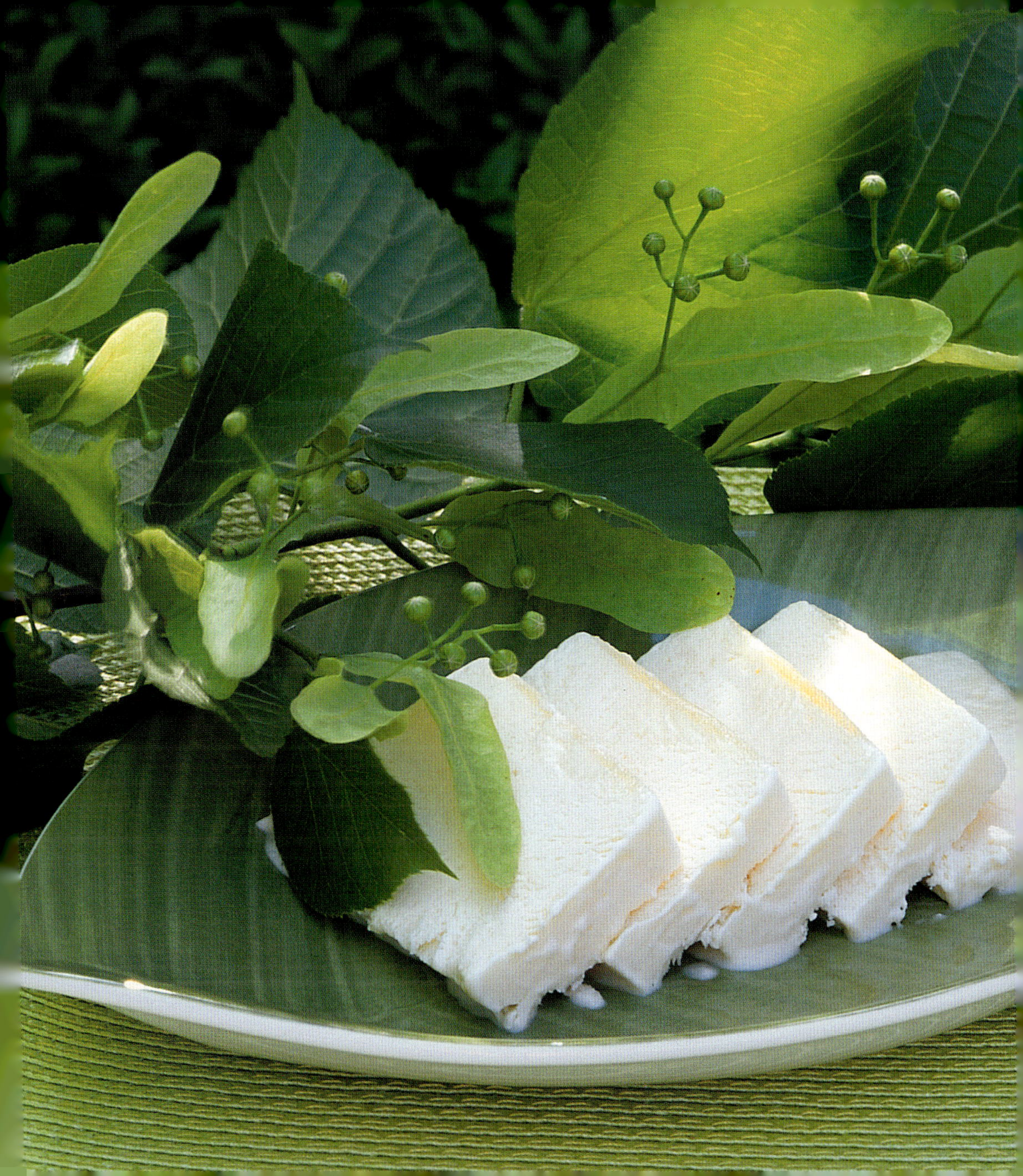

Glückbringender Siebenpunkt

Glück bringt er uns Garten- und Pflanzenliebhabern wirklich, der Siebenpunkt-Marienkäfer *(Coccinella septempunctata)*. Die wohl bekannteste Art aus der Familie der Marienkäfer *(Coccinellidae)*, die in ganz Europa, Asien, Nordafrika und Nordamerika heimisch ist, verspeist in ihrem Leben bei einer ungefähren Lebenserwartung von zwölf Monaten bis zu 5000 Blattläuse. Allein im Larvenstadium, welches etwa 3 Wochen andauert, vertilgt sie bis zu 600 Blattläuse.

Aber nicht nur solche finden wir auf ihrem Speiseplan, auch Spinnmilben, Schildläuse und, wenn die Nahrung zu knapp wird, sogar die Artgenossen, die vor allem, wenn das Nahrungsangebot knapp wird, gierig verspeist werden. Dabei stoßen sie ihr Mundwerkzeug in die Beute hinein und beißen zu, um sie anschließend aufzuheben, sodass diese den Kontakt zur Unterlage verliert und sich nicht mehr befreien kann.

Tragen wir also unseren Teil zum ökologischen Ausgleich bei, indem wir außer in Ausnahmefällen von einer zusätzlichen Blattlausbekämpfung absehen, und überlassen wir diese Aufgabe diesen allerliebst aussehenden, kleinen, räuberischen Helfern.

Notizen / Geburtstage

31. Mai

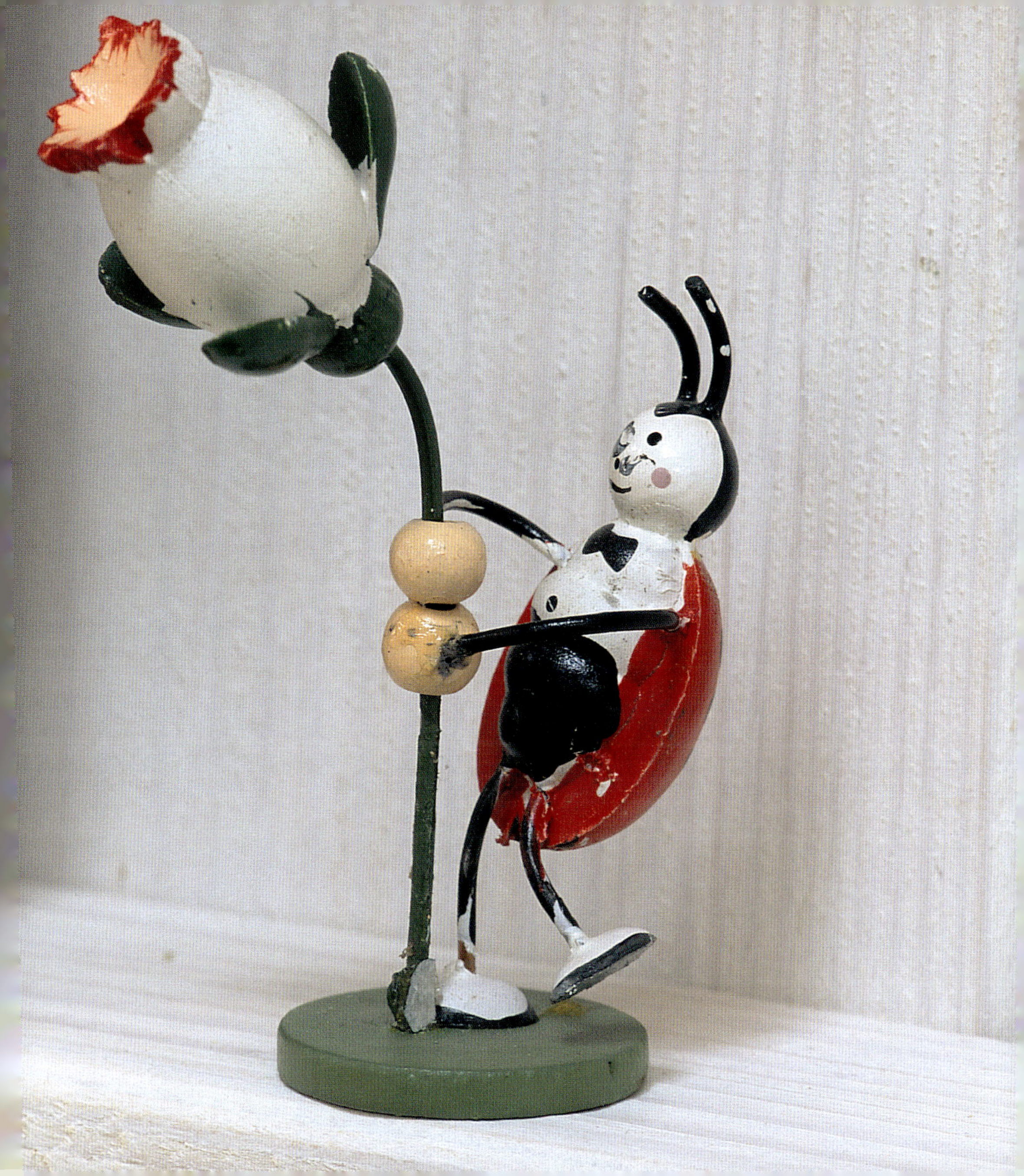

Rosenwasserkonzentrat für die Küche

50 g Duftrosenblütenblätter • 1 Pr. Zitronensäure • 150 ml Wasser

Die Duftrosenblütenblätter nach Anleitung (siehe *3. Juni)* vorbereiten. Die Hälfte der Rosenblütenblätter mit dem Wasser zugedeckt in einem Edelstahltopf zum Kochen bringen. Topf sofort vom Herd nehmen und den Sud 1 Stunde ziehen lassen. Abseihen.

Die restlichen Rosenblütenblätter in den Sud geben und das Ganze zugedeckt zum Kochen bringen. Topf wiederum sofort vom Herd ziehen und den Sud nochmals 1 Stunde ziehen lassen. Abseihen.

Den Sud nochmals aufkochen. Sobald das Rosenwasser zu sprudeln beginnt, den Topf vom Herd ziehen und die Zitronensäure unter Rühren beigeben. Das Rosenwasser sofort in ein dunkles, ausgekochtes Fläschchen abfüllen und dieses gut verschließen.

Geöffnete Fläschchen innerhalb eines Monats aufbrauchen.

Haltbarkeit: Ungeöffnet ist das Rosenwasser mehrere Monate im Kühlschrank haltbar.

Notizen / Geburtstage

1. Juni

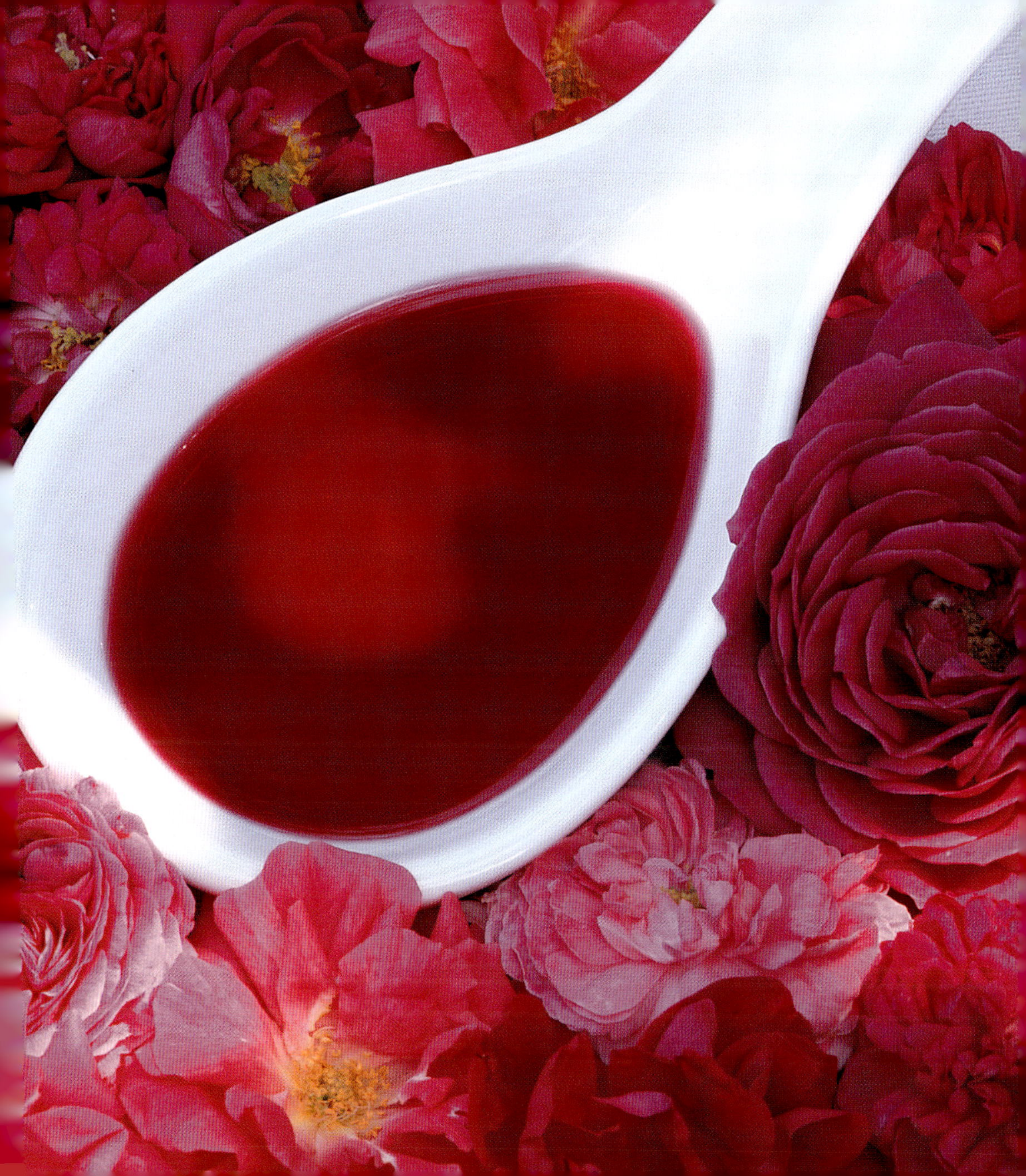

Apfelduft liegt in der Luft

Diese einheimische, einmalblühende Wildrose mit dem botanischen Namen *Rosa rubiginosa* blüht von Ende Mai bis Anfang Juni. Sie wird auch Weinrose oder Schottische Zaunrose genannt.

Wild kommt sie in Trockenwiesen, Kalkmagerweiden, an Gebüschen und Waldrändern vor.

Die Blüten sind von einem schönen Rosa. Die kleinen, glänzenden, fünf bis siebenteiligen Fiederblätter verströmen besonders an sonnigen Sommertagen einen angenehm frischen Apfelduft, wodurch diese Rose geradezu prädestiniert ist, in Sitzplatz- oder Eingangsnähe einen Standort zu erhalten. Der aufrecht wachsende Strauch, der eine Höhe von 2,5 Meter erreichen kann, ist stark mit vielen hakigen Stacheln bewehrt. Mit etwas Geschick können Sie diese Rose auch gut als Kletterrose verwenden.

Ab September zeigen sich zahlreiche kleine birnenförmige Hagebutten in einem schönen Orangerot, an denen die vertrockneten Kelchblätter haften bleiben. Sie sind etwas kleiner als die der Hundsrose und auch sie verströmen einen intensiven Apfelduft. Hier lohnt es sich wirklich, den größeren Arbeitsaufwand auf sich zu nehmen, lässt doch der Apfelgeschmack Konfitüren, Mus, aber auch Desserts zu einem besonderen Highlight werden.

Notizen / Geburtstage

2. Juni

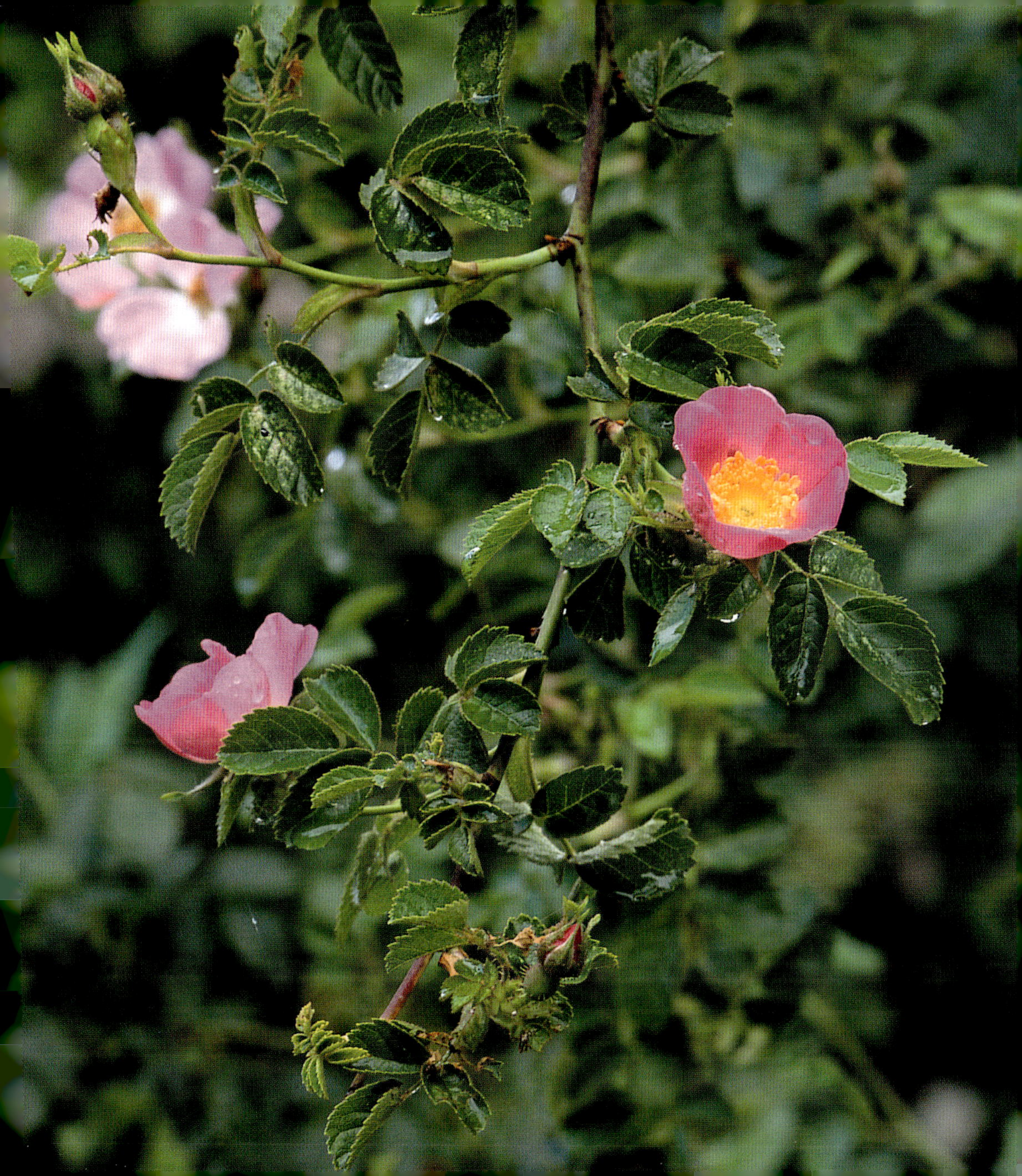

Bittere Petalenansätze

Beim Ausprobieren der kulinarischen Blütenschätze stellen wir gelegentlich fest, dass gerade Blütenblätter von Rosen, Nelken oder Sonnenblumen bitter schmecken. Jedoch sind es hier nur die Petalenansätze, die einen hohen Anteil an Bitterstoffen enthalten. Entfernen Sie diese bitteren Ansätze, auf dem Bild als weiße Spitzen zu sehen, also einfach vor der Weiterverarbeitung sorgfältig mit der Küchenschere.

Notizen / Geburtstage

3. Juni

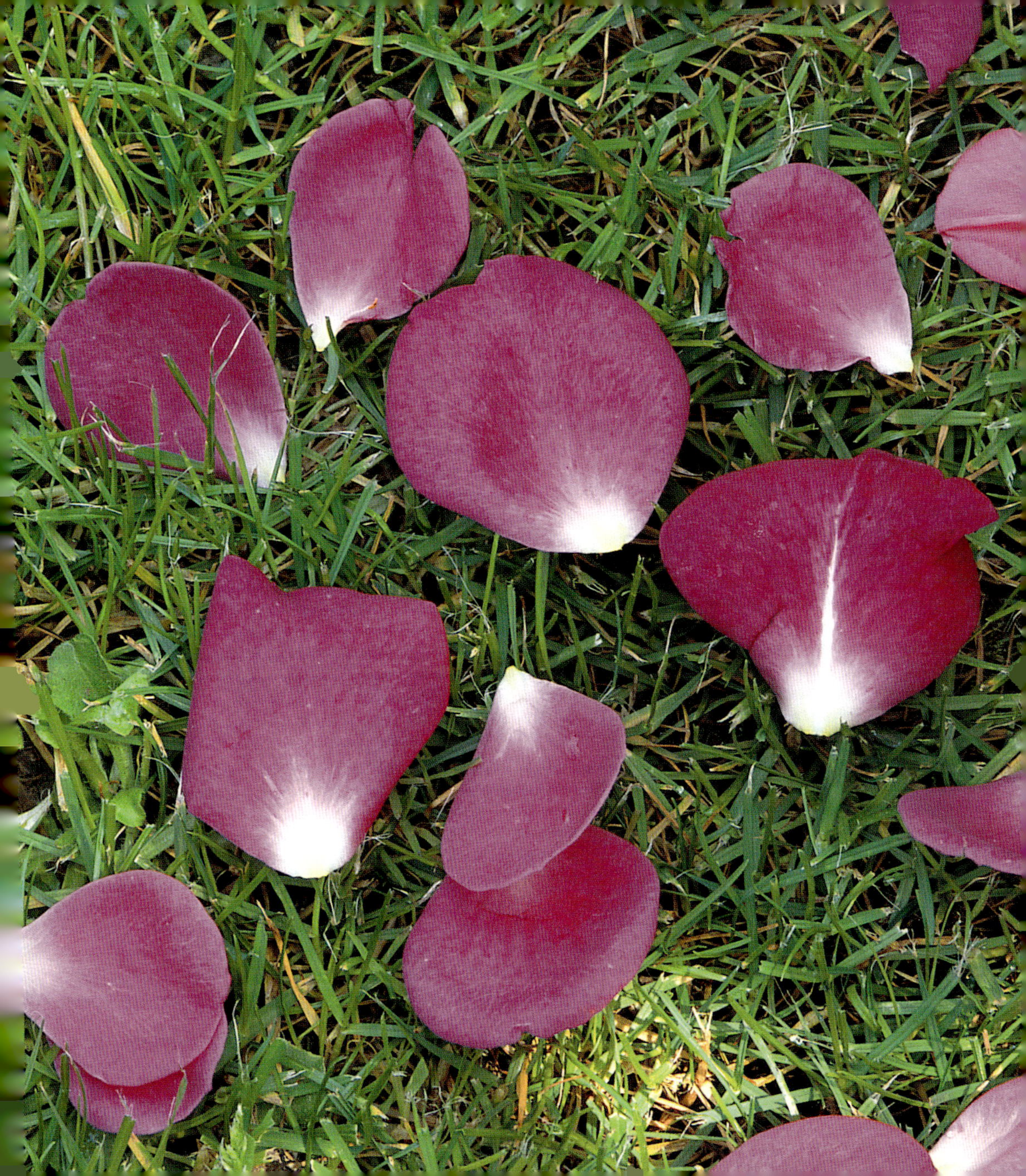

Rosenblütengelee

200 g Rosenblütenblätter • 1 l trockener Weißwein • 800 g Gelierzucker • 1 Zitrone

Die Duftrosenblätter nach Anleitung (siehe *3. Juni)* vorbereiten und die Hälfte der Blütenblätter mit dem Wasser zugedeckt in einem Edelstahltopf zum Kochen bringen. Topf sofort vom Herd nehmen und den Sud 20 Minuten ziehen lassen und die Blütenblätter abseihen.

Die restlichen Rosenblütenblätter in den Sud geben und das Ganze zugedeckt zum Kochen bringen. Topf wiederum sofort vom Herd ziehen und den Sud nochmals 20 Minuten ziehen lassen. Abseihen.

Das Rosenwasser mit dem Gelierzucker und dem Zitronensaft in einen genügend großen Topf geben und unter ständigem Rühren langsam aufkochen. Das Ganze unter ständigem Rühren vier Minuten sprudelnd weiter kochen. Den Gelee sofort in vorbereitete Gläser abfüllen. Gut verschließen und zum Abkühlen auf den Kopf stellen.

Notizen / Geburtstage

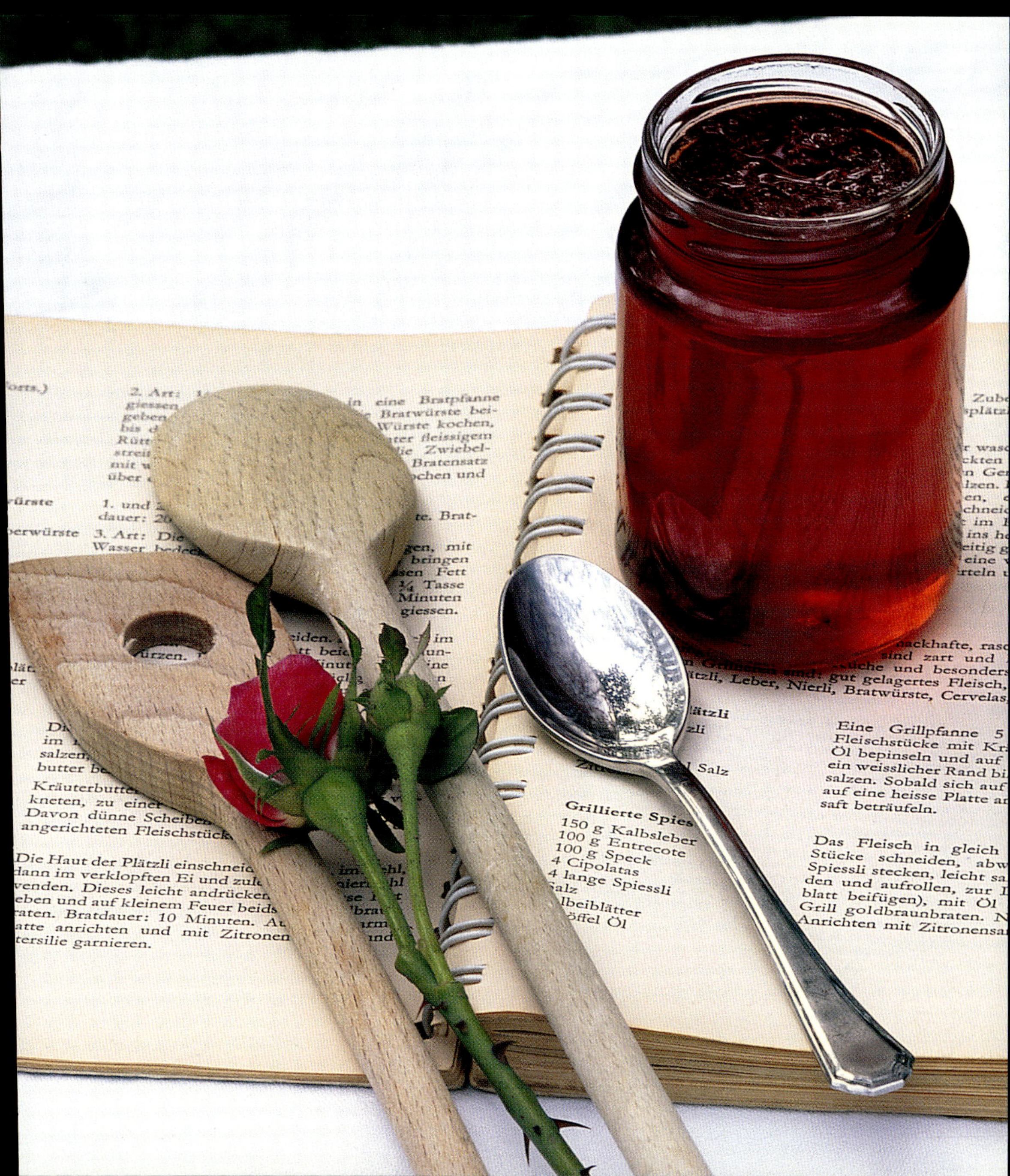
2. Art:
in eine Bratpfanne
Bratwürste bei-
Würste kochen,
fleissigem
die Zwiebel-
Bratensatz
1. und 2.
3. Art:
gen, mit
bringen
Fett
¼ Tasse
Minuten
giessen.
Kräuterbutter
kneten, zu einer
Davon dünne Scheiben
angerichteten Fleischstück
Die Haut der Plätzli einschneid
dann im verklopften Ei und zul
wenden. Dieses leicht andrücken
eben und auf kleinem Feuer beids
raten. Bratdauer: 10 Minuten.
atte anrichten und mit Zitronen
tersilie garnieren.
Grillierte Spies
150 g Kalbsleber
100 g Entrecote
100 g Speck
4 Cipolatas
4 lange Spiessli
Salz
löffel Öl
Eine Grillpfanne
Fleischstücke mit
Öl bepinseln und auf
ein weisslicher Rand bi
salzen. Sobald sich auf
auf eine heisse Platte a
saft beträufeln.
Das Fleisch in gleich
Stücke schneiden,
Spiessli stecken, leicht sa
den und aufrollen, zur
blatt beifügen), mit Öl
Grill goldbraunbraten.
Anrichten mit Zitronensa
sind zart und
Leber, Nierli, Bratwürste, Cervelas,
gut gelagertes Fleisch,

Allerliebste Federnelke

Mir persönlich sind Nelkenstickereien von der Tracht des Kantons Graubünden bekannt. Natürlich sind sie zusammen mit anderen Blüten auf Kissen dekorativ. Der botanische Name der Nelken lautet Dianthus und leitet sich von dios = Gott und anthos = Blüte ab.
Im Garten bevorzugen Nelken leicht feuchte bis trockene Standorte in durchlässigen Böden in voller Sonne. Ideal ist ein lehmiger Boden, dem etwas Sand beigemischt wird. Da Nelken im allgemeinen einen alkalischen Boden bevorzugen, wäre ein pH-Wert von 8 optimal, sie kommen aber auch mit einem pH-Wert von 7 klar, was einem neutralen Boden entspricht.
In der Küche verwende ich vor allem Sorten der Gattung *Dianthus plumarius*. Die einzelnen Blütenblätter eignen sich zum Dekorieren von Salaten und Gebäck oder zum Kandieren (siehe Rezept *23. Mai)*. Wie bei Rosen oder Sonnenblumen sollte vorher der oft bittere Blattansatz mit einer Küchenschere entfernt werden.
Persönlich bevorzuge ich vor allem die weiße Sorte 'Mrs. Sinkins', welche einen besonders intensiven Duft verströmt. Aber auch Sorten wie zum Beispiel 'Heidi', 'Maggie' oder 'Doris' eignen sich.

Notizen / Geburtstage

5. Juni

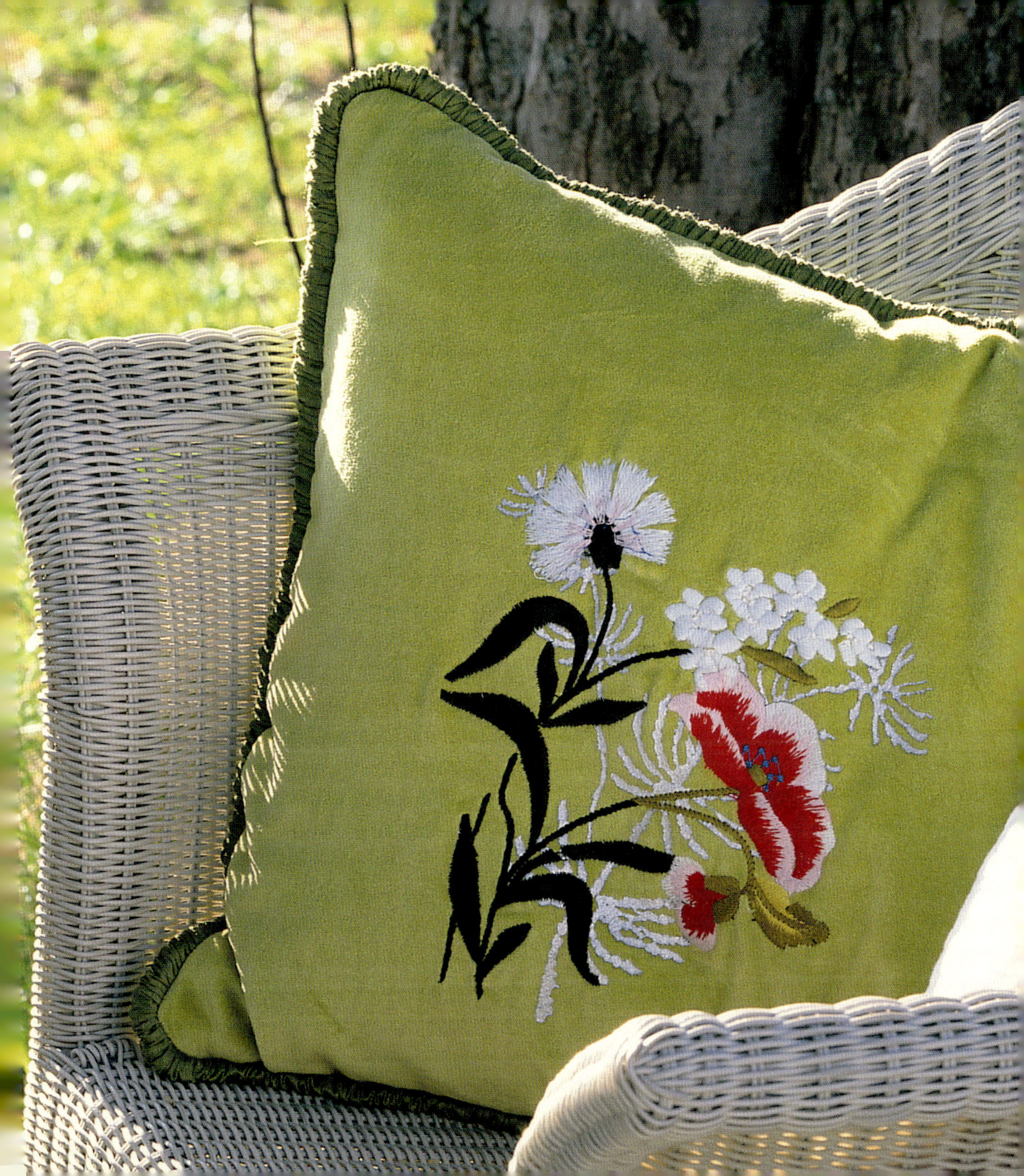

Edler Käfer

Wer kennt ihn nicht, den metallisch, grün glänzenden Käfer, der an warmen Sommertagen durch die Lüfte schwirrt, inmitten einer Rosenblüte landet und mit Genuss die zarten Staubgefäße verspeist. Stop! Trotz seiner Fraßtätigkeit, die er übrigens auch auf andere Bluten ausweitet, sollte man ihn nicht zum Schädling degradieren, handelt es sich doch um einen ausgesprochenen Nützling. Und zwar im Kompost. Hier legt er nämlich seine Eier ab, die sich bald zu engerlingsartigen Larven mit deutlich bläulichem Hinterteil entwickeln. Diese setzen sehr effizient das Kompostmaterial zu wertvollem Kompost um und sollten deshalb unbedingt geschont werden. Einfach zu erkennen ist die Larve, indem man sie auf eine glatte Unterlage legt. Bewegt sie sich auf dem Rücken von dannen, so haben wir eine Rosenkäferlarve vor uns. Legen wir sie also in den Kompost zurück und freuen wir uns daran, wenn wir an warmen Sommertagen einen dieser edlen Helfer in einer geliebten Rose antreffen.

Notizen / Geburtstage

6. Juni

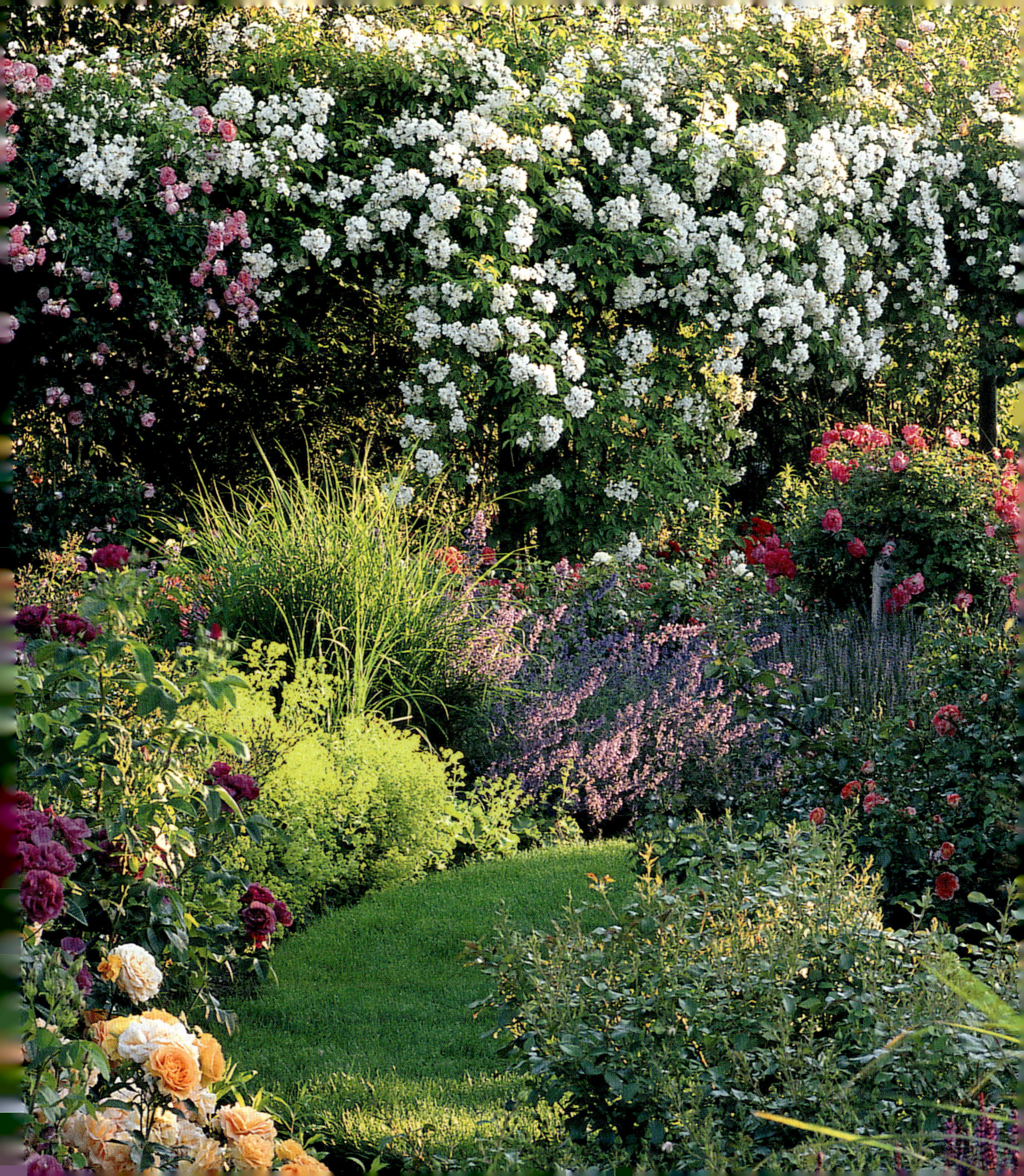

'Chloris'

Benannt wurde diese einmalblühende Albarose nach der griechischen Göttin der Blumen. Hier dürfte es sich um eine sehr alte Sorte handeln. Bekannt ist nur, dass sie vor 1823 entstanden sein muss. Ihre Herkunft ist unbekannt. Gelegentlich wird sie auch unter dem Synonym 'Rose de Matin' aufgeführt, was Morgenröte bedeutet.
Zahlreiche kleine Büschel mit mittelgroßen, cremeweiß bis rötlich überlaufenen Knospen öffnen sich zu gänzlich gefüllten, viergeteilten Blüten, die im Aufblühen satinrosa erscheinen, später in ein Zartrosa übergehen und gegen den Rand hin weißlich aufhellen. Sie duften sehr süß und intensiv und bilden einen schönen Kontrast zu den dunkelgrünen Blättern. Oft ist in ihrer Mitte ein grünes Auge sichtbar.
Die schwach bewehrten, aber starkwüchsigen Triebe bilden einen breit ausladenden, überhängenden Strauch von 1,5 Meter Höhe und bis zu 1,7 Meter Breite.

Notizen / Geburtstage

7. Juni

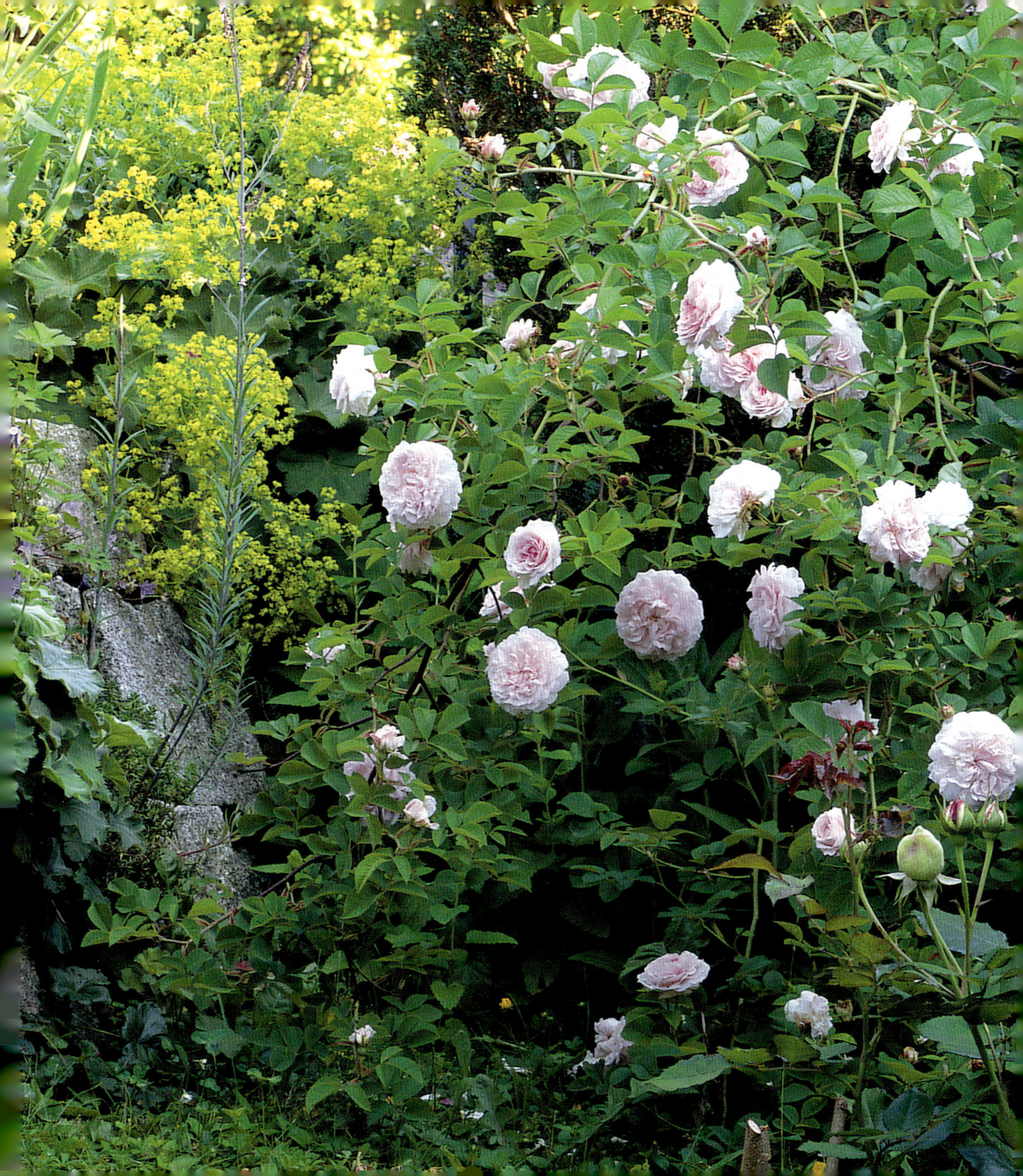

Eine Rose für die Göttin des Rosenmonats

'Juno', eine im Jahre 1847 wahrscheinlich zufällig entstandene Schönheit von Laffay, erhielt ihren Namen zu Ehren der römischen Göttin Juno, welcher der Rosenmonat Juni geweiht war. Ursprünglich wurde die Rose den *Gallica-* sowie den sogenannten gemischten Hybriden zugeordnet. 'Juno' zeigt aber ausgesprochen hübsche, in Büscheln stehende Zentifolienblüten, weshalb sie nun auch zu dieser Rosenklasse gezählt wird.

All die vielen Petalen der stark gefüllten, rosafarbenen, großen und schön kugelig geformten Knospen zeigen einen karminroten Saum. Voll geöffnet werden diese zu hellrosafarbenen Schalen, die in ihrer Mitte ein kleines Auge zeigen und dessen Petalenränder immer noch einen dunkler abgesetzten Rand aufweisen.

Bei halbschattigem und gut durchlüftetem Standort trägt der einmal im Juni blühende Strauch gesundes, dichtes Laub, welches an weichen, mit wenig Stacheln bewehrten Trieben sitzt. Sein Wuchs ist breit überhängend und erreicht eine Höhe von 1,5 Meter.

Mit ihrem enormen Blütenreichtum sowie dem ausgezeichneten, lieblichen Duft ist diese Rose ein absolutes Muss für kulinarische Genüsse sowie den Wellnessbereich.

Notizen / Geburtstage

8. Juni

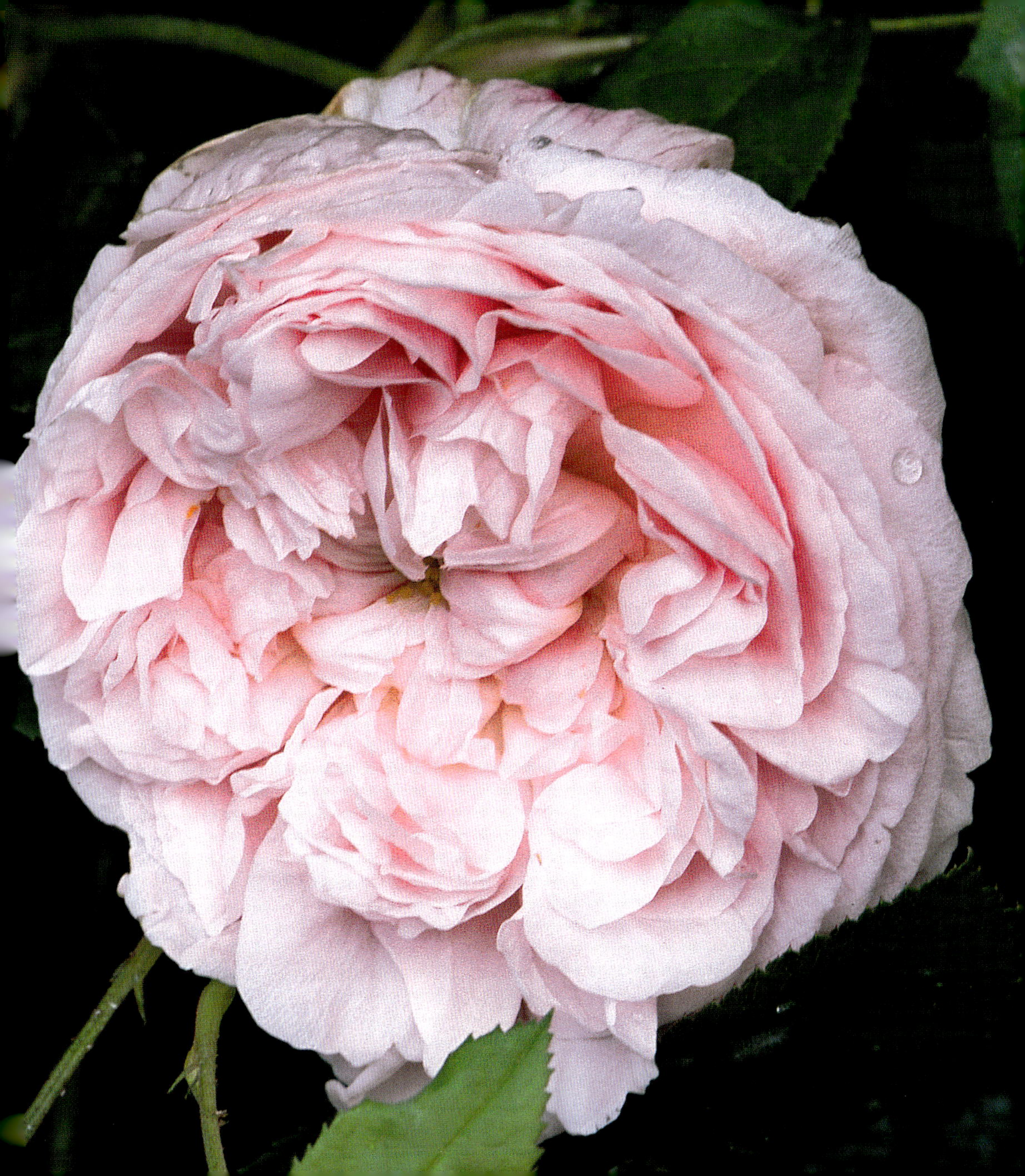

Kleine, gefräßige Tierchen

Nicht nur für den Gemüsegärtner gehören Schnecken zu den ärgsten Feinden. Auch Liebhabern von Stauden und Kräutern machen sie zu schaffen. Vor allem Tagetes, Kapuzinerkresse, Dahlien, Hornveilchen, aber auch diverse Kräuter, allen voran Basilikum oder Minze, werden gerne in Windeseile verspeist.
Tagsüber oder bei Trockenheit verstecken sich die nicht gerade attraktiven Tierchen gerne unter Pflanzen oder Steinen und an anderen dunklen, vor Trockenheit geschützten Orten. Bei Regen oder abends kommen sie dann wieder aus ihren Schlupfwinkeln hervor und vernichten im Nu ganze Pflanzbestände.
Hier kann ein künstlicher Unterschlupf, der in Form von Brettern als Wege zwischen den Beeten ausgelegt wird, Abhilfe schaffen. Auch Steinplatten oder Dachziegel kommen in Frage. Haben sich die gefräßigen Tierchen erst einmal unter die Auslegeware zurückgezogen, können wir sie ohne großen Aufwand einsammeln und entsorgen.

Notizen / Geburtstage

9. Juni

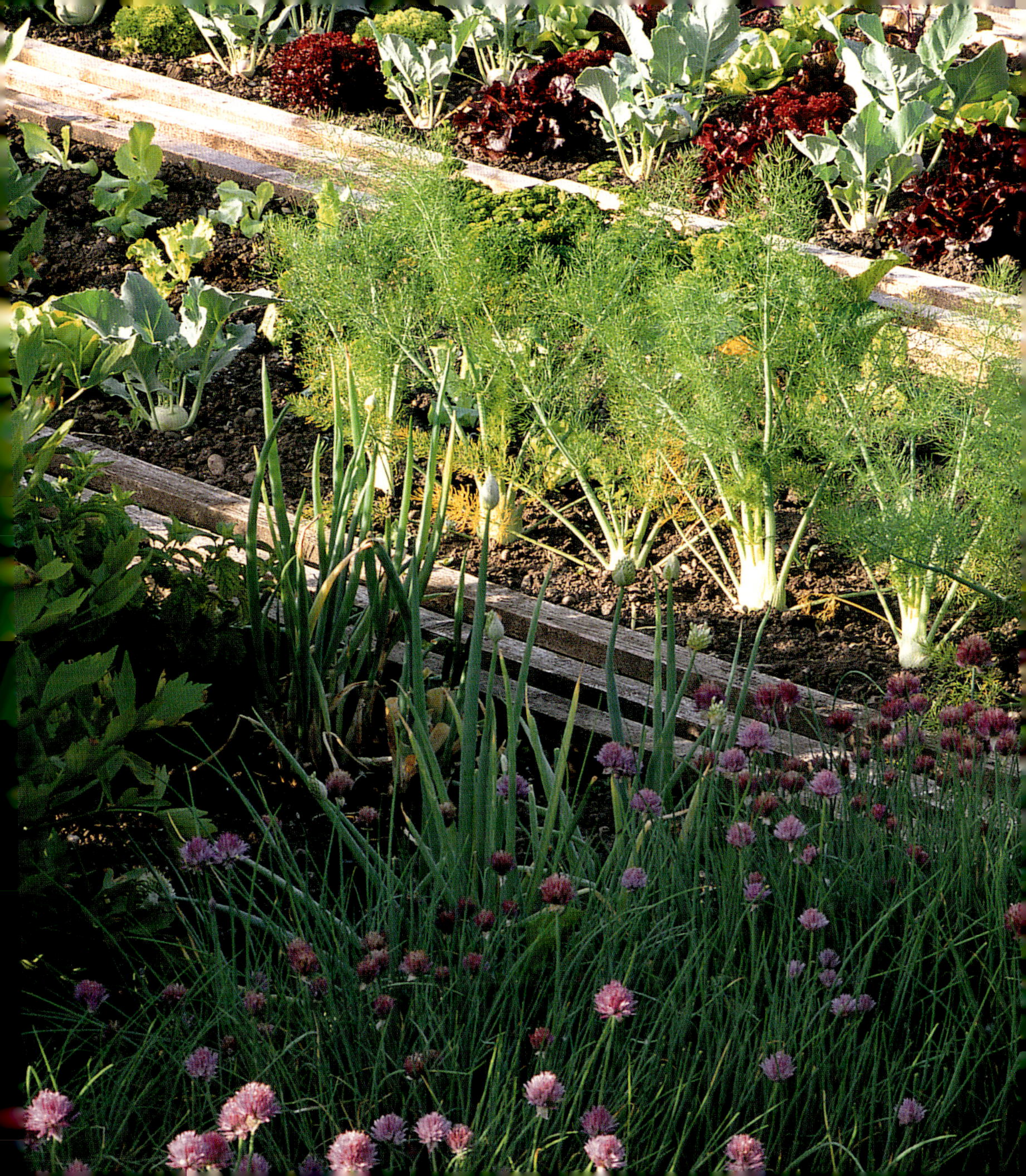

Blaue Sterne

Blau sind sie uns am bekanntesten, Weiß gibt es sie auch und gelegentlich trifft man auch rosafarbene Blüten zwischen den blauen an. Gemeint sind damit die zarten Blütensterne des Borretsch, welche wie die Blätter intensiv nach Gurke riechen und selbstverständlich auch essbar sind.
Sehr dekorativ wirken sie vor allem an Salaten, allen voran natürlich Gurkensalat, auf Desserts oder in Drinks, Eiswürfeln und Sülzchen. Aber auch Kräutersuppen verdienen es, mit ihnen verschönert zu werden.
Im Garten bevorzugt Borretsch einen nährstoffreichen, kalkhaltigen Boden in sonniger bis halbschattiger Lage. Ausgesät wird direkt im späten Frühjahr. Legen Sie mehrere Samenkörner an die gewünschte Stelle. Decken Sie diese mit Erde ab. Nach dem Auflaufen der Saat wird nur der kräftigste Sämling weiterkultiviert.
Übrigens, ins Mixedborder gesät, harmonieren die bis zu 80 Zentimeter hoch werdenden Blütenstände wunderbar mit nicht zu hoch werdenden Beetrosen und Frauenmantel. Denken Sie hier aber daran, kräftige Borretschsämlinge entwickeln sich bald zu ausladenden Pflanzen und benötigen dementsprechend Platz.

Notizen / Geburtstage

10. Juni

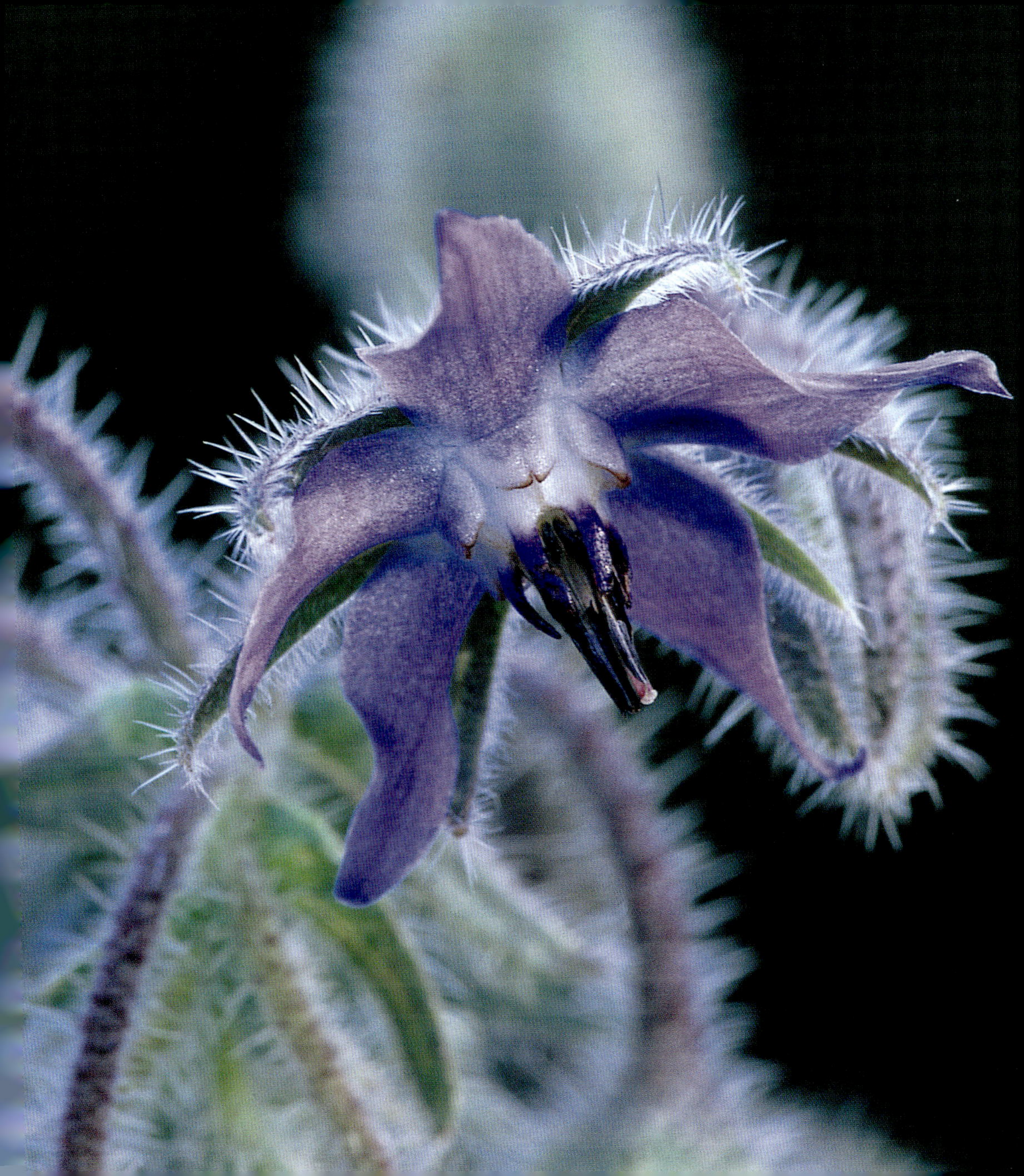

Phänomenaler Lückenfüller

Ausgesät im April, wächst der einjährig gezogene Dill *(Anethum graveolens)* rasch zu einem etwa meterhohen, grazilen Würzkraut heran. Das ausgeprägte Aroma der filigranen Blätter passt wunderbar zu Fisch- und Gemüsegerichten sowie Eierspeisen. Sie können wahrend des ganzen Sommers frisch verwendet werden, ihr Aroma ist jedoch am intensivsten, wenn sie nach Sonnentagen geerntet werden.

Im Hochsommer zieren zahlreiche, in großen Dolden zusammenstehende, kleine, gelbe Blüten die Spitzen der leicht verzweigten Stängel. Mit ihnen kann man wunderbare Sommersträuße füllen.

Im Beet verträgt sich Dill gut mit Möhren oder Gurken. Ausgesät zwischen weißen oder gelben Rosen, verleiht er der Rabatte eine sommerliche Leichtigkeit. Phänomenal wirkt er jedoch in Kombination mit der Mähnengerste *(Hordeum jubatum)* in der sonnigen Staudenrabatte.

Notizen / Geburtstage

11. Juni

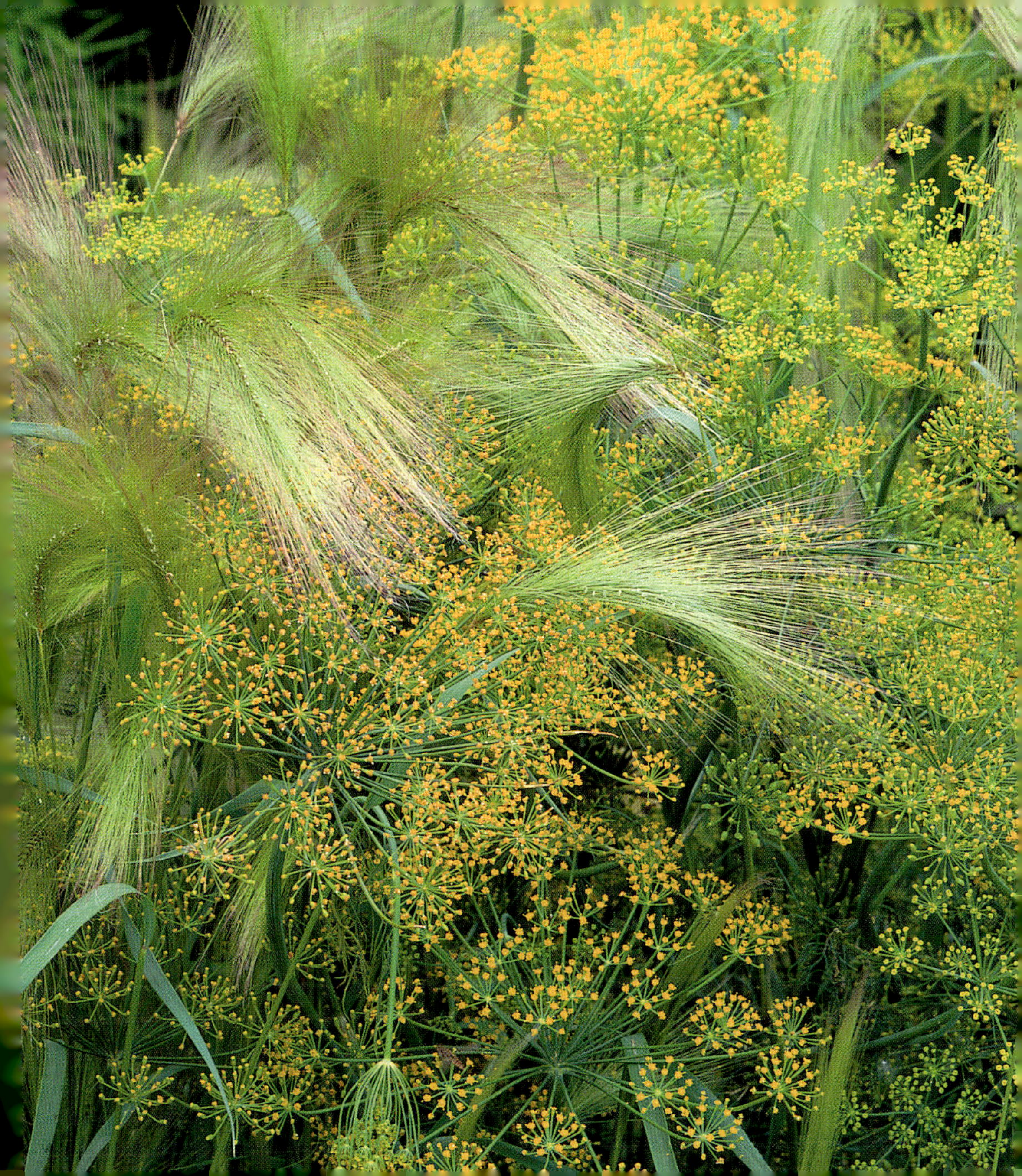

Auszeit gefällig?

Auch von der Gartenarbeit muss man sich gelegentlich eine Auszeit gönnen. Aber allzu lange darf es dann doch nicht sein. Welcher passionierte Gärtner geht schon während der schönsten Zeit des Gartenjahres gerne in Urlaub? Man will ja schließlich nichts verpassen. Weder eine frisch gepflanzte Rose, die zum ersten Mal voller Knospen steht und deren Blüten man noch nie in Natura gesehen hat, noch will man seine geliebten Pflanzenschätze einfach so für mehrere Tage oder Wochen Wettereinflüssen und Schädlingen überlassen, welche einem dann beim Heimkommen unliebsame Überraschungen bescheren.
Also, was tun? Im eigenen Garten die Hände einfach für einen Tag in den Schoß zu legen, scheint ja doch kaum möglich zu sein, nur allzu sehr juckt es einem in den Fingern.
Ganz einfach, packen wir den Picknickkorb und los geht es aufs Land, wo wir nach einem guten Essen im Grünen einfach mal abschalten können.
Ausgeruht und oft auch mit neuen Eindrücken oder gar Ideen geht es dann wieder heimwärts, wo wir uns mit vollem Schwung und Elan unserer geliebten Gartenarbeit widmen dürfen.

Notizen / Geburtstage

12. Juni

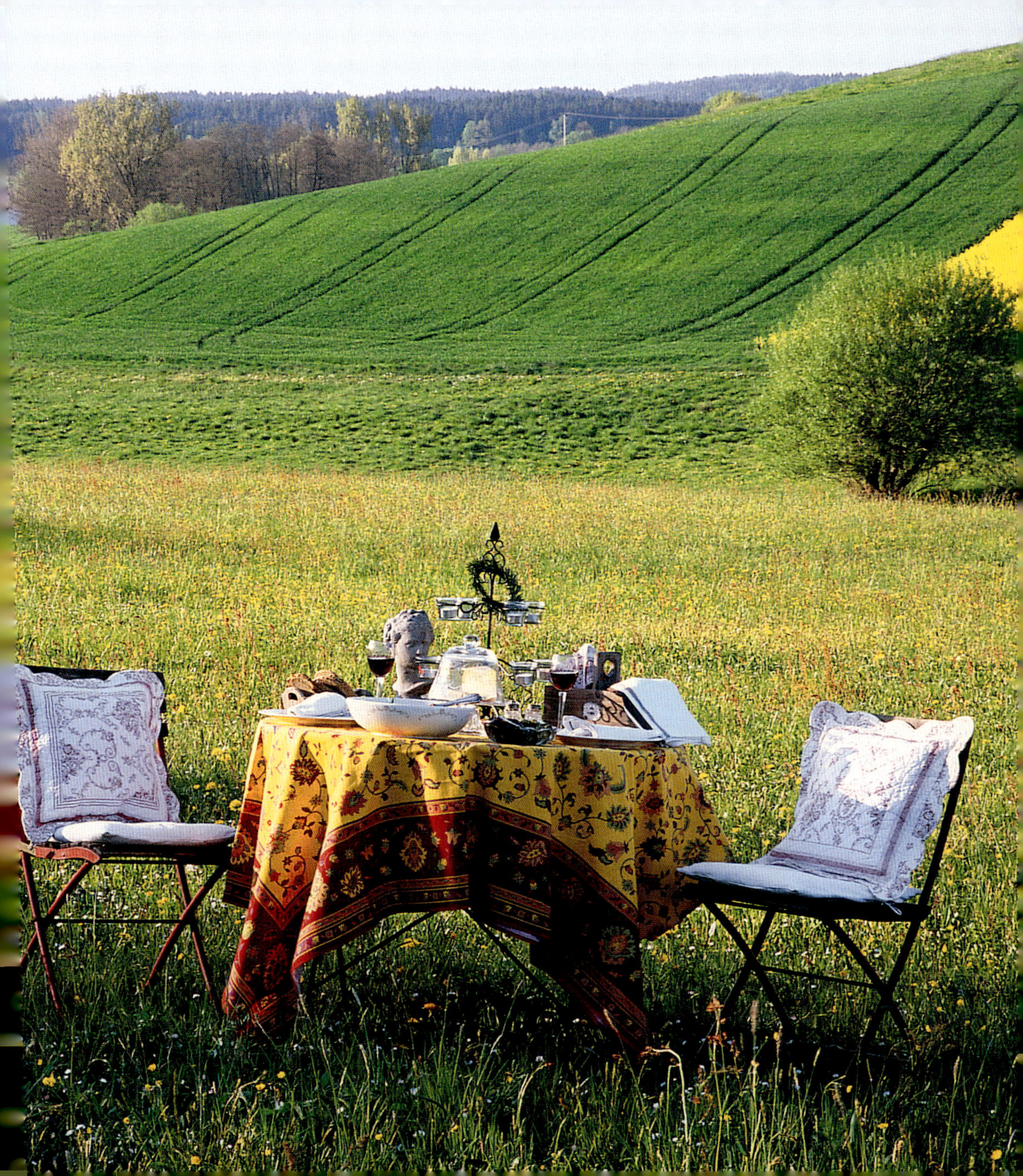

Walburgas pikanter Rosenkuchen

500 g Mehl • 1 TL Salz • 1 Würfel Hefe (42 g) • ½ TL Zucker • Pfeffer • 120 g Butter oder Margarine • ¼ l lauwarme Milch • 2 Eier • 1 Bund gehackte Petersilie • 1 Bund Schnittlauch, in Röllchen • 750 g Porree • 400 g Champignons • 200 g gekochter Schinken • 200 g Schafskäse • 200 g Kräuter-Frischkäse • Salz • Pfeffer • 2 Eigelb • eventuell Petersilienblättchen

Mehl, zerkrümelte Hefe, Salz, Zucker, etwas Pfeffer, 80 Gramm weiches Fett, Milch, Eier und ein Drittel der Kräuter zu einem glatten Teig verkneten. Zugedeckt an einem warmen Ort 30 Minuten gehen lassen. Inzwischen Porree und Pilze putzen. In feine Ringe und Scheiben schneiden. Beides mischen und in zwei Portionen in je 20 Gramm Fett andünsten. Mit Salz und Pfeffer würzen. Zerkrümelten Schafskäse, Frischkäse und Eigelb glatt rühren. Schinken fein würfeln und beigeben. Porree-Pilzmischung und übrige Kräuter hinzufügen und mit Salz und Pfeffer abschmecken.
Teig nochmals gut durchkneten. Auf einer bemehlten Fläche von 45 x 40 Zentimeter auswallen. Die Füllung darauf streichen. Von der langen Seite her fest aufrollen. In 5 Zentimeter breite Scheiben schneiden.
Mit der offenen Seite nach oben in eine gefettete Springform von 26 Zentimeter Durchmesser setzen. Abgedeckt 15 Minuten gehen lassen. Im vorgeheizten Ofen bei 180 Grad auf der 2. Schiene von unten 45 bis 55 Minuten backen (Gas Stufe 2, Umluft 160 Grad). Abkühlen lassen und eventuell mit Petersilienblättchen garnieren. Durch das Aufrollen des Teigs entstehen nach dem Backen rosenblütenartige Gebilde, daher der Name.

Notizen / Geburtstage

13. Juni

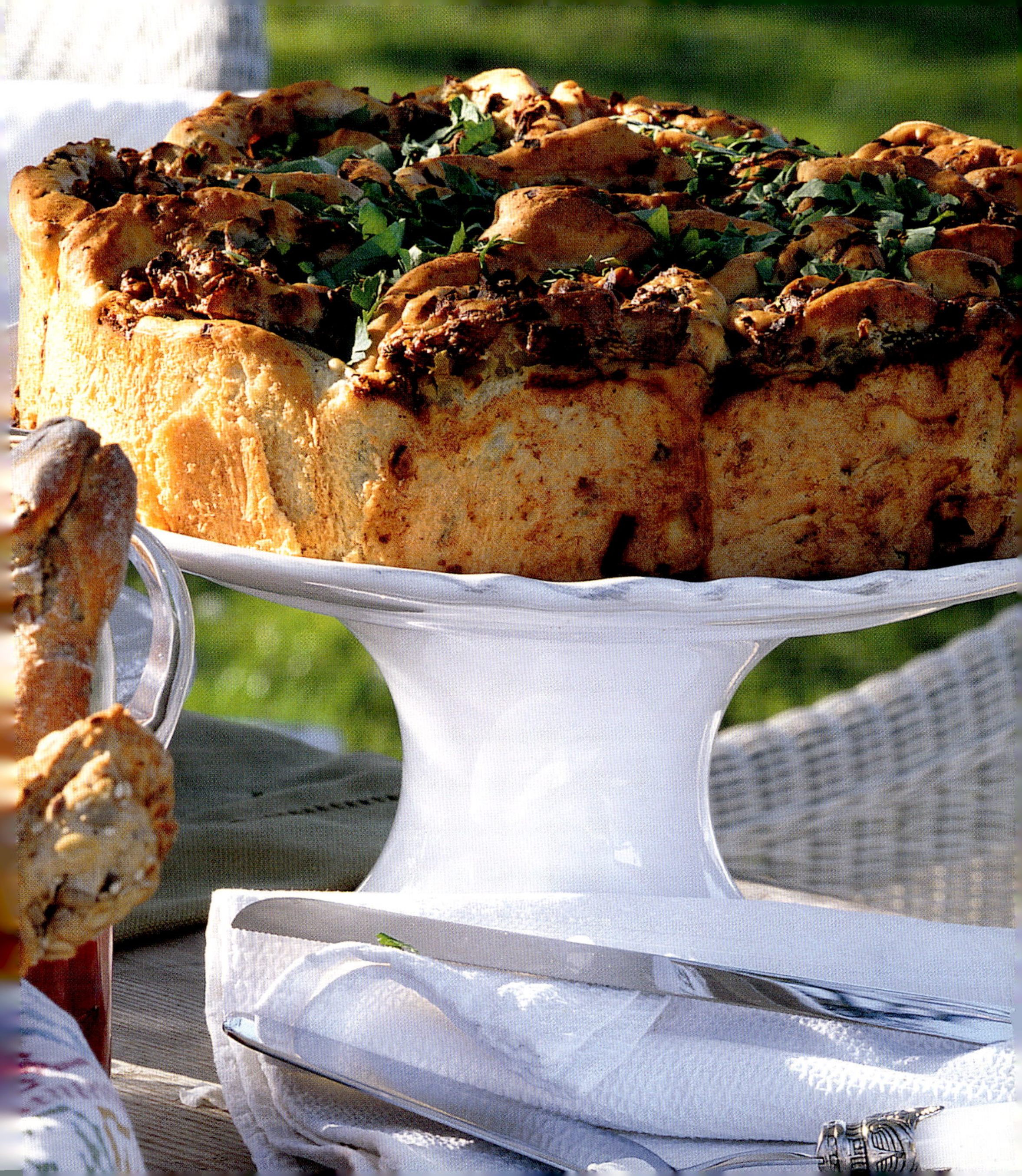

Gute Nachbarschaft bringt reichen Erntesegen

In der Natur haben sich im Laufe der Zeit Pflanzengemeinschaften gebildet, die sich in einem bestimmten Lebensraum besonders wohl fühlen und sich, um optimal zu gedeihen, gegenseitig sogar unterstützen.
Monokulturen wurden von uns Menschen in der Hoffnung geschaffen, dass sie uns nebst Arbeitserleichterung auch eine reiche Ernte bringen. Der Nachteil dieser Kulturart ist, dass sich Schädlinge oder Krankheiten oft ungehindert ausbreiten, was bei Mischkulturen in Form von optimaler Gemeinschaft oftmals nicht der Fall ist. Hier können sich die Pflanzen gegenseitig schützen, indem sie die Schädlinge in die Irre führen oder gar vertreiben. Voraussetzung jedoch ist, dass der Standort den jeweiligen Pflanzen entspricht.
So halten zum Beispiel Kräuter wie Lavendel oder Thymian, an den Rand der Beete gepflanzt, mit ihrem intensiven Duft Läuse und Raupen fern, und ins Rosenbeet eingestreute Dillsamen oder Pflanzungen von Gewürzfenchel bieten einen optimalen Landeplatz der Flor- und Schwebfliegen. Beide ernähren sich im Larvenstadium hauptsächlich von Blattläusen, wobei die Larven der Florfliege die Beutetiere mit ihren zangenartigen Mundwerkzeugen, den Mandibeln, fassen und ihnen Speichel injizieren, um sie anschließend auszusaugen. Übrig bleibt nur die papierähnliche Hülle.

Notizen / Geburtstage

14. Juni

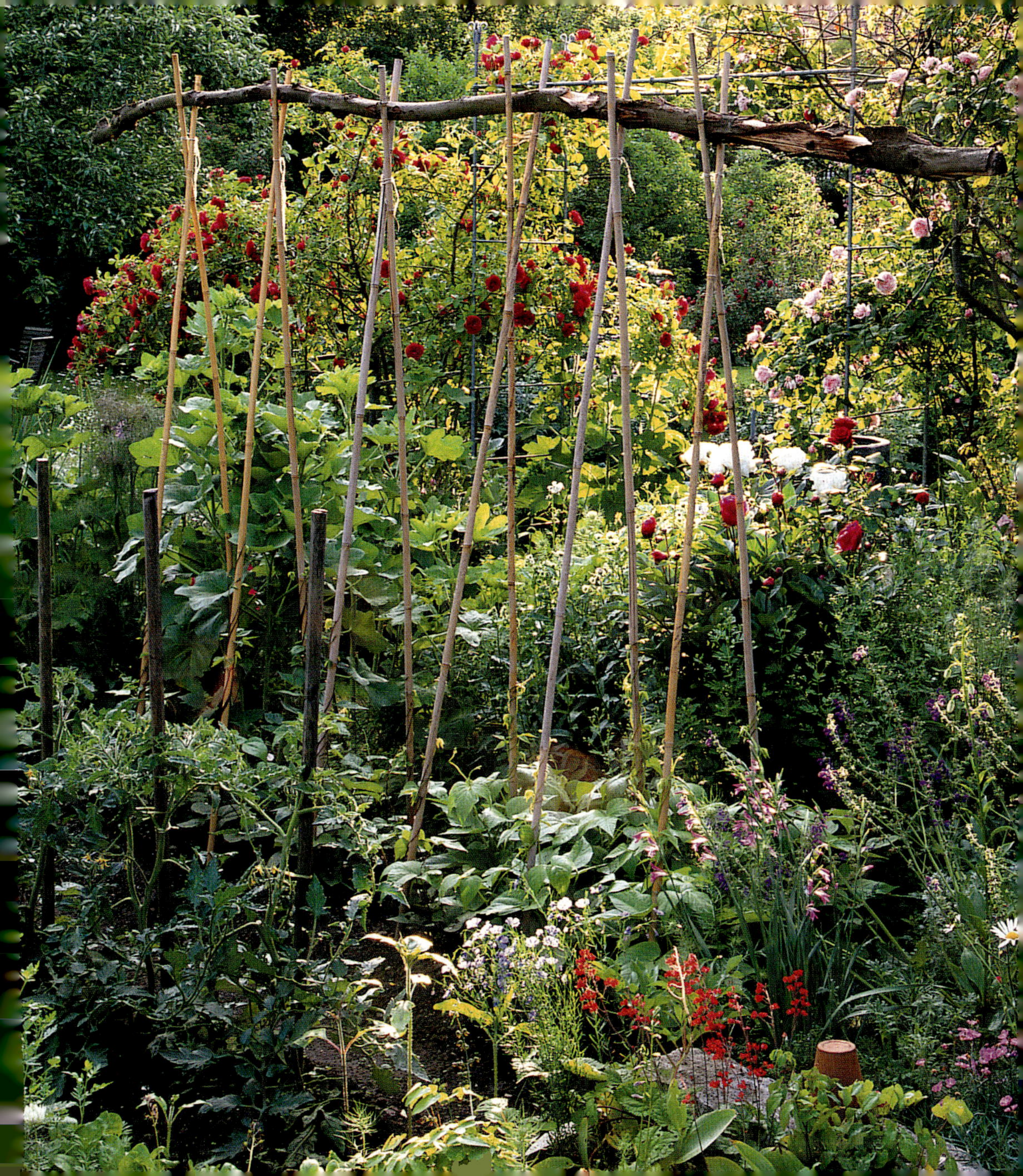

Vögel im Garten

In einem biologisch gepflegten Garten, dessen Blüten und Kräuter in der Küche sowie im Wellnessbereich ihre Verwendung finden, spielen Vögel eine enorm wichtige Rolle. Sind Gartenteile zudem naturnah gestaltet und artenreich mit einheimischen Pflanzen durchsetzt, so zeigt sich bald eine muntere Vogelschar ganz von selbst. Wir können sie jedoch auch mit Hilfe von vorgefertigten Nistgelegenheiten in den Garten locken.
Haben Sie gewusst, dass besonders Blaumeisen, die wir oft turnend an Rosentrieben beobachten können, bis zu 500 Fütterungsflüge pro Tag verbuchen, in denen sie nebst Raupen auch Blattläuse ins Nest befördern? Mit diesen emsigen Helfern können wir besonders bei Rosen, aber auch anderen Pflanzen, übermäßigem Schädlingsbefall vorbeugen.
Hängen wir also Nistkästchen auf. Blaumeisen benötigen eine Lochgröße von gerade mal 26 Millimeter, Kohlmeisen hingegen von 32 Millimeter. Hausrotschwänze wie auch Gartenrotschwänze bevorzugen sogenannte Halbhöhlen, die wir ihnen mit Nischen, zum Beispiel unter einem Dachvorsprung oder einer nicht allzu stark benutzten Terrasse oder Veranda, anbieten können. Ja, und Amseln fühlen sich besonders wohl auf rosenberankten Pergolen, wo sie natürlich gut vor Nesträubern geschützt sind.

Notizen / Geburtstage

15. Juni

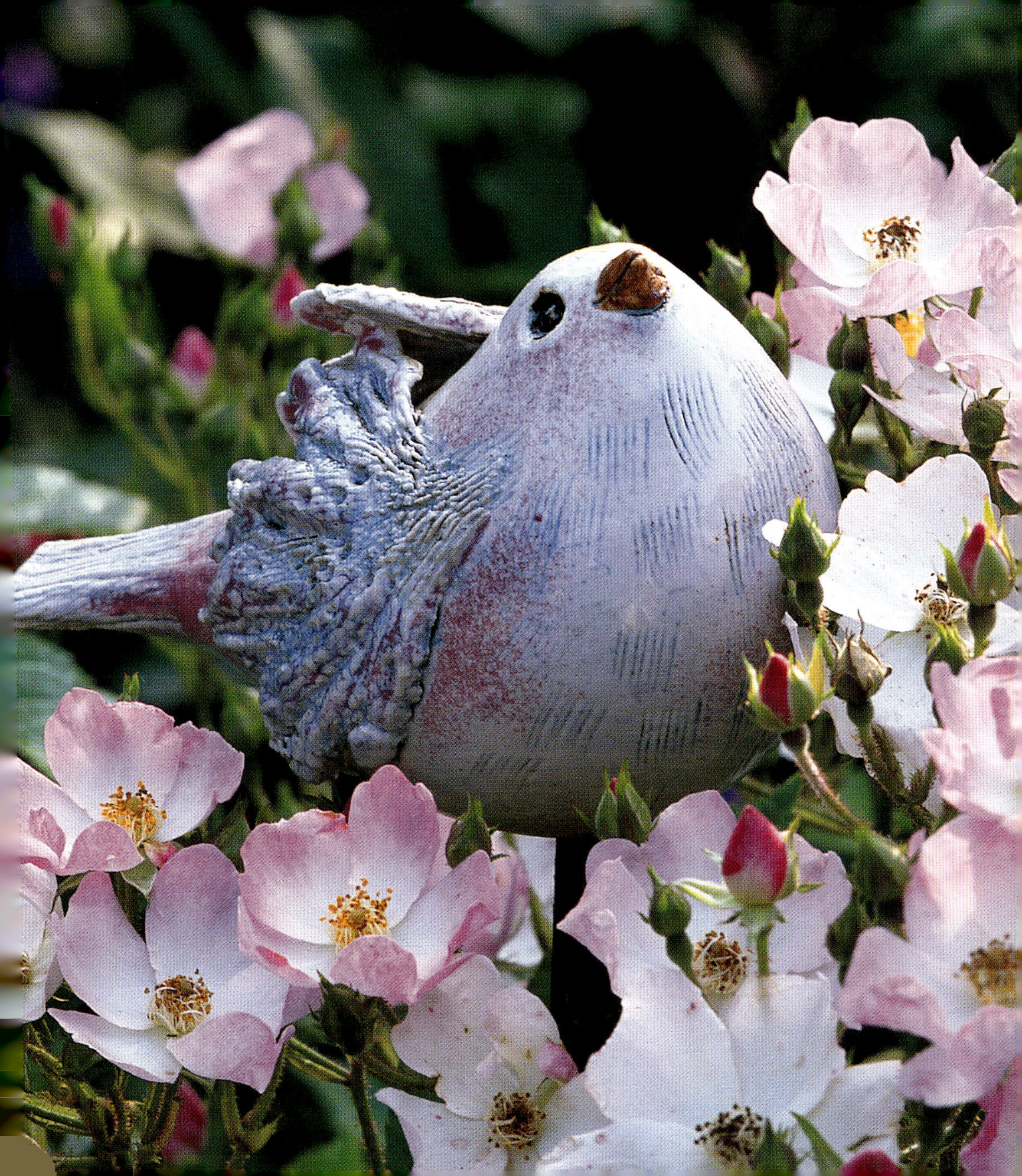

'Maiden's Blush'

Die Herkunft sowie die Zuordnung dieser einmalblühenden Albarose, welche auch 'Cuisse de Nymphe' und 'Incarnata' genannt wird, ist bis heute nicht geklärt. Man vermutet jedoch, dass sie Anfang des 17. Jahrhunderts oder noch früher entstanden ist.

Ihre cremefarbenen, in Büscheln stehenden Knospen öffnen sich zu dicht gefüllten, süß duftenden, rosafarbenen Blüten, die zum Rand hin heller werden.

Der wenig bestachelte, leicht überhängende aber kräftige Strauch ist sehr pflegeleicht und frosthart. Mit bis zu 2,5 Meter lang werdenden Trieben kann 'Maiden's Blush' auch sehr gut als Kletterrose eingesetzt werden. In der Küche verwende ich die Blüten am liebsten für Fischgerichte.

Notizen / Geburtstage

16. Juni

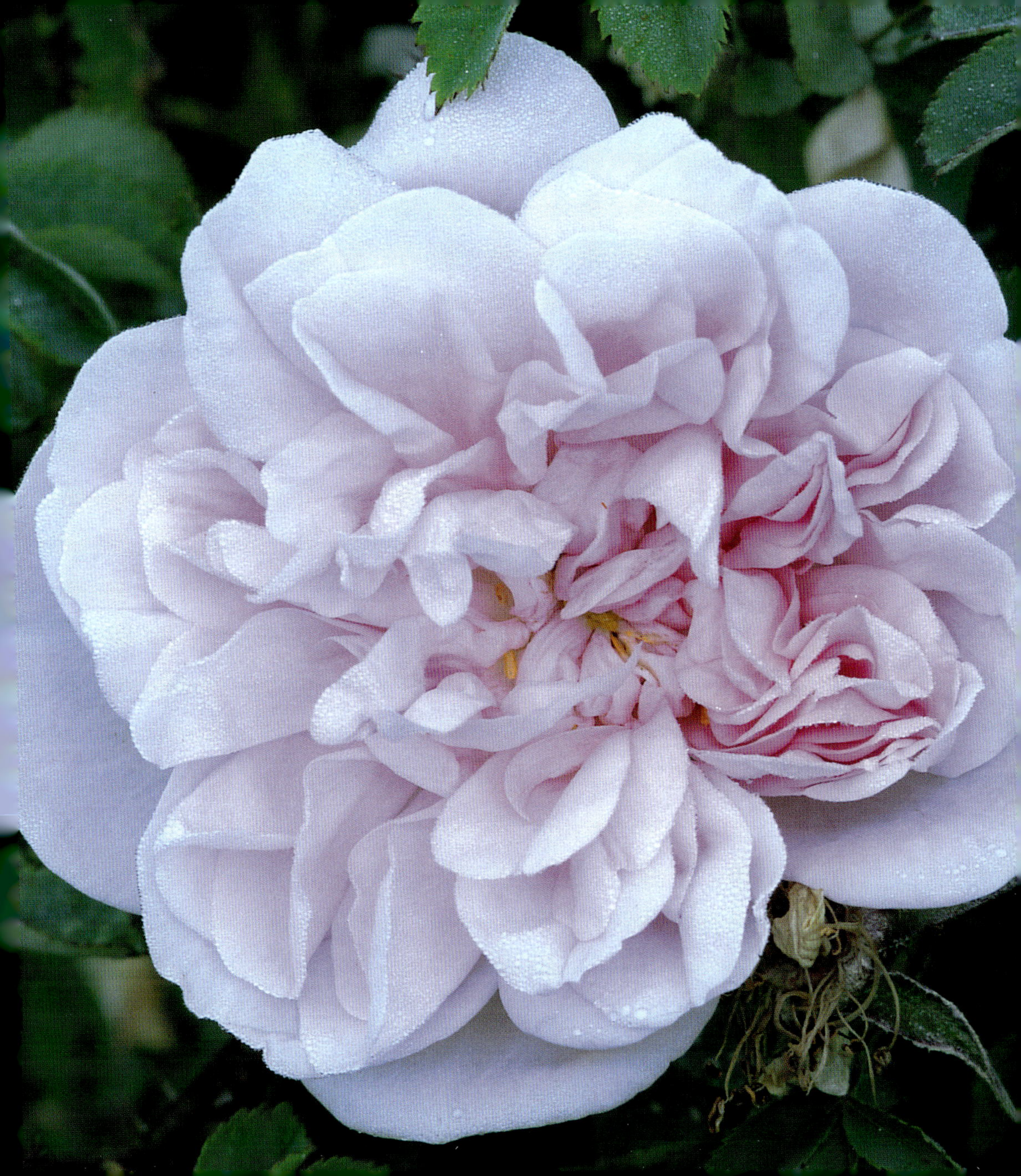

Rosenblütensorbet

400 ml Wasser • 80 g Rosenblütenblätter • 150 g Zucker • Saft einer halben Zitrone

Die Duftrosenblätter nach Anleitung (siehe *3. Juni)* vorbereiten. Nun die Hälfte der Blütenblätter mit dem Wasser in einen Edelstahltopf geben und zugedeckt zum Kochen bringen. Den Topf sofort vom Herd nehmen und den Sud 20 Minuten ziehen lassen. Anschließend den Sud abseihen. Die restlichen Blütenblätter in den Sud geben. Den Aufkochvorgang wiederholen. Den Sud wiederum 20 Minuten stehen lassen und abseihen. Nun den Sud mit dem Zucker und dem Zitronensaft in eine Schüssel geben und so lange rühren, bis sich der Zucker vollständig aufgelöst hat. Das Sorbet für vier Stunden in die Tiefkühlung geben, dabei die Masse stündlich mit einem Schneebesen gut durchrühren. Zum Schluss alles gut durchmixen, bis das Sorbet geschmeidig ist. Nochmals kurz tiefkühlen, zum Anrichten Kugeln abstechen und diese in schönen Gläsern servieren.

• Tipp für Erwachsene: Das Wasser kann auch zur Hälfte durch einen süßlichen Roséwein ersetzt werden.

Notizen / Geburtstage

17. Juni

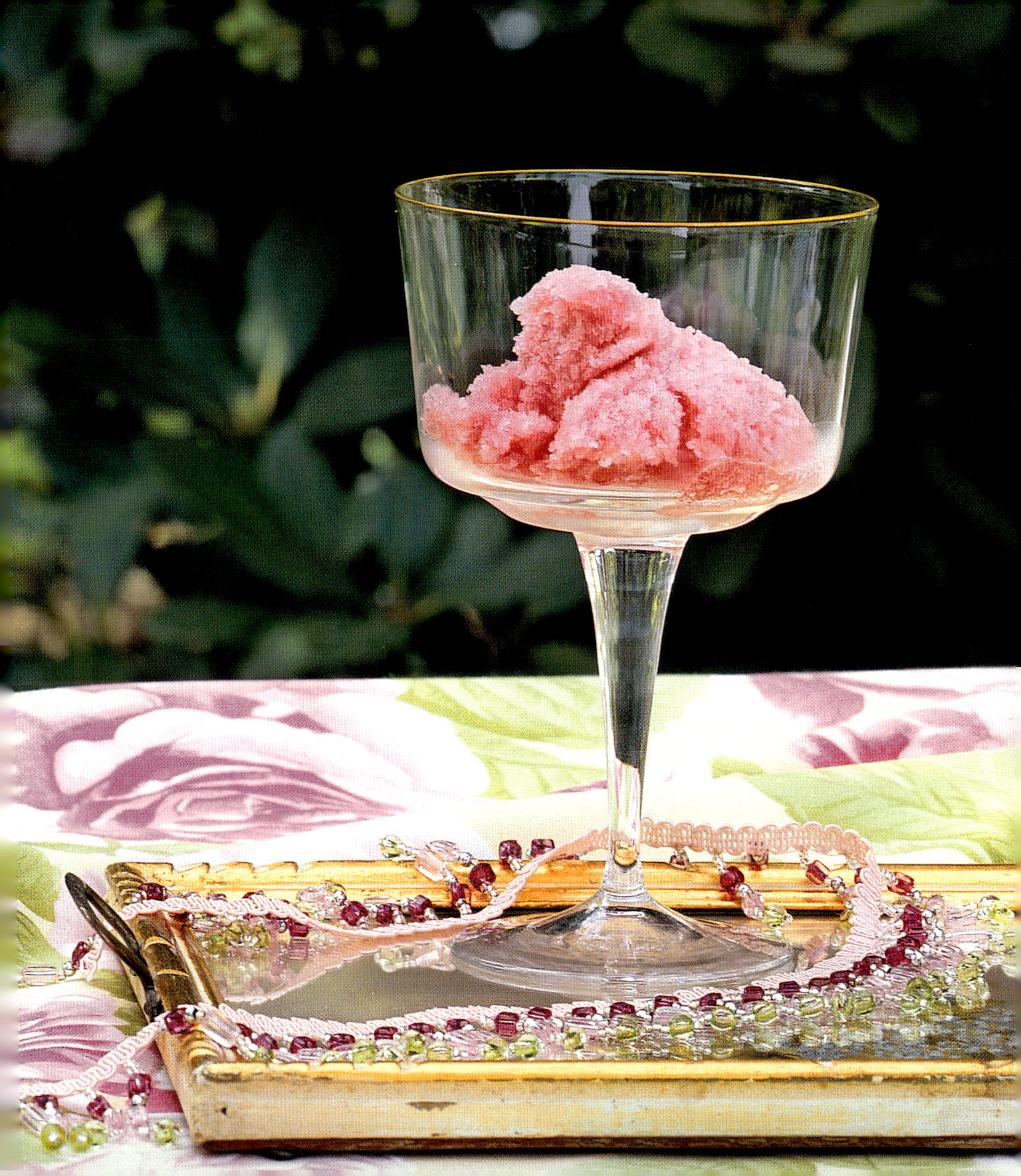

Hübsch arrangiert

Romantische Arrangements dürfen in keinem Rosengarten fehlen. Vor allem, wenn dieser hauptsächlich mit historischen oder neueren Rosensorten bepflanzt ist. Es gehört einfach dazu, gelegentlich ein dekoratives Stillleben, sei es in Sitzplatznähe oder in einer verwunschenen Ecke, zusammenzustellen. Mit etwas Geduld finden Sie die passenden Dinge auf Flohmärkten, in speziellen Geschäften für den Gartenbedarf oder auf Gartenmessen. Letztere bieten zusätzlich eine exklusive Auswahl an Pflanzenschätzen an, und so findet manche Rarität wie durch Zufall ein neues Zuhause.

Notizen / Geburtstage

18. Juni

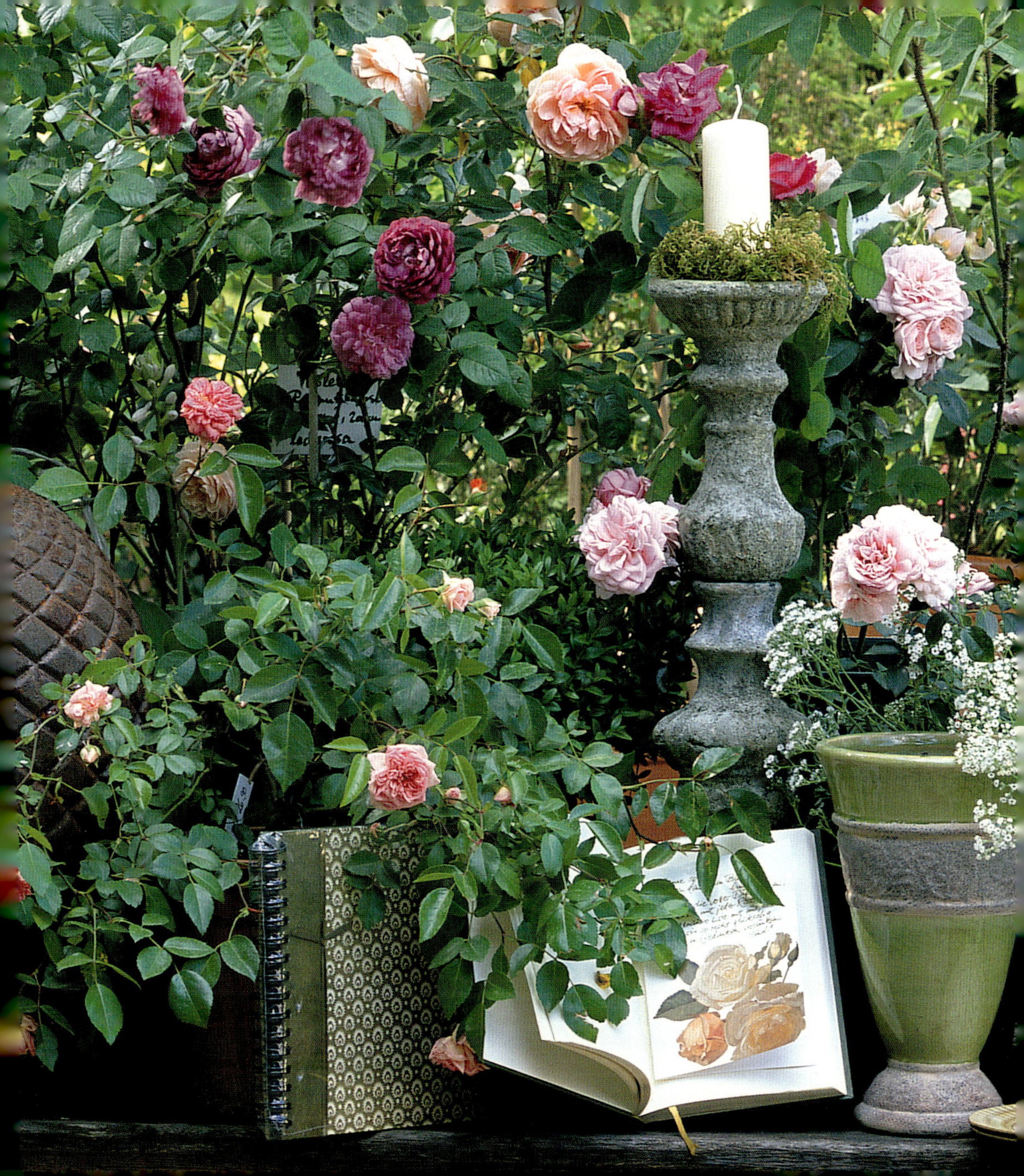

'Paul's Himalayan Musk'

Der englische Züchter Paul brachte diesen extrem starkwüchsigen Rambler, dessen Eltern unbekannt sind, um 1900 auf den Markt.
Es handelt sich hier um einen regelrechten Giganten seiner Klasse, der unbedingt, ob in Bodennähe oder himmelwärts im Baum, über der Pergola oder dem Pavillon, genügend Platz benötigt. Zudem sollten die Kletterhilfen stabil und langlebig sein, damit diese nicht unter der enormen Last der älteren Pflanze zusammenbrechen.
'Paul's Himalayan Musk' zeigt im Juni zierliche, hängende Rispen, die im Aufblühen kräftig rosa sind und sich zu gut gefüllten, lavendel überhauchten, zartrosafarbenen Blüten mit etwa 4 Zentimeter Durchmesser öffnen. Kurz vor dem Verblühen sind sie fast weiß. Dadurch erhalten die blühenden Kaskaden einen äußerst lebendigen und vielfarbigen Gesamteindruck.
Die bis zu 10 Meter lang werdenden biegsamen Triebe sind mit hakigen Stacheln gut bewehrt und tragen ein kräftiges, schmales, sattgrünes und gesundes Laubwerk. Im Herbst zeigen sich kleine orangerote, rundliche Hagebutten. Dieser Rambler ist gut winterhart und gedeiht auch in halbschattiger Lage.
Die intensiv nach Moschus duftenden Blüten eignen sich wunderbar für die Herstellung von Wellnessprodukten.

Notizen / Geburtstage

19. Juni

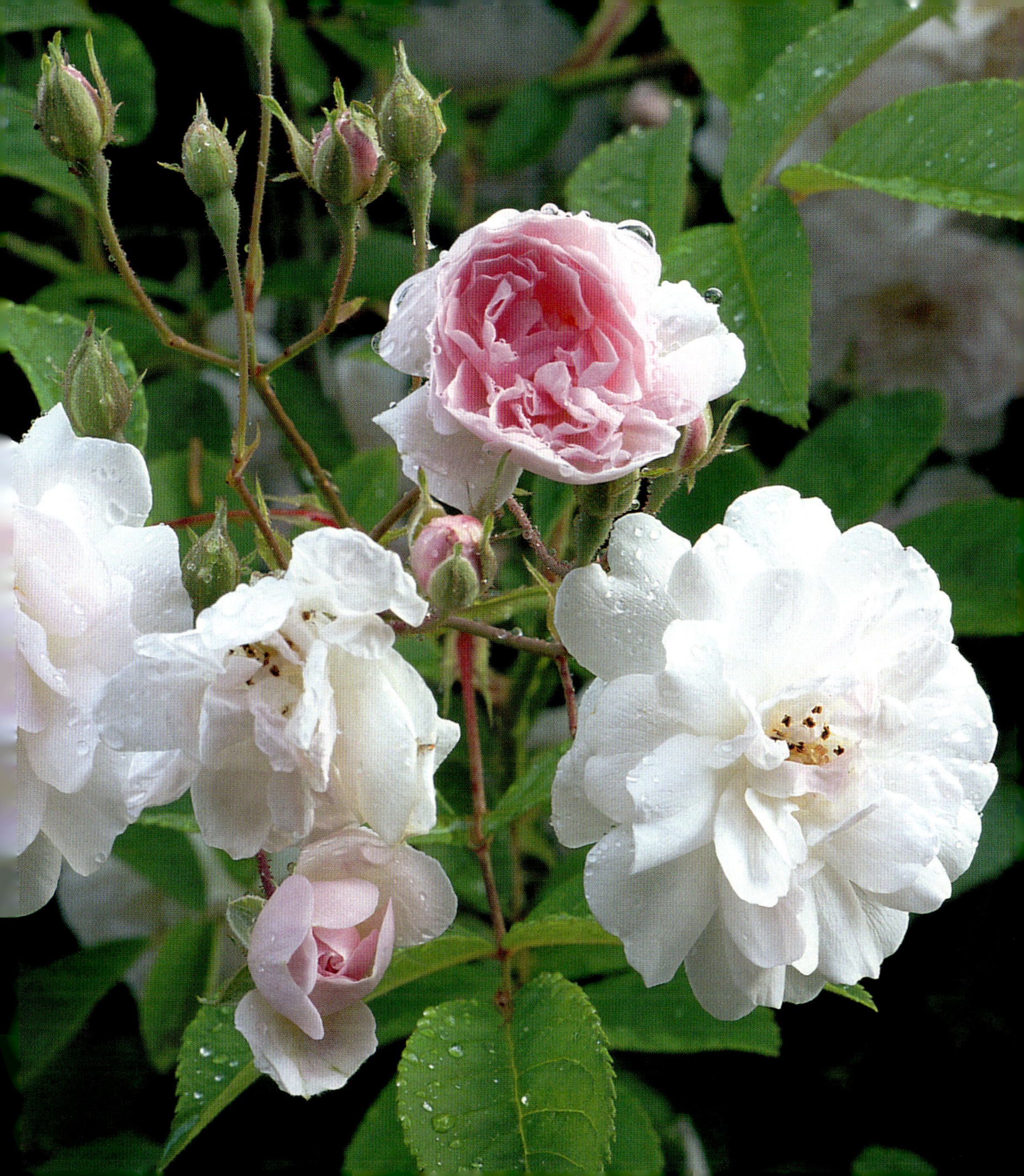

Rosen-Pfirsichtorte

1 Schokoladenbiskuitboden von etwa 22 cm Durchmesser • 3–4 Pfirsiche • Saft einer halben Zitrone • 1 Glas Rosen-Pfirsichkonfitüre (siehe *3. Februar)* • 1 Schuss Rosenwasserkonzentrat (siehe *1. Juni)* oder Rosenlikör (siehe *17. Februar)* nach Belieben • 50 ml Wasser • 2 EL Rosenwasserkonzentrat oder ein Gläschen Rosenlikör • 500 ml Sahne • 150 g Schokoladenspäne

Die Pfirsiche schälen, halbieren und das Fruchtfleisch in sehr feine Schnitze teilen. Zitronensaft, Rosenwasser oder Rosenlikör mischen und die Pfirsichschnitze darin eine Stunde marinieren. Die Konfitüre mit dem Wasser in einem Edelstahltopf erhitzen, Rosenwasser oder Rosenlikör nach Belieben hinzufügen. Die Sauce anschließend durch ein Sieb streichen. Die Sahne steif schlagen. Den untersten Teil des Biskuitbodens mit 1/3 der Pfirsichsauce bestreichen. Die Hälfte der Pfirsichschnitze sowie 1/4 der Sahne darauf verteilen. Nächsten Boden aufsetzen und den Vorgang wiederholen, bis der letzte Boden aufliegt. Diesen mit der restlichen Pfirsichsauce bestreichen. Mit der restlichen Sahne die Oberfläche und den Rand bestreichen und mit Schokoladenspänen verzieren.

Notizen / Geburtstage

20. Juni

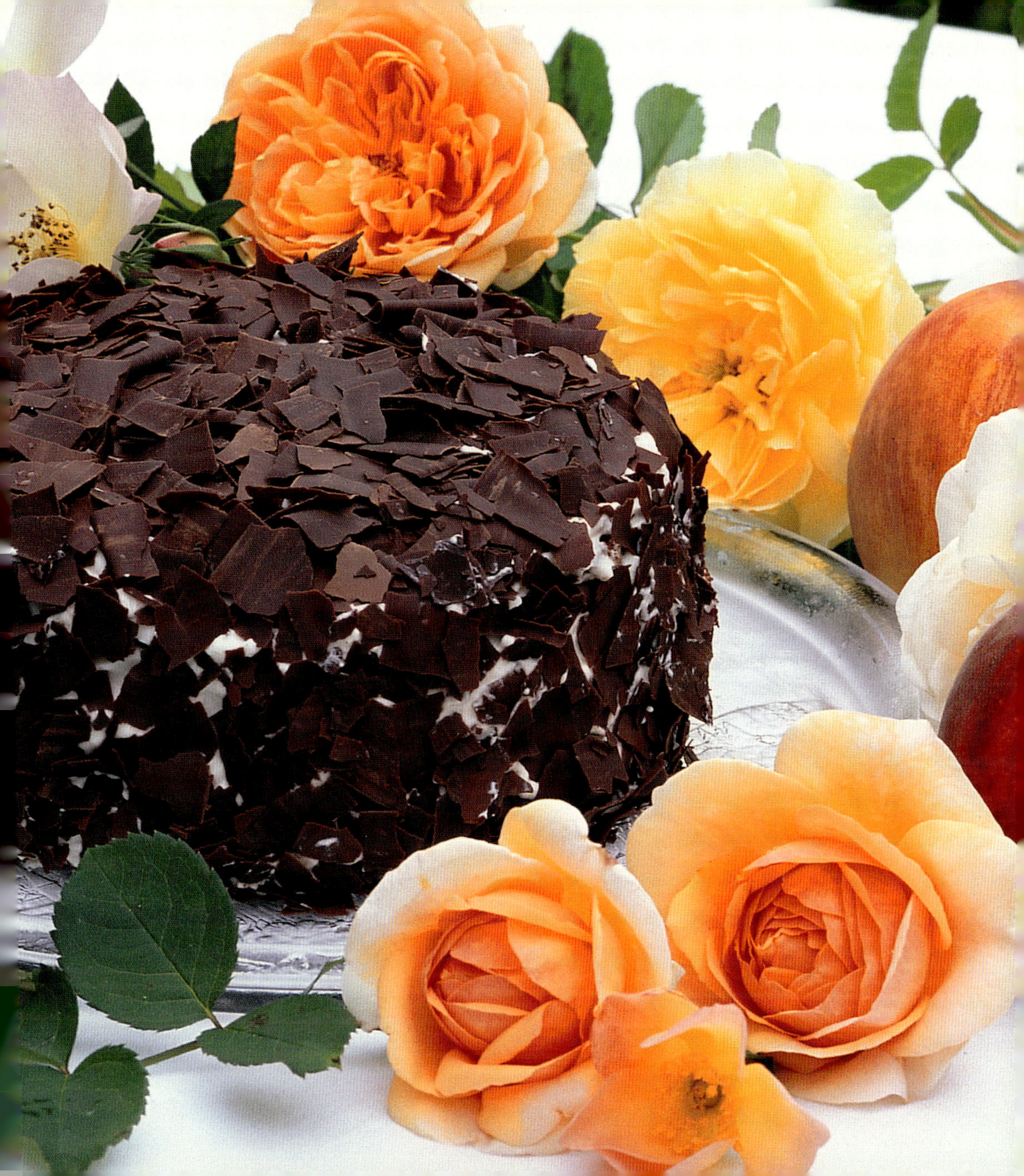

Sommersonnenwende

Mit der Sommersonnenwende erreicht die Sonne ihren höchsten Stand im Jahreslauf. Dies bedeutet für uns, dass wir den längsten Tag und die kürzeste Nacht vor uns haben. Danach werden bis zur Wintersonnenwende in der Nacht vom 21. auf den 22. Dezember die Nächte wieder zunehmend länger. Die heutige Morgendämmerung beginnt in unseren Breitengraden schon gegen halb fünf und richtig dunkel wird es erst nach 23 Uhr.
Besonders geschätzt wird dieser Tag, vorausgesetzt das Wetter ist uns freundlich gesinnt, von passionierten Gärtnern, kann man doch die langanhaltende Helligkeit für intensive Pflanzenpflege nutzen. Schön, wenn anschließend noch Zeit für ein Glas Wein zu zweit oder für eine gemütliche Runde mit lieben Freunden bleibt.

Notizen / Geburtstage

21. Juni

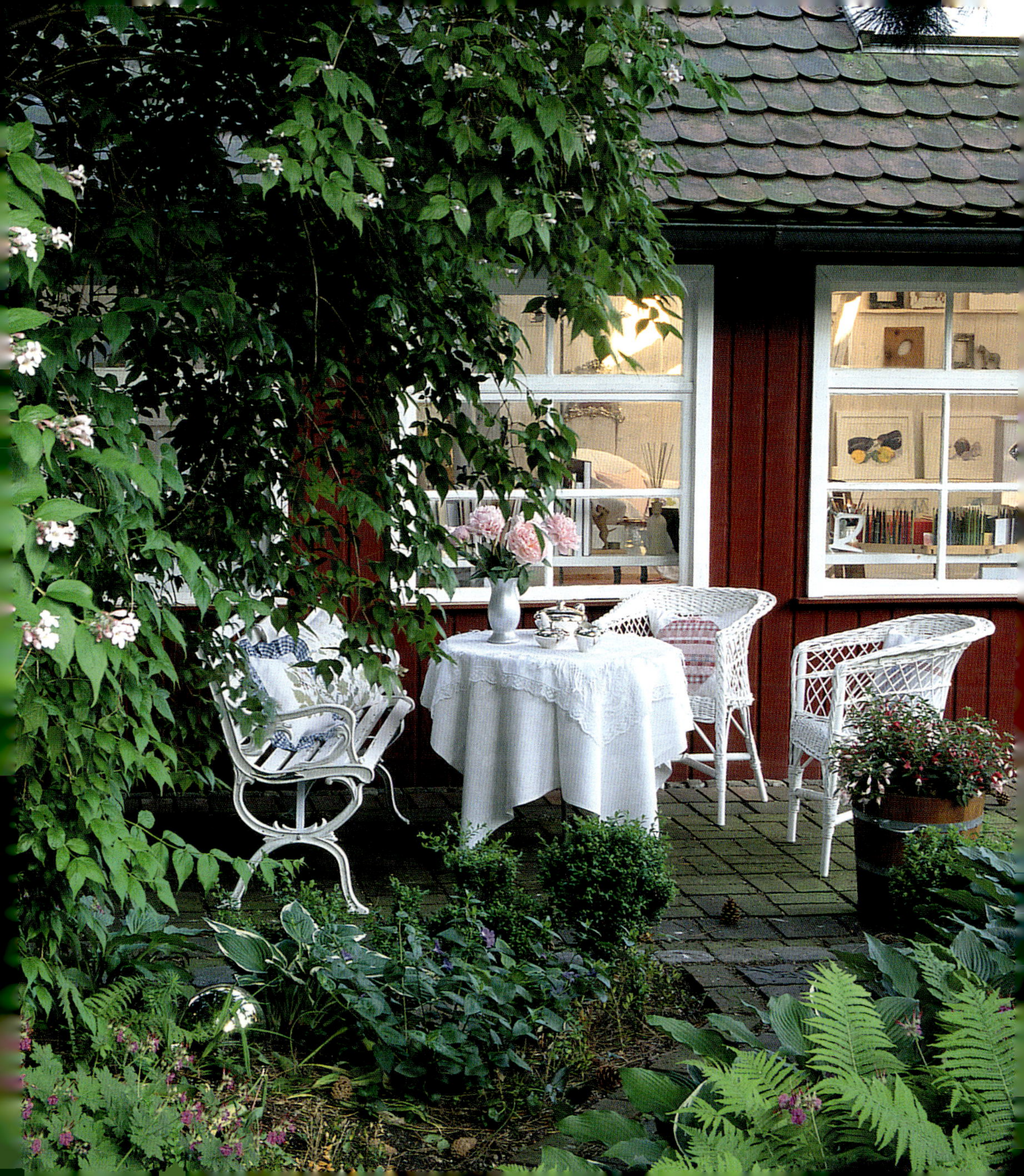

Rosa × *alba* 'Semiplena'

Diese einmal im Juni blühende Albarose war schon im 16. Jahrhundert in Kultur. Man nimmt zudem an, dass sie bereits im Mittelalter weit verbreitet gewesen sein dürfte, ja sogar schon im alten Rom stand.
Die reinweißen halbgefüllten Blüten mit acht bis zehn Blütenblattern zeigen einen Kranz gelber Staubgefäße. Sie stehen überreich in kleinen Büscheln und duften wunderbar lieblich.
Der sehr gesunde Strauch ist dicht mit bläulich-graugrünen, auf der Oberseite bereiften und auf der Unterseite leicht behaarten Blättern übersät. Mit seinem breiten, ausladenden Wuchs kann er gut und gerne eine Höhe von 2,5 Meter erreichen. Wenn Sie die Blüten nicht entfernen, zeigen sich im Herbst glänzende, blutrote Hagebutten von 2,5 Zentimeter Länge, welche eine besondere Zierde darstellen.

Notizen / Geburtstage

22. Juni

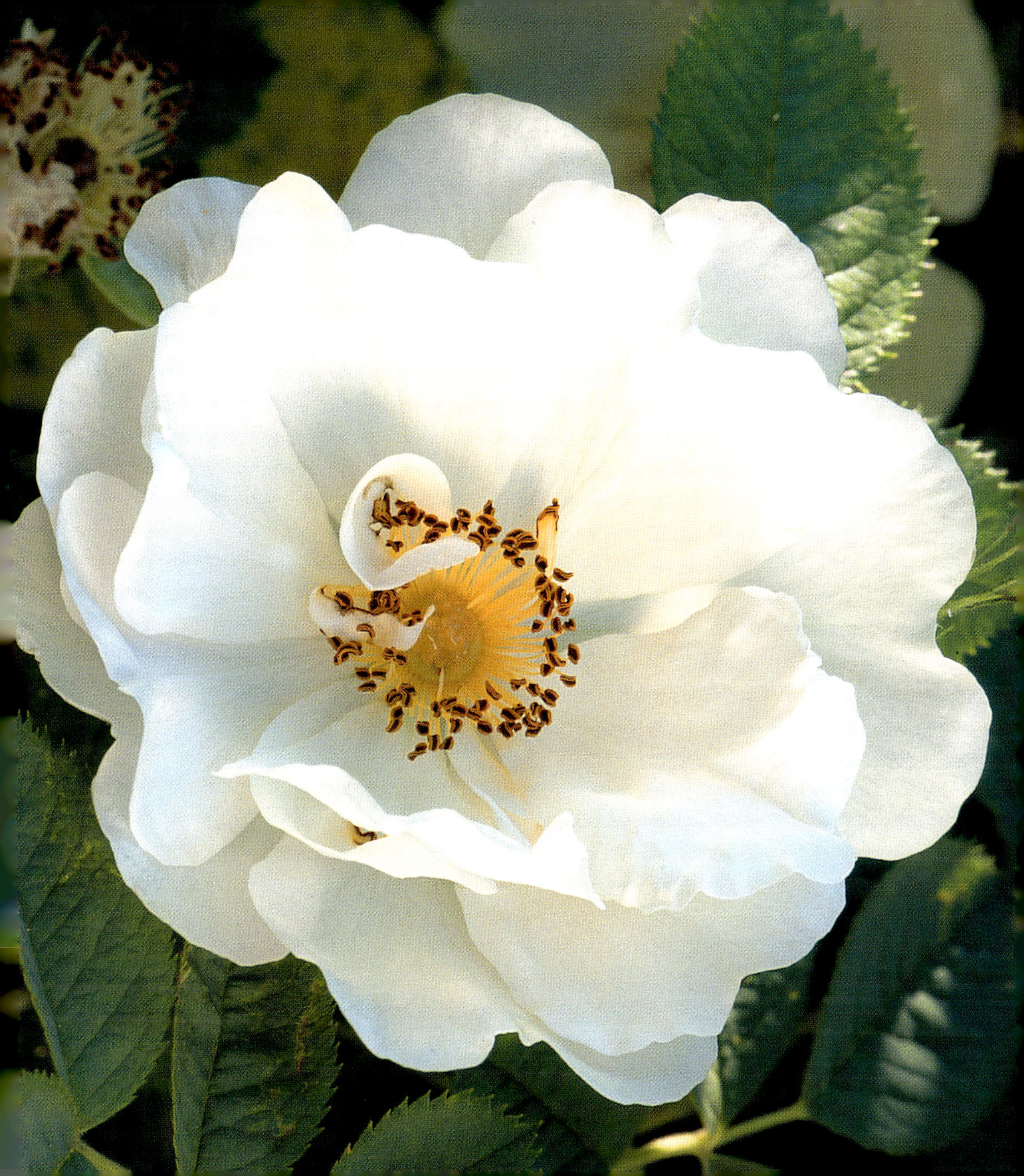

Carinas Roseneistee

1,5 l Wasser • Instanteistee • 1 Handvoll Duftrosenblütenblätter • 10–12 Eiswürfel

Eine aromatische Eisteevariante für heiße Sommertage, welche auch Kindern gut schmeckt.
Die Duftrosenblätter nach Anleitung (siehe *3. Juni)* vorbereiten und beiseite stellen. Instanteistee nach Packungsvorschrift zubereiten, die Rosenblütenblätter hinzufügen und den Eistee eine viertel Stunde im Kühlschrank ziehen lassen. Kurz vor dem Servieren die Eiswürfel beigeben.

Notizen / Geburtstage

23. Juni

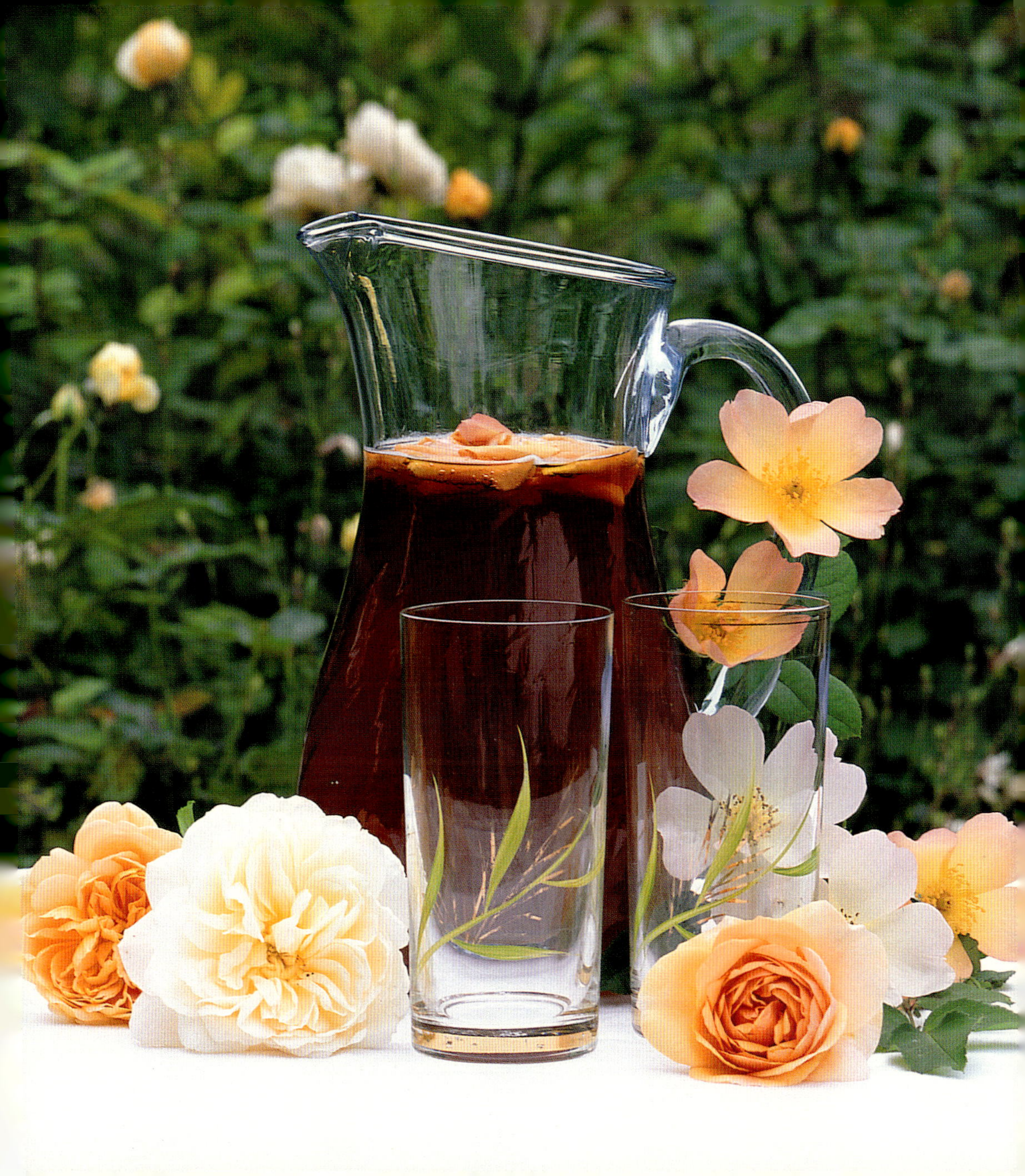

Johanniskraut, Balsam für Körper und Seele

Das zu den Hartheugewächsen gehörende Johanniskraut *(Hybericum perforatum)* kommt wild in ganz Europa sowie in Westasien und Nordafrika vor. Es wächst vor allem an sonnigen, trockenen Hängen sowie Waldrändern und wird im Volksmund unter anderem auch Wundkraut oder Blutkraut genannt.

Leicht zu erkennen ist es an den mit kleinen, hellen Punkten versehenen Blättern, wenn man diese gegen das Licht hält. In diesen Exkretbehältern ist das ätherische Öl der Pflanze besonders konzentriert. Die goldgelben Blüten tragen zudem einen roten Farbstoff in sich, der sichtbar wird, wenn man diese zwischen den Fingern verreibt.

Geerntet werden die Triebspitzen mitsamt den voll geöffneten Blüten der reich verzweigten Staude. Die beste Erntezeit ist um den Johannistag, also heute. Blätter und Blüten enthalten nebst dem Wirkstoff Hyperizin, der erfolgreich bei Depressionen eingesetzt wird, auch Gerbstoffe und antioxidative Flavonoide.

Das extrahierte Rotöl lindert zudem Sonnenbrand, Verbrennungen und kleinere Verletzungen.

Doch Vorsicht! Der im Johanniskraut enthaltene Wirkstoff Hyperizin steigert die Lichtempfindlichkeit der Haut. Schützen Sie diese, indem Sie nach Behandlungen mit Johanniskrautauszügen direkte Sonneneinstrahlung und Solarienbesuche meiden.

Notizen / Geburtstage

24. Juni

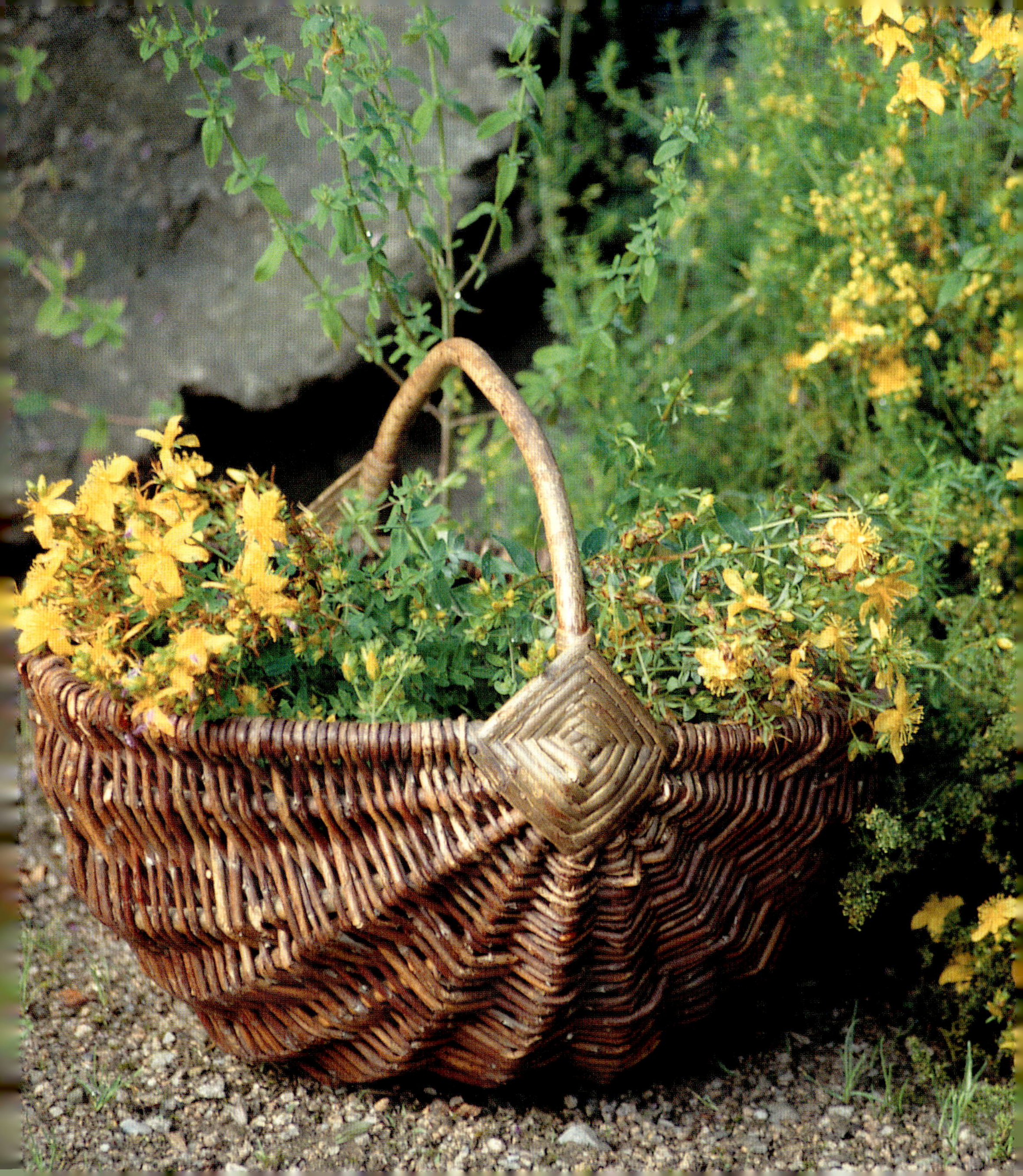

Veronika Bernlochners Johanniskrautöl

1 Handvoll Blüten und Knospen von Johanniskraut • 200 ml Öl, z. B. Olivenöl oder Weizenkeimöl

Johanniskrautblüten und -knospen in ein Schraubglas geben. Mit Öl übergießen, in die Sonne stellen und gelegentlich schütteln. Nach etwa 3 bis 4 Wochen abseihen, in Flaschen füllen und dunkel lagern.

Notizen / Geburtstage

25. Juni

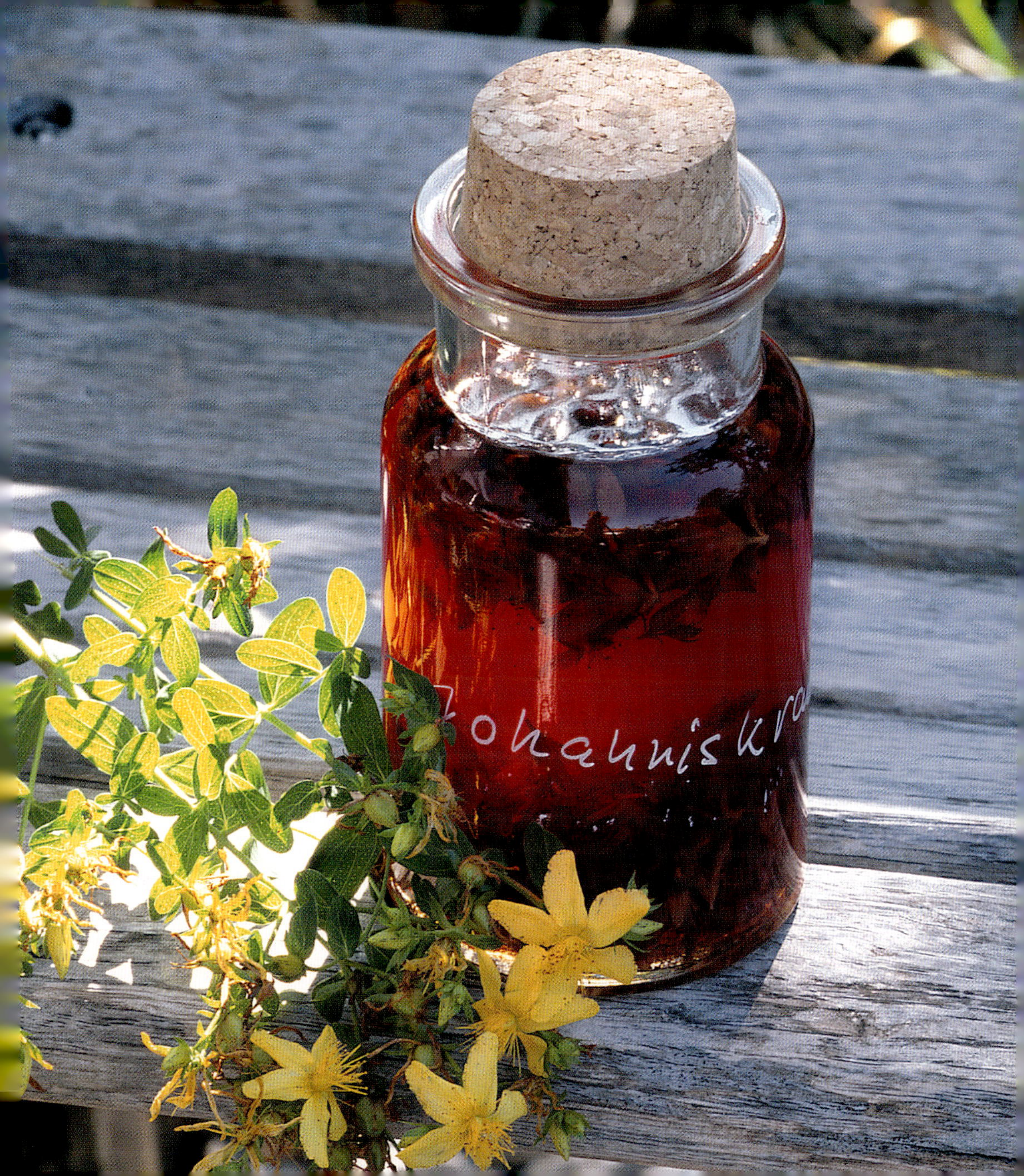

Sommerschnitt an Rosen

Im Juni stehen viele Rosensorten in vollster Blütenpracht. Freuen Sie sich, bedenken Sie aber zusätzlich, dass unsere Schützlinge weiterhin eine gute Pflege benötigen, um gesund und kraftvoll durch die Sommermonate zu kommen.

Schneiden Sie bei nasser Witterung verklebte Blüten von stark gefüllten Sorten möglichst rasch aus, da sonst die Pilzkrankheit *Botrytis cinerea* droht. Nach dem vollständigen Abblühen des Blütenbüschels wird das ganze Büschel oberhalb der ersten Blattachselknospe entfernt. Sorten mit einfachen und halbgefüllten Blüten putzen sich selbst. Hier dürfen Sie sich im Herbst an einer reichen Hagebuttenpracht erfreuen, welche Vögeln und Kleintieren eine willkommene Nahrungsquelle in der kalten Jahreszeit bietet.

Nun können Sie einmalblühende- sowie mehrmalsblühende Strauchrosen mit einem gezielten Schnitt auf das kommende Jahr vorbereiten. Viele Sorten haben bereits mit der Bildung von Neutrieben aus dem mehrjährigen Holz begonnen. Entfernen Sie stark abgeblühte Triebe bis zum Neuaustrieb.

Überlange Neutriebe können bei einmalblühenden, stark gefüllten Sorten laufend eingekürzt werden. So entsteht ein dichter, wohlgeformter Strauch, der im Winter mühelos schwere Schneelasten aushält und im nächsten Sommer eine überreiche Blüte trägt.

Notizen / Geburtstage

26. Juni

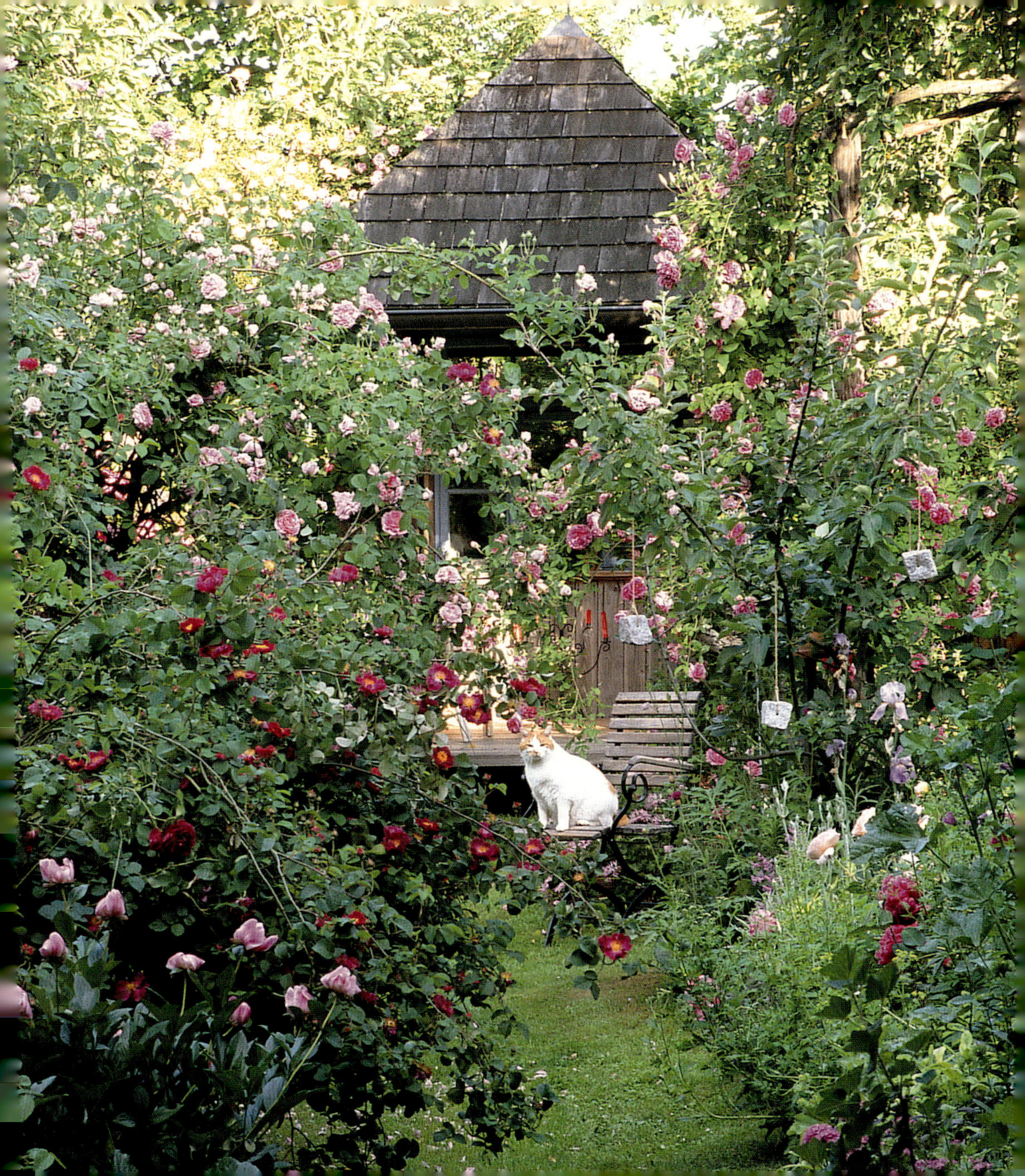

'Mme Plantier'

Bei dieser einmalblühenden Sorte handelt es sich wahrscheinlich um eine *Alba-Moschata*-Kreuzung, eine Züchtung des Franzosen Plantier aus dem Jahre 1835, welche erstaunlich frosthart ist. Sie blüht früh und reich, ist pflegeleicht, sehr langlebig und eignet sich auch sehr gut für schattige Standorte.

Ihre mittelgroßen, stark gefüllten, duftenden Blüten sind im Aufblühen rahmweiß und zeigen sich voll geöffnet blendend weiß mit gut sichtbaren, gelben Staubgefäßen in der Mitte.

Das eher kleine Laubwerk ist von einem blaugrünen Farbton und der Wuchs der fast stachellosen Triebe ist stark und überhängend. Als Kletterrose gezogen, können sie eine Länge von bis zu 4 Meter erreichen und eignen sich daher vorzüglich zum Beranken von Rosenlauben.

Ihr erlesener Duft gibt Desserts eine besonders feine Note.

Notizen / Geburtstage

27. Juni

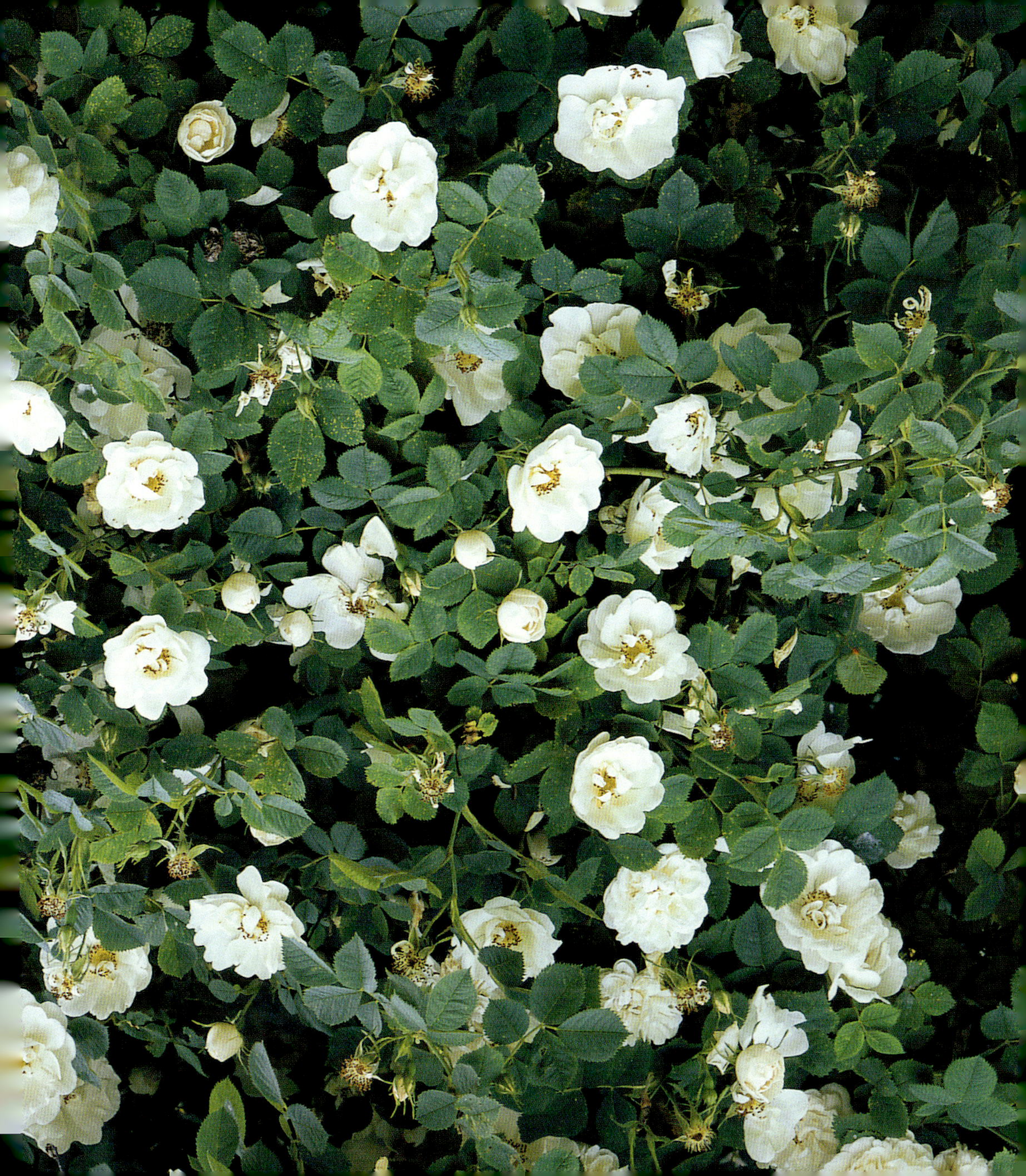

Kräutersalze – Meeresprise mit Duft

Beim Kräutersalz handelt es sich um ein Speisesalz, welches ungefähr aus drei Teilen Salz und einem Teil Kräuter besteht. Je nach Jahreszeit und Geschmack entstehen hier vielseitige Kombinationen, die sich vorzüglich zum Würzen von Kartoffeln, Eierspeisen, Fleisch und Fisch eignen. Hierfür verwendet man am besten frische Kräuter aus dem Garten oder vom Markt, welche kurz mit lauwarmem Wasser abgespült, auf einem trockenen, sauberen Tuch ausgelegt und zusätzlich mit Haushaltspapier trocken getupft werden. Anschließend die Kräuter mit einer Schere grob zerkleinern und am besten mit grobem Meersalz in einen Cutter geben. Nun die Kräuter-Salzmischung fein cuttern und auf einem mit Backpapier ausgelegten Blech einige Tage an einem warmen Ort trocknen lassen. Stark verklumptes Salz zusätzlich nochmals kurz cuttern. Schützen Sie die fertige Salzmischung vor Feuchtigkeit, indem Sie zur Aufbewahrung gut verschließbare Behälter wählen.

Notizen / Geburtstage

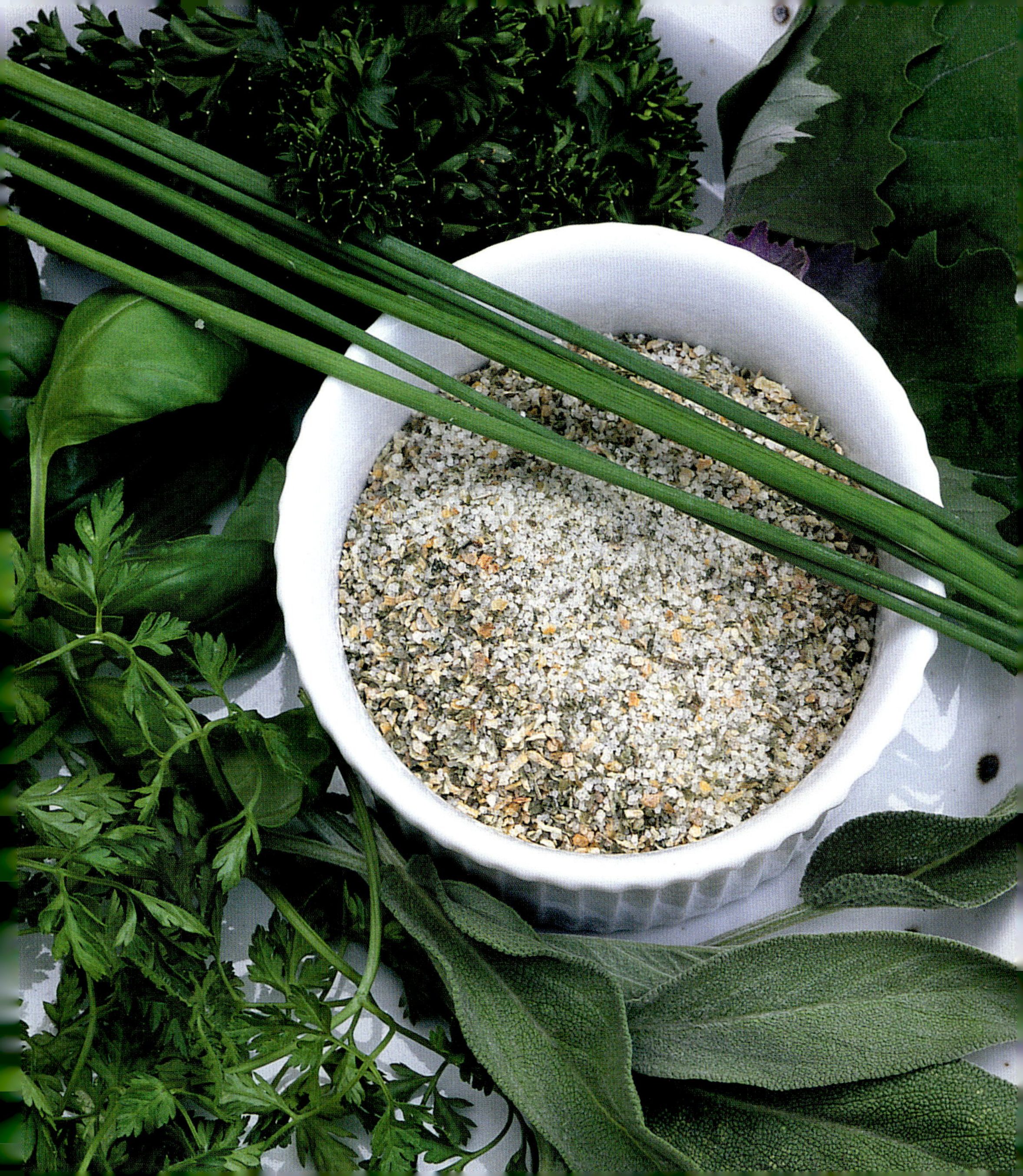

Weniger ist mehr

Diese Redewendung macht *Rosa × damascena* 'Versicolor', eine Damaszenerrose, die auch unter dem Namen 'York and Lancaster' im Handel erhältlich ist, wirklich alle Ehre. Erwähnenswert sind vorab schon einmal die Knospenbüschel, da die Kelchblätter relativ lang sind und dies den einzelnen Knospen etwas Edles verleiht. Die halbgefüllten, mittelgroßen, stark duftenden Blüten sind hellrot oder hellrosa und zeigen helle Reflexe. Teilweise sind sie auch ganz weiß oder auch halb weiß und halb rosa und sind trotz der relativ kleinen Petalenanzahl, was Duft und ihre wertvollen Inhaltsstoffe anbelangt, für die Küche wie auch für den Wellnessbereich äußerst ergiebig. Bei Verwendung dieser Rose können Sie also die Angaben in den Rezepten etwas reduzieren.
Die mit hakenförmigen Stacheln bewehrten Triebe ziert graugrünes Laub. Der Wuchs der einmal im Juni blühenden Sorte ist buschig und die Triebe können eine Länge von 2 Meter erreichen.
Nach der Blüte sollte sie unbedingt ausgelichtet und um etwa ein Viertel zurückgeschnitten werden, da sie sonst gerne blühfaul wird.
Benannt wurde sie übrigens zum Andenken an den englischen Rosenkrieg zwischen dem Hause York und dem Hause Lancaster, der durch die Vernunftheirat zwischen Heinrich VII., einem Angehörigen des Hauses Lancaster, und Elisabeth von York 1486 beendet wurde.

Notizen / Geburtstage

29. Juni

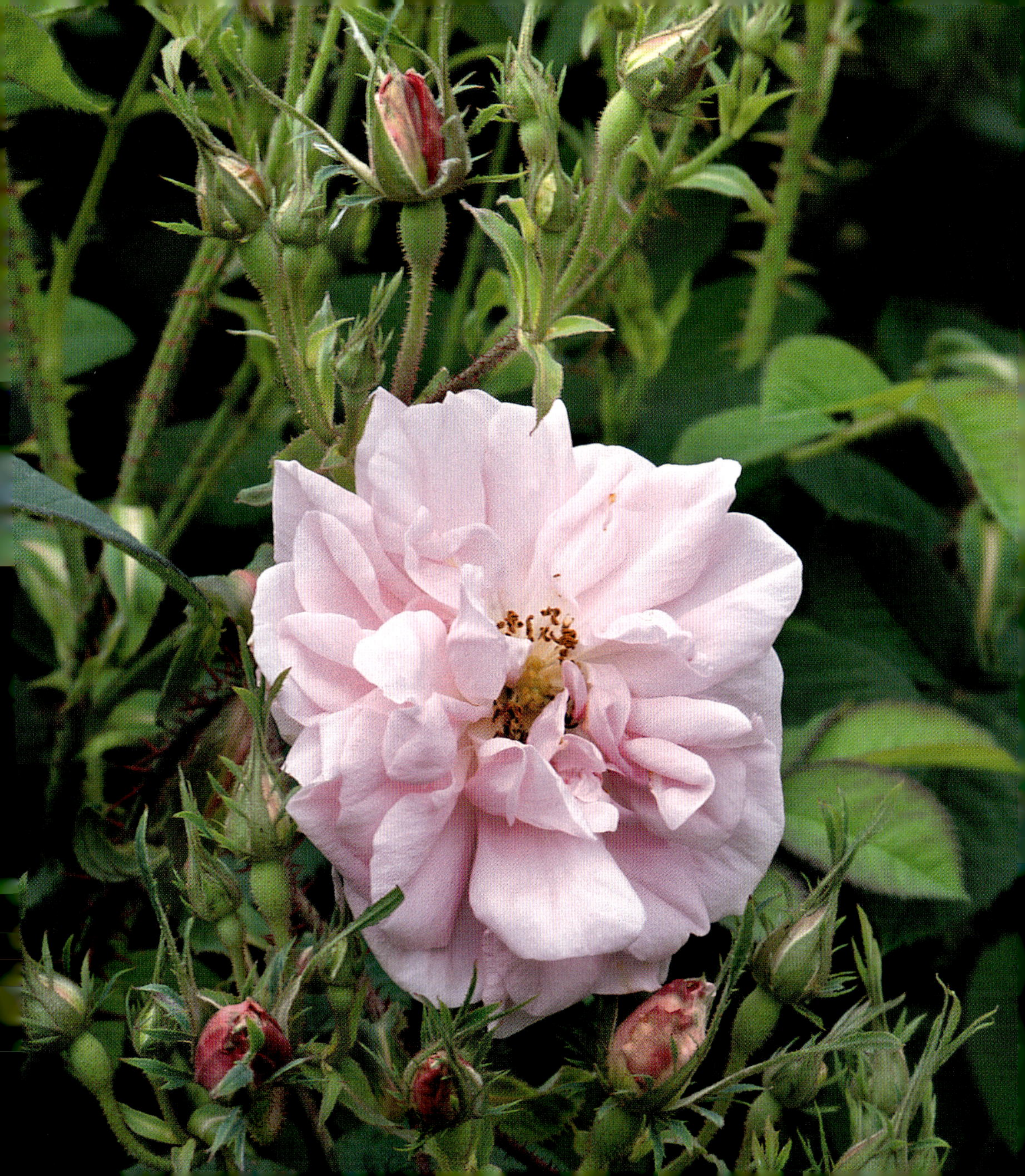

Das Auge isst mit

Die Sonne scheint und im Garten verströmen Rosen großzügig ihren süßen Duft. Sie laden uns ein, innezuhalten, zu schauen und den Duft in uns aufzunehmen. Der ideale Tag, um mit Freunden ein Fest zu Ehren der Königin der Blumen zu feiern. Als krönender Höhepunkt vielleicht sogar mit einem kompletten Rosenmenü. Glücklich schätzen können sich all diejenigen, die ein kostbares Service ihr Eigen nennen können, welches passend die Tafel krönt.

Notizen / Geburtstage

30. Juni

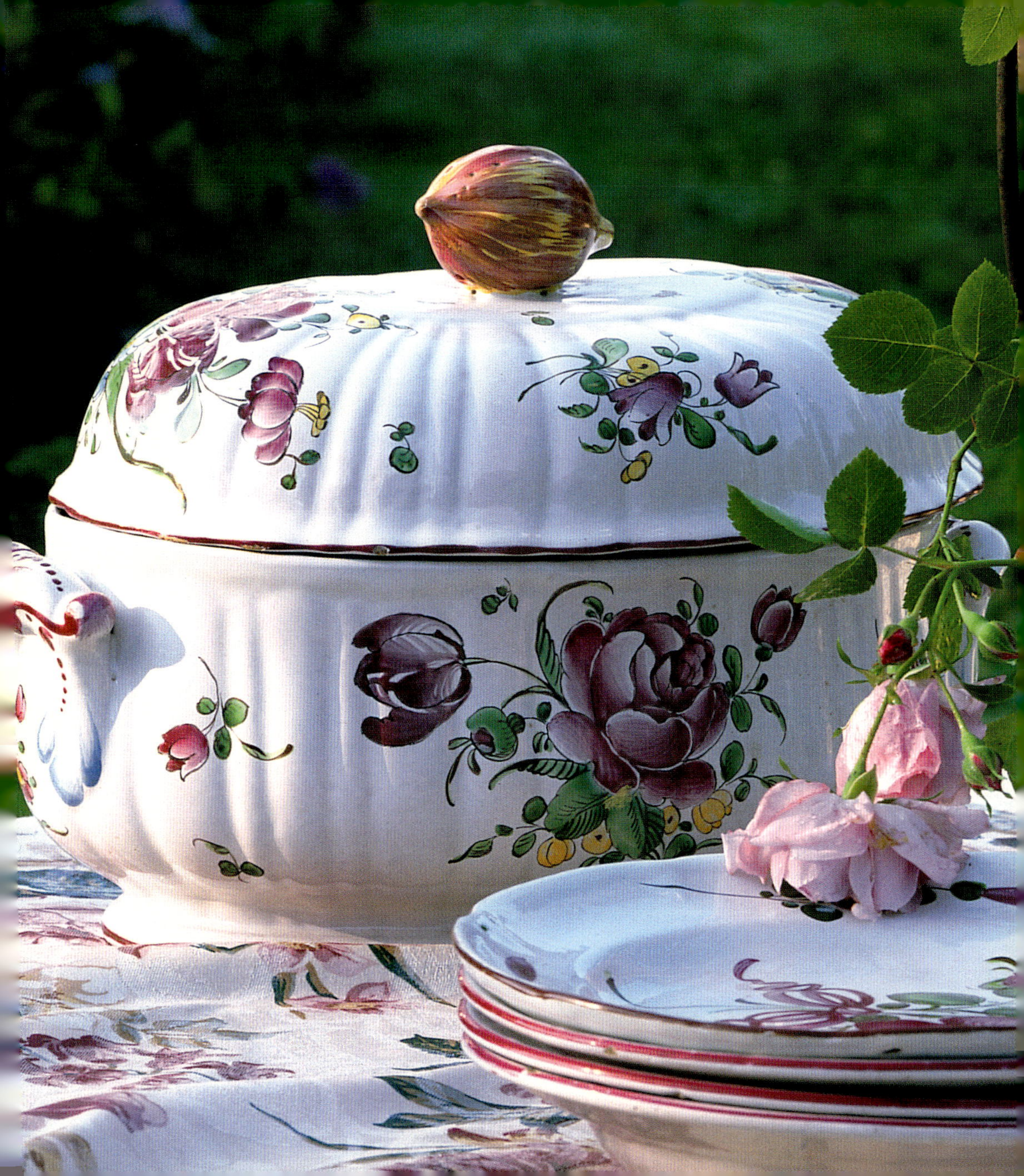

Blüten für einen Tag

Nicht nur in der Gartenkultur des alten China spielte die Taglilie, einzige Gattung der *Hemerocallidaceen*, der Tagliliengewächse, eine wichtige Rolle, auch in der chinesischen Medizin und in der Küche wurde sie sehr geschätzt, und auch heute noch werden vor allem Schösslinge und Knospen gerne als Gemüse verwendet.

Eigentlich schade, denken jetzt sicher die einen, öffnen sich die Blüten dieser Lilie, hier die Sorte 'Hey There', die gar keine ist, doch nur für einen Tag. Andere wiederum denken sicher, eben gerade darum werden wir sie ernten, sind sie ja anderntags eh verblüht. Wie auch immer: Hat man sie einmal probiert, wird man immer wieder auf sie zurückkommen.

Ob im Salat, eingelegt in Öl, gefüllt mit Quark oder Eis oder gar gebraten im Wok, die Verwendungsmöglichkeiten dieser fernöstlichen Schönheiten sind sehr vielseitig.

Bei den verschiedenen Sorten, die im Handel erhältlich sind, gibt es auch geschmackliche Unterschiede. Von pikant über nussig bis hin zu leicht süßlich ist alles vertreten, was den Koch dazu animiert, die unterschiedlichsten Gourmetkreationen auf den Tisch zu zaubern.

Notizen / Geburtstage

1. Juli

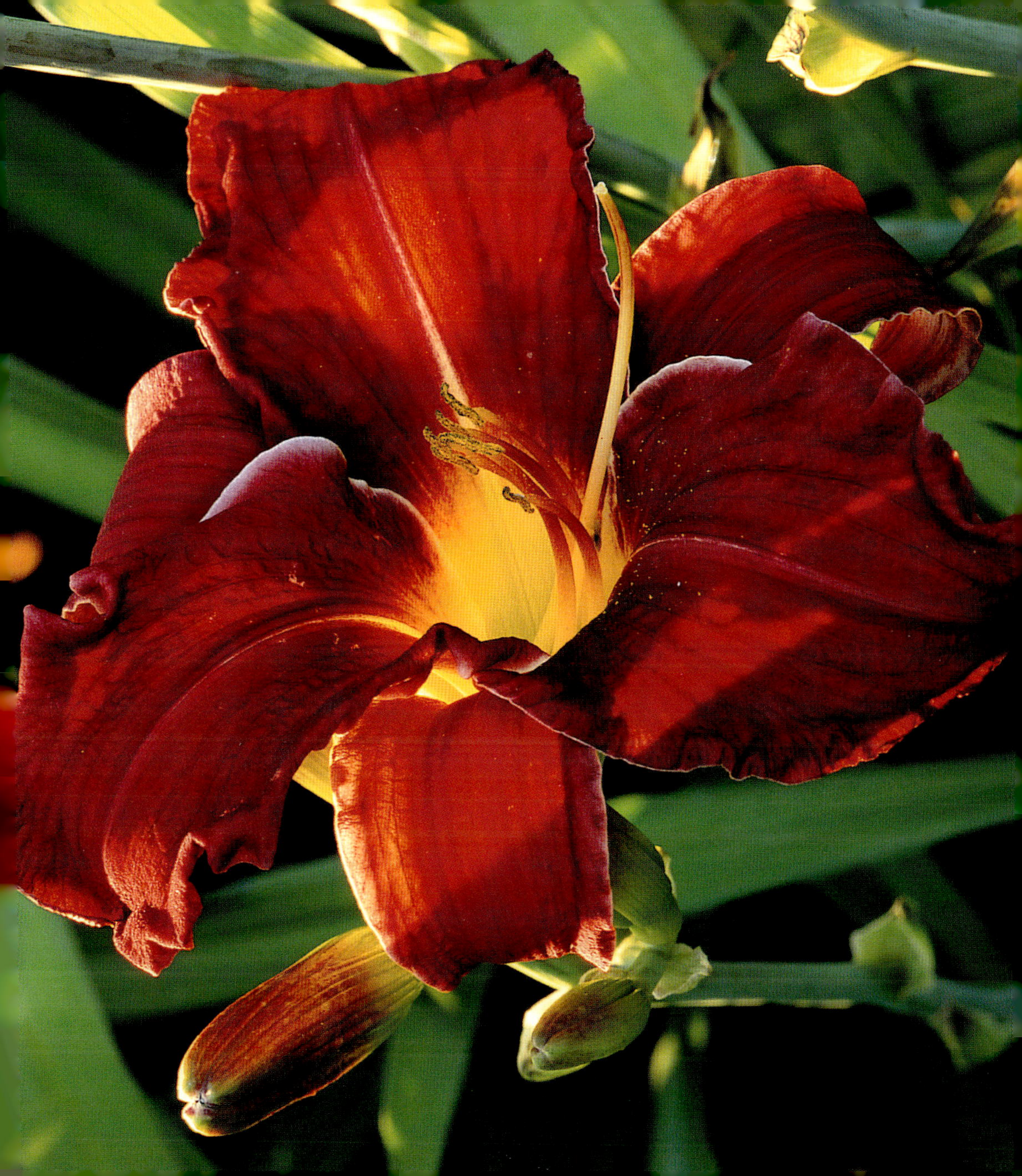

Taglilienquiches

Für 8 Förmchen von 10–12 cm Durchmesser

300 g Kuchenteig (siehe *6. Januar)* • 1 EL Butter • 48 Taglilienknospen • 200 g Schinken, gewürfelt • 1 Becher saure Sahne (180 g) • 100 ml fettreduzierte Sahne • 2 Eier • feines Meersalz • Pfeffer aus der Mühle • etwas geriebene Muskatnuss

Taglilienknospen kurz abspülen und trocken tupfen. Sie sollten schon deutlich Farbe zeigen, also kurz vor dem Aufgehen der Blüte geerntet werden. Nun die Schinkenwürfel mit den Taglilienknospen in der Butter leicht andünsten. Den Teig auswallen und die gut eingefetteten Förmchen damit auslegen. Die Taglilien-Schinkenwürfel-Mischung auf die Teigböden verteilen. Eier und Sahne verrühren, mit Salz, Pfeffer und Muskatnuss würzen und über die Füllung gießen. Die Quiches auf der untersten Stufe des auf 220 Grad vorgeheizten Ofens etwa 20 Minuten backen.

Notizen / Geburtstage

2. Juli

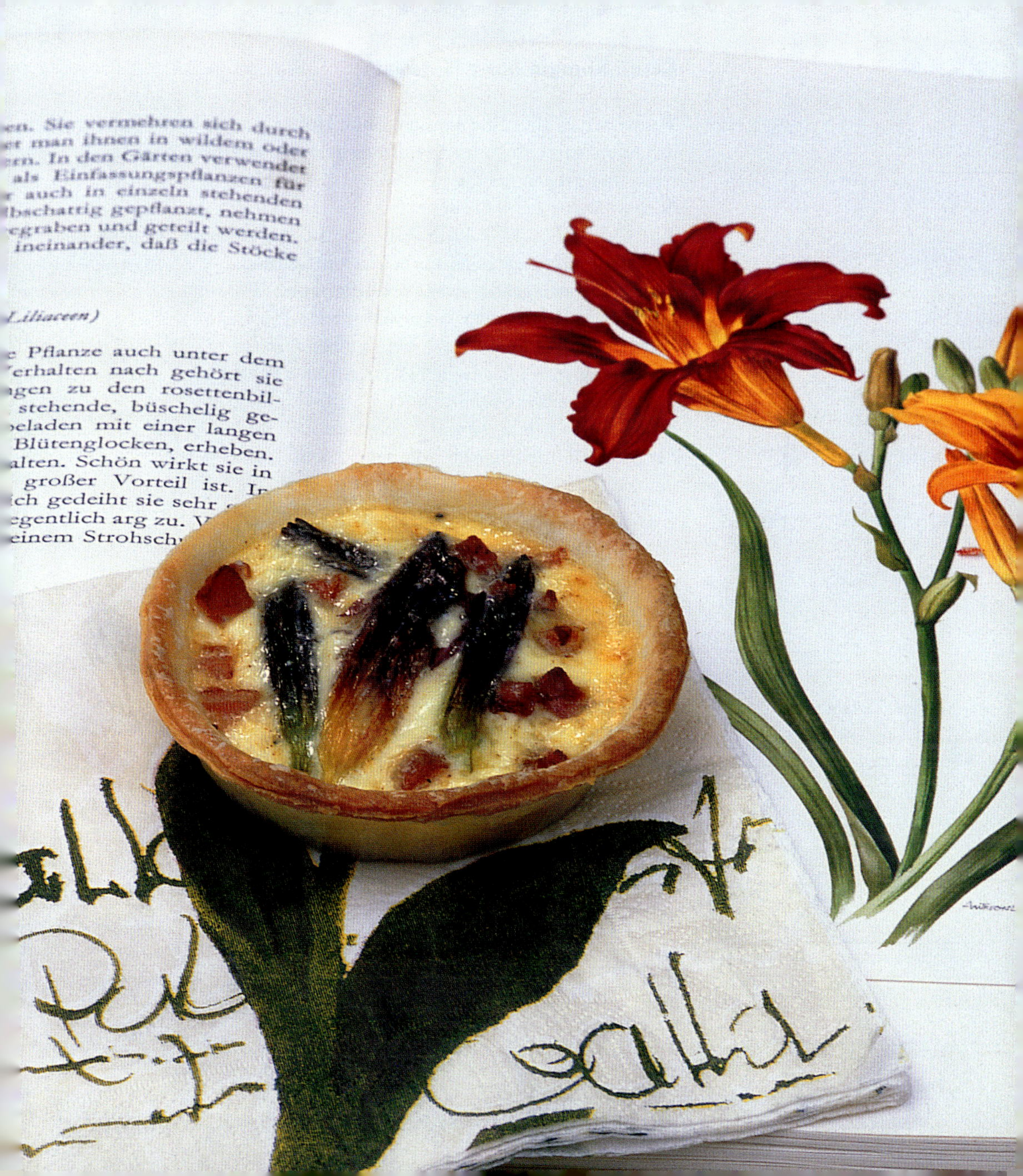
en. Sie vermehren sich durch
et man ihnen in wildem oder
ern. In den Gärten verwendet
als Einfassungspflanzen für
r auch in einzeln stehenden
bschattig gepflanzt, nehmen
egraben und geteilt werden.
ineinander, daß die Stöcke
Liliaceen)
e Pflanze auch unter dem
Verhalten nach gehört sie
ngen zu den rosettenbil-
stehende, büschelig ge-
beladen mit einer langen
Blütenglocken, erheben.
alten. Schön wirkt sie in
großer Vorteil ist. In
ich gedeiht sie sehr
egentlich arg zu. V
einem Strohsch

Keine Königin ohne Hofstaat

Wir wissen es alle, eine Königin ohne Hofstaat, auch in der heutigen Zeit, ist undenkbar. Um zu repräsentieren benötigt sie eine Vielzahl an Bediensteten, angefangen bei der Hofdame bis hin zum Lakaien.
Nicht anders scheint es bei der Königin der Blumen, der Rose, hier die Sorten 'Windrush' und 'L. D. Braithwaite', zu sein. Auch sie kommen nur umgeben von ihrem Gefolge am besten zur Geltung.
Zu den edelsten gehört sicher der Rittersporn. Weiterhin graublättrige Eminenzen wie die Kronen- oder Vexiernelke *(Lychnis coronaria)*. Auch feenhafte Geschöpfe im Gewand von Taglilien *(Hemerocallis)* sind zugegen, und im weiteren gesellen sich gelber Fingerhut *(Digitalis lutea)* und Mutterkraut *(Tanacetum parthenium)* hinzu.
Schön, wenn sich in diesem Königreich auch noch eine Bank befindet, auf der man sich niederlassen und das opulente Schauspiel ringsherum genießen kann.

Notizen / Geburtstage

3. Juli

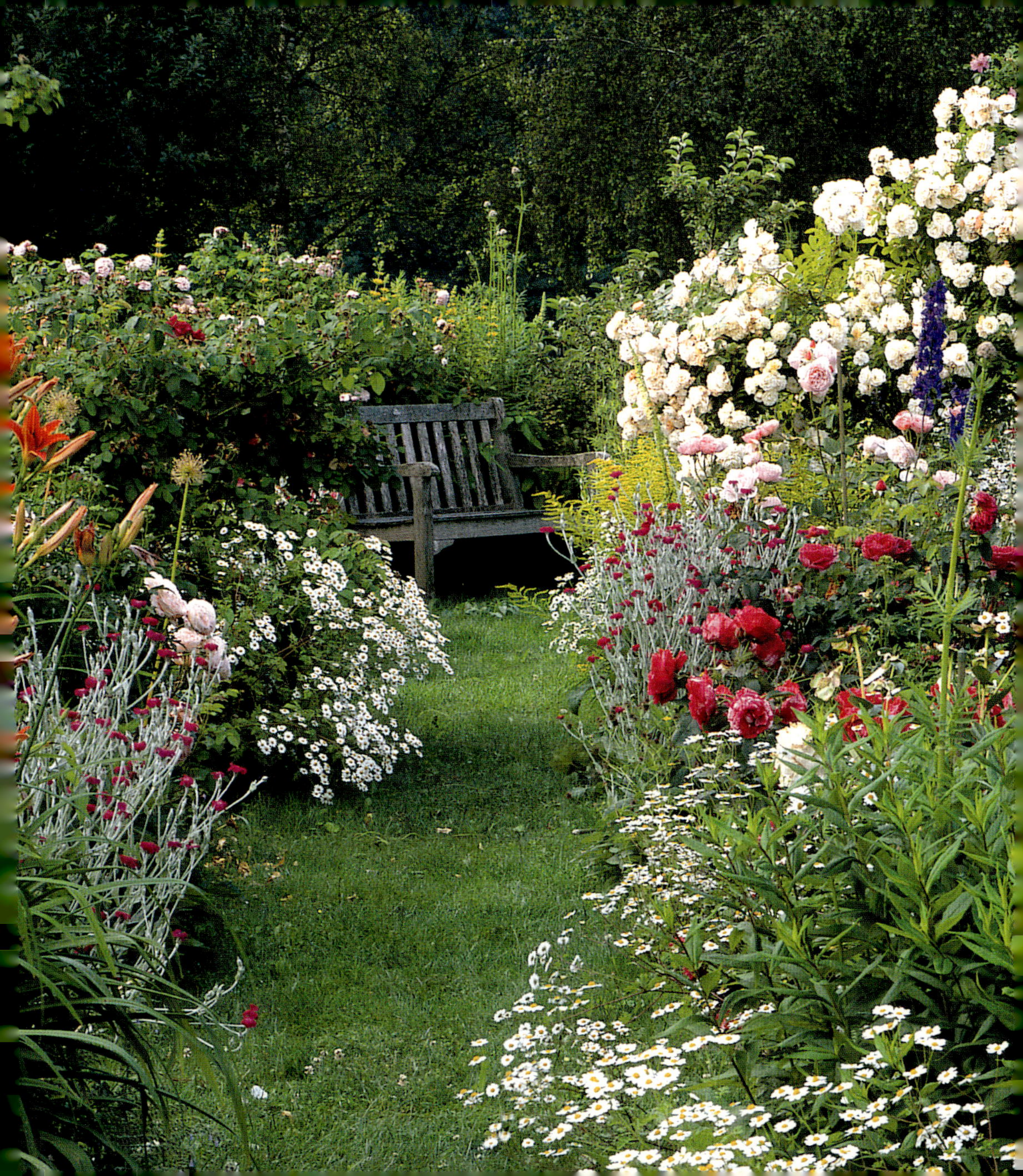

Rosenduft durch Jahrtausende

Eine einzige Rose, vielleicht noch mit etwas Beiwerk garniert, reicht oft aus, unsere Nase Richtung Blüte zu lenken, um dann den süßen Duft, den wir als angenehm und belebend empfinden, in uns aufzunehmen.
Nicht nur uns geht es so, auch im Altertum versuchte man diesen Duft verfügbar zu haben. Sei es durch den Anbau von Rosenhecken in nächster Umgebung oder durch das Schmücken der Räume mit Rosen, im Winter sogar mit getrockneten.
Bei den alten Ägyptern wie auch den Römern war Rosenduft sehr beliebt, den letztere als Aphrodisiakum benutzten. Kissen wurden mit Blütenblättern ausgestopft, Liebende wuschen sich mit parfümiertem Wasser und ließen sich mit wohlriechenden Ölen und Salben einreiben.
Im 18. Jahrhundert erreichte vor allem die Rose, was Duft und sinnliche Wertschätzung anging, ihren Höhepunkt. Egal ob in Räucherkerzen verarbeitet oder als Duftwässerchen im Zimmer versprüht, Hauptsache es handelte sich um Rosenduft. Auch hier wurde der Duft als Aphrodisiakum eingesetzt, wovon uns die erotische Literatur aus jener Zeit erzählt.
Bald kamen Riechfläschchen in Mode, deren Inhalt aus mit Rosenöl parfümiertem Essig bestand. Anfang des letzten Jahrhunderts waren es parfümierte Zahnpuder, Haaröle, Pomaden, Taschentücher und natürlich Seifen, mit welchen man sich ausgiebig mit Rosenduft versorgte.

Notizen / Geburtstage

4. Juli

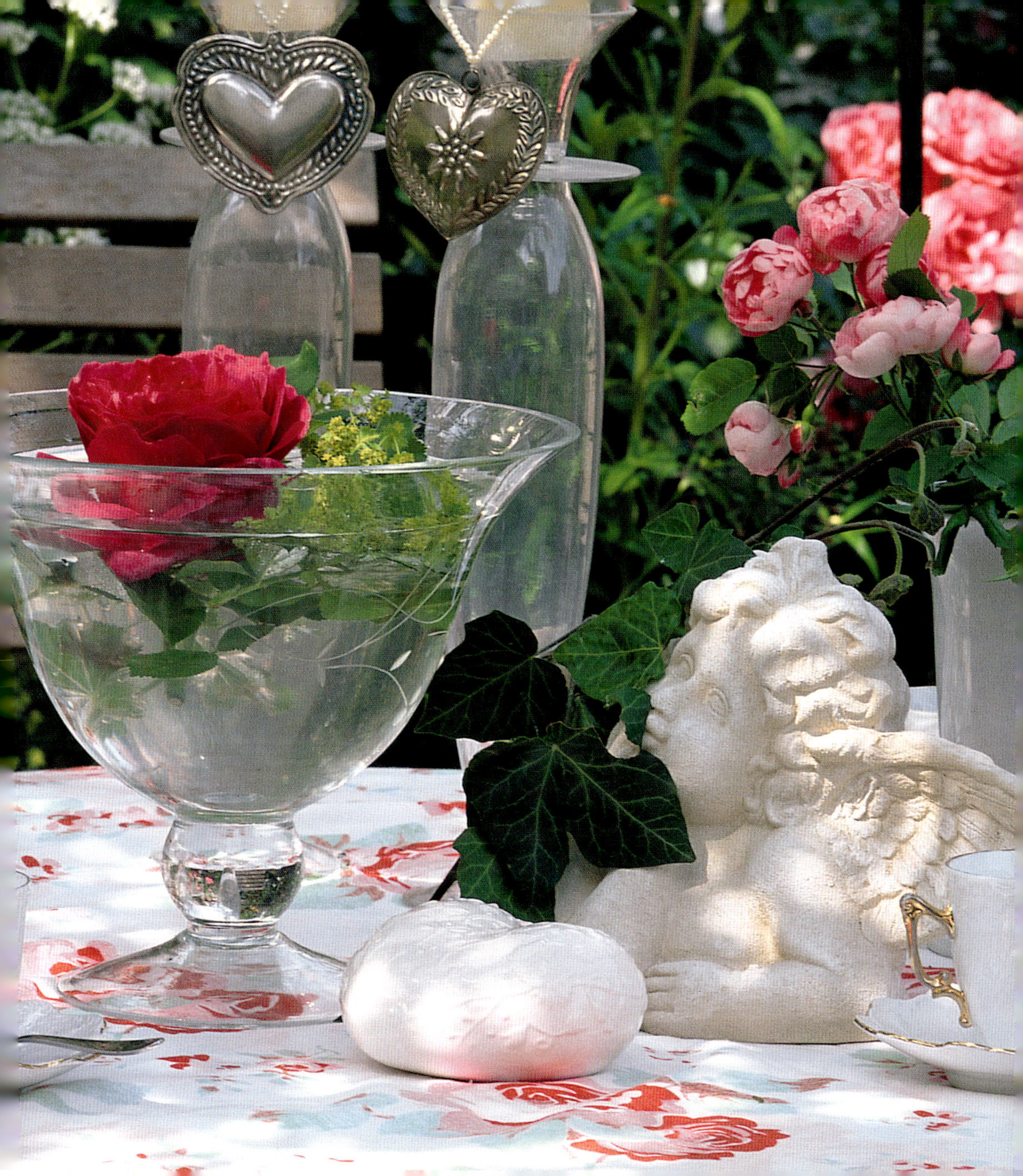

Rosennachtcreme

1 Handvoll Duftrosenblütenblätter • 75 ml Sonnenblumenöl • 75 ml Weizenkeimöl • 25 g Bienenwachs • 40 g Sheabutter

Diese gehaltvolle Nachtcreme eignet sich besonders gut für die reifere Gesichtshaut.

Rosenblütenblätter auf einem feinen Gitter einen Tag antrocknen lassen. Sonnenblumenöl, Bienenwachs, und Sheabutter im Wasserbad bei 70 Grad schmelzen. Rosenblütenblätter hinzufügen und alles kurz aufschäumen, aber nicht kochen. Weizenkeimöl unterrühren und den Ansatz in einer gut verschließbaren Dose einige Tage ziehen lassen. Anschließend die Masse nochmals erwärmen, bis sie flüssig ist, durch ein feines Tuch absieben und in gut verschließbare Glasdöschen oder Cremetiegel abfüllen. Kühl und dunkel aufbewahrt, ist diese Creme ein halbes Jahr haltbar.

Notizen / Geburtstage

5. Juli

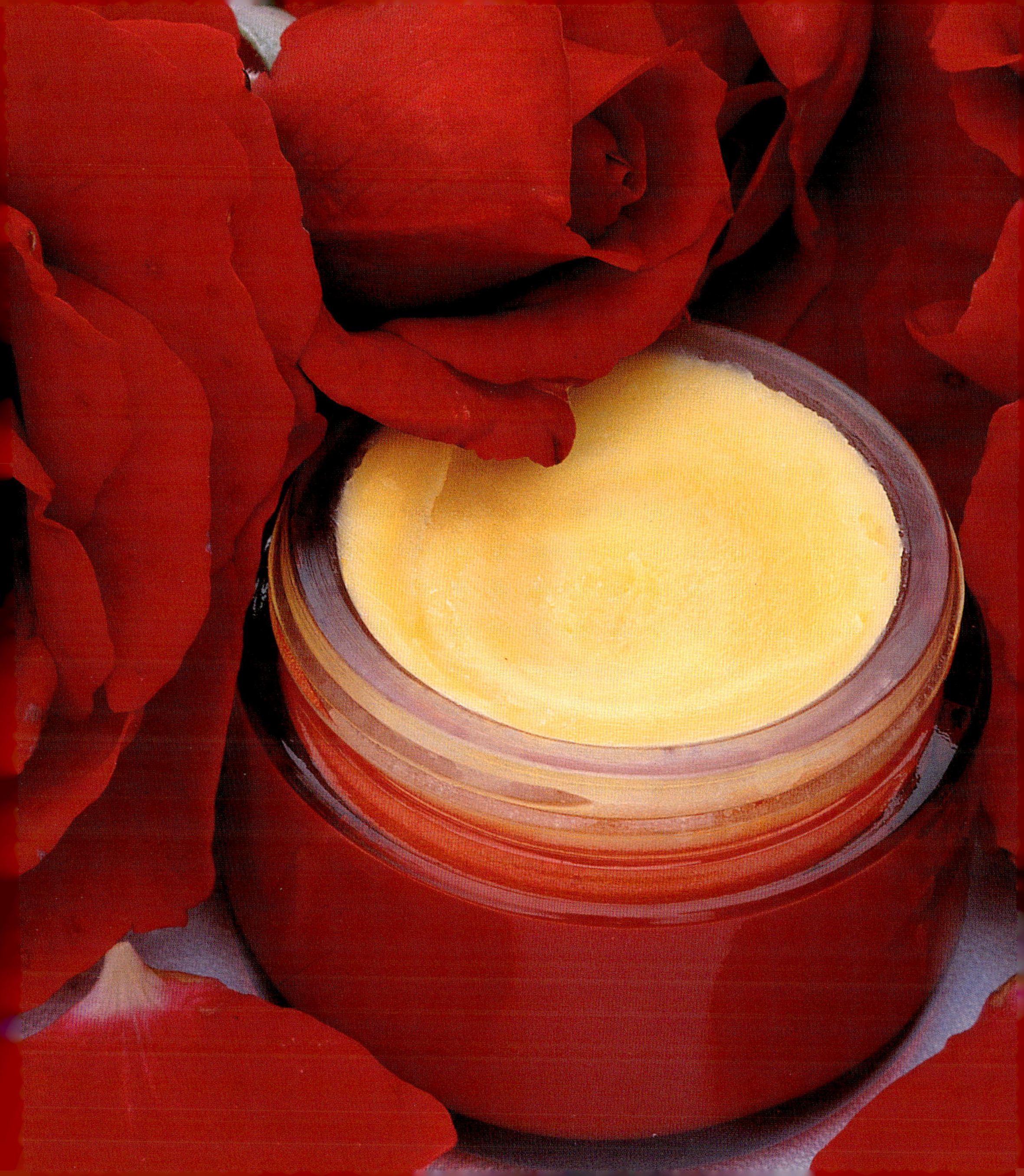

Rosiges Gesichtswasser für den normalen Hauttyp

Dieses belebende Gesichtswasser eignet sich ausgezeichnet für die Reinigung der normalen Gesichtshaut. Verwenden Sie Blütenblätter von stark duftenden Rosensorten wie zum Beispiel 'Rose de Resht', *Rosa damascena* 'Trigintipetala' oder 'Fantin Latour'. Sie sind besonders reich an wohltuenden Inhaltsstoffen. Natürlich können Sie auch die entsprechenden Rosensorten mischen und so ein individuelles, ihrem Geschmack entsprechendes Wasser kreieren.

Dafür schichten Sie die frischen Rosenblütenblätter in ein weithalsiges, gut verschließbares Glas. Nun mit einem Teil 70-prozentigem, medizinischen Alkohol (Ethanol) und 4 Teilen Quellwasser oder hochwertigem stillen Mineralwasser auffüllen. Die Blütenblätter sollten bedeckt sein. Das Glas verschließen, den Ansatz gut durchschütteln und an einem vor direkter Sonnenbestrahlung geschützten Ort bei Zimmertemperatur 10 bis 20 Tage ziehen lassen (mazerieren). Gelegentlich schütteln. Anschließend den Ansatz (Mazerat) abseihen und sofort in sterilisierte Fläschchen abfüllen. Kühl und dunkel aufbewahrt, ist dieses Gesichtswasser drei Monate haltbar.

Notizen / Geburtstage

6. Juli

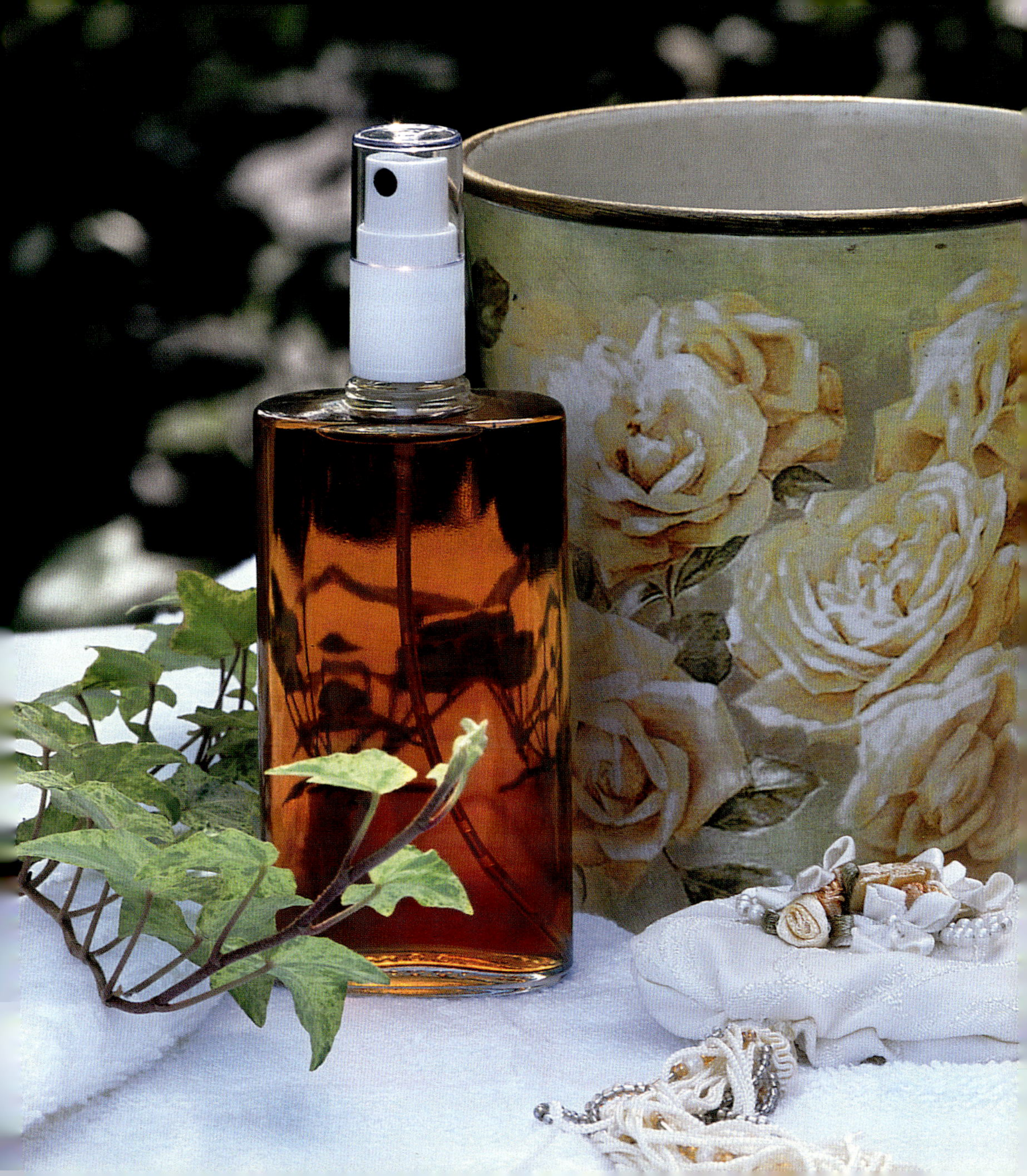

Sicher eingerollt

Haben Sie im Mai, Juni an Ihren Rosen schön eingerollte Blätter entdeckt? Wenn ja, hier hat die nur etwa 5 Millimeter lange Rosenblattrollwespe *(Blennocampa pusilla)* an den Blatträndern je 1 bis 3 Eier abgelegt, aus denen mittlerweile Larven geschlüpft sind. Diese verlassen jetzt im Juli ihre Behausung, um sich in der Erde zu verpuppen. Im folgenden Frühjahr schlüpft die nächste Generation Wespen, die anschließend von Rose zu Rose fliegt, um ihre Eier abzulegen.

Damit die geschlüpften Larven gut geschützt sind, sticht die Wespe das Blatt an, worauf sich dieses zusammenrollt. Oft legt sie jedoch nicht auf jedes Blatt, das sie ansticht, auch Eier. Bevorzugt werden Rosen mit weichen Blättern sowie Englische Rosen. Da die Blätter durch den Einrollmechanismus stark in Mitleidenschaft gezogen werden, können sie ihre Assimilationsaufgabe nur noch teilweise erfüllen.

Um einen weiteren, stärkeren Befall im Folgejahr zu verhindern, sollten eingerollte Blätter laufend entfernt werden. Zusätzlich können Sie im Frühjahr pflanzenstärkende Jauchen und Tees verabreichen, deren Inhaltsstoffe bei der Regenerierung befallener Pflanzen unterstützend wirken.

Notizen / Geburtstage

7. Juli

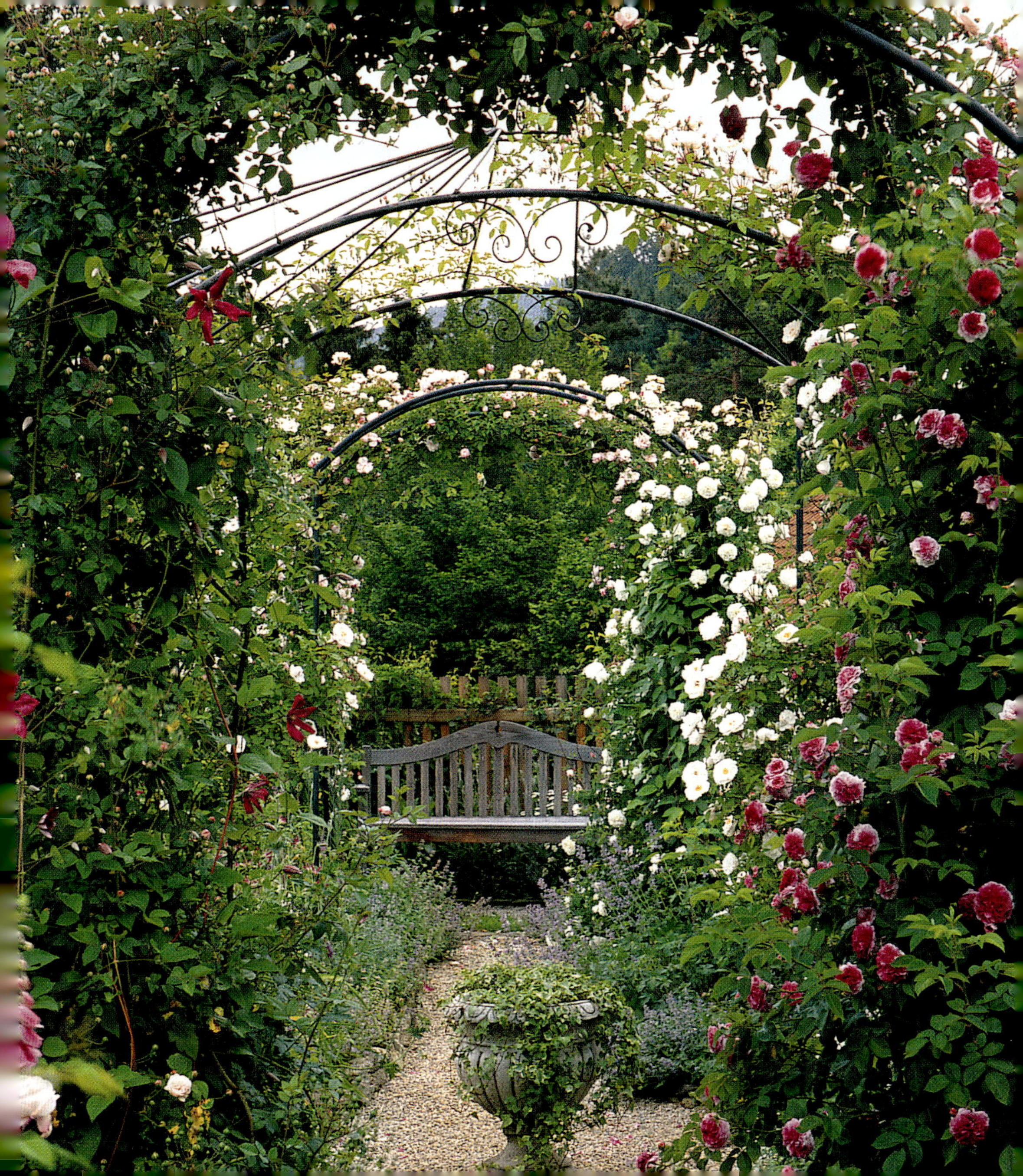

'Fantin Latour'

Die Herkunft dieser reichblühenden Centifolie ist unbekannt. Es handelt sich hier um ein Findelkind des bekannten englischen Rosenkenners Graham Stuart Thomas, welches den zarten Rosen auf den Bildern des französischen Malers Henri Fantin Latour zum Verwechseln ähnlich sieht.
Im Juni verwandeln sich silberrosafarbene Knospen zu stark gefüllten, zart rosafarbenen Blüten mit dunklerer Mitte, die einen leicht herben Duft verströmen.
Die Triebe sind mit großen, glänzenden und gesund bleibenden Blättern stark belaubt und mit ihrem breiten, stattlichen Wuchs erreicht der Strauch eine Höhe und Breite von etwa 1,5 Meter. Bei gutem Standort sowie guter Pflege kann er auch höher werden, wobei er dann eine Stütze benötigt.
'Fantin Latour' verwende ich wegen ihrer zarten Blütenfarbe für Konfitüren und Gelees in Kombination mit hellen Früchten sowie für helle Saucen zu Fisch- und Fleischgerichten.

Notizen / Geburtstage

8. Juli

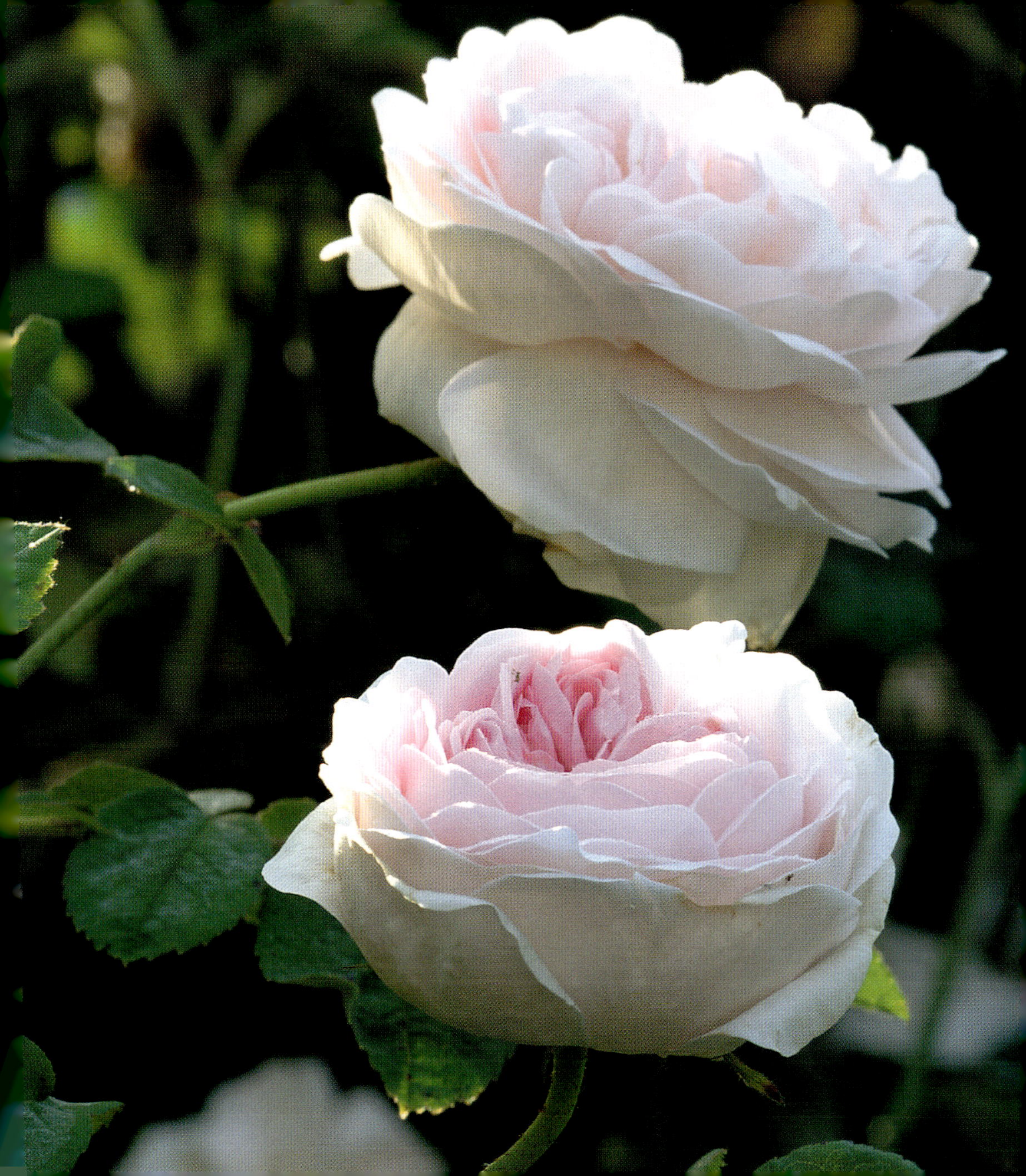

Bunt gemischt

Das Rezept für diesen Tee besteht einfach darin, dass alles Verwendbare an Kräutern und Blüten wie zum Beispiel Basilikum, verschiedene Minzen und Salbeiarten, Rosenblüten oder Rosenblütenblätter, Kornblumenblütenblätter und Malvenblüten zu einer bunten Mischung zusammengefügt wird. Sie fällt jedes Jahr ein wenig anders aus, aber genau das ist das Besondere daran. Weiter können Teemischungen zusätzlich mit getrockneten Fruchtschalen, Fruchtstücken oder Beeren ergänzt werden, was diesen einen besonders frischen, ja sogar exotischen Geschmack verleiht. Probieren Sie es doch einfach aus, ob durch puren Zufall oder bewusst zusammengefügt, Sie finden ganz sicher Ihre persönliche Mischung.

Notizen / Geburtstage

9. Juli

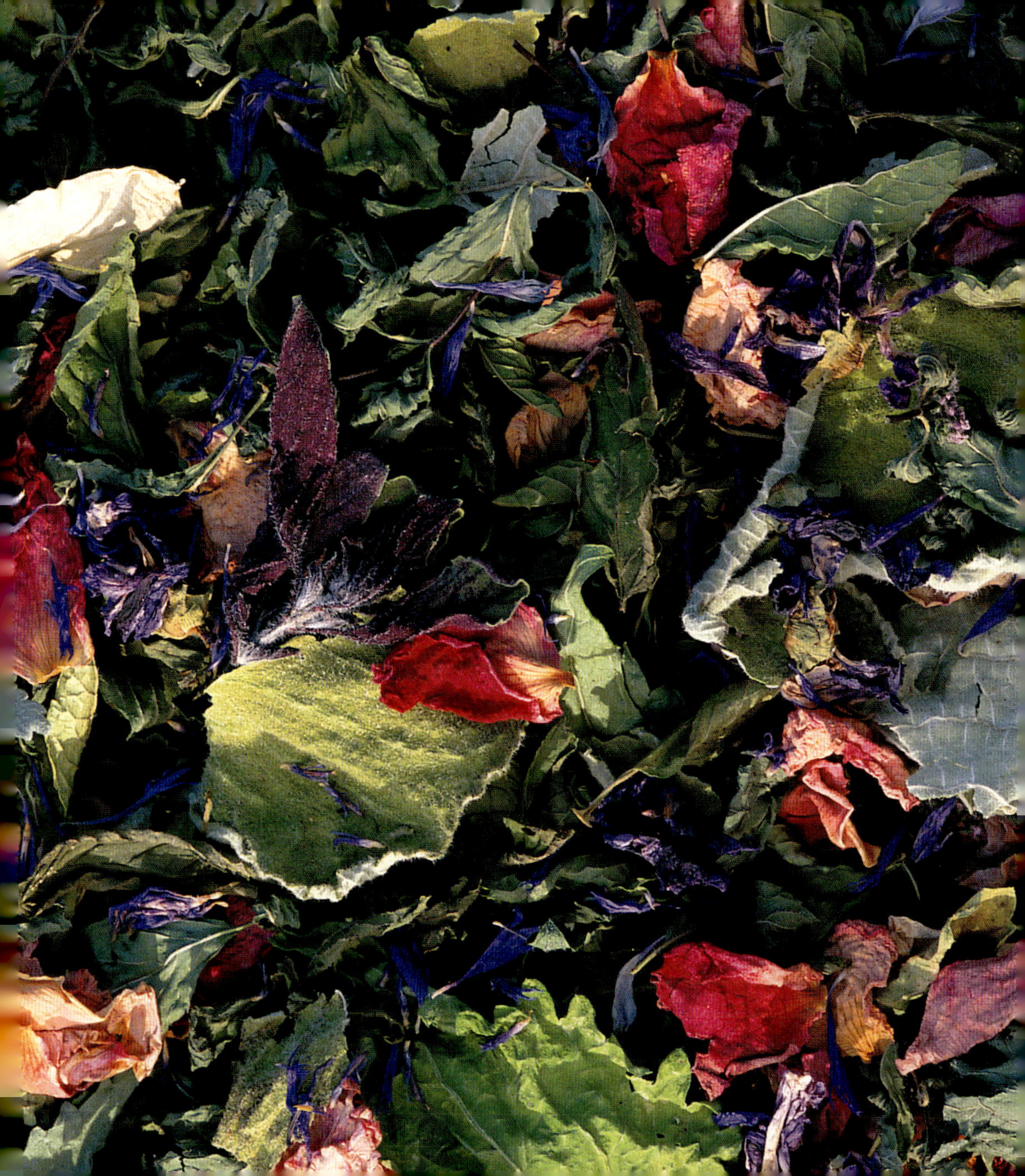

Sommertee

25 g getr. Rosenblütenblätter • 25 g getr. Erdbeerblätter • 25 g getr. Himbeerblätter • 25 g getr. Brombeerblätter

Alle Zutaten mischen und in einer gut verschließbaren Dose aufbewahren. Für den Tee 1 gehäuften Esslöffel mit einem halben Liter Wasser zugedeckt aufkochen und etwa 10 Minuten ziehen lassen. Nach Belieben mit Zucker süßen.

Notizen / Geburtstage

10. Juli

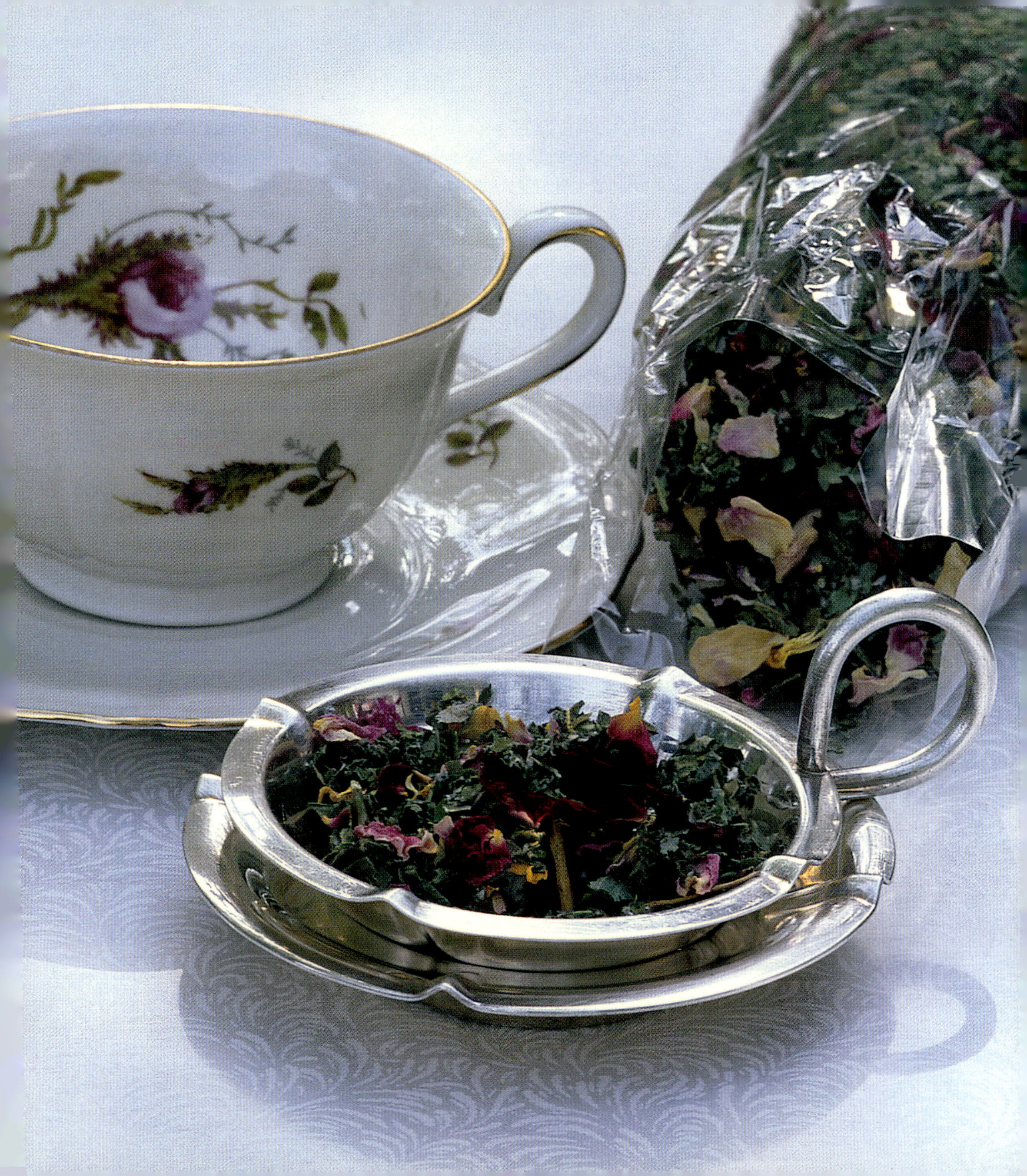

Rucola

Für die einen ist es ein Gemüse, für andere ein Kraut. Die einen mögen es sehr, andere weniger. Gemeint ist hier der zu den Kreuzblütlern gehörende Rucola *(Eruca sativa)*, auch Salatrauke genannt.
Von April bis September in Reihen mit 20 Zentimeter Abstand ins Freiland ausgesät, entwickelt er sich bald zu kräftigen Pflanzen, die laufend geschnitten werden können. Geerntet werden nur die jungen, zarten Blätter. Schneiden Sie diese nicht zu tief, da sonst aus der Blattrosette keine neuen Blätter mehr treiben.
Mit seinem scharf aromatischen, kresseähnlichen Geschmack schmeckt Rucola frisch verwendet als Salat, Pesto oder in Quark. Bei gekochten Speisen wie Risotto, Rühreiern oder Pastagerichten sollte er erst kurz vor dem Anrichten zum Gericht gegeben werden, da er sonst relativ rasch an Schärfe verliert.
Rucola kann übrigens auch sehr gut in Töpfen oder Balkonkistchen gehalten werden. Geschützt im kalten Gewächshaus oder Wintergarten angepflanzt, ist er der ideale Vitaminspender in der kalten Jahreszeit.

Notizen / Geburtstage

11. Juli

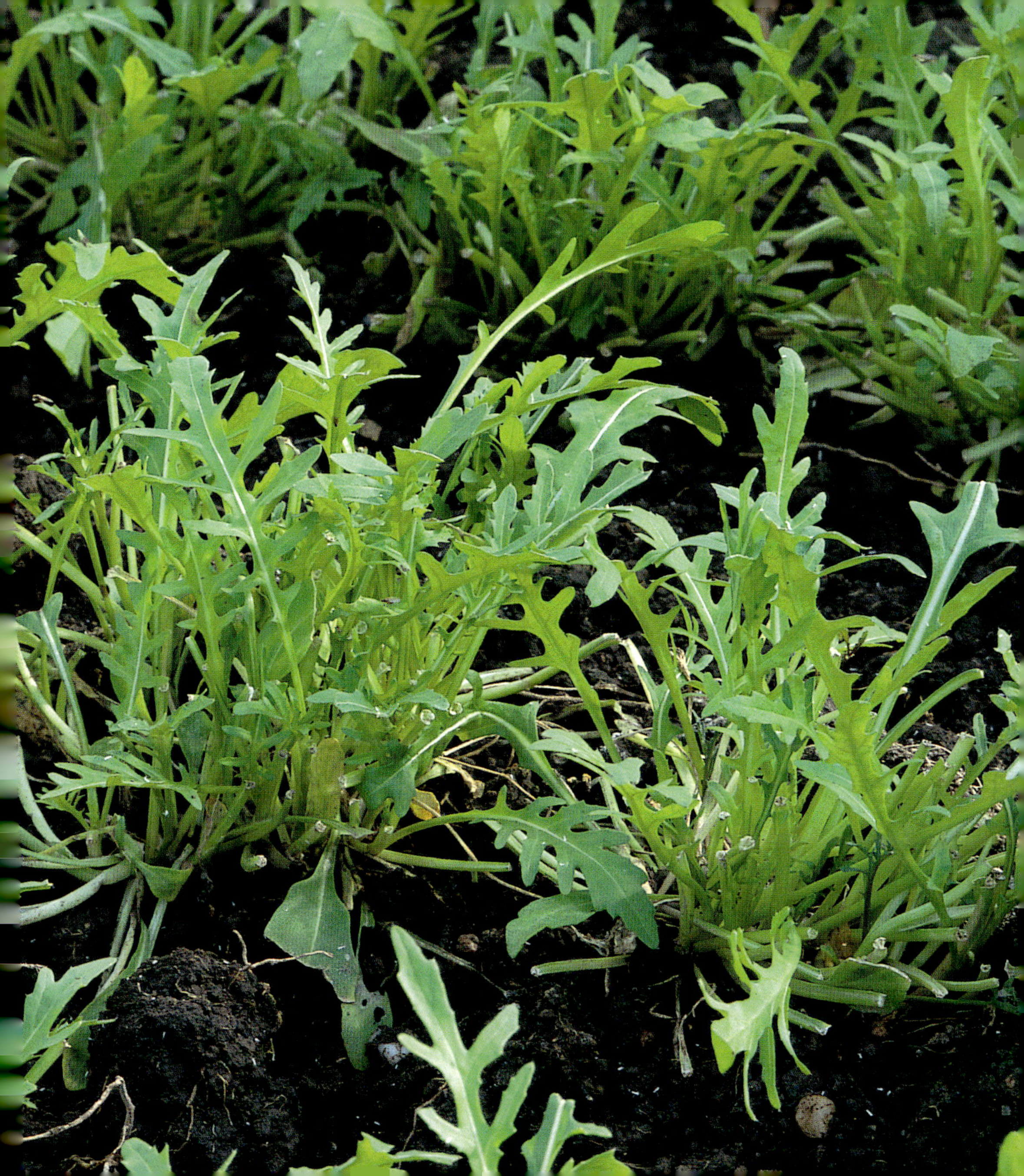

Theresas Rucola-Pesto

Zutaten für 4 Portionen
80 g Pinien- oder geschälte Mandelkerne • 150 g Rucolablätter • 100 g Pecorino oder Parmesan • 125 ml Olivenöl • Salz • Pfeffer aus der Mühle • Olivenöl zum Abdecken

Pinienkerne in einer Pfanne ohne Fett bei niedriger Temperatur langsam goldbraun rösten.
Rucola waschen und sorgfältig trockenschleudern. Blätter grob hacken. Käse in Würfel schneiden. Alle Zutaten in einen Mixer geben und zu einer feinen Paste pürieren. Mit Salz und Pfeffer würzen. Das Pesto in ein Glas füllen. Die Oberfläche glatt streichen, dabei darauf achten, dass die Seitenwände sauber bleiben, und mit Olivenöl abdecken. Im Kühlschrank hält sich das Pesto mehrere Wochen. Sobald etwas aus dem Glas entnommen wird, den Rand sorgfältig abwischen und wieder gut mit Olivenöl abdecken. Am besten aber ist es jedoch, man verwendet gleich kleinere Portionsgläschen.
• Serviertipp: In einem Topf etwas Olivenöl erwärmen und darin eine in dünne Scheiben geschnittene Knoblauchzehe anschwitzen. Gekochte Nudeln mit etwas Nudelwasser zu dem Olivenöl geben und rühren. Pesto mit den Nudeln mischen.

Notizen / Geburtstage

12. Juli

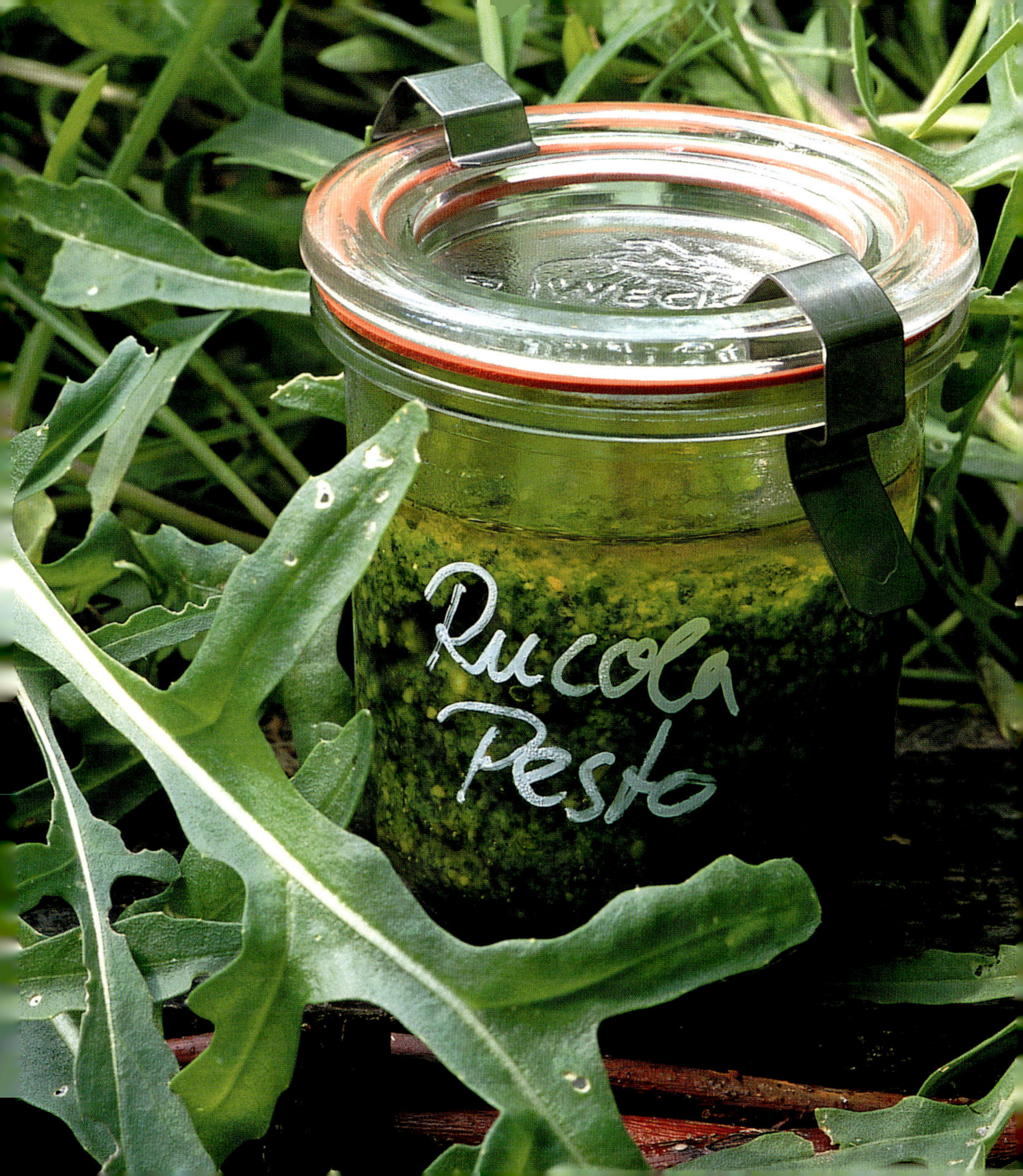
Rucola Pesto

Nützlich in vielerlei Hinsicht

Zeitig im Frühjahr ausgesät, leuchten schon Anfang Juni die ersten Strahlenblüten der Ringelblume *(Calendula officinalis)* zwischen Mangold und Kohlrabi im Gemüsebeet. Hier bringt sie uns großen Nutzen, vertreibt sie doch wurzelschädigende Nematoden und lockt zudem eine Vielzahl an nützlichen Insekten, wie zum Beispiel die Schwebfliege, an. Als Gründüngung ausgebracht, hinterlässt sie eine gute Bodengare. Kohlarten, Bohnen, Erbsen und Tomaten, ja sogar Obstbäume danken es uns mit einer reichen Ernte.

Zusätzlich können die essbaren, gelben bis orangefarbenen Zungenblüten, die ein pfeffrig-säuerliches Aroma haben, für die Küche oder die Herstellung von Hautpflegeprodukten und Tees geerntet werden. Hier wirkt sie entzündungshemmend, abschwellend, schmerzstillend und krampflösend. Ernten Sie dazu die ganzen Blütenköpfe, wodurch die Pflanze laufend neue nachschiebt, die weiterhin bis in den Oktober geerntet werden können. Lässt man gegen Sommerende einige Blüten stehen, so setzen diese bald Samen an, die im nächsten Jahr eine reiche Farbenpracht garantieren.

Notizen / Geburtstage

13. Juli

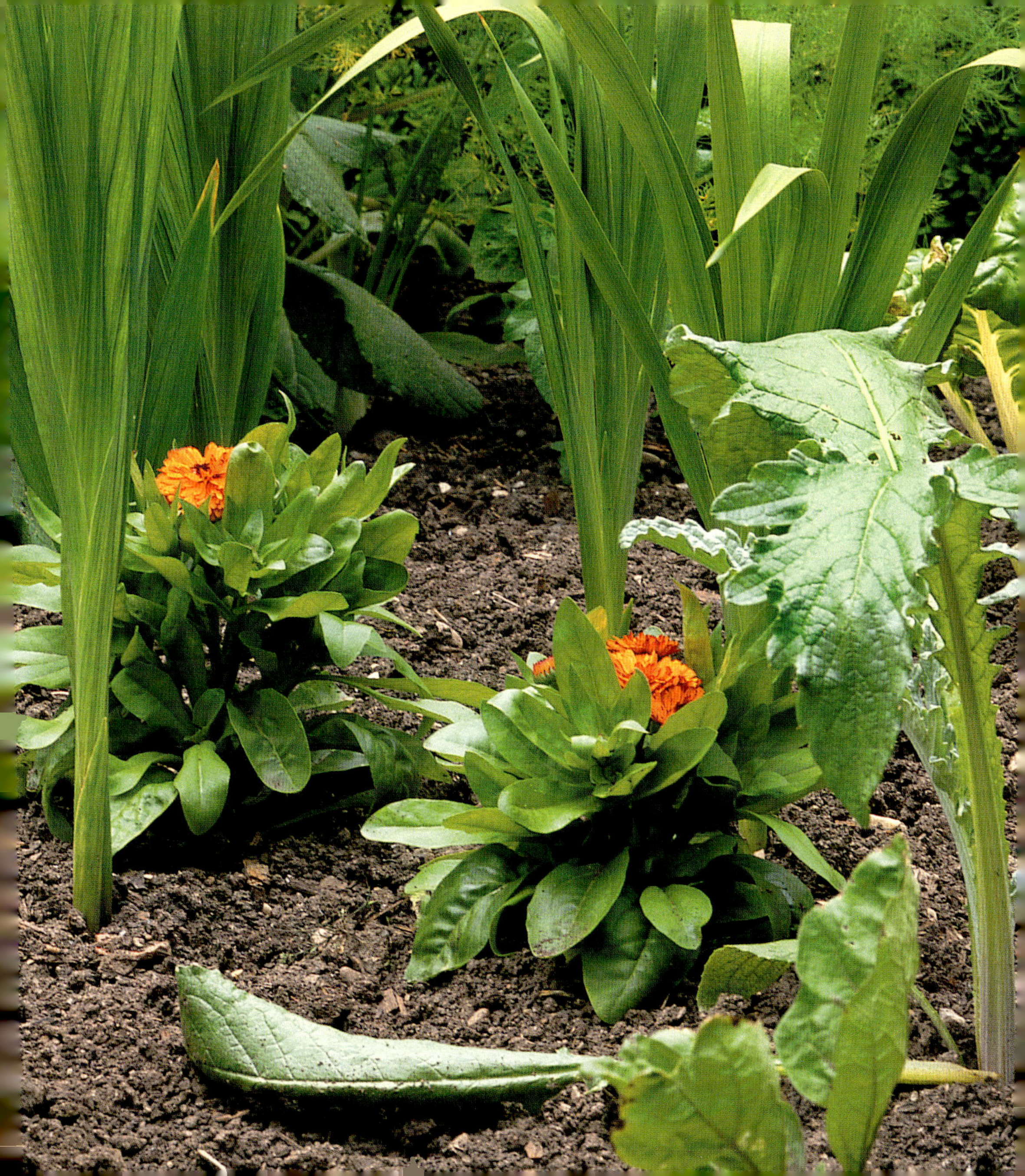

Ringelblumenhandcreme

1 Handvoll Ringelblumenblütenblätter • 50 ml Jojobaöl • 25 ml Avocadoöl • 75 ml Weizenkeimöl • 25 g Bienenwachs • 40 g Sheabutter

Die ideale Handcreme für raue und rissige Hände, wie wir sie von getaner Gartenarbeit her kennen.
Ringelblumenblütenblätter auf einem feinen Gitter einen Tag antrocknen lassen. Jojobaöl, Avocadoöl, Bienenwachs, und Sheabutter im Wasserbad bei 70 Grad schmelzen. Ringelblumenblütenblätter hinzufügen und alles kurz aufschäumen aber nicht kochen. Weizenkeimöl unterrühren und den Ansatz in einer gut verschließbaren Dose einige Tage ziehen lassen. Anschließend die Masse nochmals erwärmen, bis sie flüssig ist, durch ein feines Tuch absieben und in gut verschließbare Glasdöschen oder Cremetiegel abfüllen. Kühl und dunkel aufbewahrt, ist die Creme ein halbes Jahr haltbar.

Notizen / Geburtstage

14. Juli

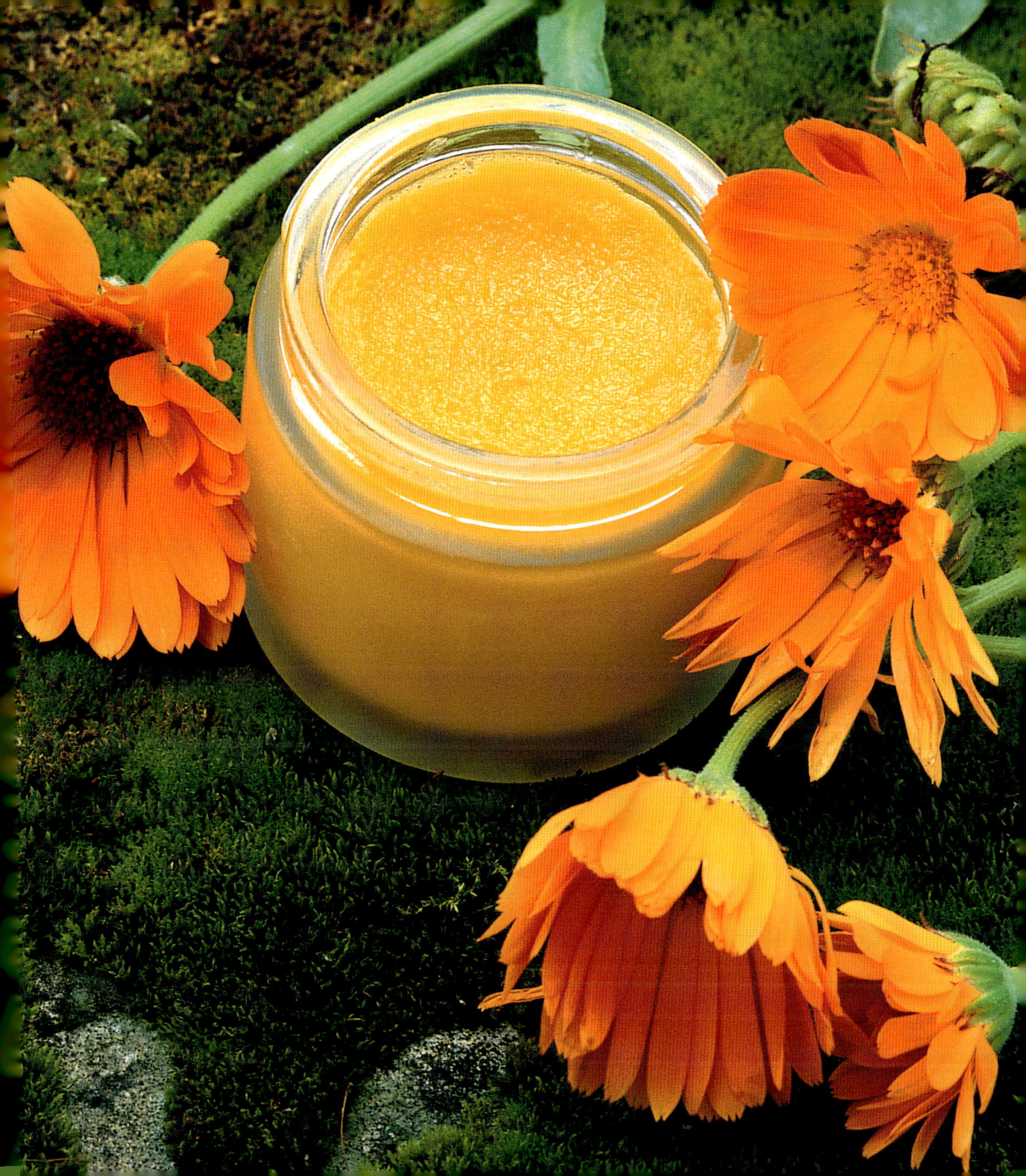

Ringelblumenöl vom Wohlschlagerhof

Eine Handvoll frische oder getrocknete Ringelblumenblüten in eine Glasflasche geben. 200 Milliliter hochwertiges, dem persönlichen Hauttyp entsprechendes (z. B. Mandelöl, Weizenkeimöl, Jojobaöl – siehe auch *8. November*) Öl zugießen. Darauf achten, dass die Blüten gut bedeckt sind. Den Ansatz verschlossen an einem hellen, warmen Ort ziehen lassen, dabei die Flasche ab und zu leicht schütteln. Nach 2 bis 3 Wochen den Ansatz abfiltrieren und in einer gut verschließbaren Flasche an einem dunklen Ort aufbewahren.
Ringelblumenöl eignet sich wunderbar zur allgemeinen Hautpflege, als Badeöl und zur Narbenpflege.

Notizen / Geburtstage

15. Juli

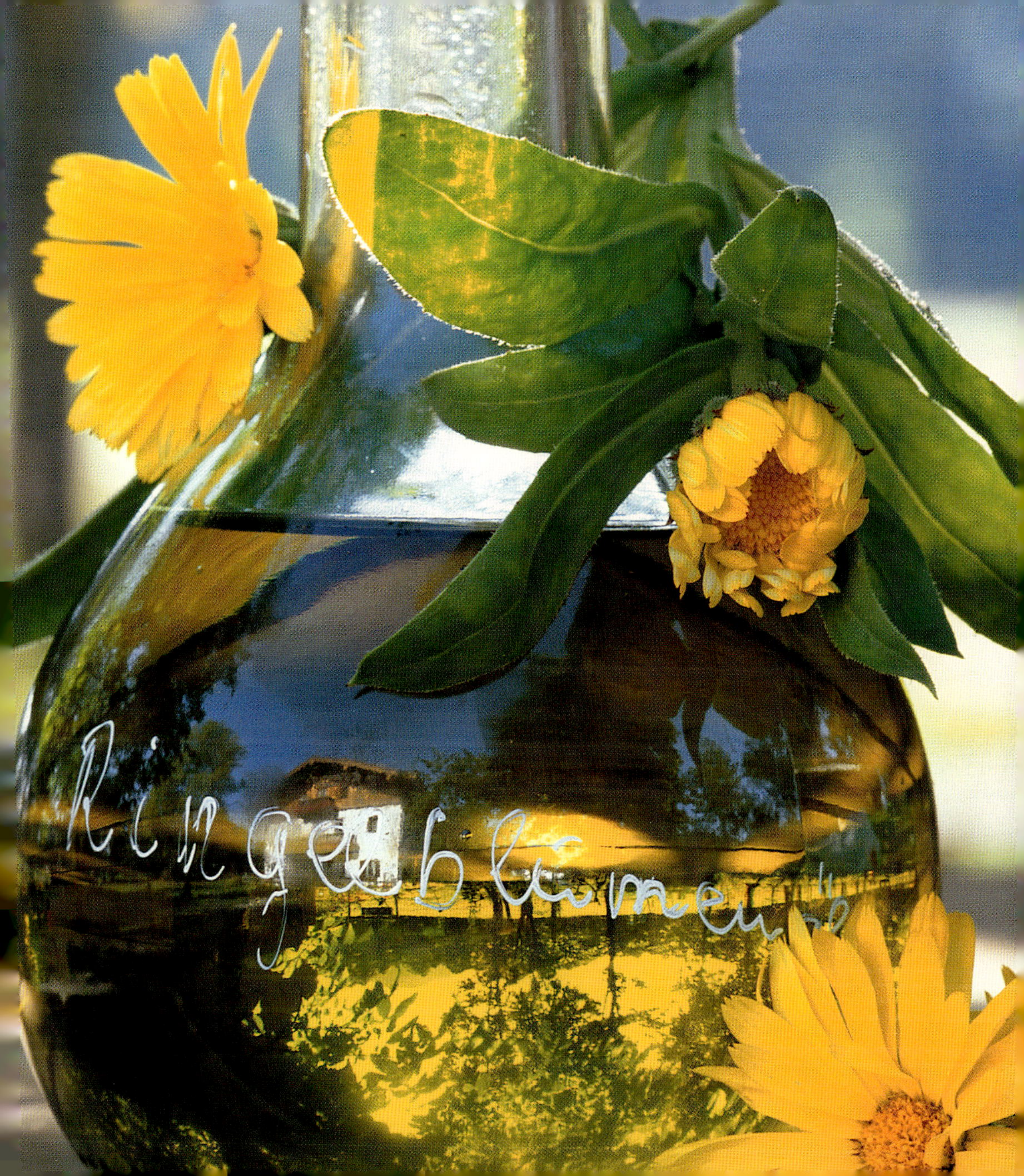

Margits zweierlei marinierter Ziegen- oder Fetakäse

Marinade I:
Angewärmten Saft von 2 Zitronen mit etwa 1 EL abgezupften Lavendelblüten 3 Stunden ziehen lassen. 2 EL Olivenöl dazugeben und mit Dijonsenf, Honig, Meersalz und Pfeffer abschmecken.

Marinade II:
1 Bund Schnittlauch in feine Röllchen schneiden und mit 2 EL rosa Beeren, 5 EL Rotweinessig, Meersalz, Pfeffer, 1 EL flüssigen Honig, 8 EL Olivenöl, 1 EL mittelscharfen Senf und 1 EL groben Senf gut verrühren.

In Scheiben geschnittenen Feta- oder Ziegenkäse etwa eine Stunde in den Marinaden ziehen lassen, anschließend auf Tellern anrichten. Dazu passt Brot und Wein.

Notizen / Geburtstage

16. Juli

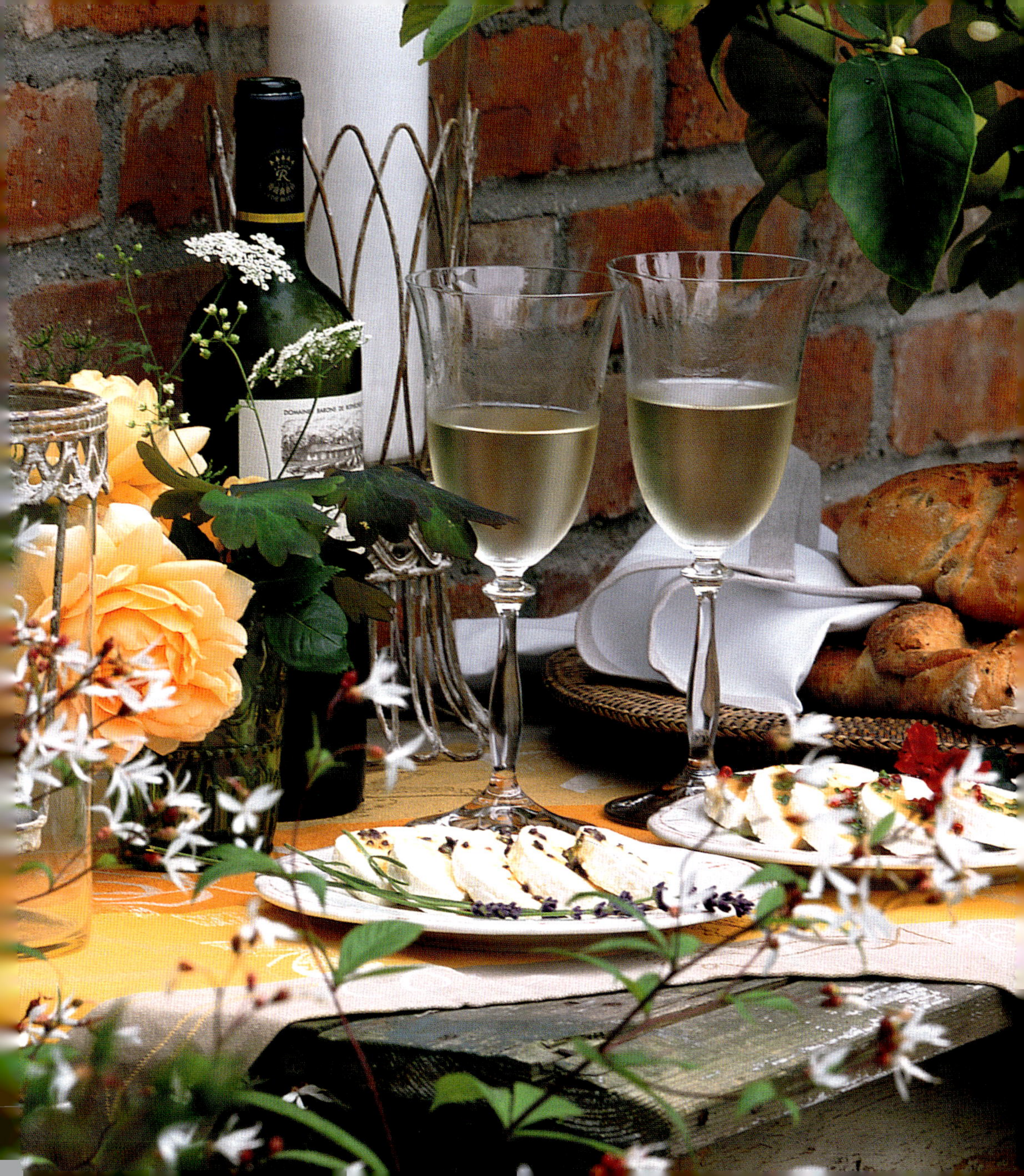

Lammhackfleischbällchen an grüner Pfeffersauce

400 g mageres Lammhackfleisch • 1 Scheibe weißes Brot, in Milch eingelegt • 1–2 EL Mehl • ½ TL feines Meersalz • 1 TL Rosen-Currygewürz (siehe *17. Januar)* • Rosenpaprika • 3 TL Rosenwasserkonzentrat (siehe *1. Juni)* • Mehl • 2 EL Öl

Sauce:

2–3 EL Rosenblütenlikör (siehe *17. Februar)* • 200 ml Sahne • 1–2 EL grüne, eingelegte Pfefferkörner

Brot ausdrücken, in kleine Stücke zerrupfen und mit Hackfleisch, Mehl, Meersalz, Gewürzen und Rosenwasserkonzentrat zu einem Teig verkneten. Aus dem Teig Bällchen von etwa 4 Zentimeter Durchmesser formen und diese im Mehl wenden. Öl in einer Pfanne erhitzen und die Bällchen rundum etwa 10 Minuten auf mittlerer Hitze braten. Bällchen herausnehmen und den Fond mit Rosenlikör ablöschen, Sahne beigeben und etwas einkochen. Zum Schluss die eingelegten Pfefferkörner kurz unter kaltem Wasser abspülen und unter die Sauce rühren.

Notizen / Geburtstage

17. Juli

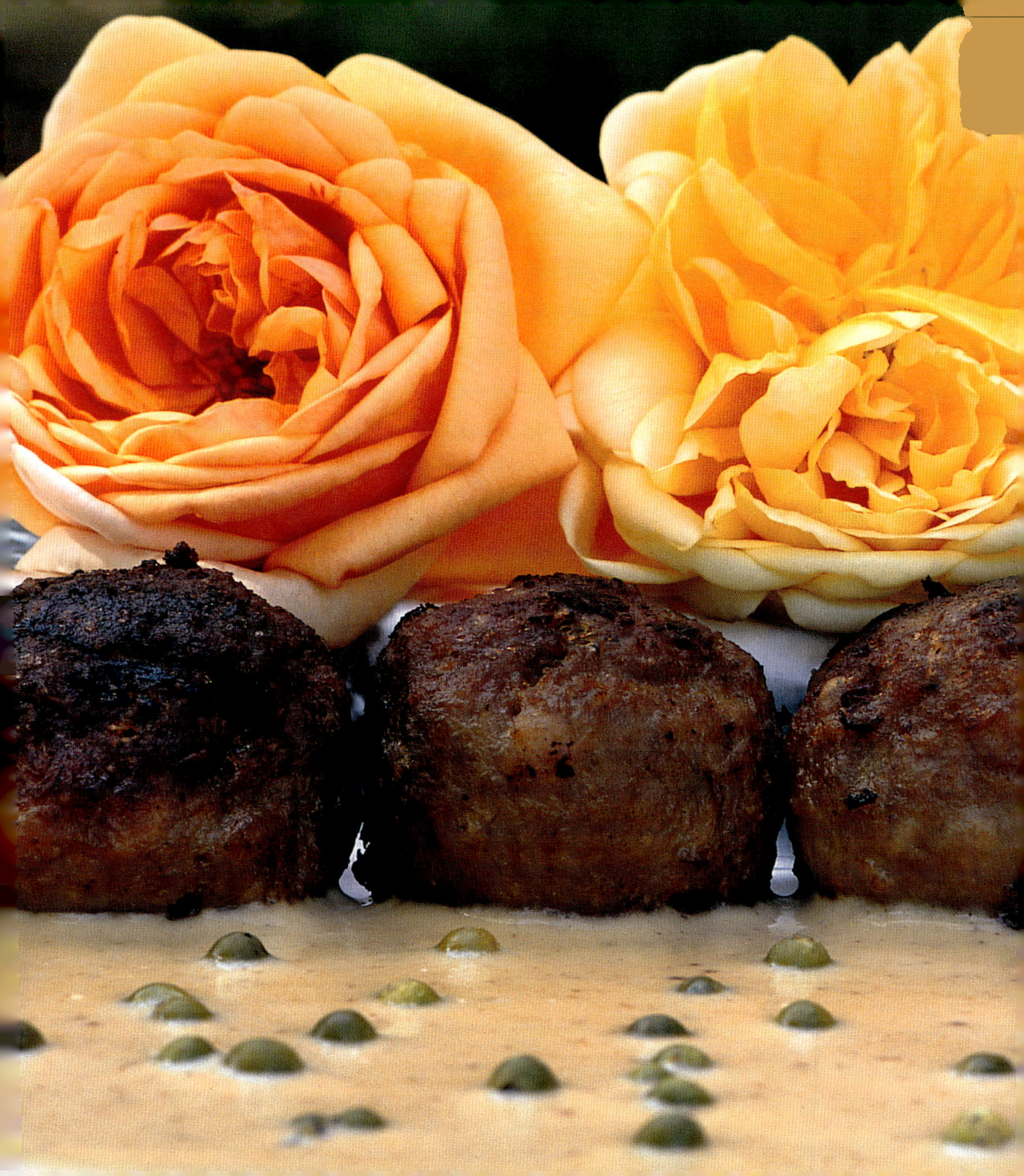

Weiß bedeckt

Jetzt im Juli, bei Temperaturen von über 20 Grad und nach Regenfällen bei zusätzlich hoher Luftfeuchtigkeit, tritt Mehltaubefall an Rosen besonders häufig auf. An ungenügend durchlüfteten Standorten besteht die Gefahr oft noch früher.
Der Pilz befällt vor allem junge Pflanzenteile wie Triebe, Blätter und Knospen. Allgemein wird das Wachstum stark gehemmt, die Knospen und Blüten wirken deformiert und sind mit einem weißen, mehligen Belag überzogen. Folglich gehen Blüten nicht mehr richtig auf, die Blätter trocknen ein und fallen ab.
Befallene Triebe sollten deshalb sofort entfernt werden. Ab Frühjahr wöchentlich verabreichte Spritzungen mit Auszügen aus Schachtelhalm oder Neudo-Vital Rosen-Pilzschutz von Neudorff stärken das Zellgewebe der Pflanzen und hemmen so den Befall.
Oft verändert sich auch mit den Jahren das Umfeld der Rose. Bäume und Sträucher werden zunehmend größer oder Baumaßnahmen am Haus oder in der Nachbarschaft verändern das anfangs intakte Kleinklima zu Ungunsten der Rose. An Pflanzen, die über Jahre gesund im Garten standen, tritt plötzlich vermehrt Mehltaubefall auf: hier wäre es sinnvoll, die Sachlage neu zu überdenken und in Anbetracht der veränderten Situation anfällig gewordene Pflanzen zu entfernen.

Notizen / Geburtstage

18. Juli

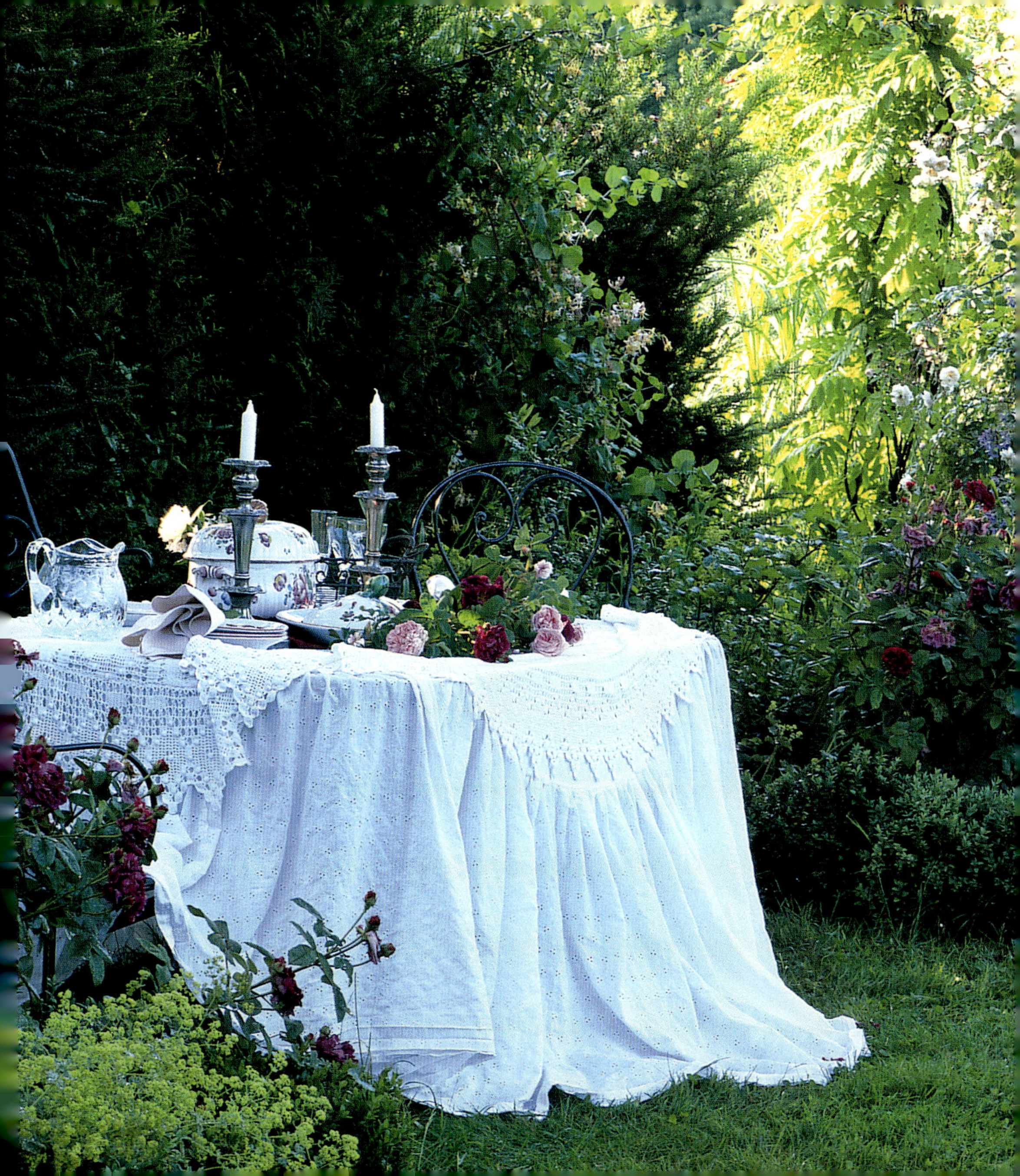

Blüten für eine Nacht

Die Blüten der Gemeinen Nachtkerze *(Onothera biennis)* blühen, wie ihr Name sagt, in der Nacht.

Hat sich die krautige, zweijährige Pflanze einmal im Garten angesiedelt, samt sie sich oft auch selbst aus und bildet bis zum Winteranfang flache Bodenrosetten, aus denen sich im zweiten Jahr jeweils ein blütenreicher Stand von einem Meter Höhe schiebt. Von Anfang Juni, bei guten Boden- und Wetterbedingungen bis in den September, zeigen sich laufend große, essbare, gelbe Stieltellerblüten, die jedoch eher für ein Nachtessen geeignet sind, öffnen sie sich doch während der Abenddämmerung und schließen sich bis spätestens zum Mittag des nächsten Tages. Wann sie sich genau öffnen, ist vom Sonnenstand, der Temperatur sowie der Luftfeuchtigkeit abhängig. Dies geschieht dann aber häufig innerhalb weniger Minuten. Etwa dreißig Minuten nachdem sich die Blüten voll geöffnet haben, ist ihr Duft am intensivsten. Dann zieht er vorwiegend Nachtschwärmer wie das Taubenschwänzchen und den in Mitteleuropa am häufigsten vorkommenden Mittleren Weinschwärmer an, die auch die Bestäubung der Blüten übernehmen.

In der Naturheilkunde wird das aus den Samen gewonnene fette Öl hauptsächlich zur Behandlung von Neurodermitis innerlich angewendet.

Notizen / Geburtstage

19. Juli

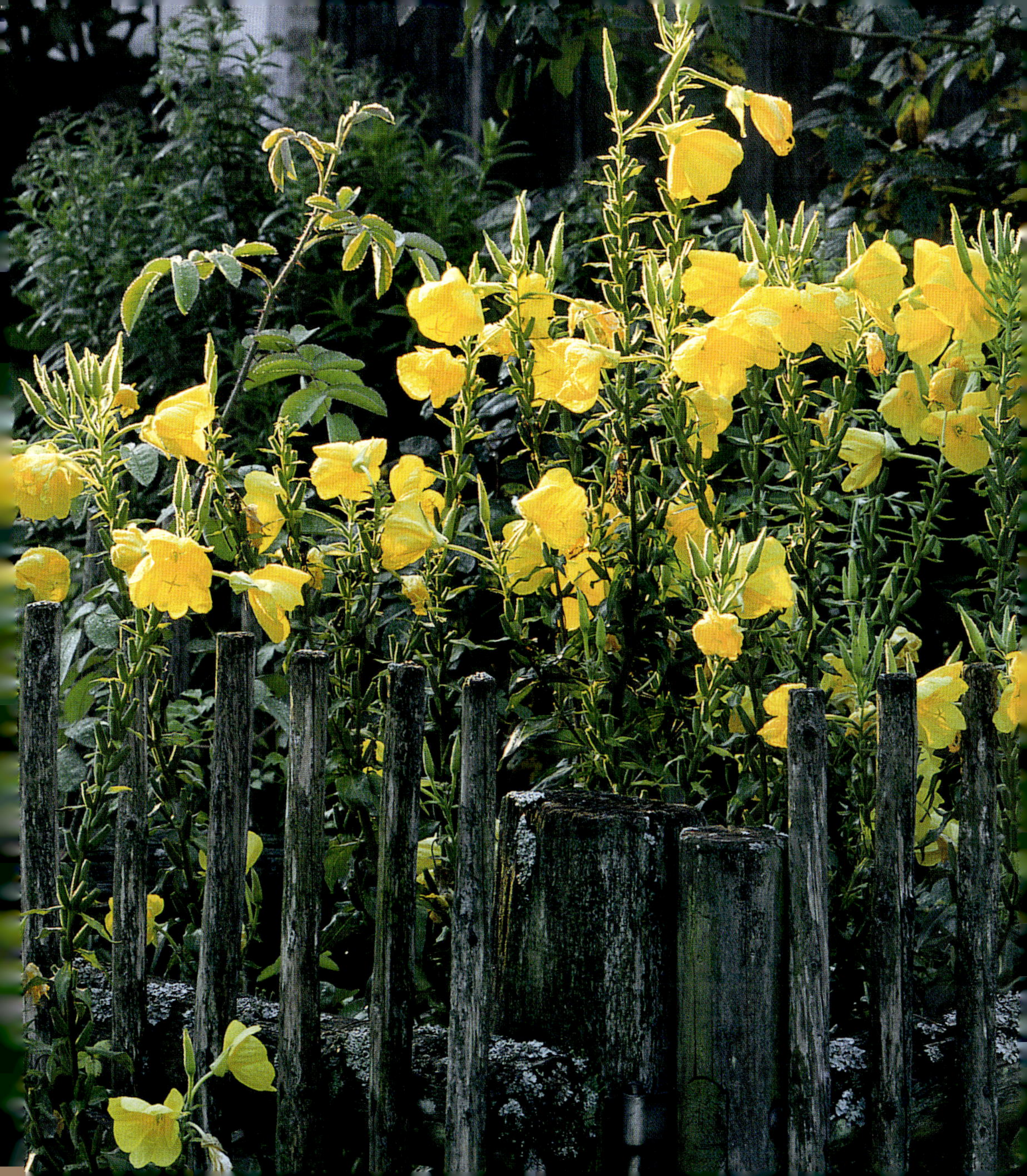

Die Pflege geht weiter

Nach dem Sommerschnitt (siehe *26. Juni)* ist es mit der Rosenpflege für dieses Jahr noch lange nicht getan.

Um neue Blüten und Triebe bilden zu können, benötigen unsere Rosen zusätzlich eine gute Bodendurchlüftung. Lockern Sie deshalb den Boden nach Regengüssen sorgfältig mit der Rosengabel. Warten Sie jedoch bitte ab, bis dieser etwas abgetrocknet ist. Aufkommendes Unkraut wird dabei laufend entfernt. Vermeiden Sie, wenn immer möglich, das Beet zu betreten. Hier sollte schon bei der Planung darauf geachtet werden, dass dieses vom Rand aus gepflegt werden kann.

Neue Langtriebe von Kletterrosen sollten nicht nur der Ordnung halber sorgfältig angebunden werden, dies verhindert zusätzlich Reibeschäden und Windbruch.

Indem Sie zudem vorhandene, benachbarte, abgeblühte Stauden zurückschneiden, gewährleisten Sie eine gute Durchlüftung der Stöcke, was wiederum die Gefahr von Pilzerkrankungen reduziert.

Eine Gabe von 50 Gramm Kalimagnesia, bis Ende Juli ausgebracht und leicht eingeharkt, hilft, dass neu gebildete Triebe bis zum Wintereinbruch richtig ausreifen und so starke Frostschäden verhindert werden können.

Notizen / Geburtstage

20. Juli

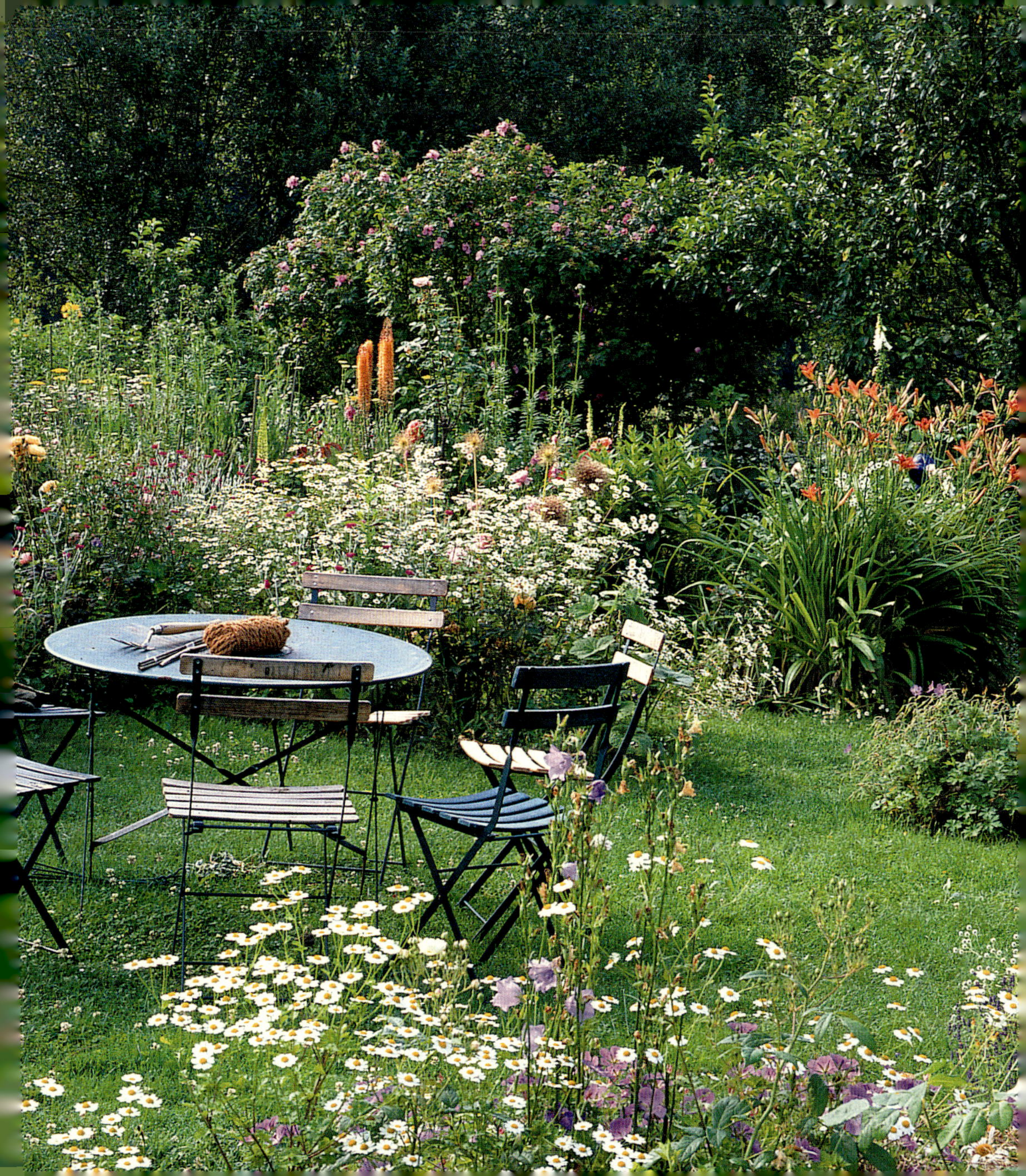

Ravioli mit rosiger Füllung

350 g Pastateig
Füllung:
300 g Ricotta • 120 g geriebener Fontina • 60 g geriebener Parmesan • 5 EL Milch • feines Meersalz • Pfeffer aus der Mühle • 3 TL Rosenwasserkonzentrat (siehe *3. Juni)* • 1 Duftrose
Sauce:
50 g Butter • Rosenpfeffer (siehe *2. Januar)*

Für die Füllung die Duftrosenblätter nach Anleitung (siehe *3. Juni)* vorbereiten. Blütenblätter in feine Streifen schneiden. Alle Zutaten miteinander verrühren. Auf der Hälfte des ausgewallten Pastateiges im Abstand von etwa 4 Zentimetern haselnussgroße Häufchen verteilen. Zwischenräume mit Wasser bepinseln. Die zweite Teighälfte auflegen und andrücken. Mit dem Teigrädchen Ravioli ausschneiden. Ravioli in Salzwasser, welches kurz unter dem Siedepunkt gehalten wird, 6 bis 7 Minuten ziehen lassen. Mit zerlassener Butter und eventuell Rosenpfeffer servieren.

Notizen / Geburtstage

21. Juli

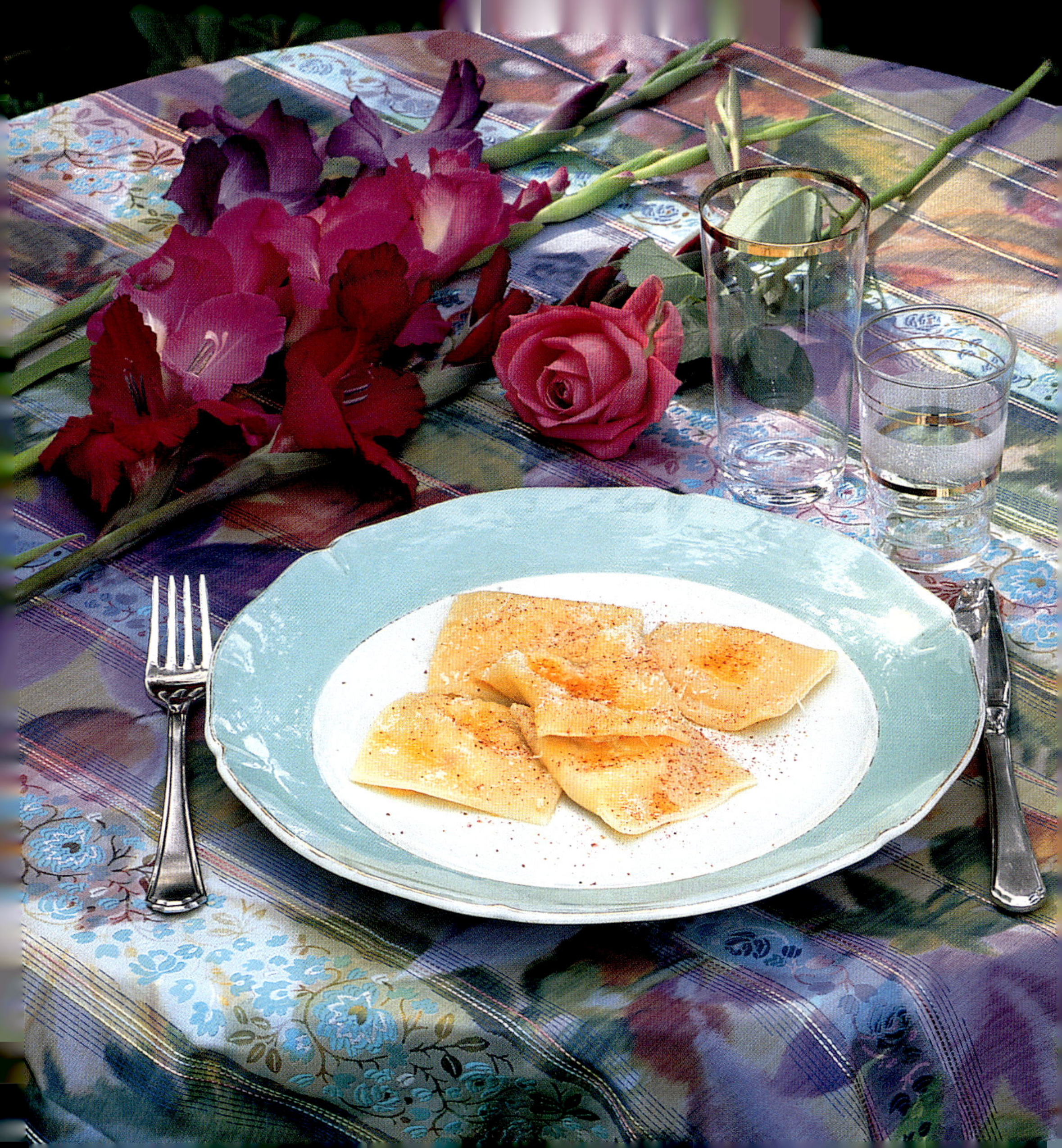

Containerpflanzung bei Rosen

Möchten Sie Ihre Beete mit weiteren Rosen ergänzen oder planen Sie vielleicht sogar ein neues Rosenbeet? Viele Gärtnereien führen eine reiche Auswahl an Containerrosen in ihrem Sortiment, die oft schon Ende Juli ihren zweiten Flor zeigen. Kaufen Sie aber nur gut entwickelte, gesunde Pflanzen, denn nur diese wachsen optimal in Ihrem Garten an und schenken Ihnen so viele Jahre Freude.
Bereiten Sie also vorab den Boden tiefgründig vor, indem Sie ihn gut lockern. Denken Sie daran, Rosen sollten nie dort gepflanzt werden, wo vorher schon Rosen oder Rosengewächse wuchsen. Falls doch, wird das Erdreich großzügig, das heißt mindestens 50 x 60 x 60 Zentimeter, ausgewechselt.
Vor der Pflanzung sollte der Erdballen gut gewässert werden. Entfernen Sie dazu den Topf und stellen Sie den Ballen in einen Eimer mit Wasser. Warten Sie ab, bis sich dieser vollständig vollgesogen hat. Nun die untere Wurzelpartie, ohne die Wurzel zu verletzen, noch etwas lösen. Jetzt wird die Neuanschaffung gleich tief, wie sie im Topf gestanden hat, ins vorbereitete Pflanzloch gestellt. Mit Erdreich auffüllen und nochmals gut wässern.
Falls eine längere Trockenperiode ansteht, sollte während dieser Zeit täglich großzügig gegossen werden. So wird Ihr neuer Gartenschmuck gut anwachsen und sich bald zu einer wahren Schönheit entwickeln.

Notizen / Geburtstage

22. Juli

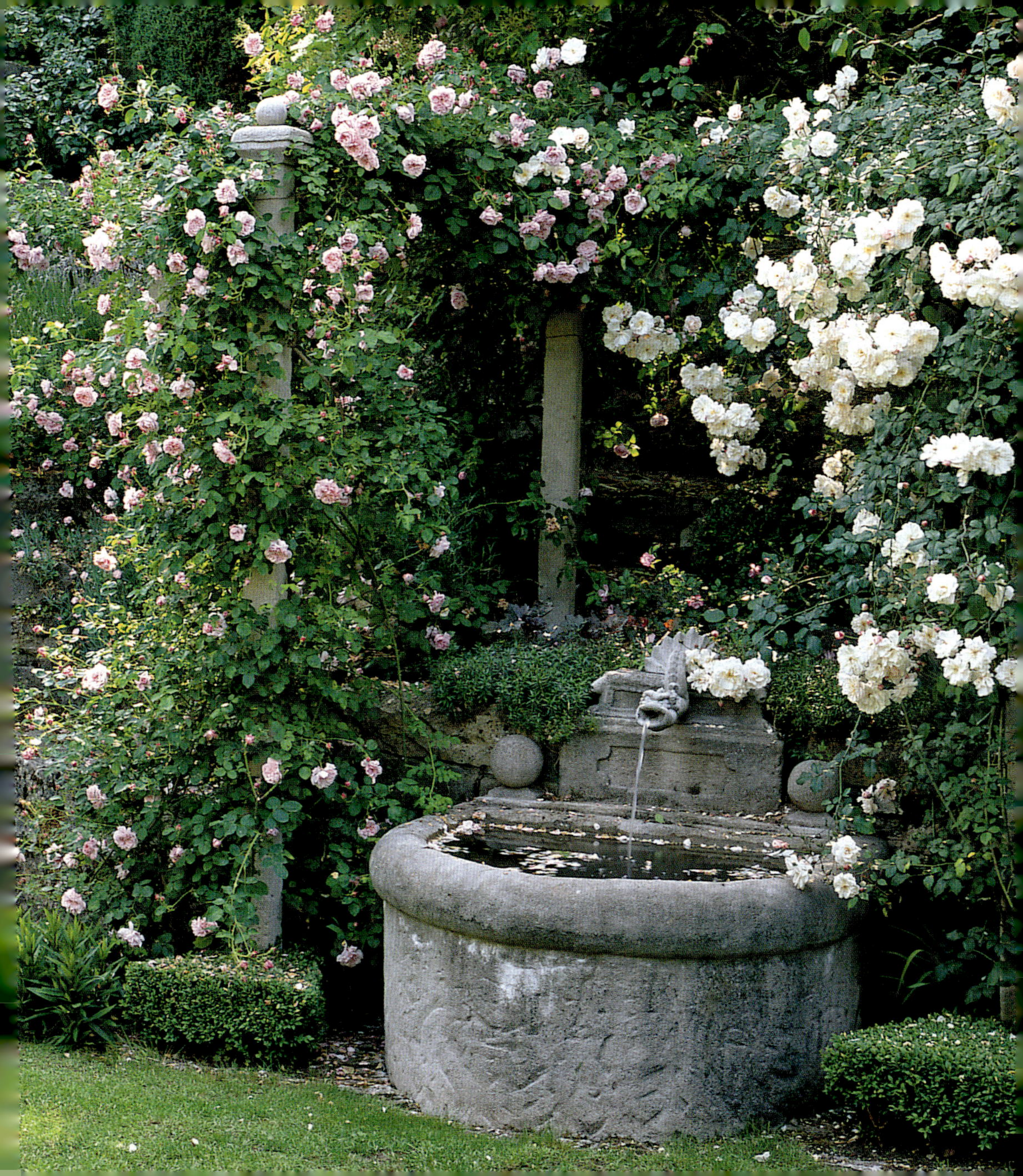

Margits Schokoladentorte mit gerösteten Mandeln und Rosmarin

Butter für die Form • 180 g Butter • 180 g dunkle Schokolade • 6 Eier, getrennt • 180 g extrafeiner Zucker • 180 g Mandeln, geröstet und grob gemahlen • 100 g Crème double • 150 g dunkle Schokolade, in kleine Stücke geteilt • 2 TL frischer Rosmarin, fein gehackt

Den Boden einer runden Springform (etwa 25 Zentimeter) mit Backpapier auslegen. Den Rand mit Butter einfetten. Die Butter in Würfel schneiden und mit der zerstückelten Schokolade in einer Schüssel im Wasserbad schmelzen lassen. Währenddessen Eigelb und Zucker 8 bis 10 Minuten schaumig schlagen. Unter weiterem Schlagen die geschmolzene Schokoladenbutter zugeben. Die Mandeln löffelweise unter die Masse heben. Anschließend das Eiweiß steif schlagen, den Eischnee löffelweise unter die Masse heben und diese in die Springform füllen. Den Kuchen 20 Minuten im auf 190 Grad vorgeheizten Ofen backen, die Hitze auf 160 Grad reduzieren und eine weitere Stunde fertig backen. Den Kuchen mit einem feuchten Tuch bedecken, in der Form auf einem Backgitter völlig abkühlen lassen. Anschließend die dünne Kruste, die sich auf der Oberseite des Kuchens gebildet hat, entfernen, den Kuchen stürzen und das Papier abziehen.

Für den Guss die Crème double in einem kleinen Topf zum Kochen bringen. Den Topf von der Kochstelle nehmen, die Schokolade und den fein gehackten Rosmarin zugeben und so lange kräftig schlagen, bis sich die Schokolade vollständig aufgelöst hat. Den Kuchen rundum mit dem Guss bedecken und erst aufschneiden, wenn der Guss fest geworden ist.

Notizen / Geburtstage

23. Juli

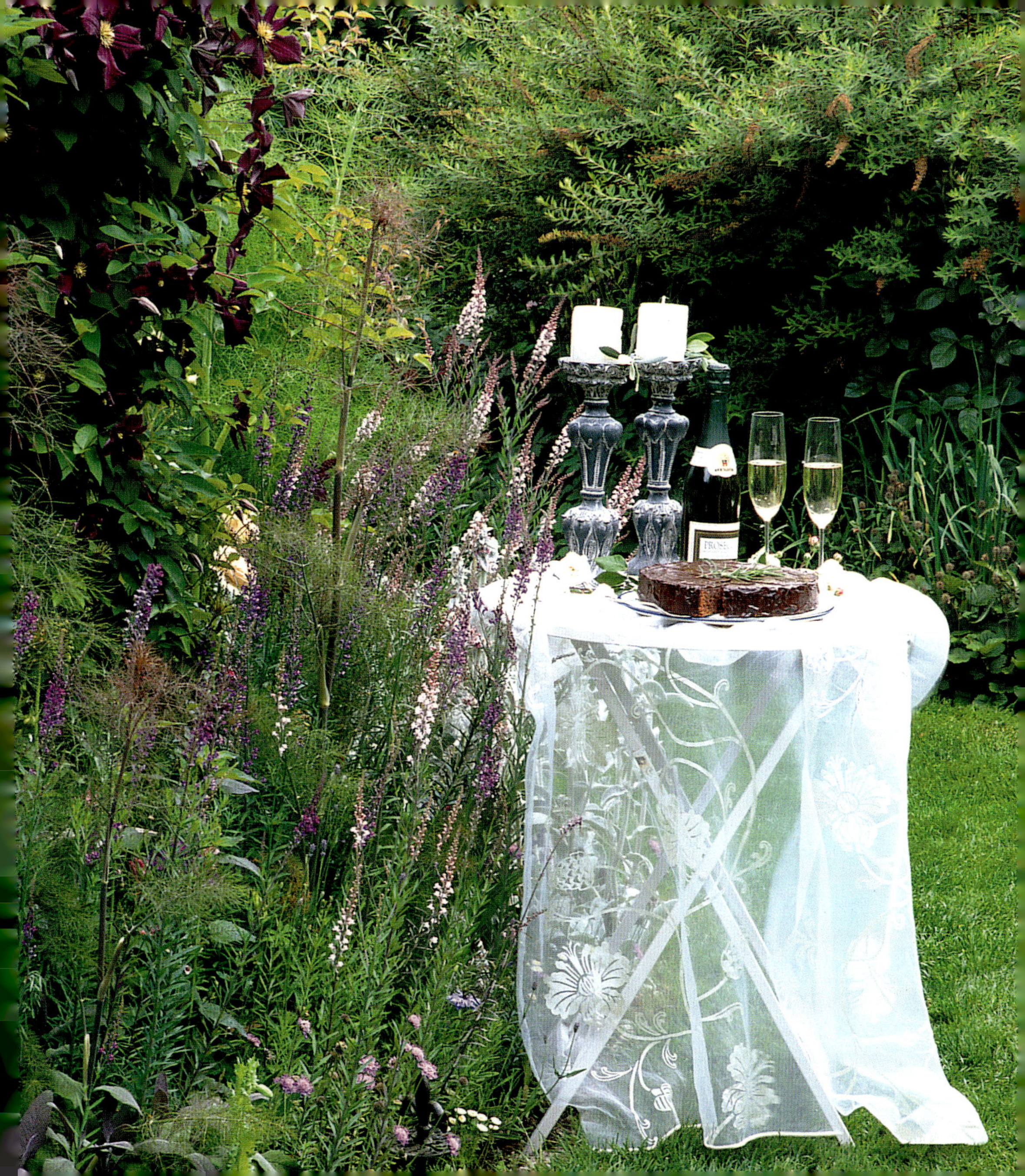

Rosmarin weckt Lebensgeister

Schon der Anblick des Rosmarinzweiges, mit dem hier die Serviette dekoriert wurde, lässt darauf schließen, dass etwas ganz Besonderes zu erwarten ist.

Rosmarin ist vor allem in der mediterranen Küche sehr beliebt. Oft reichen schon wenige Nadeln, um Lammfleisch, Schweinefleisch, Geflügel und Kartoffelgerichten eine besonders aromatische Note zu verleihen. Rosmarin harmoniert übrigens ausgezeichnet mit Basilikum, Thymian, Oregano, alles weitere Kräuter aus dem Mittelmeerraum.

Aber auch in Kombination mit Zitronen oder Orange ist Rosmarin ein Genuss. Wie wäre es mit einem Zitronen- oder Orangensorbet, dem Sie beim letzten Durchrühren einige frische, gehackte Rosmarinnadeln beigeben? Eine ideale Erfrischung zwischen zwei Gängen, die erst noch verdauungsfördernd wirkt.

Nach feuchtfröhlichen Sommerfesten ist anderntags gelegentlich ein »Kater« spürbar. Hier hilft ein warmes Bad, dem je ein Tropfen Rosmarin-, Grapefruit- und Rosenöl, vermischt mit einer Portion Kaffeesahne oder Sahne, die als Emulgator dient, beigegeben wird, die als Emulgator dient. Das im Rosmarin enthaltene ätherische Öl weist einen hohen Anteil an Kampfer, weiterhin Monoterpenen, Kohlenwasserstoffen, Cineol, Diosmin und Phenolsäuren auf. Diese wirken stark durchblutungsfördernd, krampflösend, anregend und stärken die Nerven. Kurz gesagt, Sie fühlen sich wieder fit und voller Tatendrang.

Notizen / Geburtstage

24. Juli

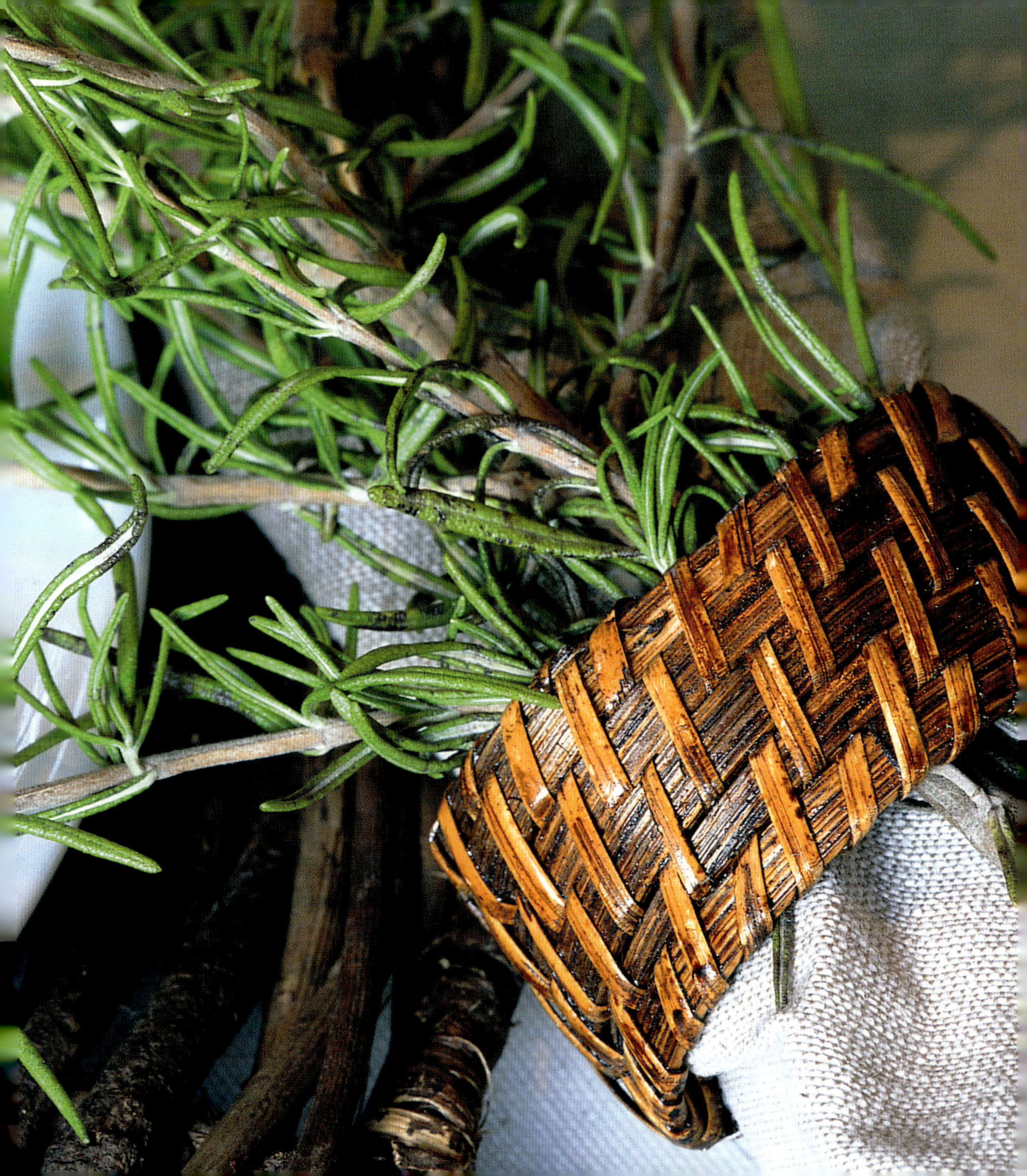

Ätherische Öle, Seele der Pflanzen

Ätherische Öle sind als winzig kleine Tröpfchen in den unterschiedlichsten Teilen der Pflanzen eingelagert. Sie werden auch Aromen oder Essenzen genannt und entfalten ihre Wirkung auf verschiedene, einander ergänzende Arten.

Zum einen gelangen sie durch das Auftragen auf die Haut in die Blutbahn des Körpers, wo sie durchblutend, wundheilend, antiseptisch, schleimlösend und abschwellend wirken. Zum anderen beeinflusst ihr Duft die Psyche, der hier anregend, erotisierend, beruhigend, schlaffördernd oder gar ausgleichend wirkt.

Für Aromatherapien sollten nur ätherische Öle verwendet werden. Sie können zum Beispiel nebst Rose auch aus Jasmin, Kamille, Minze, Rosmarin, Vanille und anderen Pflanzen extrahiert werden. Da die Ausbeute teilweise sehr gering ausfallen kann, ist diese dann auch relativ teuer. Zudem sind sie hoch konzentriert, können so die Haut reizen und sollten deshalb nur verdünnt angewendet werden.

Flieder-, Veilchen- und Maiglöckchenduft kann man weder durch Wasserdampfdestillation noch durch Extraktion aus den Pflanzen lösen; er wird daher auf synthetischer Basis hergestellt und ist deshalb für oben genannte Anwendungen ungeeignet. Er ist im Handel oft als naturidentisches Öl erhältlich und kann gut zur Herstellung von Seifen verwendet werden.

Notizen / Geburtstage

25. Juli

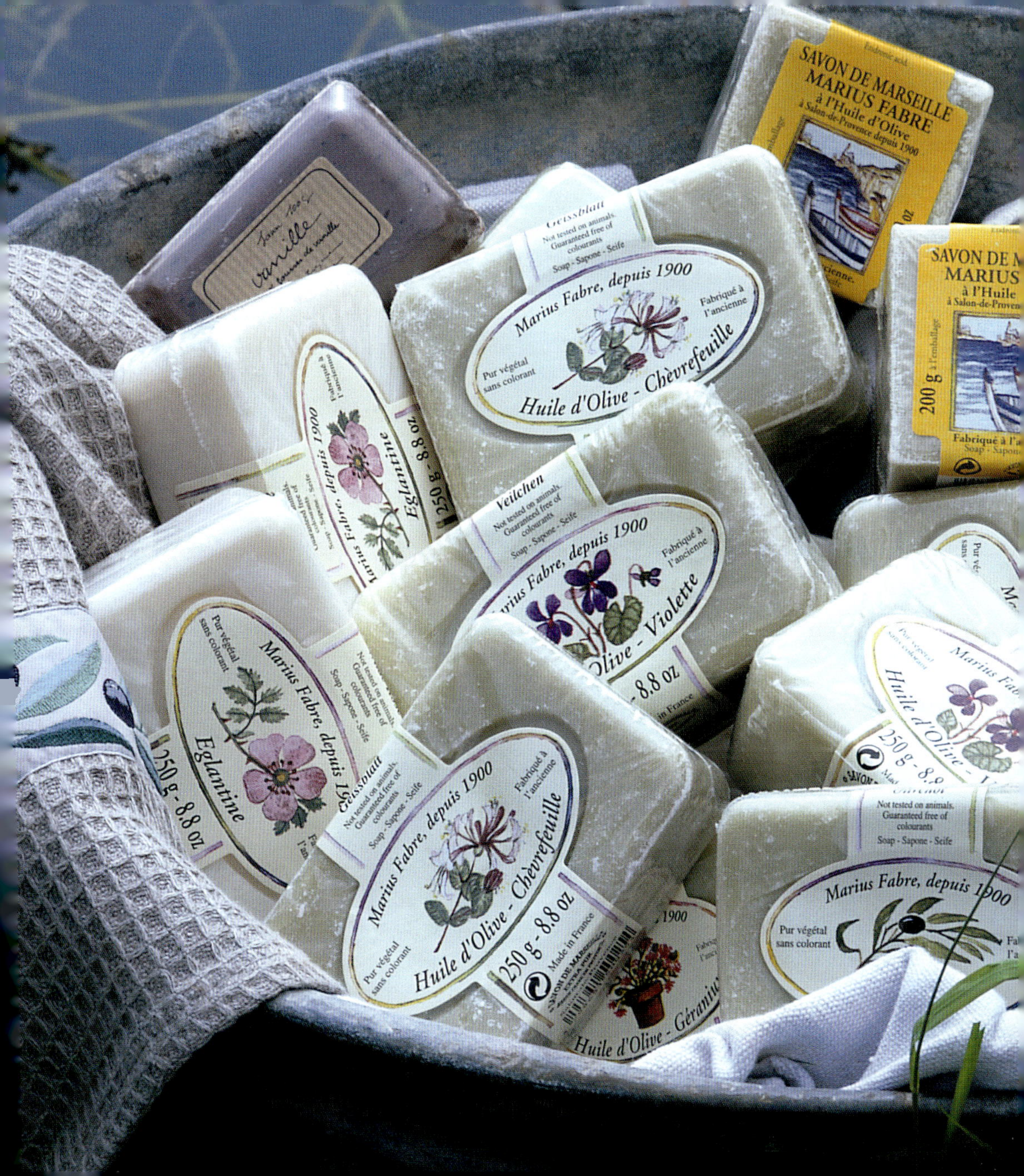
vanille
SAVON DE MARSEILLE
MARIUS FABRE
à l'Huile d'Olive
à Salon-de-Provence depuis 1900
Geissblatt
Not tested on animals. Guaranteed free of colourants
Soap - Sapone - Seife
Marius Fabre, depuis 1900
Fabriqué à l'ancienne
Pur végétal sans colorant
Huile d'Olive - Chèvrefeuille
Eglantine
250 g - 8.8 oz
Veilchen
Huile d'Olive - Violette
200 g
Made in France
Huile d'Olive

Lavendel

Seit Jahrtausenden spielt der Lavendel stets eine wichtige Rolle in der menschlichen Heilkunde. Schon die Römer verwendeten ihn für allerlei Beschwerden und verbesserten zusätzlich die Raumluft, indem sie Lavendelrispen auf dem Boden verteilten. Die Klosterfrauen des Mittelalters zogen nebst anderen Kräutern den Halbstrauch für die Herstellung von Arzneien in den Gärten, und Königin Elisabeth I. von England trank bei Migräne Lavendelblütentee.
Lavendel ist reich an ätherischen Ölen, Saponinen, Glykosiden sowie Gerb- und Bitterstoffen. Vor allem die Sorte *Lavandula × intermedia* wird deswegen vor allem für die Parfüm- und Seifenindustrie großflächig in der Provence angebaut.
Als Badezusatz wirkt Lavendel krampflösend und beruhigend, und bei Schlaflosigkeit hilft ein Duftkissen in Kopfnähe.
Geerntet werden die noch nicht voll geöffneten Blütenrispen bei trockenem, sonnigen Wetter im Laufe des späteren Morgens. In mildem Weinbauklima kann der Halbstrauch nach der Blüte kräftig zurückgeschnitten werden. Hier treibt er bald durch und bildet bis zum Herbst ein schönes, geschlossenes Polster. In raueren Gegenden wird er erst zu Beginn der Wachstumsperiode im Frühjahr zurückgeschnitten.
In der Küche eignen sich Lavendelblüten sehr gut als Beigabe in Gebäck, Cremes und Eis sowie zum Aromatisieren von Honig.

Notizen / Geburtstage

26. Juli

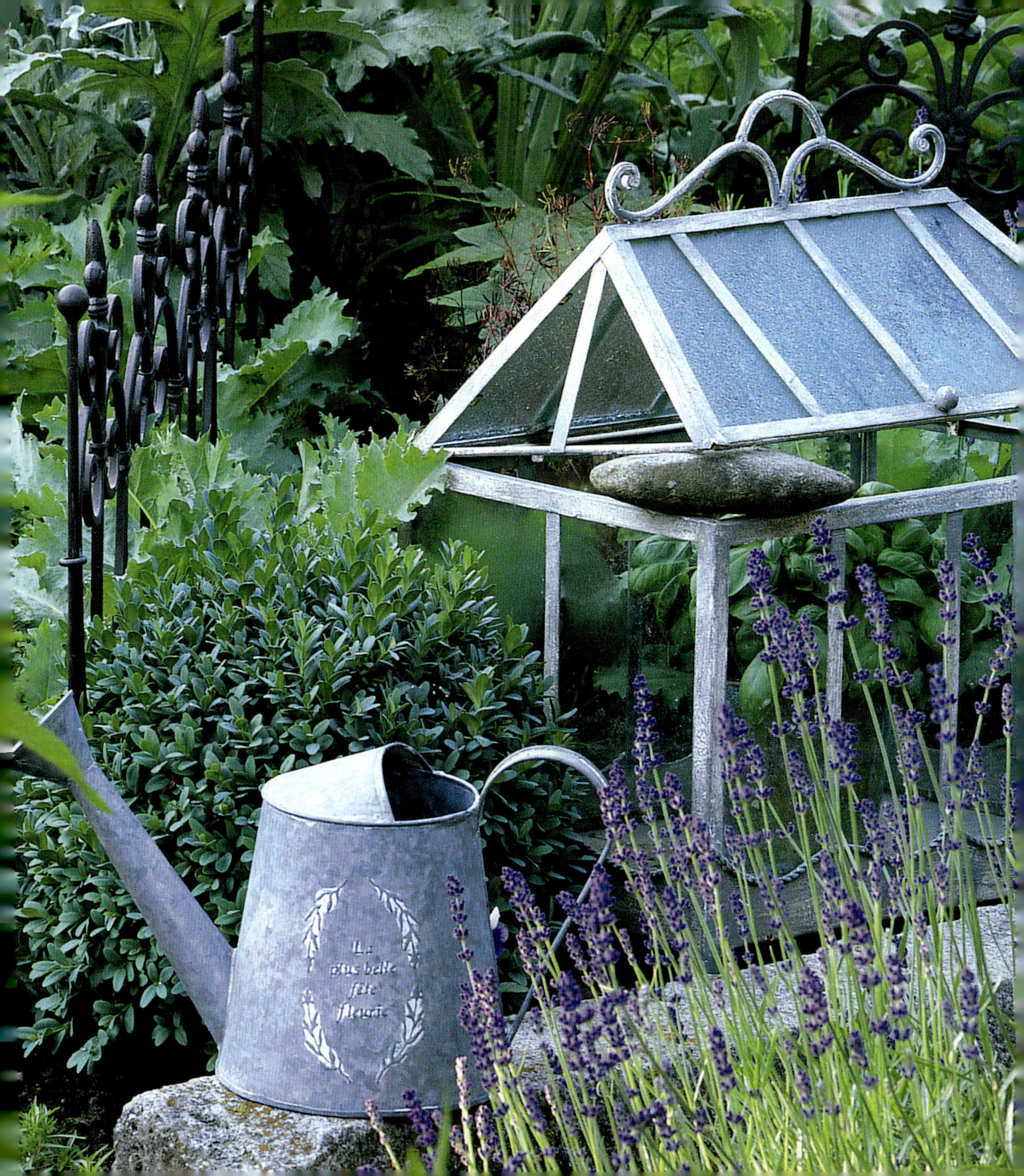
La
plus belle
fête
fleurie

Brigittes Pfirsichgelee mit Lavendel

Am besten schmeckt dieser Gelee mit voll ausgereiften Früchten frisch vom Baum.

Vollreife Pfirsiche mit den Händen ausdrücken oder zerkleinern und, um einen reinen Saft zu erhalten, anschließend durch ein Mulltuch drücken. 650 Gramm Pfirsichsaft und 300 Gramm Orangensaft mit 500 Gramm Gelierzucker 2:1 etwa 4 Minuten sprudelnd kochen und in vorbereitete Gläser füllen. Nun geben Sie in den noch ganz heißen Gelee pro Glas etwa drei möglichst lange Stiele Lavendel, welche diesem nicht nur eine mediterrane Geschmacksnote verleihen, sondern im Gelee auch optisch wunderbar zur Geltung kommen.

Notizen / Geburtstage

27. Juli

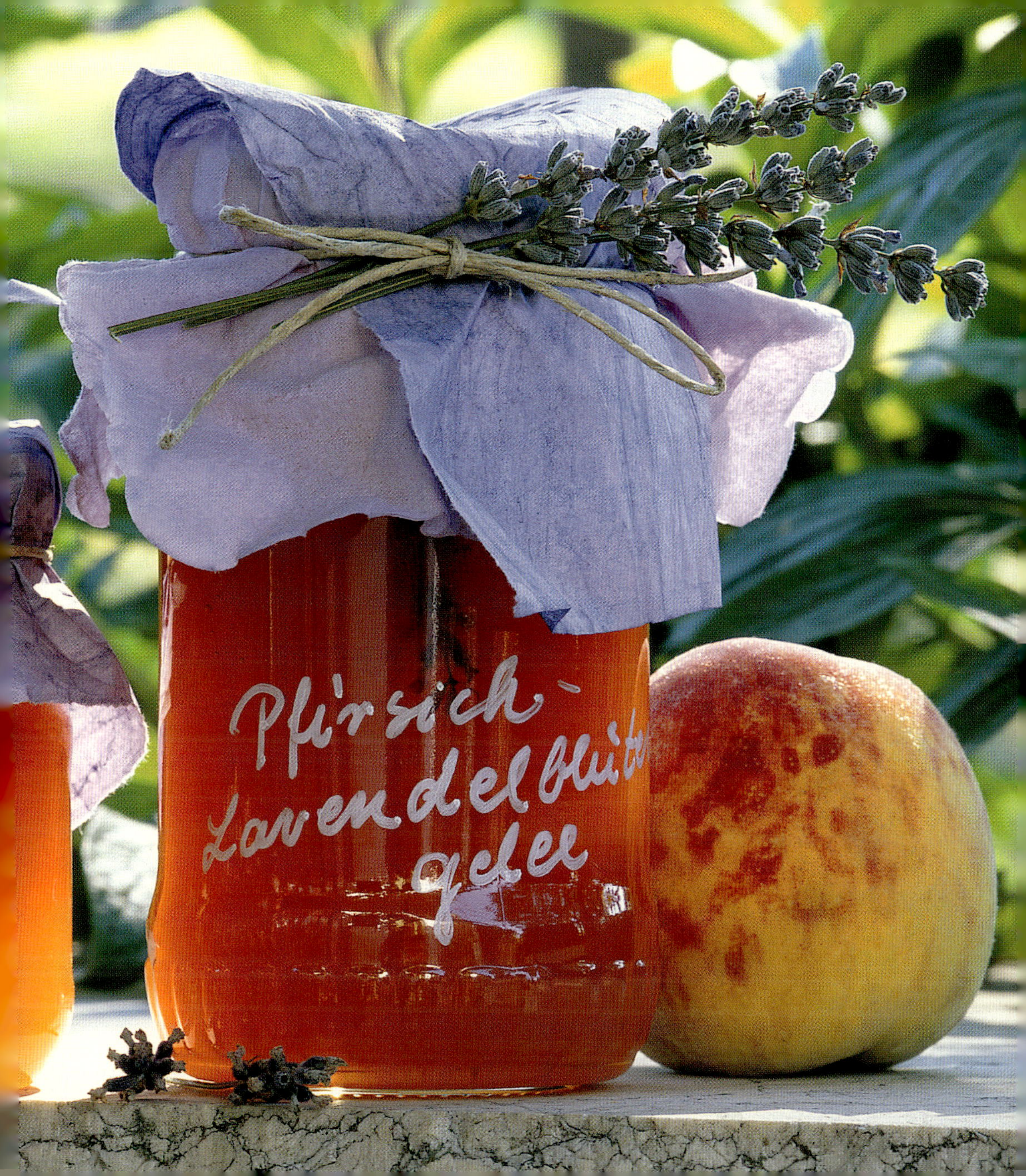
Pfirsich-
Lavendelblüten
gelee

Trüffelweichkäse mit Lavendelhonig

1 Trüffelweichkäse • 10 Lavendelblütenrispen • 250 g Akazienhonig

Lavendelblüten in den Honig rühren, das Glas wieder verschließen und den Honig etwa eine Woche ziehen lassen.
Den Käse eine Stunde vor dem Servieren aus dem Kühlschrank nehmen, kalt in gleichmäßige Dreiecke schneiden, auf Tellern anrichten und mit dem Blütenhonig und frischem Brot servieren.
Weitere Varianten wären Honig mit Rosenöl (siehe *25. Januar)*, Kräutern, Kräuterblüten oder Vanilleduft.
Zur Herstellung von Vanillehonig reicht eine längs aufgeschlitzte, halbierte Vanillestange. Nach dem Aromatisieren mit Kräutern oder deren Blüten den Honig eventuell erwärmen und absieben.
Wer Trüffelweichkäse nicht mag, kann auch einen normalen Weichkäse verwenden.
Aromatisierter Honig ist problemlos etwa 5 Monate haltbar und kann auch als Brotaufstrich, zum Marinieren von Fleisch und zum Süßen von Tees verwendet werden.

Notizen / Geburtstage

28. Juli

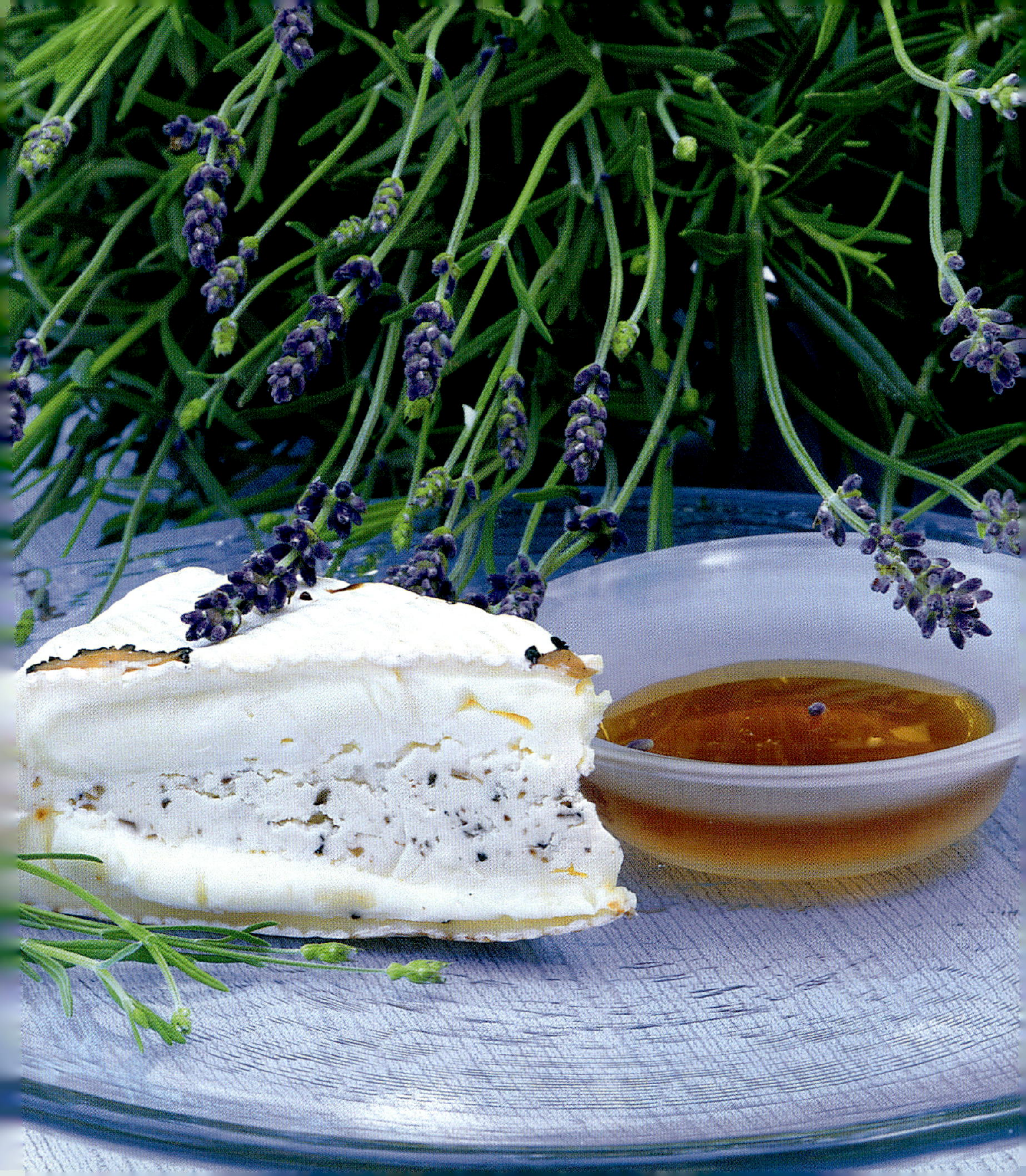

Schmalblättriger Lavendel

Zu den beliebtesten Gartenpflanzen gehört sicher der Lavendel, erinnert er uns doch an den Süden, das Mittelmeer, eventuell sogar an die letzten Ferien in der Provence. An einem sonnigen Ort ausgepflanzt, verströmt er seinen unverkennbaren, aromatischen Duft. Nicht nur wir Menschen fühlen uns von ihm angezogen, auch von Bienen, Hummeln und Schmetterlingen wird er gerne besucht.

Der Lavendel, botanisch *Lavandula*, ist ursprünglich im Mittelmeerraum beheimatet. Die bekannteste Form, *Lavandula angustifolia,* ist der schmalblättrige Lavendel. Hier haben sich die Sorten 'Dwarf Blue' und 'Munstead' über all die Jahre besonders gut bewährt und gehören noch heute zu den Favoriten. Eine weitere, sehr beliebte, neuere Sorte ist die blau-violett blühende 'Hidcote'.

Die meisten Sorten sind zuverlässig winterhart, in kälteren Regionen benötigen sie jedoch etwas Winterschutz. Dies danken uns vor allem die Sorten 'Alba' und 'Hidcote Pink'.

Das auffallend gräulich-grüne oder grau-weiße Laub mit seiner dichten Behaarung deutet darauf hin, dass sich dieser Halbstrauch an sehr sonnigen Standorten wohl fühlt. Zudem liebt er lockere, etwas sandige und kalkhaltige Böden und sollte nur schwach gedüngt werden. Bei zu mastigen Böden reifen die Triebe bis zum Winter nicht richtig aus und die Pflanzen können erfrieren.

Notizen / Geburtstage

29. Juli

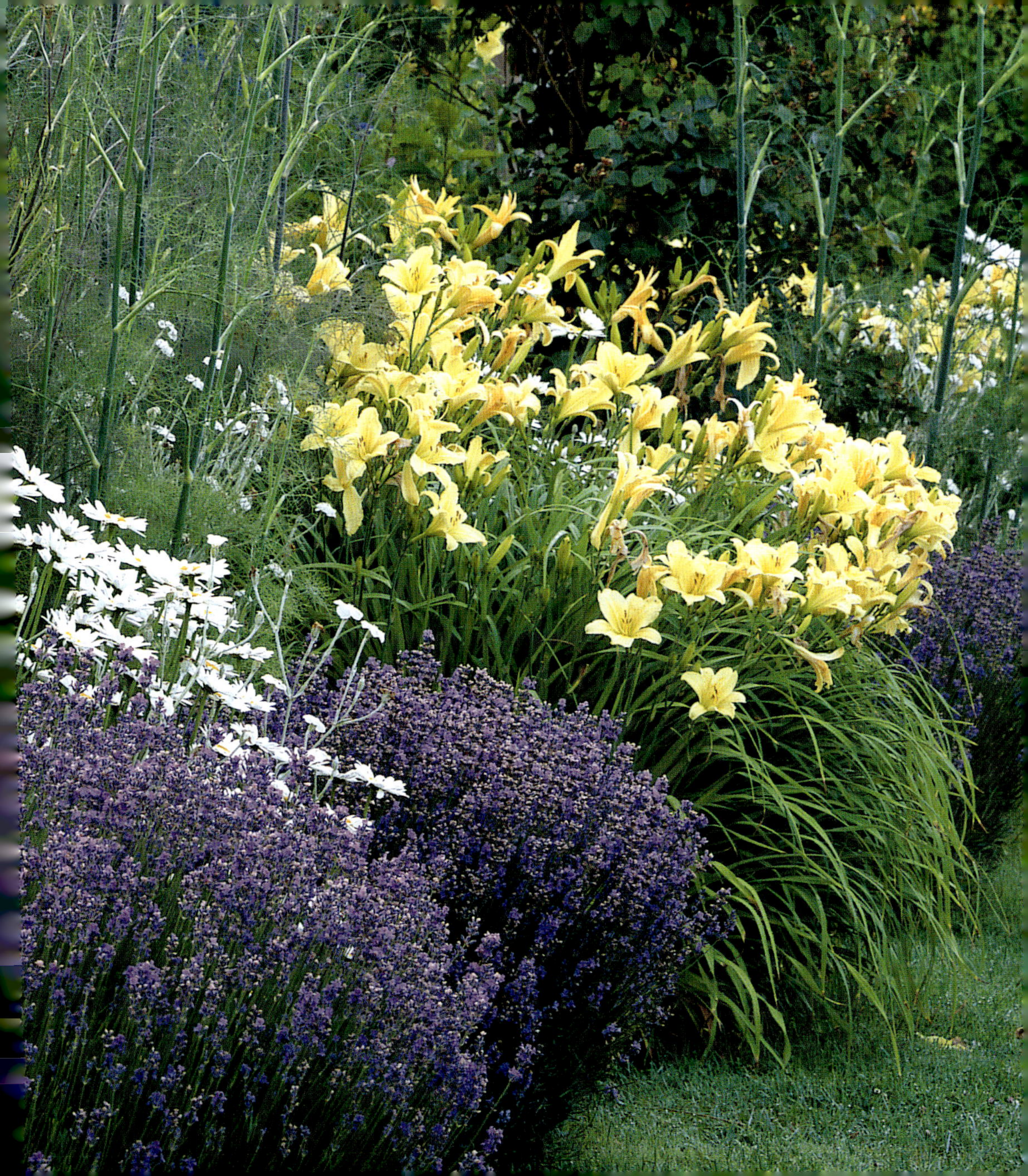

Süße Blütenmischungen

Lavendelzucker
Dazu mischen Sie Zucker mit gut getrockneten Lavendelblüten. Diese sollten möglichst in der großen Mittagshitze geerntet werden, da sie zu diesem Zeitpunkt den höchsten Gehalt an ätherischem Öl enthalten. Die Blüten können ganz oder im Mörser fein zerstoßen verwendet werden.
Interessant zu wissen ist, dass Lavendelöl in der Aromatherapie bei Sonnenbrand und Verbrennungen Anwendung findet; die Pflanze schützt sich gegen starke Sonneneinstrahlung mit der Bildung von ätherischem Öl.

Rosenzucker
Dazu mischen Sie Zucker mit grob zerkleinerten und gut getrockneten Blütenblättern von Duftrosen. Entfernen Sie vorab den weißen Ansatz an den Blütenblättern, da dieser bitter sein kann. Nach Wunsch kann ein Tropfen reines ätherisches Rosenöl hinzugefügt werden.
Verwendung finden die beiden Blütenmischungen überall dort, wo auch Vanillezucker eingesetzt wird, wie beispielsweise in Obstsalaten, Desserts und in verschiedenen Tees. Rosenzucker passt außerdem hervorragend zu allen Rosengewächsen wie Apfel, Him- und Brombeere.

Notizen / Geburtstage

30. Juli

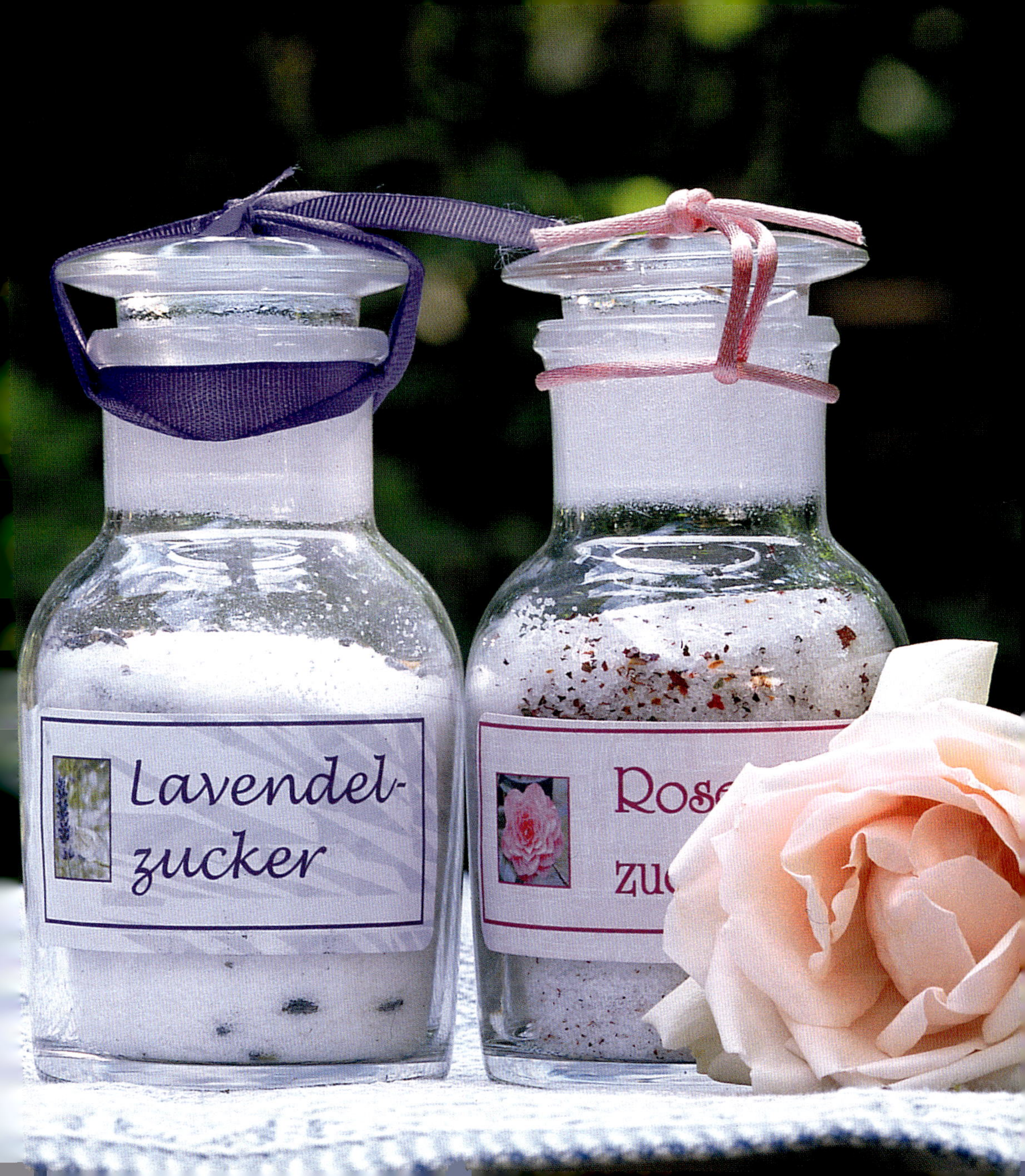
Lavendel-
zucker

Mediterrane Kräuter, ideale Kübelpflanzen für heiße Lagen

Oft sind Terrassen oder Sitzplätze nach Süden ausgerichtet. Ist auch gut so, man will ja in unseren Breitengraden die viel zu raren Sommertage mit viel Wärme und Sonne genießen. Bodenbeläge aus Naturstein, Terrakotta oder Zementplatten heizen sich hier tagsüber auf und geben die gespeicherte Wärme nachts an die Umgebung ab. Ideal für uns in lauen Sommernächten, ist es dort auch zu später Stunde noch angenehm warm.
Mediterrane Kübelpflanzen wie Oleander, Zitruspflanzen oder Lorbeer lieben diese Wärme auch; stehen sie jedoch zu nahe an Hauswänden, wo es leicht zu Hitzestaus kommen kann, droht Spinnmilbengefahr.
Mediterrane Kräuter wie Currykraut, Heiligenkraut oder Lavendel, die einen hohen Anteil an ätherischen Ölen enthalten, mögen diese Schädlinge jedoch nicht. Hier gehören übrigens auch Sorten des nicht winterharten Schopf- *(L. stoechas)* und Zahnlavendels *(L. dentata)* mit ihren auffallenden Hochblättern dazu.
Verschieben Sie also ihre mediterranen Kübelpflanzen an einen gut durchlüfteten Ort (einige Meter von der Hauswand entfernt, reicht hier oft schon aus) und stellen Sie stattdessen Ihre mediterrane Kräuterwahl auf. Der Clou daran: Fliegen und Mücken bleiben fern, denn sie mögen Lavendelduft nicht. Sie können also in Ruhe den lauen Sommerabend genießen.

Notizen / Geburtstage

31. Juli

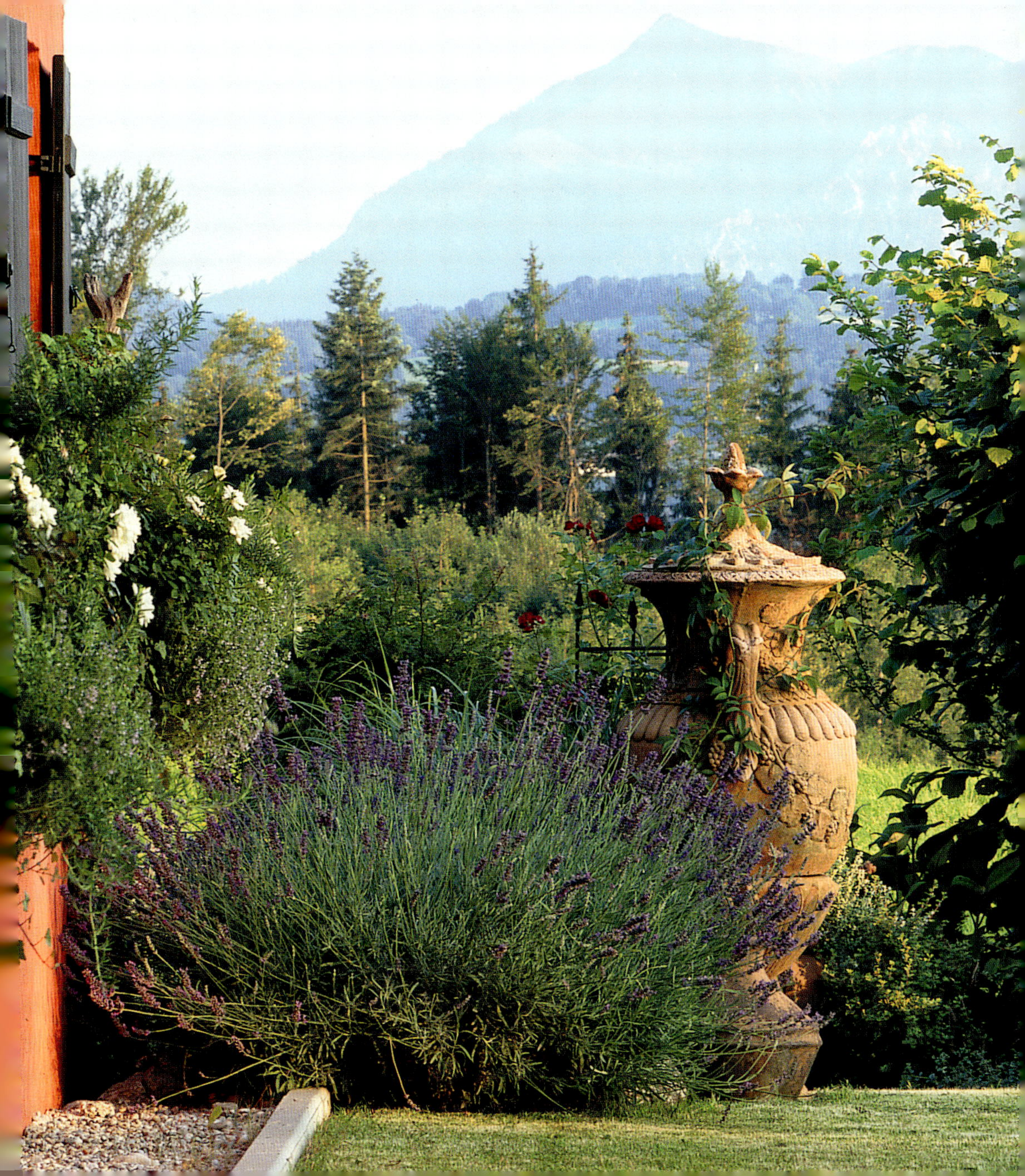

Die sich nach der Sonne dreht

Jetzt leuchten sie wieder, die Sonnenblumen *(Helianthus annuus)* im großen Feld am Rande des Nachbardorfes. Immer die Köpfe Richtung Sonne gewendet, stehen sie stramm in Reih und Glied, in froher Erwartung, dass sie für die Vase geschnitten werden.

Sonnenblumen eignen sich aber nicht nur für den Schnitt, das wissen wir alle. Die Kerne werden zur Öl- und Backwarenherstellung genutzt und auch als Viehfutter wird die einjährig kultivierte Pflanze angebaut. Interessant ist, dass es für jede Nutzungsart einen bestimmten Typ gibt: den Zier-, Öl-, Speise- und Futtertyp.

Für unsere Gaumenfreuden verwenden wir jedoch meist die Blütenköpfe von Ziertypen. Junge, in Salzwasser gegarte Knospen schmecken hervorragend, wenn sie anschließend im Ofen mit Käse überbacken werden, und blanchiert und in Öl eingelegt sind sie als Beilage zu Antipastitellern ein besonderer Genuss. Zusätzlich beleben Sonnenblumenblütenblätter, als gelbe Tupfer eingesetzt, Blatt- und Tomatensalat.

Notizen / Geburtstage

1. August

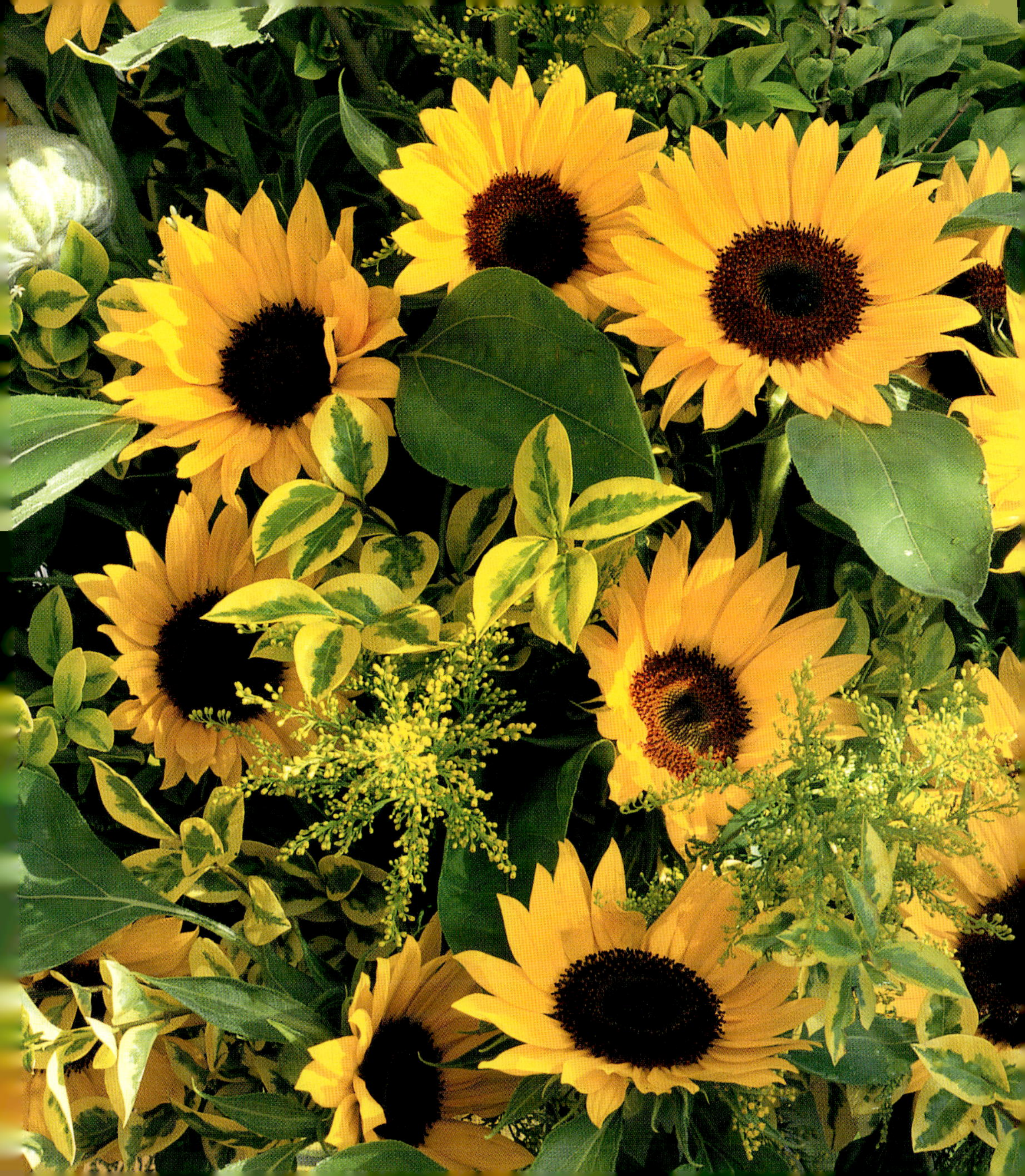

Blattsalat mit Sonnenblumen

250 g gemischter Blattsalat nach Wahl wie z. B. Lollo- oder Eichblattsalat • 1 EL Sonnenblumenkerne • 1 EL Sonnenblumenblütenblätter • 3 EL Sonnenblumenöl • 1 EL Weinessig • 1 EL milder Senf • feines Meersalz • Pfeffer aus der Mühle

Aus Öl, Weinessig, Senf, Salz und Pfeffer eine Sauce anrühren. Sonnenblumenkerne auf mittlerer Stufe in einer Bratpfanne anrösten. An den Sonnenblumenblütenblättern den Blattansatz mit einer Küchenschere entfernen, da dieser bitter ist. Salat waschen, abtropfen lassen und mit der Sauce mischen. Blütenblätter und Kerne über den Salat verteilen.

• Tipp: Auch Veilchen, Hornveilchen, Schlüsselblumen, Phlox, Kräuter-, Gänseblümchen-, Apfel- oder Kirsch- und Kapuzinerkresseblüten können als Salatdekoration verwendet werden. Auch bei Dahlien-, Wegwarten- und Rosenblütenblättern sollte zusätzlich der Blattansatz entfernt werden, da dieser oft bitter ist.

Notizen / Geburtstage

2. August

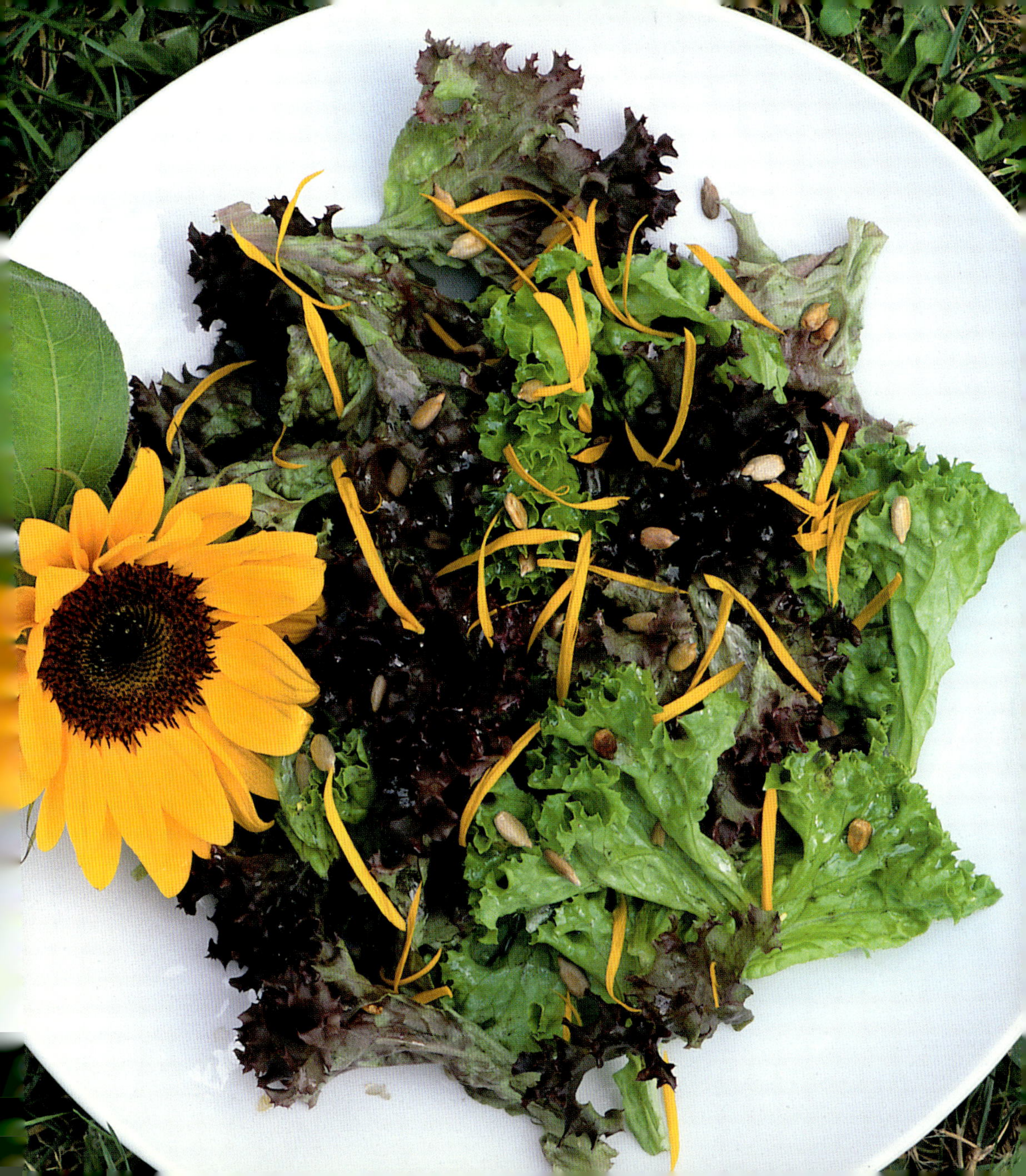

Origanum vulgare 'Thumbles Variety'

Mit dem Erscheinungsbild dieser gelbblättrigen Oreganosorte setzen Sie tolle Akzente in Ihrem Kräuterbeet. Aber auch in Kombination mit Stauden ergeben sich interessante Kontraste. Da zuviel Sonnenlicht die Blätter gerne verbräunen lässt, fühlt er sich im lichten Schatten von höheren Stauden sehr wohl und auf der Fensterbank oder in Töpfen lässt er sich ebenso gut kultivieren, vorausgesetzt, Staunässe wird vermieden.

In Blumensträußen arrangiert, kommen die hellen Triebe wunderbar zur Geltung und verströmen zudem noch einen würzigen Duft.

Geschmacklich kommt dieses mehrjährige, aromatische Würzkraut, das eine Höhe von 40 Zentimeter erreichen kann, unserer heimischen Wildform sehr nahe und setzt mit seinem gelben Farbton, frisch verwendet, auch in Speisen vielleicht etwas ungewöhnliche, aber trotzdem sehr interessante Farbtupfer.

Nebst 'Thumbles Variety' gibt es noch eine weitere gelbblättrige Sorte mit dem Namen 'Aureum', welche auch für den Halbschatten geeignet ist.

Weitere interessante Zierformen sind 'Variegata' mit weißbuntem Laub oder die weißblühende 'Album'.

Notizen / Geburtstage

3. August

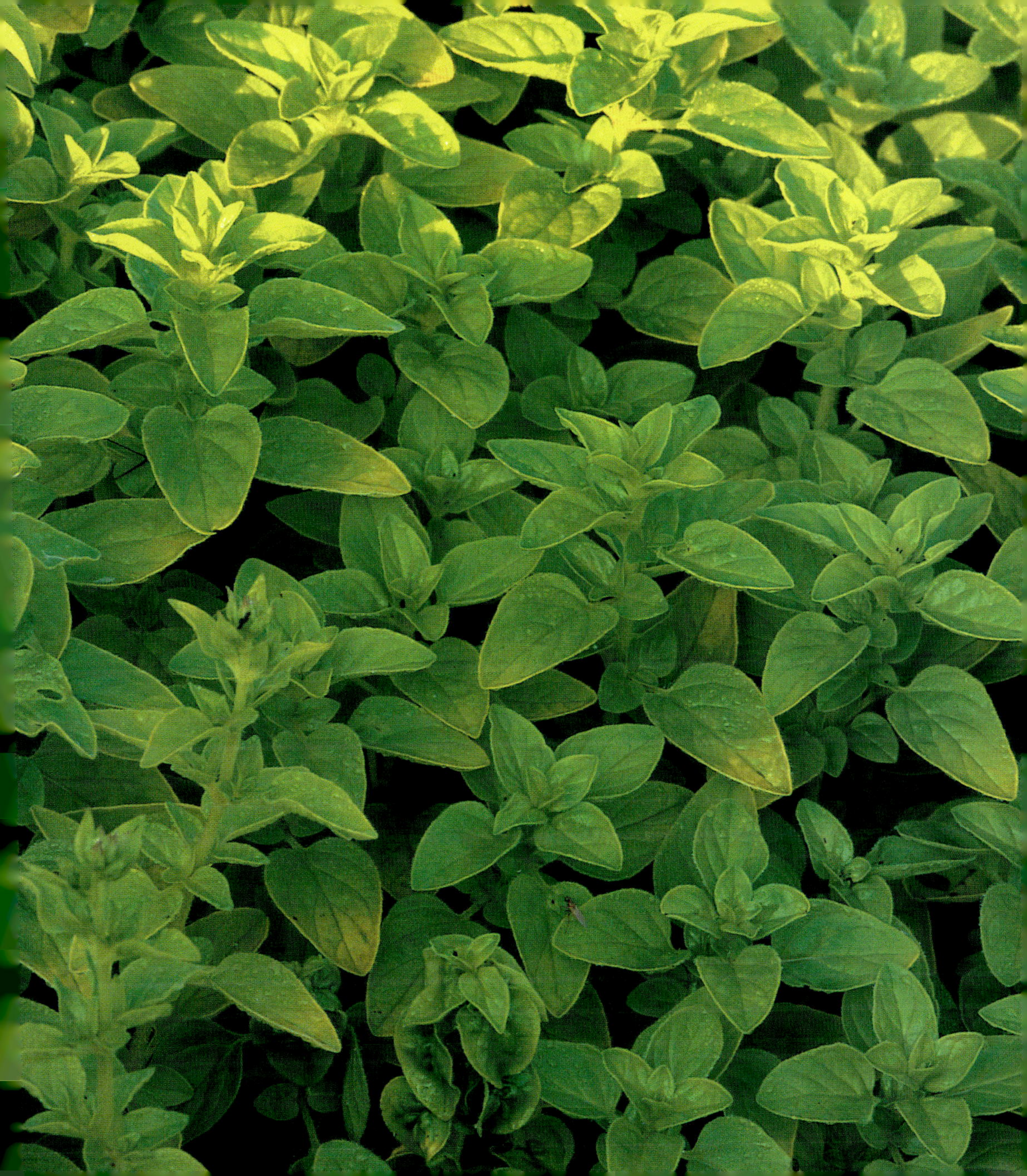

Herberts sündige Auberginen

4 mittelgroße Auberginen • 4 Tomaten • 200 g Käse in Scheiben (z.B. Gouda) • 1 Bund frischer Oregano • Chili aus der Mühle • Honig • Salz, Pfeffer (nach Geschmack)

Auberginen quer in etwa 1,5 Zentimeter dicke Scheiben schneiden, mit Salz bestreuen und 1 Stunde stehen lassen. Tomaten in Scheiben schneiden, Käse zurechtschneiden. Auberginen abspülen, mit Küchenkrepp trocken tupfen und in Olivenöl von beiden Seiten anbraten.
Backpapier auf Backblech legen, jede Auberginenscheibe mit Oreganoblättchen (etwa 1/3 davon aufheben) bestreuen und mit einer Tomatenscheibe und Käse belegen.
Unter dem Backofengrill etwa 4 Minuten überbacken. Dann restliche Oreganoblättchen darauf streuen, Chili-Flocken und Honig darüber verteilen und nochmals etwa 2 Minuten gratinieren.

Notizen / Geburtstage

4. August

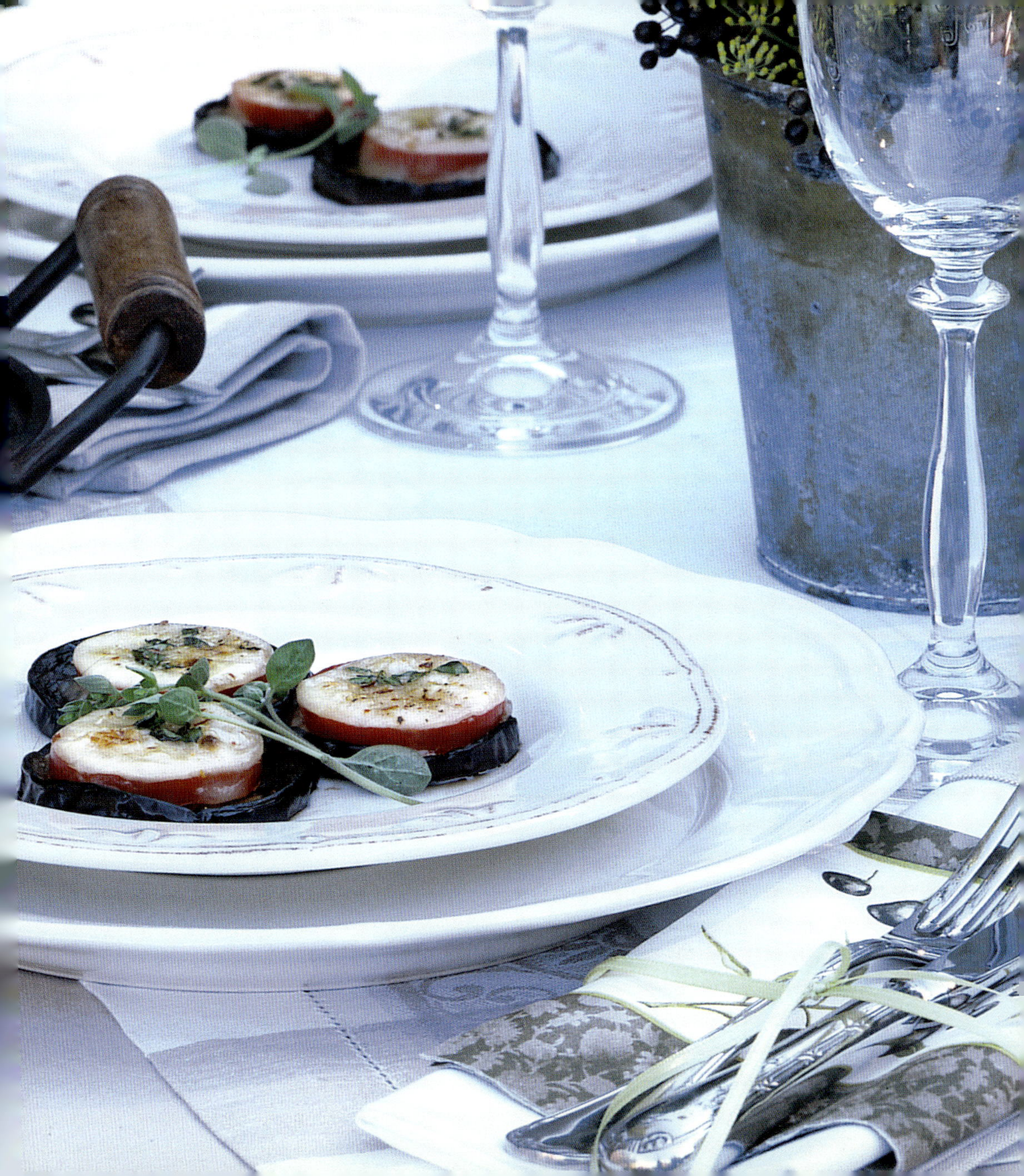

Wenn schon denn schon

So heißt diese unverwechselbare, alte Phloxsorte *(Phlox paniculata)* mit weißem Auge, die sich mit ihrer langen Blütezeit wunderbar im sonnigen, leicht feuchten Staudenbeet macht.
Bekannt ist die Flammenblume, wie sie zu Deutsch genannt wird, vor allem wegen ihrer Anfälligkeit für echten Mehltau. Mittlerweile sind jedoch eine Vielzahl an Neuzüchtungen im Handel erhältlich, die eine hohe Widerstandsfähigkeit gegenüber dieser Krankheit zeigen und erst noch standfest sind. Gibt man ihnen zusätzlich noch genügend Abstand im Beet – eine gute Durchlüftung vermindert die Mehltauanfälligkeit –, so kann man sich über viele Jahre an ihnen freuen.
Reich ist auch die Farbpalette ihrer Blüten. Von Weiß, Rosa, Lila über Rot bis hin zu Orange ist alles vertreten. Auch zeigen zahlreiche Sorten ein dunkles oder gar helleres Auge. Vielen in Erinnerung ist sicher auch ihr unverkennbarer Duft. So unterschiedlich die Blütenfarben sind, so unterschiedlich kann auch der Duft sein. Manchen fehlt er sogar gänzlich.
»Wenn schon denn schon« auch auf dem Teller? Natürlich, aber nicht nur diese Sorte. Bunt gemischt in Salaten, über Eis, Quark und Cremes gestreut, sorgen die hübschen Windrädchen garantiert für Partylaune.

Notizen / Geburtstage

5. August

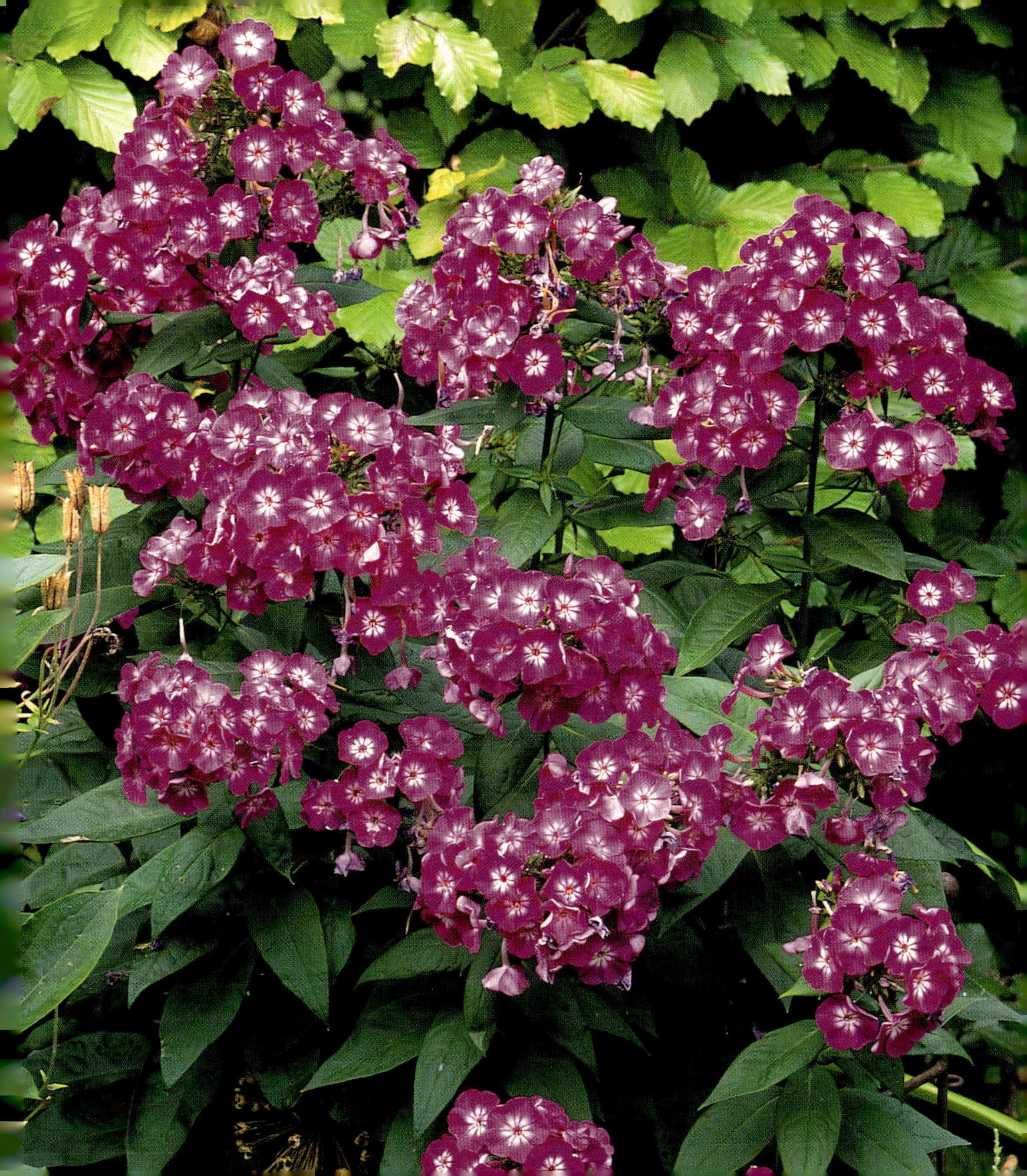

Düfte überall

Schon zu Zeiten Königin Elisabeths I. von England erlebten Kräuter und Blüten in Küche und Wellnessbereich eine »Hochblüte«.
In jener Zeit waren süßduftendes Essen sowie wohlriechende Kleider und Räume im Trend. Es gehörte sich einfach, dass die Dame eines elisabethanischen Herrenhauses wohlriechende Blumen und aromatische Kräuter im eigenen, formal angelegten Garten kultivierte. Oft lag dieser in einem abseits gelegenen Teil des Grundstückes, umgeben von Obstbäumen und Rosenhecken. Er lieferte wertvolle Ingredienzien, die zu allerlei kulinarischen Köstlichkeiten sowie Duftwässerchen und vielversprechenden Salben und Ölen für die Körperpflege verarbeitet wurden. Für die Raumbeduftung verwendete man Kräuter wie Lavendel, Weinraute und Ysop. Auf dem Fußboden verteilt sorgten diese für gute Luft. Wie schon zu Zeiten der Römer wurden auch hier die Kissen mit allerlei Blüten und Kräutern gestopft, jedoch nicht, um eine aphrodisische Wirkung zu erzielen, sondern eher in der Hoffnung, nach anstrengendem Tagwerk einen geruhsamen Schlaf zu finden.

Notizen / Geburtstage

6. August

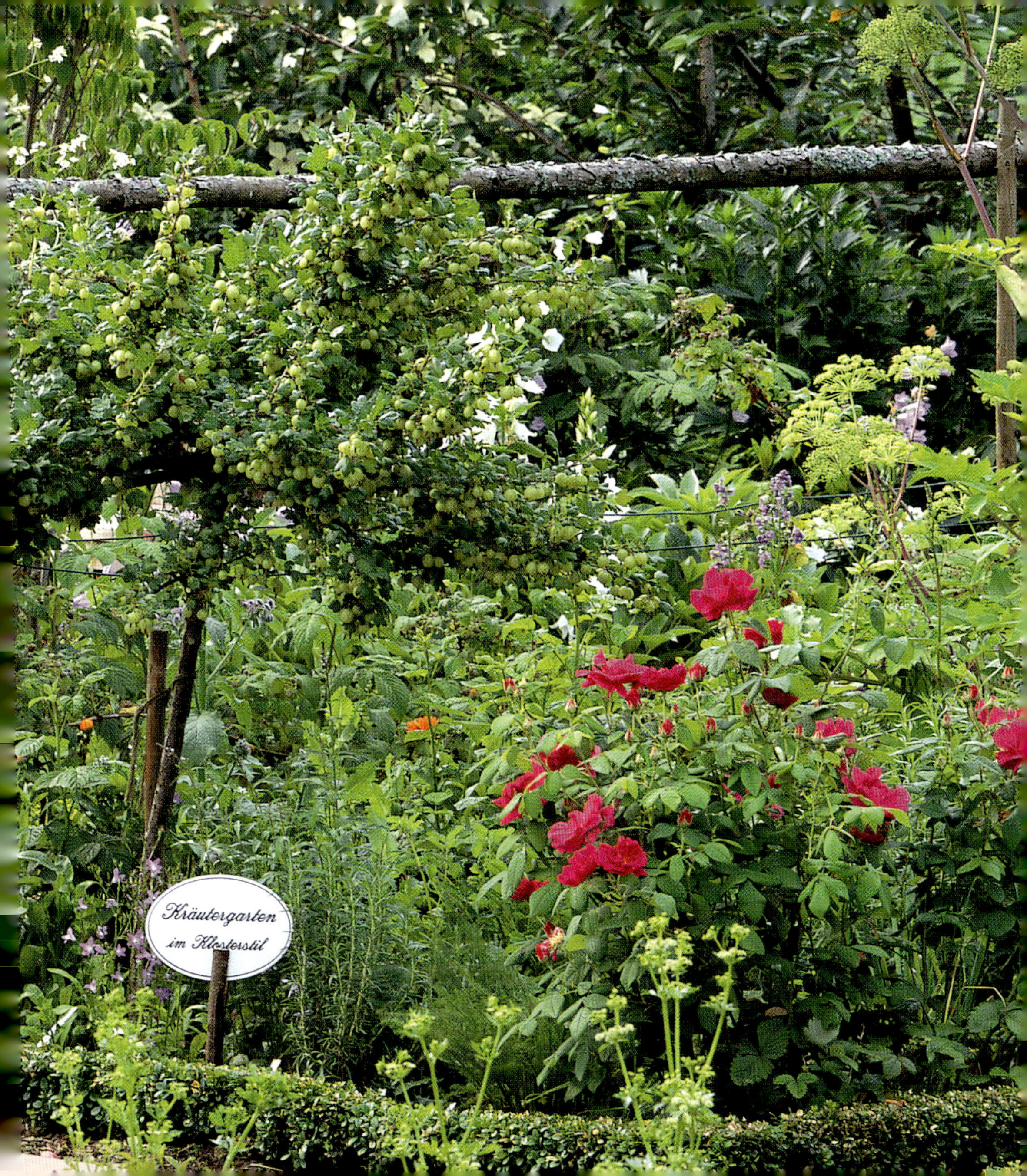
Kräutergarten
im Klosterstil

Zeit zum Genießen

Ist das Duftgärtchen auch noch so klein, eine Bank – ein Stuhl tut es auch – muss unbedingt hinein. Natürlich, beim Durchschlendern lässt man die Hände durch die Kräutertuffs streichen oder man senkt ab und zu den Kopf, um den süßen Duft der Rose in sich aufzunehmen.
Gerade an Abenden nach heißen Augusttagen liegt der Duft oft besonders schwer über den Beeten. Hinzu kommen nun auch noch Düfte von nachtduftenden Pflanzen wie Nachtkerze *(Oenothera biennis)*, Abendlevkoje *(Matthiola longipetala* ssp. *Bicornis)*, Vanilleblume *(Heliotropium arborescens)* und dem Wilden Tabak *(Nicotiana sylvestris)*, der besonders stark duftet. Was gibt es also Schöneres, als sich etwas Zeit zu nehmen, sich hinzusetzen, tief einzuatmen und zu genießen?

Notizen / Geburtstage

7. August

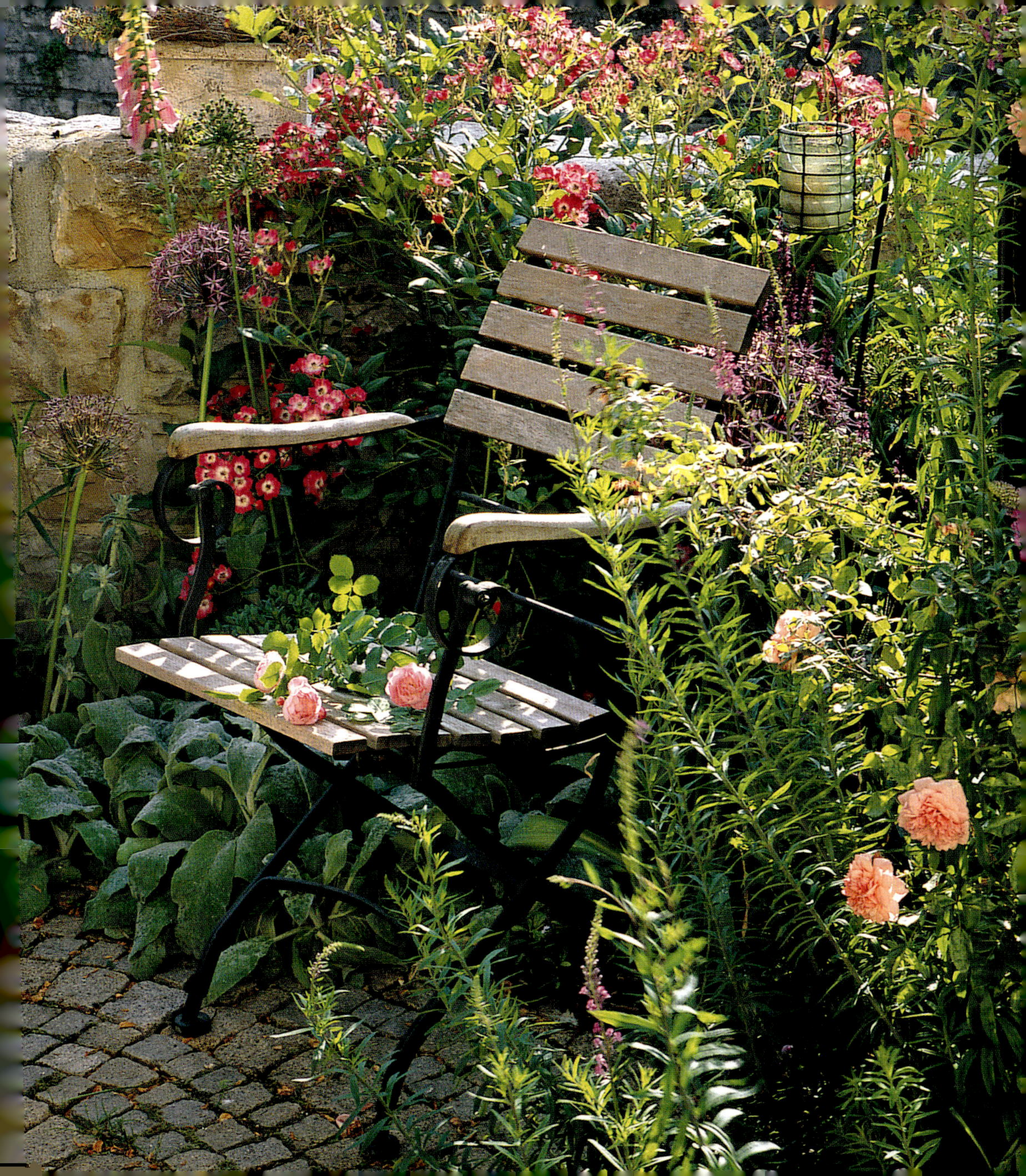

‘Rose du Roi’

Bei dieser fantastisch duftenden Rose handelt es sich um eine gut nachblühende Portlandrose, welche auch unter den Synonymen ‘Lee’s Crimson Perpetual’, ‘Rose Lelieur’ sowie Königsrose im Handel erhältlich ist. Escoffey erschuf diese Sorte 1819 in Frankreich, eingeführt wurde sie jedoch von Souchet.
Wohlgeformte, leicht rundliche Knospen öffnen sich zu mittelgroßen, leuchtend roten bis karminroten Blüten. Sie stehen fast immer zu dritt knapp über dem gesunden, grünen Laub zusammen. Trotz der hohen Petalenanzahl wirken sie sehr locker. Voll geöffnet sind gelegentlich gelbe Staubgefäße sichtbar. Nach einem reichen Flor im Juni und einer Blühpause im Sommer zeigt sich nochmals eine gute Nachblüte im Herbst. Der Wuchs dieser 1,2 Meter hoch werdenden Sorte ist etwas lockerer als bei anderen Portlandrosen. Nebst ‘Rose de Resht’, ‘Mme Boll’, ‘Jacques Cartier’ und ‘Marbrée’ ist ‘Rose du Roi’ die fünfte in dieser Rosenklasse, die ich besonders gerne in der Küche verwende.

Notizen / Geburtstage

8. August

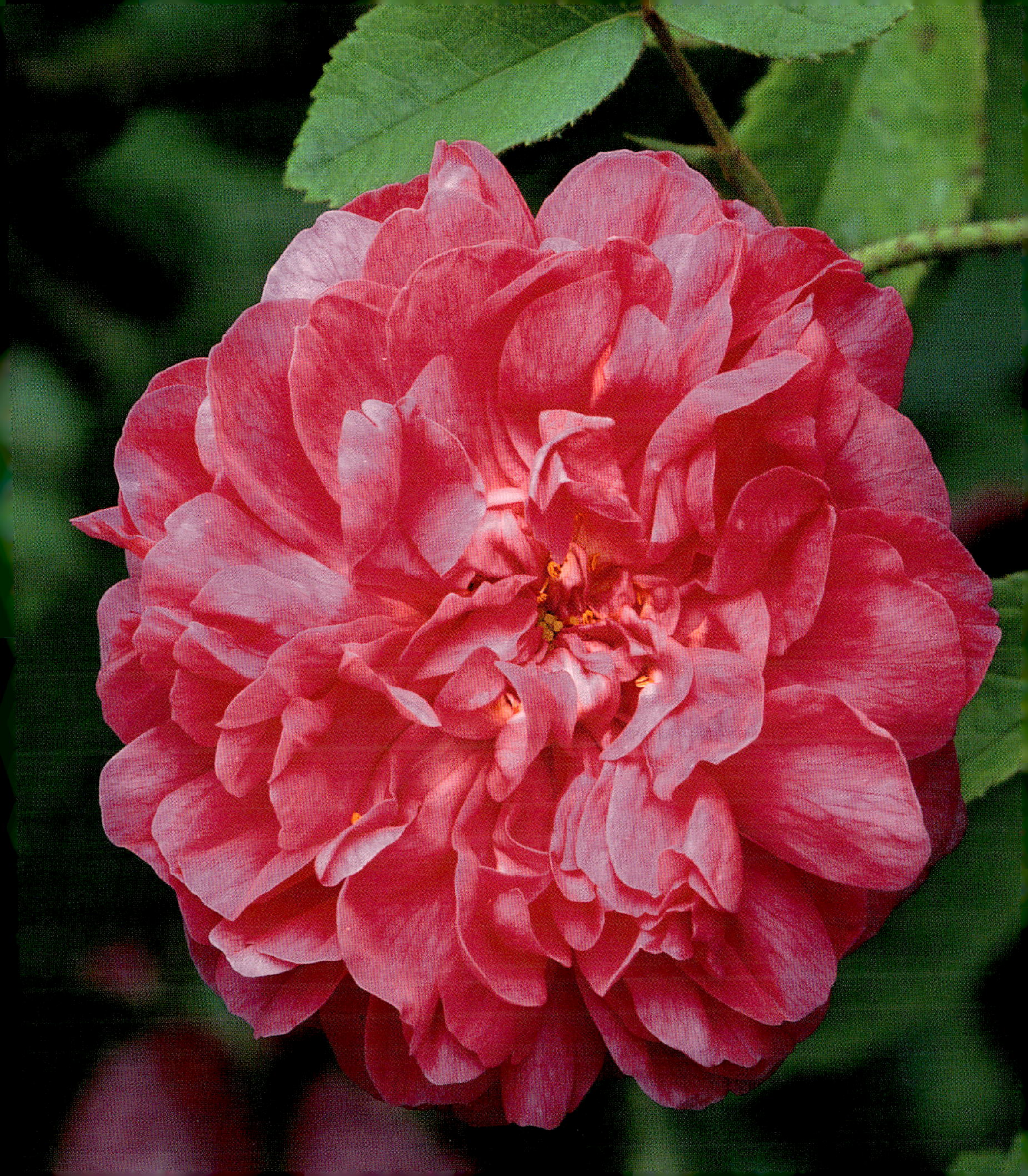

Rosenduft – Entspannung für Körper und Seele

Schön, wenn Sie nach einem arbeitsreichen Tag die Beine hochlegen dürfen und Körper und Seele baumeln lassen können. Aber was tun, wenn sich Ihre Gedanken weiterhin um die Alltagssorgen drehen und Sie einfach nicht zur Ruhe kommen? Dann hilft ein wohltuendes Fußbad mit Meersalz und ätherischem Rosenöl (siehe *24. Dezember)*. Meersalz wirkt hautreinigend und beruhigend. In Kombination mit dem lieblichen Duft der Rose, welcher harmonisierend und ausgleichend auf unsere Seele wirkt, ist dies wohl die sanfteste Art, um wieder zur Ruhe zu kommen.
Für ein »schnelles« Fußbad reichen 2 bis 3 Esslöffel Badesalz auf fünf Liter Wasser aus. Mit einigen schwimmenden Rosenblüten auf der Wasseroberfläche ist dieses Bad auch für das Auge ein Genuss. Möchten Sie sich jedoch bei einem ausgedehnten Vollbad entspannen, benötigen Sie 250 Gramm Badesalz.

Notizen / Geburtstage

9. August

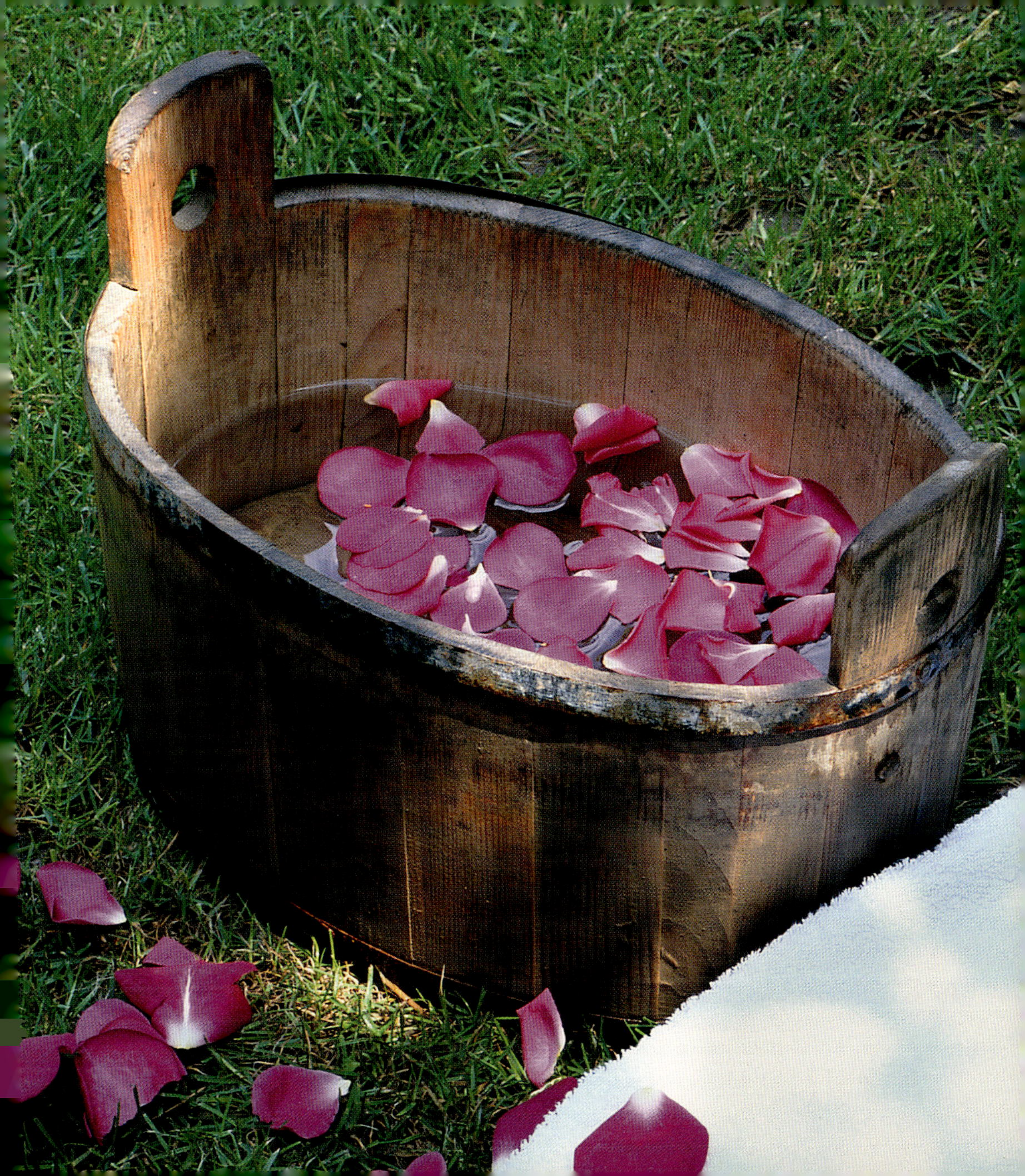

Edel panaschiert

Die Ananasminze *(Mentha suaveolens* 'Variegata') gehört zu den sogenannten mentholfreien Minzen. Der Anteil an ätherischen Ölen beträgt etwa 1 Prozent. Auffallend sind die rundlichen, behaarten, weiß-grün panaschierten Blätter, die beim Zerreiben mit den Händen einen ananasähnlichen Duft freisetzen. Geerntet werden sie vor der Blüte, dann ist ihr frisch-fruchtiges Aroma am intensivsten. Die Blätter können frisch oder getrocknet als Tee verwendet werden. Frisch eignen sie sich als Dekoration für bunte Sommersalate, Bowlen- und für Liköransätze. Zusätzlich kandiert dekorieren sie Desserts oder man isst sie einfach so.
Mit ihrer auffallenden Färbung ist die mehrjährige, bis 30 Zentimeter hoch werdende Staude auch für den Garten eine Bereicherung. Ab Juli zeigen sich feine, verzweigte, ährenartige Blütenstände mit weißlich-rosafarbenen Blüten. Wie die meisten Minzen benötigt die winterharte, ausdauernde Pflanze einen sonnigen bis halbschattigen Standort in leicht feuchtem Boden. Auch in Kübeln gehalten, eventuell mit anderen Würzpflanzen kombiniert, wirkt sie sehr dekorativ.

Notizen / Geburtstage

10. August

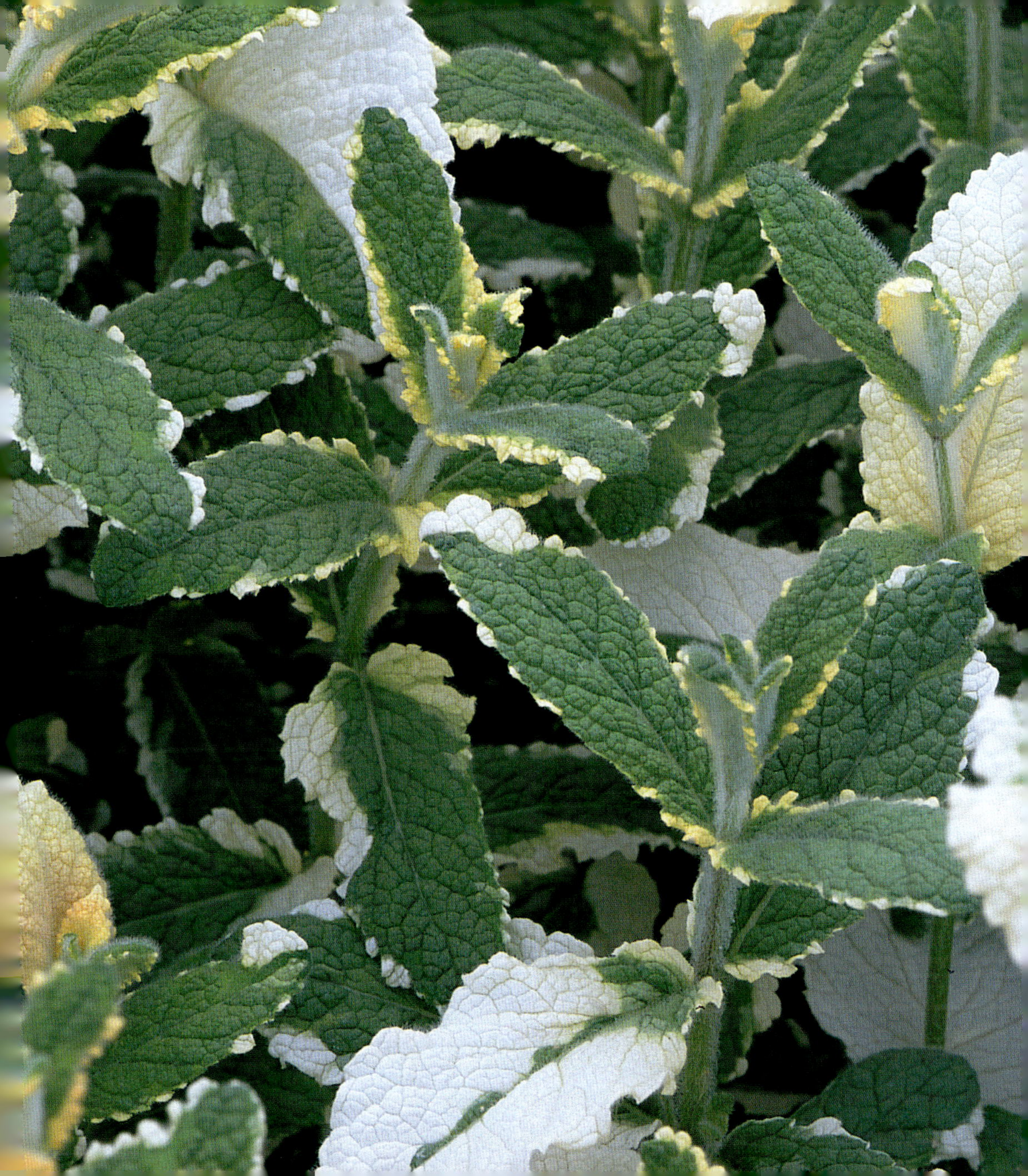

Karins Minze-Schoko-Küsschen

180 g Butter, wachsweich • 180 g feiner Zucker • 1 Prise Salz • 3 Eier • 240 g Mehl • 40 g Kakaopulver • 100 g Sahne • 100 g weiße Kuvertüre • 10–15 Blätter frische Minze (ersatzweise ein paar Tropfen Pfefferminzöl) • Puderzucker

Butter mit Zucker und Salz schaumig rühren. Eier nacheinander unterarbeiten, dann mit Mehl und Kakaopulver den Spritzteig fertig stellen. Nussgroße Häufchen aufs Backblech spritzen und bei 160 Grad etwa 15 Minuten backen.

Sahne mit der grob gehackten Kuvertüre mild erwärmen. Rühren, bis eine homogene Masse entsteht. Minzeblätter in sehr feine Streifen schneiden und unter die Sahne-Kuvertüre-Masse geben.

Über Nacht ziehen lassen, dann kräftig aufmixen. In Spritzbeutel füllen und auf die Hälfte der Plätzchen aufspritzen. Die restlichen Plätzchen darauf setzen. Küsschen hauchfein mit etwas Puderzucker bestäuben.

Notizen / Geburtstage

11. August

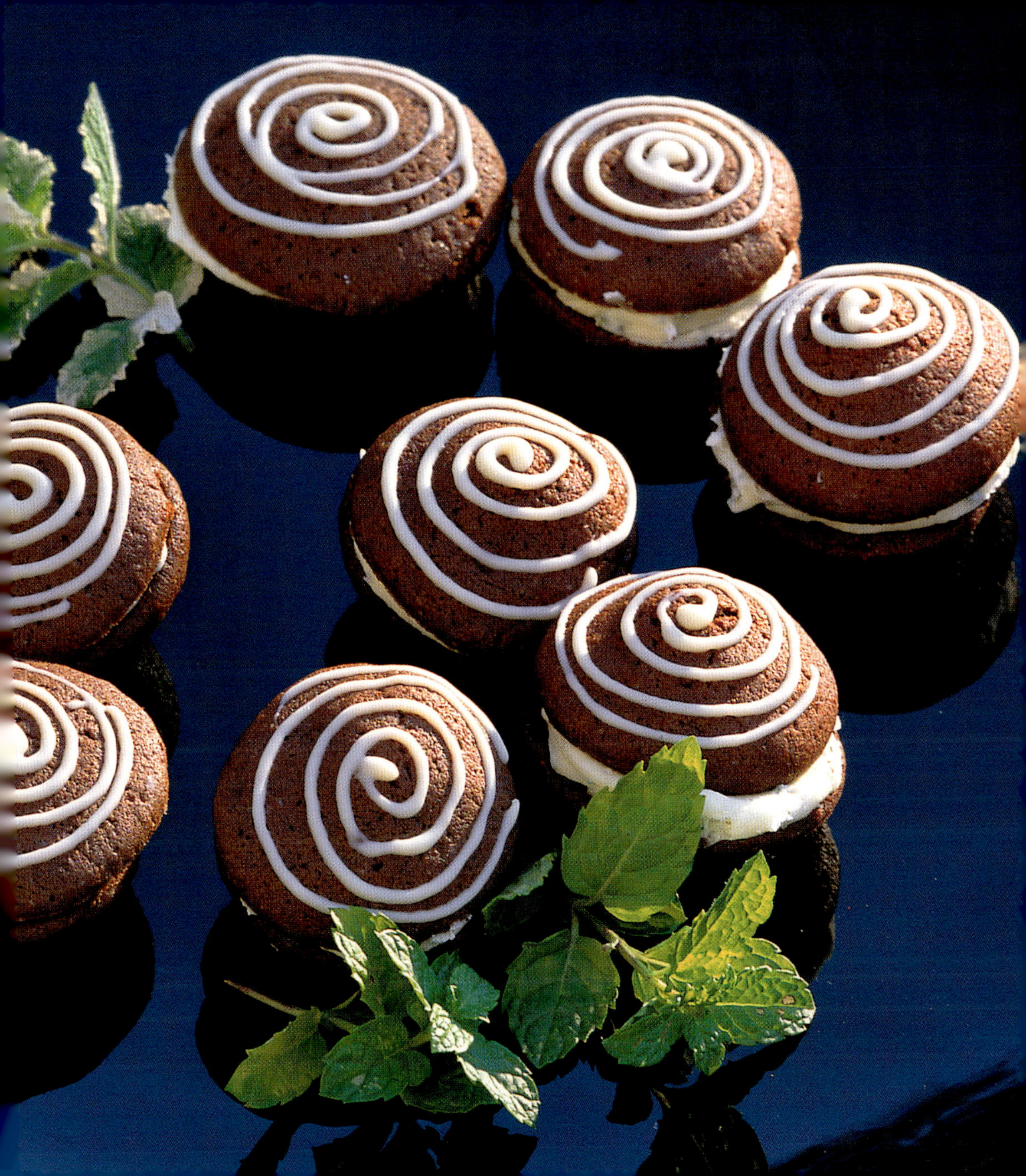

Kornblumen

Ich kann mich noch gut an die blauen Punkte am Rande der Getreidefelder erinnern, die zusammen mit Ähren und rotem Klatschmohn im Winde wiegten.

Die Kornblume *(Centaurea cyanus)* ist ursprünglich im Mittelmeergebiet beheimatet und gelangte vermutlich mit Getreidesaatgut in den übrigen europäischen Raum. Durch den zunehmenden Einsatz von Herbiziden sowie durch die Überdüngung der Felder verschwanden diese in den letzten Jahrzehnten fast gänzlich, kehrten aber durch unseren bewussteren Umgang mit der Natur allmählich wieder an den Feldrand zurück.

Im Garten bevorzugt die einjährig gezogene Pflanze einen nährstoffreichen und durchlässigen Boden. Im März ausgesät, entwickeln sich bald bis zu 60 Zentimeter hoch werdende Pflanzen mit lanzettenförmigen, spitzzulaufenden, graugrünen Blättern, die wechselständig am Stängel sitzen. Auf den Spitzen thronen die wunderbar blauen und essbaren Körbchenblüten, die, wenn man Verblühtes immer regelmäßig entfernt, bis in den September laufend neue Blütenköpfe zeigen.

Im Handel sind auch Samentütchen mit gefüllten und andersfarbigen Blüten erhältlich. Diesen fehlen jedoch die nur in der Urform enthaltenen, harntreibenden Wirkstoffe, die Probleme des Verdauungsapparats sowie bei Hautprobleme lindernd und bei gereizten Schleimhäuten beruhigend wirken, können aber trotzdem als essbare Dekoration verwendet werden.

Notizen / Geburtstage

12. August

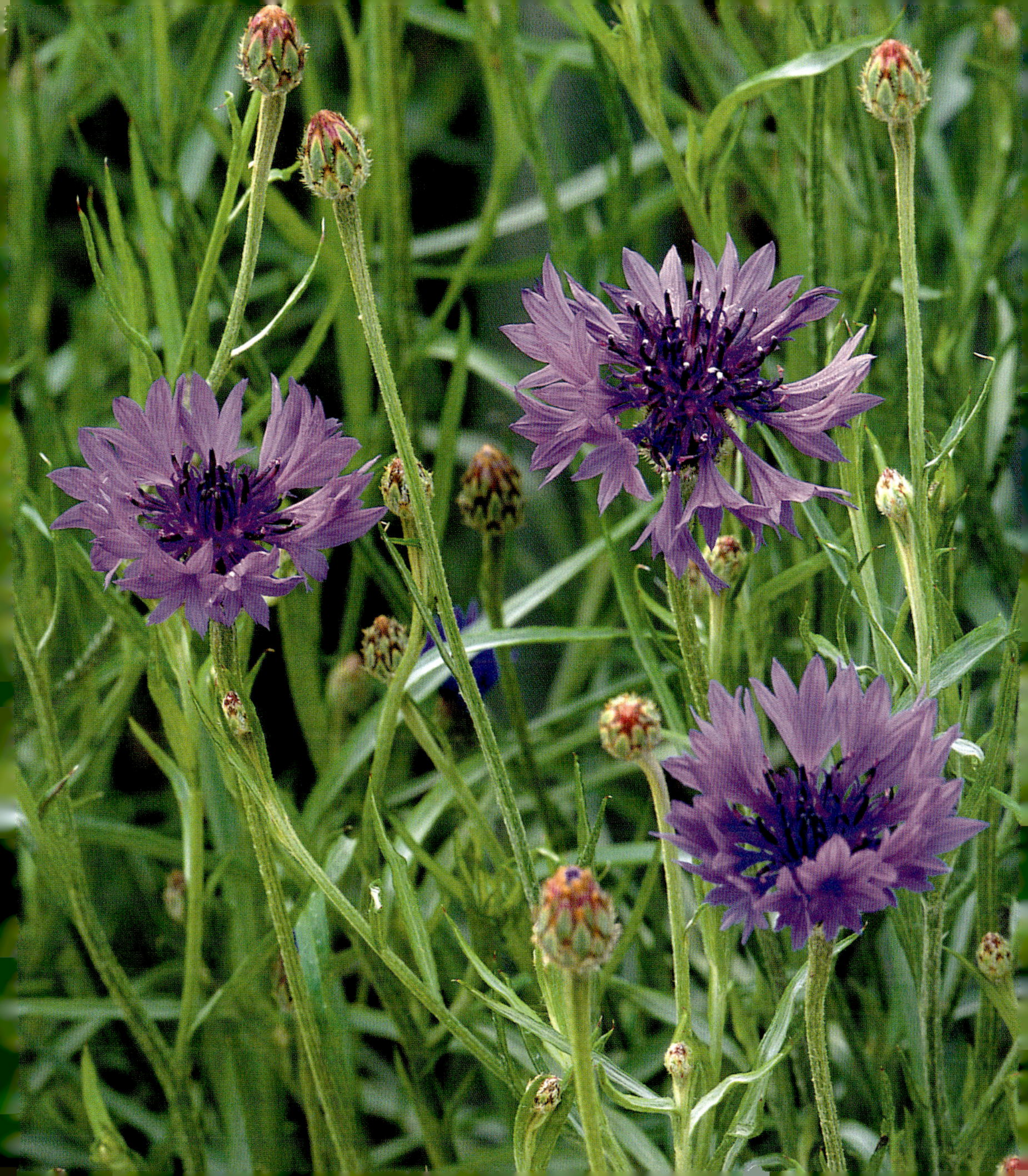

Auch getrocknet ansprechend

Da das Blau der Kornblume durch das Trocknen nur wenig verblasst, eignet sich dieses wunderbar als farbliche Bereicherung für Tee- und Potpourris. Sie können aber auch die einzelnen Blütenblätter, bei denen es sich um die eigentlichen Blüten handelt, vorgängig auszupfen und auf Küchenkrepp verteilt an einem warmen, schattigen Ort trocknen. Sieht übrigens hübsch als essbare Garnitur, eventuell zusammen mit getrockneten Ringelblumenblüten, auf Reis oder Salzkartoffeln aus. Frisch verwendet zieren sie Salate und Desserts.

Notizen / Geburtstage

13. August

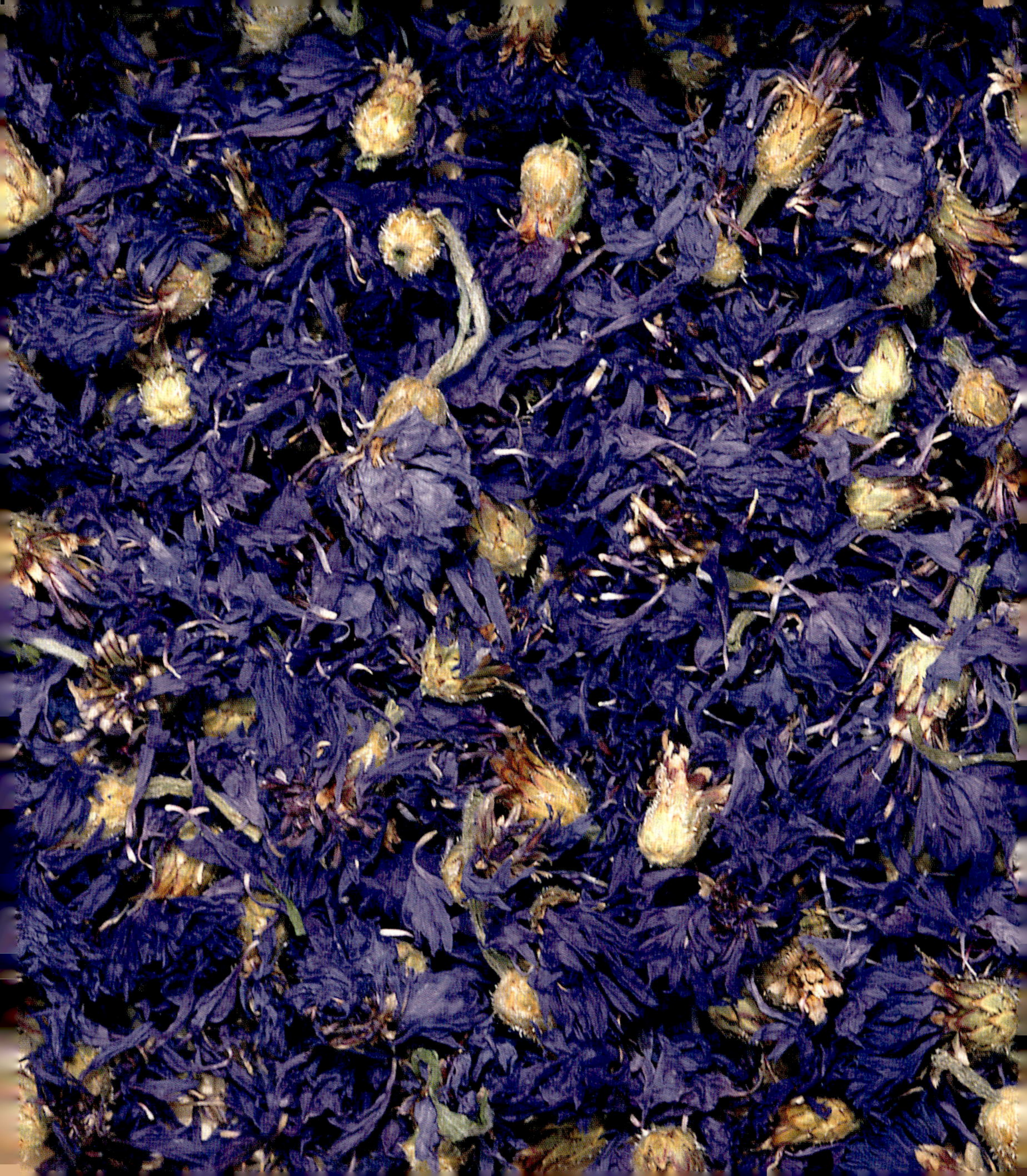

'Mrs. Antony Waterer'

Diese *Rugosa*-Hybride, welche noch wenig bekannt ist, entstand 1898 bei Waterer & Sons in Großbritannien. An einem gut durchlüfteten Standort gepflanzt, bleibt das dunkelgrüne, üppige Laub der ansonsten eher mehltauanfälligen Rose gesund.

Schön geformte, rundliche Knospen öffnen sich zu dunkelkarminroten, stark duftenden, halb gefüllten Blüten. Voll geöffnet werden sie zu flachen Schalen, wodurch die dunkelgelben Staubgefäße wunderbar zur Geltung kommen. Die wuchsfreudigen Triebe sind stark bewehrt, und mit ihrem breiten, aufrechten und schlingenden Wuchs von bis zu 2 Meter eignet sich diese Sorte als Strauchrose, solitär oder, in einer Hecke gepflanzt, auch als Kletterrose, gezogen an Zäunen und Pergolen. In der Küche wird sie überall dort eingesetzt, wo ein dunkler Farbton erwünscht ist.

'Mrs. Antony Waterer' bildet keine Hagebutten, blüht jedoch im Herbst nach.

Notizen / Geburtstage

14. August

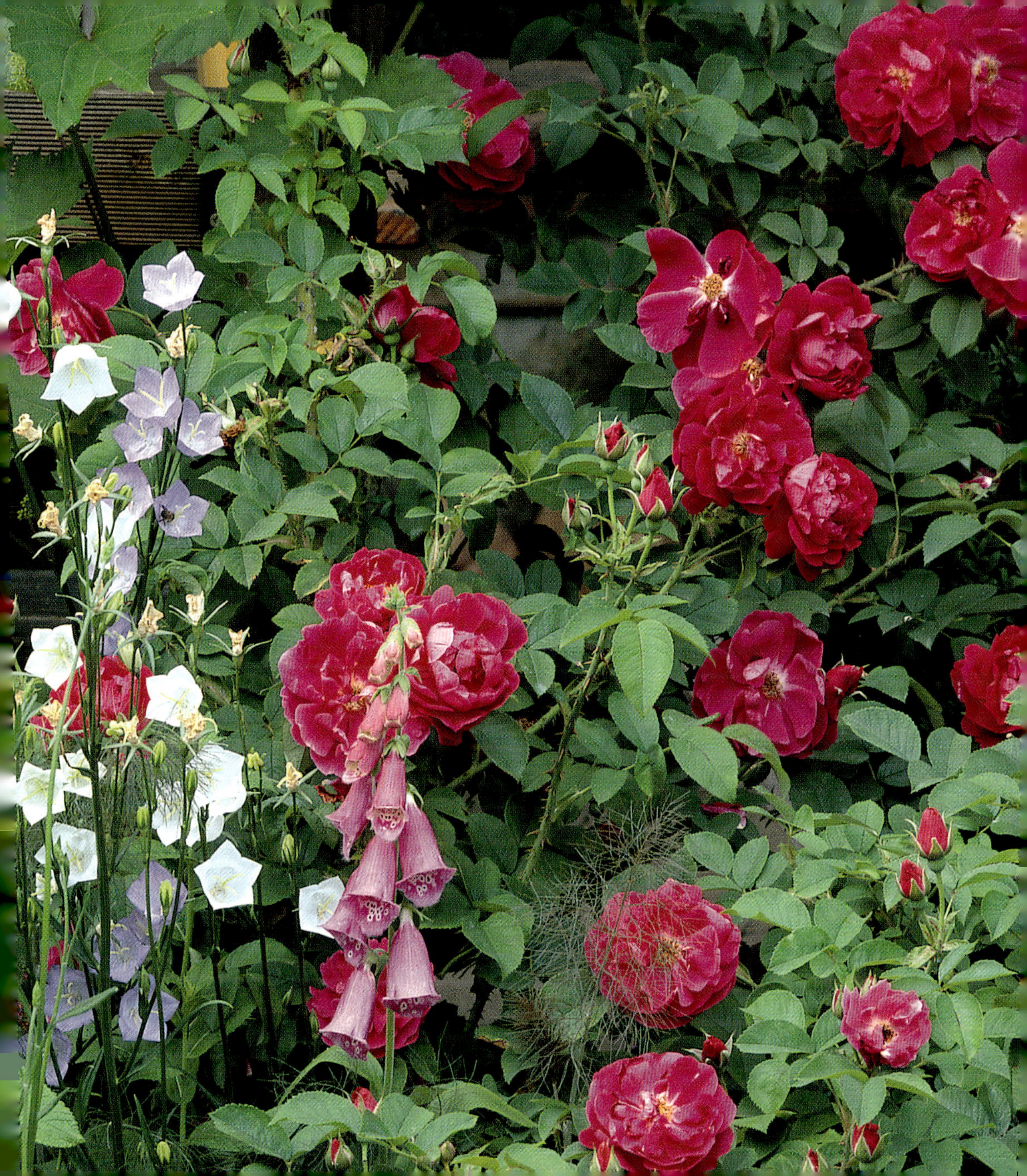

Rosenpuderzucker

40 g Puderzucker • 10 g getrocknete, möglichst dunkle Duftrosenblütenblätter

Die trockenen Rosenblütenblätter im Cutter fein hacken. Mit dem Puderzucker vermengen und in einem Glas mit Schraubverschluss aufbewahren. • Tipp: Dunkle Sorten wie zum Beispiel die *Rosa-Rugosa*-Hybride 'Mrs. Antony Waterer' verleihen dem Puderzucker einen besonders schönen Farbton.

Notizen / Geburtstage

15. August

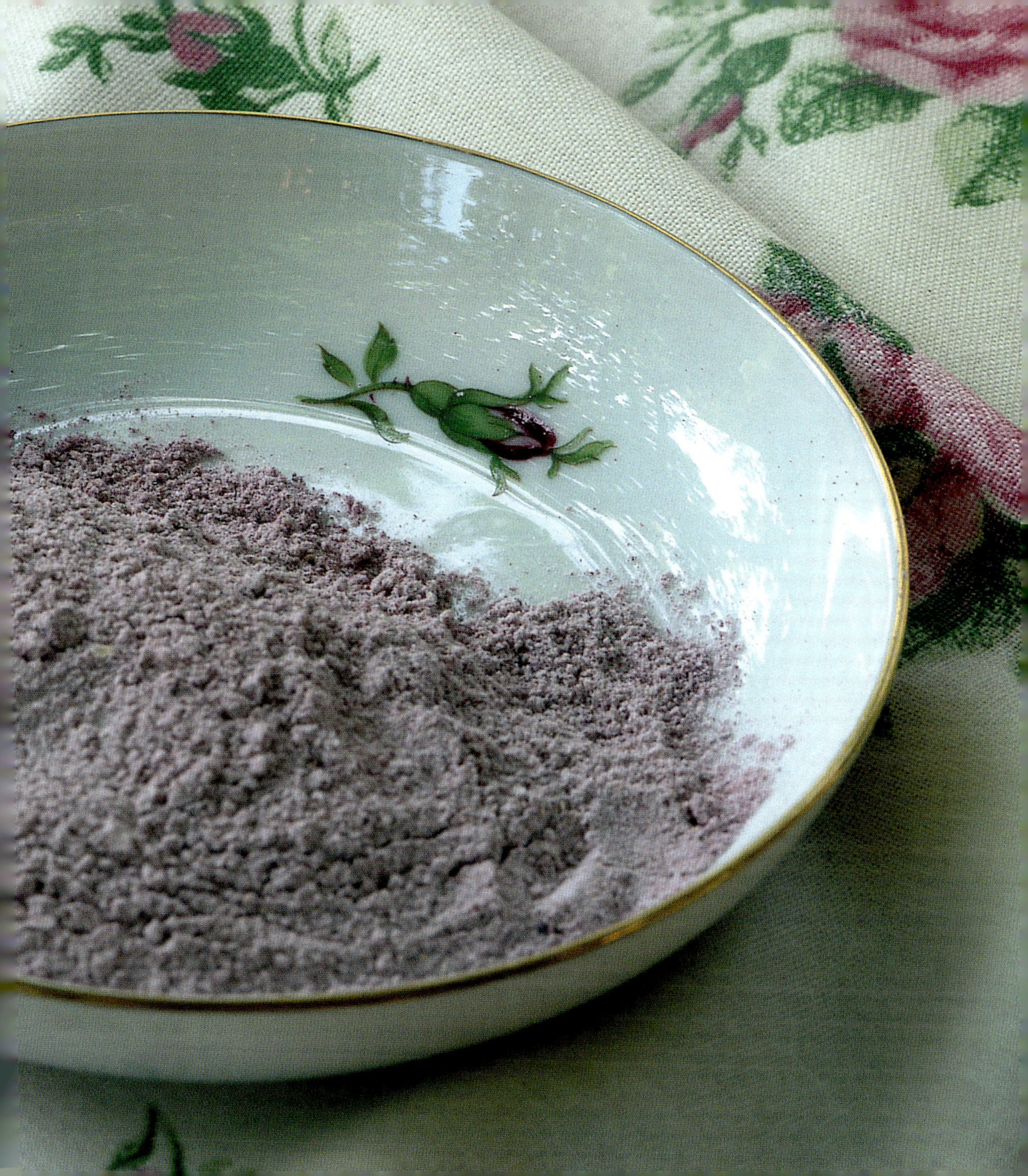

Lohnenswerte Mühe

Klosterfrauen, Ärzte, Apotheker, Alchemisten und Kräuterhexen waren sich vor langer Zeit schon einig: die beste Art, die ätherischen Öle in den Heilpflanzen freizusetzen ist, wenn man diese vorab im Mörser zerstößt. Nur so ist gewährleistet, dass alle Wirkstoffe vollständig von unserem Körper aufgenommen werden.
Diese Arbeit erfordert jedoch etwas Geduld und Fingerspitzengefühl. Ein gutes Ergebnis ist erreicht, wenn die Pflanzenteile gleichmäßig klein gemörsert sind. Da sich die ätherischen Öle relativ schnell verflüchtigen, sollten Sie bei frischen wie auch bei getrockneten Pflanzen nur gerade soviel verarbeiten, wie Sie benötigen.
Nach dem Gebrauch werden Mörser und Pistill mit einer weichen Bürste gereinigt und anschließend mit einem mit Alkohol getränkten Tuch abgerieben.

Notizen / Geburtstage

16. August

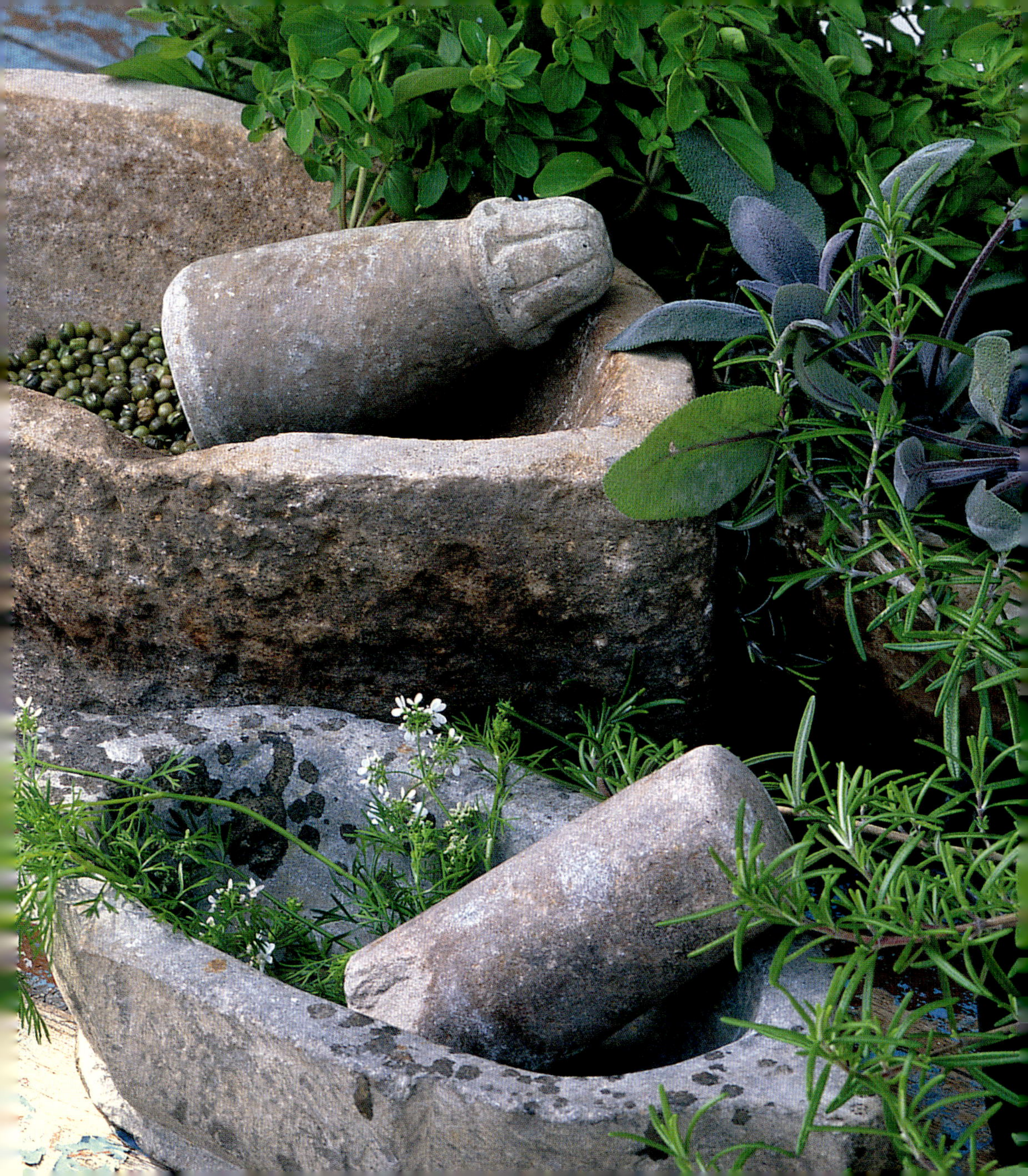

'Mme Isaac Pereire'

Wunderbare, nostalgisch wirkende Blüten lassen beim Anblick dieser viel gepriesenen Bourbonrose das Herz eines jeden Liebhabers Historischer Rosen höher schlagen. Die Herkunft der im Herbst remontierenden Rose ist unbekannt, sie wurde jedoch von Garçon 1881 auf dem Markt eingeführt. Große, kugelige, in Büscheln stehende Knospen öffnen sich zu noch größeren leuchtend karminrosafarbenen, becherförmigen Blüten mit geviertelter Mitte. Voll geöffnet verströmen sie einen berauschenden Duft. Auch werden sie relativ schwer und die Triebe benötigen eventuell eine Stütze. Um verlässlich nachzublühen ist ein tiefgründiger Boden, gute Nährstoffversorgung, sowie eine gute Pflege unerlässlich. In kühleren Lagen benötigt sie zudem etwas Winterschutz.
Die dunkelgrünen Triebe des sehr wuchsfreudigen Strauches sind reichlich mit Stacheln besetzt. Der bis 2 Meter hoch werdende Strauch eignet sich vorzüglich als Solitärpflanze, kann aber auch an Säulen, Pergolen oder Obelisken diagonal hoch gezogen werden, wodurch sich viele Seitentriebe mit Blütenknospen bilden.

Notizen / Geburtstage

17. August

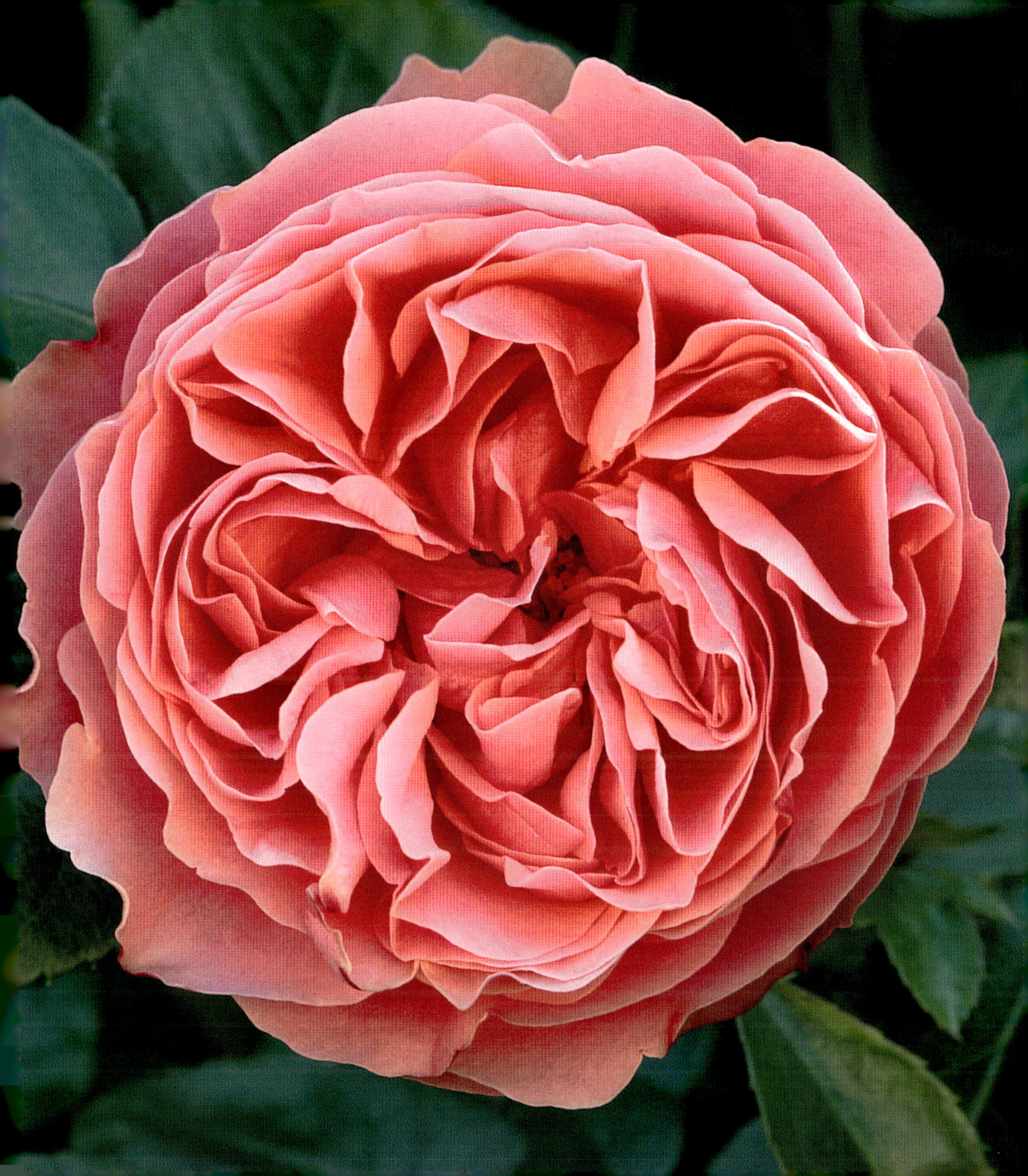

Spinnmilben

Luftige Sitzplätze verdienen es mit Rosen umpflanzt zu werden. Bei solchen an geschützter Südlage in Hausnähe sollte man davon absehen, droht hier bei Hitzeperioden, vor allem im August, Spinnmilbenbefall.
Die zu den Spinnentieren gehörende Rote Spinne *(Tetranychus urticae)* befällt vor allem die Unterseite der Blätter. Durch die starke Saugtätigkeit werden diese so arg in Mitleidenschaft gezogen, dass sie zuerst braungelb gesprenkelt aussehen, anschließend vergilben und später abfallen. Bei sehr starkem Befall erkennt man zwischen den Pflanzenteilen ein feines Gespinst.
Bei leichtem Befall hilft Brennnesseljauche, die mit 200 Gramm frischem Kraut auf 2 Liter Wasser angesetzt wird. Den zusätzlich pflanzenstärkenden Ansatz einige Tage stehen lassen, 1:50 mit Wasser verdünnen und damit die Pflanzen allseitig gründlich besprühen.
Um einen Befall erst gar nicht zu riskieren, hilft nur die richtige Standortwahl, wie in diesem Garten. Wählen Sie also einen gut durchlüfteten Standort, am besten in Ost oder Westlage. Pflanzen Sie an Südlagen Rosen nie direkt vor Hauswände. Hier sollte ein Mindestabstand von mindestens 1,5 Meter eingehalten werden.

Notizen / Geburtstage

18. August

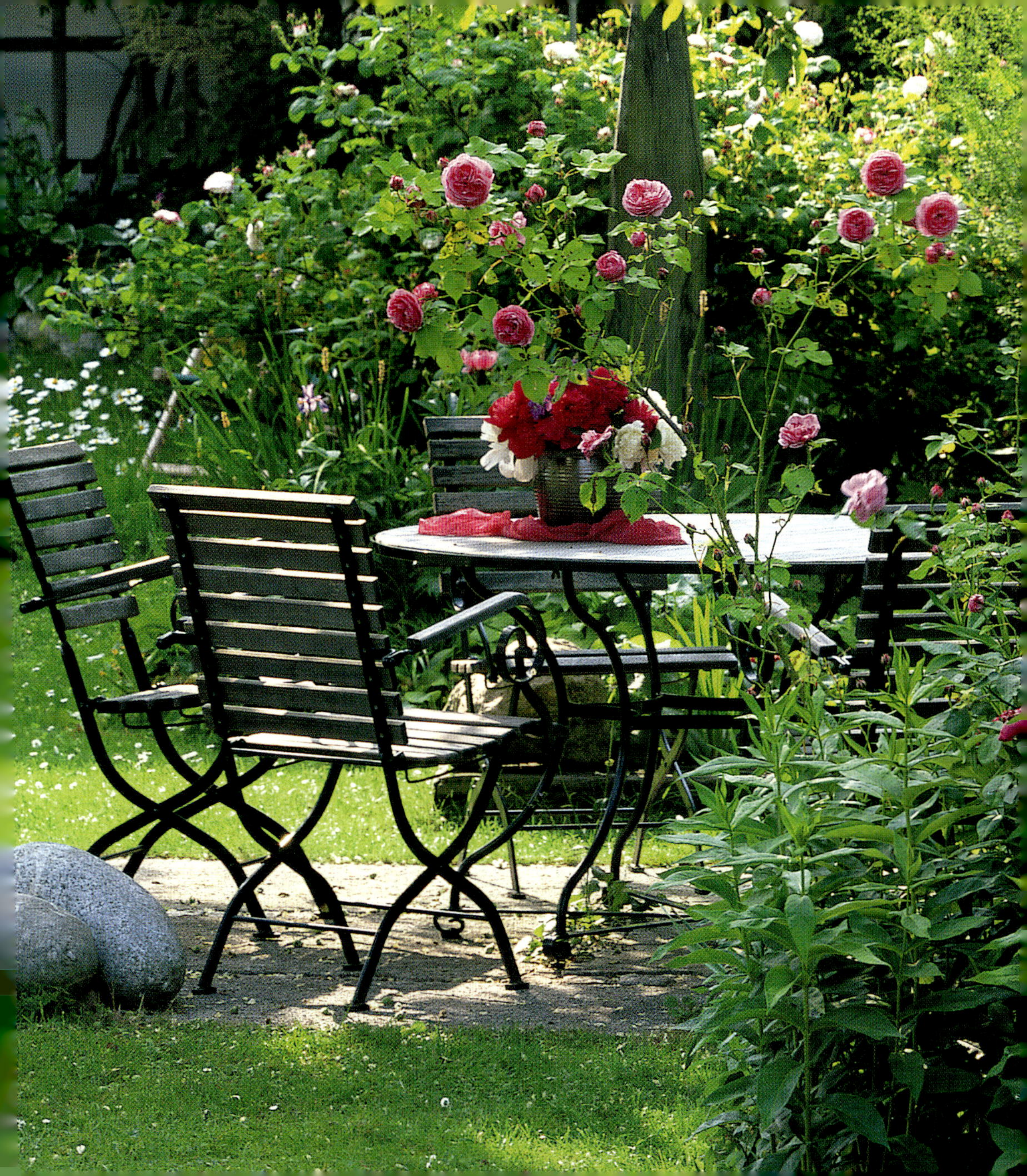

Kräuteressig – ideales Mitbringsel für Salatfreaks

Sommerzeit, Kräuterzeit. Gerade während dieser Zeit kann man im Garten Unmengen von Kräutern ernten. Viele eignen sich hervorragend zum Trocknen oder Einfrieren. Aber was tun, wenn die Vorratskammern voll sind? Versuchen Sie es doch einmal mit Essig. Die meisten Kräuter lassen sich in Essig ansetzen. Verwenden Sie hierfür einen milden Weißwein- oder Apfelessig von guter Qualität. Je nach gewünschter Geschmacksstärke schwankt die einzusetzende Menge zwischen zehn und hundert Gramm je Liter. Ohne allzu großen Aufwand entstehen so in wenigen Wochen raffinierte Zutaten für Salatsaucen, die sich, in hübsche Flaschen abgefüllt, hervorragend als Mitbringsel für liebe Freunde eignen.

• Herstellung: Füllen Sie die ausgewählten Kräuter in saubere und trockene Flaschen. Sie können hierfür Blätter, Blüten oder ganze Zweige verwenden. Nun die Flaschen mit Essig auffüllen, sodass alle Pflanzenteile gut bedeckt sind. Anschließend den Ansatz an einem sonnigen, warmen Ort ziehen lassen. Gelegentlich die Flasche umdrehen und gut durchschütteln. Nach etwa 20 Tagen den Essig abseihen und in dunkle, ausgekochte Flaschen abfüllen. Kühl und dunkel lagern.

Notizen / Geburtstage

19. August

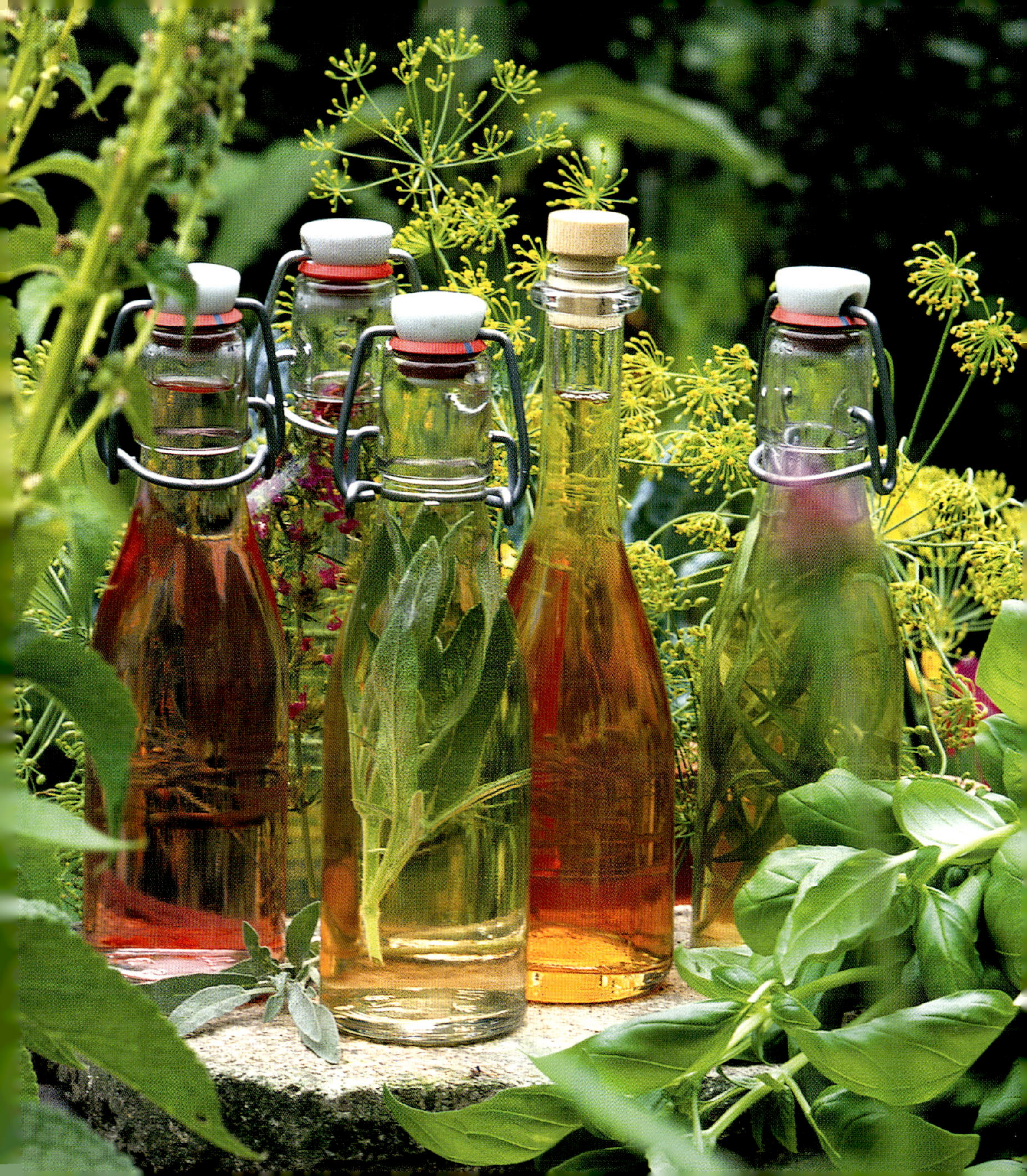

Schön eingefasst

Schön anzusehen ist ein Kräutergarten, wenn die einzelnen Beete mit Buchs eingefasst sind. Mit seiner sehr gleichmäßigen, dichten Wuchsform eignet sich hierfür bestens *Buxus sempervirens* L. 'Suffruticosa'. Er wächst sehr langsam und erreicht eine maximale Höhe von 60 Zentimeter. Da er nach dem Schnitt Ende Mai nicht oder nur noch schwach austreibt, ist er äußerst pflegeleicht. Sehr attraktiv wirkt zudem seine stets dunkelgrüne Blattfarbe. Diese Buchssorte eignet sich nebst Einfassungen auch für kleine Kugeln, Quader oder Kegel.

Notizen / Geburtstage

20. August

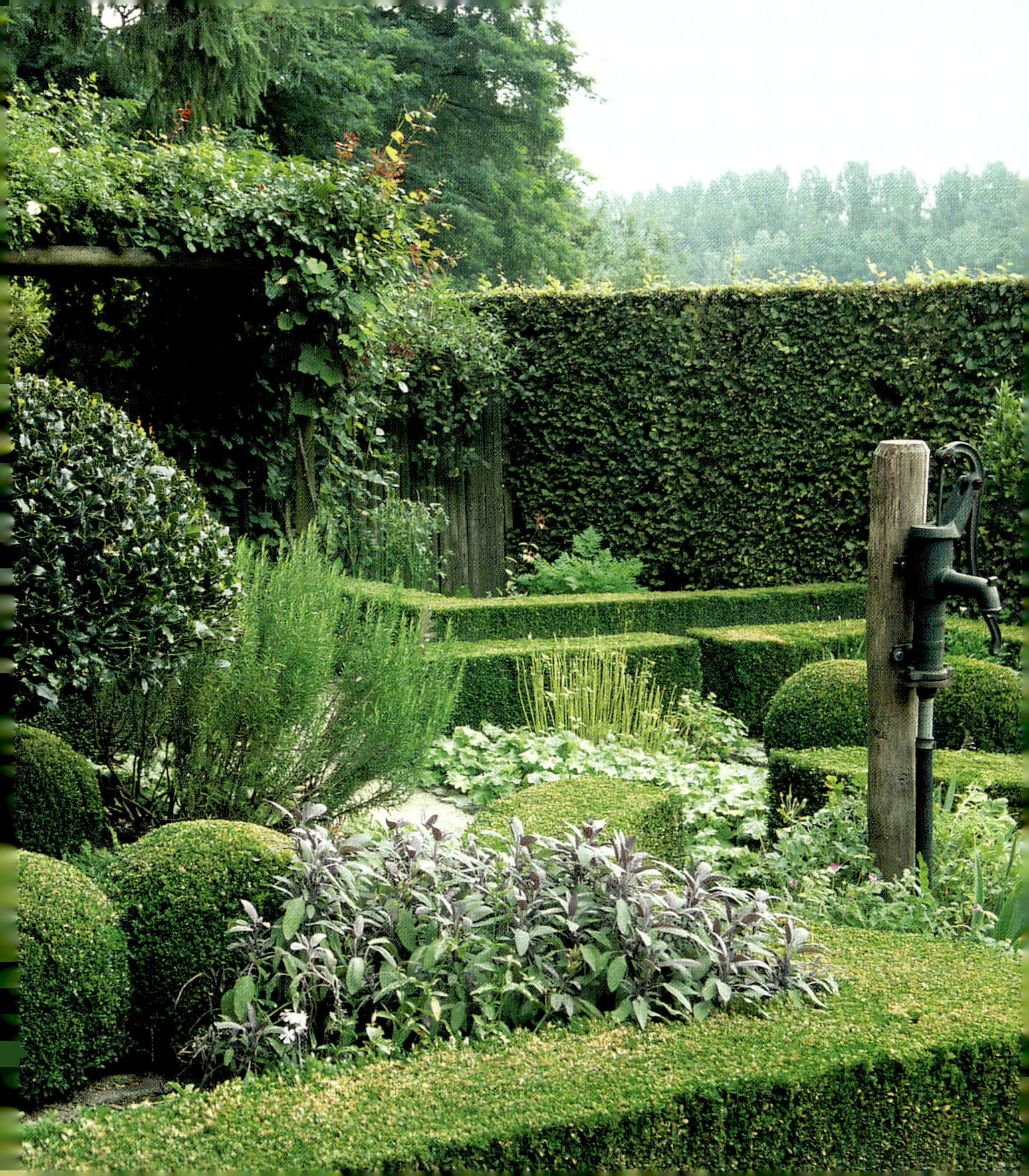

Kräutersuppe mit Borretschblüten

1 EL Butter • 1 Schalotte, fein gehackt • 1 Knoblauchzehe, gehackt • 500 ml Geflügelbouillon • 150 ml Sahne • 2 Handvoll junger Spinat • 2 Eigelb • 150 g gemischte Kräuter wie Dill, Brunnenkresse, Kerbel, Borretsch, Petersilie, Sauerampfer, Hirschhornwegerich, grob gehackt • 2 Eigelb • 100 ml Sahne, steifgeschlagen • feines Meersalz • Pfeffer aus der Mühle • Muskat • 1 Handvoll Borretschblüten

Mit wenig Aufwand füllt sich der Suppenteller unter den Blüten bald mit einer delikaten Vorspeise.
Schalotte und Knoblauch in Butter kurz anschwitzen. Mit Geflügelbouillon und Sahne ablöschen und etwas einkochen. Zusammen mit den grob gehackten Kräutern und dem Spinat in einen Mixer geben und gut durchmixen. Alles zusätzlich durch ein Sieb streichen, zurück in den Topf geben und vorsichtig erhitzen. Eigelb schaumig schlagen und unter Rühren in die Suppe einlaufen lassen. Die geschlagene Sahne unterheben und mit Salz, Pfeffer und Muskat abschmecken. Suppe anrichten und mit Borretschblüten garnieren.

Notizen / Geburtstage

21. August

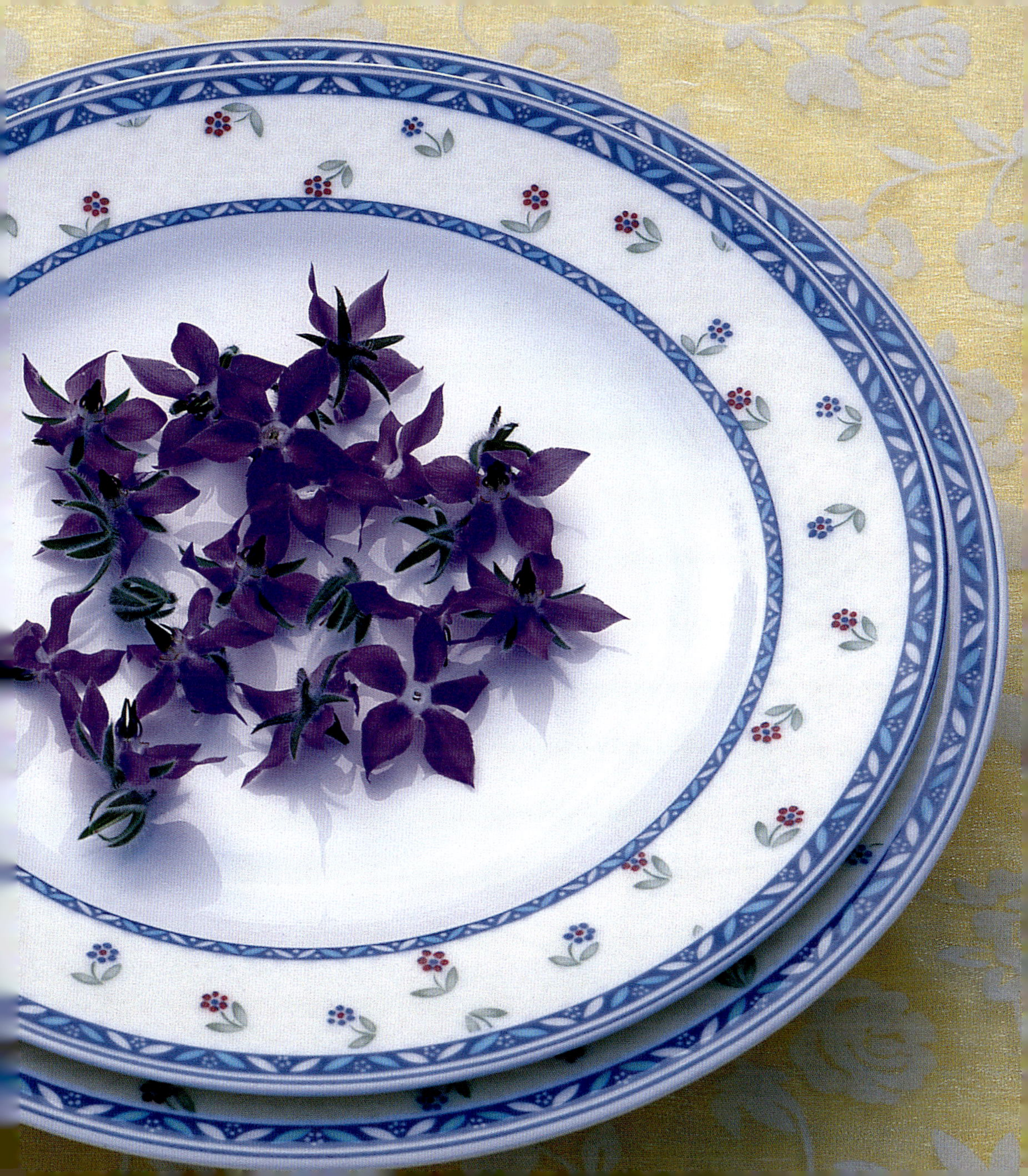

Vorsicht Gefahr

Auf der Suche nach essbaren Blüten und Wildkräutern begegnen wir immer wieder auch Giftpflanzen. Oft erkennt man diese gar nicht auf den ersten Blick. So gleichen zum Beispiel die Blätter von Bärlauch stark denen von Maiglöckchen. Auch beim Sammeln von Wiesenkerbel oder wildem Kümmel und ähnlichen Doldenblütlern ist Vorsicht geboten. Hier besteht bei fehlender Sachkenntnis die Gefahr, diese mit den sehr giftigen Schierlingsgewächsen zu verwechseln. Aber auch im Garten sollte man Vorsicht walten lassen. Zwei im Herbst blühende Raritäten sind hier die Herbstzeitlose *(Colchicum autumnale)* und der Safran *(Crocus sativus)*. Beide sind giftig, beim Safran wird jedoch die Narbe in geringer Menge als Farbstoff mit edlem Geschmack in der Küche verwendet.
Sammeln Sie also nicht wild darauf los, sondern informieren Sie sich ausführlich, am besten bei Wildkräuterführungen, die mittlerweile vielerorts von sachkundigen Personen durchgeführt werden, über die Merkmale der jeweiligen Pflanzen.

Notizen / Geburtstage

22. August

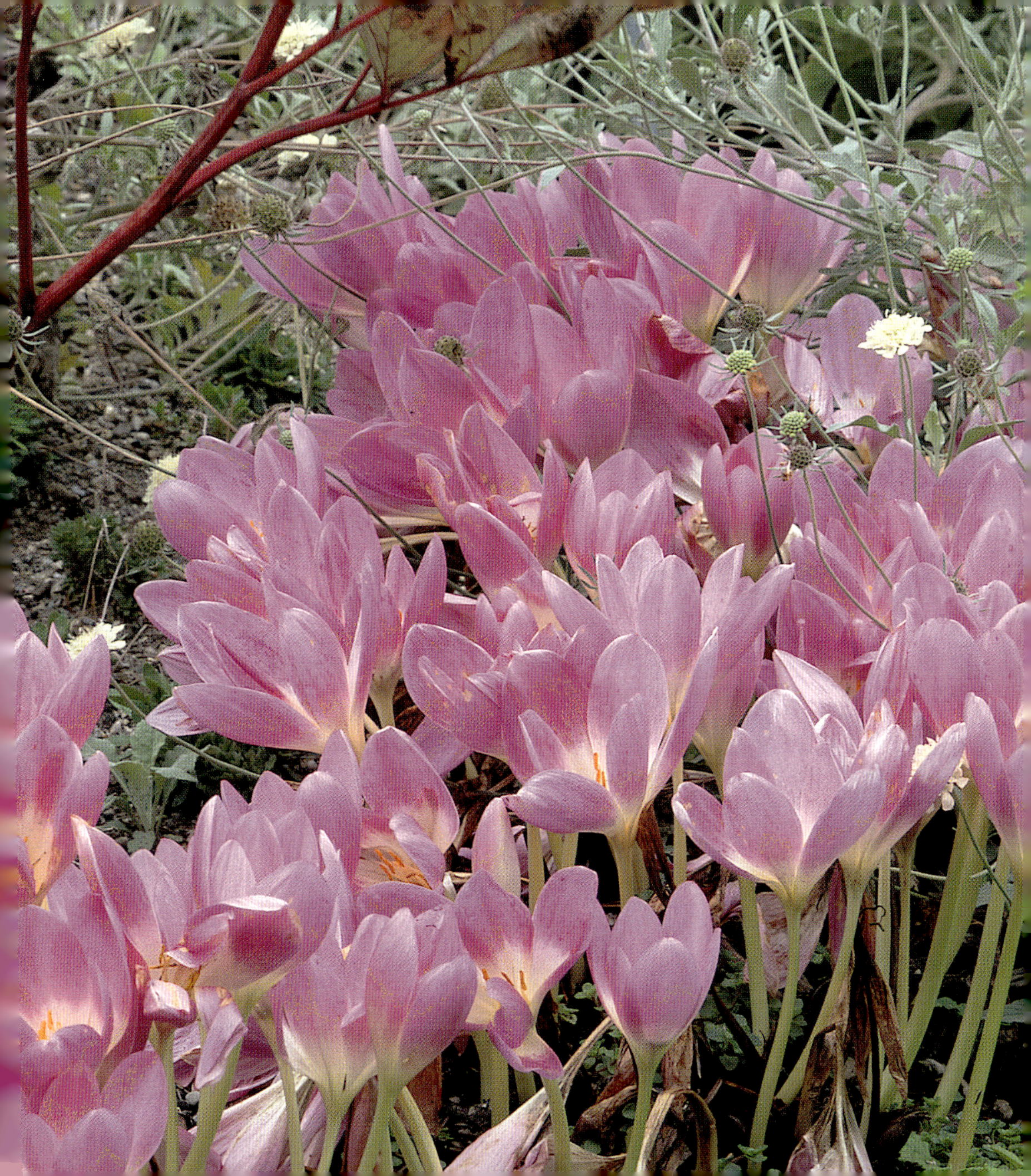

Hausmachersenf mit Wildkräutern vom Thomahof

¼ l Wasser • ¼ l Essig • 300 g Zucker • 200 g Honig • 370 g gelbes Senfmehl • 130 g grünes Senfmehl • 1 Zwiebel, gehackt • 6–8 Nelken • gehackte frische oder getrocknete Wildkräuter und Gewürze nach Belieben

Wasser, Essig und Zucker mit Nelken und Zwiebel unter ständigem Rühren in einer Pfanne aufkochen und anschließend abkühlen lassen. Nun das Senfmehl und die Kräuter einrühren und das Ganze nach eigenem Geschmack würzen. Zum Schluss noch vorsichtig den Honig unterrühren und den fertigen Senf in ausgekochte Gläser abfüllen und verschließen. Kühl und dunkel aufbewahren.

Notizen / Geburtstage

23. August

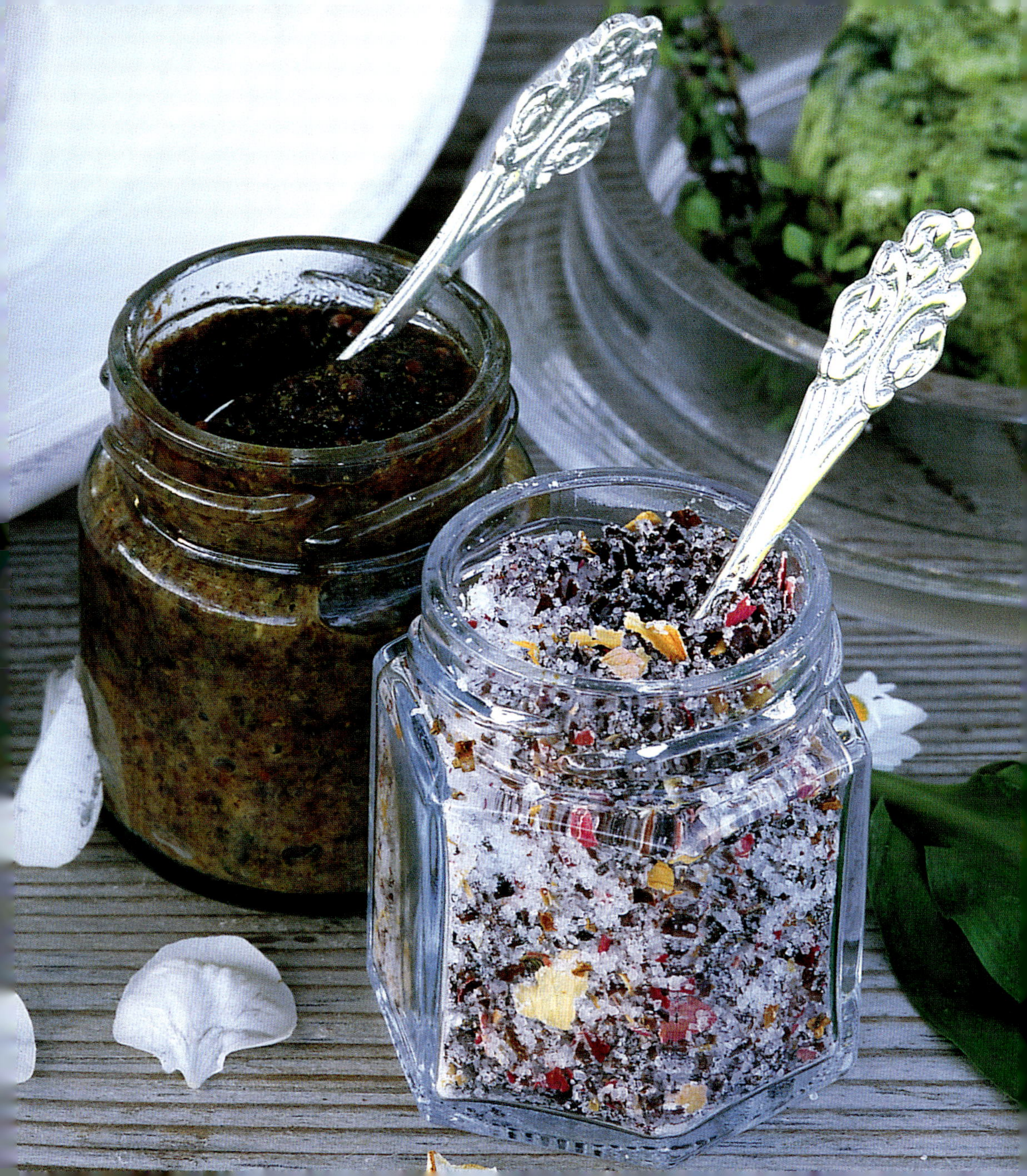

Origanum Dictamnus

Das besondere an diesem Oregano, der auch Diptam-Dost oder Kreta-Oregano genannt wird, ist, dass er wild nur endemisch auf der griechischen Mittelmeerinsel Kreta wächst, wo er an steilen Felshängen zu finden ist.
Im Austrieb noch rötlich, werden die Blättchen mit zunehmendem Wachstum grün mit silberfarbener Behaarung. Ab Juli zeigen sich an sehr anmutig wirkenden, bis zu 30 Zentimeter hoch werdenden, leicht überhängenden Ähren rosa bis violett angehauchte, grüne Blüten.
Da der mehrjährige Halbstrauch in unseren Breitengraden nur bedingt winterhart ist, eignet er sich besser für die Topfkultur. Hier gibt er mit seinem edel wirkenden Laub ein besonders attraktives Erscheinungsbild ab.
Im Aroma ähnelt der Kreta-Oregano stark unserem Majoran, ist jedoch etwas milder im Geschmack. Er findet vor allem in der mediterranen Küche Verwendung und macht sich zudem hübsch in Potpourrimischungen.

Notizen / Geburtstage

24. August

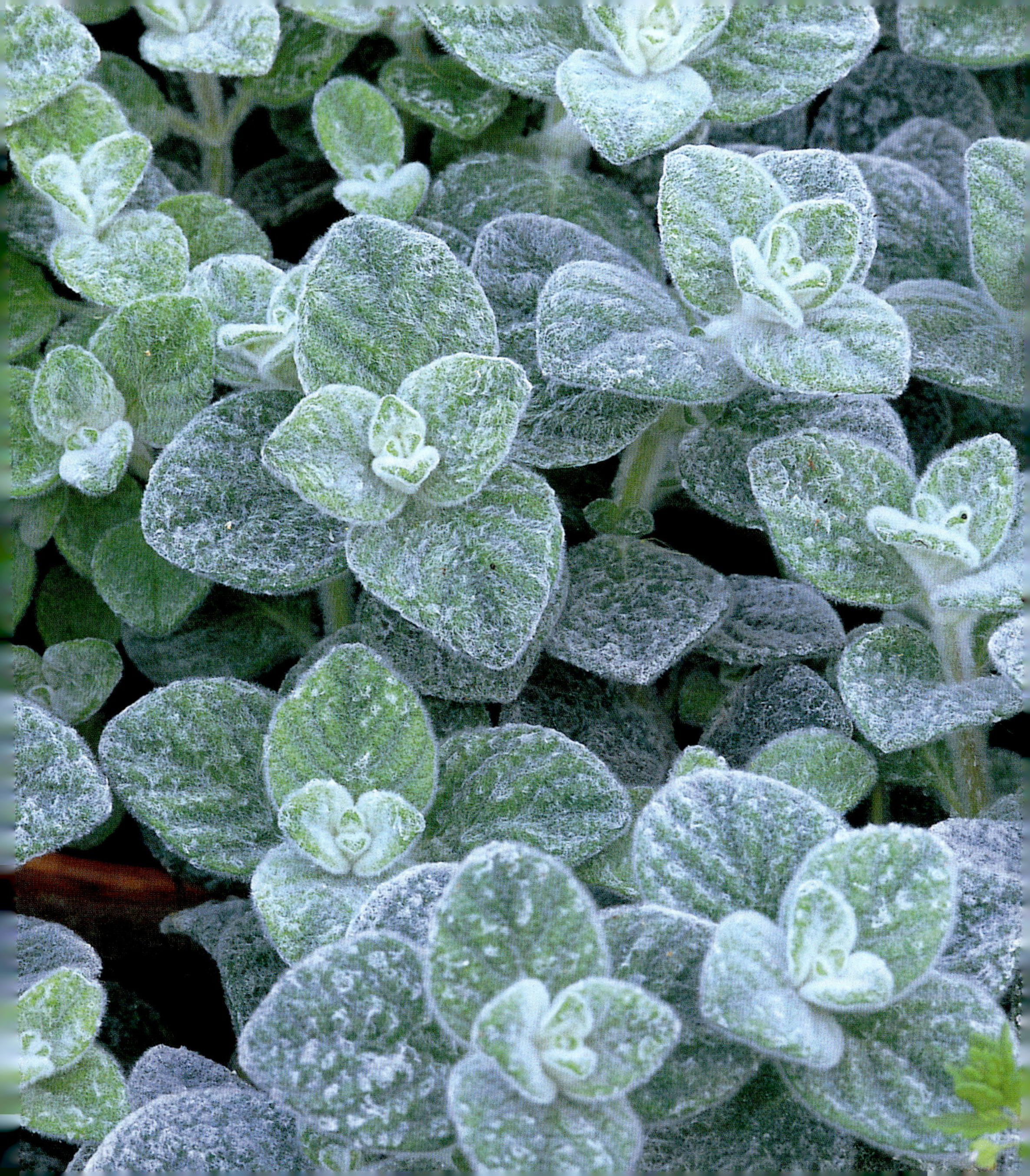

In Reih und Glied

Glücklicherweise lassen sich Kräuter auch sehr gut in Töpfen halten. Auf der Fensterbank platziert, ist man froh, an kühlen, regnerischen Tagen nur die Hand kurz hinausstrecken zu müssen und schon ist der Gang durch den Kräutergarten getan. Doch nicht alle Kräuter eignen sich gleich gut fürs Fensterbrett. Gerade feingliedrige Arten wie Petersilie, Kerbel, Koriander oder Dill, aber auch Basilikum, Borretsch oder Schnittlauch werden an vor Regen geschützten Orten gerne von Blattläusen, Weißer Fliege oder Thripsen befallen. Da diese Tierchen aber Nässe überhaupt nicht mögen, kann man sofort Abhilfe schaffen, indem man die Töpfe oder Kistchen an einen Ort umzieht, wo sie dem Regen ausgesetzt sind. Hingegen freuen sich hartlaubige Kräuter wie Lavendel, Currykraut oder Thymian geradezu über ein geschütztes, warmes Plätzchen. Die Beschaffenheit der Blätter, sie sind oft behaart oder mit einer wachsähnlichen Schicht überzogen, macht es den unliebsamen Tierchen schwer, Fuß zu fassen und falls Sie einmal das Gießen vergessen, nehmen es Ihnen diese eher trockenheitsliebenden Pflanzen nicht sofort übel.

Notizen / Geburtstage

25. August

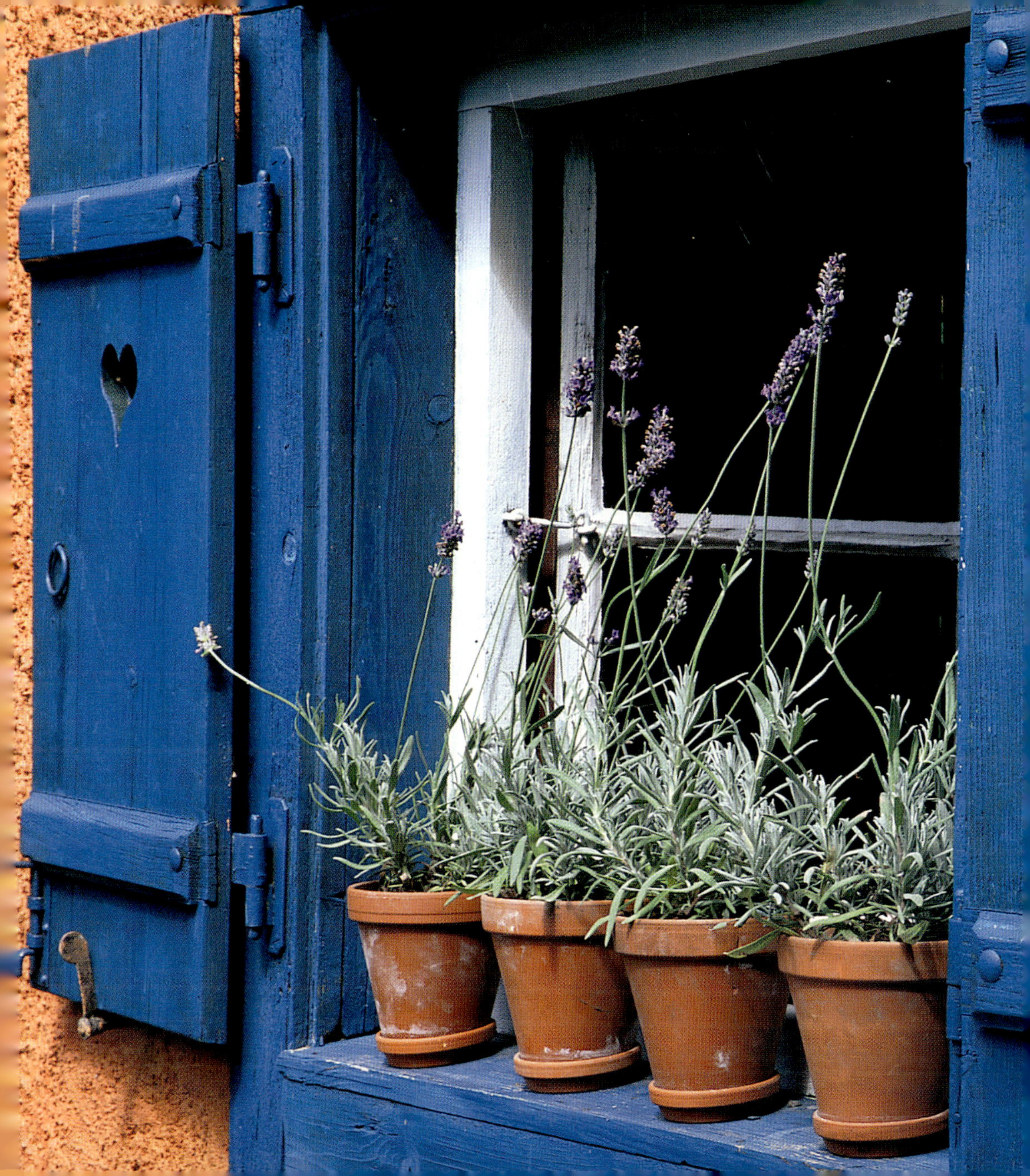

Vielseitiger Schutz

Ob aus Holz, Metall, in Form von immergrünen-, laubabwerfenden- oder dornigen Hecken oder einfach nur als aufgeschichtete oder stabile Steinmauer, schon immer war es ein Bedürfnis der Menschheit, ihr Hab und Gut mit Einfriedungen zu umgeben. Zum einen als Schutz vor gefräßigen Tieren, die sich über die mühsam gezogenen Pflanzen hermachen könnten, zum anderen aber auch, um kalte Winde oder extreme Hitze abzuhalten. Letzteres ist vor allem in wärmeren Klimazonen der Fall, wo Gärten oft geschützt in Innenhöfen liegen.

Aber auch zum Schutz vor den Blicken anderer Menschen werden Grundstücke gerne eingefriedet. Man will schließlich unbeobachtet seinen Neigungen nachgehen können, sei dies, um auf dem Liegestuhl Siesta zu halten, sich mit Freunden zu unterhalten oder ganz einfach, um im Garten herumwerkeln zu können. Ein weiteres Plus bei all diesen, oft auch filigran gearbeiteten Einfriedungen ist, dass sie sich als ideales Klettergerüst für viele Duftpflanzen wie Rosen, Edelwicken, Geißblatt und frühblühende Clematis eignen.

Notizen / Geburtstage

26. August

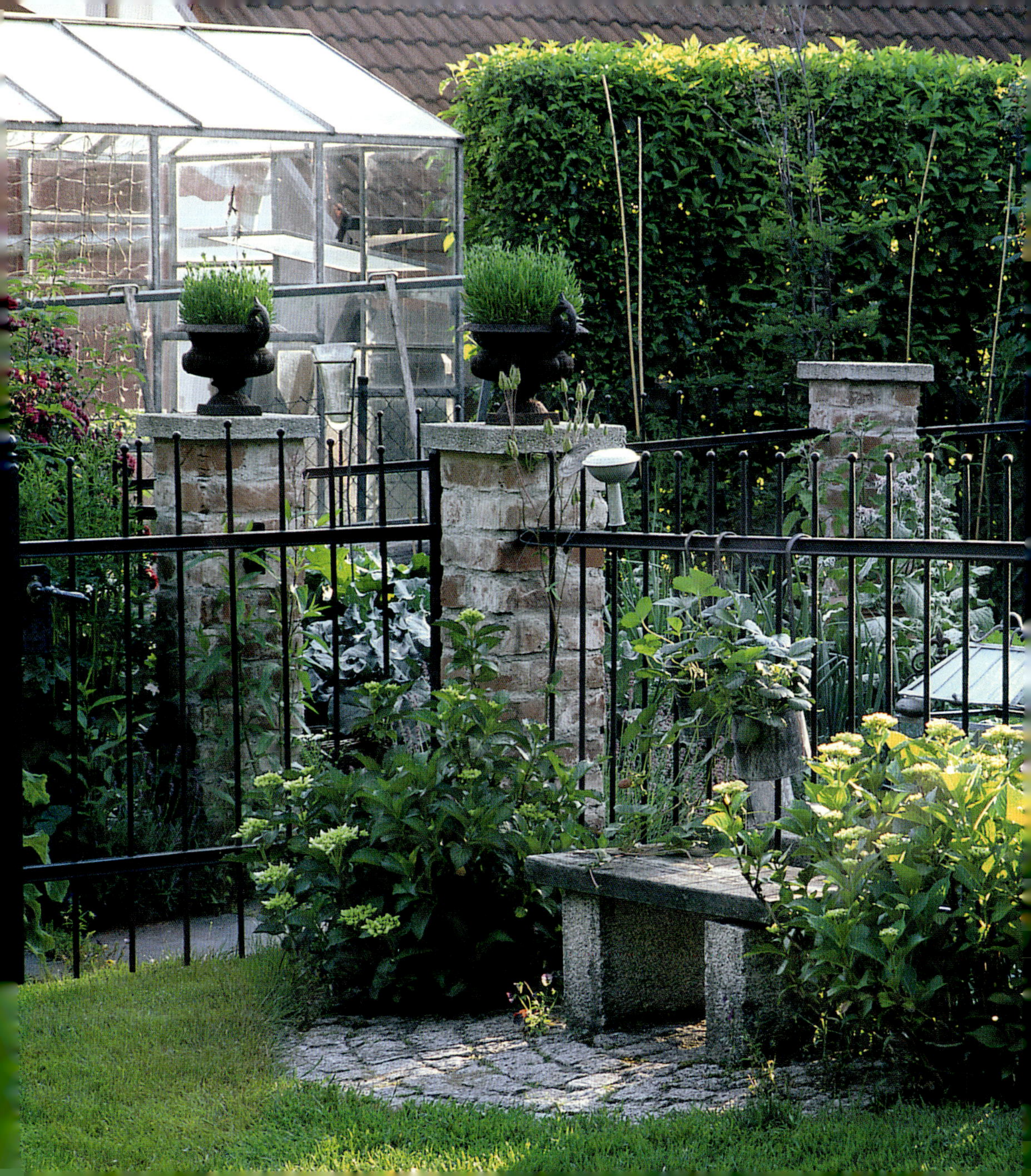

Thymian – kleines Kraut ganz groß

Stärke und Kraft symbolisiert der Name unseres Gartenthymians, welcher aus dem lateinischen Wort *thymus* abgeleitet wurde, was soviel wie Lebenskraft bedeutet, braucht er doch eine Menge Kraft, um in den kargen Felsenheiden des Mittelmeerraumes zu überleben. Stärke und Kraft schenkt er auch uns Menschen, weil er einen großen Anteil an wertvollen ätherischen Ölen enthält, insbesondere Thymol und Carvacrol sowie Flavonoide und Gerbstoffe, welche für sein kräftiges, leicht harziges Aroma verantwortlich sind.

In der Heilkunde zeigt Thymian seine große Stärke bei Erkrankungen der oberen Atemwege sowie bei krampfartigen Beschwerden des Verdauungstraktes.

Zudem gehört er zu den wichtigsten Küchenkräutern überhaupt. Was wäre denn das berühmte »Bouquet garni« oder die bekannte französische Gewürzmischung »Herbes de Provence« ohne Thymian? Frisch oder getrocknet passt er übrigens besonders gut zu Lammfleisch, Kohlgerichten sowie Saucen und Salaten, wobei sich hier die kleinen Blättchen gut mit einer Gabel von den Zweigen abstreifen lassen.

Notizen / Geburtstage

27. August

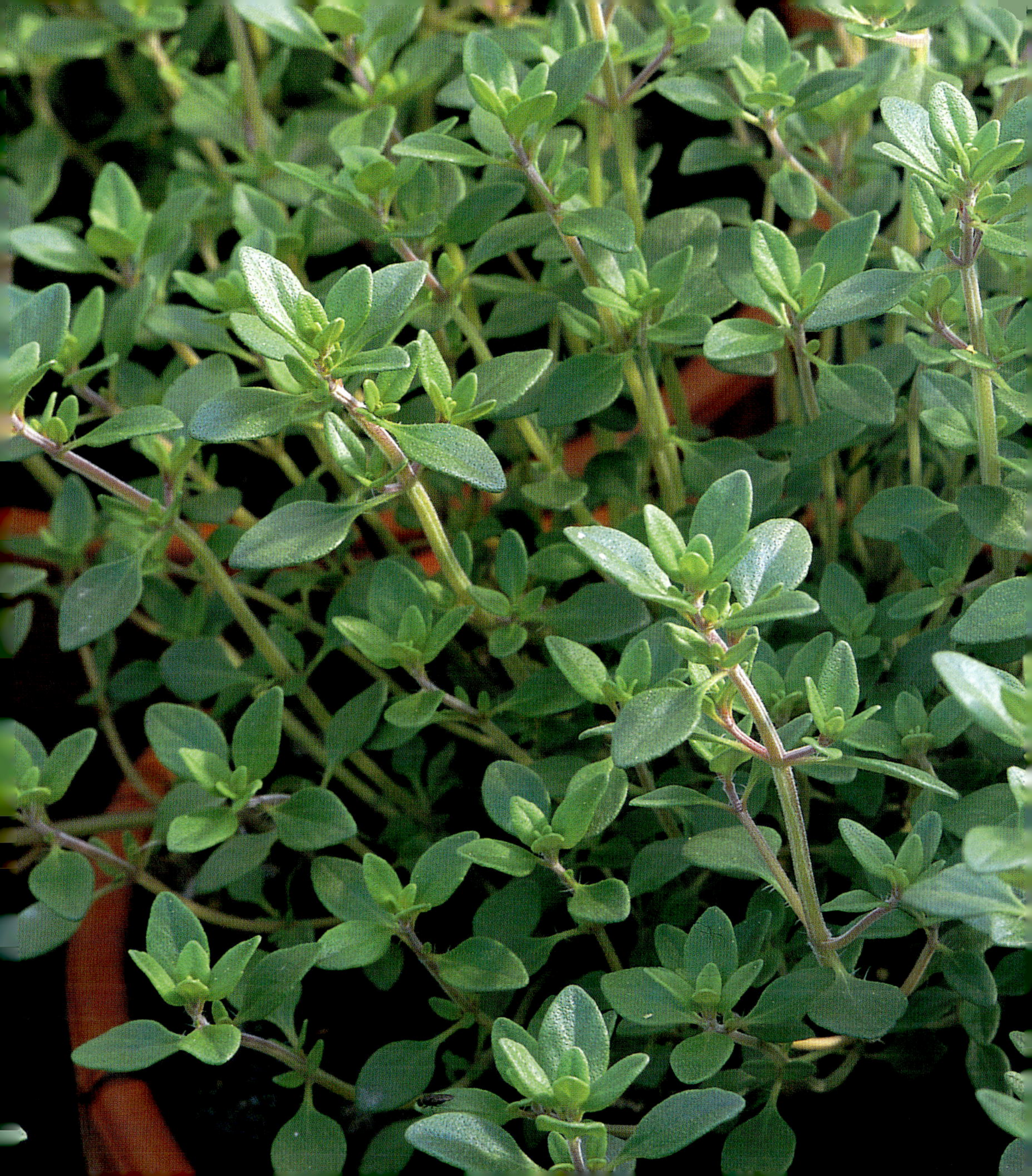

Kräuterblüten

Nicht nur gebunden in dekorativen Sträußen sehen Kräuterblüten hübsch aus, auch in der Küche können sie vielseitig verwendet werden. Blüten wie solche von Dill, Majoran, Thymian, Lavendel, oder Rosmarin eignen sich nicht nur hervorragend zur Dekoration von Gerichten, sondern verleihen diesen mit ihrem, wenn auch feineren Geschmack, zusätzliche Würze.
Bei der Verarbeitung sollte, wenn immer möglich, auf das Waschen verzichtet werden. Eventuell vorhandener Staub oder gar kleine Käferchen werden durch Ausschütteln entfernt.

Notizen / Geburtstage

28. August

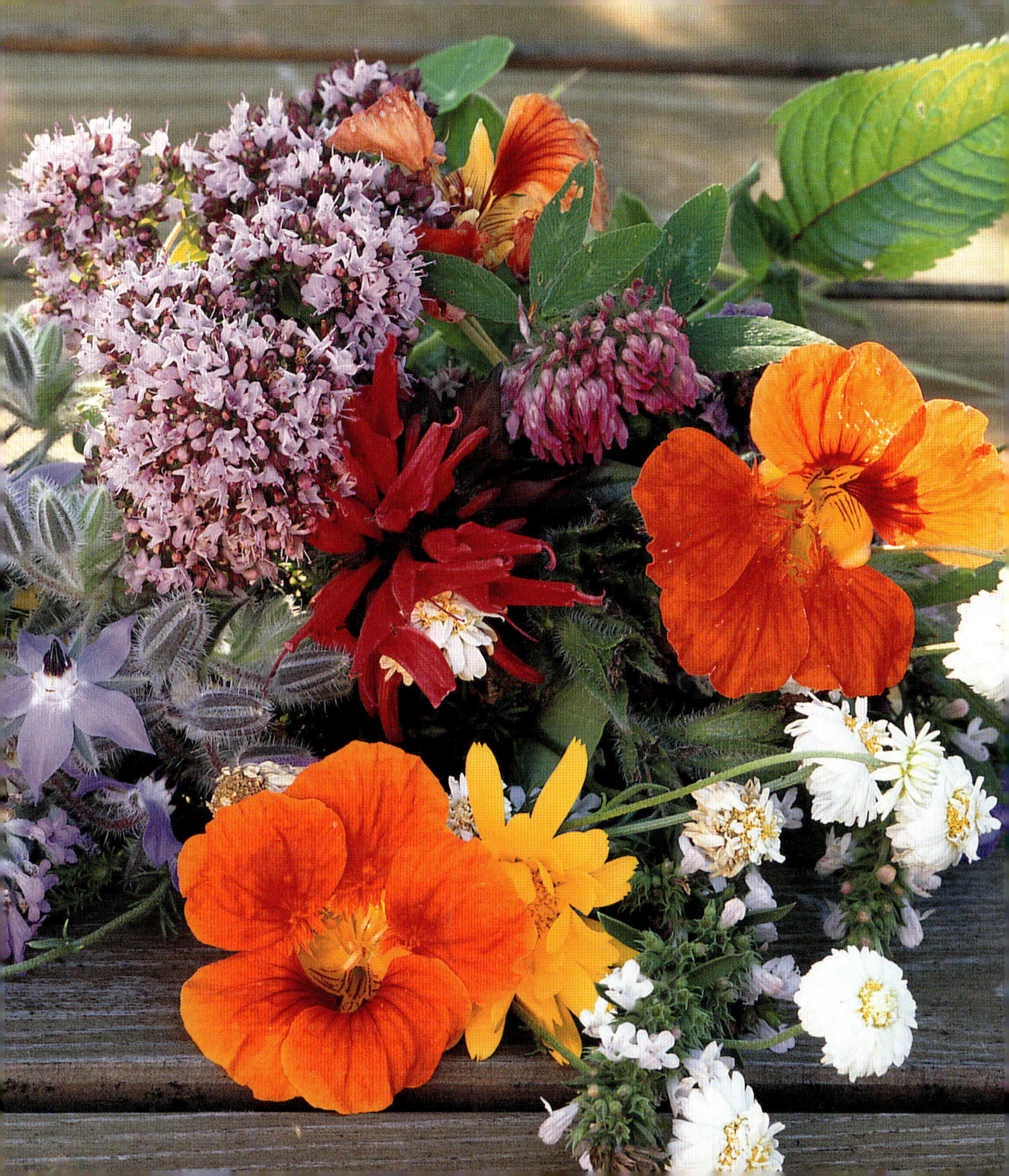

Temperamentvolles Heilkraut

Allein die roten, zottelig wirkenden Blüten schließen darauf, dass es sich bei der Goldmelisse *(Monarda didyma)* um ein ganz besonderes Kraut handelt. Die in den Blüten und Blättern enthaltenen ätherischen Öle wirken lindernd bei Erkältungen und Bronchitis, was schon die Oswego-Indianer zu schätzen wussten.

Die einzelnen Blütenzungen sehen außerdem sehr dekorativ auf Süßspeisen und in Salaten aus, und mit ihrem zitronigen Geschmack aromatisieren sie Obstsalate, Kräuter- sowie Eistees und können zu Gelee oder Sirup (siehe *29. Mai)* verarbeitet werden.

Im Garten liebt die in Nordamerika beheimatete, wertvolle, bis zu 60 Zentimeter hoch werdende, ausgezeichnete Bienenweide einen nährstoffreichen, durchlässigen und eher feuchten Boden in sonniger bis halbschattiger Lage. Da bei zu dicht stehenden Beständen gerne Mehltau auftritt, werden die Stängel nach der Blüte, im Juli bis September, einfach handbreit über dem Boden abgeschnitten.

• Tipp: Weiterhin zu empfehlen ist die Rosenmelisse *(Monarda fistulosa × tetraploid)*, deren Blätter beim Zerreiben nach Rose duften.

Notizen / Geburtstage

29. August

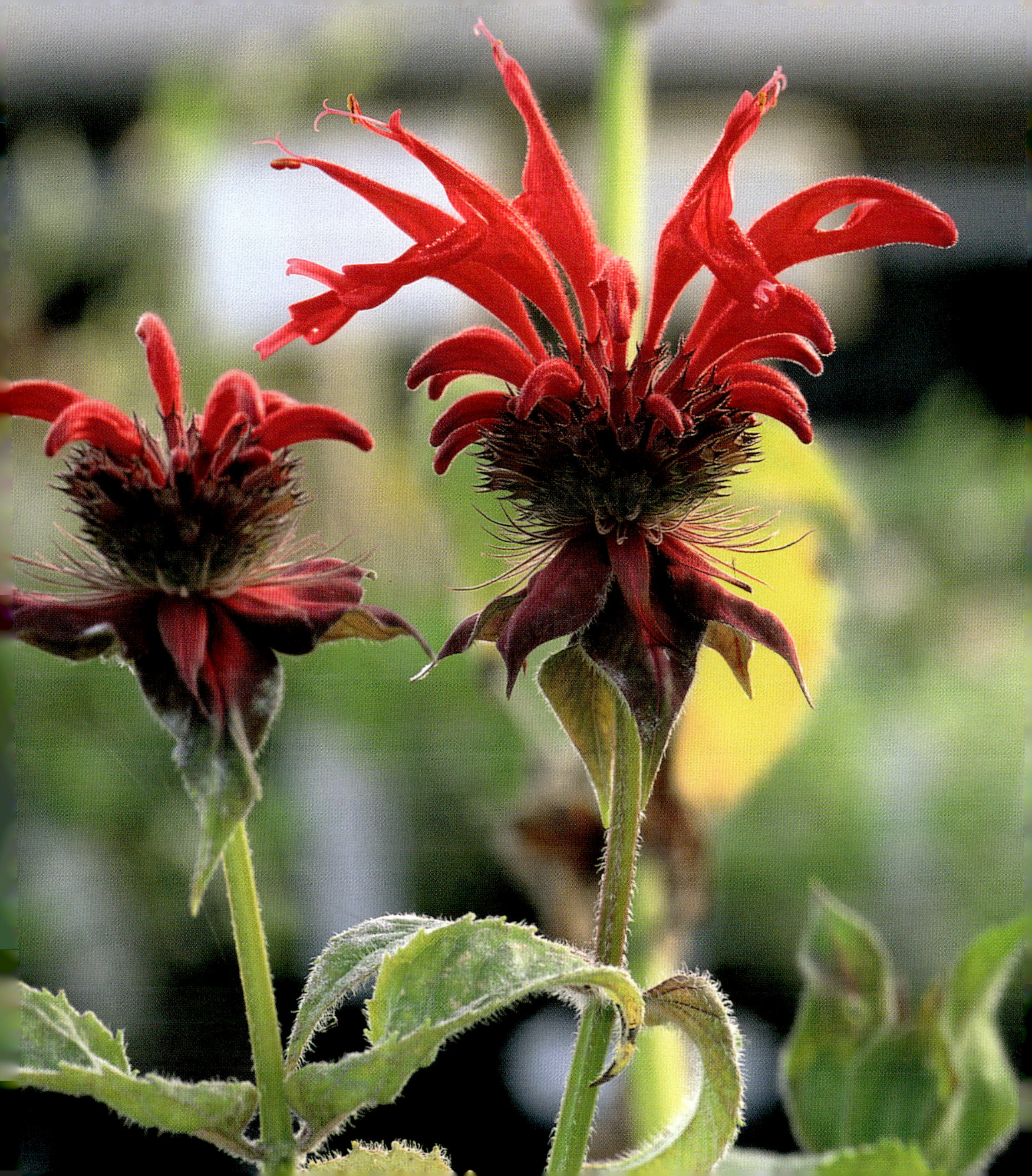

Margits Weißweinschaumsüppchen mit Rucolapaste und Indianernesselblüten

70 g Rucola • 60 ml Olivenöl • 1 Knoblauchzehe • Salz • Pfeffer • 2 Schalotten • 50 g Butter • 50 ml Weißwein • 600 ml Geflügelbrühe • 200 g Sahne • Saft von ½ Zitrone • Indianernesselblüten

Rucola waschen, trocken schleudern, grob zerkleinern und zusammen mit dem Öl, Knoblauch, Salz und Pfeffer in einem Mixer zu einer Paste pürieren.

Die Schalotten abziehen, fein würfeln und in 20 Gramm zerlassener Butter andünsten. Danach mit Weißwein ablöschen. Brühe und Sahne dazugießen und alles um ein Drittel einkochen lassen.

Suppe mit der restlichen Butter schaumig aufmixen und mit Salz, Pfeffer, Zitronensaft und einem Schuss Wein abschmecken und in die Teller verteilen. Die Rucolapaste darauf geben und mit den Indianernesselblüten garnieren.

Notizen / Geburtstage

30. August

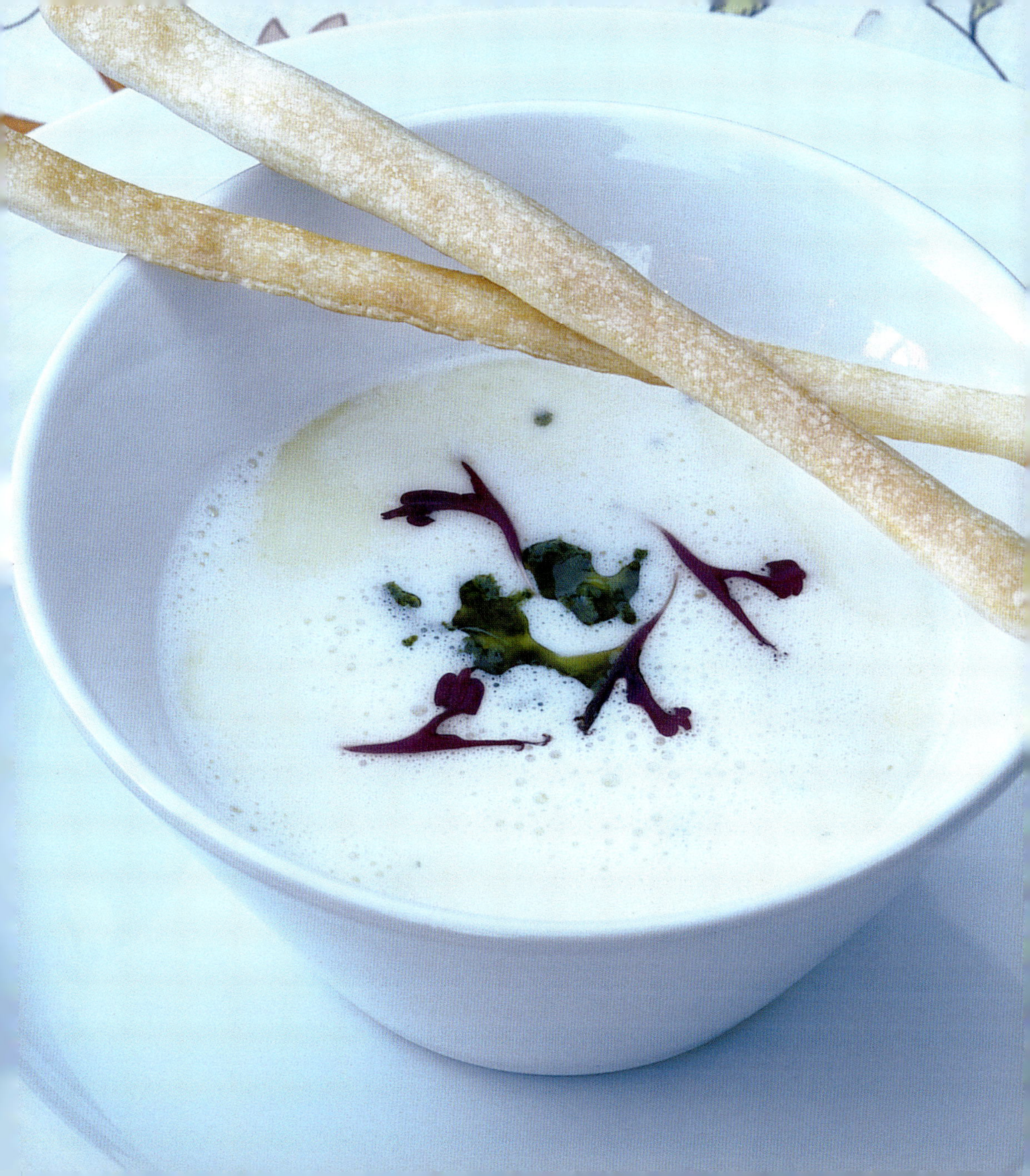

'Gertrude Jekyll'

Der englische Rosenzüchter David Austin brachte diese gesunde und den ganzen Sommer bis in den Herbst hinein blühende Sorte 1986 auf den Markt. Gewidmet wurde sie der gleichnamigen englischen Gartenarchitektin, welcher sie alle Ehre macht, gehört sie doch zu den besten Englischen Rosen.
Kleine, perfekt gerollte Knospen öffnen sich zu großen, dichtgefüllten, rosettenförmigen Blüten in einem satten Rosa, die gegen den Rand hin zunehmend heller werden. Aus ihrem Innern verströmen sie einen besonders intensiven, typischen Duft alter Rosen, weshalb sie sich auch gut als Schnitt- und Küchenrose eignen.
Der wüchsige Strauch zeigt eine etwas ungleichmäßige, schlanke Gestalt und gedeiht auch an halbschattiger Lage sowie in kühleren Gegenden. In wärmeren Gegenden wird er jedoch deutlich höher. Hier eignet er sich vorzüglich für den mittleren und hinteren Bereich von Rabatten sowie als Solitärstrauch oder als Kletterrose an Spalieren und Säulen gezogen.

Notizen / Geburtstage

31. August

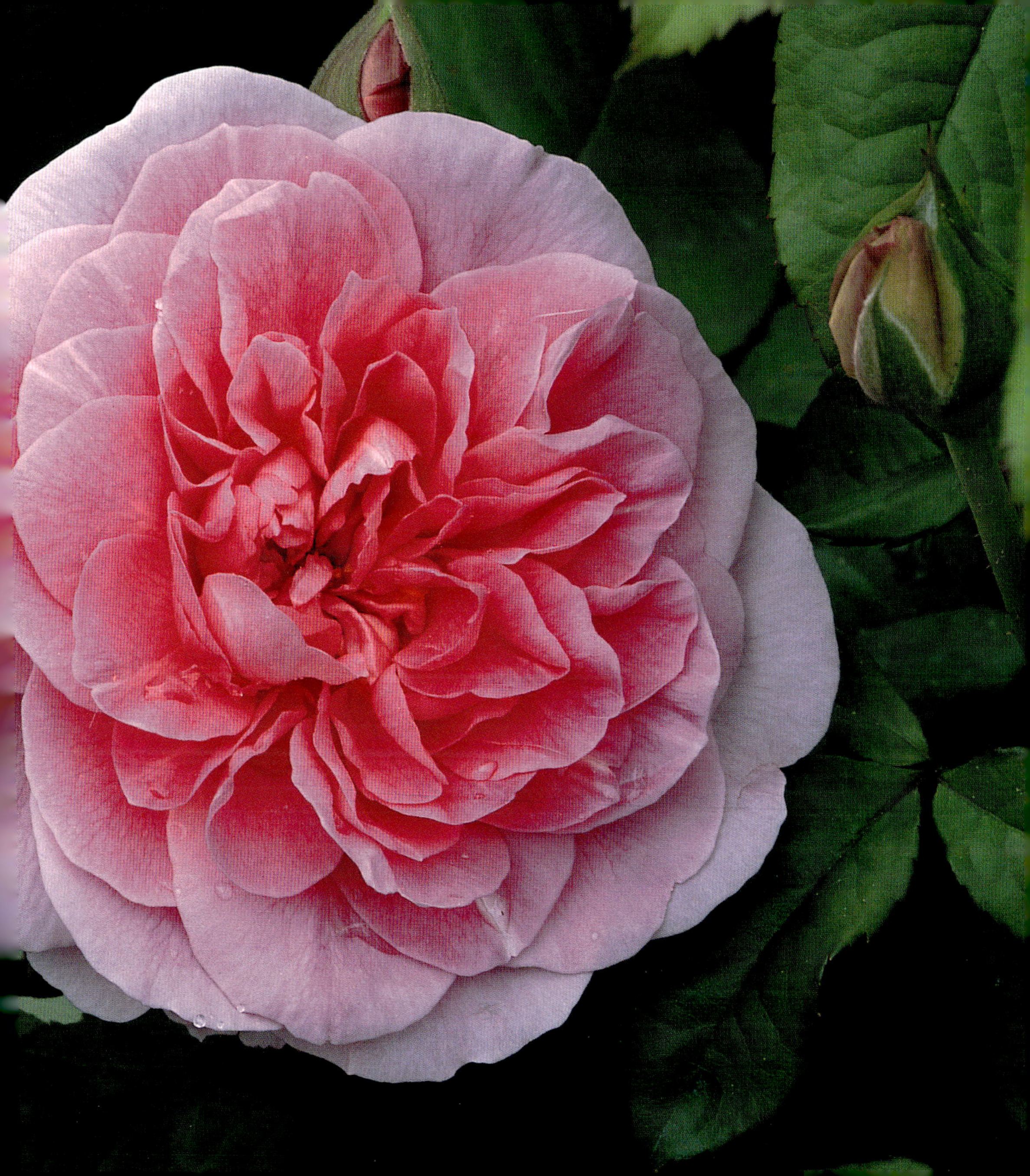

Kräuterdrink für heiße Tage

Zutaten pro Person
2 EL gehackter Kerbel • 2 EL gehackter Schnittlauch • 2 EL gehackter Dill • 250 g kalte Buttermilch • 4 EL Magerquark • 1 Pr. feines Meersalz • weißer Pfeffer aus der Mühle

Der ideale Frischekick für all diejenigen, die es lieber salzig mögen.
Alle Zutaten mit dem Stabmixer gut durchmixen, in ein Glas füllen und mit Schnittlauchröllchen, Schnittlauchblüten oder Dillblüten dekorieren. Kalt genießen.

Notizen / Geburtstage

1. September

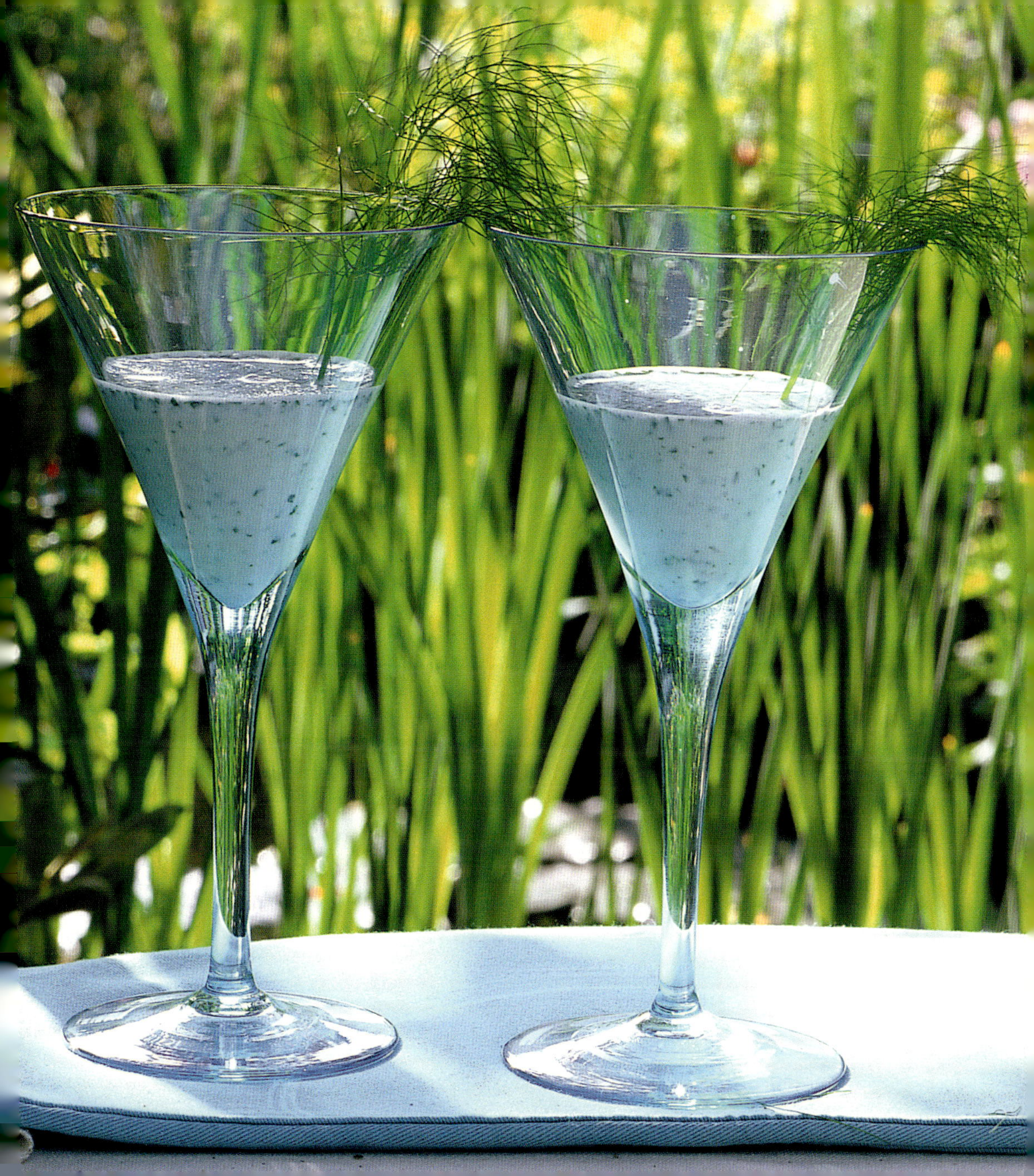

Ein Hotel für Wildbienen

Wildbienen wie die rote Mauerbiene *(Osmia bicornis)* sind für unseren Garten von großem Nutzen, sind sie doch bei der Auswahl der Nahrung für die Versorgung ihrer Larven nicht besonders wählerisch. Nebst vielen anderen Pflanzen gehören auch Obstbäume, Rosen, Wicken, Mohn, Klee und Taubnesseln zu den bevorzugten Pollenlieferanten.

Ausgeräumte Landschaften sowie sterile Gärten bieten jedoch kaum noch geeignete Lebensräume für die pelzigen Tierchen. Zusätzlich haben es die zu den Hautflüglern gehörenden Insekten schwer, geeignete Nistmöglichkeiten zu finden.

Mit dem Anbringen eines einfachen Wildbienenhotels können Sie hier Abhilfe schaffen. Dazu benötigen Sie eine etwa 12 Zentimeter dicke Baumscheibe aus Hartholz wie Buche, Esche oder Eiche. Mit der Bohrmaschine werden etwa 10 Zentimeter tiefe Löcher von vier, sechs und acht Millimeter Durchmesser hinein gebohrt. Der Bohrer sollte die Rückseite keinesfalls durchstoßen. Anschließend wird die Baumscheibe an einem sonnigen, vor Regen geschützten Ort aufgehängt. Wenn die Wildbiene in Ihrem Garten zusätzlich flache Wasserstellen und eine reiche Vielfalt an einheimischen Pflanzen vorfindet, besiedelt sie Ihr »Hotel« – sichtbar durch die zugemauerten Öffnungen – in kürzester Zeit ganz von selbst.

Notizen / Geburtstage

2. September

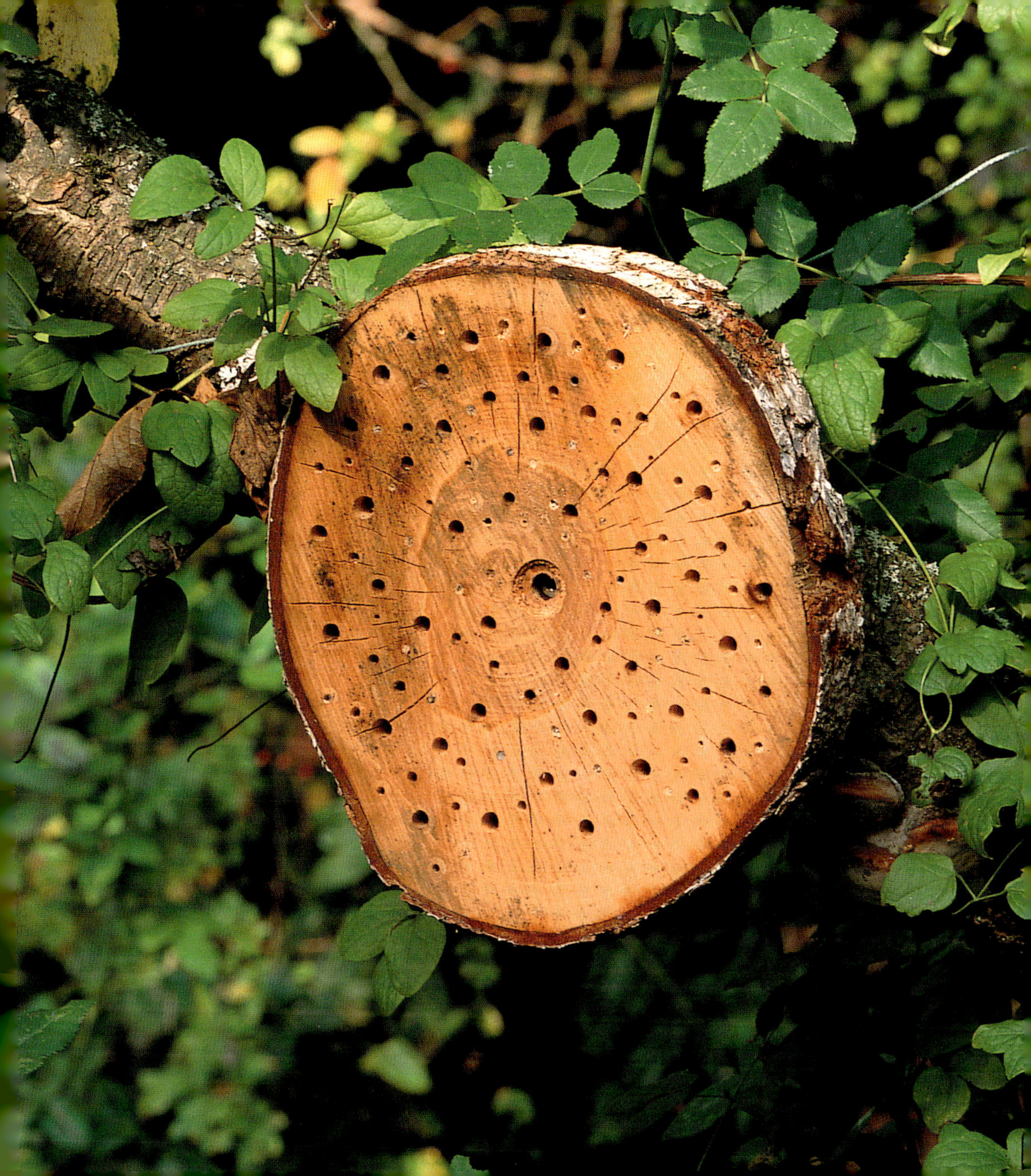

Petersilie, aphrodisischer Allrounder

Petersilie *(Petroselinum crispum)* gehört zweifelsohne zu den Allroundkräutern in der Küche. Ob in Salaten, Suppen, Saucen, Fleisch-, Kartoffel- und Gemüsegerichten, das ursprünglich aus dem südeuropäischen Raum stammende Würzkraut rundet mit seinem charakteristischen Aroma fast jedes pikante Gericht optimal ab.

Der übrigens in Schweizer Mundart liebevoll genannte »Peterli« unterscheidet sich grob in drei Kulturformen, zum einen in die Krause- und zum anderen in die Glatte Petersilie, die einen würzigeren Geschmack aufweist, jedoch schneller welkt. Die dritte im Bunde ist die Wurzelpetersilie, die auch als Gemüse zubereitet wird. Alle drei sollen übrigens aphrodisische Wirkungen zeigen.

Das zu den Doldenblütlern gehörende Würzkraut ist zweijährig und bildet bei optimalem Standort in sonniger bis halbschattiger Lage und nährstoffreichem Boden im ersten Jahr nur Wurzeln und Blätter. Im darauffolgenden Sommer zeigen sich die bis zu 50 Zentimeter hoch werdenden Stängel mit ihren grüngelben Doldenblüten. Damit sich dauernd neue Blätter bilden, sollten diese jedoch fortlaufend ausgebrochen werden.

Petersilie enthält einen hohen Anteil an Vitamin A und C, ist reich an Mineralstoffen wie Eisen und Kalzium sowie an ätherischem Öl, welches in der Parfümindustrie Verwendung findet.

Notizen / Geburtstage

3. September

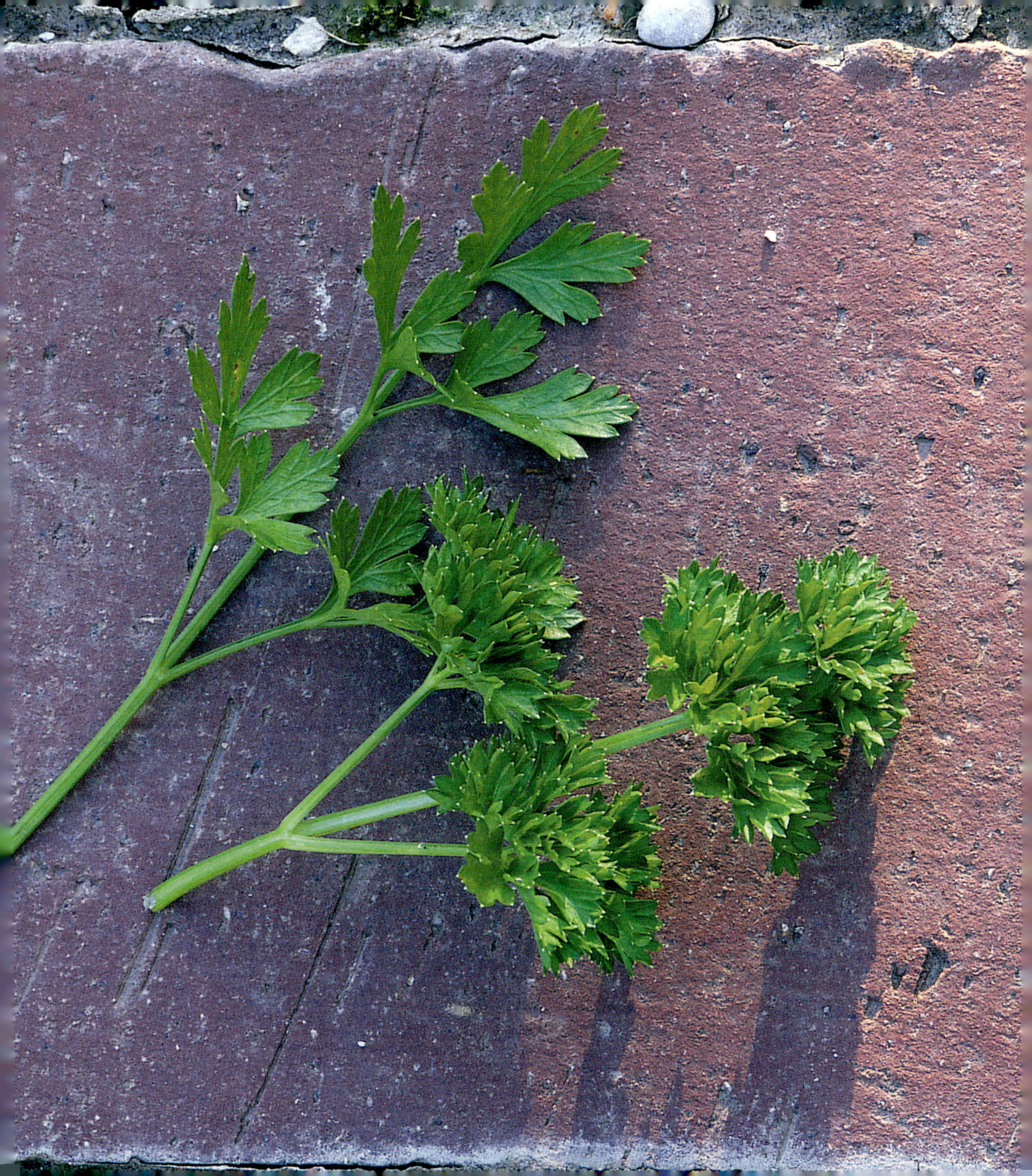

Kräuterbrot mit Schinkenwürfeln

500 g Zopfmehl • 2 TL Salz • 50 g Butter • 150 ml Milch • 150 ml Wasser • 20 g Hefe • 200 g Schinkenwürfel • 50 g Petersilie • 50 g Schnittlauch • 50 g Basilikum

Mehl in eine Schüssel geben. Das Salz hinzufügen und gut mit dem Mehl mischen. Milch und Wasser mischen. In die Mitte eine kleine Mulde drücken. Milch und Wasser mischen. Die Hefe mit 50 Millilitern dieser zimmerwarmen Mischung anrühren, in die Mulde geben und etwa 10 Minuten gehen lassen. Die restliche Flüssigkeit mit der Butter in einem Topf erwärmen, bis sich diese aufgelöst hat. Die Hefemischung zum Mehl geben und alles zu einem Teig verkneten. Anschließend den Teig zugedeckt an einem warmen Ort um das Doppelte aufgehen lassen.
Schinkenwürfel in der Pfanne anbraten. Die gewaschenen, gut abgetropften Kräuter fein hacken, zu den Schinkenwürfeln geben und alles kurz durchmischen. Den Teig zu einem Rechteck ausrollen, dessen kürzere Seiten der Länge der Kastenform entsprechen. Kräuter-Speckmischung darauf verteilen, Teig einrollen, mit dem Ende nach unten in die gut eingefettete Form legen und im auf 220 Grad vorgeheizten Ofen 40 Minuten backen. Nach dem Backen das Brot sofort aus der Form stürzen und auf einem Gitter auskühlen lassen.

Notizen / Geburtstage

4. September

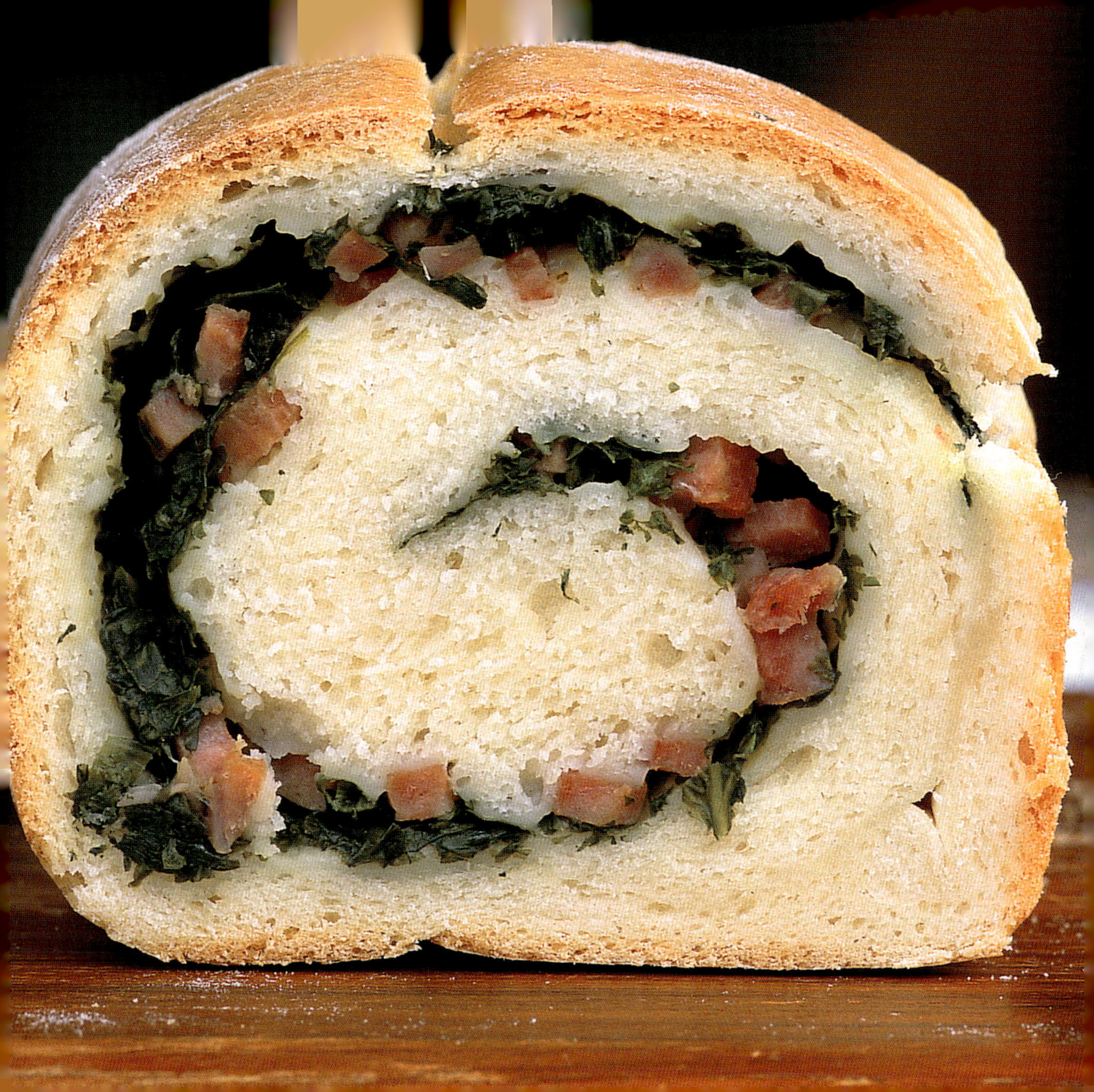

Gewürztagetes, Studentenblumen für die Küche

Leuchtend orange Blüten über farnartigem Laub zeigen sich ab Mitte Mai bis zu den ersten Frösten bei der einjährigen Tagetessorte *T. tenuifolia* 'Orange Gem'. Das Aroma der essbaren Blätter und Blüten entspricht weitgehend dem von Mandarinen- oder Tangerinenschale. Frisch geerntet gibt es Blattsalaten, Obstsalaten und kalten Sommertees oder getrocknet Teemischungen und Früchtepunsch eine ganz besondere Note.
Eine weitere essbare Tagetesart ist *Tagetes filifolia*, auch unter dem Namen 'Irish Lace Marigold' bekannt, die besonders bei Kindern sehr beliebt ist. Das feine, dillartige Laub dieser buschig wachsenden Pflanze hat ein intensives Lakritzaroma, welches frisch geerntet Blattsalaten, Obstsalaten und getrocknet Kräuterteemischungen einen besonderen Geschmack verleiht. Ab Oktober zeigen sich unscheinbare weiße Blüten an der bis zu 35 Zentimeter hoch werdenden Pflanze.
Interessant für die Küche ist zudem *T. lucida.* Auch hier wird vor allem das Kraut verwendet, das aromatisch nach Anis und Waldmeister duftet. Um zartes Laub zu ernten, kann die buschig wachsende, bedingt winterharte Pflanze während der Vegetationszeit öfters tief zurückgeschnitten werden.

Notizen / Geburtstage

5. September

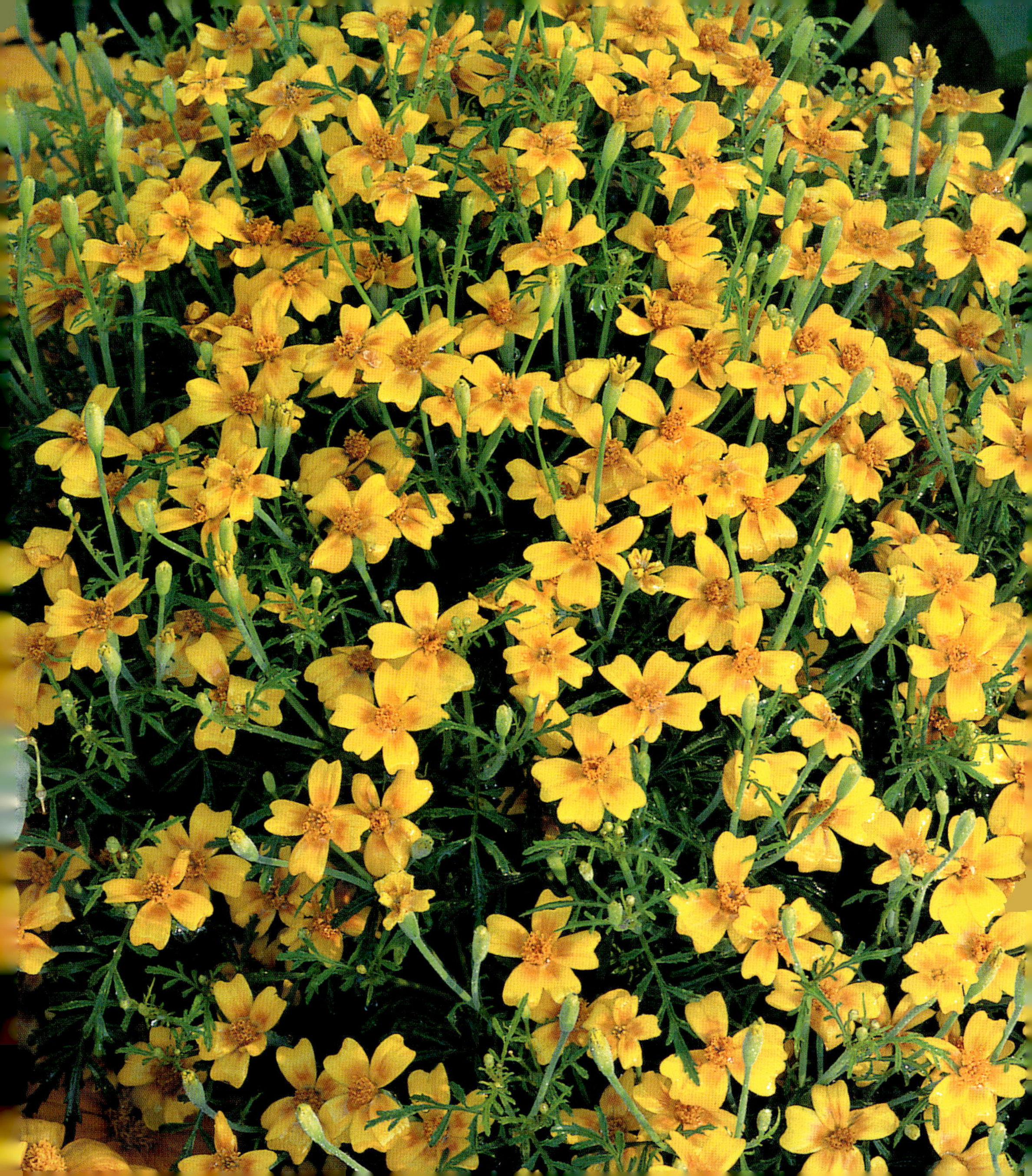

Gewürztagetesessig

1 l Weißweinessig • 1 Handvoll Gewürztagetes *(Tagetes tenuifolia)*

Die Tagetesblüten locker in eine dunkle Pet-Flasche einfüllen, mit dem Essig auffüllen und verschließen. Den Ansatz an einem sonnigen, warmen Ort ziehen lassen. Gelegentlich die Flasche umdrehen und gut durchschütteln. Nach etwa 20 Tagen den Essig abseihen und in hübsche, ausgekochte Flaschen abfüllen. Kühl und dunkel lagern.
Dieser Essig passt ausgezeichnet zu Blattsalaten, Champignons oder Meeresfrüchten; er sollte jedoch noch einige Wochen ruhen, damit er sein volles Aroma entwickeln kann.

Notizen / Geburtstage

6. September

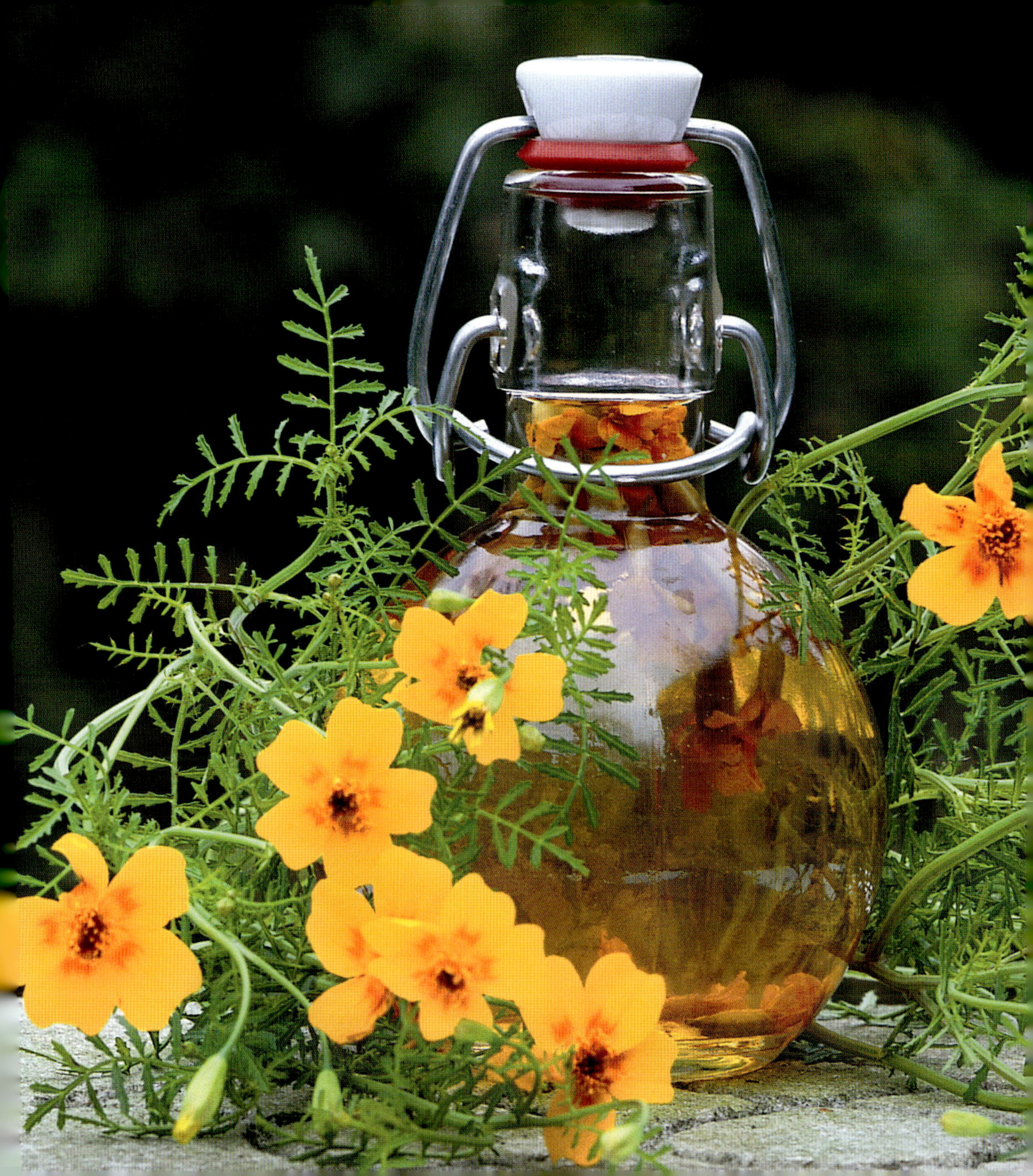

'Marbrée'

Diese Portlandrose, welche in der französischen Züchterwerkstatt von Moreau und Robert 1858 entstanden ist, zeigt marmorierte Blüten mit einer bedeutend helleren Marmorierung auf rosarotem Grund.
Elegant wirkende Knospen öffnen sich zu halbgefüllten, süß duftenden, großen Blütenschalen, die in ihrer Mitte ein Krönchen aus goldgelben Staubgefäßen tragen, das gerne von Bienen besucht wird. Nach einem reichen Flor im Juni folgen im Herbst nochmals vereinzelte Blüen über dem großen, dunkelgrünen und spitz zulaufenden Laub. Der Wuchs dieser sehr gesunden und robusten Sorte ist schmal und aufrecht und kann eine Höhe von etwa 1,5 Meter erreichen.
Nebst vielen anderen Sorten der Portlandrosen ist 'Marbrée' ein absolutes Muss für die Rosenküche sowie eine ungemeine Bereicherung für den naturnahen Garten.

Notizen / Geburtstage

7. September

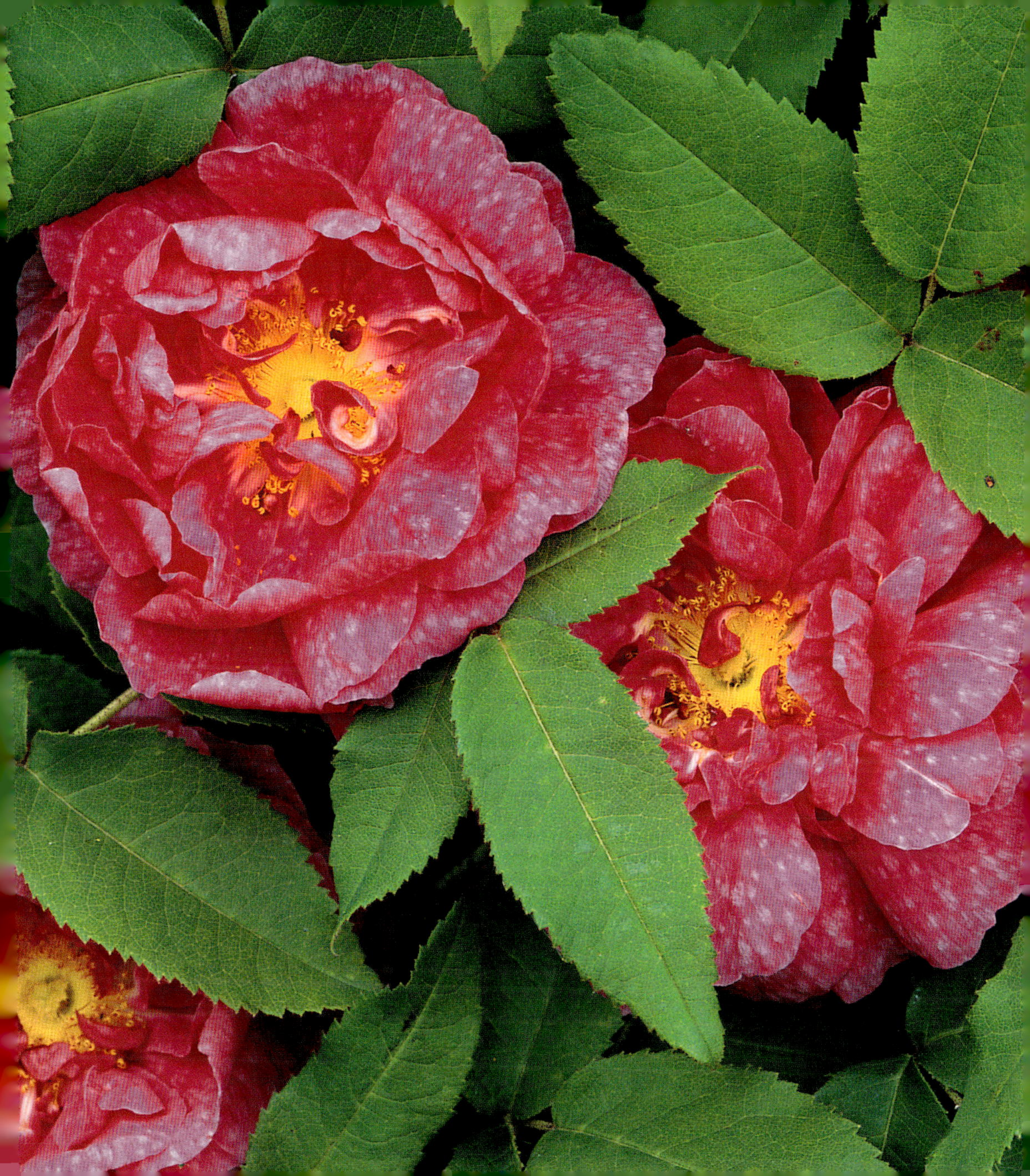

Zwetschgenkonfitüre mit rosigem Schuss

1 kg entsteinte Zwetschgen • Saft einer Zitrone • 800 g Gelierzucker • 50 ml Duftrosenkonzentrat (siehe *1. Juni*) • 50 ml Rosengeist

Die Zwetschgen mit dem Gelierzucker und dem Zitronensaft in einen genügend großen Edelstahltopf geben und unter ständigem Rühren langsam aufkochen und unter ständigen Rühren vier Minuten sprudelnd weiter kochen. Topf vom Herd ziehen und sofort das Duftrosenkonzentrat und den Rosengeist unterrühren. Die Konfitüre in vorbereitete Gläser abfüllen. Gut verschließen und zum Abkühlen auf den Kopf stellen.

Notizen / Geburtstage

8. September

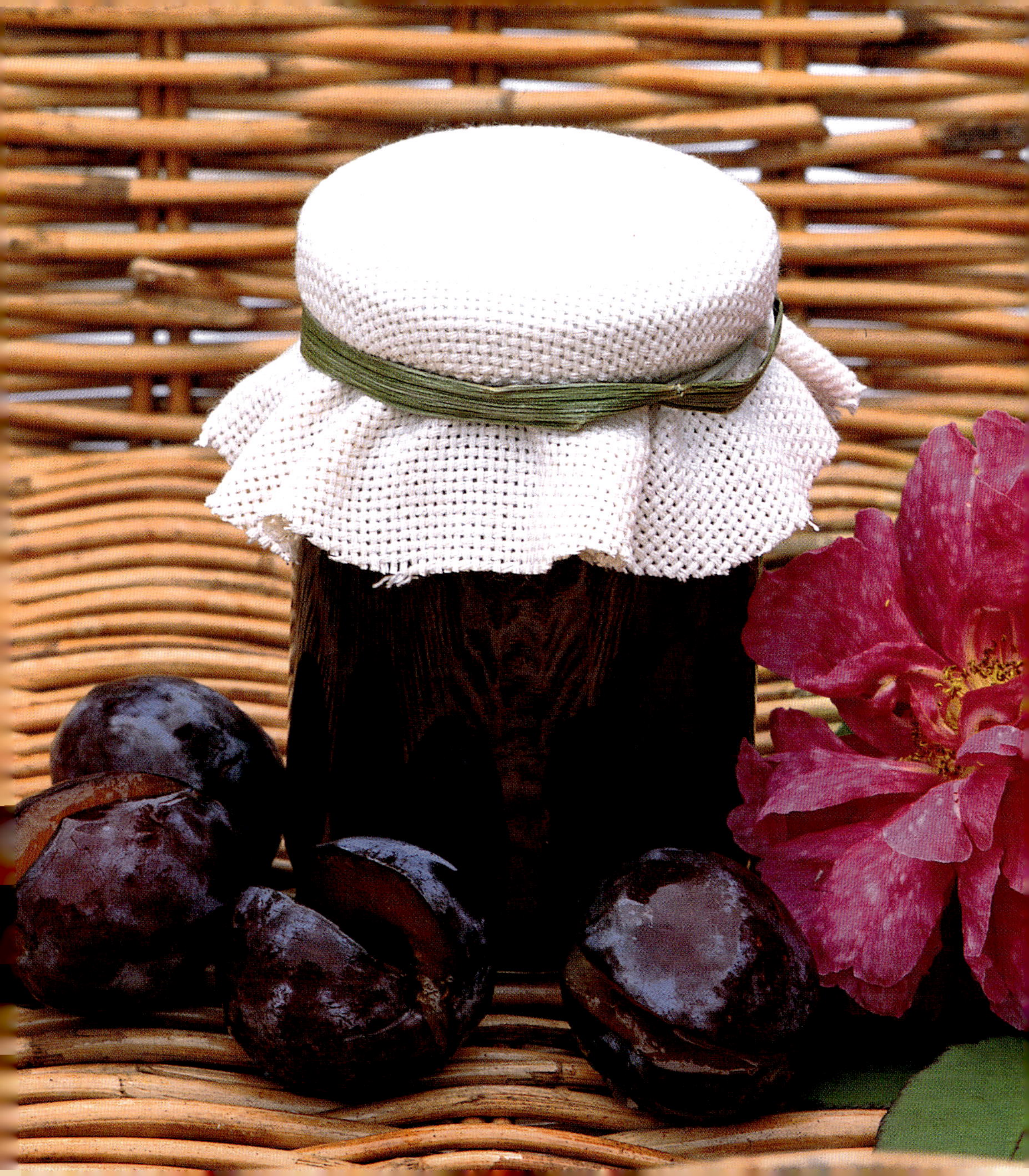

Königliche Gesichtscreme

Für den Namen dieser leichten, nicht fettenden Gesichtspflege standen kostbare Inhaltsstoffe wie ätherische Öle von Weihrauch, Myrrhe und Rose (siehe *12. Januar)* Pate. Die schnell einziehende Creme eignet sich für die empfindliche, leicht trockene Haut.

Myrrhe und Weihrauch, beides aus in Nordafrika beheimateten Bäumen – bei Weihrauch auch in Indien – gewonnene Harze, gehören zu den ältesten verwendeten pflanzlichen Stoffen und wurden vor allem in den Kulturkreisen des Nahen und Mittleren Ostens für Räucherungen in Tempeln eingesetzt. Die daraus durch Wasserdampfdestillation entstehenden ätherischen Öle sind reich an antiseptischen, entzündungshemmenden sowie desinfizierenden Wirkstoffen. Während sich Myrrheduft durch eine balsamisch-würzige, leicht zitronige Duftkomponente auszeichnet, zeigt Weihrauch eine volle, balsamische und süße Note.

Notizen / Geburtstage

9. September

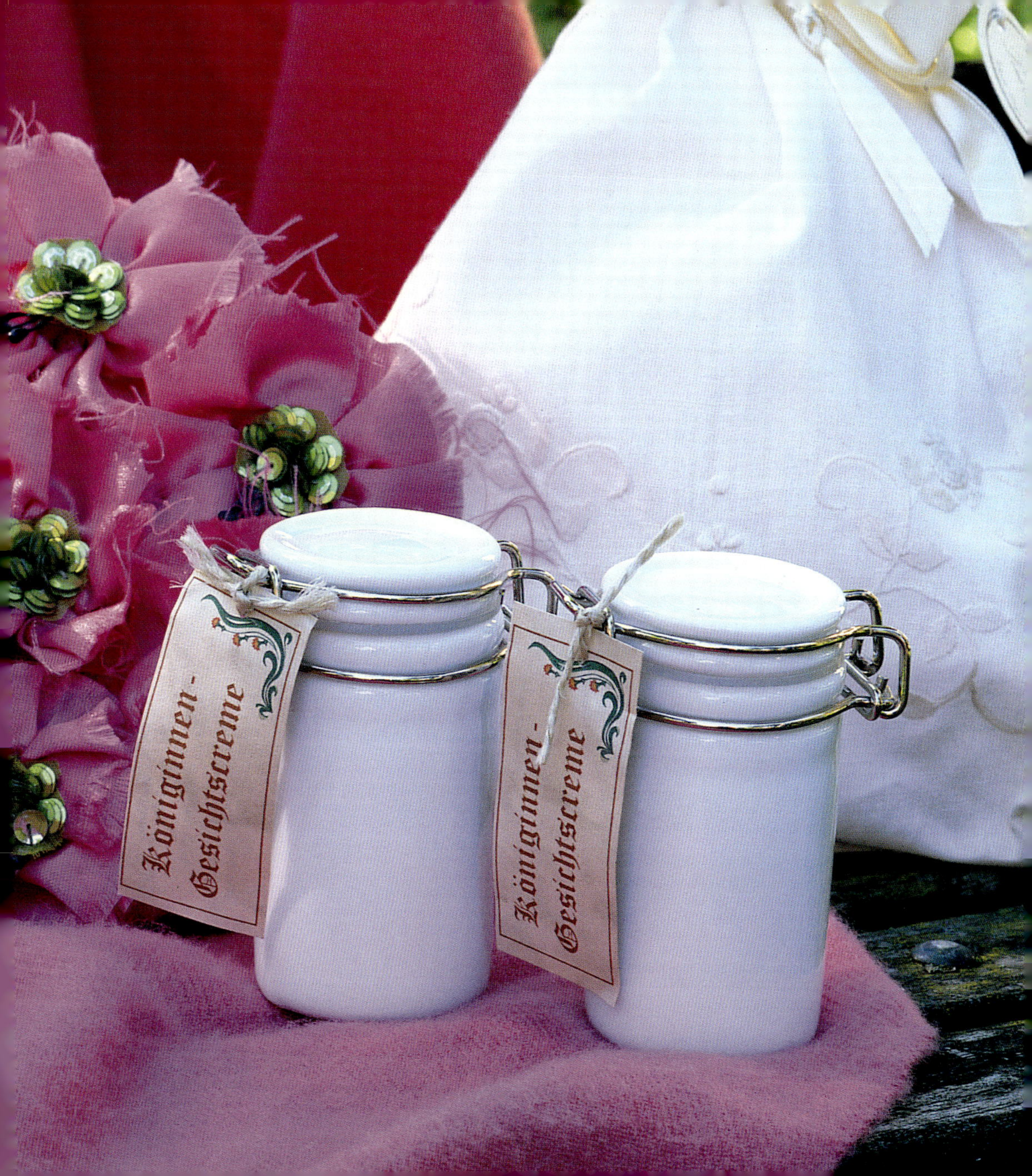
Königinnen-
Gesichtscreme
Königinnen-
Gesichtscreme

Gut kombiniert

Wussten Sie, dass sich Kräuter im Garten auch wunderbar mit Stauden kombinieren lassen? Sicherlich ist Ihnen die Kombination von Lavendel und Rosen bekannt. Wichtig zu beachten ist hier jedoch, dass gerade mehrmalsblühende Rosensorten eher Starkzehrer sind und deshalb nach einem nährstoffreichen Boden verlangen, während Lavendel eher magere, nährstoffarme Böden bevorzugt und sich deshalb besser für die Randbepflanzung von Rosenbeeten eignet.

Salbeiarten benötigen nährstoffreichere Böden und eignen sich mit ihrem silbrig behaarten oder gar panaschierten Laub in vielen Farbtönen für Kombinationen mit Stauden wie Storchschnabel, Frauenmantel, Taglilien, Katzenminze und andere mehr. In halbschattiger Lage mit humosen, etwas feuchteren Böden kommen Kombinationen von Phlox oder Monarde mit Zitronenmelisse und Minzearten in Frage. Da diese jedoch oft reichlich Wurzelausläufer bilden, ist das Einbringen einer Wurzelsperre unumgänglich.

Unter den einheimischen Kräutern finden sich auch viele Schatten- und Halbschattenliebhaber, wie zum Beispiel Waldmeister, Bärlauch, Petersilie, Schnittlauch, Kerbel, Hirschhornwegerich und Blutampfer. Sie alle bevorzugen nährstoffreiche, eher feuchte Böden und sollten deshalb nicht in Baumnähe oder an vor Regen geschützte Hauswände gepflanzt werden.

Weiterhin wäre hier noch der Thymian zu erwähnen, dessen vielfältige Varietäten äußerst attraktiv im Steingarten zwischen frühblühenden Polsterstauden oder niedrig bleibenden Herbstastern wirken.

Notizen / Geburtstage

10. September

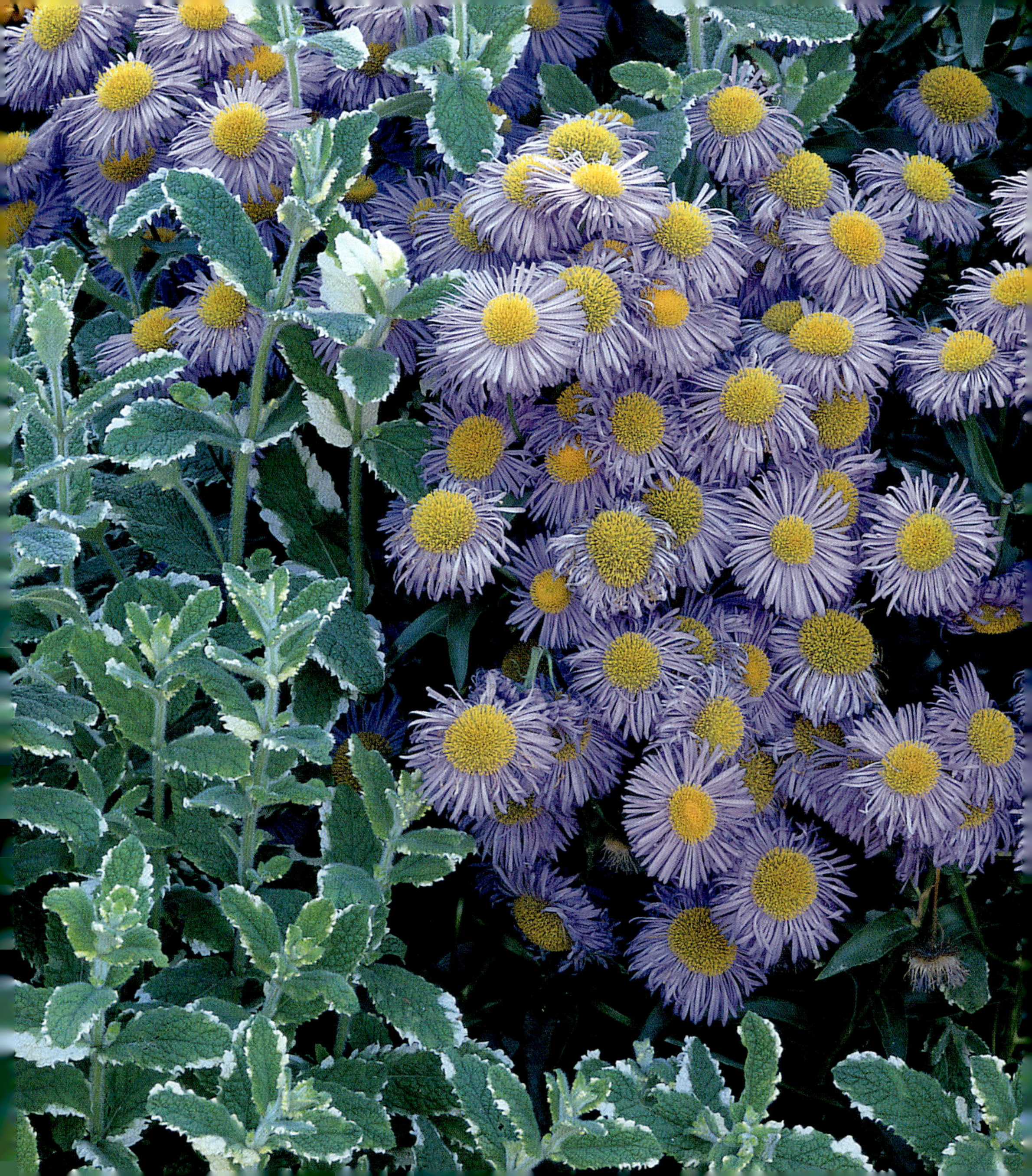

Rosmaries Speckgugelhupf mit Kräutern (Hefeteig)

etwa 18 ganze, geschälte Mandeln • 300 g magere Frühstücksspecktranchen • 1 große Zwiebel

Teig:

500 g Weißmehl (feines Mehl wie zum Kuchenbacken) • 2 gestrichene TL Salz • 30 g Hefe • etwa 400 ml Milch • 2 Eier • 70 g weiche Butter • frische Kräuter wie Rosmarin und Thymian

Eine Gugelhupfform sehr gut einfetten und bemehlen. In jede Rille eine geschälte Mandel legen.

Die Specktranchen in feine Streifen schneiden (geht am besten, wenn dieser gut gekühlt ist) und in einer Bratpfanne bei nicht zu großer Hitze schön hellbraun bis knusprig braten. Währenddessen eine große Zwiebel fein hacken und sobald der Speck leicht knusprig ist, Hitze ausschalten und die Zwiebel in der Restwärme gut mitdünsten. Auskühlen lassen.

In der Zwischenzeit aus Mehl, Salz, Hefe, Milch, Eiern und Butter einen glatten, geschmeidigen, fast dickflüssigen Hefeteig herstellen. Zum Schluss die angebratene Speckzwiebelmischung sowie die fein gehackten, eventuell auch getrockneten Kräuter, zugeben. Den Teig direkt in die vorbereitete Form füllen und zugedeckt an der Wärme um das Doppelte gehen lassen.

Backen: Auf der untersten Stufe des auf 220 Grad vorgeheizten Backofens zuerst 10 Minuten, dann bei 200 Grad noch 30 bis 35 Minuten backen. Anschließend den Gugelhupf sofort auf ein Gitter stürzen und etwas auskühlen lassen. Schmeckt noch leicht warm, aber vor allem frisch, am besten.

Notizen / Geburtstage

11. September

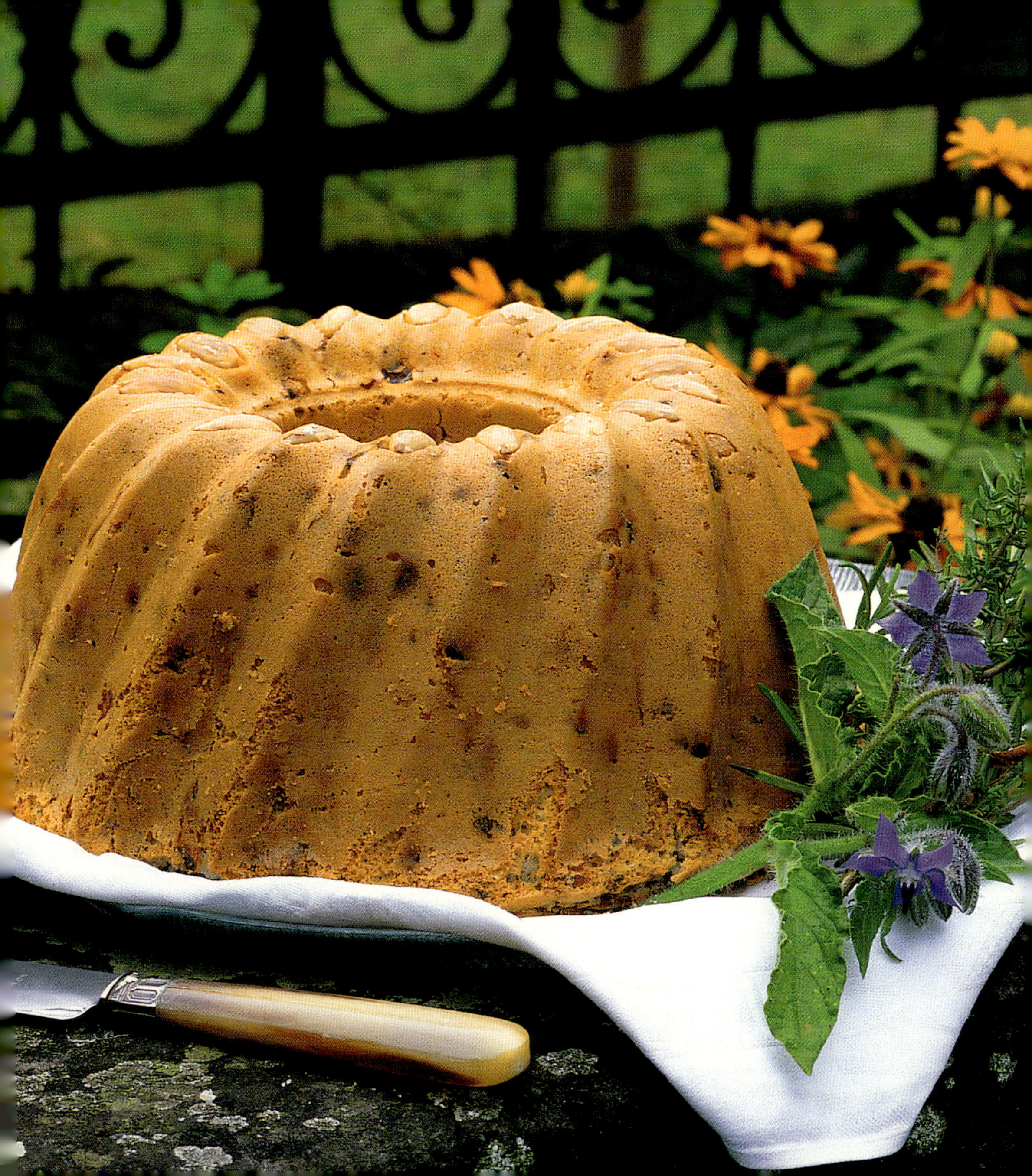

'Bourbon Queen'

Bei dieser sehr bekannten Bourbonrose handelt es sich um eine Züchtung von Bréon, welche im Jahre 1834 in Frankreich entstanden ist, jedoch von Maguet eingeführt wurde. Sie trägt weitere Synonyme wie 'Queen of Bourbon', 'Queen of Bourbons', 'Reine des Îles Bourbon' oder 'Souvenir de la Princesse de Lamballe' und erfreut sich großer Beliebtheit.
Mittelgroße, rosafarbene Knospen öffnen sich zu großen, gut gefüllten Blütenschüsseln, die zum Rande hin heller werden und einen intensiven, süßen Duft verströmen. Mit ihren sichtbaren Staubgefäßen und der lockeren Blütenform, die einen ursprünglichen Charme versprühen, fügt sie sich dekorativ in ländliche Gärten ein. Gelegentlich, dies ist aber eher die Ausnahme, zeigen sich im Herbst noch einmal vereinzelte Blütenschalen, welche auf einen optimalen Standort sowie gute Pflege schließen lassen.
Der gut frostharte und sehr kräftige Strauch trägt üppiges, apfelgrünes Laub an dicken Zweigen. Mit seinem buschigen sowie ausladenden Wuchs kann er eine Höhe von 2,5 Meter erreichen.
Weitere erwähnenswerte Bourbonrosen mit betörendem Duft sind: 'Coupe d'Hebe' (rosa), 'La Reine Victoria' (rosa), 'Charles Lawson' (silbrig-rosa), 'Louise Odier' (rosa), 'Boule de Neige' (rahmweiß), 'Gruß an Teplitz' (karminrot) und 'Mme Ernest Calvat' (rosa).

Notizen / Geburtstage

12. September

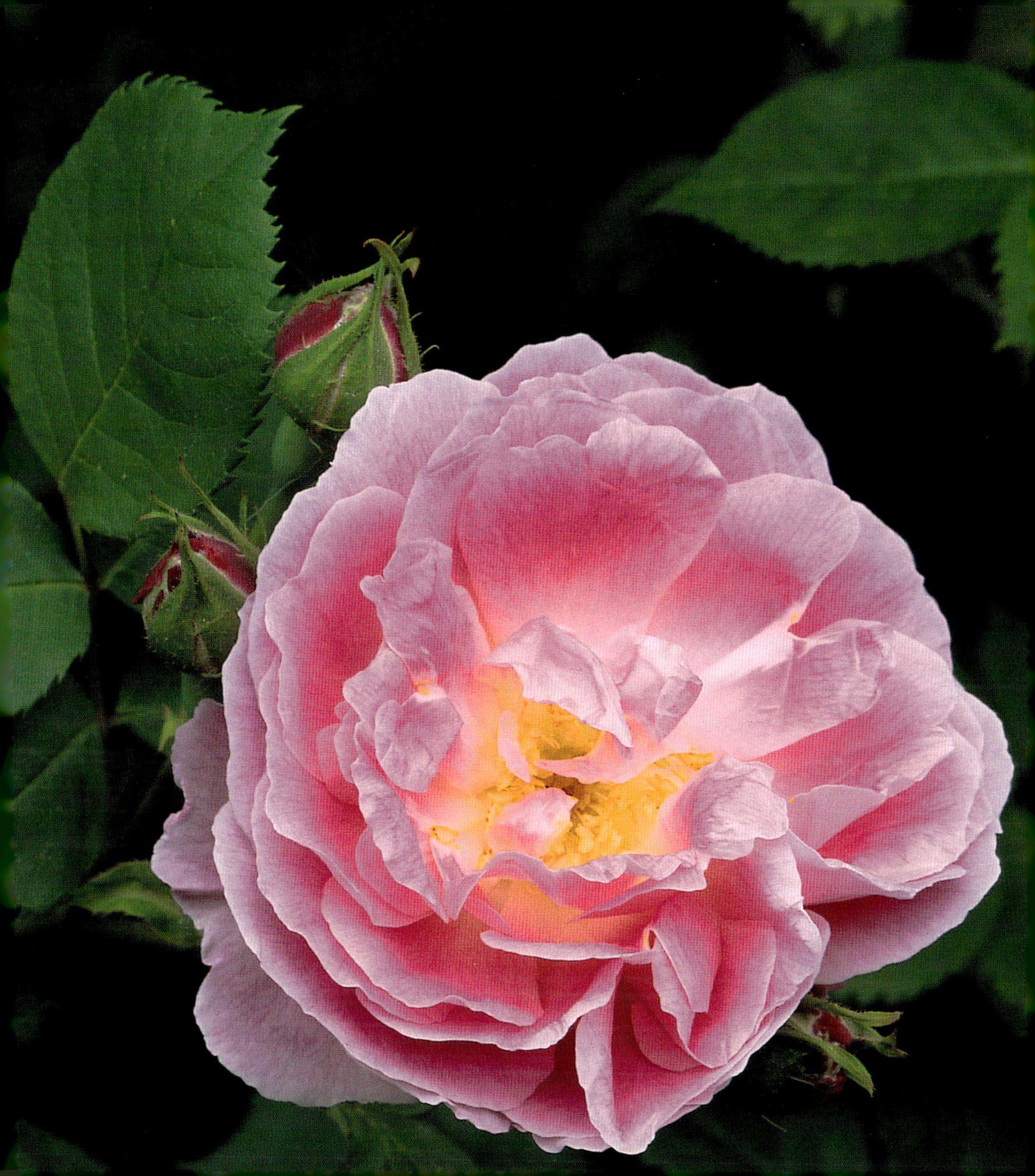

Ausgebackene Rosenblütenblätter

100 g Mehl • 1 Pr. feines Meersalz • 125 ml Mineralwasser • 1 TL Öl • 1 Ei • 1 Handvoll Rosenblütenblätter, z.B. von 'Mme Isaac Pereire' • Öl zum Ausbacken

Mehl, Salz, Mineralwasser, Öl und Eier in eine Schüssel geben, zu einem glatten Teig verrühren. Den Teig im Kühlschrank eine halbe Stunde ruhen lassen. Die Rosenblütenblätter nach Anleitung (siehe *3. Juni)* vorbereiten. Genügend Öl in einer Pfanne erhitzen. Die Rosenblütenblätter in den Ausbackteig tauchen und sofort im heißen Öl beidseitig kurz ausbacken und zum Abtropfen auf Haushaltspapier auslegen. Vor dem Servieren die ausgebackenen Rosenblütenblätter mit Rosenpuderzucker (siehe *15. August)* bestäuben.

• Tipp: Besonders gut schmecken diese kleinen Köstlichkeiten zu Vanilleeis.

Notizen / Geburtstage

13. September

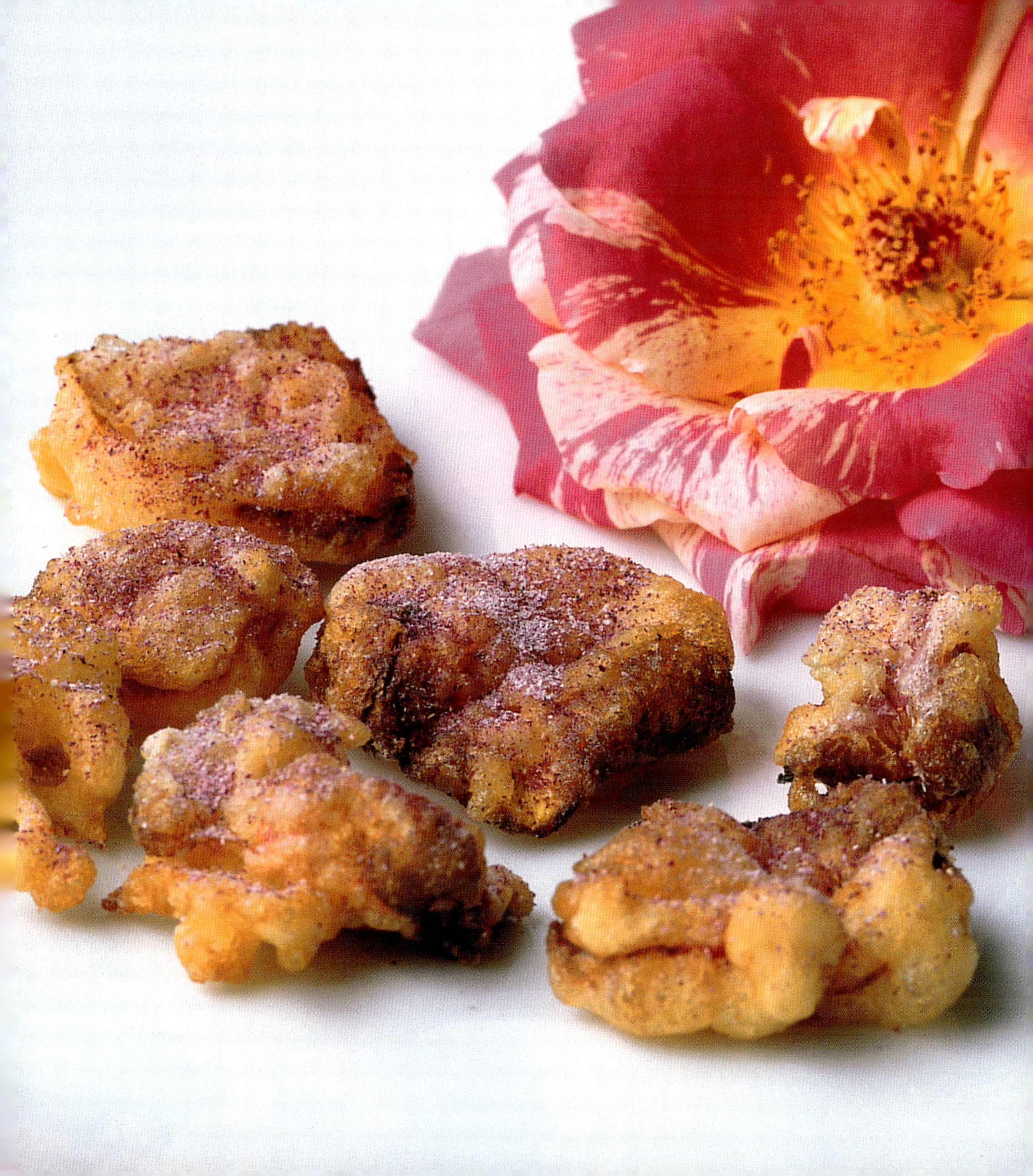

Die Apfelminze

Mit ihrem niedrigen Mentholgehalt gehört die Apfelminze, *Mentha × rotundifolia*, eine Kreuzung aus der Ross- und der rundblättrigen Minze, zu den milden Minzen. Kinder mögen sie deshalb besonders gerne, und auch zum Aromatisieren von pikanten Salaten, Obstsalat, Gewürzessig, Cocktails oder zur Herstellung von Likör eignet sie sich bestens. Wie alle anderen Minzen bevorzugt auch die Apfelminze einen halbschattigen bis sonnigen Standort in humosen, feuchten Böden. Geerntet werden laufend die noch nicht blühenden Triebe. Lässt man sie blühen, zeigen sich ab Juli zarte, lila bis rosafarbene Blütenrispen, die als Dekoration zauberhaft auf Süßspeisen oder in Salaten wirken.

Notizen / Geburtstage

14. September

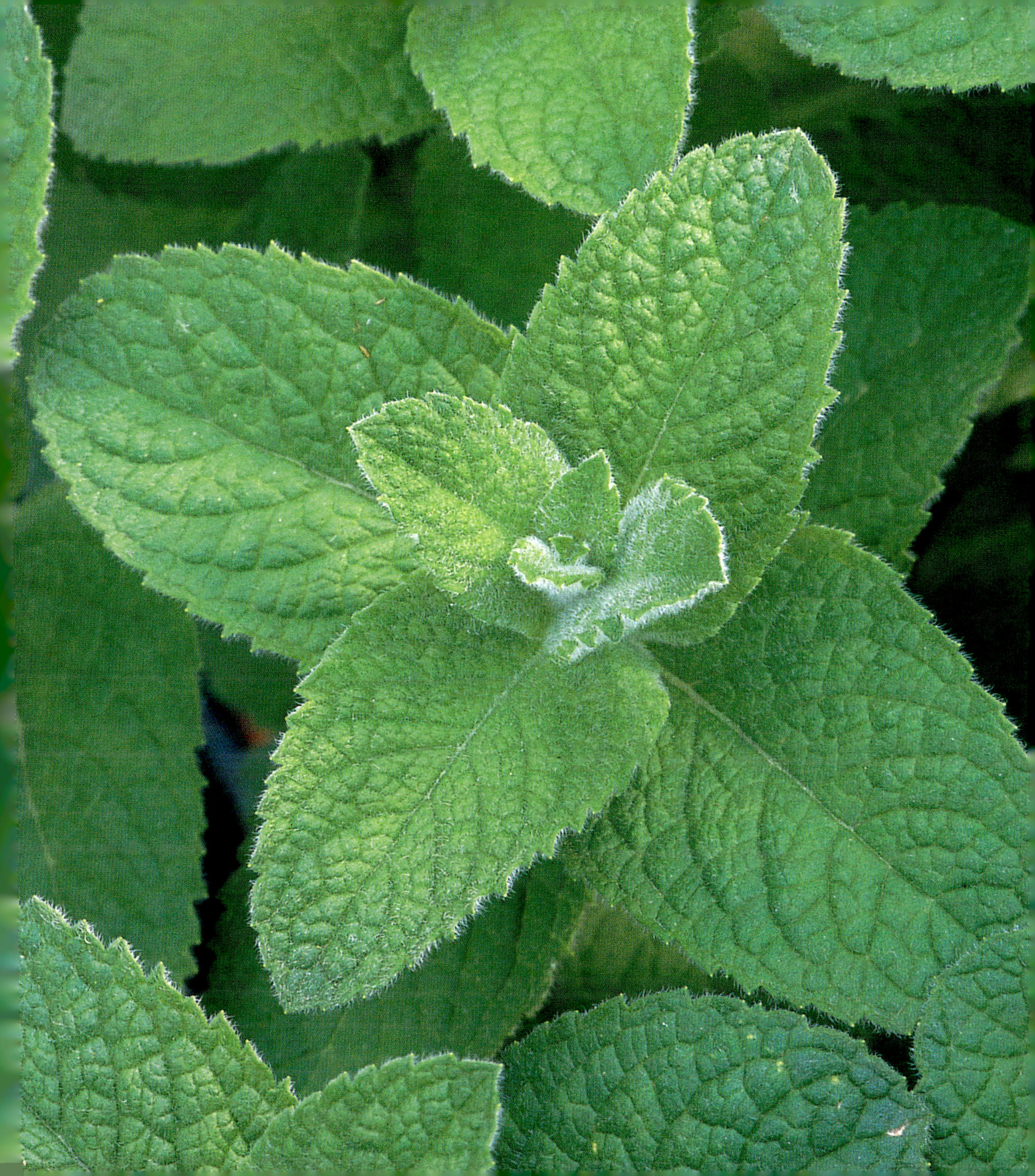

Theresas Apfeltascherl mit Apfelminze

500 g weiche Butter (keine Margarine) • 500 g Magerquark • 500 g Mehl • etwa 1 kg Äpfel • Saft einer Zitrone • Puderzucker • Apfelminze zum Dekorieren

Butter, Quark und Mehl miteinander gut verkneten und über Nacht in Folie gewickelt kalt stellen. Anderntags portionenweise auf Mehl etwa 3 Millimeter dick ausrollen und etwa 7 x 7 Zentimeter große Quadrate ausradeln. Diese mit Apfelstückchen belegen, über Kreuz zusammenklappen. Bei 225 Grad Ober-/Unterhitze etwa 25 Minuten backen (bei Umluft etwa 20 Minuten bei 200 Grad).

Aus Puderzucker und Zitronensaft einen Guss herstellen und damit die Tascherl bestreichen. Diese beim Anrichten nebeneinander, nicht übereinander legen, da sie sonst aufweichen!

Mit frischer Apfelminze garnieren.

• Tipp: Dazu schmeckt ein Kräutertee mit Apfelminze besonders fein. Für den Tee ein Zweiglein Apfelminze, eventuell auch gemischt mit ein paar Blättchen Zitronenverbene oder Zitronenmelisse, in einer schönen Glaskanne mit kochendem Wasser übergießen und 10 Minuten ziehen lassen. Der Tee schmeckt heiß, aber auch lauwarm und kalt im Sommer als Durstlöscher.

Notizen / Geburtstage

15. September

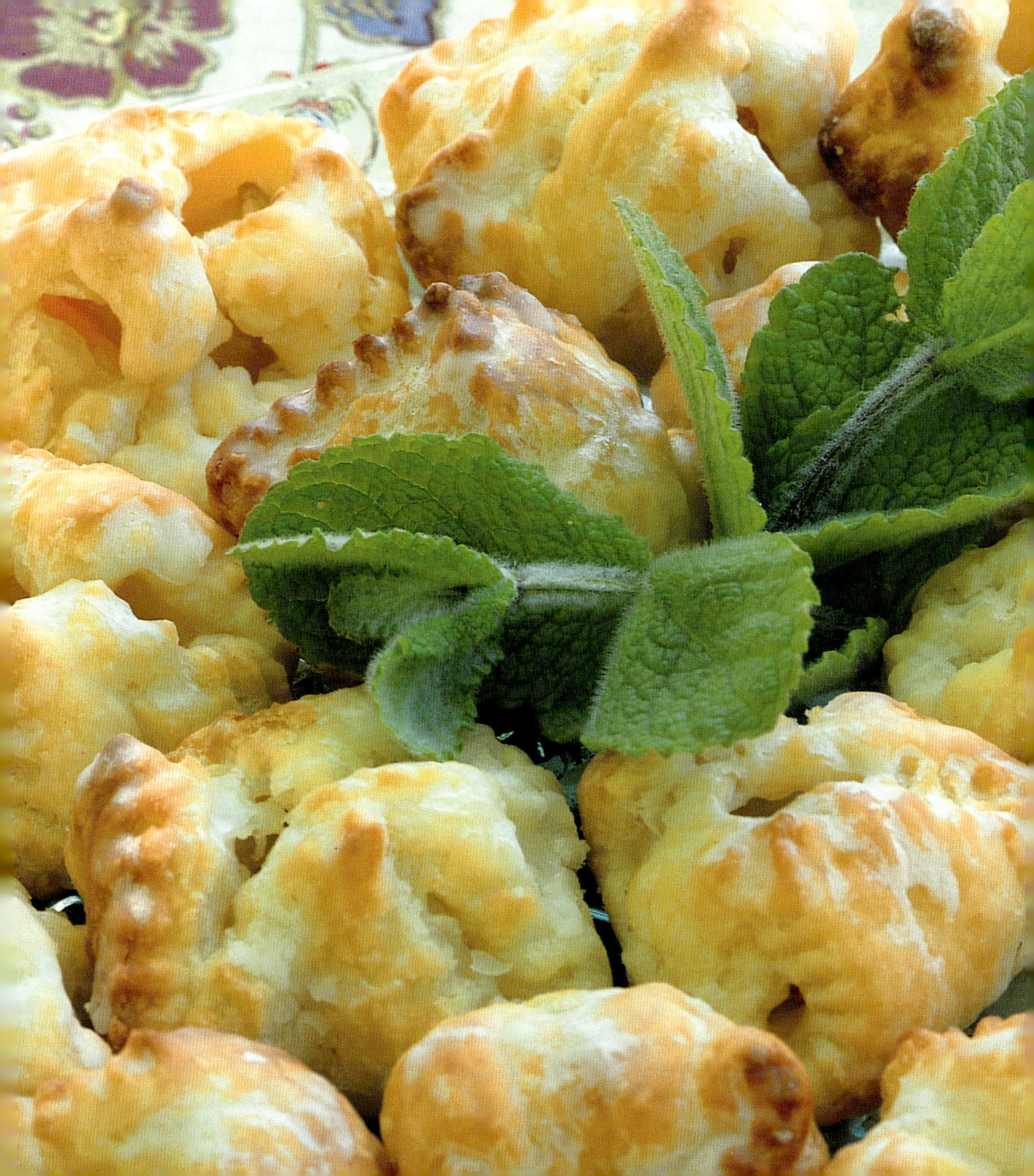

Mit Rosenweihrauch unser Herz erfreuen

Der Rosenweihrauch gehört zu den edelsten Räucherwerken. Die Bestandteile sind Weihrauch von sehr guter Qualität und getrocknete Blüten der Damaszenerrose. In einem aufwändigen Verfahren wird beides so verarbeitet, dass es in eine Form gegossen werden kann. Der fertige Rosenweihrauch wird in kleinen Stücken auf ein Stövchen oder auf eine Holzkohle in eine Räucherschale gelegt und fängt langsam an zu schmelzen. Dabei verbreitet er seine wunderbare Duftmischung aus den zarten Blüten der Rose und dem feinen, zitronig-hellen Duft des Weihrauchs.

Rosenweihrauch steht für die Verbindung von Herz und Kopf und stärkt das Energiezentrum unseres Herzens. Die Duftpartikel gelangen über unsere Nase direkt zum limbischen System, einer Funktionseinheit unseres Gehirns, die nicht vom Großhirn zensiert wird und Sitz von Psyche und Gefühlen ist. Dort wird Wohlbefinden, Entspannung und Harmonie ausgelöst und wir können die hohe Schwingung dieses Rosenweihrauchs genießen. Wichtig ist die Reinheit des Räucherwerks, denn die Wirkstoffe gelangen unmittelbar in unseren Körper.

Echter Rosenweihrauch aus qualitativ hochwertigen Grundsubstanzen kann nur in Handarbeit hergestellt werden.

• Achtung: Der übliche, im Handel angebotene Rosenweihrauch ist angereichert mit ätherischen Ölen, Farbstoffen und *gummi arabicum* als Trennmittel. Dies ist höchst schädlich beim Einatmen.

Notizen / Geburtstage

16. September

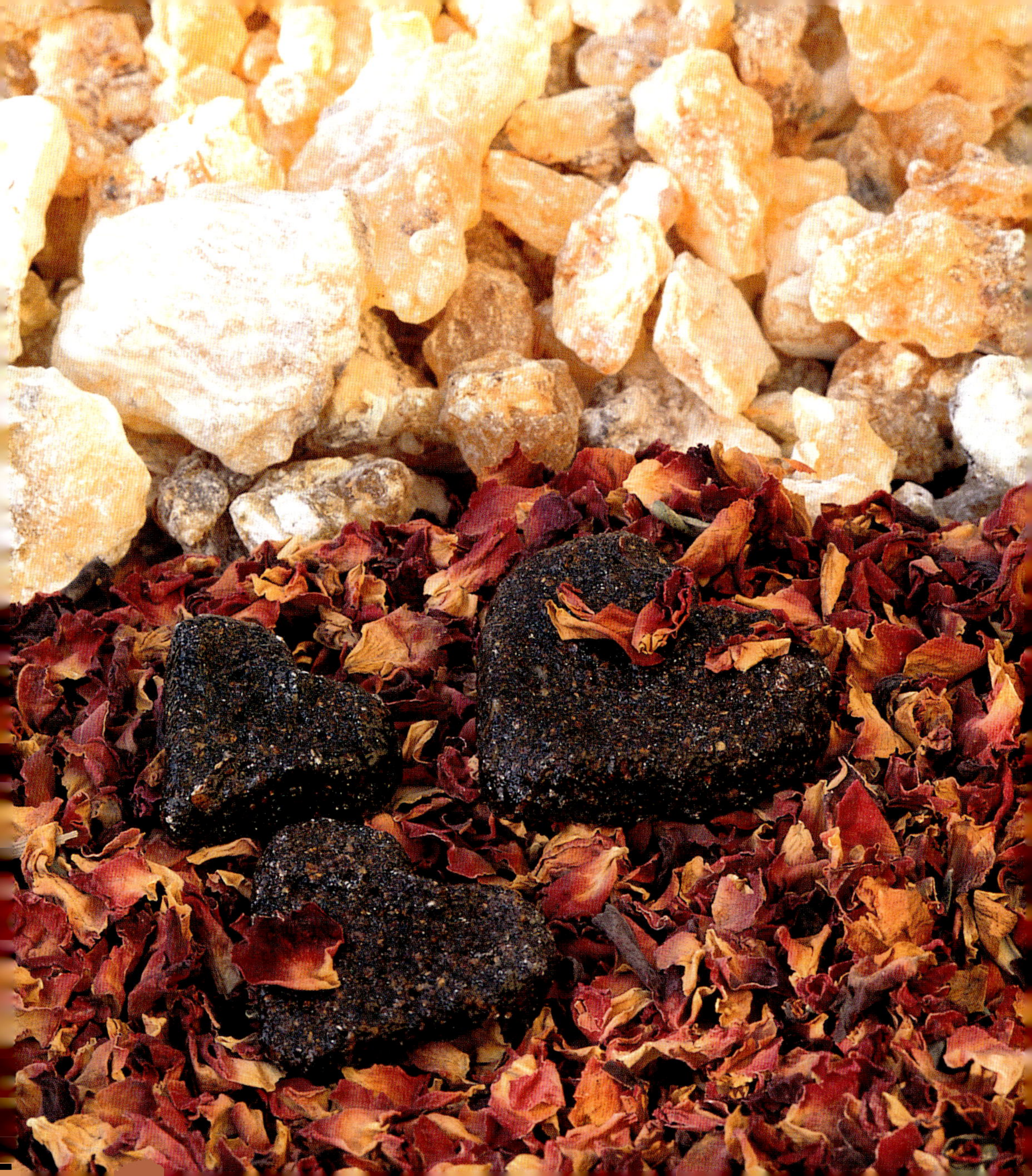

Viel oder noch mehr, das ist hier die Frage

Wir kennen es alle. Da hat man Zucchini im Garten gepflanzt, natürlich genügend, wenn möglich noch im gut temperierten Hochbeet in Kombination mit sich gegenseitig unterstützenden Pflanzen wie Dill, Bohnen und Kapuzinerkresse und was passiert? Sie gedeihen, blühen, setzen Früchte an und wir kommen nicht mehr nach mit dem Verzehr. Kontrolliert man hier nicht täglich den Bestand, nehmen die Früchte bald ein beträchtliches Ausmaß an.

Damit dies jedoch nicht geschieht, gibt es nur eines. Lassen Sie es, je nachdem wie groß der Pflanzenbestand ist, gelegentlich oder des Öfteren erst gar nicht zum Ansetzen von Früchten kommen, denn auch die Blüten sind essbar und schmecken sehr delikat. Sie eignen sich besonders gut zum Füllen oder in Streifen geschnitten für Salate. Grund genug, um nächstes Jahr noch ein paar mehr zu pflanzen, oder?

Notizen / Geburtstage

17. September

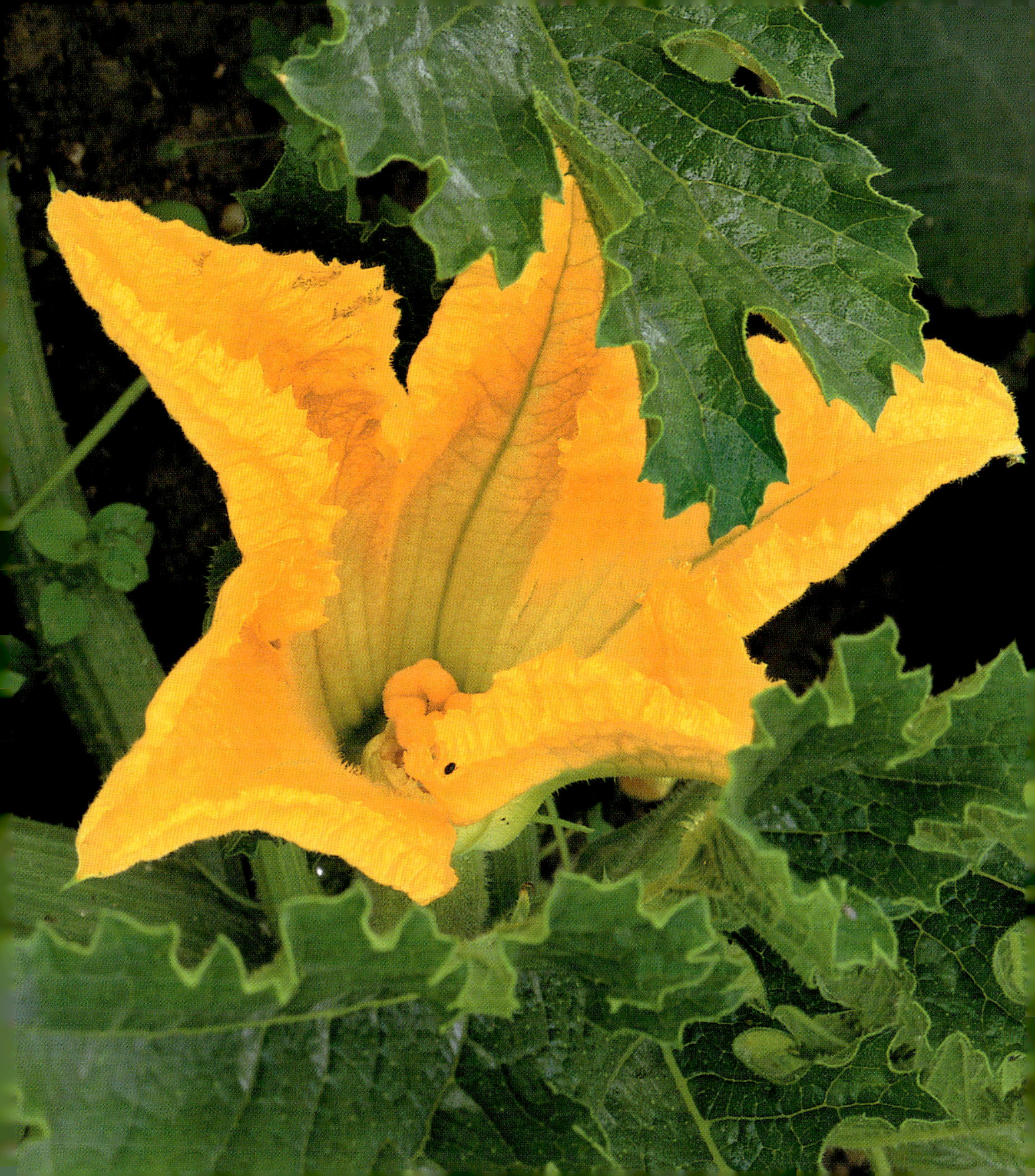

Gefüllte Zucchiniblüten

8 große Zucchiniblüten • 150 g Mehl • 3 EL Milch • 2 Eier • 1 TL Butter • 1 Schalotte, gehackt • ½ Bund Petersilie, gehackt • ½ Bund Basilikum, gehackt • 100 g Schinkenwürfel • 50 g Bündnerfleisch in Würfeln • eventuell etwas Salz • 100 ml Sahne • 200 ml Gemüseboullion • Pfeffer aus der Mühle • 1 EL Parmesan • Butterflocken

Mehl, Milch und Eier zu einem Teig verrühren. Den Teig etwa 30 Minuten ruhen lassen. Butter in der Pfanne erhitzen. Schalotten, Kräuter, Schinken- und Bündnerfleischwürfel kurz andämpfen und unter den Teig mischen. Eventuell nachsalzen.

Zucchiniblüten kurz abspülen und gut abtropfen lassen. Den Teig in die Blüten füllen und diese mit einem Zahnstocher verschließen. Rahm und Boullion in einer weiten Pfanne aufkochen und mit Pfeffer würzen. Blütenpakete hinzugeben und alles zugedeckt knapp 10 Minuten auf kleinem Feuer köcheln. Anschließend die Zucchinipäckchen in eine feuerfeste Form geben. Restliche Flüssigkeit etwas einkochen und über die gefüllten Blüten geben. Parmesan und Butterflöckchen darüber verteilen und alles im heißen Ofen kurz überbacken.

Notizen / Geburtstage

18. September

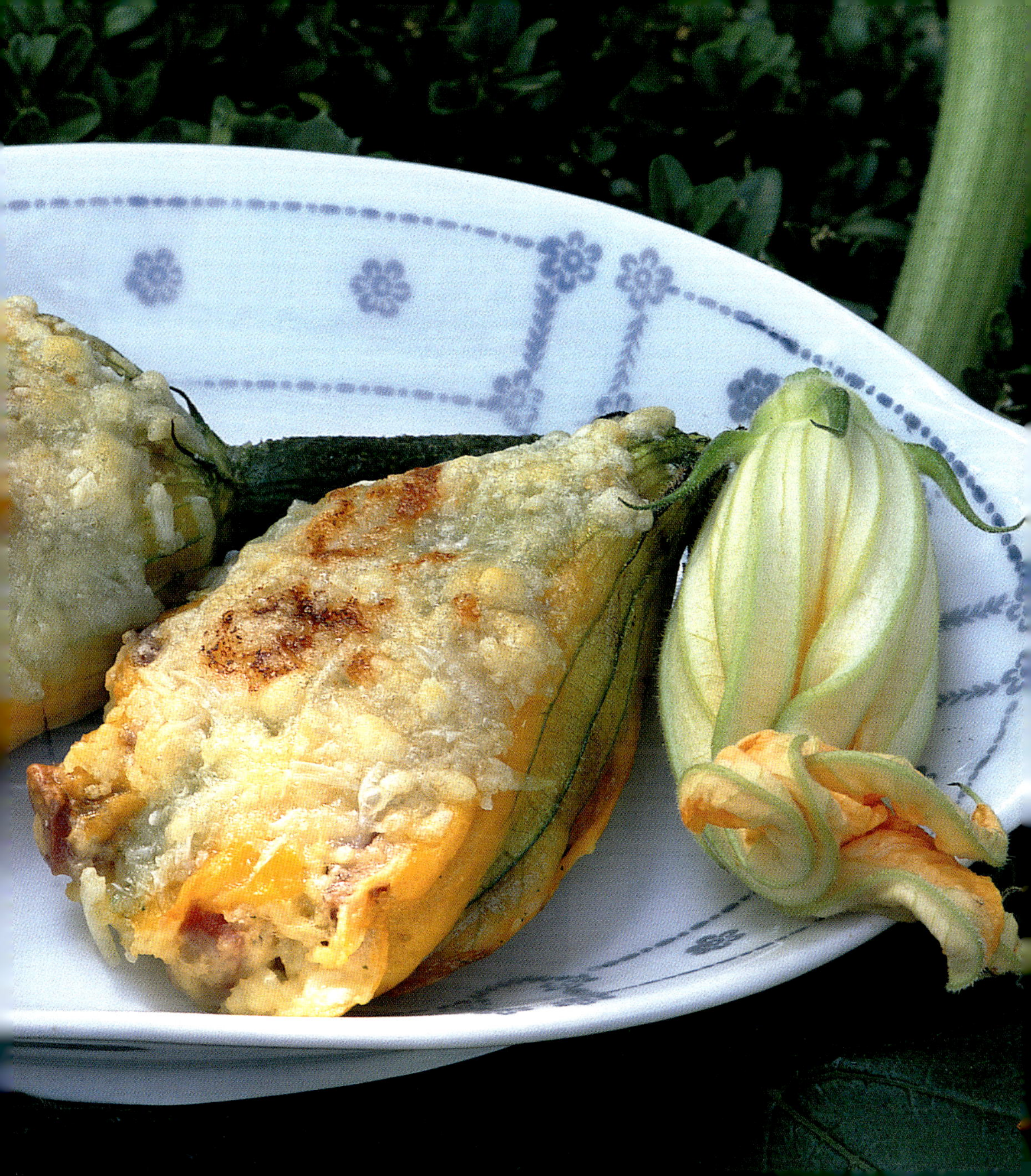

'Jacques Cartier'

Es ist nicht bekannt, ob die Züchter Moreau und Robert für die Portlandrose aus dem Jahre 1868, welche lange Zeit den Damaszenerrosen zugeordnet wurde, ihren Namen zu Ehren des Entdeckers Kanadas oder des erfolgreichen Hobby-Rosenzüchters Dr. Jacques Cartier gewählt haben. Auch könnte es durchaus sein, dass die eigentliche 'Jacques Cartier' nicht mehr existiert und es sich bei der unter diesem Namen im Handel erhältlichen Rose um 'Marquise Boccella' handelt.

Die langen, manchmal gefiederten Kelchblätter verleihen den aufgehenden Knospen dieser Sorte einen ganz besonderen Reiz. Die großen, lebhaft rosafarbenen, dicht gefüllten und geviertelten Blüten stehen meist zu mehreren auf kurzen Stielen zusammen. Sie verströmen einen exzellenten und starken Duft, weshalb sie sich ausgezeichnet für die Küche eignen. Nach einer überaus üppigen Blüte im Juni zeigen sich während des ganzen Sommers bis in den Spätherbst hinein immer wieder kleinere Blütenschübe. Der außergewöhnlich dicht wachsende, robuste Strauch trägt mittelgrünes und äußerst gesundes Laub und kann eine Höhe von bis zu 1,5 Meter erreichen.

Notizen / Geburtstage

19. September

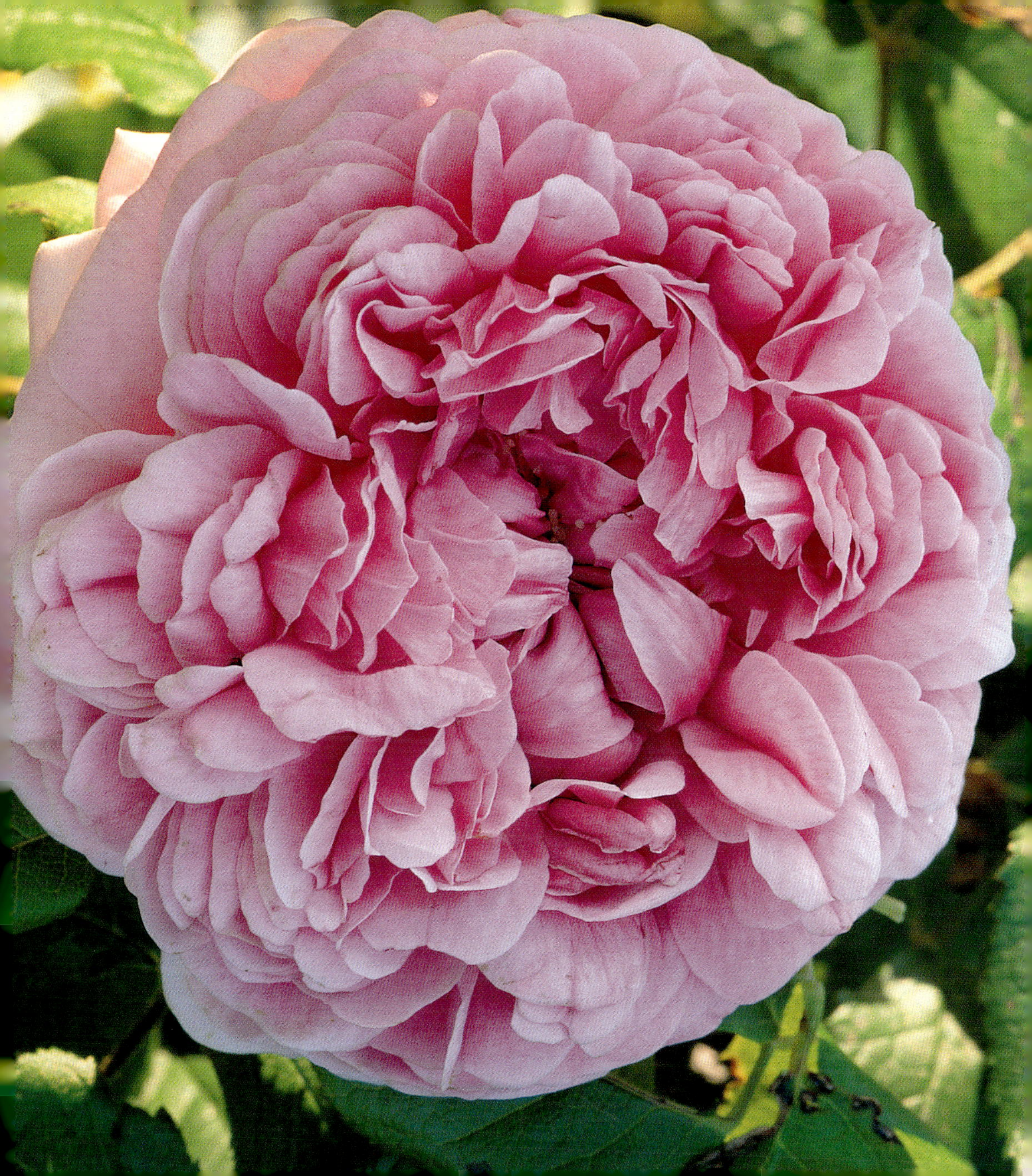

Rosenträume

Bald ist es soweit, am 23. September beginnt der astronomische Herbst. Mit ihm geht zwar nicht gleich die Blütezeit der Rosen zu Ende, viele Sorten schieben bei entsprechender Witterung in milden Lagen noch bis in den Dezember hinein immer wieder Blüten hervor, doch jetzt ist es Zeit, sich über Neupflanzungen Gedanken zu machen, denn in den Rosenschulen werden je nach Witterung ab Anfang Oktober wurzelnackte Pflanzen angeboten.

Befassen wir uns also eingehend mit Rosenkatalogen, sollte man sich doch über die einzelnen Sorten, die man zu pflanzen gedenkt, eingehend informieren. Am besten natürlich auf einer sonnigen Bank im Garten, wo wir die wärmenden Sonnenstrahlen der letzten Altweibersommertage genießen dürfen.

Notizen / Geburtstage

20. September

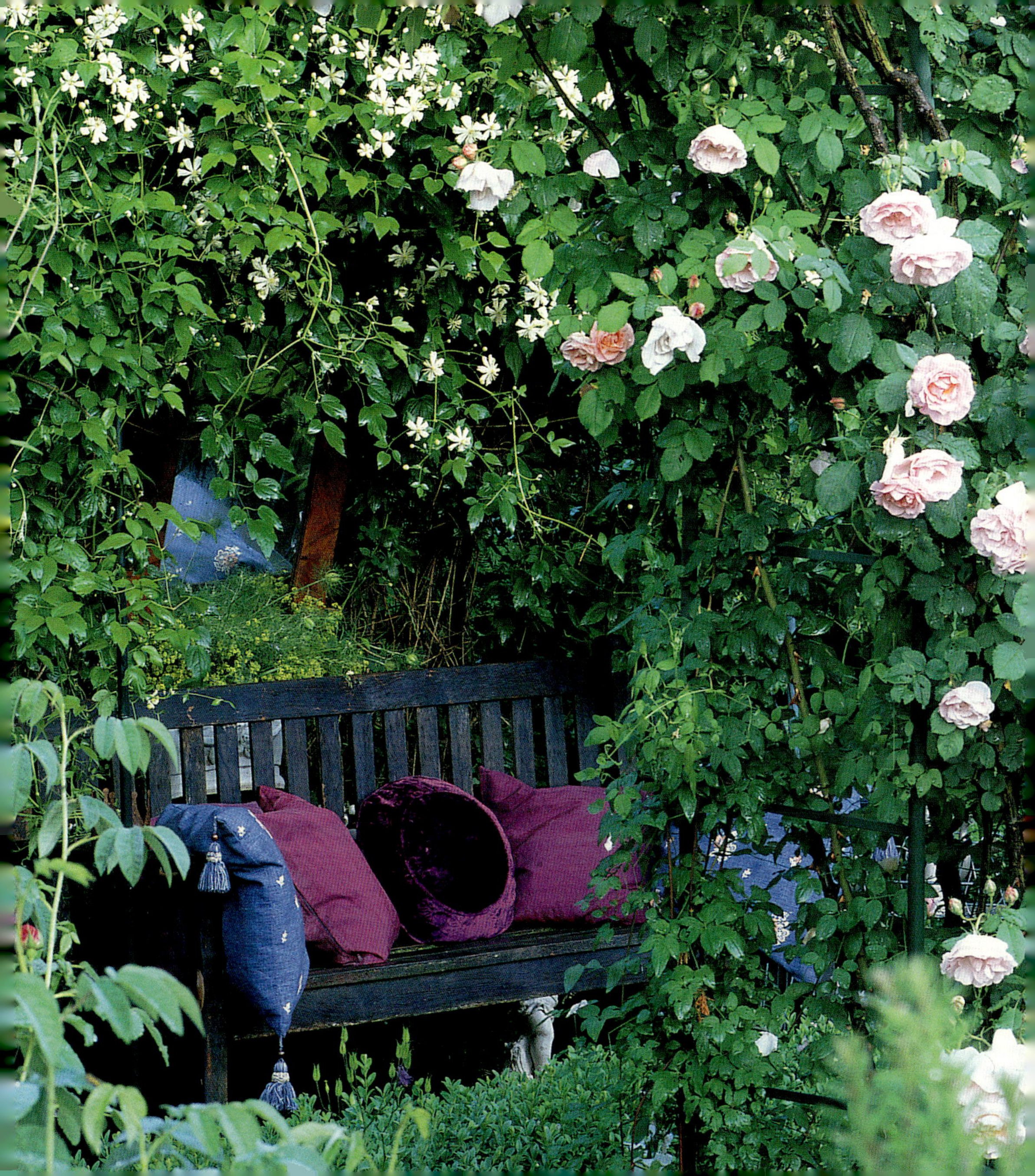

Rosa rugosa 'Hansa'

Wussten Sie, dass Sie nicht mehr als drei Pflanzen dieser *Rugosa*-Hybride benötigen, um einen mittelgroßen Garten Anfang Juni in einen wahren Duftrausch zu versenken? So unglaublich es klingt, aber mit dieser wunderbaren Strauchrose, welche auch unter dem Begriff »Parkrose« im Handel zu finden ist, wird auch Ihnen dies mit wenig Aufwand gelingen, hat sie doch alle Vorzüge in sich vereint, welche man sich von einer Rose erwünscht.
Spitze Knospen öffnen sich im Frühsommer über dem runzligen, sattgrünen Laub zu duftenden, gut gefüllten Blüten von einem tiefen Purpurrot. Ab August reifen, zusammen mit einer Nachblüte, reichlich große und kugelige Hagebutten heran. Mit ihrem saftigen und ergiebigen Fruchtfleisch eignen sie sich hervorragend für die Küche. Der gut bewehrte Strauch ist sehr gesund, frosthart, und erreicht mit seinem aufrechten Wuchs eine Höhe von 2 Meter. Ob als Solitär oder in einer Hecke gepflanzt, mit dieser Rose sind Sie gut beraten.

Notizen / Geburtstage

21. September

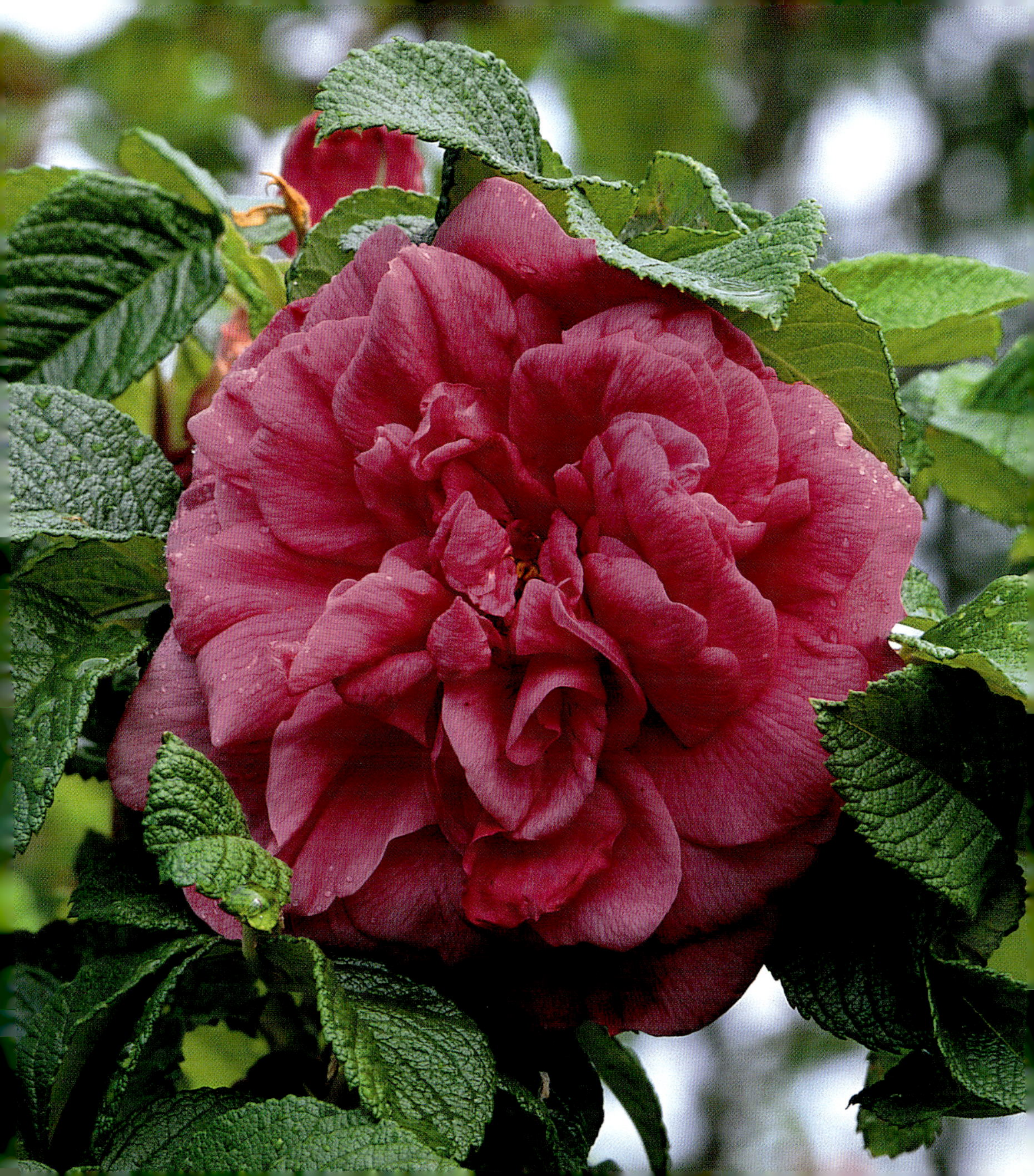

Zitronenverbene

Trotz ihres fruchtigen Duftes gehört die Zitronenverbene *(Aloysia citriodora*, Syn.: *Aloysia triphylla, Lippia citriodora)* zu den weniger bekannten Würzkräutern. Der ursprünglich aus Südamerika stammende mehrjährige Strauch ist in unseren Breitengraden nicht winterhart, eignet sich aber sehr gut als Kübelpflanze für halbschattige Lagen. Wer möchte, kann ihn ab Mai in den Garten pflanzen, darf aber im Herbst nicht vergessen, diesen wieder auszugraben, in einen Topf zu pflanzen und an einem kühlen, frostfreien Ort (Wintergarten) zu überwintern.
Verwendet werden in der Küche vor allem die jungen Blättchen oder Triebspitzen, die ausgezeichnet mit Fisch und Geflügel harmonieren. Im süßen Bereich eignet sie sich zum Aromatisieren von Obstsalat, Fruchtsorbets oder fein gehackt für Kuchen und als attraktive Beigabe für Bowlen und Eistees, wobei sie hier übrigens fein mit Melisse oder Minze harmoniert.
Als wohlschmeckender Tee aufgebrüht, zeigen die Inhaltsstoffe eine appetitanregende und verdauungsfördernde, als duftender Badezusatz verwendet eine entspannende Wirkung. Zusätzlich können die getrockneten Blätter für Duftpotpourris, Duftkissen oder Kräutersträuße verwendet werden.
Die Haupterntezeit liegt zwischen Juli und September. Hier können laufend ganze Triebe geerntet werden, die in lockeren Sträußen zusammengebunden und kopfüber an einem warmen, schattigen Ort aufgehängt, getrocknet werden.

Notizen / Geburtstage

22. September

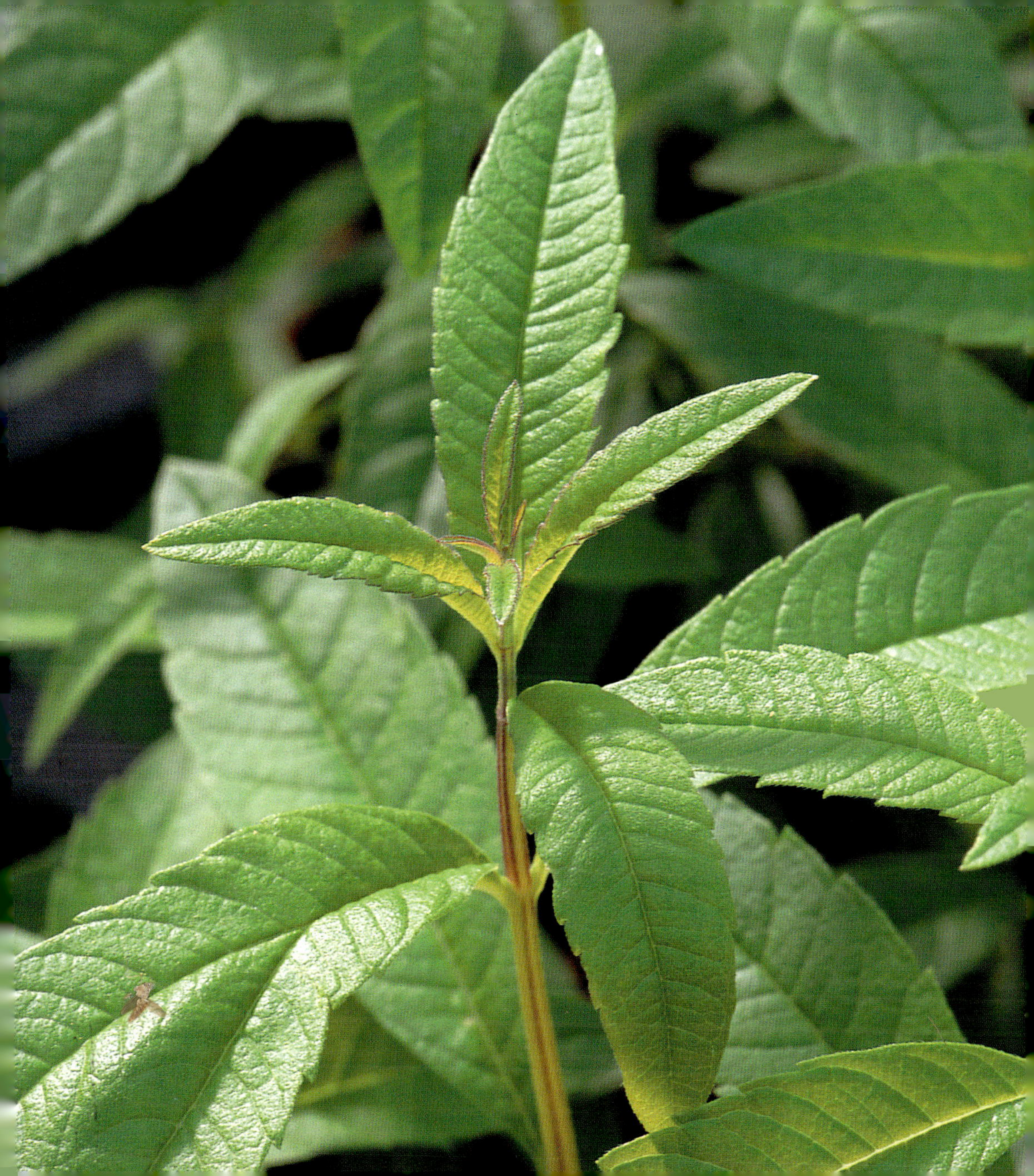

Herbstlicher Obstsalat mit Zitronenverbene

Zutaten für 4 Personen

2 Birnen • 2 Äpfel • 10 Zwetschgen • 20 weiße Trauben • Saft einer halben Zitrone • 1 EL Zucker • 4 Feigen • 4 Zweiglein Zitronenverbene

Birnen und Äpfel waschen, in Achtel schneiden, Gehäuse entfernen und würfeln. Zwetschgen waschen, halbieren und Steine entfernen. Traubenbeeren und Zitronenverbenenzweige kurz abspülen, Triebspitze entfernen und für die Garnitur beiseitelegen. Blättchen von den Zweigen abstreifen, fein schneiden, mit Zitronensaft und Zucker verrühren und unter die Früchte mischen. Obstsalat etwas ziehen lassen und auf Tellern anrichten. Feigen schälen, in Achtel schneiden und um den Obstsalat arrangieren. Mit den beiseite gelegten Triebspitzen garnieren.

Notizen / Geburtstage

23. September

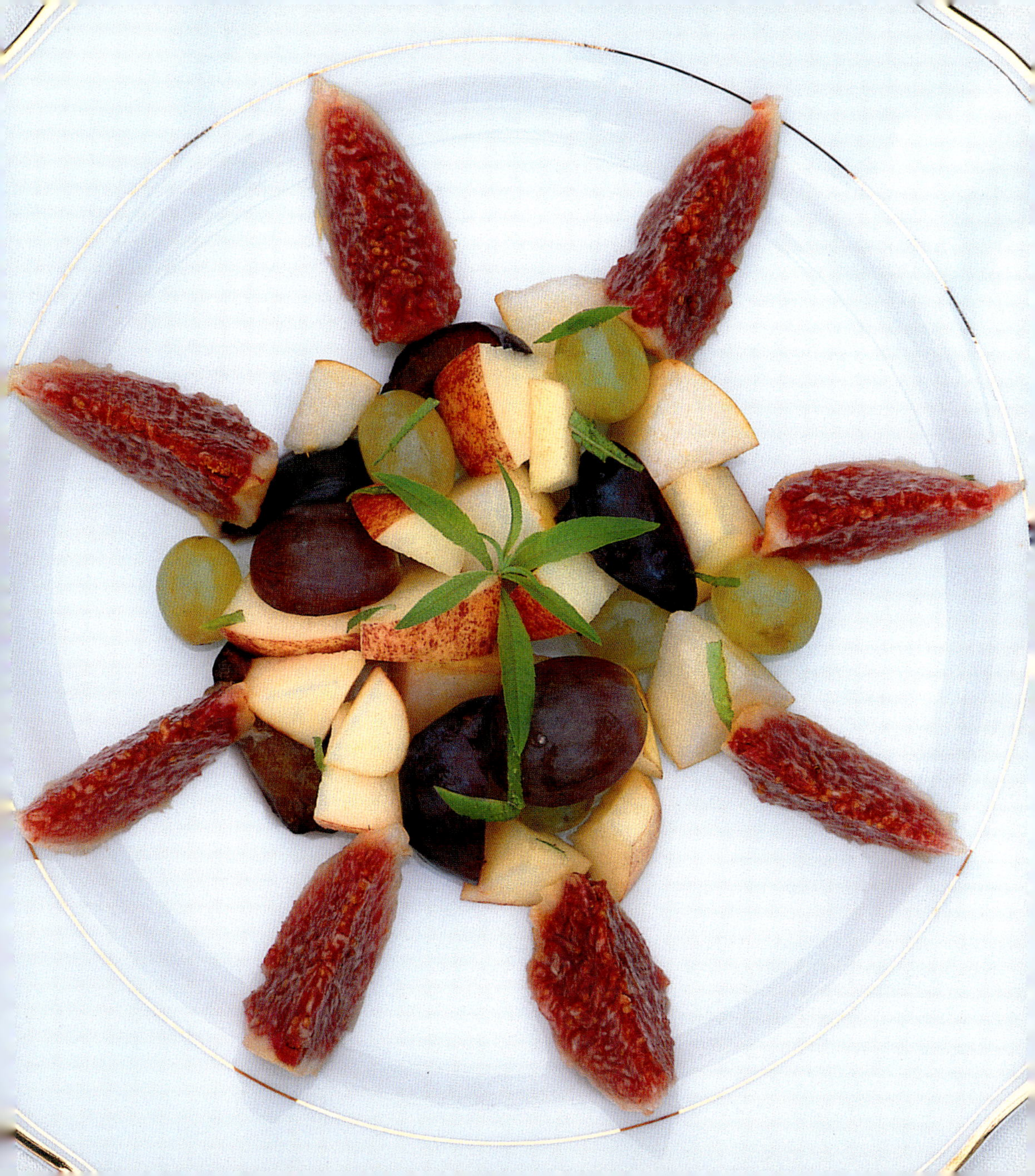

Theresias Apfelgelees

Apfelsaft:
2 kg säuerliche Äpfel (z.B. James Grieve oder Boskop) • Safranfäden (je nach Qualität mehr oder weniger, je nachdem, wie stark sie färben) • Ringelblumenblütenblätter • 1,5 l Wasser
Gelee:
900 ml Saft • 500 g Gelierzucker • Ringelblumenblütenblätter

Apfelgelee mit Safran und Ringelblumen

Aus Äpfeln, Safranfäden, Ringelblumenblütenblättern und Wasser Saft herstellen. Das Ganze köcheln lassen und dann durch ein Mulltuch abtropfen lassen.
Für den Gelee Saft mit Gelierzucker 2:1 nach Vorschrift aufkochen und 4 Minuten sprudelnd kochen lassen. Anschließend frische orange und gelbe Ringelblumenblütenblätter dazugeben und noch heiß in saubere Gläser einfüllen.

Apfelgelee mit Zitronenverbene

Apfelsaft wie oben beschrieben herstellen, jedoch statt Safran und Ringelblumen einige Blätter Zitronenverbene mitkochen lassen.
Dann den Gelee wie oben beschrieben einkochen. Noch heiß in saubere Gläser einfüllen und frische Zitronenverbeneblättchen mit in die Gläser geben.

Notizen / Geburtstage

24. September

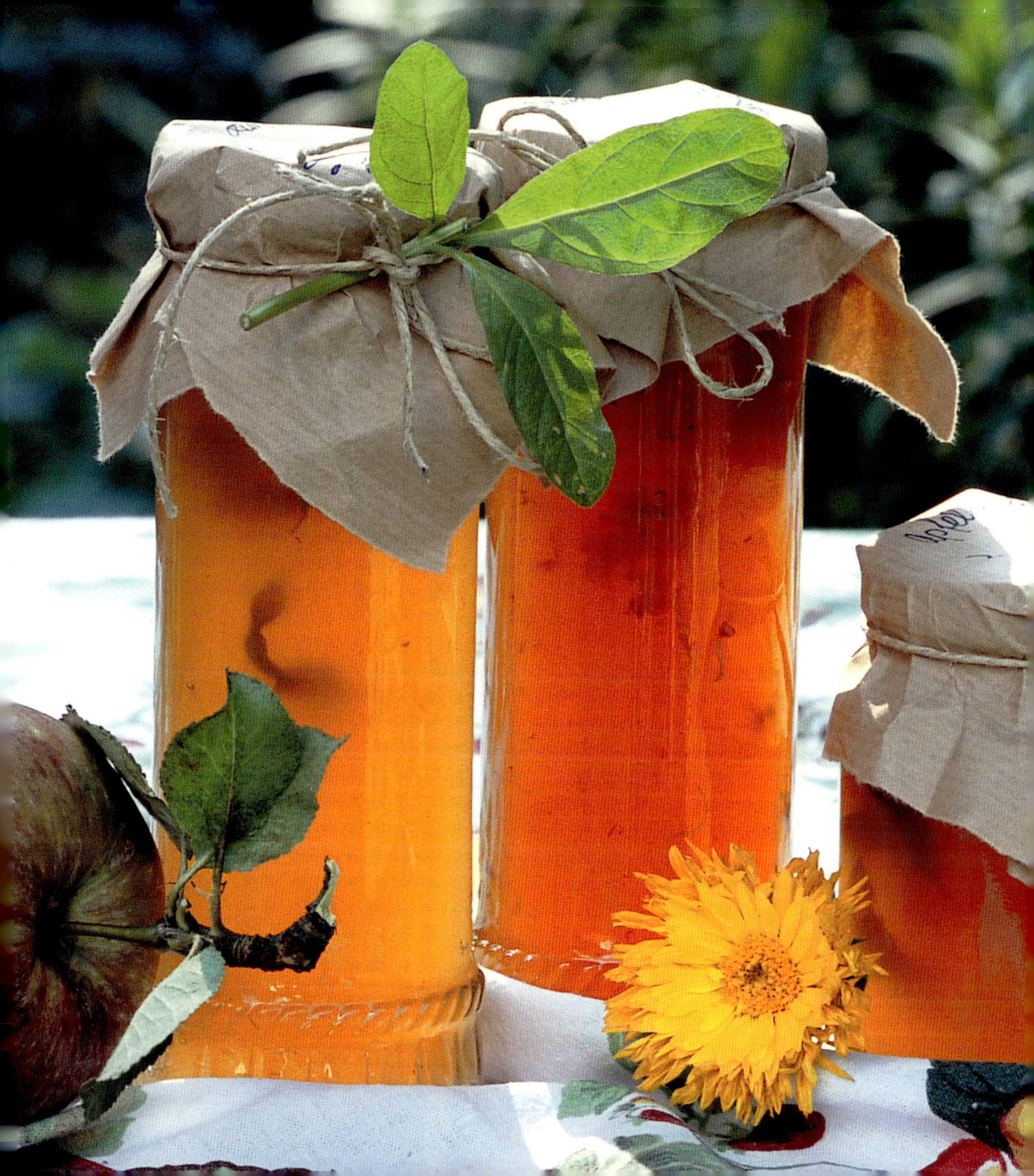

Brigittes Quittenlimonade

1 l reiner Quittensaft • etwa 1 l Mineralwasser • Eiswürfel • 1 unbehandelte Limette oder Zitrone • einige Triebspitzen oder einzelne Blätter der Zitronenverbene

Quittensaft und Mineralwasser mit den Eiswürfeln in einen Krug geben, Limette oder Zitrone vierteln und in Scheiben schneiden. Zusammen mit den Triebspitzen oder Blättern der Zitronenverbene in einen Krug geben. Umrühren und servieren.
Anstatt Zitronenverbene kann auch Zitronenmelisse verwendet werden.

Notizen / Geburtstage

25. September

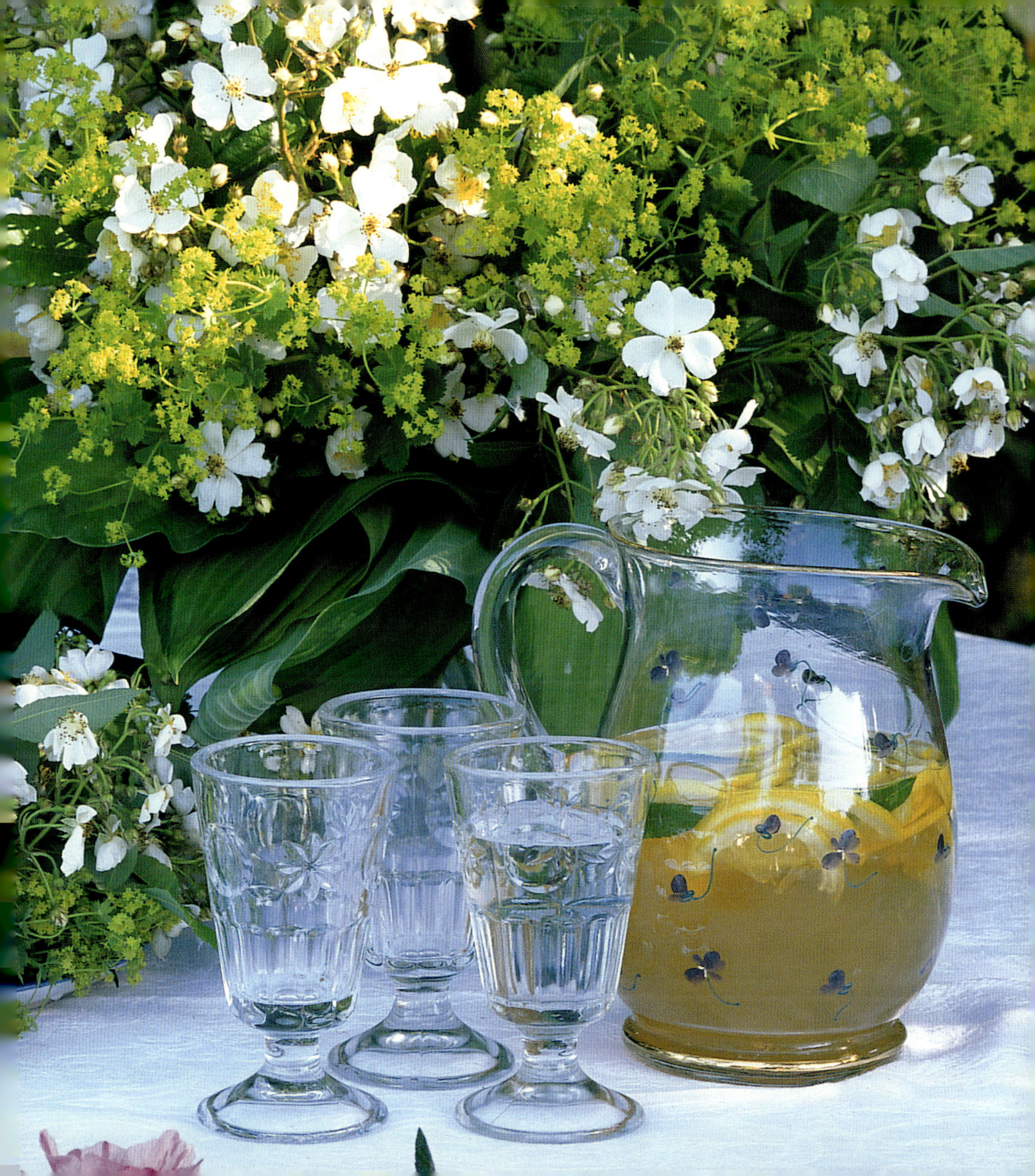

Basilikum

Uns allen bekannt ist es. Meist jedoch nur das klassische, überall in den Kühlregalen der Supermärkte erhältliche, grüne Genueser Basilikum. Eigentlich schade, sind doch mittlerweile in gut sortierten Kräutergärtnereien eine beachtliche Anzahl an verschiedenen Sorten erhältlich.
Die Gattung *Ocimum* dürfte ursprünglich aus Asien stammen und verbreitete sich über Afrika, Mittel- und Südamerika. In den letzten Jahren avancierte sie zum Liebling unter den Kräutern. Außer vielleicht noch der Minze, kann hier kein Würzkraut mithalten.
Heute wird Basilikum im ganzen Mittelmeerraum, in unzähligen asiatischen Ländern sowie in Kalifornien angebaut.
Was die Blattfarbe angeht, gibt es nebst Grün die unterschiedlichsten Sorten mit grüngelben, grünblauen, zweifarbigen oder tiefpurpurroten Blättern wie 'Red Rubin' oder 'Purple Ruffles'.
Die Blattformen reichen von ganzrandig nach innen gebogen über leicht, bis hin zu stark gezähnt. Auch sehr kleinblättrige, wie die im Aroma etwas kräftigere Art *Ocimum basilicum minimum*, das Buschbasilikum, sind vertreten. Nebst der abgebildeten Sorte 'Piccolino' wäre da die Sorte 'Bubikopf' erwähnenswert, welche sich mit ihrem ausgeprägten Duft nicht nur zum Würzen von Speisen eignet, die ein etwas kräftigeres Aroma verlangen, sondern als Dekoration auf den Tisch gestellt, wirksam Insekten abwehrt.

Notizen / Geburtstage

26. September

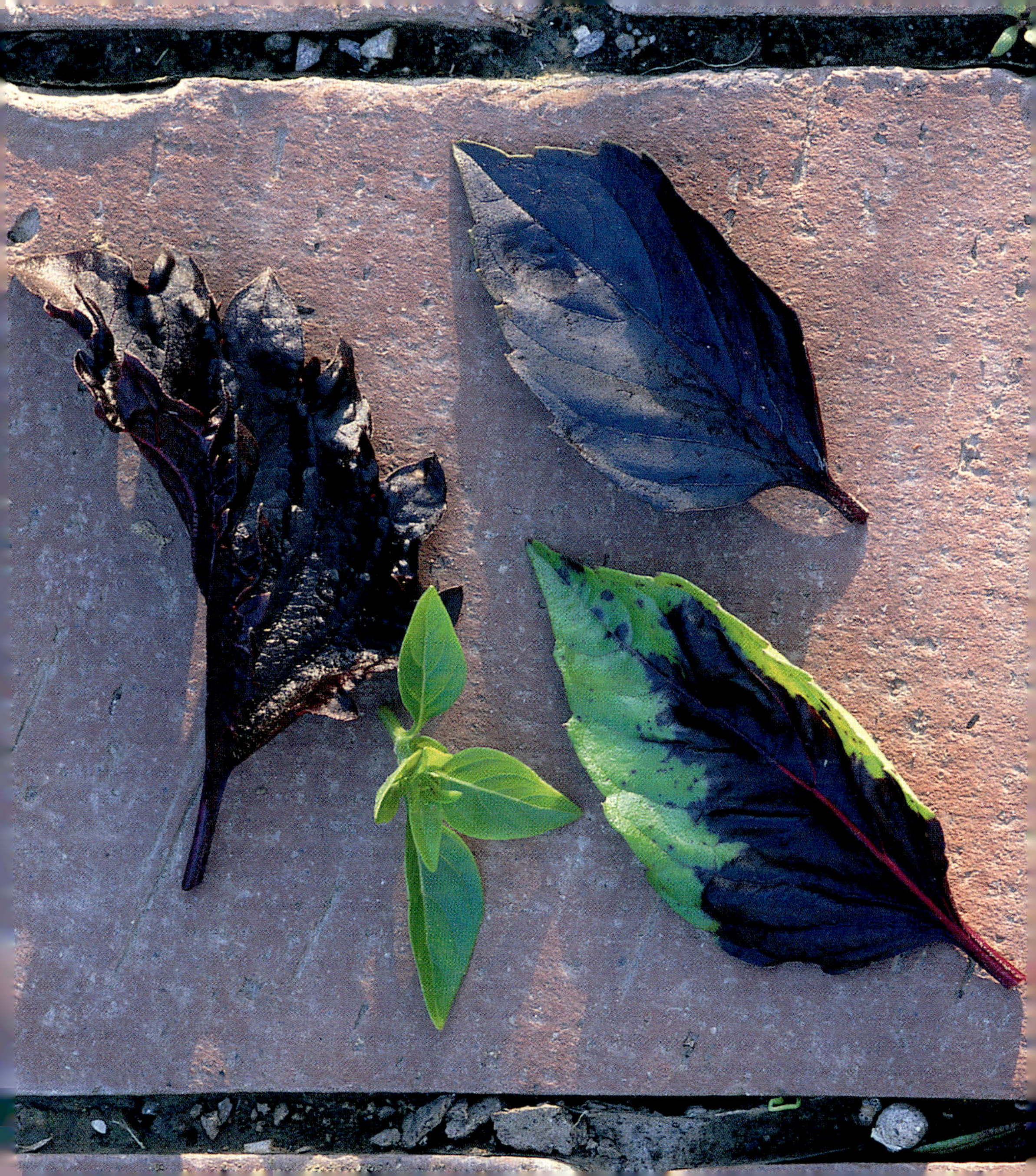

Gerdas Tomaten mit Basilikum oder Salbei

Ergibt etwa 4–5 Gläser

2 kg sehr reife Tomaten • 1 große Zwiebel • je nach Geschmack 2 Knoblauchzehen • Basilikum und Salbei nach Gutdünken

Dieses Rezept eignet sich für die Verwendung von überreifen Tomaten und ist die ideale Grundlage für Tomatensuppen oder -saucen.

Tomaten vierteln, Zwiebel und Knoblauch schälen und in kleine Stücke schneiden. Alles in einen großen Topf geben, eine Tasse Wasser hinzufügen und zum Kochen bringen. Eine halbe Stunde unter gelegentlichem Umrühren köcheln lassen. Anschließend alles mit dem Mixer pürieren, durch ein Sieb streichen oder durch die Flotte Lotte drehen und in Gläser mit Twist-Off-Deckel einfüllen und die Gläser verschließen. Die Gläserränder müssen peinlich sauber sein. Backblech mit heißem Wasser füllen und die Gläser so hinein stellen, dass sie sich nicht berühren. Blech in den Backofen schieben und die Tomaten bei 180 Grad so lange einwecken, bis sich das Wasser in der Pfanne zu bewegen beginnt. Den Backofen ausschalten und die eingeweckten Tomaten bei schräg gestellter Ofentüre abkühlen lassen.

Notizen / Geburtstage

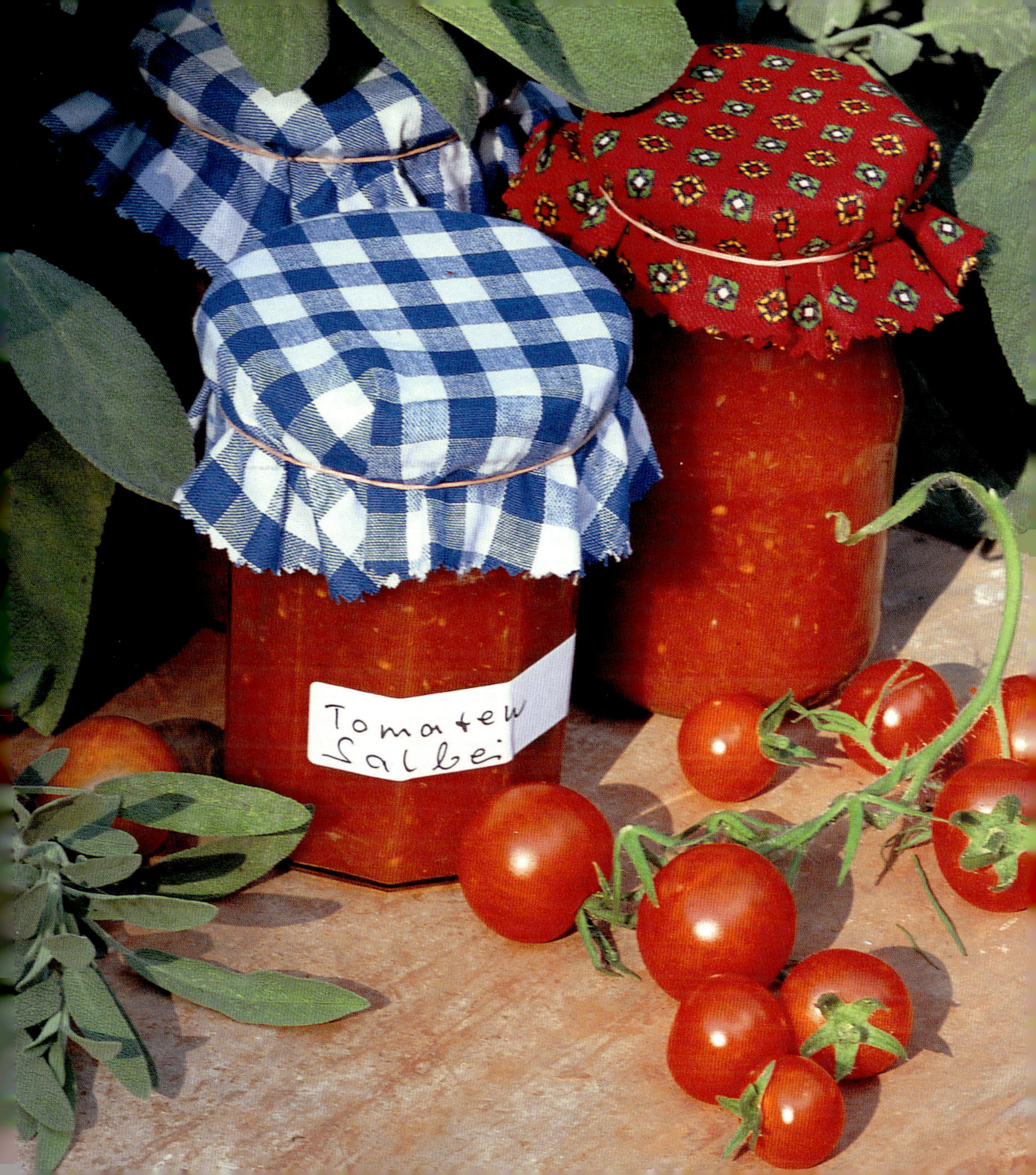
Tomaten
Salbei

Kapuzinerkresse

Die Kapuzinerkresse *(Tropaeolum majus)* stammt aus Südamerika. Durch spanische Eroberer gelangte sie um 1600 nach Europa.
Die in ihrer Heimat mehrjährige Staude wird bei uns einjährig gezogen. Da die Kapuzinerkresse frostempfindlich ist, geschieht dies am besten Anfang Mai durch Direktsaat oder aber es werden Pflänzchen im Treibhaus, Frühbeetkasten oder auf der Fensterbank vorgezogen und nach den Eisheiligen ausgepflanzt.
Mit ihren leuchtenden Blütenfarben von Gelb über Orange bis Rot eignen sich niedrig wachsende Sorten für die Beetbepflanzung in Gärten oder als Kübel- und Topfpflanzen für Balkon und Terrasse. Als kletternde Varietät findet sie an Zäunen und Sichtschutzwänden gepflanzt Verwendung.
Die Kapuzinerkresse bevorzugt einen humosen Boden und gedeiht in der Sonne sowie auch im Halbschatten. Zu gute Düngung lässt die Pflanze stark ins Kraut schießen, was zwar viele Blätter, aber nur wenig Blüten hervorbringt.
Sie ist reich an Vitamin C und in der Küche finden sowohl die Blüten, ob als Knospe oder vollständig geöffnet, als auch Blätter und die noch weichen Samen Verwendung. Ihr frisches, etwas pfeffriges Aroma passt gut zu Salaten, Eierspeisen sowie Dips aus Quark und Joghurt.
Die Knospen, eingelegt wie Kapern, gelten als besonders raffinierte Abwechslung in Saucen, Salaten sowie auf Antipastitellern.

Notizen / Geburtstage

28. September

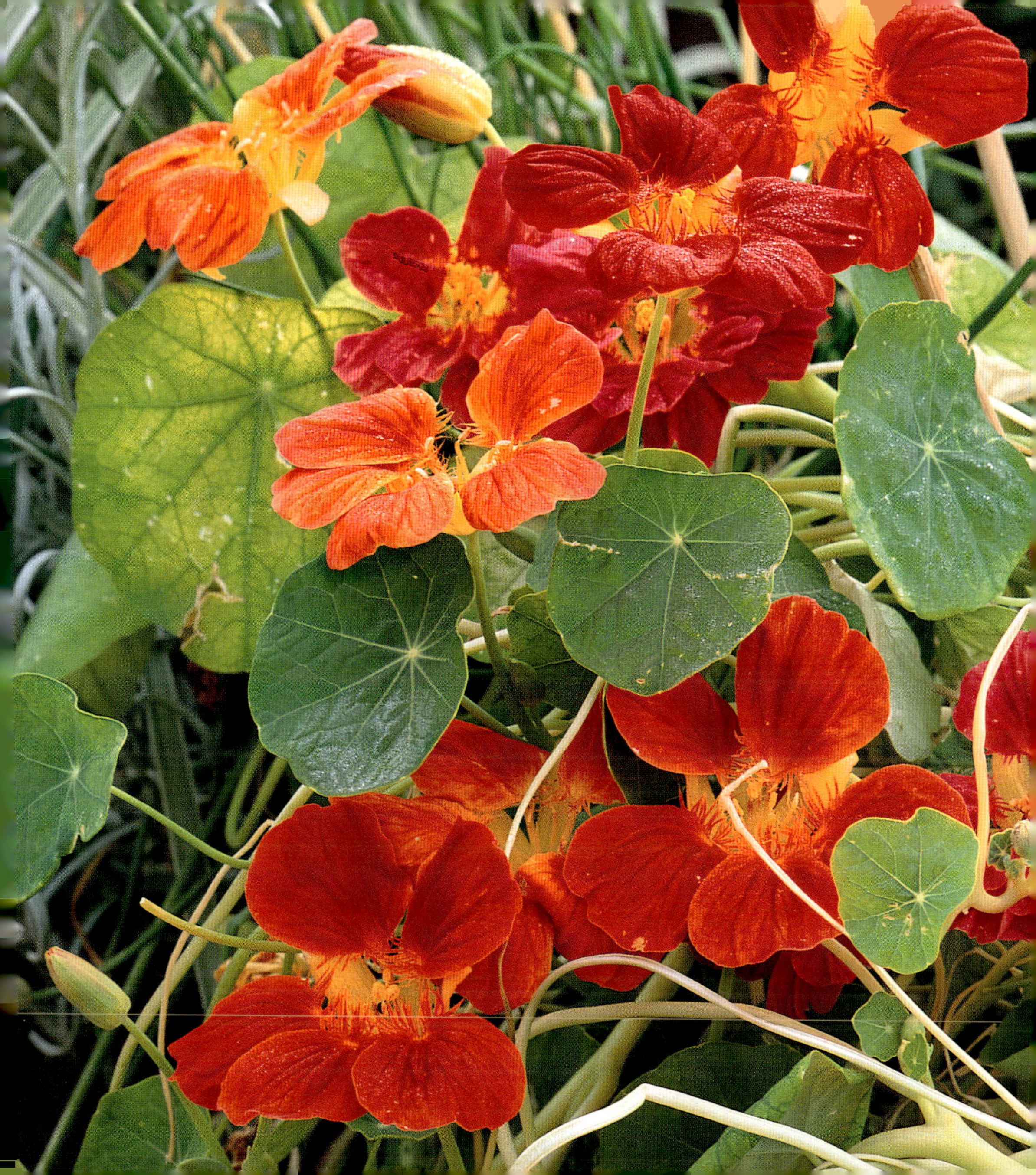

Eingelegte Kapuzinerkressekapern

100 g Kapuzinerkresseknospen • 2 EL Salz • 400 ml Weinessig • 1 Pfefferkorn • 1 Kapuzinerkresseblatt, in feine Streifen geschnitten

Die Kapuzinerkresseknospen mit dem Salz mischen und über Nacht zugedeckt im Kühlschrank ziehen lassen. Am nächsten Tag das Salz mit Wasser abspülen und die Knospen mit dem Essig, den Kapuzinerkressestreifen und dem Pfefferkorn aufkochen. Knospen in vorbereitete Gläser füllen, mit dem Sud auffüllen und sofort verschließen. Zum Abkühlen die Gläser auf den Kopf stellen.

Notizen / Geburtstage

29. September

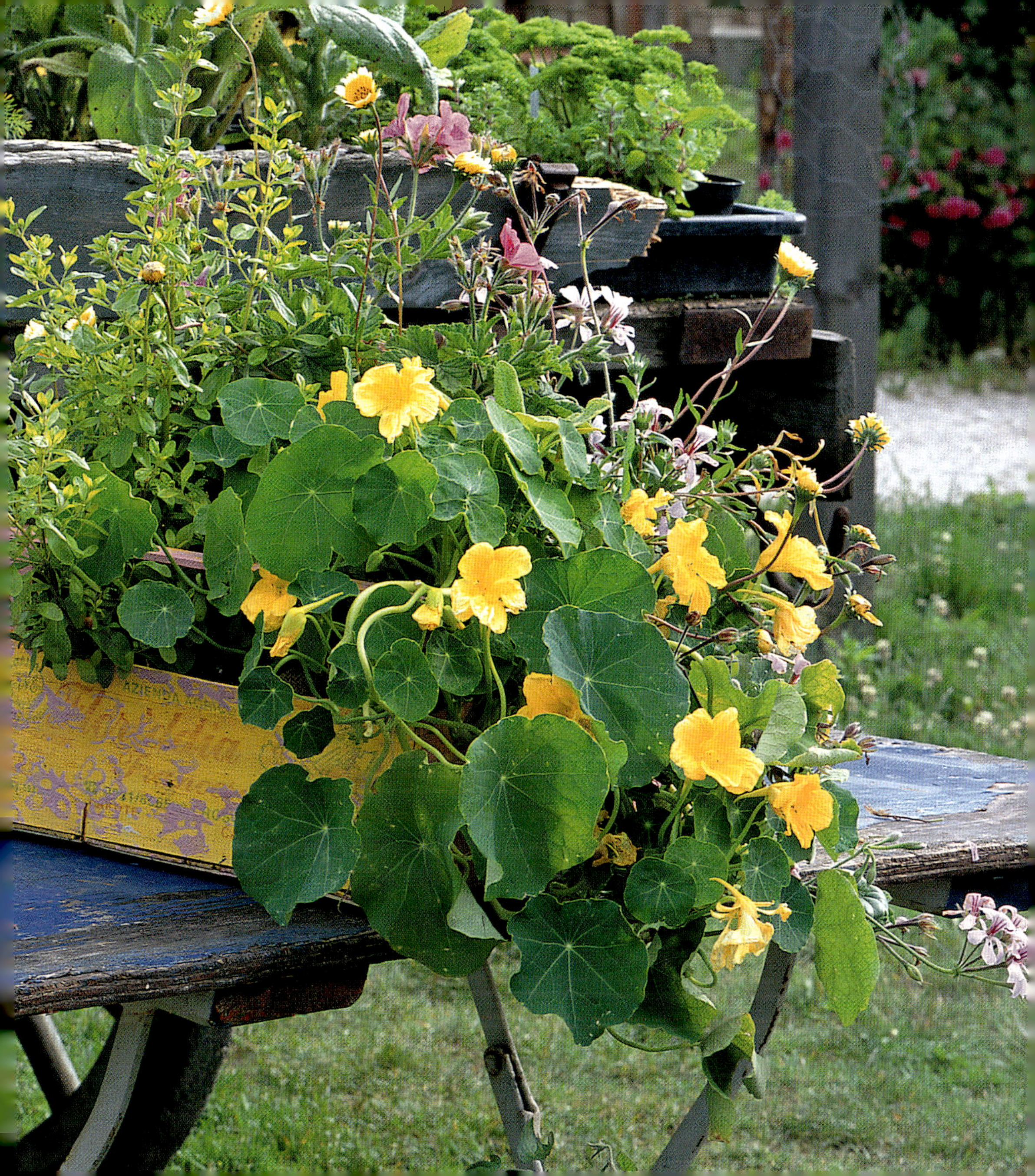

Rosmarin

Aus dem Lateinischen übersetzt bedeutet »rosmarinus« Meertau und ist der griechischen Göttin Aphrodite geweiht. Auch im Mittelalter war der rund um das Mittelmeer beheimatete Rosmarin *(Rosmarinus officinalis)* sehr geschätzt, galt er doch als Fruchtbarkeitssymbol. So wurden Rosmarinzweige in die Wiege gelegt oder als Hochzeitskranz getragen.

Der zu den *Lamiaceae* gehörende, mehrjährige Halbstrauch kann eine Höhe von 1,5 Meter erreichen. Mit seinen meist blauen Lippenblüten, die sich ab Juni zeigen, ist er zudem eine gute Bienenweide.

Da Rosmarin relativ langsam wächst, lohnt es sich, vorkultivierte Pflanzen zu kaufen. Auch die Vermehrung durch Stecklinge oder Ableger ist möglich. Leider ist er in unseren Breitengraden nicht winterhart, weshalb er sich besser für die Topfkultur eignet. Verwenden Sie humusreiche, mit Sand angereicherte Erde und sorgen Sie für einen guten Wasserabzug. Der Standort sollte windgeschützt und sonnig sein. Bei großer Trockenheit unbedingt wässern.

Im Frühsommer ist er für eine Kompostgabe äußerst dankbar. Ab Herbst trockener gehaltene Pflanzen ertragen Minustemperaturen meist besser, da das Holz genügend ausreifen kann.

Im Weinbauklima kann Rosmarin den Winter gut verpackt an einem frostgeschützten Ort im Freien verbringen. In kälteren Lagen in einem kühlen, hellen Raum im Haus. Mäßige Wassergaben nicht vergessen.

Notizen / Geburtstage

30. September

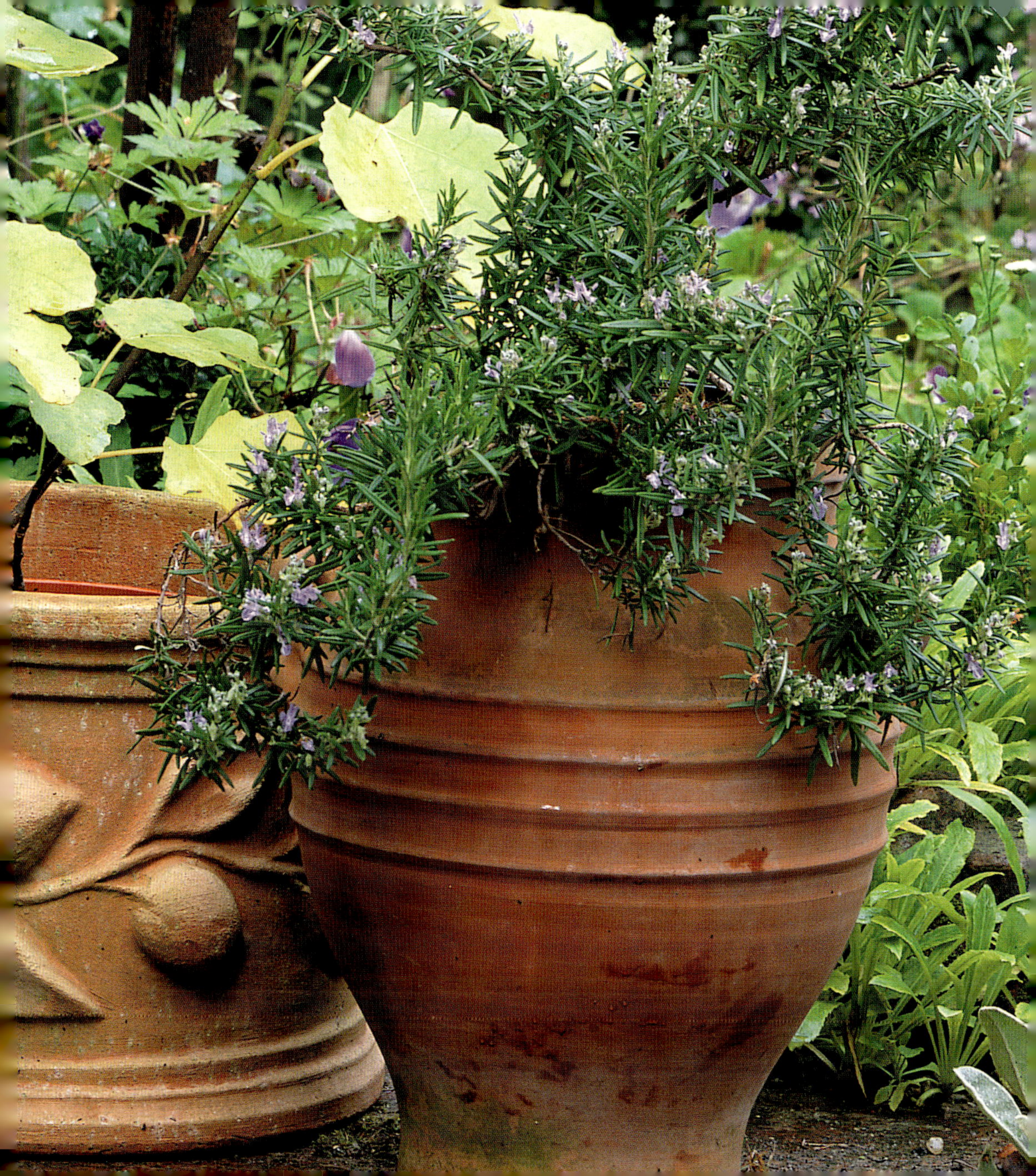

Getrocknete Ringelblumenblüten

Ob getrocknet in Teemischungen, frisch in Salaten als Dekoration oder als Ringelblumenbutter in Kombination mit Kräutern, die einjährige Pflanze mit ihren hübschen Strahlenblütchen erweist sich als äußerst vielseitig.
Eine Handvoll frisch gezupfte Blütenblätter reichen aus, um 280 Gramm Reis (Trockengewicht) nicht nur eine tolle Farbe, sondern auch einen interessanten Geschmack zu verleihen.
Bei getrockneten Blüten benötigen Sie anderthalb Handvoll. Die Blüten sollten am späteren Morgen eines sonnigen Tages geerntet werden. Die gezupften Blütenblättchen trocknen Sie am besten an einem warmen, schattigen Ort (siehe *12. Februar*).

Notizen / Geburtstage

1. Oktober

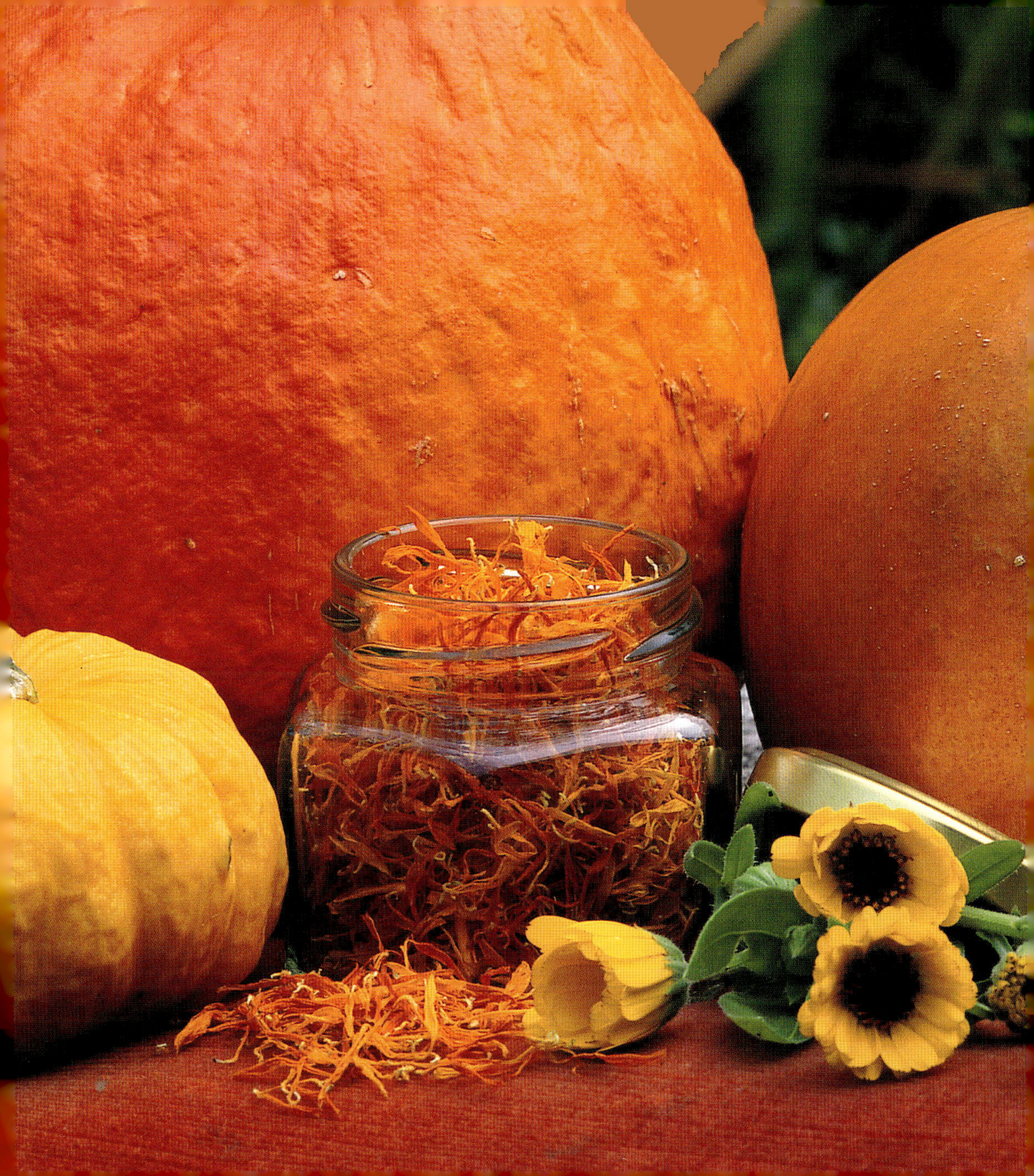

Rosiges Schweinesteak im Blätterteig

4 Schweinesteaks, etwa 1,5 cm dick • 2 EL Senf • 1 TL Rosen-Currygewürz (siehe *17. Januar)* • 2 EL Rosenblütengelee (siehe *4. Juni)* • 2 EL Rosenlikör (siehe *17. Februar)* • Rosenpfeffer (siehe *2. Januar)* • schwarzer Pfeffer aus der Mühle • Rosenpaprika • feines Meersalz • 1 EL ÖL • etwas Sahne • 4 Scheiben roher Schinken • 500 g Blätterteig

Aus Senf, Rosen-Currygewürz, Rosengelee, Rosenlikör und den Gewürzen eine Marinade anrühren. Die Steaks mit der Marinade einpinseln, 1 Stunde ziehen lassen. Öl in der Bratpfanne erhitzen. Steaks in die Bratpfanne geben, beidseitig kurz anbraten und herausnehmen. Bratenfond mit restlicher Marinade und etwas Sahne mischen.
Blätterteig ausrollen und in 4 gleich große Rechtecke schneiden. Die Steaks je mit einer Scheibe vom rohen Schinken umwickeln und je ein Steak auf die eine Hälfte der Blätterteigstücke legen. Ränder mit etwas Wasser bepinseln. Den Teig umschlagen, Ränder mit einer Gabel gut andrücken und die Blätterteigtaschen mit der Sahne-Marinade-Mischung bestreichen.
Die Taschen auf ein mit Backpapier belegtes Blech legen, in die Mitte des auf 220 Grad vorgeheizten Ofens schieben und etwa 20 Minuten backen. Dazu passt ein Blattsalat an Rosensauce (siehe *25. November)*.

Notizen / Geburtstage

2. Oktober

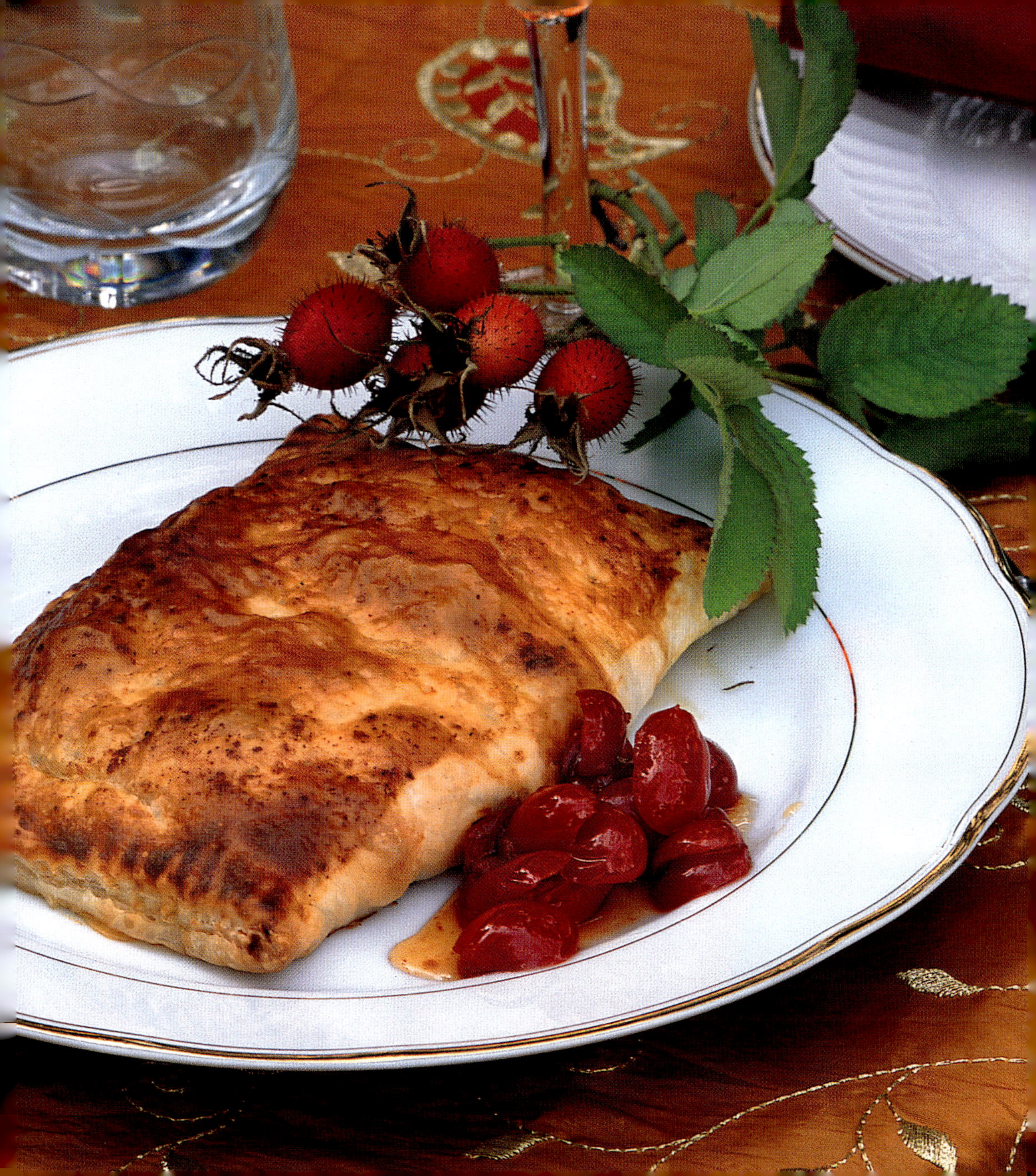

Der Blutampfer, Farbtupfer nicht nur im Salat

Mit seiner dunkelroten Blattäderung gehört der Blutampfer *(Rumex sanguineus)* zu den auffallendsten unter den Ampferarten. Die sehr dekorativ wirkenden Blattnerven auf den grünen Blättern sind nicht zu übersehen. Da er einen eher feuchten Standort bevorzugt, eignet er sich auch als attraktive Blattschmuckstaude in nährstoffreichen Staudenrabatten im Halbschatten sowie für die Bepflanzung von Teichrändern und wirkt auch sehr dekorativ in Töpfen. Die ausdauernde, mehrjährige Pflanze bildet aufrechte Horste von bis zu 50 Zentimeter Höhe.
Am besten eignen sich die noch jungen, zarten Blätter, die nicht so sauer schmecken wie die von anderen Ampfern, für Salatgarnierungen.
Bei empfindlichen Personen kann der Genuss von Blutampfer zu Übelkeit führen. Auch sind Hautkontakt-Reizungen nicht auszuschließen.

Notizen / Geburtstage

3. Oktober

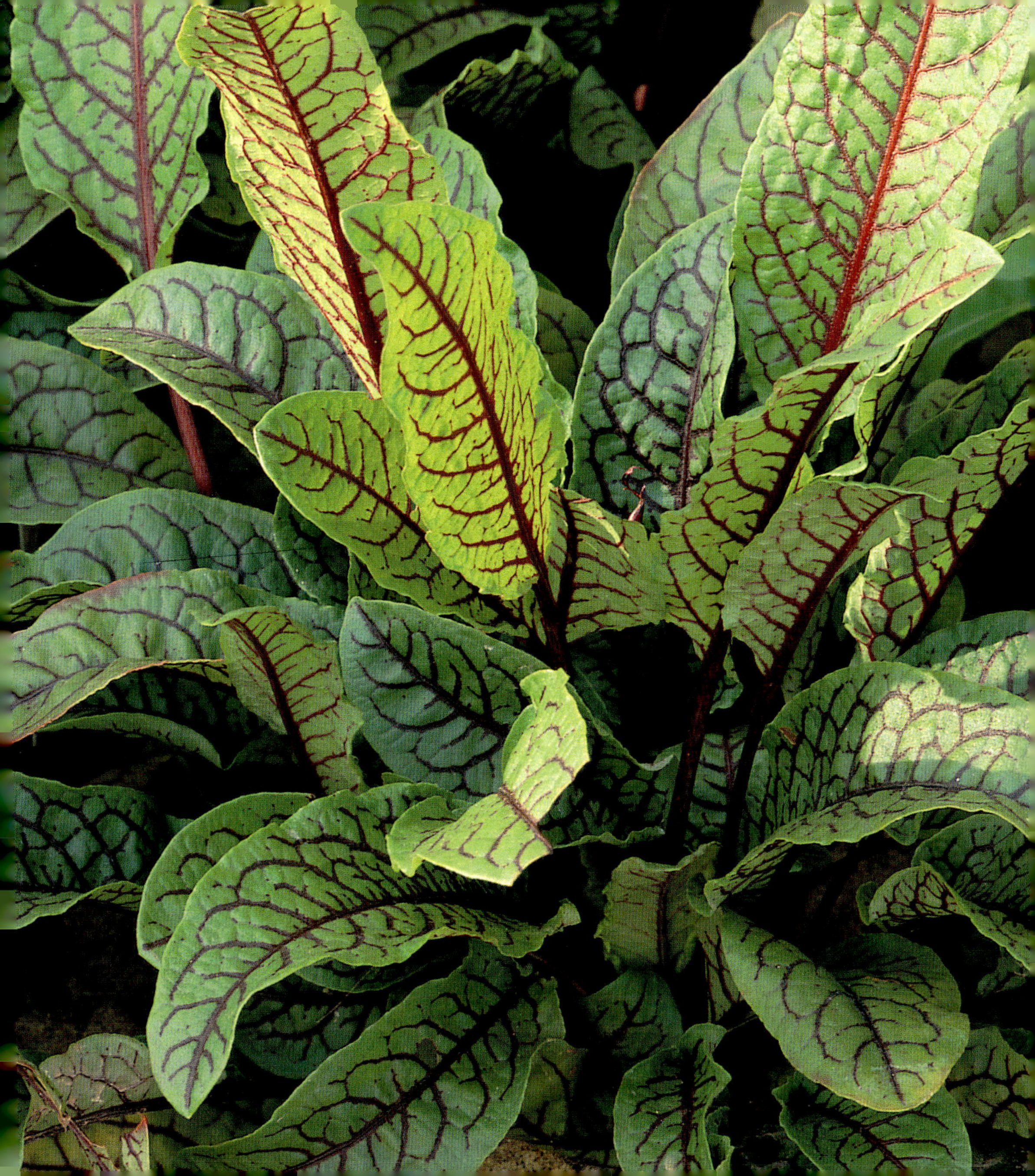

Rote-Bete-Salat mit Blutampfer

500 g Rote Bete • Salz • 3 EL Öl • 1 EL Kräuteressig • 1 TL milder Senf • feines Meersalz • Pfeffer aus der Mühle • 3 EL junge, klein geschnittene Blutampferblättchen

Rote-Bete-Knollen in genügend Wasser weich kochen, abkühlen lassen, schälen und fein würfeln. Aus den übrigen Zutaten eine Sauce mischen und die Rote-Bete-Würfel dazugeben. Alles etwa 15 Minuten durchziehen lassen, zum Schluß den geschnittenen Blutampfer unterheben und servieren.

Notizen / Geburtstage

4. Oktober

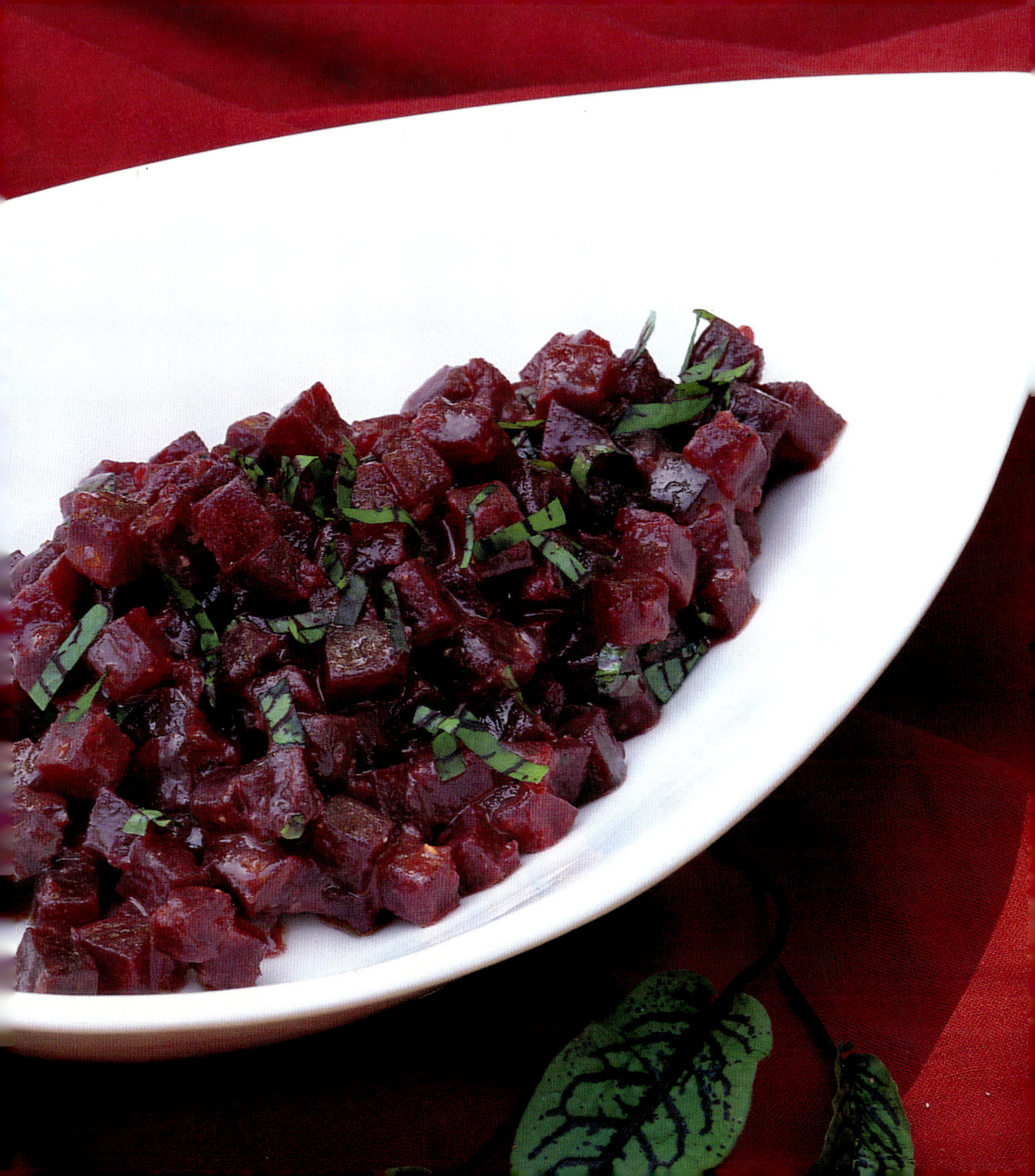

'Mme Boll' oder 'Comte de Chambord'?

Bei 'Comte de Chambord' handelt es sich um eine Sorte von Moreau-Robert aus dem Jahre 1863, die vermutlich nicht mehr existiert. Die heute im Handel befindliche 'Comte de Chambord' ist identisch mit 'Mme Boll', ebenfalls eine Portlandrose. 'Mme Boll' entstand in den USA und wurde 1859 durch Boyau in Frankreich eingeführt. Wie auch immer, beide heute im Handel befindliche Sorten gehören zweifelsohne zu den Besten ihrer Klasse und eignen sich deshalb auch vorzüglich für die Küche.
Ihre großen, flachen, im Zentrum gevierteilten Blüten stehen in Büscheln auf kurzen Stielen. Sie sind von einem zarten Flieder überhauchten Rosa und verströmen einen süßen Duft. Nach einer kurzen Pause im Sommer folgt ein weiterer guter Flor im Herbst. Weitere Pluspunkte sind das absolut gesunde, hellgrüne Laub und der kompakte, aufrechte Wuchs, der eine Höhe von 1,4 Meter erreichen kann.

Notizen / Geburtstage

5. Oktober

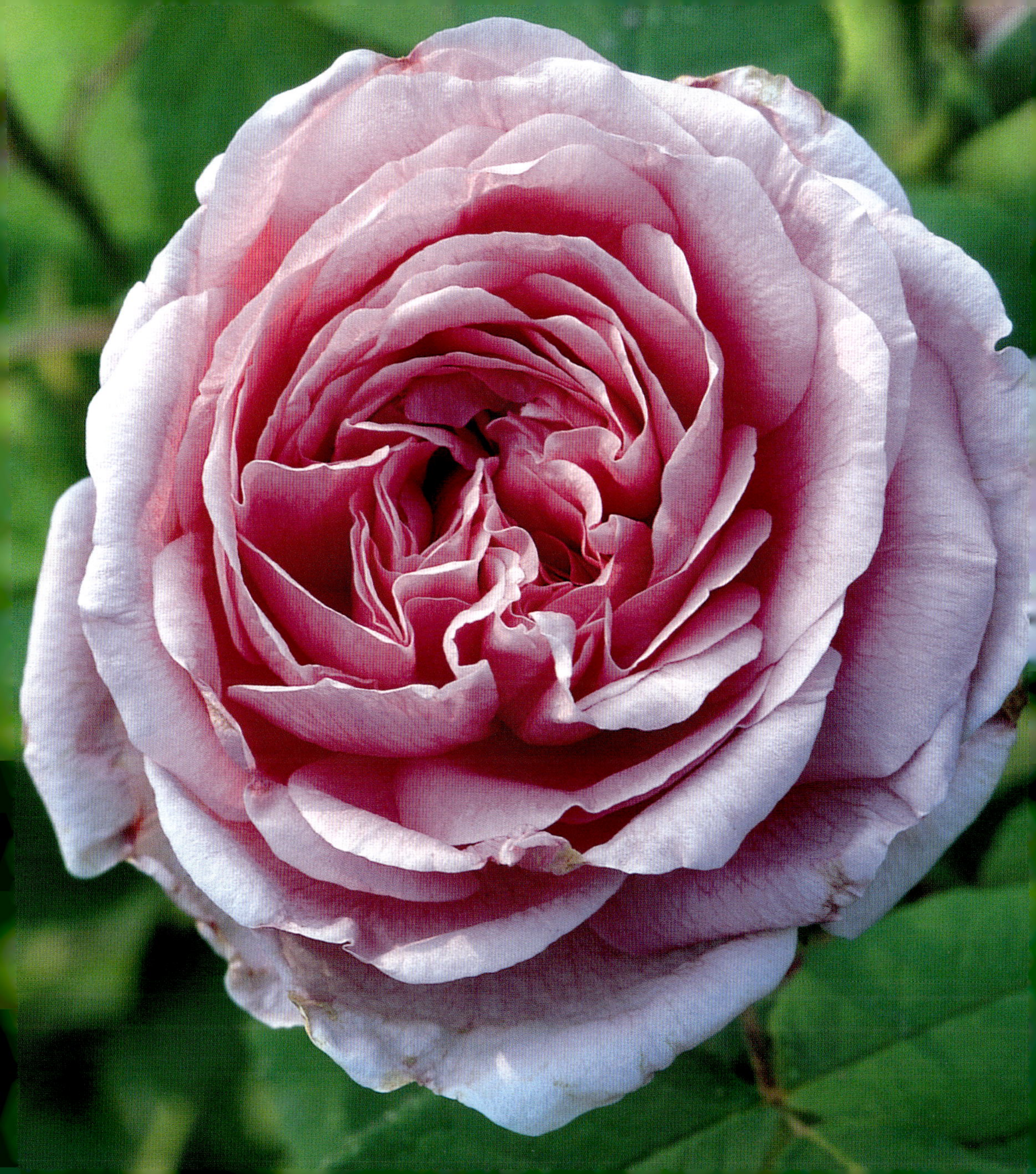

Wildöl

Die ätherischen Öle von Lorbeer, Nelkenblüte, Pfeffer schwarz und Wacholderbeere werden für dieses Öl mit kaltgepresstem Sonnenblumenöl gemischt. Man kann das Öl auch mit getrockneten Kräutern und Gewürzen selbst herstellen, indem man diese vier Wochen in kalt gepresstem Öl ziehen lässt. Der Geschmack hierbei wird aber nicht so intensiv.
Das Wildöl eignet sich zum Marinieren und Braten sowohl von Wild als auch von Lamm. In der Küche der Aromaöle gilt grundsätzlich: Weniger ist oft mehr! So wird auch hier vorsichtig dosiert, je nach Portion und eigenem Geschmack genügt es, einen halben bis ganzen Teelöffel mit dem Bratöl zu mischen.

Notizen / Geburtstage

6. Oktober

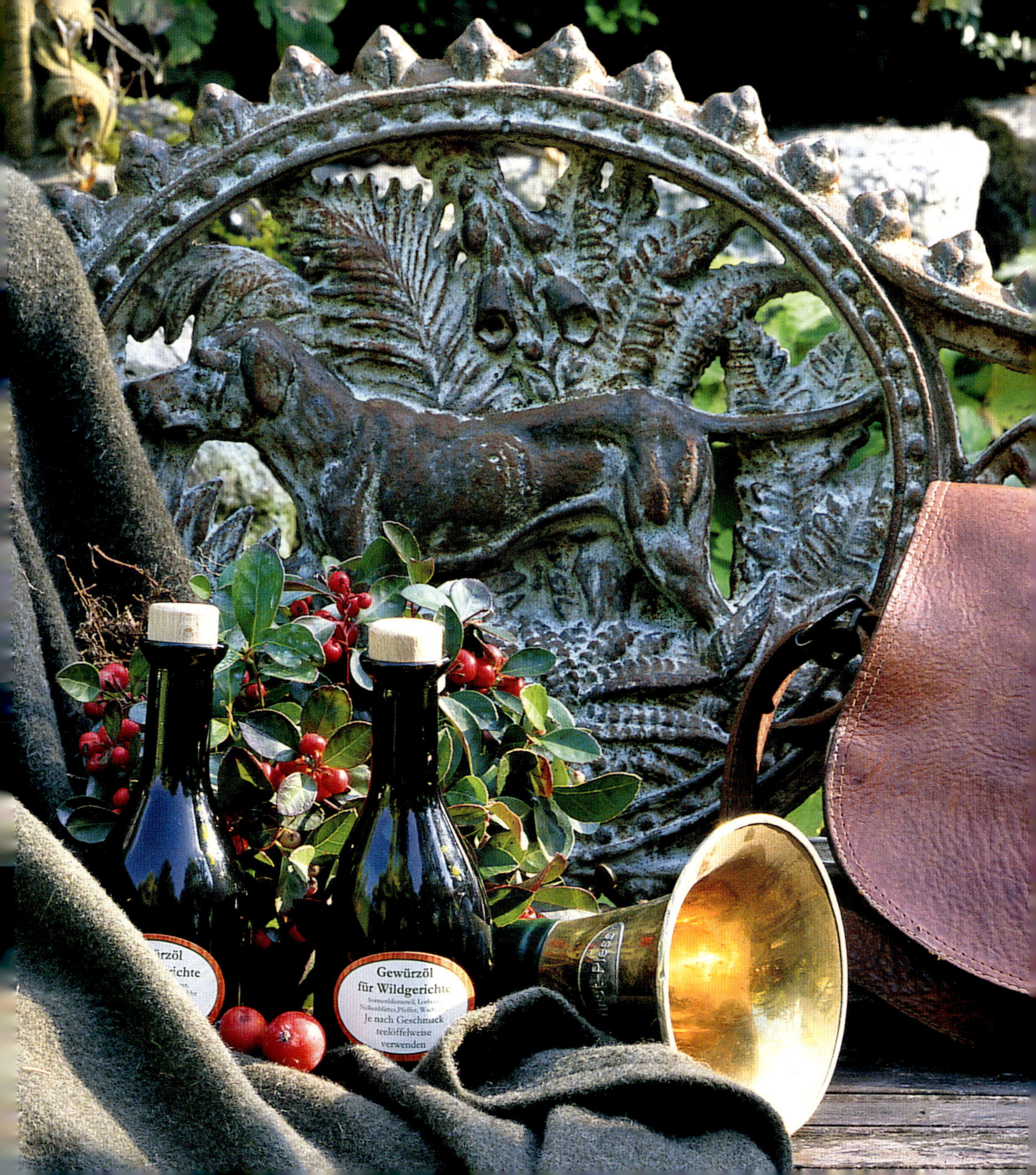
Gewürzöl
für Wildgerichte
Je nach Geschmack
teelöffelweise
verwenden

Salbei mit Honigmelonenduft

Allein schon das Erscheinungsbild des Honigmelonensalbeis *(Salvia elegans)* macht seinem botanischen Namen alle Ehre. Elegant wirkt er wirklich mit seinen leuchtend roten Blüten, die sich oft schon ab Ende Juni über dem hellgrünen Laub zeigen, das beim Berühren seinen fruchtigen, melonenähnlichen Duft verströmt.

Die sehr wüchsige Pflanze bevorzugt einen humosen Boden in halbschattiger Lage. Leider ist das aus Zentral- und Mittelamerika stammende Teekraut nicht winterhart, muss also im Herbst ausgegraben und in Töpfe gepflanzt an einem hellen, kühlen aber frostfreien Ort überwintert werden.

Ob frisch oder getrocknet, mit seinem milden, fruchtigen Aroma eignet sich der Honigmelonensalbei vor allem für aromatische Tees sowie zum Veredeln von Obstsalaten und Fruchtkompott. Weiterhin sind auch die Blüten essbar, die in Salaten, ob pikant oder fruchtig, oder als Deko auf Desserts besonders gut zur Geltung kommen.

• Tipp: Mit seinem etwas überhängenden Wuchs wirkt Honigmelonensalbei besonders attraktiv als Kübelpflanze.

Notizen / Geburtstage

7. Oktober

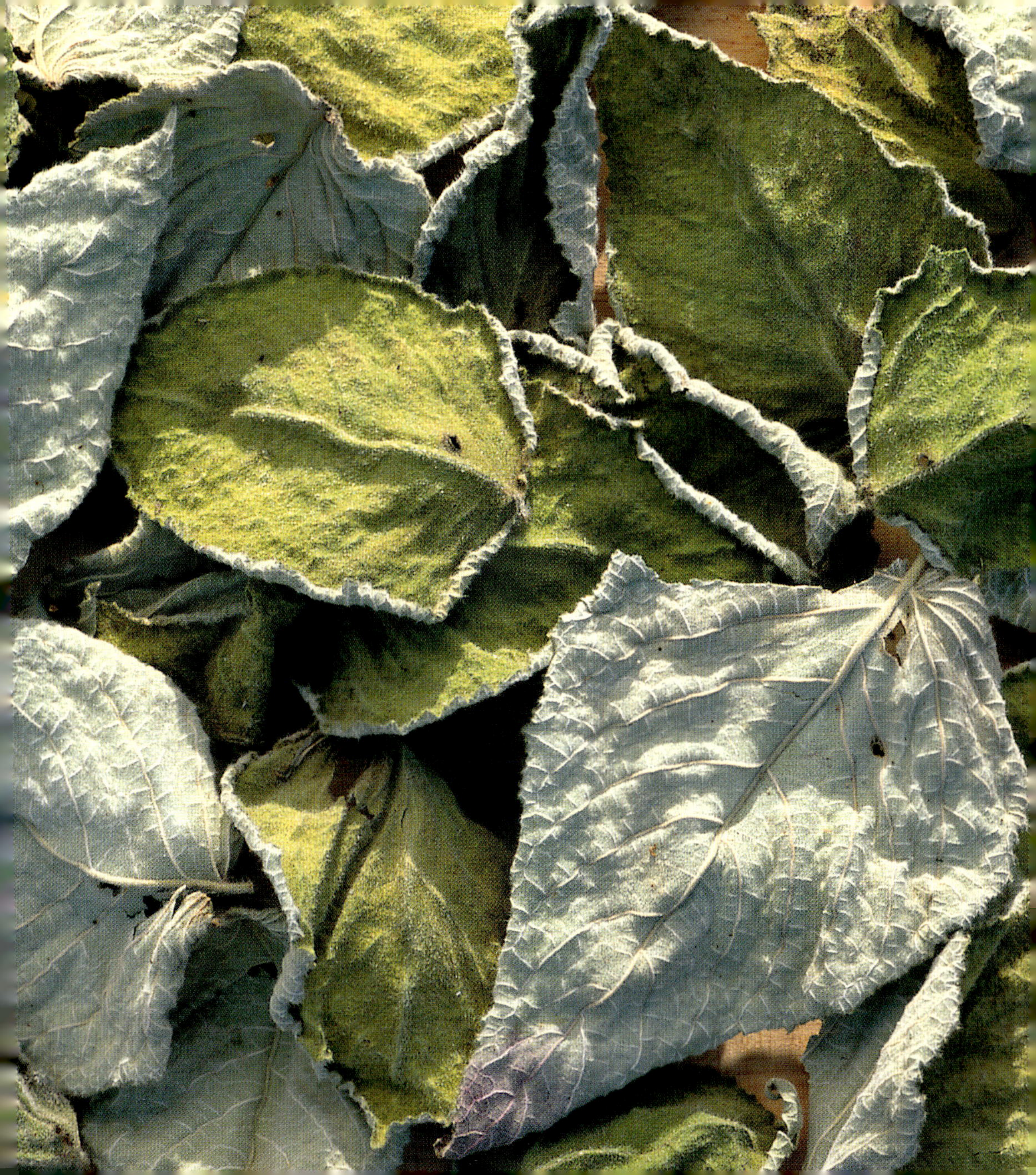

'The Countryman'

Diese sehr ergiebige, nach Alten Rosen duftende Sorte ist eindeutig mein Liebling unter den Englischen Rosen. Es handelt sich um eine gut nachblühende Rückkreuzung ('Lilian Rose' × 'Comte de Chambord') zu den Portlandrosen. Die dicht gefüllten Blüten mit ihren schmalen, gefältelten Blättern sind von einem reinen Rosa, welches zur Mitte hin leicht gelblich wird.

Der Wuchs des anfangs aufrecht wachsenden Strauches wird zunehmend überhängend, wodurch die voll erblühten Rosen wie kleine Kissen über dem Laub sitzen.

Sehr gesundes, schlankes Laub, das dem der Damaszenerrosen stark gleicht, zeichnet diese Sorte aus. Mit ihrer Höhe von etwa 1 Meter eignet sie sich besonders gut für den vorderen Bereich in Mixedborders oder für Kombinationen mit Portlandrosen, wie zum Beispiel 'Rose de Resht' oder 'Jacques Cartier'.

Notizen / Geburtstage

8. Oktober

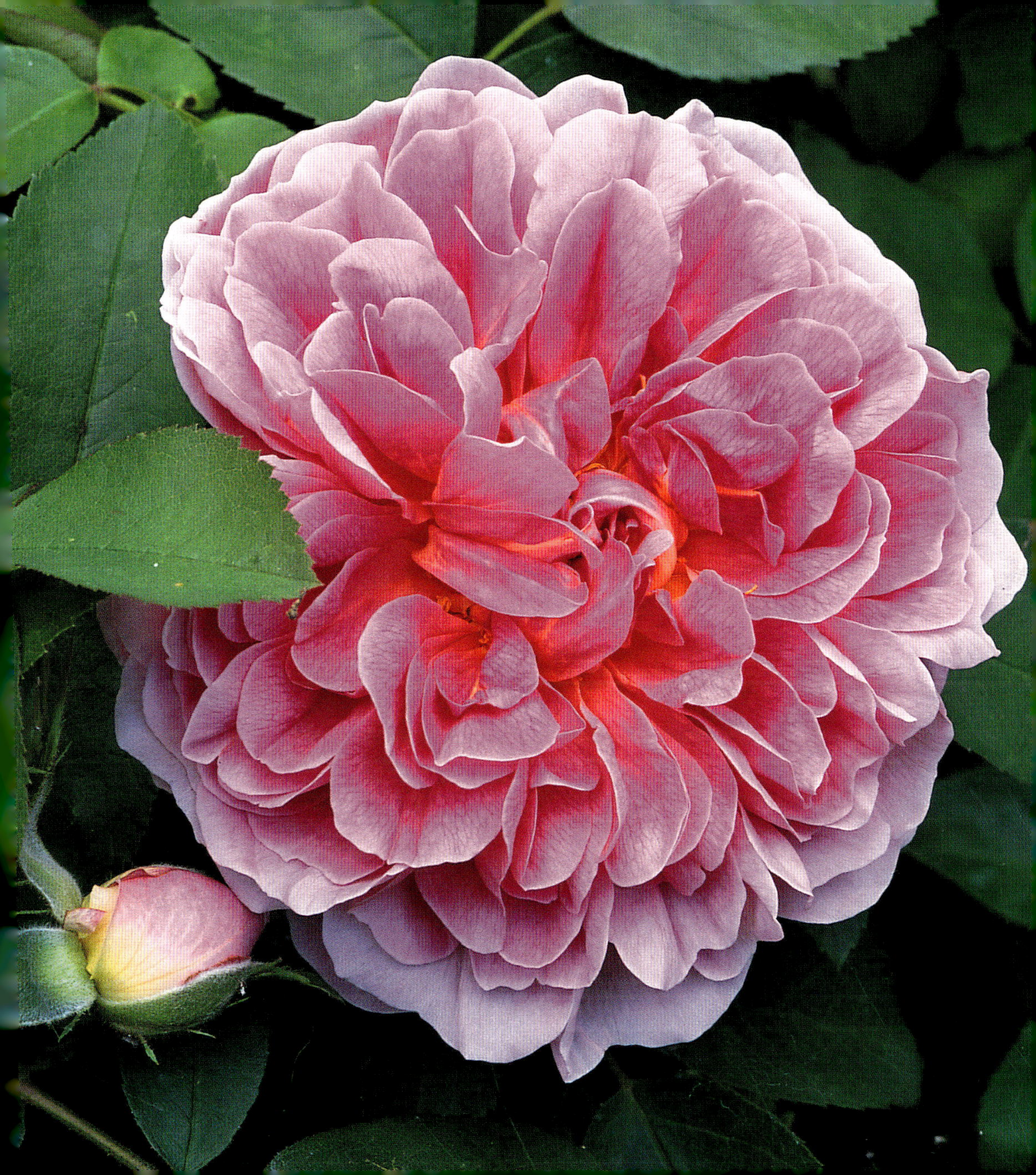

Zeit zum Einwintern

Glücklich schätzen kann sich, wer einen kühlen Wintergarten oder ein Gewächshaus sein Eigen nennen kann. Nicht nur, um die kühleren Tage des Jahres an geschütztem Ort zu verbringen und doch die unmittelbare Umgebung genießen zu können, sondern auch für die frostfreie Unterbringung von nicht winterharten Kräutern sind diese Glashäuser ideal.
Vor allem Würzkräuter aus mediterranen Gefilden wie Rosmarin, Currykraut und variegierte Formen von Thymian oder Salbei, aber auch Kräuter aus anderen Kontinenten wie Zitronenverbene, Strauchbasilikum oder Salbeiarten sind in unseren Breitengraden nicht oder nur bedingt winterhart. Diese Kräuter werden daher besser in Töpfen gehalten, welche die kalte Jahreszeit im kühlen Wintergarten verbringen dürfen. Das Gute daran ist, man kann auch während des Winters laufend Kräuter für die Küche ernten.

Notizen / Geburtstage

9. Oktober

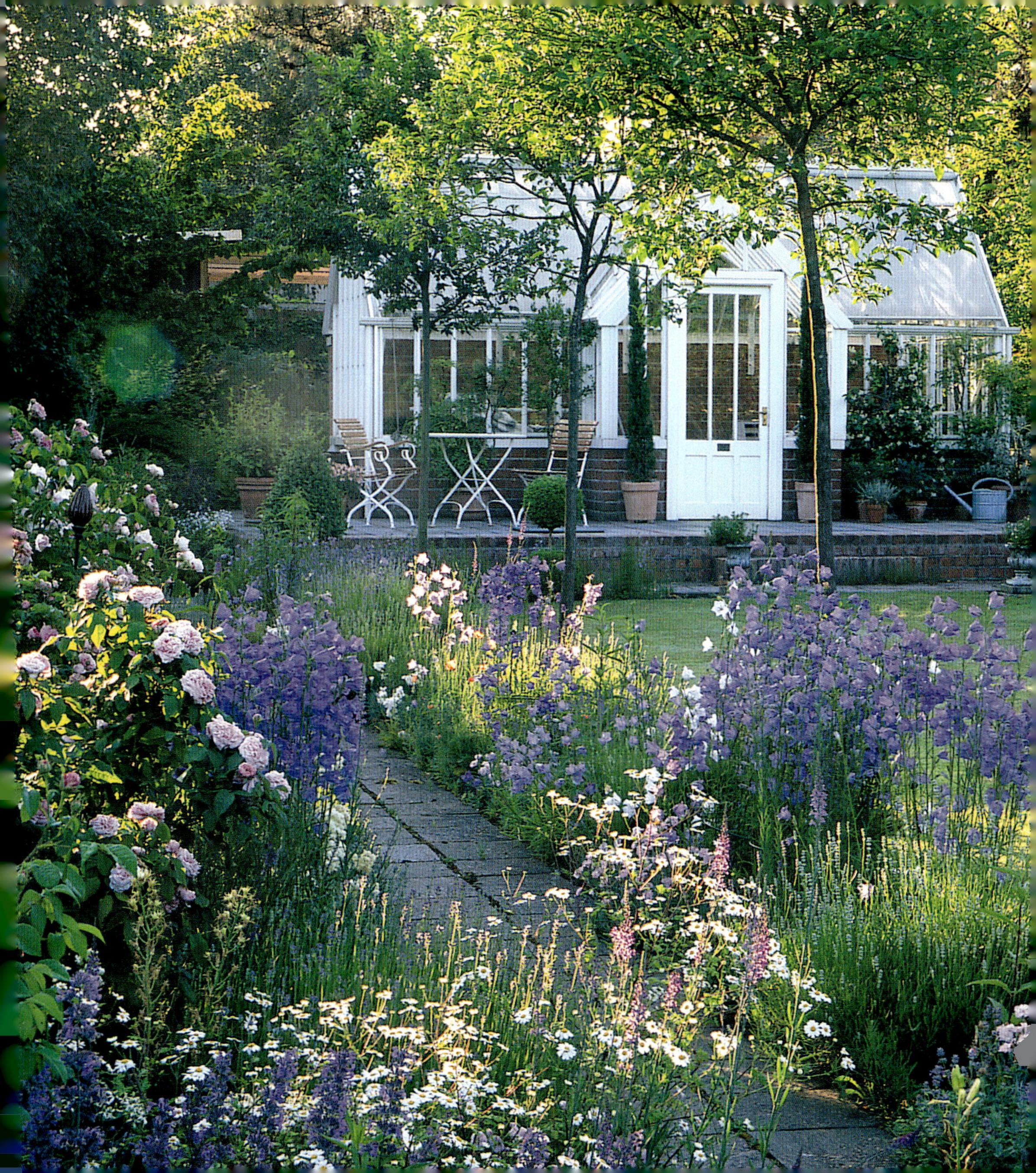

Eine Rose mit vielen Vorzügen

Bei *Rosa rugosa*, welche auch Kartoffelrose genannt wird, handelt es sich um eine sehr gesunde Wildart aus dem nordöstlichen Asien, von wo aus sie 1784 nach Europa kam.
Sie entwickelt kräftige und stark bestachelte Sträucher, die schwache Ausläufer bilden, völlig winterhart sind, Trockenheit vertragen und mit fast jedem Boden vorlieb nehmen. Nur mit sehr schweren, tonigen oder sehr kalkhaltigen Böden hat sie Mühe, worauf sich alsbald Chlorrose an Blättern und Trieben zeigt.
Der Habitus dieser Rosenklasse kann sehr vielgestaltig ausfallen. Von gedrungen breitwachsend bis buschig aufrechtwachsend ist hier alles vertreten. Manche Sorten können gar eine Höhe von 3 Meter erreichen.
Das derbe, dunkelgrüne Laub ist runzlig und zeigt im Herbst eine wunderschöne Färbung.
Die rosa- oder purpurfarbenen Blüten sind meist einfach, Hybridformen zeigen auch gefüllte Blüten. Die zum Teil stark duftenden Blüten können zu Rosensirup und Rosengelee verarbeitet werden. Wenn Sie hierfür nur die Blütenblätter entfernen, zeigen sich ab August große, kugelige und aromatische Hagebutten, die im September ihre Vollreife erreichen und sich sehr gut zur Herstellung von Konfitüren, Chutneys und Likör eignen.
Bei so vielen Vorzügen gibt es nur eines für Rosenliebhaber, welche sämtliche kulinarischen Genüsse dieser Pflanze auskosten möchten, nämlich, auf zum Kartoffelrosenkauf.

Notizen / Geburtstage

10. Oktober

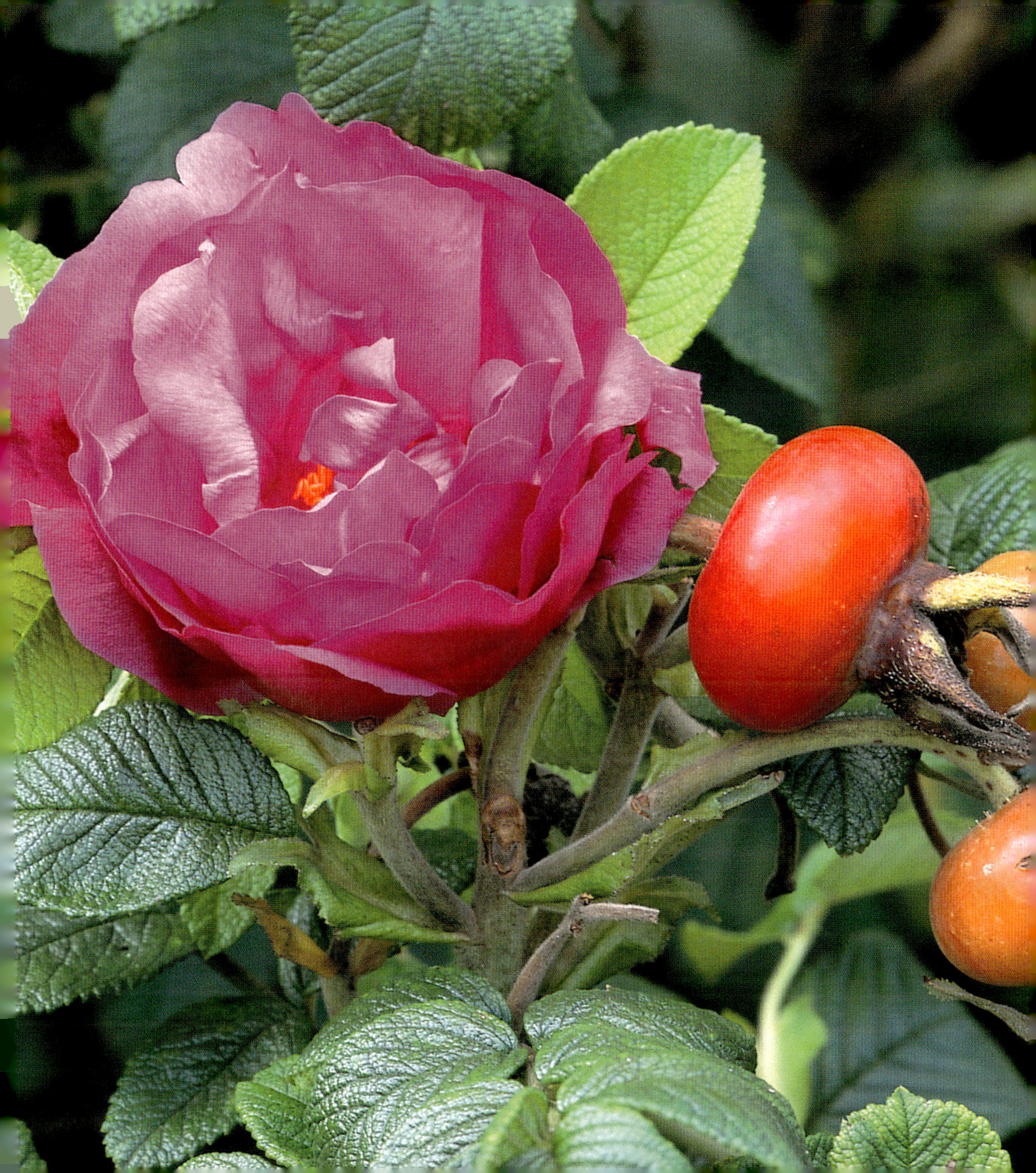

Der Hirschhornwegerich

Der etwa 20 Zentimeter hoch werdende Hirschhornwegerich *(Plantago coronopus)* ist eine aromatische Salatalternative für das ganze Jahr. Der Geschmack der hirschgeweihförmigen Blätter erinnert ein wenig an Endivien. Für Sommerernten sollten die Samen ab April breitwürfig an einem halbschattigen Standort ausgesät werden. Acht Wochen später erfolgt die erste Ernte. Wenn Sie die Blätter fortwährend ernten, sorgt die Pflanze dauernd für Nachschub, bildet aber keine Blütenstände. Kommt es zur Blüte, nehmen die Blätter zunehmend einen bitteren Geschmack an.

Wintersaaten erfolgen ab Oktober am besten in Töpfen oder Kistchen. An geschützten Orten in Hausnähe aufgestellt, versorgt uns diese Wegerichart auch im Winter laufend mit Vitamin A, B_1 und Ballaststoffen.

Notizen / Geburtstage

11. Oktober

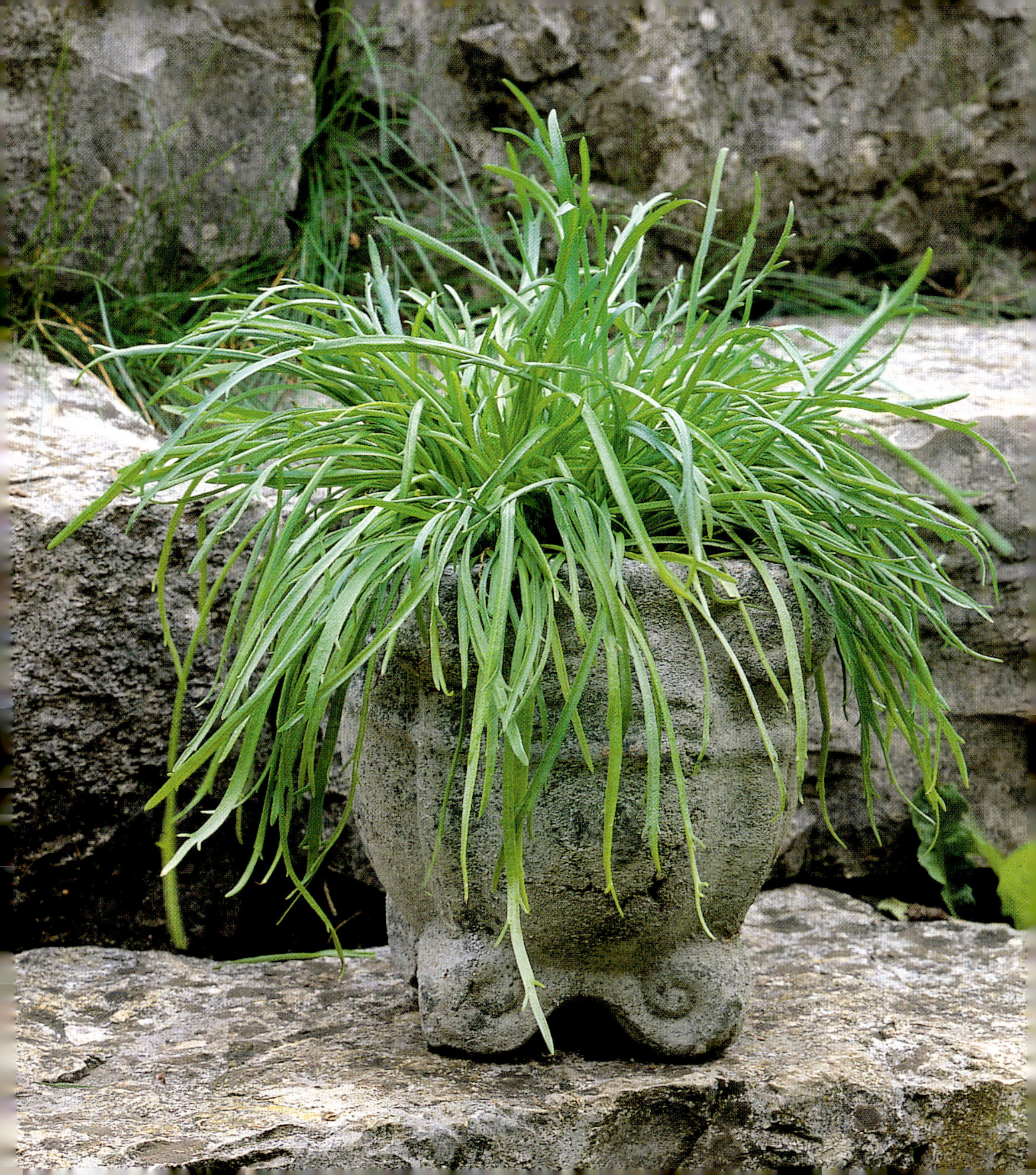

Knöpfli mit Hirschhornwegerich

600 g Mehl • 200–250 ml Wasser • 1 ½ TL Salz • 6 Eier • Wasser zum Kochen • 1 EL Salz • 2 EL Butter • 3 EL gehackter Hirschhornwegerich

Das Mehl in einem Kranz in eine Schüssel geben. Wasser, Salz und Eier in die Mitte hinzufügen und alles mit einer Lochkelle zu einem Teig verarbeiten. Diesen so lange klopfen, bis Blasen entstehen und er sich stückweise von der Kelle löst.

Wasser mit dem Salz zum Kochen bringen. Teig durch einen Spätzlehobel ins Wasser gleiten lassen. Knöpfli so lange garen, bis sie obenauf schwimmen und anschließend noch 5 bis 10 Minuten im Wasser ziehen lassen. Die fertigen Knöpfli mit einem Seiher herausnehmen, abtropfen lassen und in einer Schüssel anrichten.

Die gehackten Kräuter in der heißen Butter kurz schwenken und über die Knöpfli verteilen.

Dazu passt ein Blattsalat.

Notizen / Geburtstage

12. Oktober

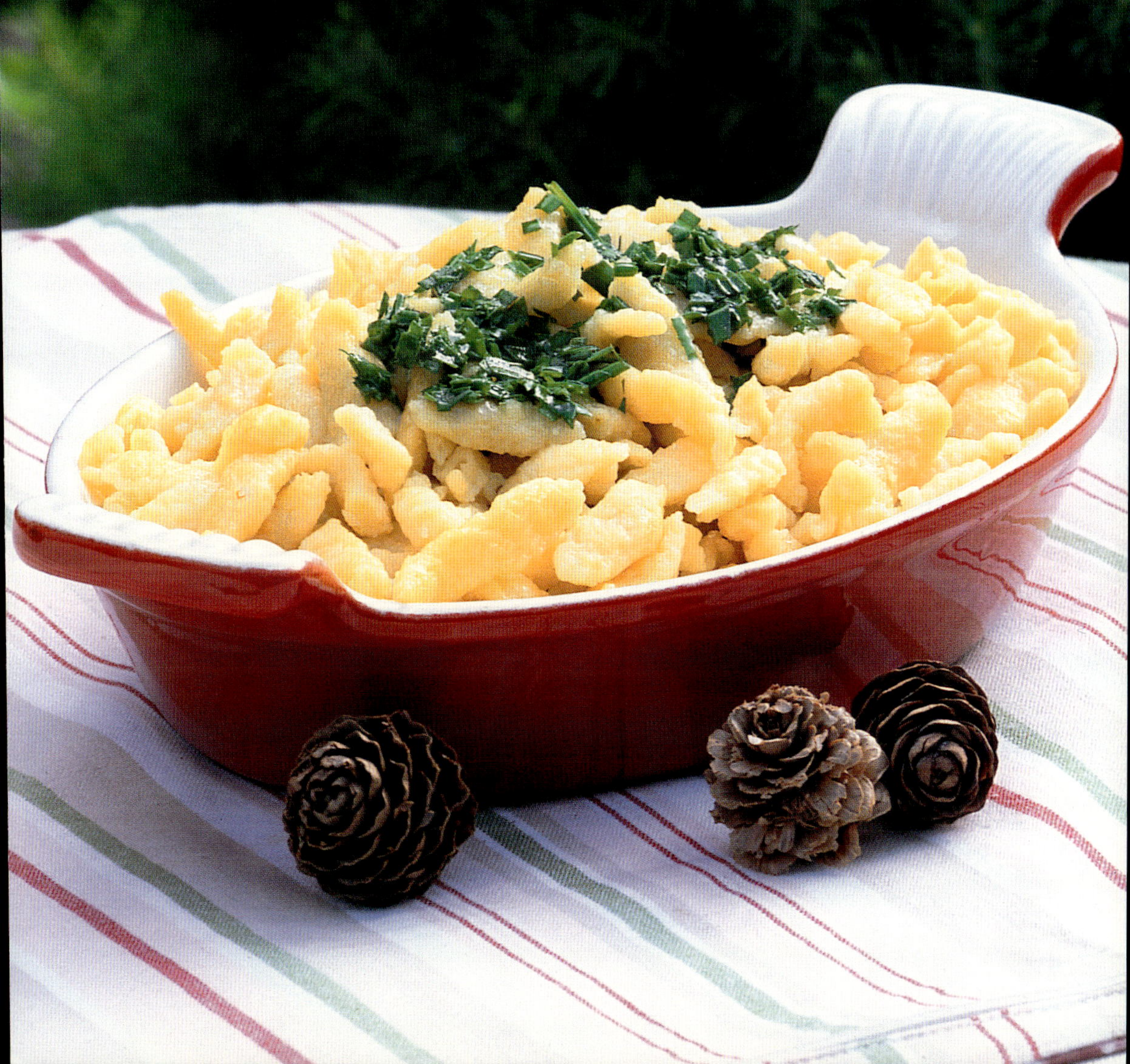

Gemeiner Dost

Geschaffen von der griechischen Göttin Aphrodite als Symbol der Freude, wurde der Gemeine Dost *(Origanum vulgare)*, auch wilder Majoran genannt, früher in Brautschuhe gelegt oder in Brautsträuße eingebunden.
Heute ist belegt, dass der wilde Dost durch seinen hohen Anteil an ätherischen Ölen wie Thymol, Carvakrol, Cymol sowie Gerb- und Bitterstoffen eine wohltuende Wirkung auf Magen und Darm ausübt.
Durch seine desinfizierenden sowie antibakteriellen Eigenschaften hilft er zudem besonders gut bei Husten, Mund- und Rachenentzündungen und Atemwegserkrankungen.
Die jungen Triebspitzen können den ganzen Sommer über geerntet werden. Während der Blüte hat das Kraut jedoch die größte Würzkraft und somit den größten Anteil an ätherischen Ölen. Dann schneiden Sie es am besten handbreit über dem Boden ab und hängen es zum Trocknen kopfüber an einem trockenen, warmen und schattigen Ort auf. Auch im getrockneten Zustand behält er seinen würzigen Geschmack, der etwas pfeffrig scharf ist und sich zum Würzen von Pizza, Tomaten, Fleisch, Käse, Suppen und südländischem Gemüse eignet.
Frisch oder getrocknet als Tee zubereitet, wirkt er appetitanregend und bei Husten mit Honig gesüßt schleimlösend. Hierfür gießen Sie einen Esslöffel Kraut mit einem viertel Liter heißem Wasser auf.

Notizen / Geburtstage

13. Oktober

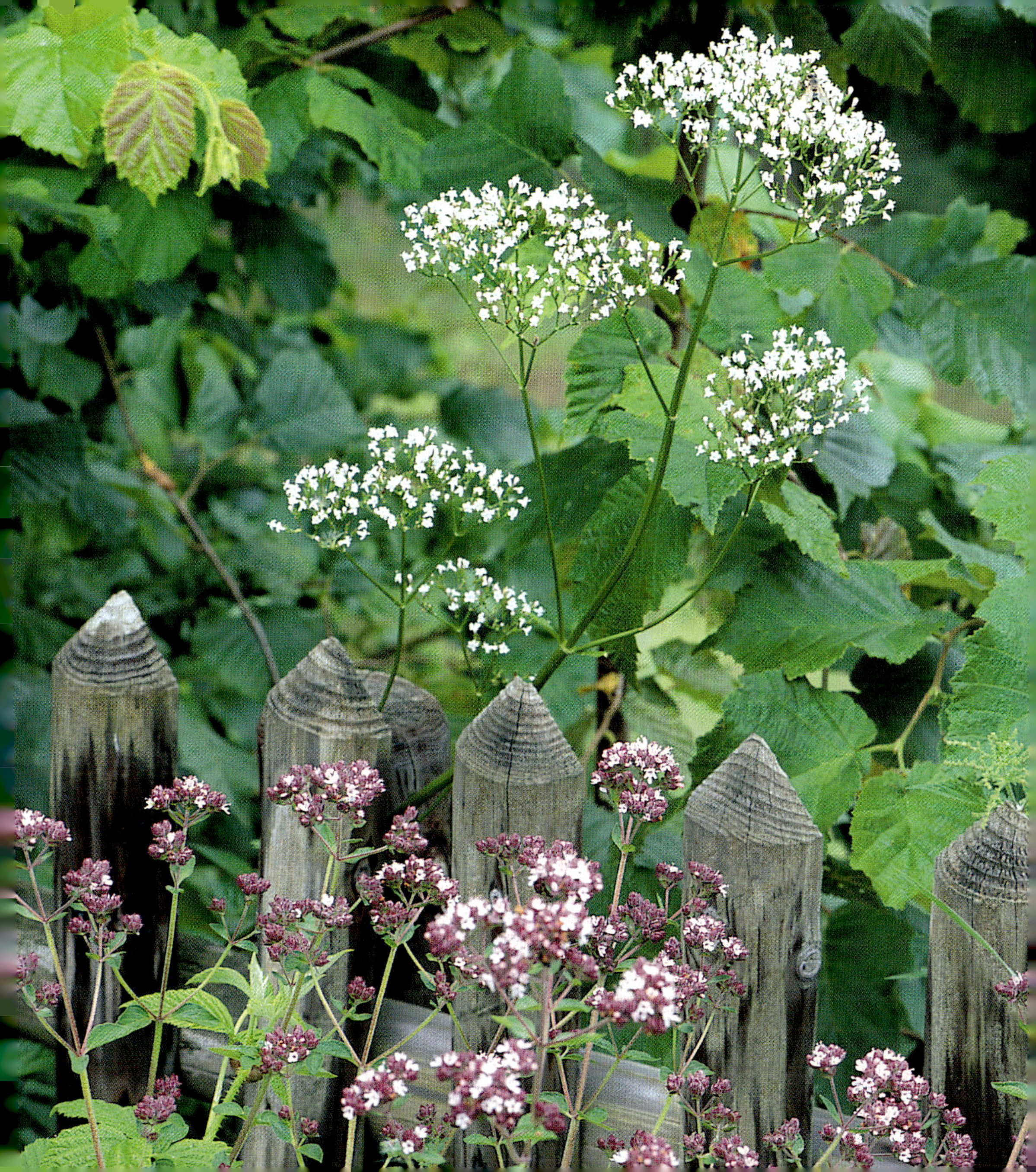

Geistvolle Schätze der Natur

Während des ganzen Jahres bietet uns die Natur eine reichhaltige Fülle an Kräutern, Blüten und Wildfrüchten, mit denen wir das Sortiment an den vor allem von Frauen geliebten Likören beträchtlich erweitern können. In der Regel wird dazu Doppelkorn mit einem Alkoholgehalt von 38 Prozent verwendet.

Angesetzt kann eigentlich alles werden, was die Natur hergibt, von Minze, Rosmarin, Zitronenmelisse, über Thymian und Ysop zu Salbei. Gemischt oder solo und eventuell noch mit Gewürzen wie Nelken, Kardamom, Zimt oder Zitronenschale aromatisiert.

Blütenliköre können aus Rosen-, Orangen- und Zitronenblüten, Goldmelisse, Linde, Holunder, Veilchen und Hibiskusblüten (getrocknete Blüten sind in der Apotheke erhältlich) angesetzt werden.

Nachdem der Ansatz einige Wochen an einem sonnigen, warmen Ort gezogen hat, wird er gefiltert und mit Kristall-, Kandiszucker, eine gröbere Form des Kristallzuckers, oder Zuckersirup gesüßt. Auch Honig kann verwendet werden, wichtig zu wissen ist hier jedoch, dass dieser eine höhere Süßkraft und zusätzlich auch einen intensiven Eigengeschmack hat, der nicht in allen, jedoch in Kräuterlikören durchaus erwünscht ist.

Nutzen wir also die Gelegenheiten und sammeln Kräuter, Blüten und auch die Früchte der Rose, um die vielseitigen Wirkstoffe auf einzigartige Weise einzufangen, sei es um sich, oder in hübschen Flaschen abgefüllt und mit selbstgemachtem Etikett versehen, Freunden eine Freude zu bereiten.

Notizen / Geburtstage

14. Oktober

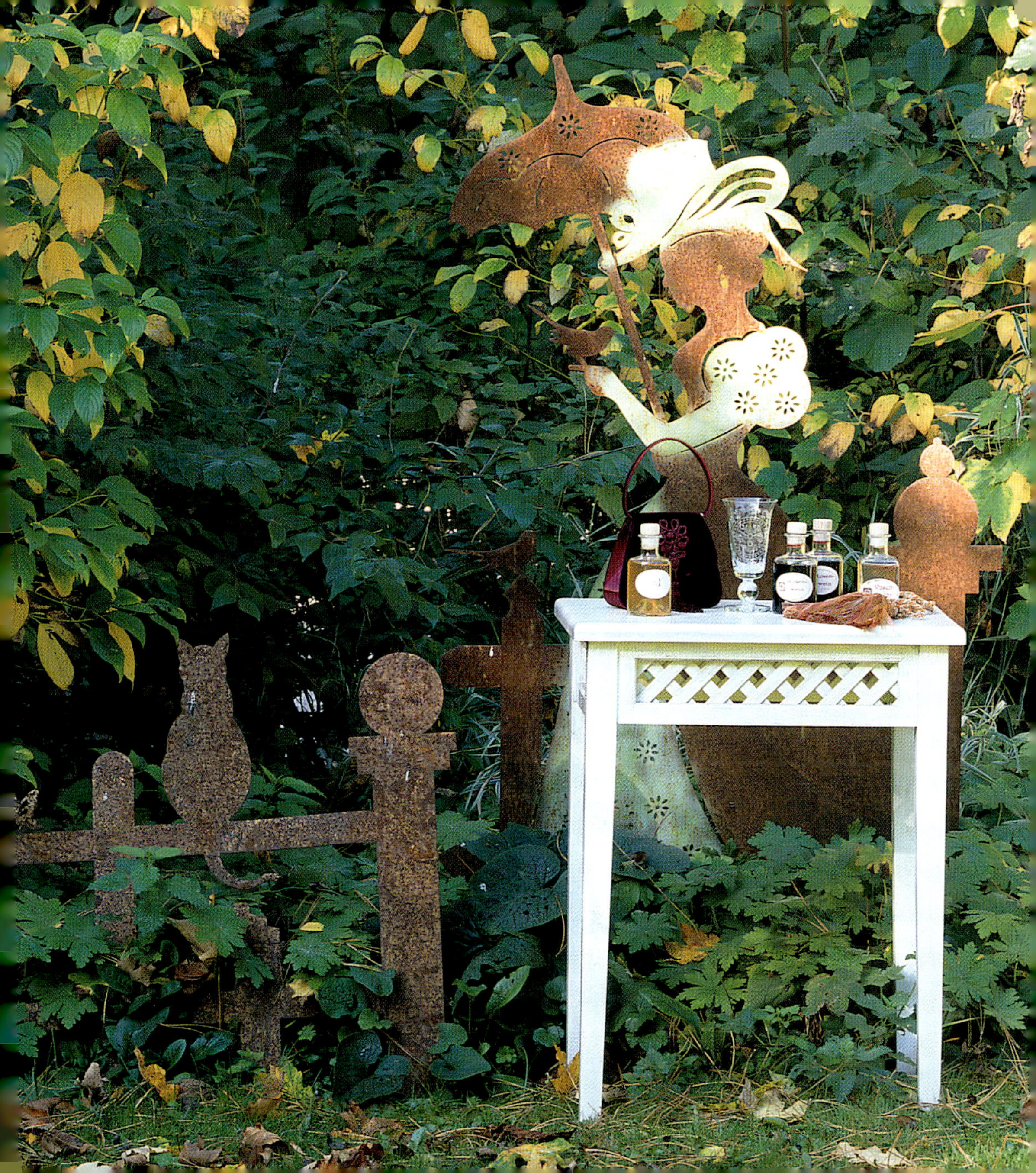

Hagebuttenmousse mit Zitronenschaum

200 g Hagebuttenmarmelade • etwas Zitronensaft • 4 Blatt Gelatine • 2 Eiweiß • 1 Pr. Salz • 200 ml Sahne • 1 EL Zitronensirup • 2 EL saure Sahne • 50 ml Sahne

Die Gelatine kurz in kaltem Wasser einlegen, abtropfen und mit 2 Esslöffeln Wasser im heißen Wasserbad flüssig werden lassen. Hagebuttenkonfitüre in einem Topf erwärmen und Gelatine unterrühren. Zitronensaft beigeben. Eiweiß mit Salz zu sehr steifem Schnee schlagen. Sahne steif schlagen und zusammen mit dem Eiweiß zur abgekühlten Marmelade geben und sofort alles vorsichtig mischen. Mousse einige Stunden im Kühlschrank fest werden lassen. Saure Sahne mit Zitronensirup mischen. Sahne aufschlagen und mit der Zitronensahnemischung verrühren.
Servieren: Zitronenschaum auf die Teller verteilen. Mousse mit 2 Löffeln abstechen, auf den Schaum setzen und mit etwas Hagebuttenmarmelade dekorieren.

Notizen / Geburtstage

15. Oktober

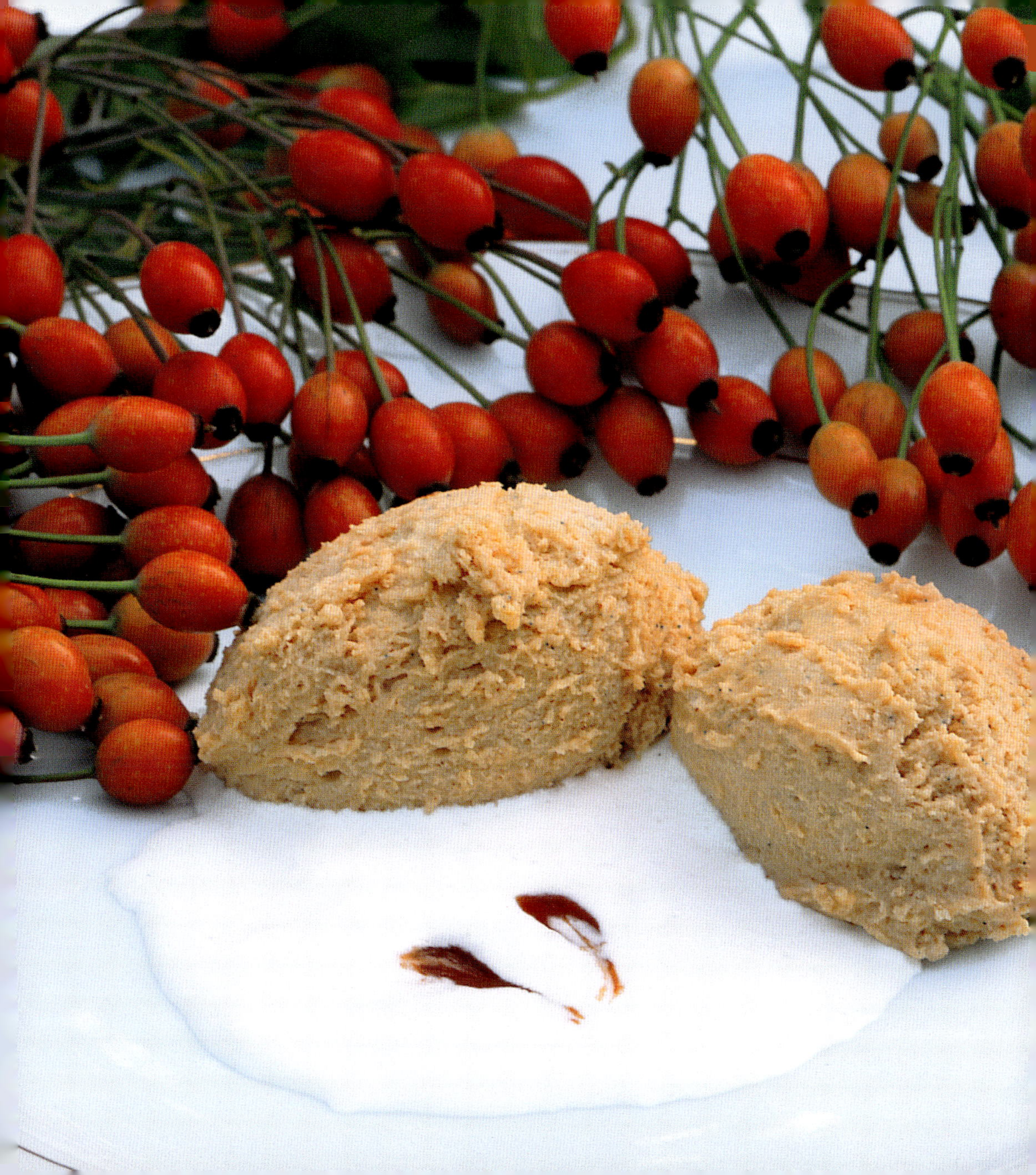

Hagebuttenmarmelade

Ca. 2 – 2 ½ kg Hagebutten • 650 g Gelierzucker • eventuell Mark einer Vanilleschote oder abgeriebene Schale einer halben Zitrone und Orange

Die Hagebutten waschen und den Stiel und die Fliege wegschneiden. Anschließend die Hagebutten in wenig Wasser weich kochen. Nun das Kochgut durch die Flotte Lotte mit kleiner Lochung drehen und zusätzlich durch ein Haarsieb streichen, damit auch die letzten Härchen entfernt werden. 750 Gramm Mus mit Gelierzucker und eventuell den übrigen Zutaten aufkochen und unter ständigem Rühren 4 Minuten sprudelnd kochen. Die Konfitüre sofort in vorbereitete Gläser abfüllen. Gut verschließen und zum Abkühlen auf den Kopf stellen.

• Anmerkung: Hagebuttenmus, auch Buttenmost oder Hägenmark genannt, wird auch in Reformhäusern und Feinkostläden angeboten.

• Tipp: Nicht nur als Brotaufstrich, sondern auch zum Aromatisieren von Süßspeisen wie Joghurt und Quark ein wahrer Genuss.

Notizen / Geburtstage

16. Oktober

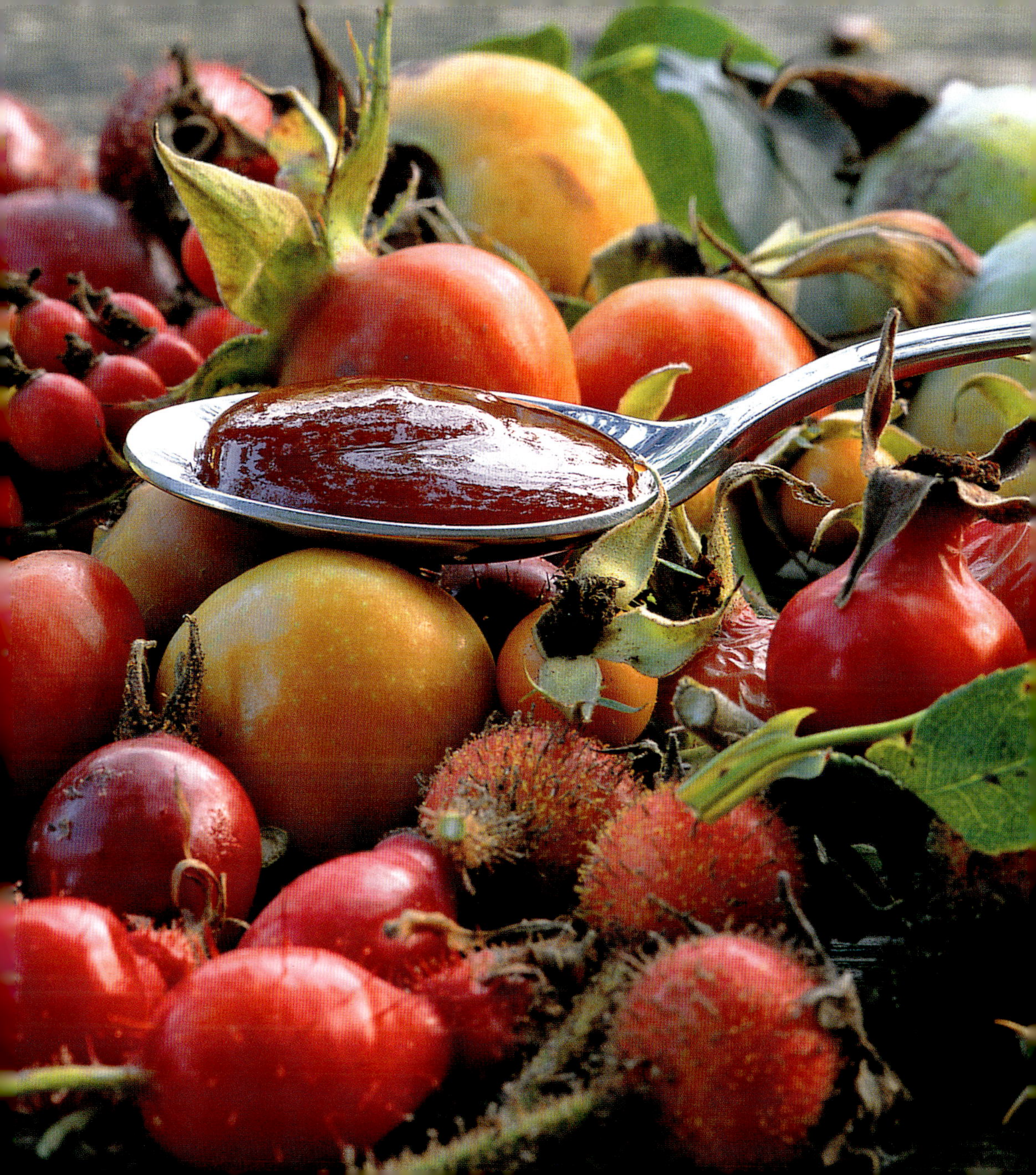

Karin Greiners Kartoffelrosenchutney

700 g Hagebutten von Kartoffelrosen *(Rosa rugosa)* • 2 rote Zwiebeln • 3 säuerliche Äpfel • 100 g getrocknete Cranberrys, Rosinen oder Berberitzen • 300 g Zucker • 200 ml Rotweinessig • 1 TL Senfkörner, zerstoßen • 1 TL schwarzer Pfeffer, gemahlen • 1 scharfe Chilischote, fein gewürfelt (oder ½ Teelöffel Cayennepfeffer) • 1 walnussgroßes Stück Ingwer, fein gewürfelt

Hagebutten waschen, dann von Stielen und den schwarzen Blütenresten befreien und vierteln. Hagebutten mit wenig Wasser weich dämpfen. Masse durch ein Sieb passieren.
Zwiebeln schälen und fein würfeln. Die Äpfel schälen, das Kerngehäuse entfernen und ebenfalls grob würfeln. Zwiebel- und Apfelwürfel, Cranberrys sowie weitere Zutaten zum Mus geben und bei offenem Topf unter Rühren weiterköcheln, bis die Flüssigkeit weitgehend verdampft ist.
Heiß in Gläser füllen und verschließen.

Notizen / Geburtstage

17. Oktober

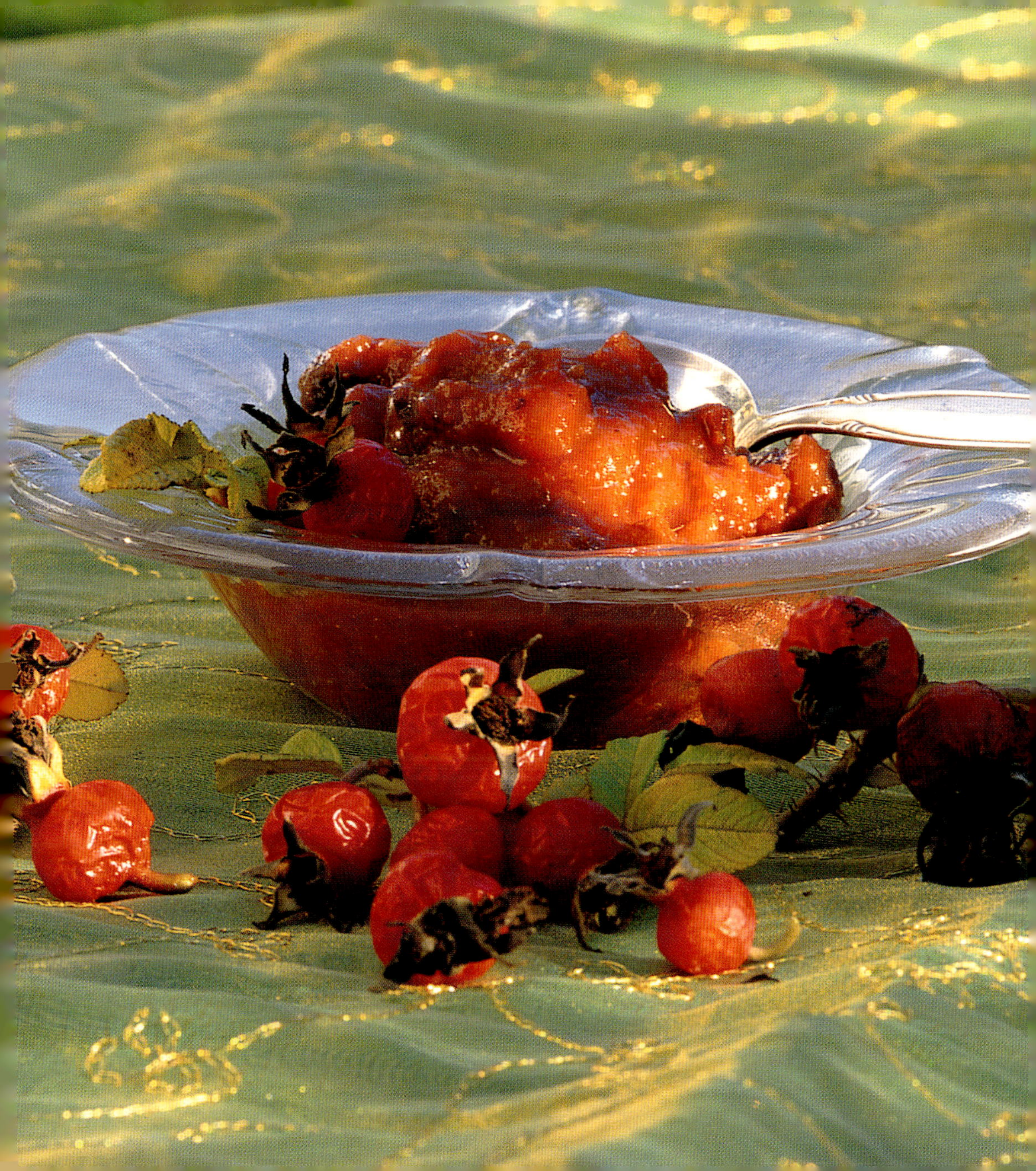

All zuviel ist ungesund

Insbesondere bei der Anwendung von Heilkräutertees sollten grundsätzlich einige Regeln beachtet werden:

• Die Einnahme sollte morgens auf nüchternen Magen und abends vor dem Schlafengehen erfolgen. Falls Sie mittags auch einen Tee trinken möchten, dann erst 2 bis 3 Stunden nach dem Essen. Bei leerem Magen können nämlich die Wirkstoffe bedeutend besser durch die Schleimhäute aufgenommen werden. Als Dosierung gilt 1 bis 2 Teelöffel pro Tasse. Bei Kindern unter sechs Jahren sollte die Hälfte der Menge verwendet werden.

• Hustentees können mit etwas Honig gesüßt werden. Bei Tees, die bei anderen Beschwerden zum Einsatz kommen, wie zum Beispiel die des Magen- und Darmtraktes, sollte auf Süßstoffe verzichtet werden. Lassen Sie sich Zeit und trinken Sie nur schluckweise.

• Wenn plötzlich Magenbeschwerden, Übelkeit, Erbrechen, Durchfall oder allergische Reaktionen auftreten, sollte die weitere Einnahme sofort abgebrochen werden.

• Schwangere Frauen und chronisch Kranke sollten eigenmächtige Behandlungen mit Tees unterlassen. Hier ist vorab der Rat einer Fachperson einzuholen.

• Wenn Sie diese Hinweise berücksichtigen, sollte dem Genuss und somit auch der Heilkraft der vielseitigen Wirkstoffe aus der Natur nichts mehr im Wege stehen.

Notizen / Geburtstage

18. Oktober

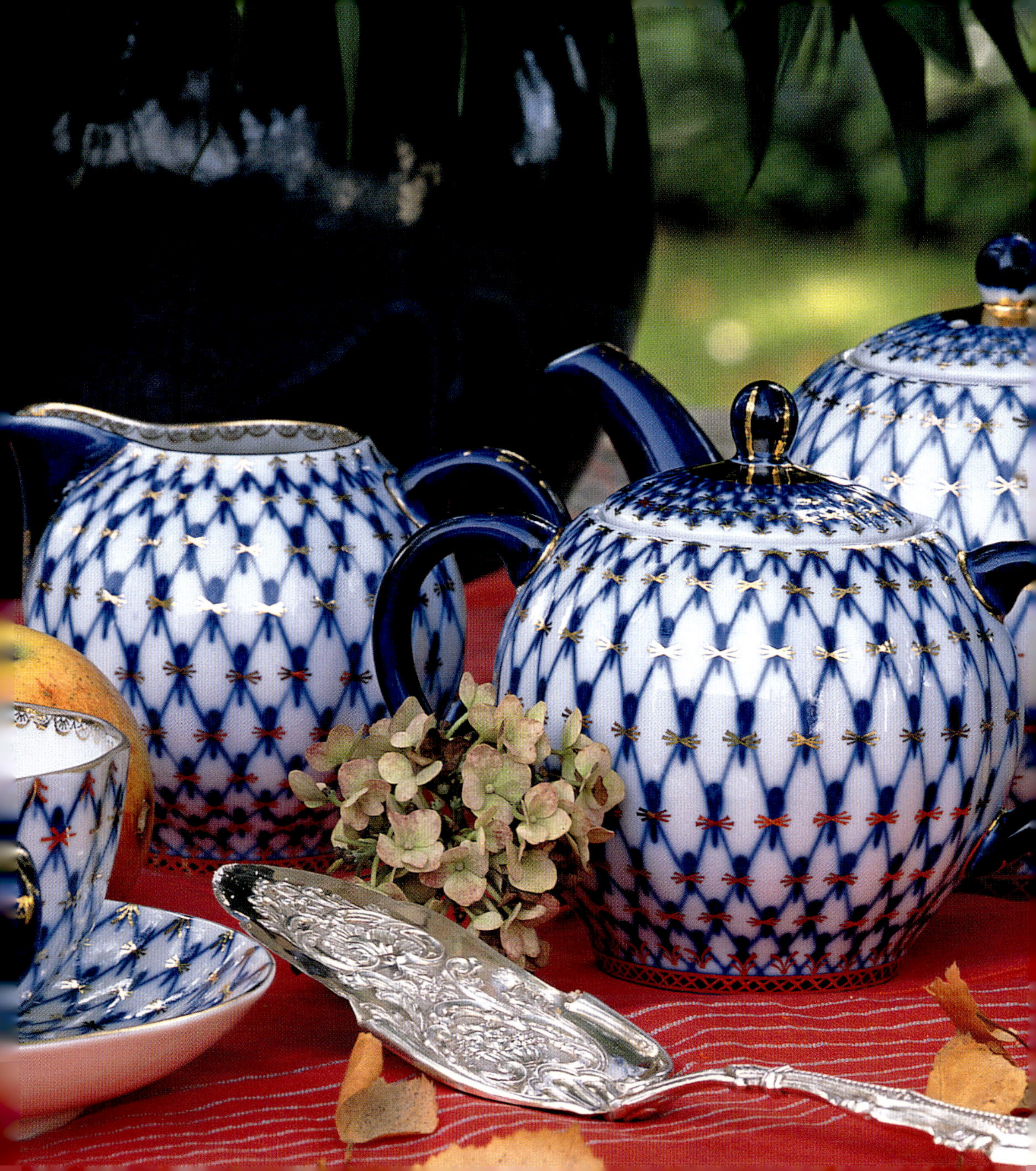

Schwarze Perlen

Mit ihrem schwarzen Farbton gehören die Hagebutten der *Rosa pimpinellifolia*, auch Bibernellrose genannt, eher zu den Außergewöhnlichen der Gattung *Rosa*. Ab September reifen am mit feinen Fiederblättchen übersäten Strauch unzählige, dicke, kugelige und mattglänzende Perlen, die, voll ausgereift, wunderbar süß schmecken. Zu schade, um sie nur den Vögeln zu überlassen, eignen sie sich doch ausgezeichnet für Hagebuttenlikör. Auch für Marmelade, alleine oder in Kombination mit andersfarbigen Hagebutten, sind sie wärmstens zu empfehlen.
Nicht vergessen: Dank des unsagbaren Reichtums an Früchten, die uns diese Wildrose bietet, können wir getrost einen Teil den Vögeln als Winterfutter überlassen.

Notizen / Geburtstage

19. Oktober

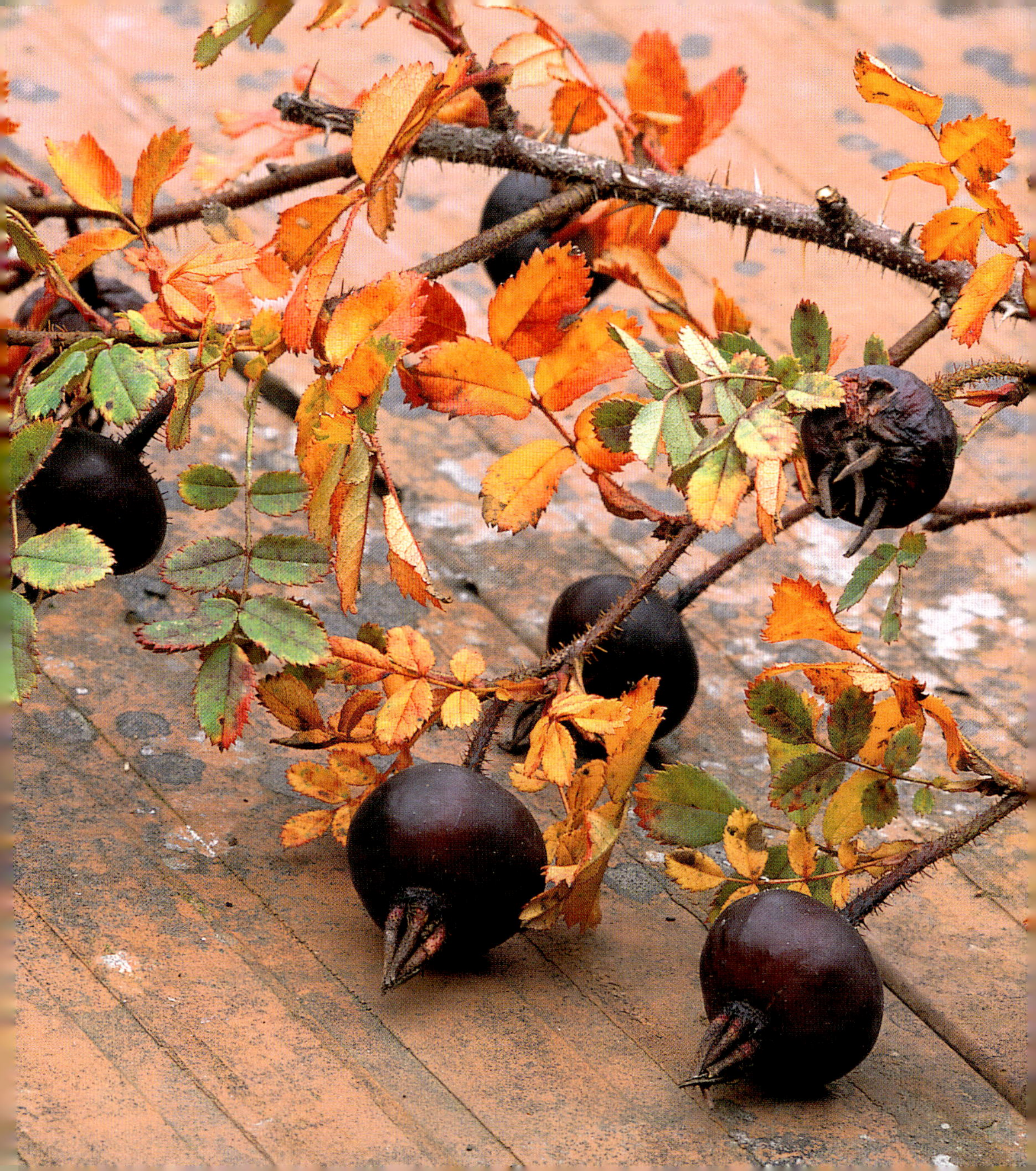

Vitaminbombe par excellence

Dieses Prädikat verdient nicht etwa eine Orangen- oder gar eine Zitronensorte, sondern ganz schlicht und einfach, wer hätte es gedacht, eine Rose mit dem Namen 'Pillnitzer Vitaminrose', kurz 'Piro 3' genannt. Es handelt sich hier um eine Auslese von *Rosa dumalis* × *Rosa pendulina* var. *salaevensis* des Instituts für Gartenbau, Dresden-Pillnitz, aus den sechziger Jahren.
Der Vitamin-C-Gehalt der Hagebutten beträgt pro 100 Gramm Frischesubstanz etwa 1150 Milligramm, weshalb sie sich ausgezeichnet für die Herstellung von Hagebuttenmarmelade oder Hagebuttensaft, auch Buttenmost genannt, eignet. Übrigens: 20 Gramm Buttenmost decken den Tagesbedarf an Vitamin C eines erwachsenen Menschen. Die Reifezeit der Früchte liegt je nach Lage zwischen Ende August und Mitte September. Hier lohnt es sich also durchaus, mehrere Sträucher zu pflanzen.

Notizen / Geburtstage

20. Oktober

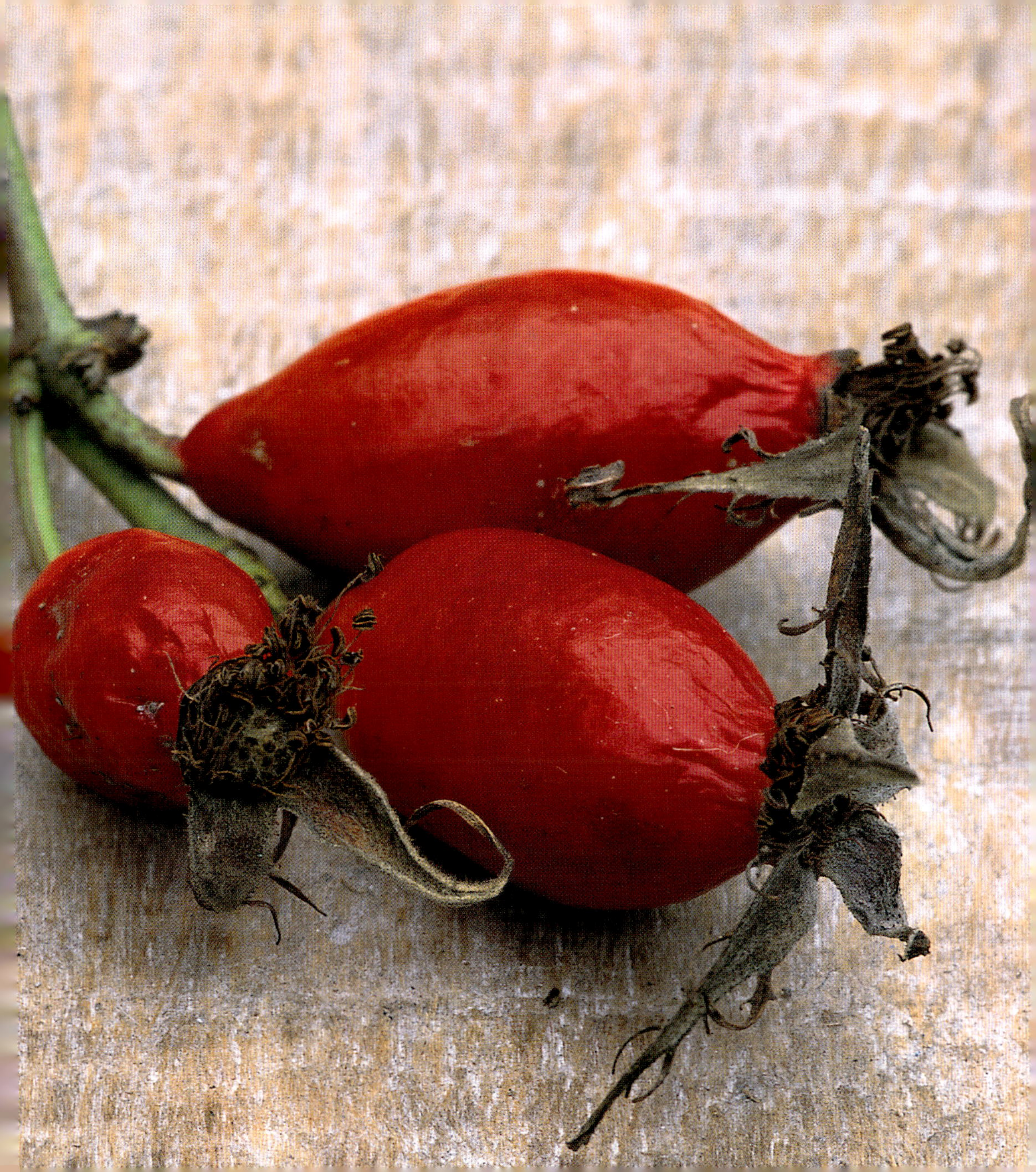

Rosen-Traubengelee

2 kg blaue Trauben • 500 ml Wasser • 1 l Saft • 850 g Gelierzucker • Saft von einer Zitrone • 50 ml Alba-Rosenwasserkonzentrat

Trauben waschen und von den Stielen befreien. Traubenbeeren in einen Topf geben, Wasser hinzufügen und so lange kochen, bis die Beeren aufgeplatzt sind. Den Traubensaft ablaufen lassen, abmessen und mit dem Zitronensaft und dem Gelierzucker in einem genügend großen Topf unter ständigem Rühren aufkochen. Vier Minuten sprudelnd weiterkochen. Topf vom Herd ziehen, Rosenwasserkonzentrat unterrühren und den Gelee sofort in vorbereitete Gläser abfüllen, verschließen und zum Abkühlen auf den Kopf stellen.

• Tipp: Für dieses Rezept kann auch gekaufter Traubensaft verwendet werden.

• Anmerkung: Falls kein Duftrosenkonzentrat vorrätig ist, kann auch Albarosen-Hydrolat (siehe *Bezugsquellen)* aus biologischem Anbau verwendet werden. Hier benötigt man dann jedoch nur etwa 30 Milliliter Hydrolat.

Notizen / Geburtstage

21. Oktober

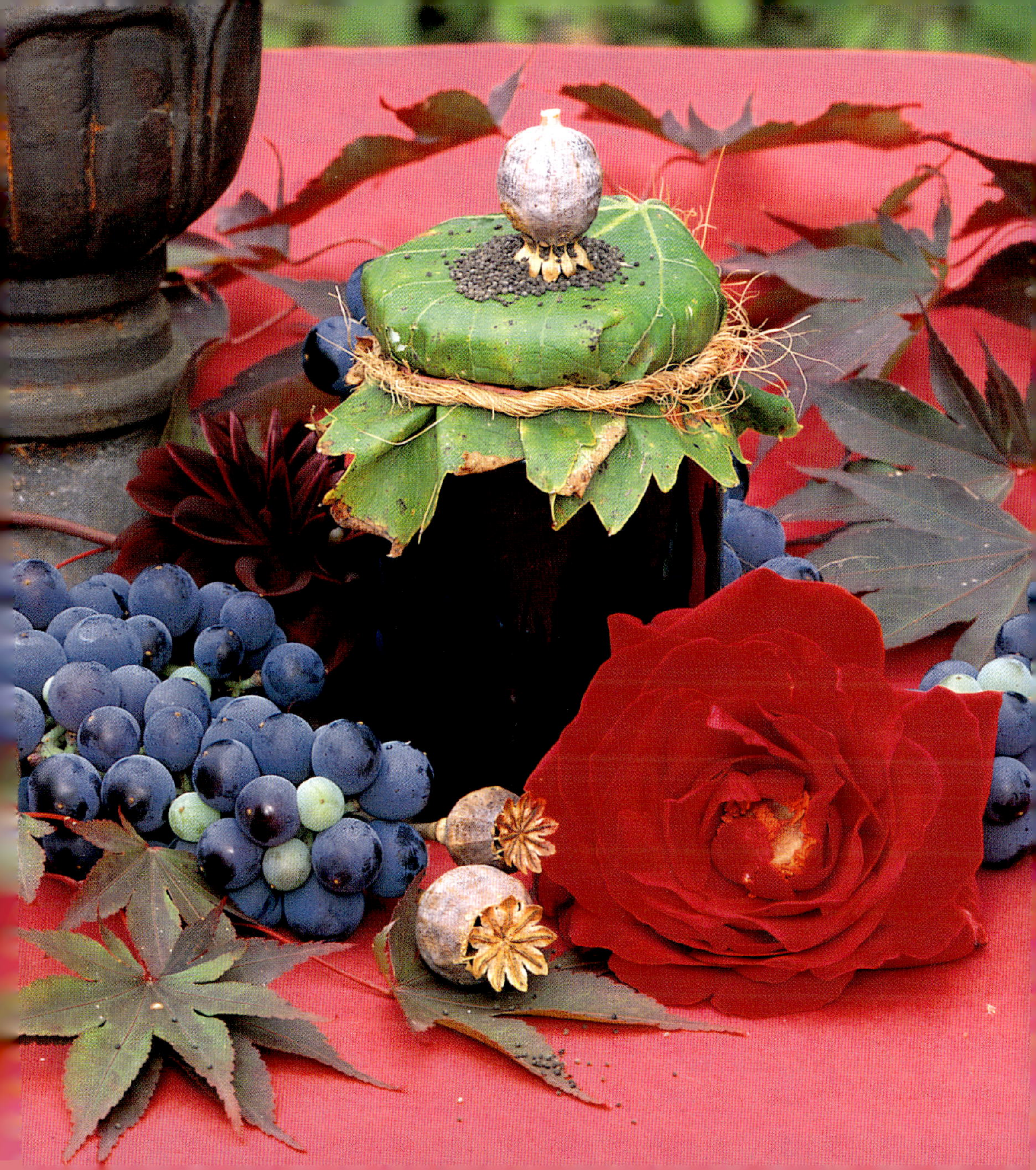

Malva sylvestris

Die ursprünglich im südlichen Mittelmeerraum beheimatete *Malva sylvestris*, im Volksmund wird sie auch Käsepappel oder Rossmalve, bei uns in der Schweiz »Chäslichrut« genannt, war schon bei den alten Römern und Griechen als wirksame Heilpflanze und mildes Gemüse sehr geschätzt. Von den Römern über die Alpen gebracht, gehört sie mittlerweile zu den typischen Bauerngartenpflanzen in unseren Breitengraden.
Die bis zu einem Meter hoch werdende, zweijährige bis ausdauernde Pflanze hat weiche behaarte, langstielige und handförmig gelappte Blätter. Ab Juli bis Oktober erscheinen in den Blattachseln trichterförmige, rosa bis violette Blüten mit dunkler Äderung.
Malven bevorzugen einen sonnigen, warmen Standort, am besten in nicht zu nährstoffreichen durchlässigen Böden mit hohem Sandanteil. Einmal vorgezogene Pflanzen gekauft und ausgepflanzt, versamen sie sich leicht von selbst.
In der Küche werden die Blüten vor allem zur Dekoration von Salaten oder Desserts verwendet. Junge Blätter und Triebe können wie Spinat zubereitet werden. Nutzen wir also die letzte Gelegenheit und sammeln wir die letzten Blüten noch vor Wintereinbruch, wir werden sie sicher gebrauchen können.

Notizen / Geburtstage

22. Oktober

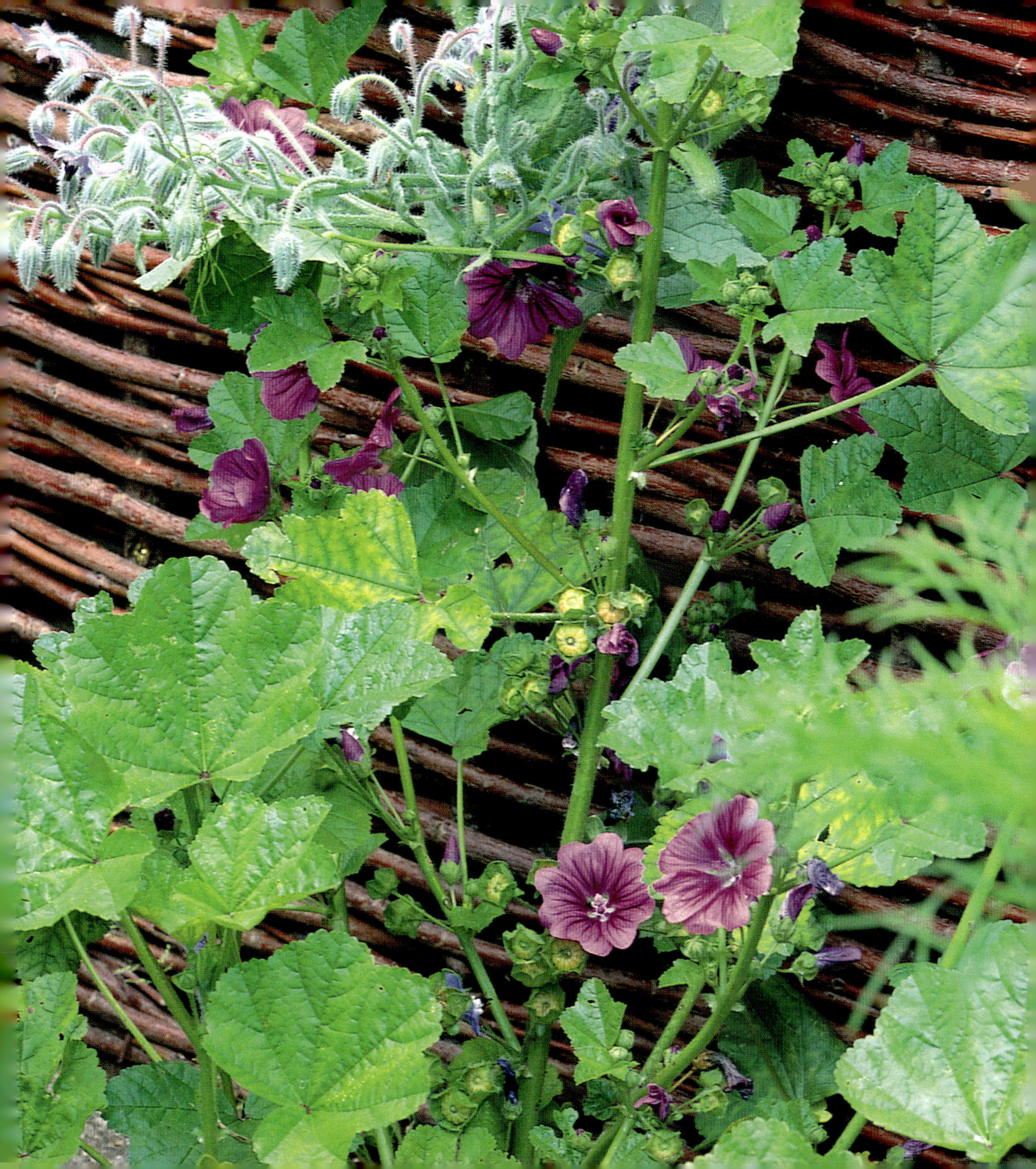

Hilfreiche Malve

Aufgrund ihrer hohen Anteile an entzündungshemmenden und schleimlösenden Stoffen gelten in Teeform verabreicht *Malva sylvestris*, aber auch die Rosenmalve *(M. alcea)* mit ihren großen, pastellfarbenen Blüten und die Moschusmalve *(M. moschata)*, deren Blüten einen zarten Moschusduft verströmen, als wertvolles Heilmittel bei hartnäckigem Husten und Bronchitis. Dem Badewasser zugegeben, lindern sie Hautausschläge und Geschwüre.

Auch die Blüten der zu den Malvengewächsen gehörenden Stockrose *(Alcea rosea)*, mir bestens durch einen Besuch des Städtchens Rothenburg ob der Tauber in Erinnerung, wo die bis zu 2 Meter hoch werdenden Pflanzen, eingewurzelt in schmalen Spalten zwischen Pflastersteinen und Mauerwerk vor Hauswänden standen, können in der Küche und als Teezusatz verwendet werden, wobei hier die schwarzen Blüten der Sorte 'Nigra' als besonders heilkräftig gelten.

Notizen / Geburtstage

23. Oktober

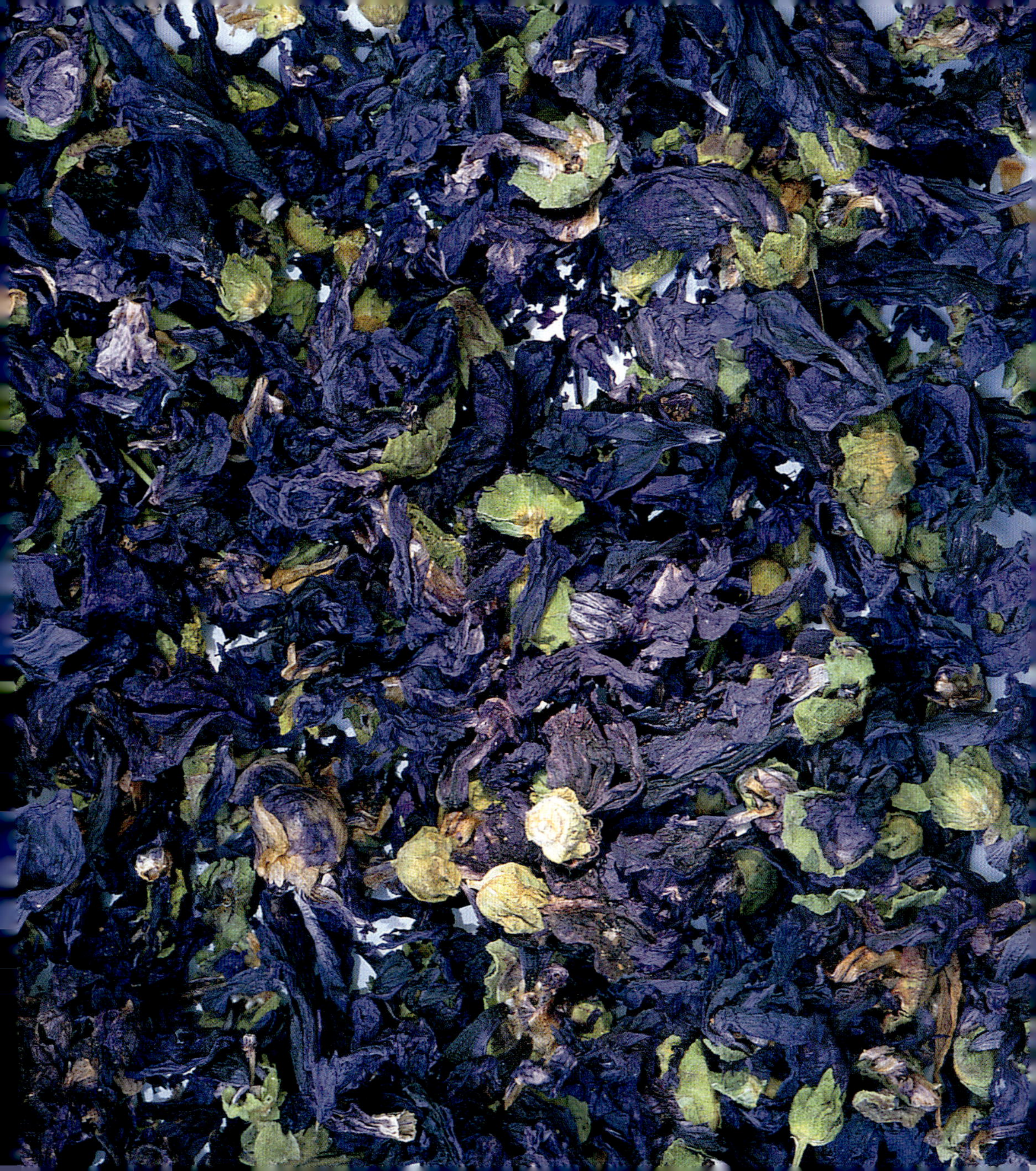

Farbwechsel

Diese Teemischung besteht aus Haselnussblättern, vitaminreichen Hagebutten, fruchtigen Apfelstückchen, Minze, Ringelblumen-, Malven- *(Malva sylvestris)*, Sonnenblumen-, duftenden Rosen- und Lavendelblüten. Dank ihrer Zusammensetzung wechselt sie nach dem Aufgießen drei Mal ihre Farbe. Erst wird sie lila, dann giftgrün und zu guter Letzt goldgelb.

Notizen / Geburtstage

24. Oktober

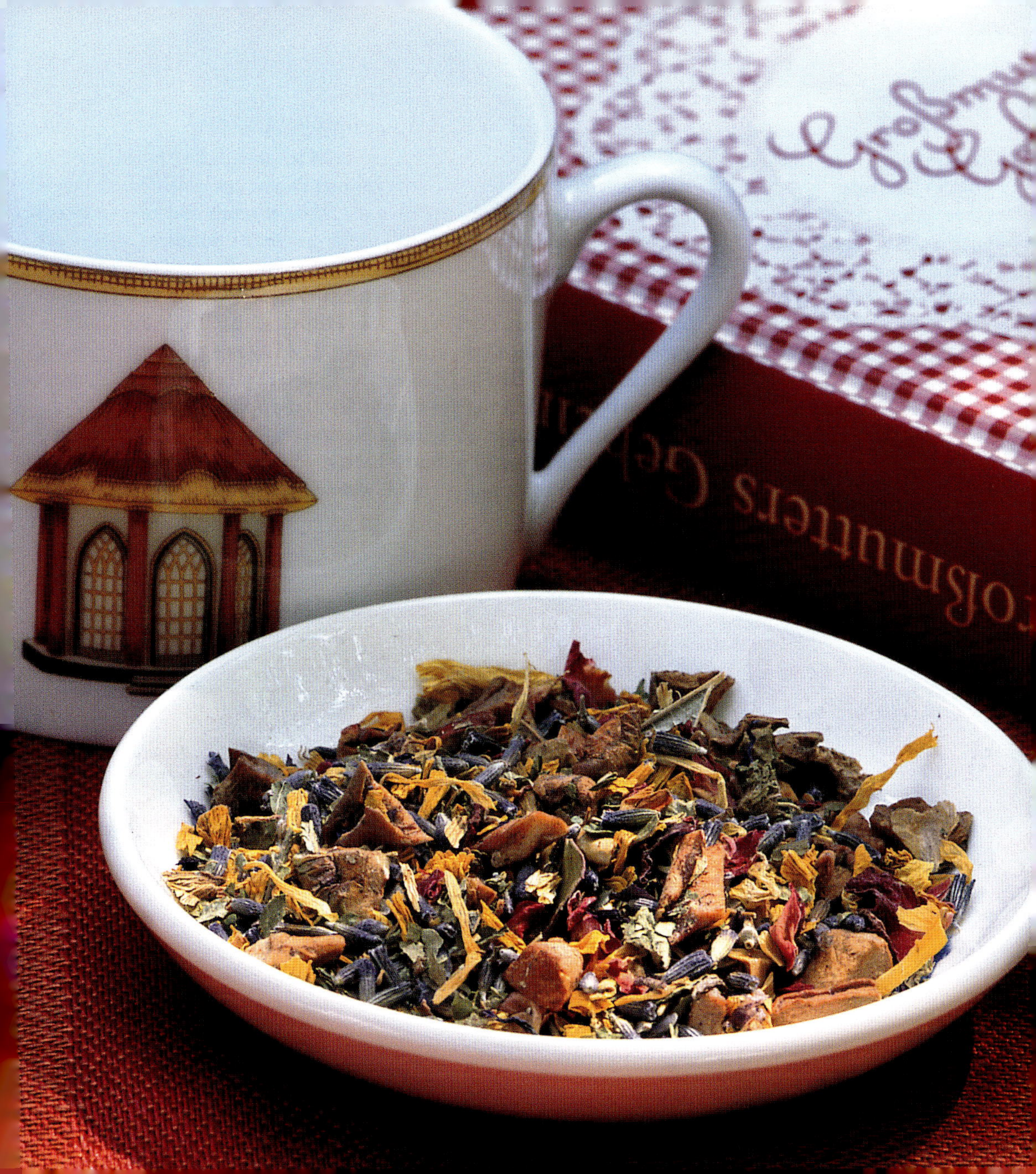

Hagebuttengipfeli

300 g Mehl • ¾ TL Salz • 1 EL Zucker • 20 g Hefe • 150 ml Milch • 50 g Butter

Füllung:

150 g gemahlene Haselnüsse • wenig abgeriebene Zitronenschale • 2 EL Zucker • 4 EL Hagebuttenkonfitüre • etwa 4 EL Sahne • 5 EL Puderzucker • 1 EL Wasser

Mehl in die Schüssel geben. Vertiefung eindrücken. Salz am Schüsselrand auf dem Mehl verteilen. Hefe mit wenig Milch und dem Zucker anrühren und in die Vertiefung geben. Butter in einer Pfanne erwärmen, Milch beigeben, beides zusammen zum Mehl in die Schüssel geben und alles zu einem glatten Teig verkneten. Diesen zugedeckt an einem warmen Ort um das Doppelte gehen lassen.

Für die Füllung Haselnüsse, Zitronenschale, Zucker, Sahne und Hagebuttenkonfitüre mischen. Den Teig in zwei Hälften schneiden. Diese rund auswallen und je in acht Dreiecke schneiden. Die Füllung gleichmäßig auf die Dreiecke verteilen. Den Rand dabei frei lassen. Rand mit Wasser bepinseln und den belegten Teig von der breiten Seite zum Spitz hin aufrollen. Gipfeli auf ein mit Backpapier ausgelegtes Blech setzen und im auf 220 Grad vorgeheizten Ofen 15 bis 20 Minuten backen. Für die Glasur Puderzucker mit dem Wasser anrühren und die noch warmen Gipfeli damit bestreichen.

Notizen / Geburtstage

25. Oktober

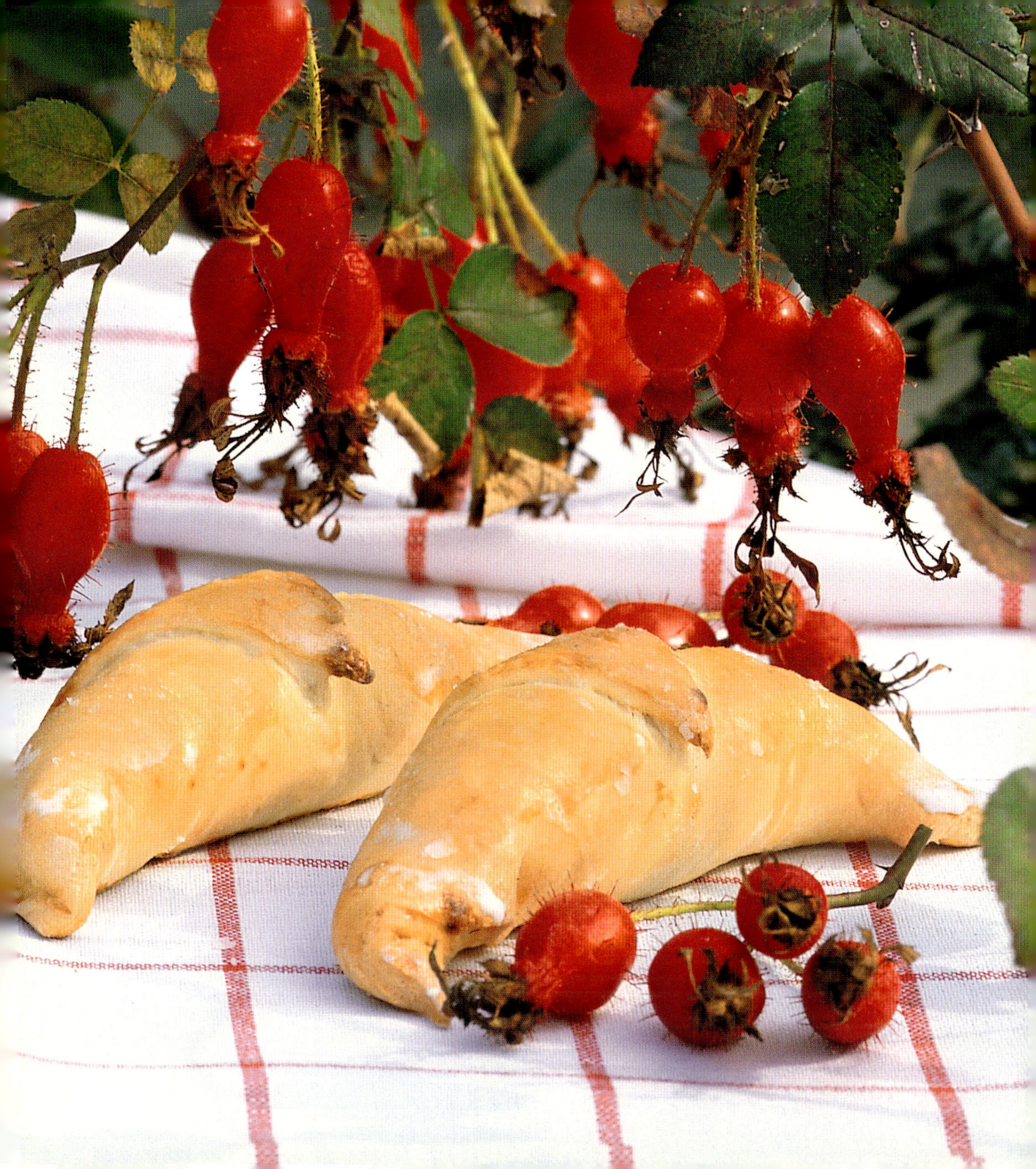

Düfte für die kalte Jahreszeit

Jetzt, wo durch das Umstellen der Uhren auf die Winterzeit die Tage deutlich kürzer werden, zündet man abends besonders gerne wieder Kerzen an. Schön, wenn sie auch noch einen angenehmen Duft in die Umgebung abgeben.
Natürlich, Kerzen gibt es mittlerweile in den vielfältigsten Duftvariationen zu kaufen. Ich mache mir diese jedoch gerne selbst, auch gemeinsam mit meinen Kindern.
Wachsgranulate, spezielle Farbpigmente zum Einfärben des Wachses und Dochte werden in Bastelläden oder Hobbymärkten angeboten. Ätherische oder Duftöle, welche in Apotheken und Drogerien erhältlich sind, sollten nur sparsam eingesetzt werden. Oft reichen hier schon wenige Tropfen, um ein gutes Duftergebnis zu erzielen. Natürlich können auch verschiedene Düfte gemischt werden. Gegossen wird in spezielle, im Handel angebotene Gießformen, es können jedoch auch andere, hitzebeständige Formen, wie zum Beispiel glatte Konservendosen oder Porzellangefäße verwendet werden.
Damit die Kerzen langsam und gleichmäßig brennen, sollten sie allerdings noch gut ein Jahr ruhen. Darum heißt es jetzt loslegen, damit wir nächsten Herbst unsere eigenen Duftkreationen genießen können.

Notizen / Geburtstage

26. Oktober

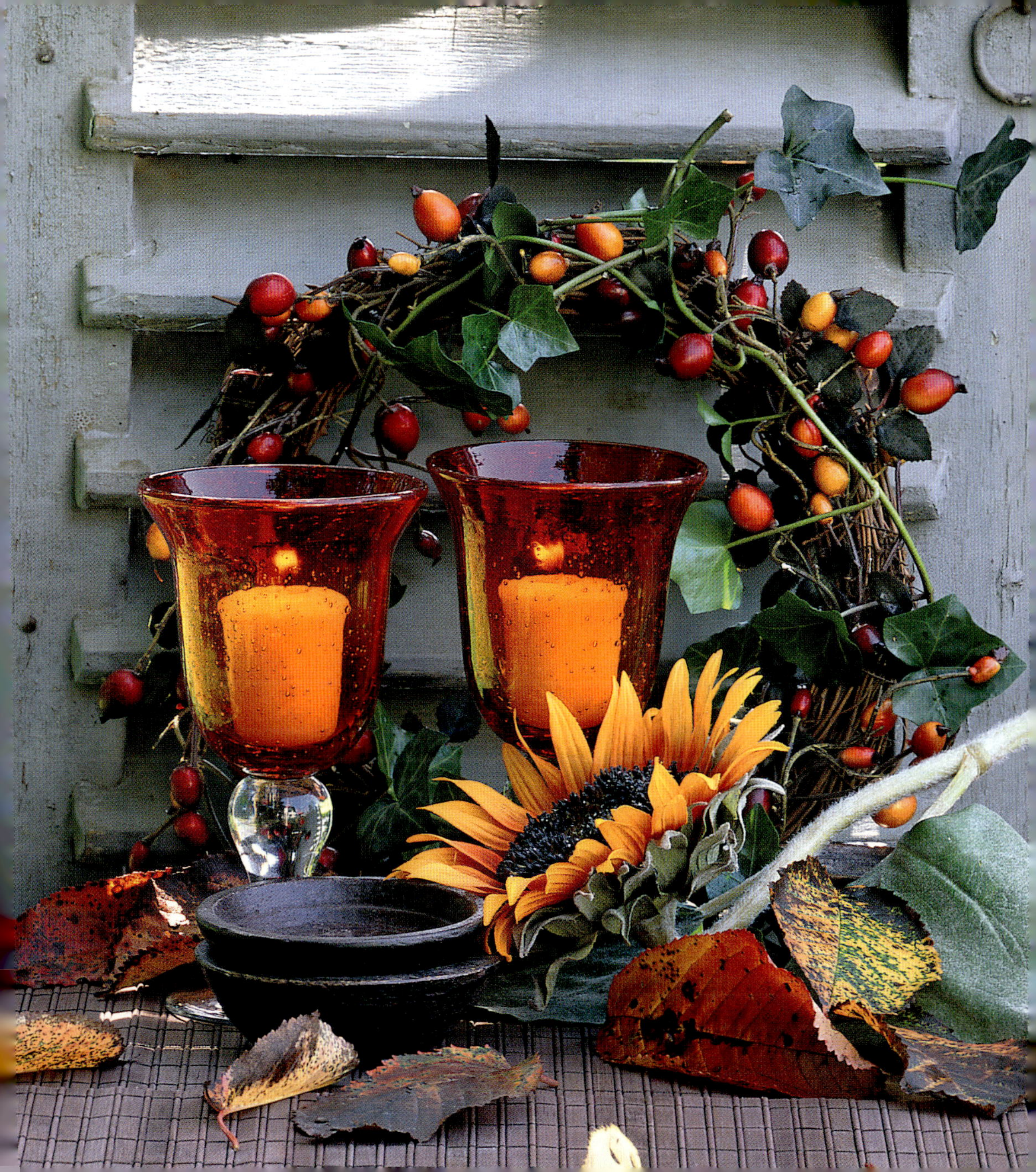

Kopfüber in Reih und Glied

Die traditionellste und einfachste Art Kräuter und Blüten zu konservieren ist das Trocknen. Hier gibt es zwei Arten, wobei auf die erste, das Trocknen von einzelnen Blüten und Blättern, bereits beim 28. August ausführlich eingegangen wurde.

Die zweite Art ist das Trocknen von ganzen Bündeln. Hierzu eignen sich vor allem Pflanzen mit harten Stängeln wie zum Beispiel Lavendel, Schafgarbe oder Kornblumen.

Gesammelt wird im Laufe des späteren Vormittages, an einem trockenen, warmen Tag, waschen Sie die Pflanzen auf keinen Fall. Bei sehr dicht mit Blättern besetzten Stängeln sollten dort, wo das Bündel zusammengebunden wird, die Blätter entfernt werden, da sonst Schimmelbildung droht. Nun die Stängel mit einem Gummiband, das beim Schrumpfen der Stiele durch die Trocknung nachgibt, zusammenbinden und an einem warmen, luftigen und schattigen Ort kopfüber aufgehängt trocknen lassen. Anschließend werden die Blätter oder Blüten abgezupft, in dunkle Glas- oder Keramikbehälter abgefüllt und an einem trockenen Ort bis zur Verwendung aufbewahrt. Zusätzlich einige Tage in der Tiefkühlung gelagert, ist gewährleistet, dass eventuell vorhandene Insekten oder deren Eier abgetötet werden.

Notizen / Geburtstage

27. Oktober

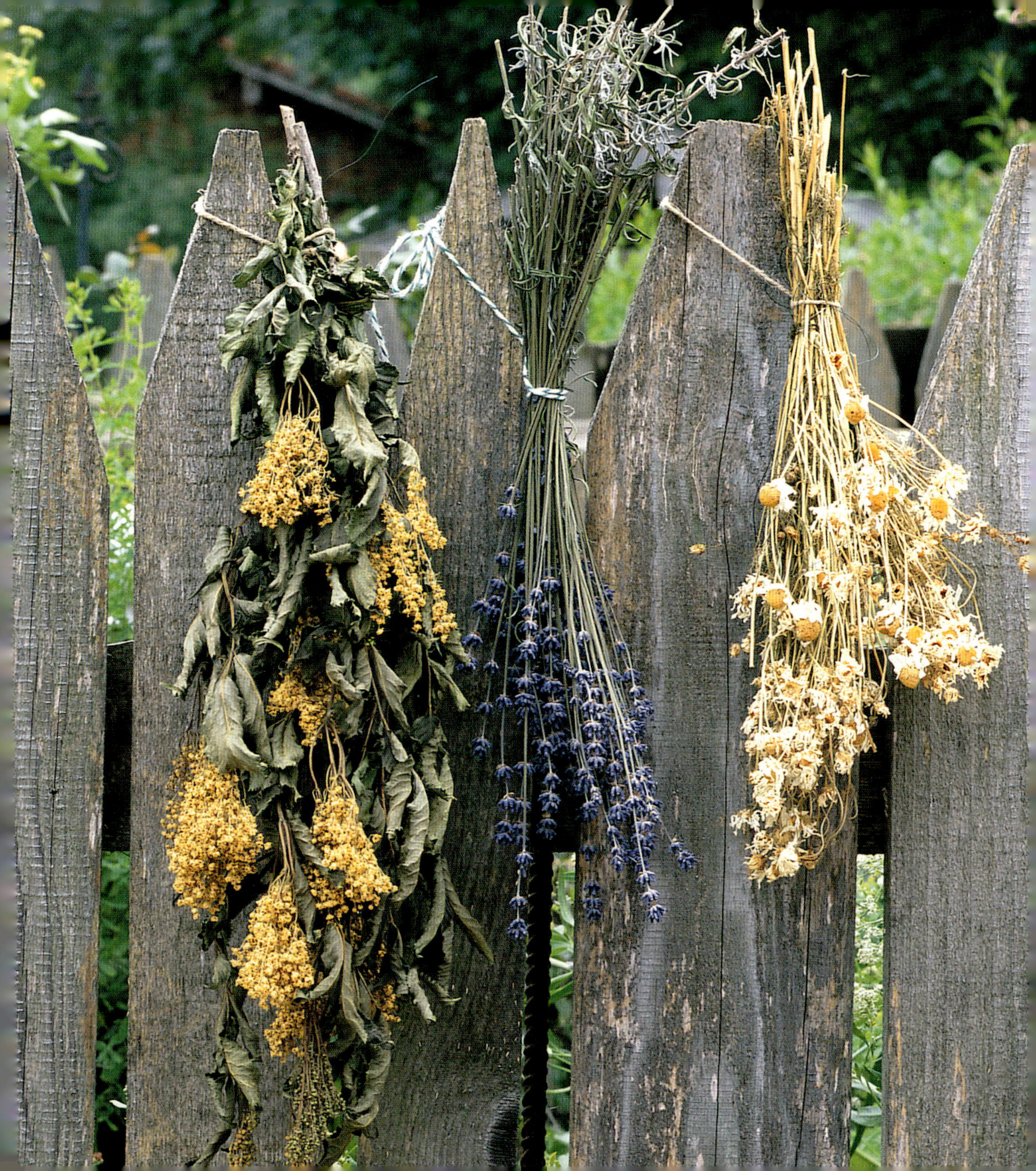

Gänseblümchen-Kapern

200 ml (locker gefüllt im Messbecher) geschlossene Gänseblümchenknospen • 100 ml Essig • 2 schwarze Pfefferkörner • 1 Pr. Salz

Gänseblümchen mit Wasser sorgfältig abspülen. Essig mit dem Salz und den Pfefferkörnern aufkochen, die Gänseblümchenknospen hinzufügen und kurz mitkochen. Anschließend das Kochgut sofort in vorbereitete Gläser abfüllen. Gut verschließen und zum Abkühlen auf den Kopf stellen. Auch Löwenzahn- und Kapuzinerkresseknospen können so eingelegt werden. Alle drei Varianten schmecken ausgezeichnet in Salaten oder auf Antipastitellern.

Notizen / Geburtstage

28. Oktober

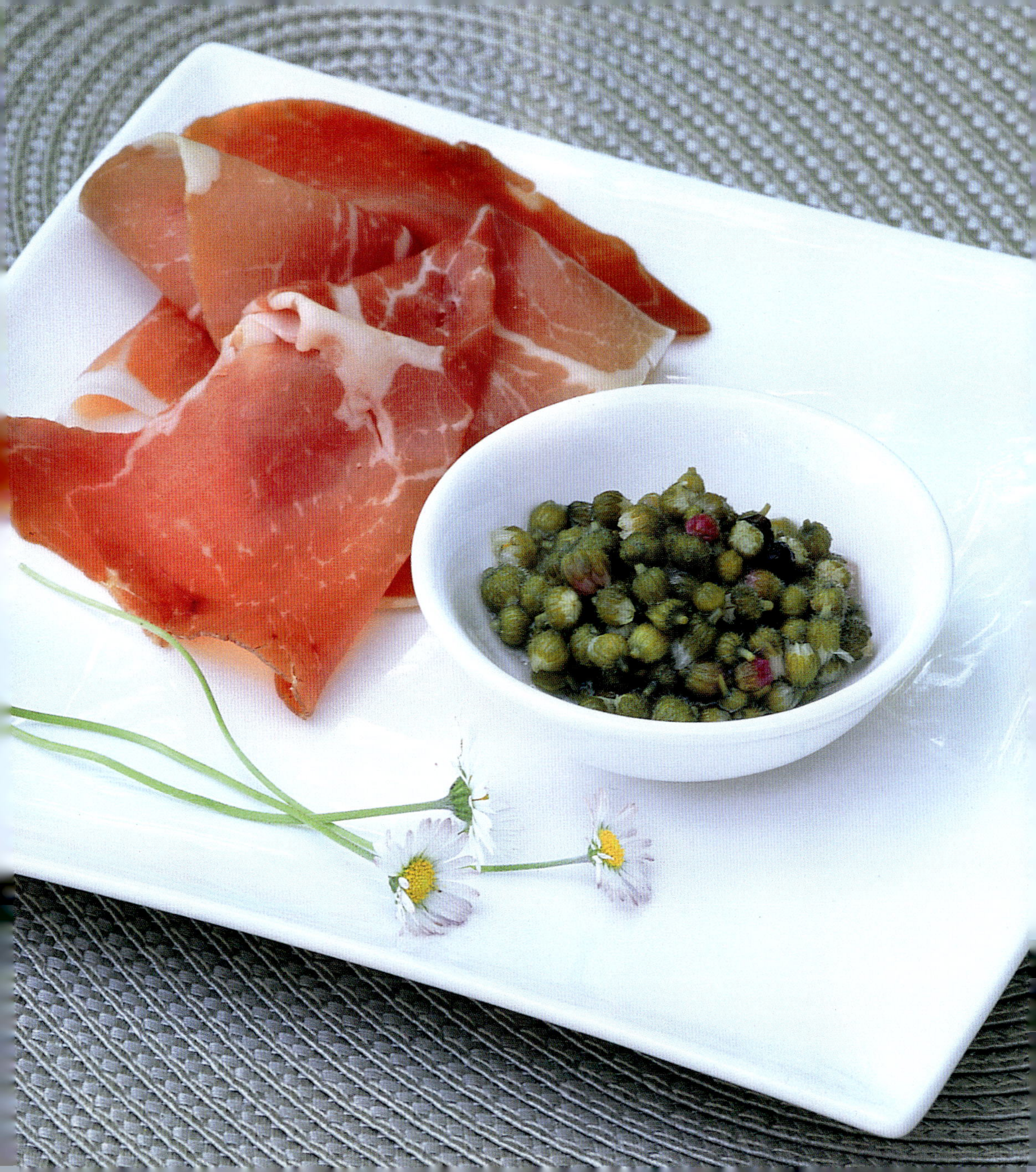

Langsam wird es Zeit

Auf Anraten einer älteren Gartenfreundin nehme ich mir jedes Jahr fest vor, bis Martini am 11. November den Garten in Ordnung zu bringen. Manchmal klappt es, manchmal nicht. Gerade, wenn noch sonnige und warme Tage anstehen, geht jetzt die Gartenarbeit besonders leicht von der Hand. Nun wird Laub gekehrt, werden einjährige Pflanzen aus den Beeten entfernt und Töpfe geleert, gebürstet und fein säuberlich gestapelt bis zum nächsten Frühjahr im Winterquartier untergebracht.

Notizen / Geburtstage

29. Oktober

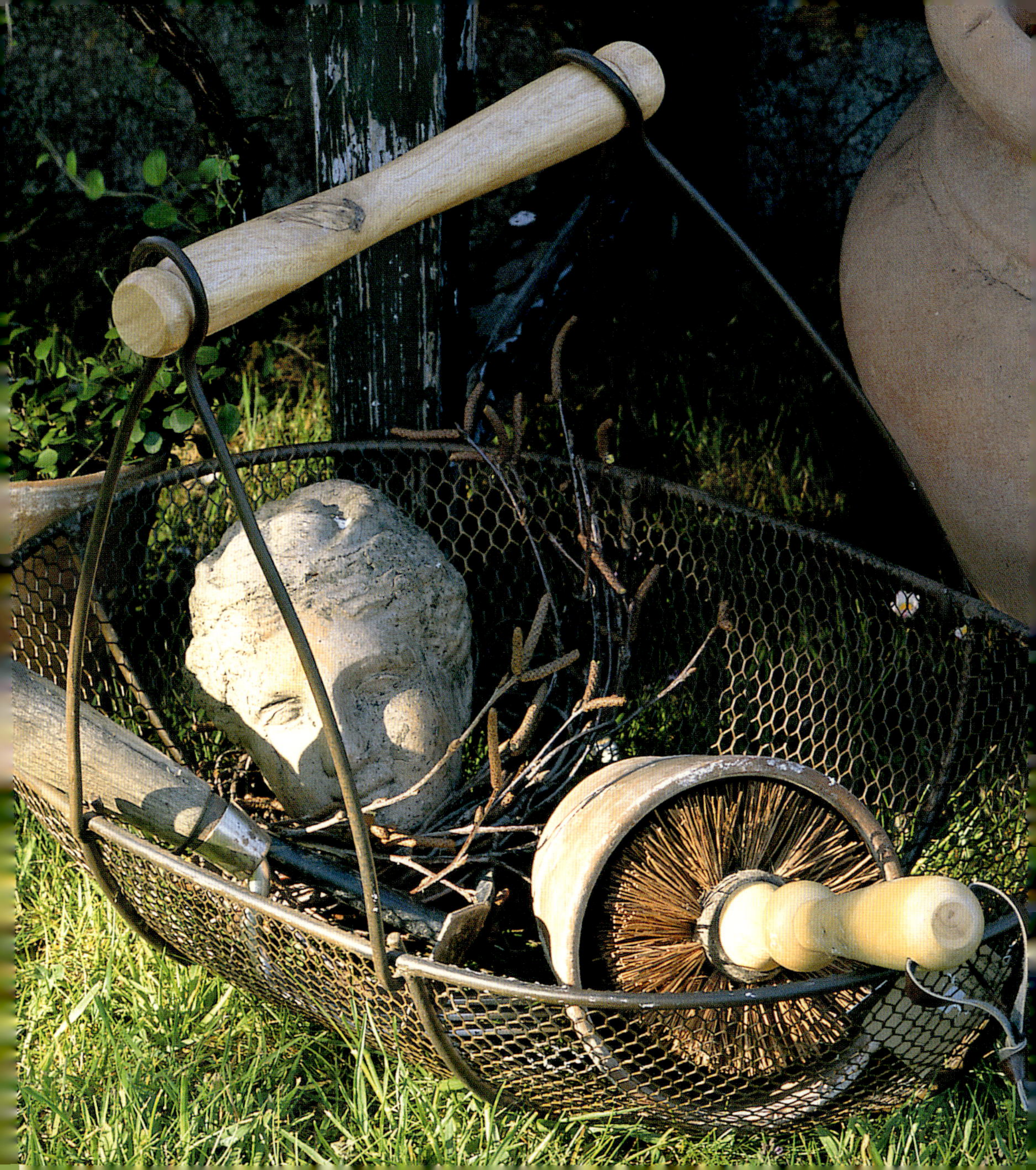

Belas Marmeladen

Aprikosenmarmelade mit Zitronenmelisse

Vollreife Aprikosen enthäuten, entsteinen und pürieren.
1 Kilogramm Aprikosenmus mit 500 Gramm Gelierzucker 2:1 etwa 4 Minuten sprudelnd kochen und in vorbereitete Gläser füllen. Pro Glas einige ganze oder grob geschnittene Zitronenmelissenblätter in die noch sehr heiße Masse einrühren.
Anmerkung der Fotografin, die zur Ernte eingeladen war: Solch eine Marmelade mit vollreifen Aprikosen frisch vom Baum lässt sich natürlich am Besten im Land selbst herstellen, in dem die Aprikosen gedeihen, wie hier in Ungarn.

Notizen / Geburtstage

30. Oktober

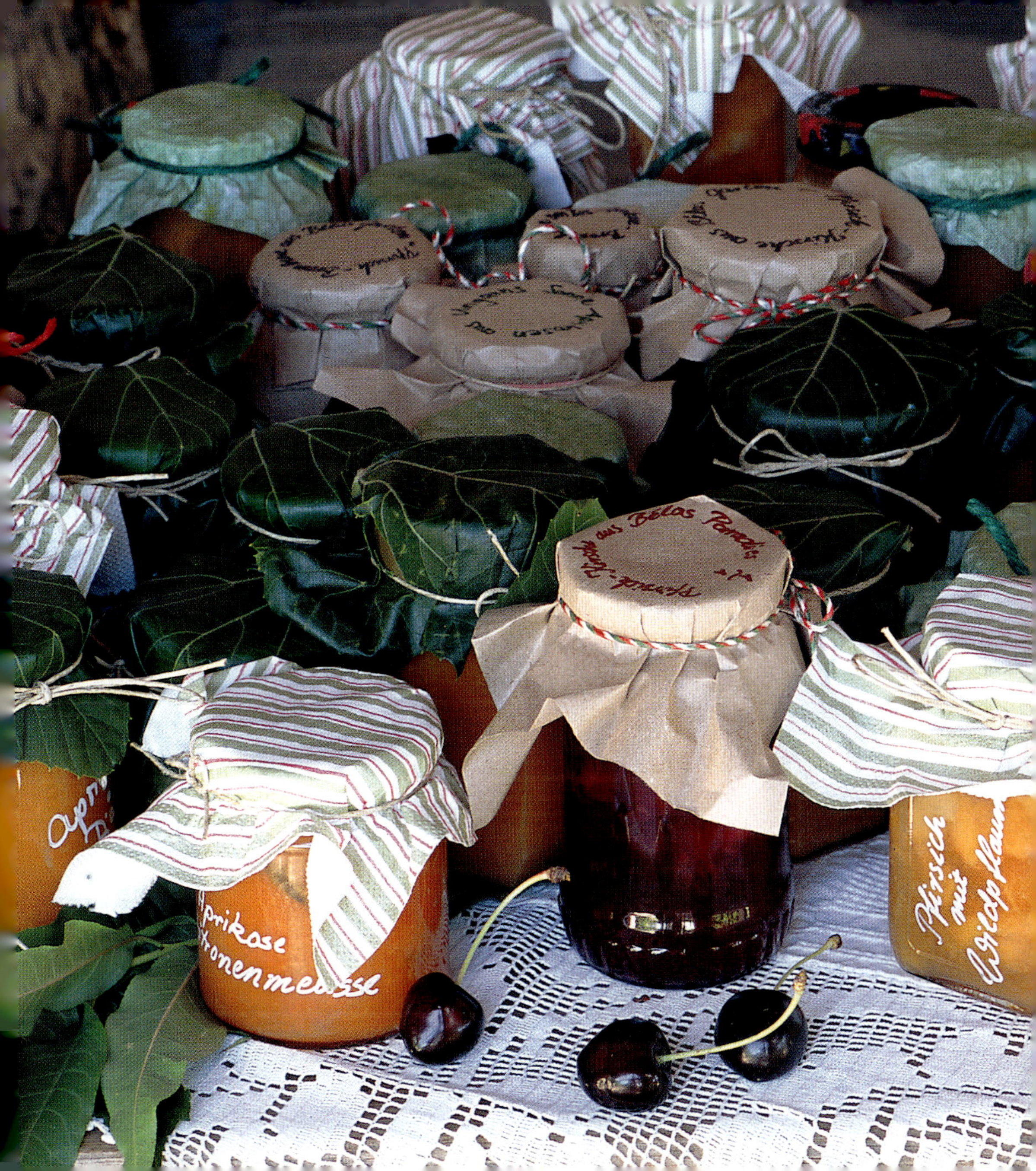
Aprikose
Pfirsich mit

Herbstzeit, Gartenzeit

Damit wir im nächsten Jahr wieder eine reiche Blütenernte erwarten können, gibt es jetzt im Herbst noch einiges zu tun.
Rosenlaub sollte unbedingt zusammengenommen und mit dem Hauskehricht entsorgt werden. So haben etwaige Pilzsporen kaum eine Chance, im Garten zu überwintern, um dann im nächsten Frühjahr auf den neuen, noch zarten Trieben Fuß zu fassen. Im Sommer neu gewachsene Triebe werden dabei sorgfältig angebunden. Es wäre zu schade, wenn diese durch Winterstürme Schaden nähmen. Achten Sie dabei auch darauf, dass freigelegte Veredlungsstellen angehäufelt werden. An exponierten Stellen ist ein zusätzlicher Winterschutz mit Tannenreisig anzubringen.
Herbstzeit ist auch die ideale Pflanzzeit für Sträucher oder Bäume. Wie wäre es zum Beispiel mit einer neuen Fliedersorte oder darf es ein Holunder *(Sambucus nigra)* sein? Die Sorte 'Black Lace' trumpft mit geschlitzten, fast schwarzen Blättern und rosa Blüten auf.
Stauden wie Taglilien und Phlox können jetzt geteilt werden. Dies geschieht am besten mit Hilfe einer Grabgabel. Nachdem der Wurzelballen vorsichtig aus der Erde gehoben wurde, kann dieser problemlos mit dem Spaten oder einem scharfen Messer geteilt und neu verteilt werden.

Notizen / Geburtstage

31. Oktober

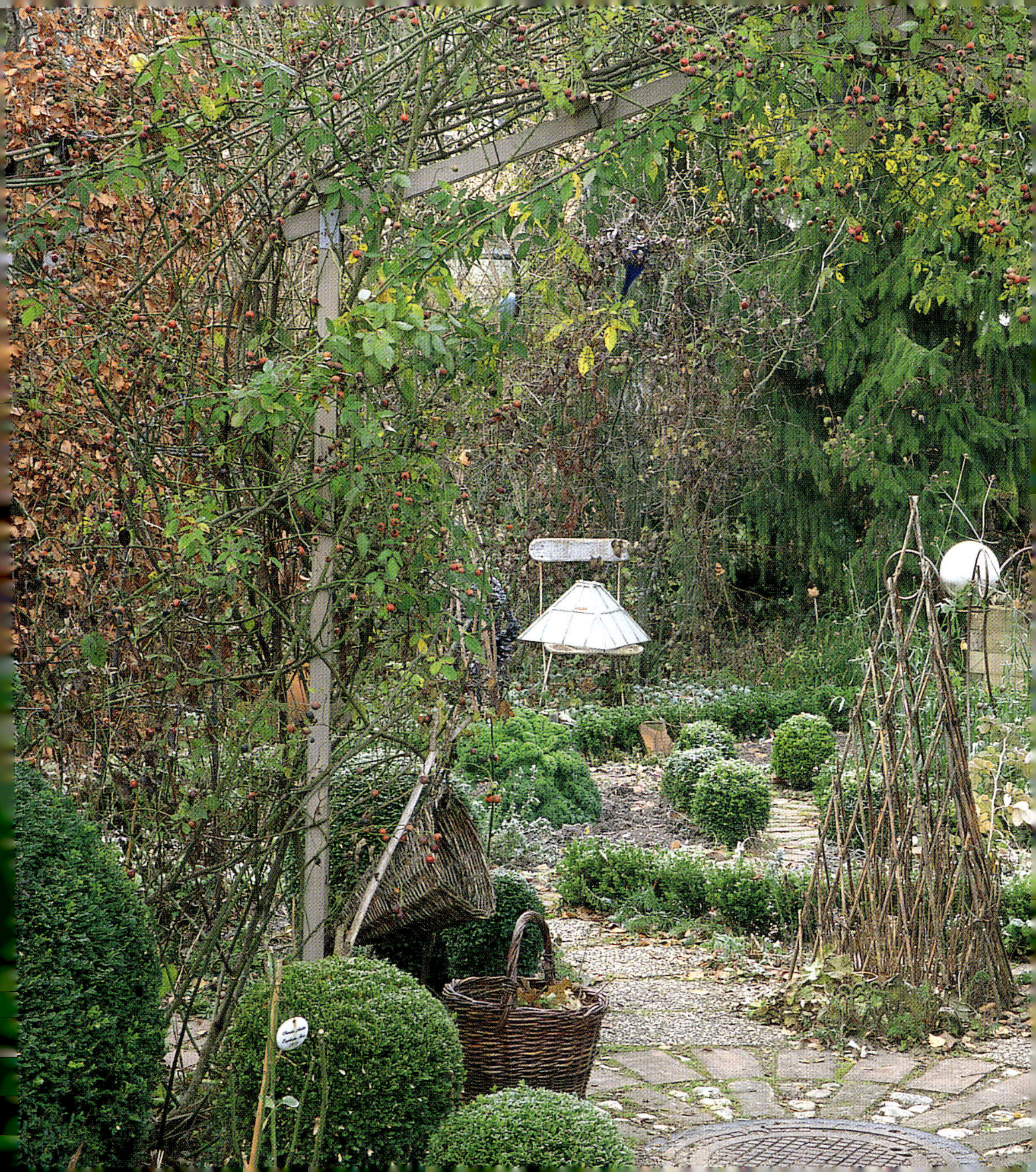

Dahlien-Feuerwerk bis zum ersten Frost

Ab Ende April drinnen auf der Fensterbank vorgezogen und nach den Eisheiligen in den Garten gepflanzt, können wir uns bereits ab Juli an den vielfältigen Blüten der ursprünglich aus Mexiko stammenden Dahlien erfreuen. Da der besonders in Bauerngärten gerne gesehene Gast nicht winterhart ist, sollte er nach dem ersten Frost ausgegraben und in feuchtem Torf eingeschlagen werden. Bei einer Temperatur von 5 bis 8 Grad im dunklen Keller überwintert und im Frühjahr geteilt und an einem sonnigen Standort in nahrhaften durchlässigen Boden gepflanzt, erfreut er uns mit seinem Blütenfeuerwerk schon bald wieder aufs Neue.
Es ist bekannt, dass schon die Azteken die Dahlie als Nahrungsmittel und zu Heilzwecken nutzten. Auch wir können diese Pflanzen nutzen. Vielleicht nicht gerade als Gemüse, jedoch machen die gezupften Blütenblätter Blattsalate herbstlich bunt, wobei hier dunkle Farbtöne kräftiger im Geschmack sind.

Notizen / Geburtstage

1. November

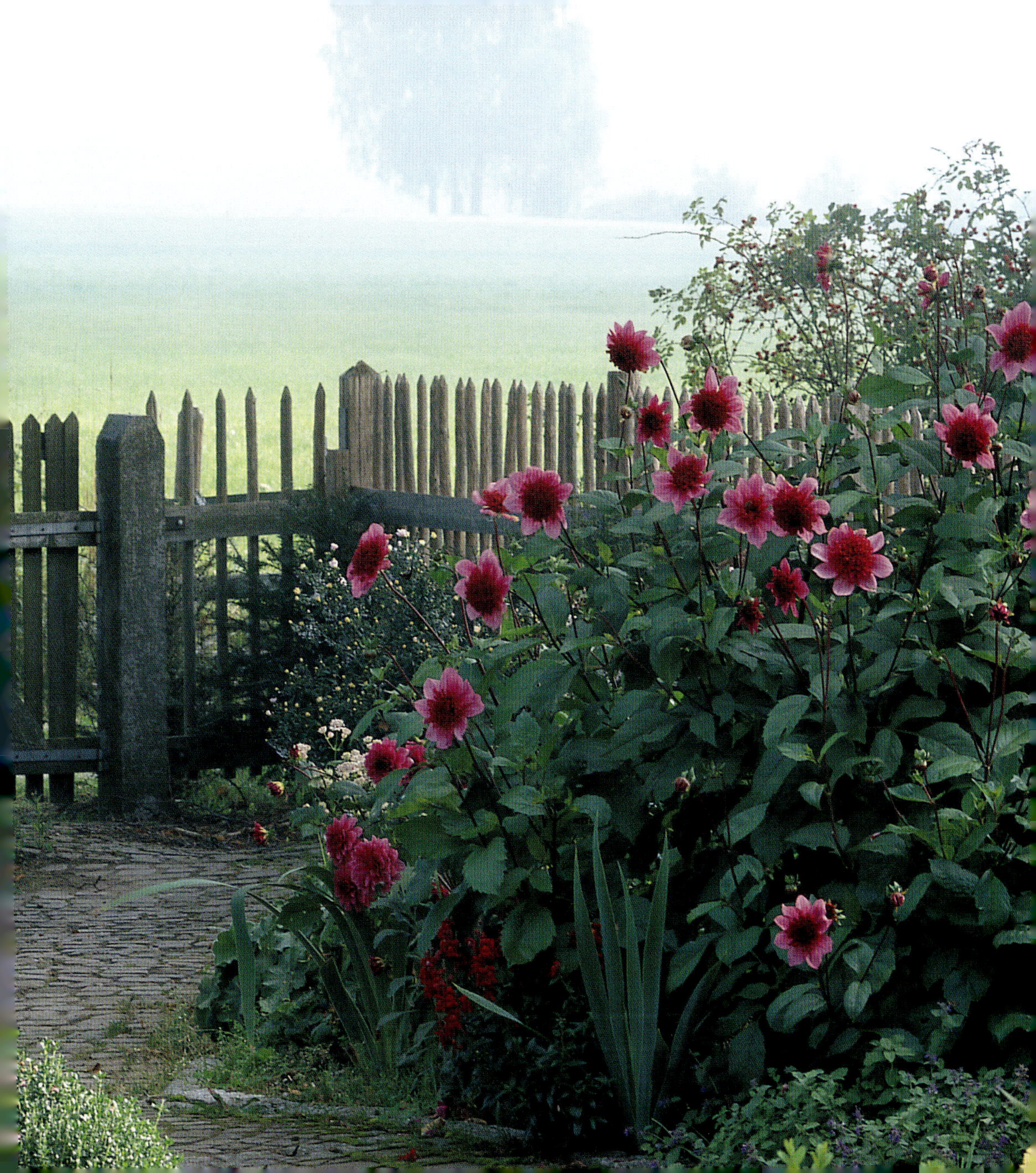

Räuberischer Netzkünstler

Es kommt des öfteren vor, dass uns der November noch schöne, milde Tage beschert. Nebst den Aufräumarbeiten im Garten gilt es jetzt auch, diese in vollen Zügen zu genießen, sei es bei einer Pause auf der Holzbank oder einem Spaziergang durch den spätherbstlichen Garten. Oft können wir dabei zwischen Gräsern und Zweigen oder an Dachrinnen, Fensterläden und Zäunen die Radnetze der Gartenkreuzspinne entdecken. Sie ernährt sich überwiegend von Insekten, die sich in diese verirren. Da auch Bienen und weitere Nützlinge wie Flor- oder Schwebfliegen und Schmetterlinge dazu gehören, wird die Kreuzspinne von Imkern und Gartenliebhabern nicht unbedingt als Nützling angesehen. Spinnen gehören jedoch auch zu der vielfältigen Lebensgemeinschaft unserer Natur und leisten ihren Beitrag zur Erhaltung des natürlichen Gleichgewichtes. Deshalb sollten wir mit diesen wahren Künstlern in Sachen Netzbau Nachsicht walten lassen. Gelegentlich verirren sich auch einige ins Haus. Wird in der kalten Jahreszeit geheizt, vertrocknen die Tiere. Hier danken sie es uns, wenn wir sie vorsichtig einfangen und wieder in die freie Natur entlassen, wo sie sich dann bis zum nächsten Frühjahr in Erdspalten oder Ritzen zurückziehen.

Notizen / Geburtstage

2. November

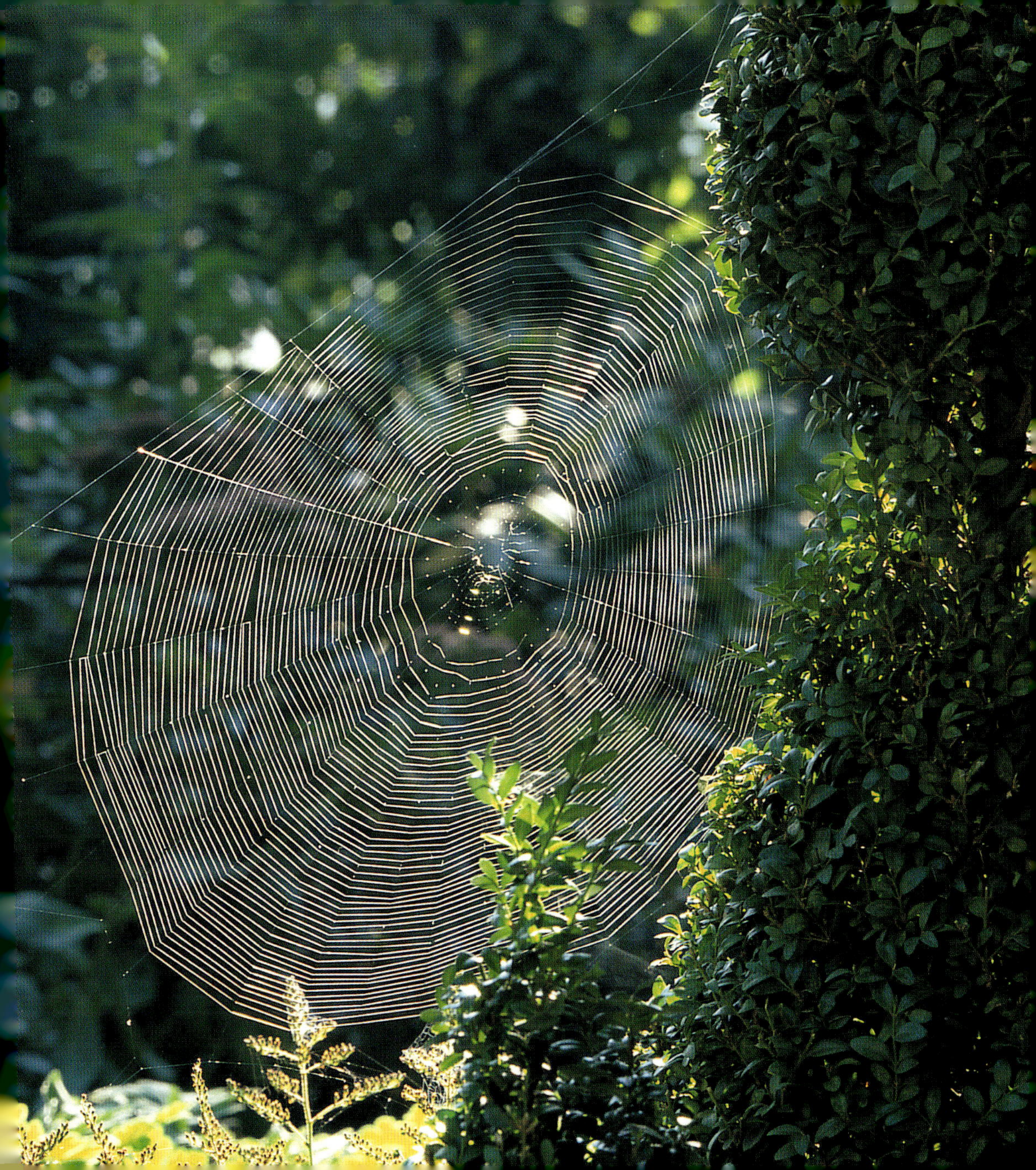

Pfefferminzplätzchen

Ein traditionelles Apothekerrezept:
6 Tropfen reines Pfefferminzöl werden mit 1 Kilogramm Zuckerplätzchen (in Apotheken erhältlich) vermischt und eine Woche unter gelegentlichem Umrühren gut verschlossen stehen gelassen. Anschließend werden die fertig aromatisierten Plätzchen in Schmuckdöschen oder Zellophantütchen abgefüllt.
Man kann auch mit anderen Ölen wie zum Beispiel Orangen-, Rosen- oder Vanilleöl experimentieren. Je nachdem, welches Öl Sie verwenden, muss hier die Menge angepasst werden.

Notizen / Geburtstage

3. November

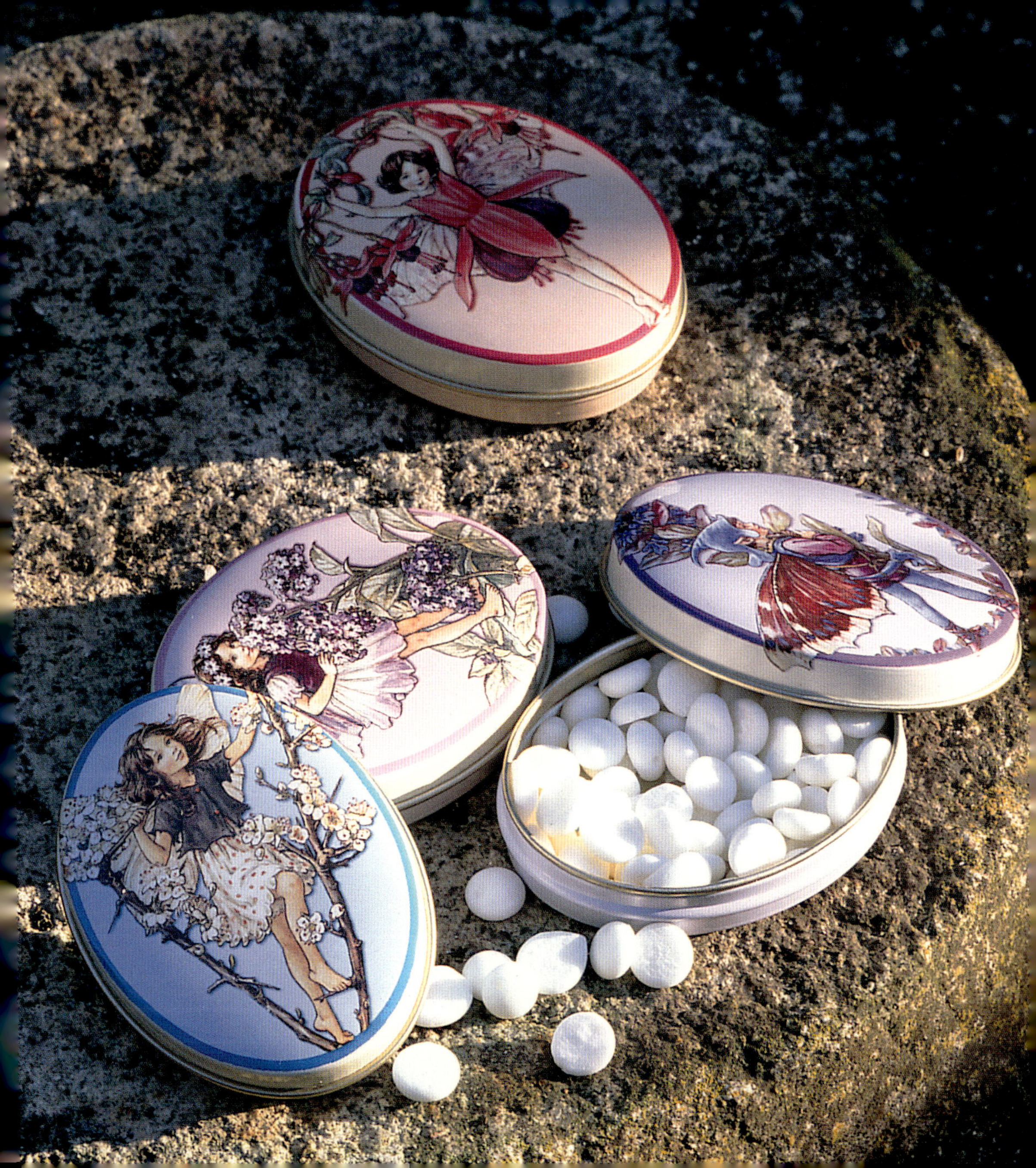

Auf das richtige Öl kommt es an

Folgende Kriterien sind beim Kauf von ätherischen Ölen, sei es für die Aromatherapie oder für die eigene Herstellung von kosmetischen Produkten, zu beachten.

Auf dem Etikett müssen folgende Angaben immer verzeichnet sein:

- lateinische Bezeichnung der Pflanze
- Pflanzenteil, aus dem das Öl gewonnen wurde
- Herkunftsland
- Art der Gewinnung (Wasserdampfdestillation usw.)
- Chargenbezeichnung. Hierbei handelt es sich um eine Seriennummer, anhand dieser der Hersteller auch zu einem späteren Zeitpunkt eindeutig nachweisen kann, zu welchem Produktionsdurchlauf das Produkt gehört.

Notizen / Geburtstage

4. November

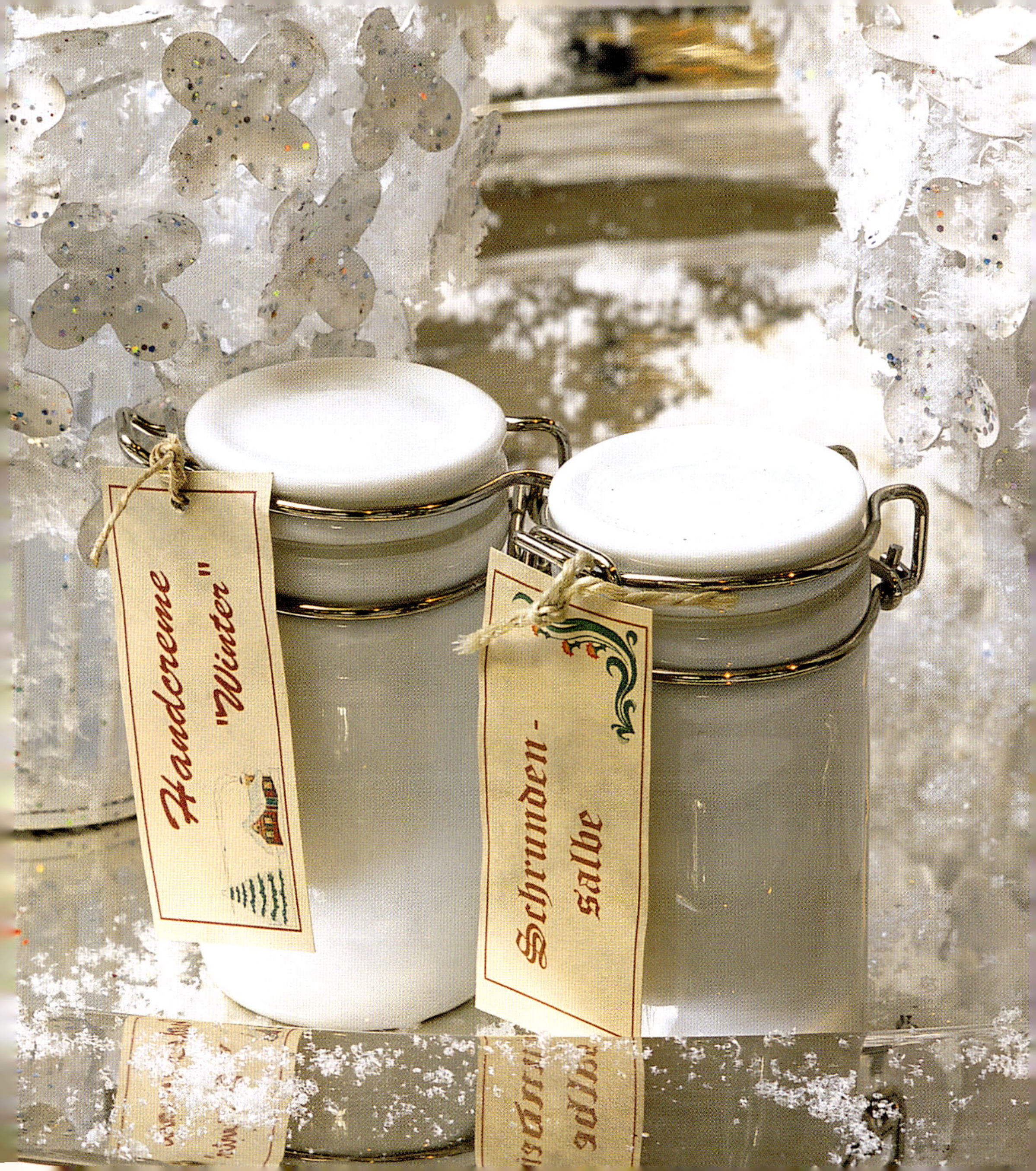
Handcreme "Winter"
Schrunden-
salbe

Kleine Bauerngartengeschichte

Der Ursprung unserer Bauerngärten geht in die Römerzeit zurück. Ihnen haben wir es zu verdanken, dass viele mediterrane Pflanzen, darunter auch Kräuter, über die Alpen zu uns gelangten. In den formalen Gärten der römischen Villen weiter kultiviert, wurden diese später mitsamt der Gartenkultur von den Klöstern übernommen und im Mittelalter, sorgsam gehütet, an den Adel weitergegeben.

Ursprünglich war der Bauerngarten ein rein funktional gegliedertes, umzäuntes oder ummauertes Stück Ackerland. Erst im Lauf des 18. Jahrhunderts erfuhr er nebst einer stärkeren Verbindung zum Haus auch eine architektonische Gliederung. In der Regel bestand diese aus einer, mit einem Wegkreuz durchzogenen, quadratischen Grundform, die vor allem während der Barockzeit in die Herrschaftsgärten übernommen wurde.

Die Wege waren mit Kies oder Holzschnitzel bestreut und mit Buchs eingefasst. Anfangs dominierten noch vielseitige Grüntöne von Gemüse und Kräutern in den Beeten. Im Laufe des 19. Jahrhunderts wurden diese jedoch vermehrt durch die Farbenpracht der Blumen abgelöst.

Da sich die Schnecken gerne in den oftmals kunstvoll angelegten Buchseinfassungen verkrochen, verschwanden diese zusehends aus den Gärten.

Heute, im Zeitalter der nützlingsschonenden Schneckenkörner dürfen wir, wie bei diesem formal angelegten Bauerngarten aus der Ostschweiz, nebst Buchs sogar die von Schnecken heißgeliebten Studentenblumen *(Tagetes)* als Einfassung verwenden.

Notizen / Geburtstage

5. November

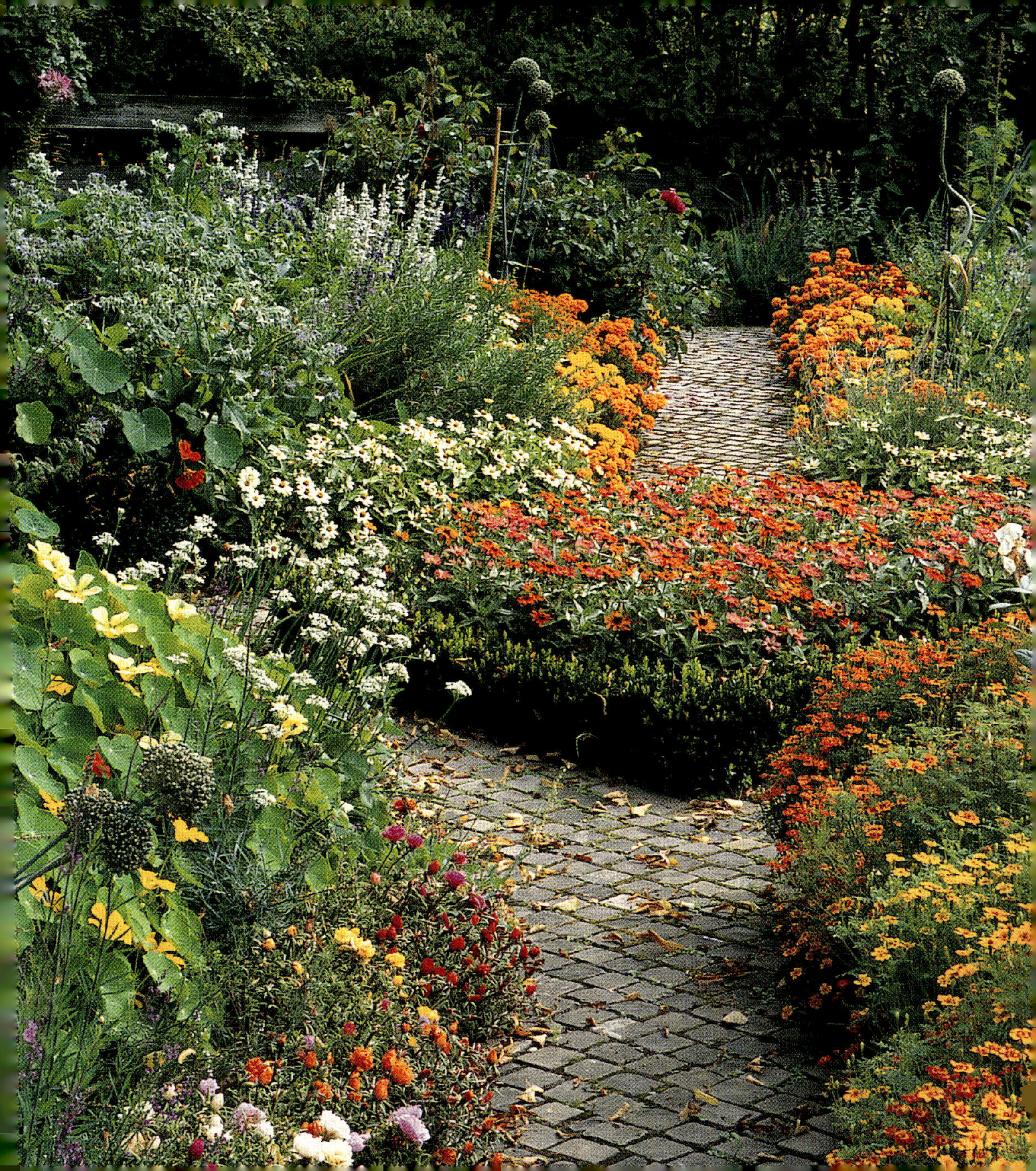

Kürbissuppe mit Schnittsellerie

Zutaten für 4 Personen
800 g Kürbisfleisch, in Würfel geschnitten • 40 g Butter • 1 Schalotte, fein gehackt • 2 kleine Kartoffeln, geschält und in Scheiben geschnitten • 1 l Instantgemüsebrühe • 125 ml Sahne • feines Meersalz oder Kräutersalz • Pfeffer aus der Mühle • Muskatnuss, gerieben • 1 Bund Schnittsellerie, fein geschnitten • 4 Schnittsellerieblättchen für die Garnitur

Butter in einem Topf erhitzen. Schalotten in der Butter glasig dünsten. Kartoffelscheiben und Kürbisfleisch beigeben und kurz mitdünsten. Mit der Gemüsebrühe ablöschen und alles auf kleinem Feuer weich kochen. Anschließend die Suppe mit einem Stabmixer pürieren, die Sahne hinzufügen und mit Salz und Pfeffer und Muskatnuss würzen. Die fertige Suppe nochmals kurz vors Kochen bringen, den Staudensellerie unterheben und anrichten.

Notizen / Geburtstage

6. November

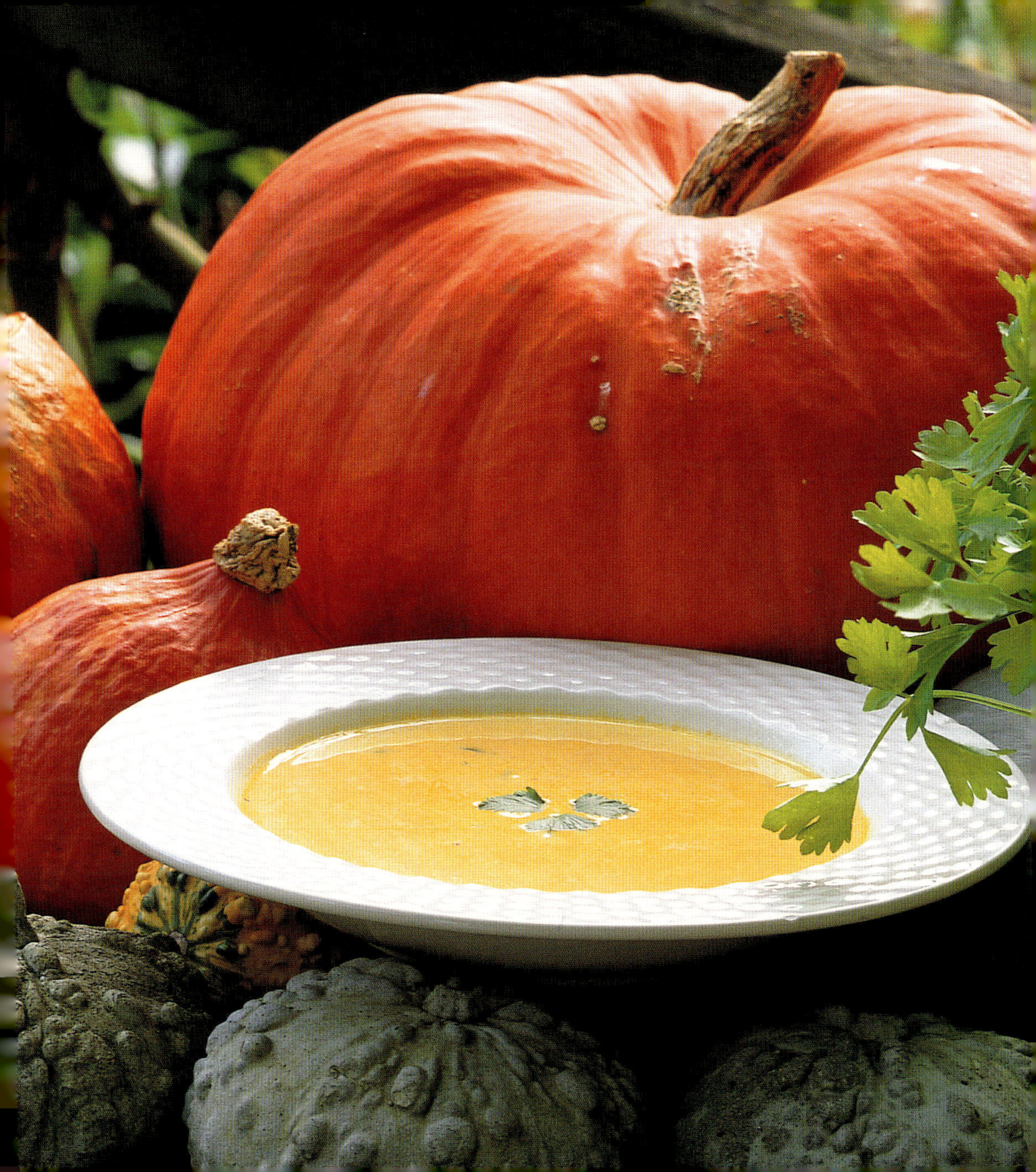

Pflanzzeit für Rosen

Wer sich in den nächsten Jahren mit reichlich Rosenblüten und Hagebutten versorgt wissen möchte, kann jetzt im Spätherbst den Grundstein legen. Richtig gepflanzt, können die Rosen noch ausreichend einwachsen, um im nächsten Frühjahr in Sachen Wachstum einen deutlichen Vorsprung gegenüber nachfolgenden Frühjahrspflanzungen zu verzeichnen.
Oft wird die bei den Rosenkultivateuren bestellte Ware per Post geliefert. Um etwaigen Wasserverlust zu kompensieren, sollten diese gleich nach Erhalt etwa 12 Stunden vollständig in handwarmem Wasser eingelegt werden. Das in der Zwischenzeit vorbereitete Pflanzloch sollte großzügig bemessen und der Untergrund gut gelockert sein. Denken Sie daran, Rosen sollte man nie dort pflanzen, wo schon Rosen gestanden haben. Falls doch, wird die Erde 60 x 60 x 60 Zentimeter ausgewechselt. Nun die Wurzeln auf etwa 20 Zentimeter zurückschneiden und die Pflanze ins Pflanzloch stellen. Achten Sie darauf, dass sich keine Wurzeln nach oben biegen. Dies fördert die Wildtriebbildung. Die Veredlungsstelle sollte etwa 5 Zentimeter unter der Erdoberfläche liegen. Nachdem Sie das Pflanzloch mit Erde aufgefüllt haben, wird gründlich angegossen. Nun noch mit der restlichen Erde auffüllen und die Pflanze maximal 2 Zentimeter hochziehen.
So gepflanzt und bei eventuell folgender warmer Witterung noch mit Wasser versorgt, können Sie schon im übernächsten Herbst eine – zwar noch bescheidene – Hagebuttenpracht genießen.

Notizen / Geburtstage

7. November

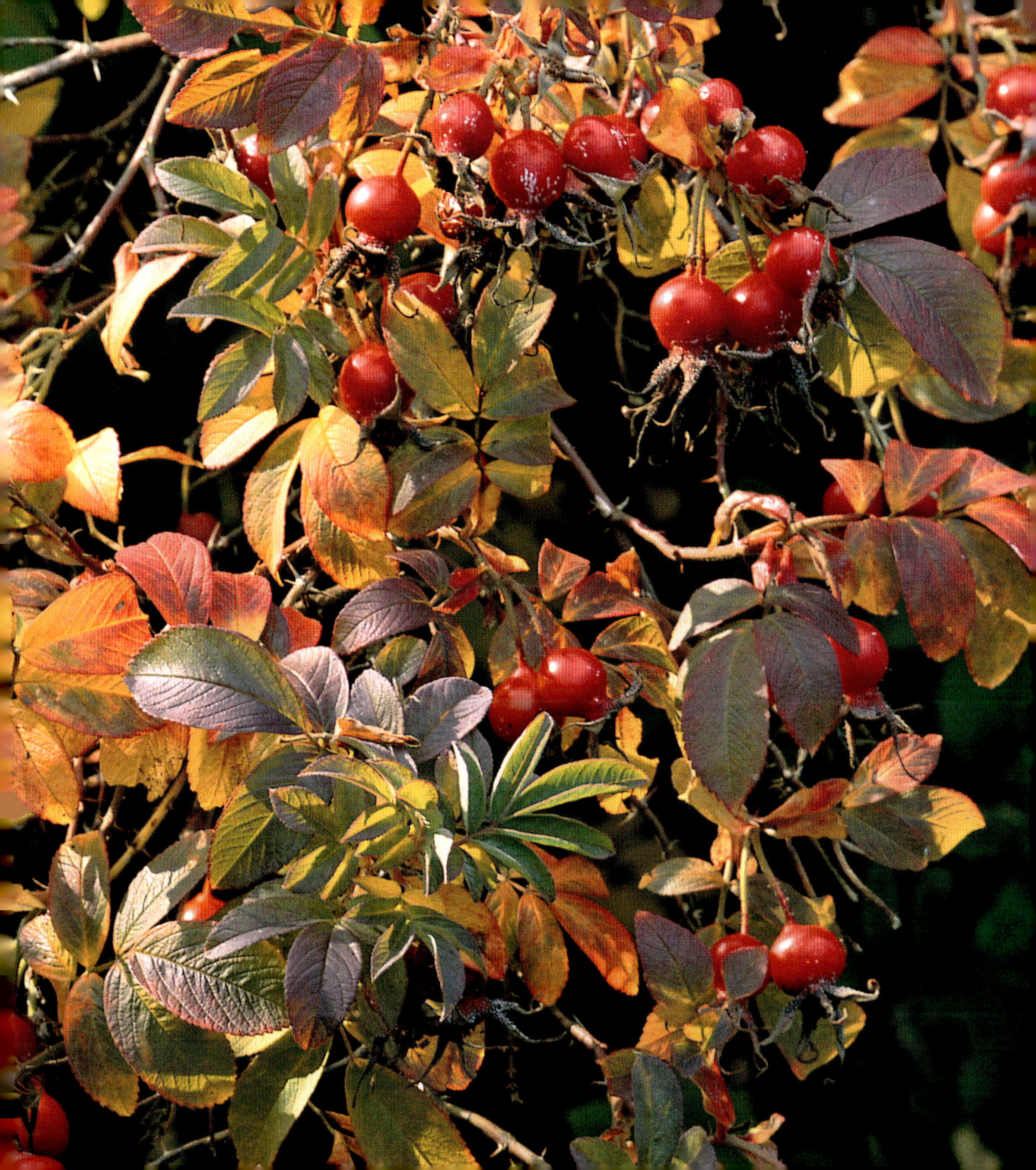

Öl ist nicht gleich Öl

Möchten Sie sich ab und zu etwas Gutes tun, dann sollten Sie sich für eine wohltuende Massage mit einem kaltgepressten Öl entscheiden. Durch eine minimale Zugabe an ätherischen Ölen wird diese zu einem duftend-sinnlichen Erlebnis für Körper und Seele. Mittlerweile gibt es ein reichhaltiges Angebot an ätherischen Ölen im Handel, und so ist es ein Leichtes, ohne großen Zeitaufwand und mit den von Ihnen bevorzugten Düften, Ihr individuelles Öl selbst herzustellen.

Hierfür benötigen Sie ein Basisöl, auch Trägeröl genannt, das nicht nur die Grundlage bildet, sondern auch relativ schnell von der Haut aufgenommen werden sollte.

Bei trockener Haut empfiehlt sich deshalb zum Beispiel Mandel-, Palm-, Erdnuss- oder Olivenöl, wobei das letztere wegen seines starken Eigengeschmacks nicht unbedingt im Gesicht angewendet werden sollte. Für normale Haut eignet sich besonders gut Sonnenblumen-, Traubenkern- oder Maiskeimöl, und für fette Haut Leinsamen- oder Nussöl.

Für alle Hauttypen kann zudem Jojoba- oder Weizenkeimöl verwendet werden. Jojobaöl wird nicht ranzig und ist daher relativ lange haltbar. Das Gleiche gilt für das Weizenkeimöl, welches mit seinem hohen Vitamin-E-Gehalt natürliche, konservierende Eigenschaften besitzt und in Kombination mit anderen Ölen eine stabilisierende Wirkung zeigt. Nun noch wenige Tropfen ätherische Öle dazugeben (siehe *26. Januar)*, und fertig ist Ihr persönliches Massageöl.

Notizen / Geburtstage

8. November

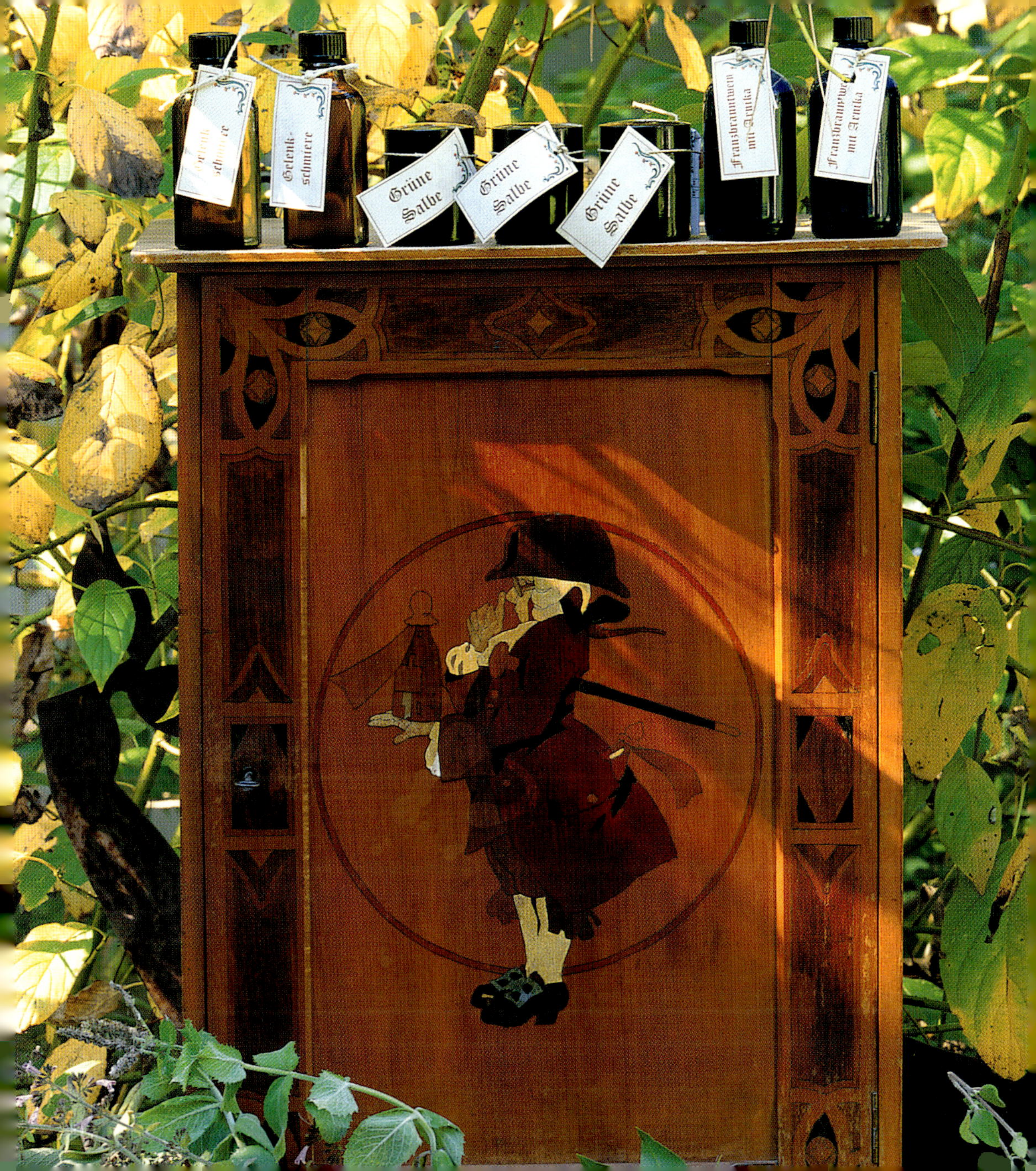
Gelenk-
schmiere
Grüne
Salbe
Grüne
Salbe
Grüne
Salbe
Franzbranntwein
mit Arnika

'Westerland' – eine Strauchrose der Superlative

Rundliche, spitzzulaufende, bernsteinfarbene Knospen mit roten Streifen öffnen sich bei dieser frühblühenden, modernen Strauchrose zu edelrosengleichen, großen und halbgefüllten Blüten, die einen intensiven, langanhaltenden und zitronigen Duft verströmen. Die im Jahre 1969 von Kordes gezüchtete Sorte erhielt 1974 das ADR-Prädikat, welches sie heute noch trägt. Voll geöffnet entzünden die in Büscheln stehenden zahlreichen Blüten ein wahres Feuerwerk, changiert doch ihr Farbenspiel von einem leuchtenden Orangerot über Apricot bis Bernsteingelb. Anschließend folgen den ganzen Sommer hindurch weitere Blütenschübe bis hin zum ersten Frost.
Dem rötlichen Austrieb im Frühjahr folgt ein ledriges und sehr gesundes sowie dichtes Blattwerk in einem satten Grün.
Der buschig und stark aufrechtwachsende Strauch ist gut verzweigt und erreicht eine Höhe von 150 Zentimeter. Mit den Jahren wird er zunehmend breitausladend. Die starken Triebe behalten jedoch ihre Standfestigkeit. In kalten Lagen benötigt er etwas Winterschutz und von zu starken Rückschnitten sollte abgesehen werden.
Diese imposante und vielgepriesene Rose macht sich sehr gut in Einzelstellung, harmoniert aber auch in größere Rabatten gepflanzt mit blaublühenden Stauden wie Rittersporn, Staudensalbei, Storchschnabel und Eisenhut.

Notizen / Geburtstage

9. November

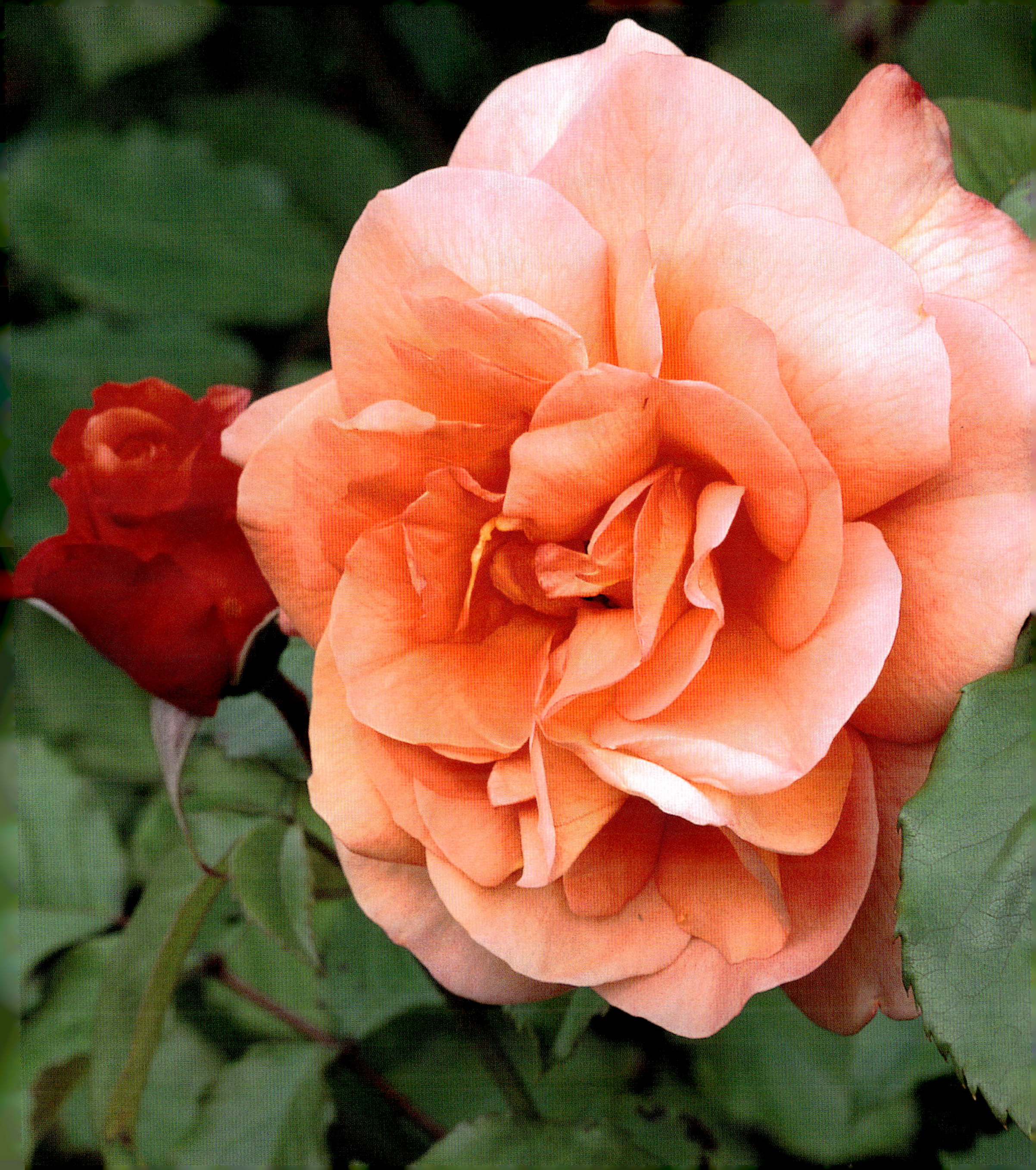

Rotklee, nicht nur als Viehfutter wertvoll

Zu den eher wetterfesten Blütenbestäubern gehören die Hummeln, von denen es weltweit verbreitet über 250 Arten gibt, wobei diese hauptsächlich in kühlerem und gemässigterem Klima auf der nördlichen Halbkugel anzutreffen sind. Im Frühjahr wagen sich die pelzigen Tierchen oft schon bei Temperaturen in Gefrierpunktnähe ins Freie, wobei viele frühblühende Pflanzen wie zum Beispiel Helleborusarten, Schlehe oder Schlüsselblume, von ihrem Besuch profitieren.

Eine der bekanntesten ihrer Art ist die Wiesenhummel. Zu ihrem bevorzugten Futter gehört neben Lupine, Taubnessel, Akelei und Rosskastanie auch der zur Familie der Hülsenfrüchte gehörende Wiesenklee *(Trifolium pratense)*, auch Rotklee genannt. Er ist, wie der Name aussagt, überall auf unseren Wiesen zu finden und gilt zudem als bewährte, eiweißreiche Futterpflanze für unser Vieh.

Aber nicht nur für die Tiere ist er eine äußerst wertvolle Nahrungsquelle, durch seinen hohen Anteil an Isoflavonoiden kommt er auch in der Frauenheilkunde zur Anwendung.

In der Küche eignen sich die frisch gezupften Blüten zum Garnieren von Desserts, Salaten und, zusätzlich getrocknet, wie hier auf dem Bild, als Bestandteil von Teemischungen oder Blütenzucker (siehe *17. Dezember*).

Notizen / Geburtstage

10. November

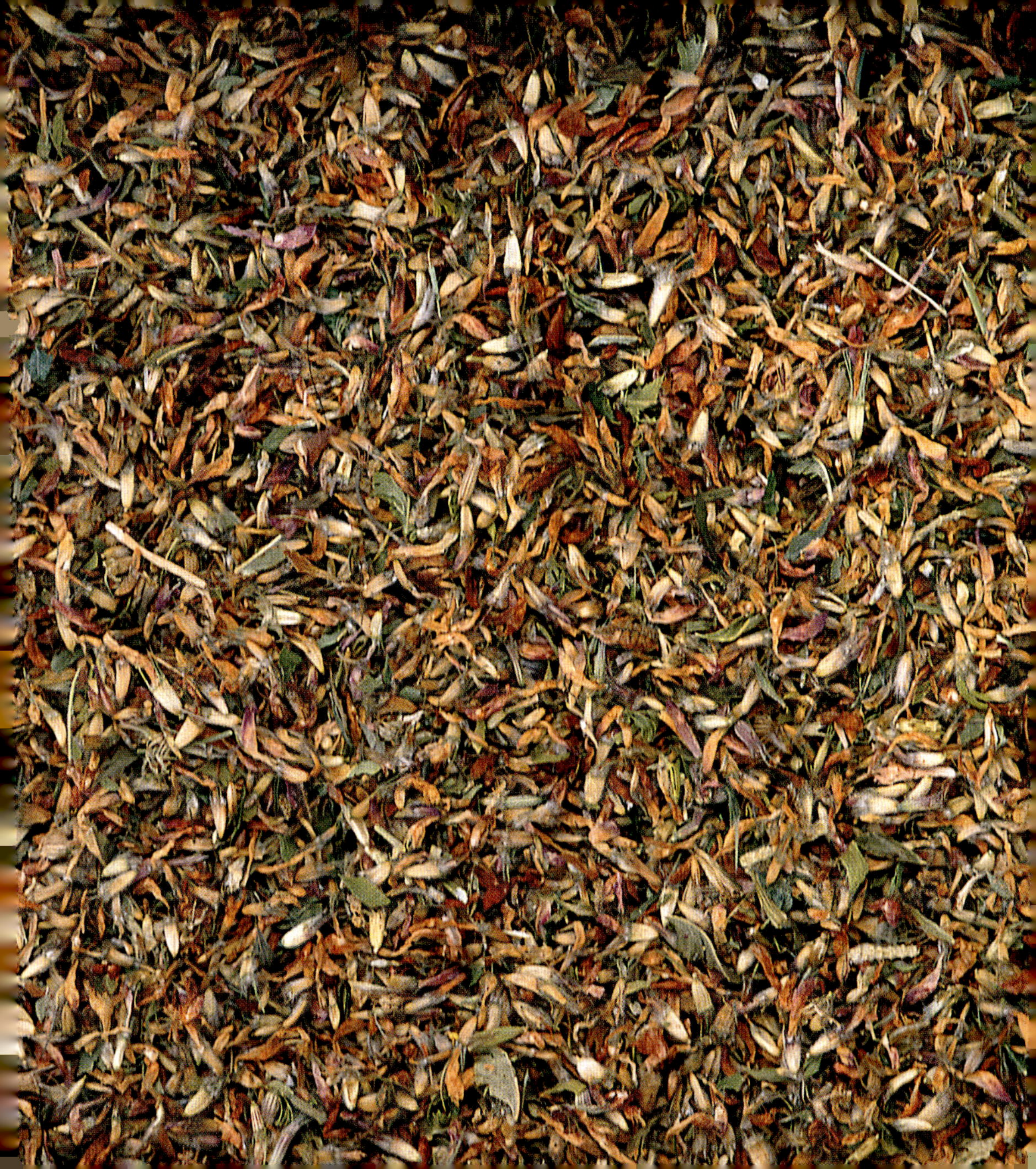

Scampi an Rosenrahmsauce

20 rohe Scampi • Saft einer halben Zitrone • feines Meersalz • weißer Pfeffer aus der Mühle • 1 EL Bratbutter • 1 Gläschen Rosenlikör • 250 ml Sahne • ca. 30 ml Rosenwasserkonzentrat (siehe *1. Juni)* oder etwas Rosenhydrolat aus biologischem Anbau (Drogerie) • wenig abgeriebene Zitronenschale • eventuell einige in Streifen geschnittene Rosenblütenblätter zum Garnieren

Die Scampi mit dem Zitronensaft, Salz und Pfeffer 1 Stunde marinieren. Bratbutter in der Pfanne heiß werden lassen und die Scampi in der Butter beidseitig kurz anbraten, mit dem Rosenlikör ablöschen und die Sahne hinzufügen. Kurz einkochen und mit Salz, Pfeffer und Rosenwasserkonzentrat oder Hydrolat und Zitronenschale abschmecken.
Die Duftrosenblätter nach Anleitung (siehe *3. Juni)* vorbereiten und die angerichteten Scampi mit den in Streifen geschnittenen Rosenblütenblättern garnieren.
Dazu passt Trockenreis und ein Blattsalat.

Notizen / Geburtstage

11. November

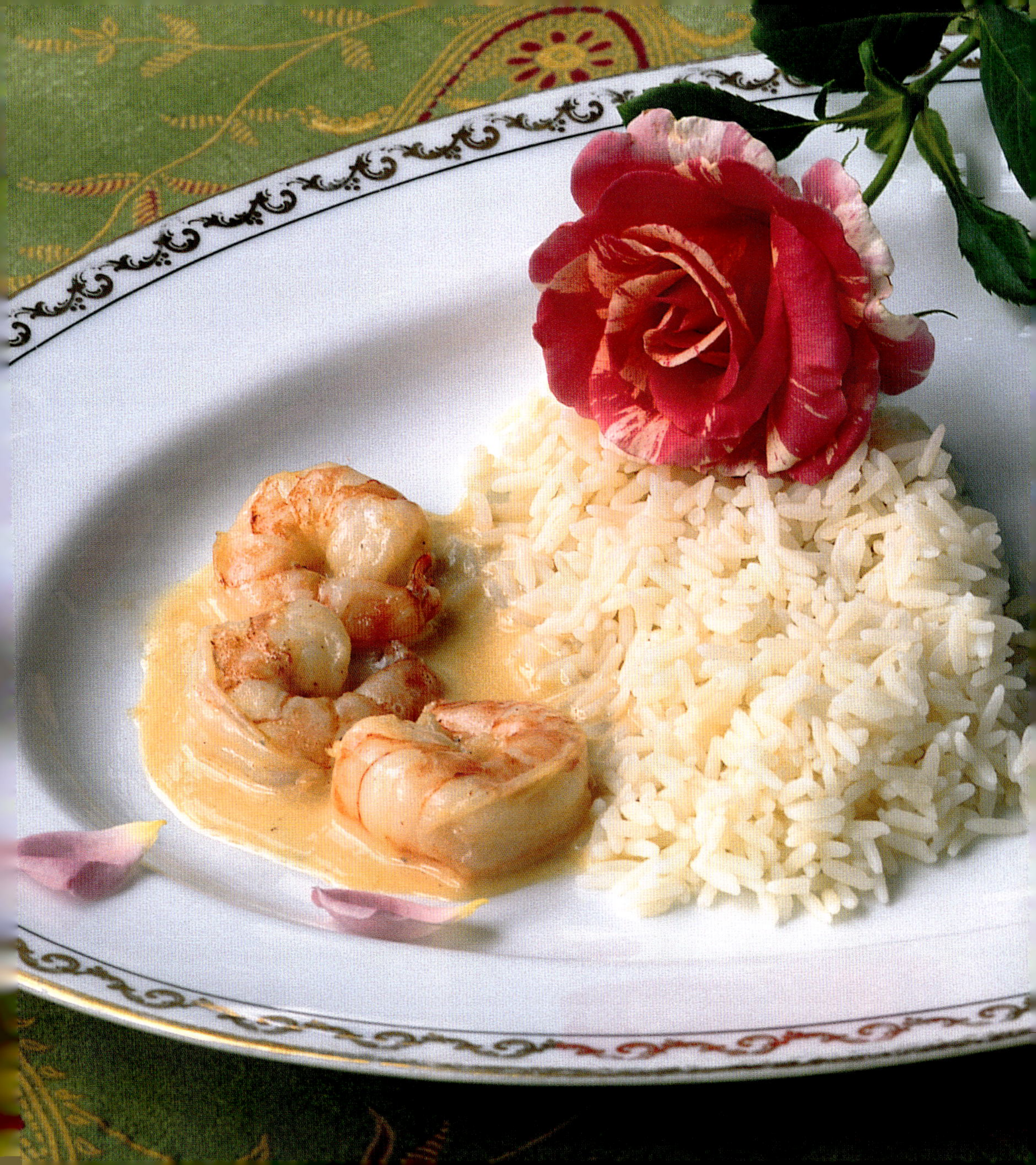

Die Frucht der Rose

Die meisten Rosen bilden Hagebutten, welche im deutschen Sprachraum auch Hägen, Hiffen, Rosenäpfel oder Hetscher genannt und schon, was Funde bei Pfahlbauten in der Schweiz belegen, vor mehreren Jahrtausenden von Menschen als Nahrungsmittel genutzt wurden.
Hier handelt es sich eigentlich um eine Scheinfrucht, entstanden aus dem Kelchbecher der Rose. In ihrem Innern liegen, umgeben von auf der Haut juckenden Härchen, die eigentlichen Früchte, die Nüsschen.
Ihre Formen- und Farbenvielfalt der Hagebutten ist groß. Von kugelig über ei- bis hin zu birnen- und flaschenförmig ist alles vertreten. Zum Teil sind sie von beachtlicher Größe, wie beispielsweise bei der Sorte 'Mme Grégoire Staechelin'. Andere warten mit zahlreichen, fast stecknadelkopfkleinen Scheinfrüchten wie bei der Sorte 'Menia' auf.
Die Farbenvielfalt der Hagebutten reicht von Gelb- und Orangetönen über Hellrot, Dunkelrot und Rotbraun bis hin zu einem satten Blauschwarz. Meist ist die Oberfläche glatt, teilweise jedoch, wie beispielsweise bei den Moosrosen, mit Borsten versehen, und gelegentlich duften sie intensiv.
Da der farbenprächtige Schmuck oft bis spät in den Winter hinein an den Zweigen der Sträucher hängen bleibt, bietet er Vögeln sowie Kleintieren eine willkommene Abwechslung für den winterlichen Speiseplan.

Notizen / Geburtstage

12. November

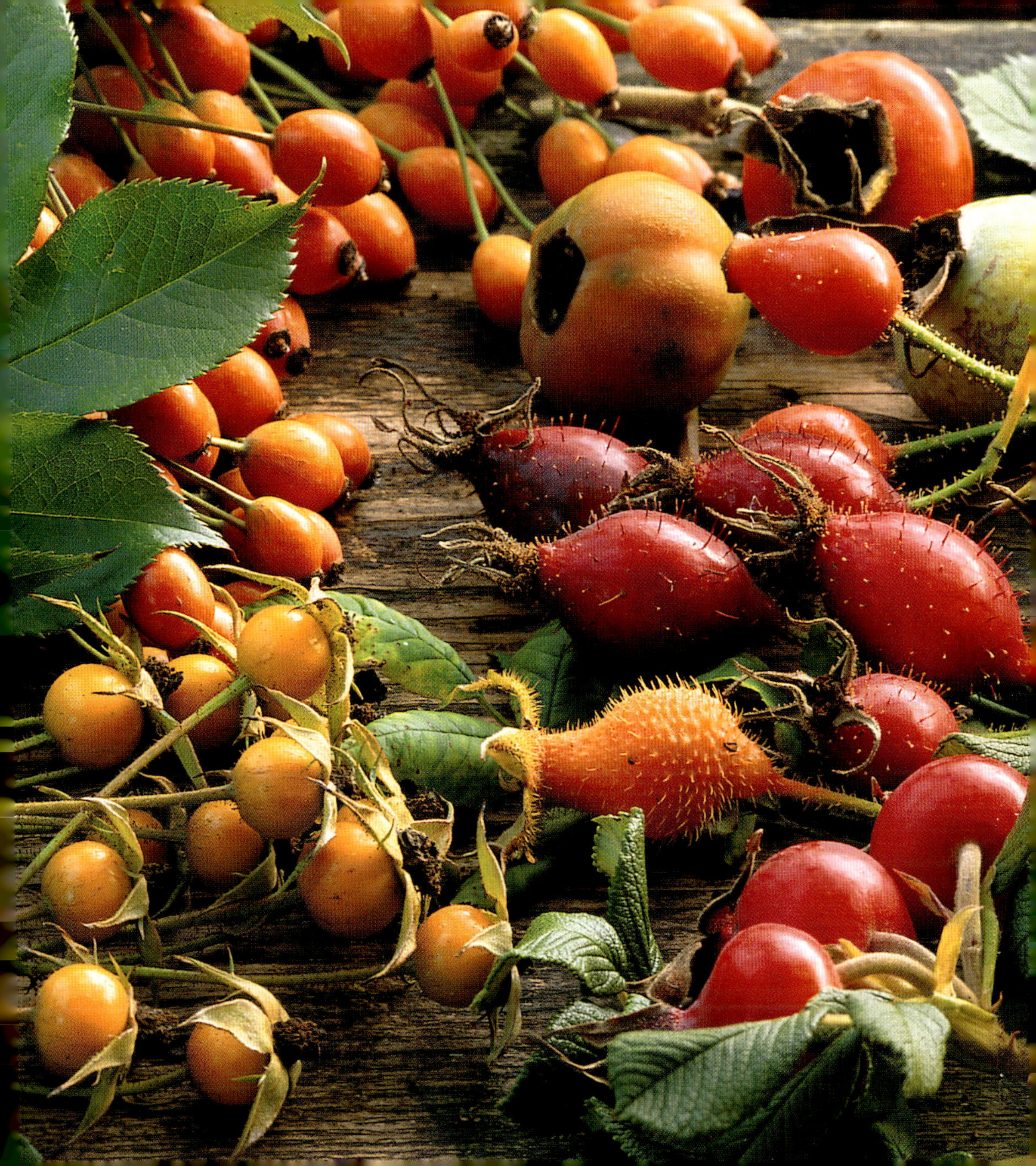

Gerdas Dill-Essiggurken auf Buchenblättern

Ergibt etwa 6 Gläser

2,5 kg kleine Gurken • 1 Fl. Gurkenessig (erhältlich in Reformhäusern)

Gewürzmenge pro Glas:

½ Lorbeerblatt • ½ Chilischote • ½ Zwiebel, gehackt • 1 TL Senfkörner • 1 dünne Scheibe Meerrettich • 3 Wacholderbeeren • 2 Pfefferkörner • einige gehackte Dillzweige mit Blüten • 5 junge Buchenblätter und einige Karottenscheiben

Gurken sauber bürsten und abspülen. Buchenblätter auf die Gläserböden verteilen und die Zwiebeln zusammen mit den Gewürzen, Kräutern und Karottenstückchen einschichten.

Essig aufkochen und über die Gurken gießen und in Gläser mit Gummiringen und Bügelverschluss oder Twist-Off-Deckeln einfüllen. Gläser verschließen. Die Gläserränder müssen peinlich sauber sein. Backpfanne mit heißem Wasser füllen und die Gläser so hinein stellen, dass sie sich nicht berühren. Backpfanne in den Backofen schieben und die Gurken bei ca. 180 Grad so lange einwecken, bis sich das Wasser in der Pfanne zu bewegen beginnt. Den Backofen ausschalten und die eingeweckten Gurken bei schräg gestellter Ofentüre abkühlen lassen.

• Anmerkung: Die Gewürze können auch durch einen Beutel Fertig-Gurkengewürz ersetzt werden.

Notizen / Geburtstage

13. November

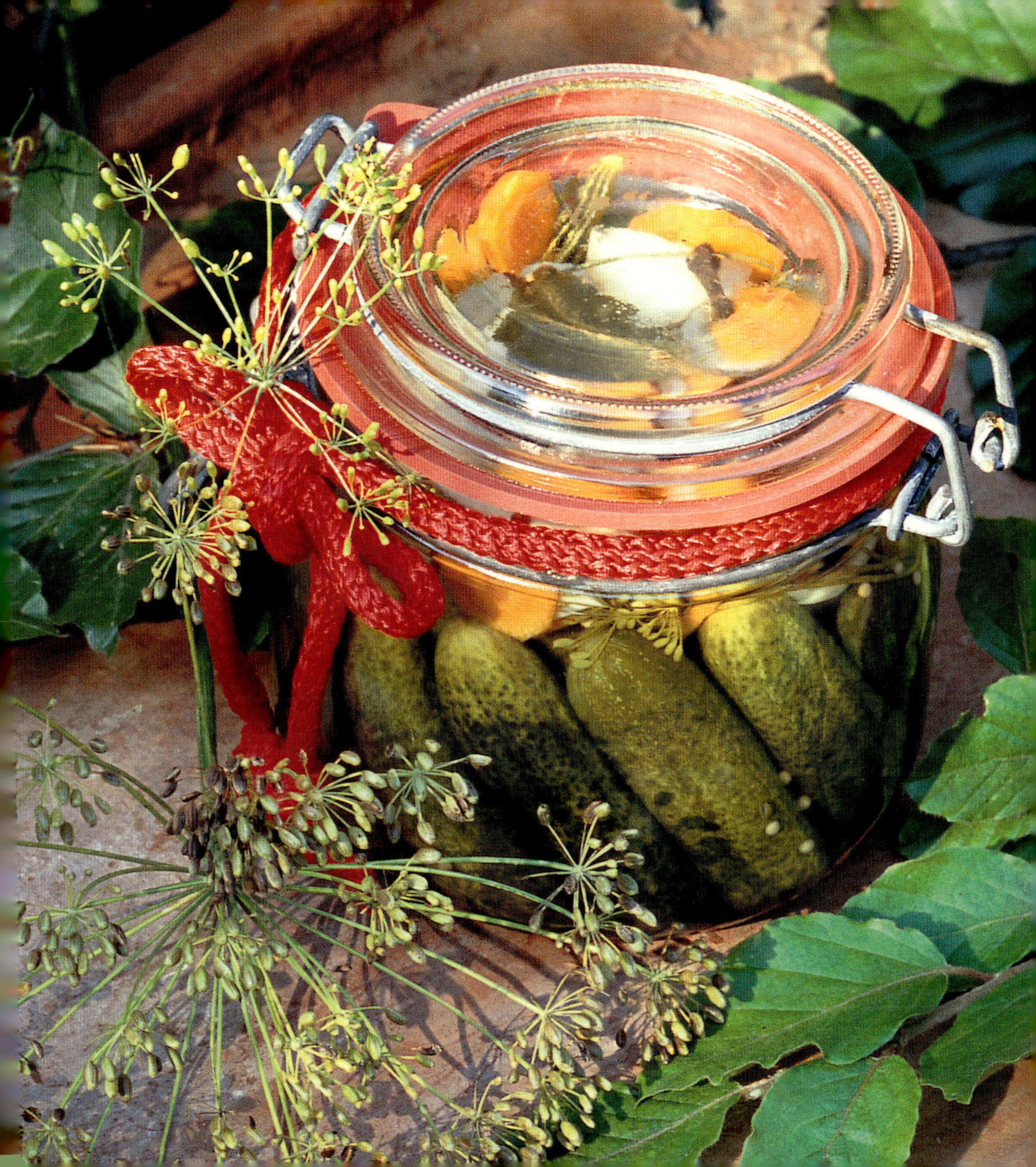

Gartengeräte einwintern

Gartenwerkzeuge sollten die kalte Jahreszeit keinesfalls draußen verbringen, können sie doch erheblich unter den Witterungseinflüssen leiden. Wenn wir also noch lange Freude an ihnen haben möchten, ist jetzt der ideale Zeitpunkt, um diese zu warten und anschließend an einem trockenen Ort im Haus zu überwintern. Dazu werden bei Schaufeln, Spaten und Grabgabeln sowie anderen Bodenbearbeitungsgeräten angetrocknete Erdkrusten und Grasreste mit einer harten Bürste entfernt. Benötigen die Geräte zusätzlich eine Nassreinigung, sollte diese anschließend gut abtrocknen. Leichter Rostbefall an Metallteilen wird mittels Stahlwolle entfernt und die Teile mit einem rosthemmenden Mittel behandelt. Schleifen Sie stumpfe Spaten und andere Gerätschaften nach. Sie werden sehen, die Arbeit mit geschliffenem Werkzeug wird ihnen viel besser von der Hand gehen.
Holzteile sollten Sie zusätzlich auf eventuelle Schadstellen überprüfen und gegebenenfalls ersetzen.
Auch Buchs- und Rosenscheren bedürfen einer gründlichen Reinigung, wobei hier ein normales Pflanzenöl ausreicht. Werkzeug von guter Qualität kann dazu problemlos in einzelne Teile zerlegt werden. Nach anschließendem Schärfen der Klingen und Ersetzen von schadhaften Einzelteilen sind die Geräte wieder voll einsatzbereit.
So gepflegt können wir die Geräte mit gutem Gewissen versorgen, um dann im nächsten Frühjahr ungehindert und ohne unangenehme Überraschungen die ersten Gartenarbeiten anzugehen.

Notizen / Geburtstage

14. November

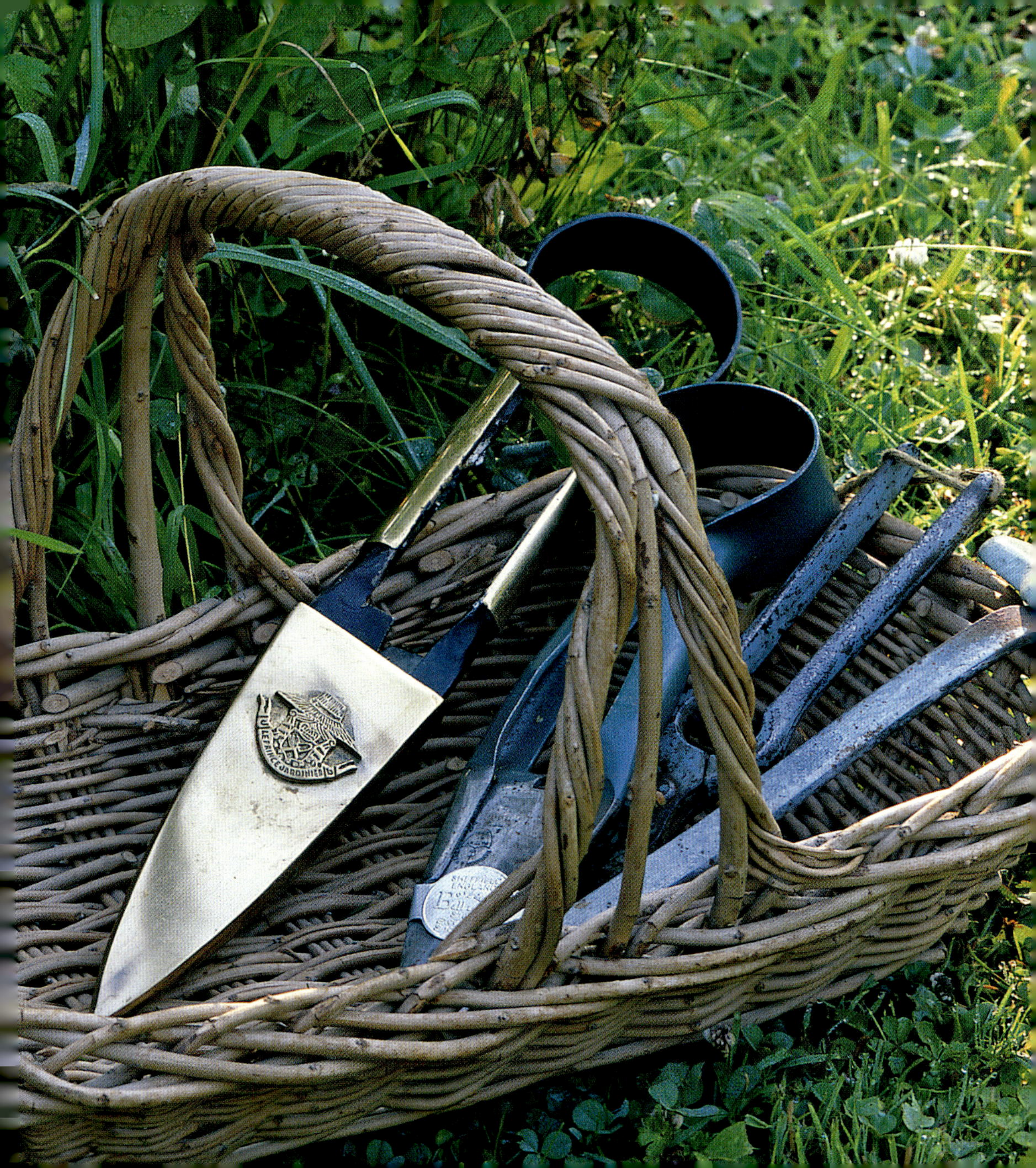

Von Düften umgeben

Schon immer hatte es dem Menschen gefallen, sich mit angenehmen Düften zu umgeben. Auch die Beduftung der Räume spielte hierbei eine große Rolle. In erster Linie, um eventuell unangenehme Gerüche zu überdecken, aber auch, um ein angenehmes Ambiente zu schaffen und nicht zuletzt, um beim Gegenüber eine aphrodisische Wirkung zu erzielen. Dazu wurden feste Stoffe wie Hölzer, Pflanzenteile, Harze, Ambra und Moschus geräuchert, was mit Rauchtöpfen und Parfümbrennern erfolgte. Im 16. Jahrhundert war das Verstreuen von stark duftenden Kräutern wie Lavendel, Ysop und Wermut auf den Fußböden sehr beliebt.

Zu Zeiten der Renaissance wurden Duftstoffe vornehmlich als Abwehrmittel bei epidemischen Seuchen eingesetzt und etwas später waren sprudelnde Parfümbrunnen, Räucherkerzen oder Duftwässerchen, im Raum versprüht, en vogue.

Heute werden zur Raumbeduftung vor allem spezielle Duftlampen benutzt, die mit Wasser und wenigen Tropfen Duftöl aufgefüllt werden. Immer noch beliebt sind Potpourrimischungen, zusammengestellt aus getrockneten Pflanzenteilen von Kräutern, Blüten und Gewürzen, die man in einer Schale arrangiert im Raum aufstellt.

Eine schöne Alternative dazu sind mit Kräutern besteckte Drahtkugeln oder bekränzte Kerzen. Dazu eignen sich vor allem solche mit hartem Laub wie Rosmarin, Lavendel und Thymian.

Notizen / Geburtstage

15. November

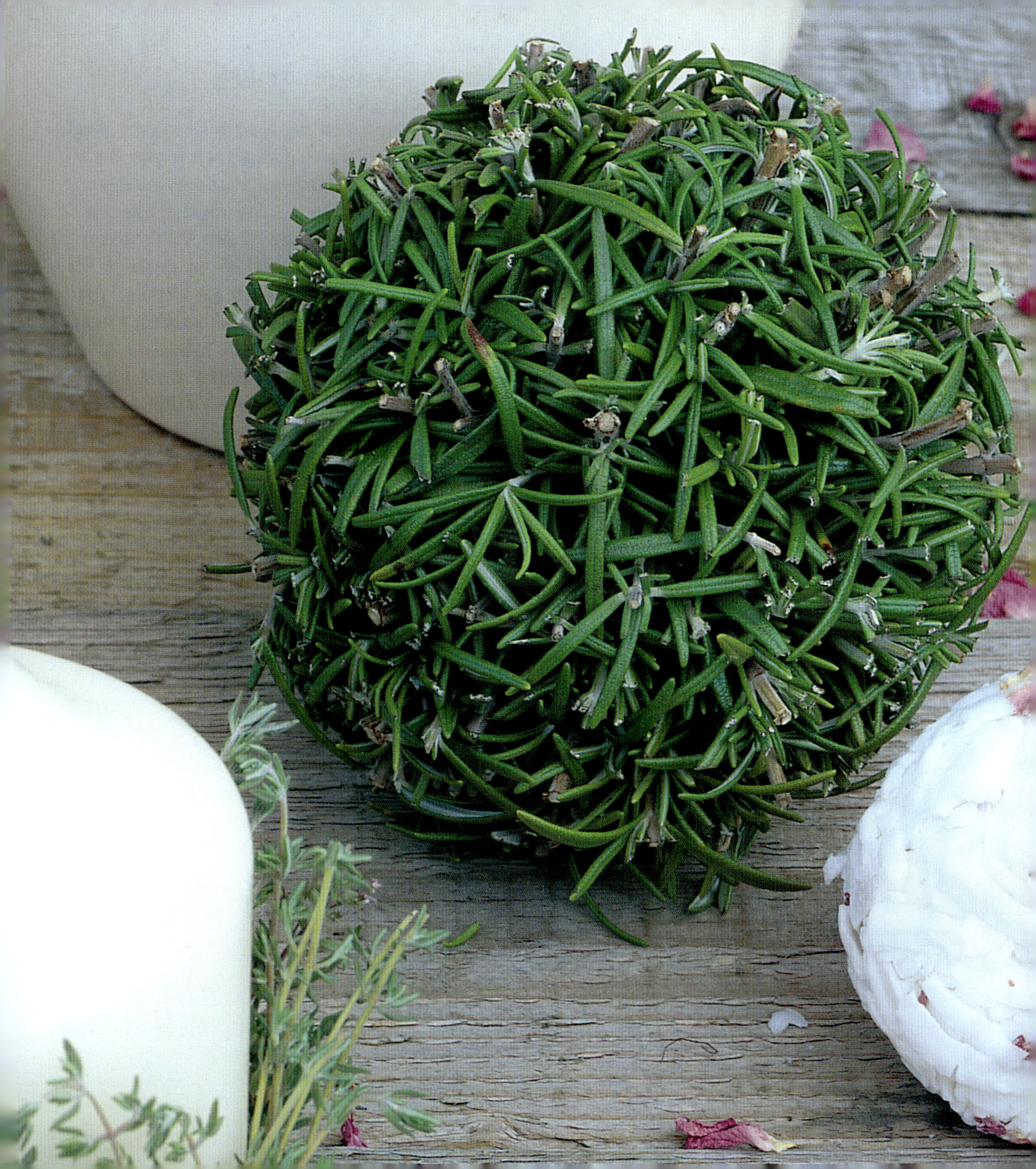

Welche Hagebutten eignen sich für die Küche?

Grundsätzlich können alle Hagebutten in der Küche verwendet werden. Kleine, wie solche der *Rosa multiflora,* eignen sich jedoch wegen des enormen Arbeitsaufwandes und der geringen Ausbeute eher weniger dazu. Hagebutten von mehrmalsblühenden Rosen wie Teehybriden, Kletter- oder Strauchrosen reifen, da ihre Blüte im Gegensatz zu den Wildrosen relativ spät einsetzt, und ihrer zum Teil beachtlichen Größe in unserem Klima oft nicht richtig aus. Diese können jedoch, wie auch die kleinen, wunderbar für Herbst- oder Weihnachtsdekorationen verwendet werden. Arten und Sorten von frühblühenden Wildrosen wie *R. canina, R. rubiginosa, R. pimpinellifolia, R. rugosa* oder die hier abgebildeten Hagebutten der *R. virginiana,* eine nordamerikanische Wildrose, sowie die Pillnitzer Vitaminrose eignen sich nicht zuletzt wegen ihrer optimalen Größe und der frühen Reifezeit besonders gut für die Küche. Da diese Sträucher zudem reichlich Früchte ansetzen, ist die Ausbeute relativ hoch und der Arbeitsaufwand für ihre Verarbeitung hält sich in Grenzen.

Notizen / Geburtstage

16. November

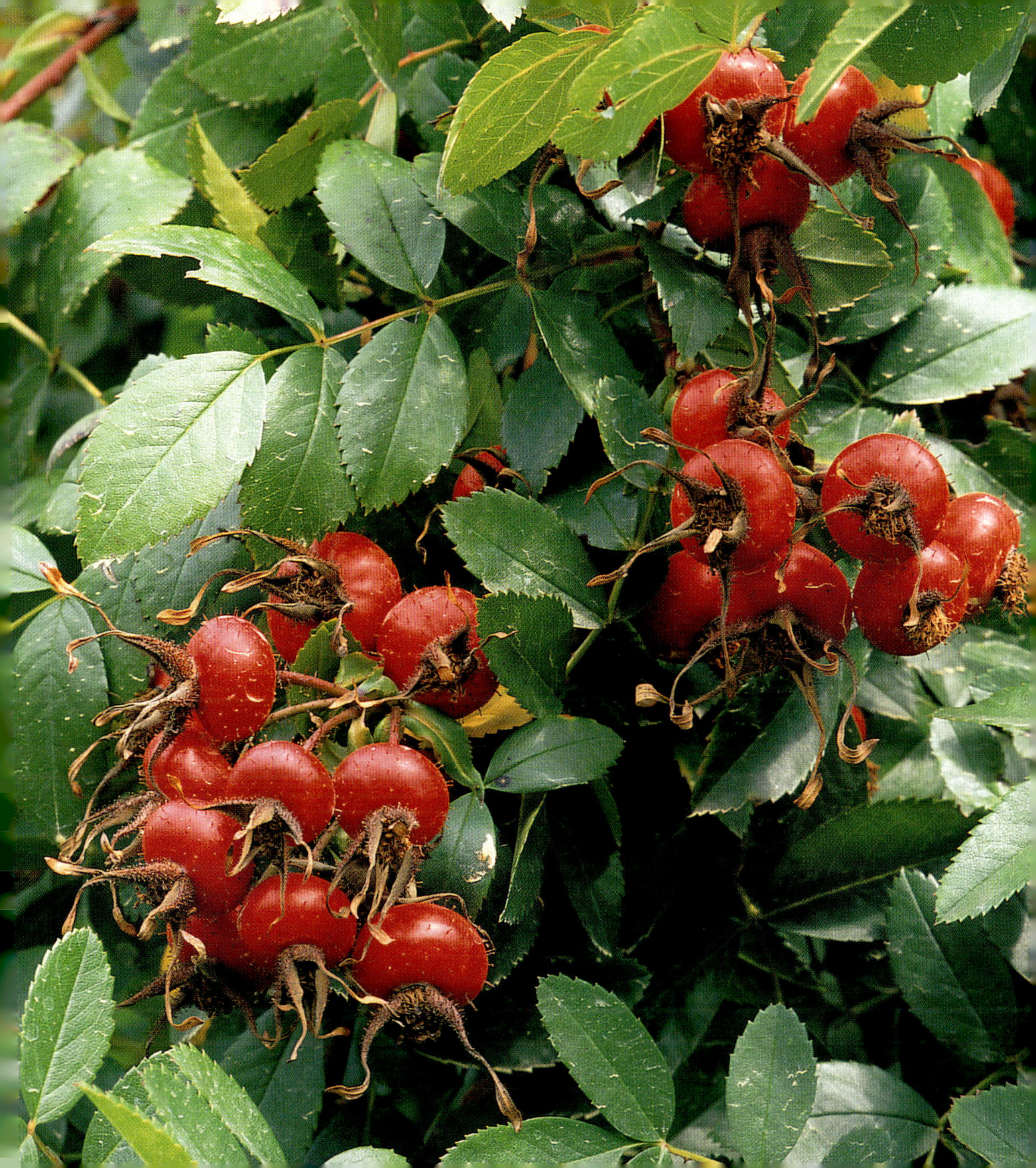

Schokolade inbegriffen

Dieser Schokotraum besteht aus Schwarzem Tee und der feinen Gewürznote von Zimtstückchen, Nelken und Orangenschale sowie getrockneten Rosenblüten und zu guter Letzt einer Beigabe von Schokoladenkringel. Sie lösen sich beim Aufbrühen langsam auf und verströmen dabei einen feinen Schokoduft. Ein idealer Tee, der an kalten Tagen für wohlige Wärme und ein gutes Gefühl sorgt.

Notizen / Geburtstage

17. November

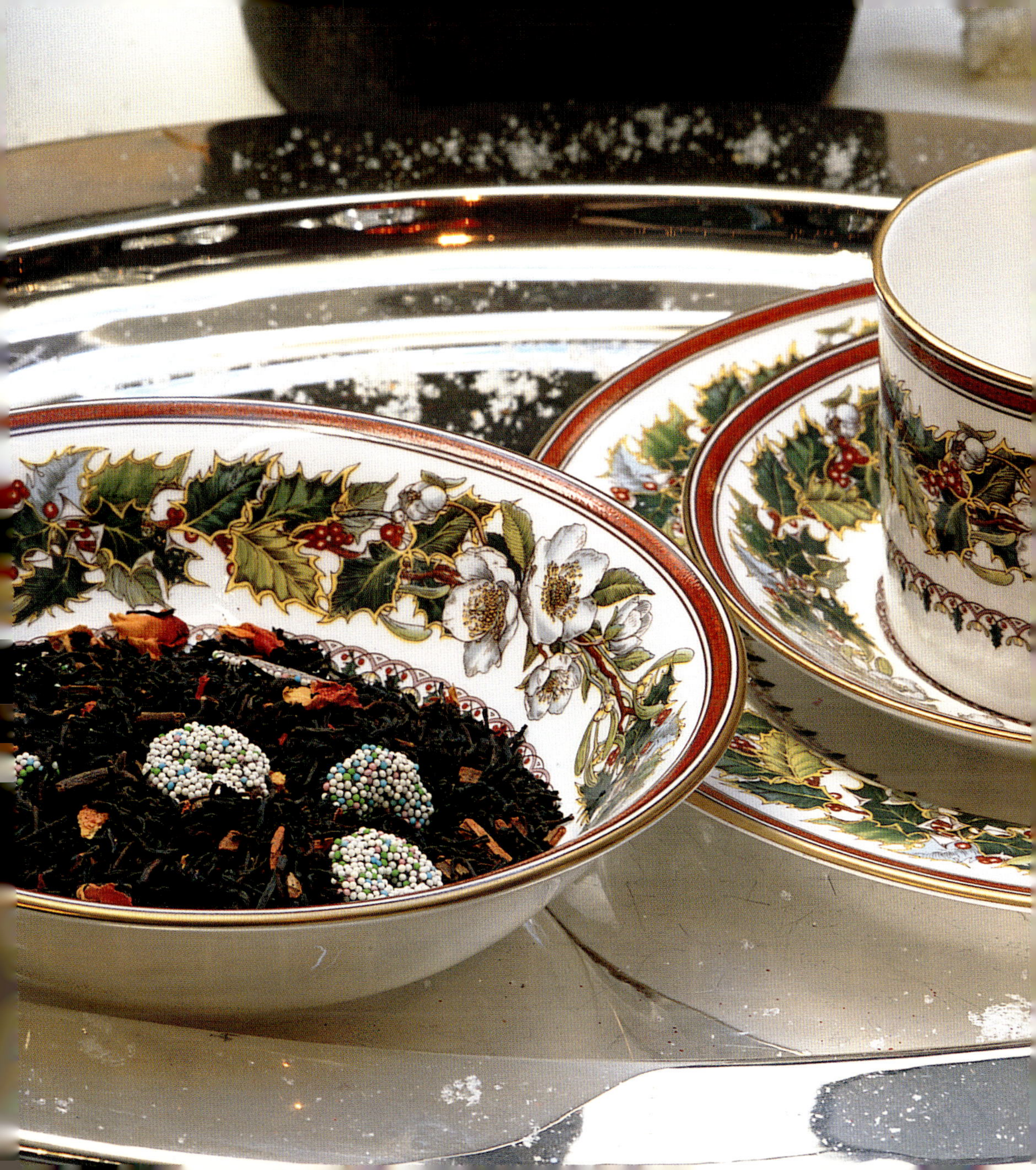

'Rose de Resht'

Wenn mich jemand fragt, welche Rose ich für den Einstieg in die Rosenküche empfehle, dann lautet meine Antwort ohne lange zu überlegen: 'Rose de Resht', die oft auch als 'Rose de Rescht' im Handel angeboten wird.
Bis vor kurzem nahm man an, dass es sich hier um eine Damaszenerrose handelt, welche bei Resht in Persien gefunden wurde. Mittlerweile geht man aber davon aus, dass es sich um eine aus Frankreich stammende Portlandrose handelt.
Mit ihren pomponartigen, leuchtend purpurfarbenen und stark gefüllten Blüten ist sie ohne Zweifel ein Muss für den Garten einer jeden Rosenköchin. Wenn Sie ihr einen optimalen Standort mit gut vorbereitetem Boden sowie eine gute Pflege geben, werden Sie über Jahrzehnte Freude an dieser dankbaren Schönheit haben. Mit ihrer wundervollen Farbe und dem starken, süßen Duft ist sie die Rose, um aromatische Sirups, Gelees, Liköre und dergleichen herzustellen. Ein großer Vorzug ist sicherlich auch ihre Blühfreudigkeit. Steht sie etwas absonnig (bei voller Sonne verblassen ihre Blüten gerne), zeigt sich nach einem ersten überaus reichen Flor weitere Blühphasen bis zum ersten Frost. Der aufrecht wachsende Strauch, mit seinem robusten, dunklen Blattwerk an kräftigen Trieben, erreicht eine Höhe von 1 Meter.

Notizen / Geburtstage

18. November

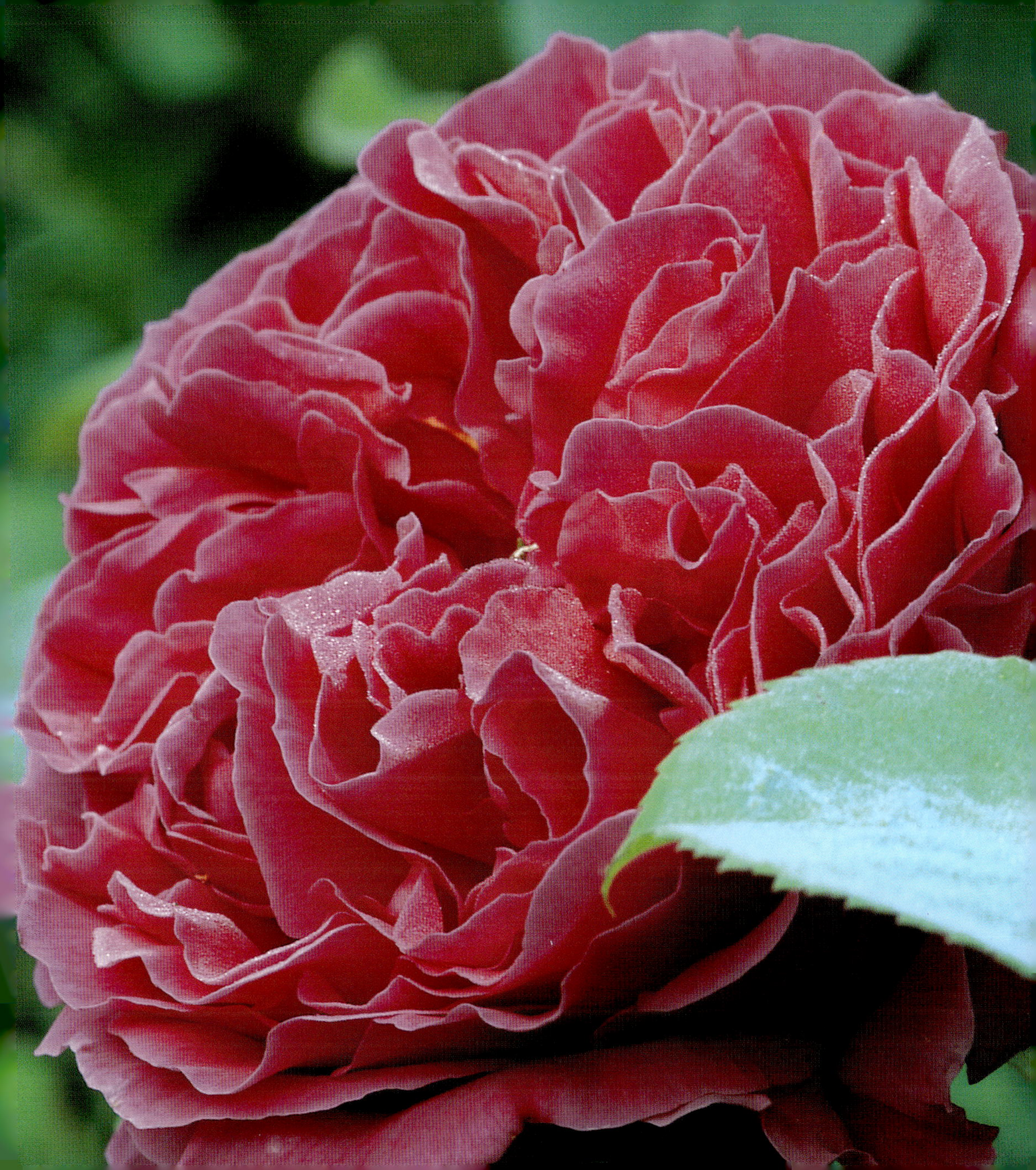

Salbei ***(Salvia officinalis)***

Heimisch ist der bis zu 80 Zentimeter hoch werdende, verholzende Halbstrauch an sonnigen Felshängen im Mittelmeerraum. In unseren Gärten fühlt er sich an warmen Standorten mit durchlässiger, leicht kalkhaltiger Erde am wohlsten. Hier kommt natürlich auch der Steingarten in Frage. In rauem Klima benötigt er im Winter unbedingt einen guten Schutz aus Reisig.

Aus der italienischen Küche sind uns vor allem Saltimbocca und Salbeibutter bekannt. In der Schweiz sind es die Salbeimüsli, ausgebackene Salbeiblätter im Teig (siehe *11. Dezember)*. Ich verwende den Salbei vor allem zum Würzen von Fleisch oder Saucen und Kartoffelgerichten. Er passt aber auch ausgezeichnet zu Tomaten und Käse.

Salbei harmoniert mit Rosmarin, Thymian, Oregano, Petersilie und Lorbeer. Zu hoch dosiert kann er jedoch seifig schmecken. Die ovalen, graugrünen, leicht behaarten Blättchen und zarten Triebspitzen mit ihrem kampferartigen, etwas strengen Geschmack können jederzeit geerntet werden. Vor dem Aufblühen der hellblauen bis zartlilafarbenen Blüten im Juli ist jedoch der Gehalt an Wirkstoffen am höchsten und getrocknet ist das Kraut wesentlich aromatischer als frisch.

Notizen / Geburtstage

19. November

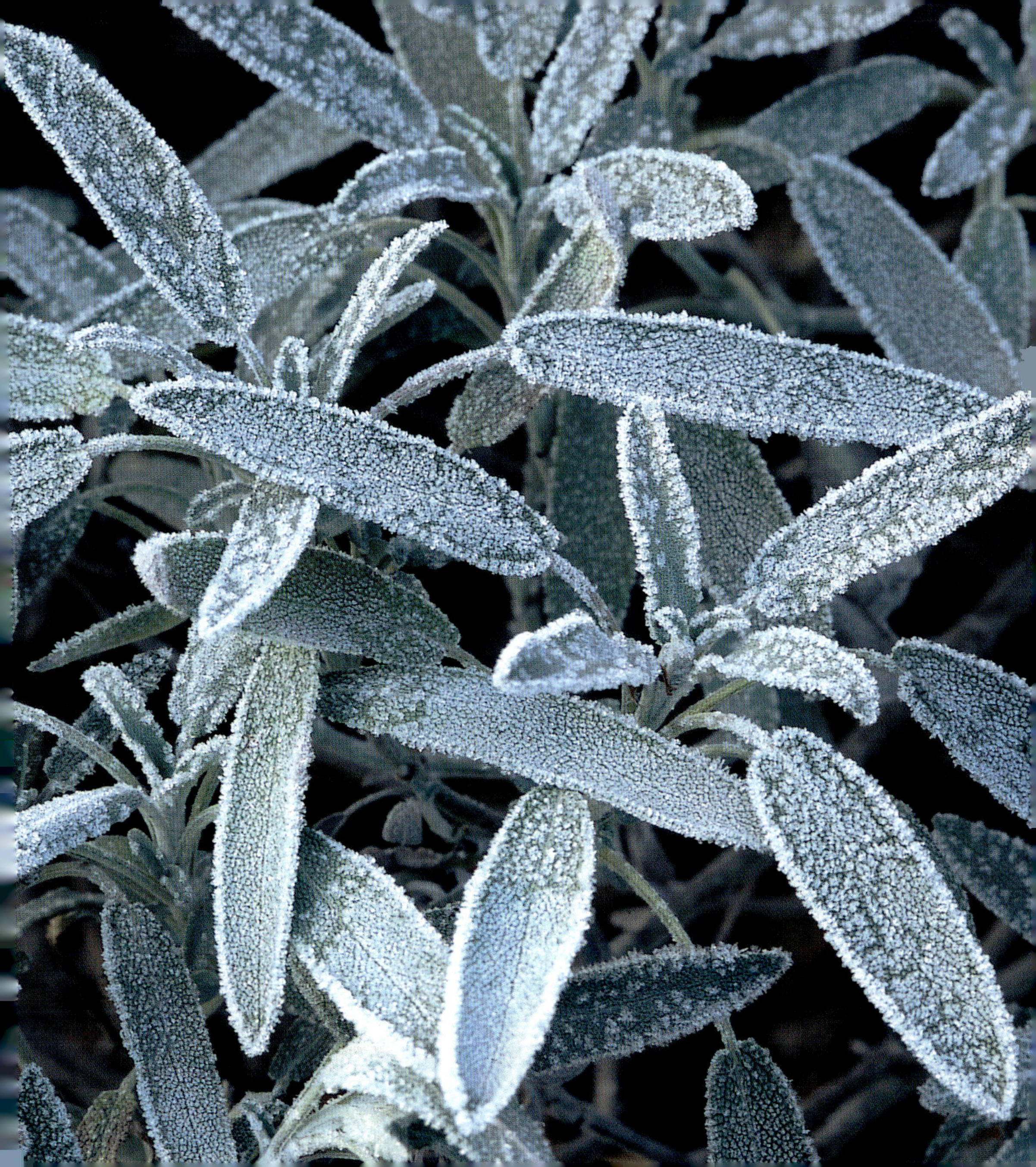

Karin Greiners Senfquitten mit Salbei

1 kg Quitten • 500 ml Apfelessig • 350 g brauner Zucker • 3 EL Senfpulver • 2 Zimtstangen • ½ Vanillestange • 5 Pimentkörner • 10 Pfefferkörner • 5 Kapseln Kardamom • 2 Lorbeerblätter • 1 Scheibe frischer Ingwer • 1 Zweig Salbei

Quitten waschen, schälen, Kerngehäuse entfernen und in schmale Spalten schneiden.
Zimt, Vanillestange, Piment, Pfeffer, Lorbeer, Kardamom und Ingwer in ein Säckchen (z. B. Vlies-Teebeutel, Mulltuch) füllen und dieses zubinden.
½ Liter Wasser mit Essig, Zucker, Senfpulver und dem Gewürzsäckchen aufkochen, rühren, bis der Zucker sich vollständig gelöst hat.
Quittenspalten und Salbei (je nach Größe die Blätter ganz verwenden oder in feine Streifen schneiden) in den Sud geben. Etwa 15 Minuten sanft köcheln lassen, bis die Quitten weich sind.
Quitten mit dem Gewürzsäckchen in ein großes Glas schichten, den heißen Sud darüber gießen. An einen kühlen Ort stellen. Am nächsten Tag Sud abgießen, aufkochen und erneut heiß über die Quitten gießen. Diesen Vorgang nach einem Tag nochmals wiederholen und wiederum 24 Stunden ziehen lassen. Dann das Gewürzsäckchen entfernen.
Quitten in kleinere Gläser schichten und mit Sud begießen, bis sie ganz mit Flüssigkeit bedeckt sind. Gläser verschließen.

Notizen / Geburtstage

20. November

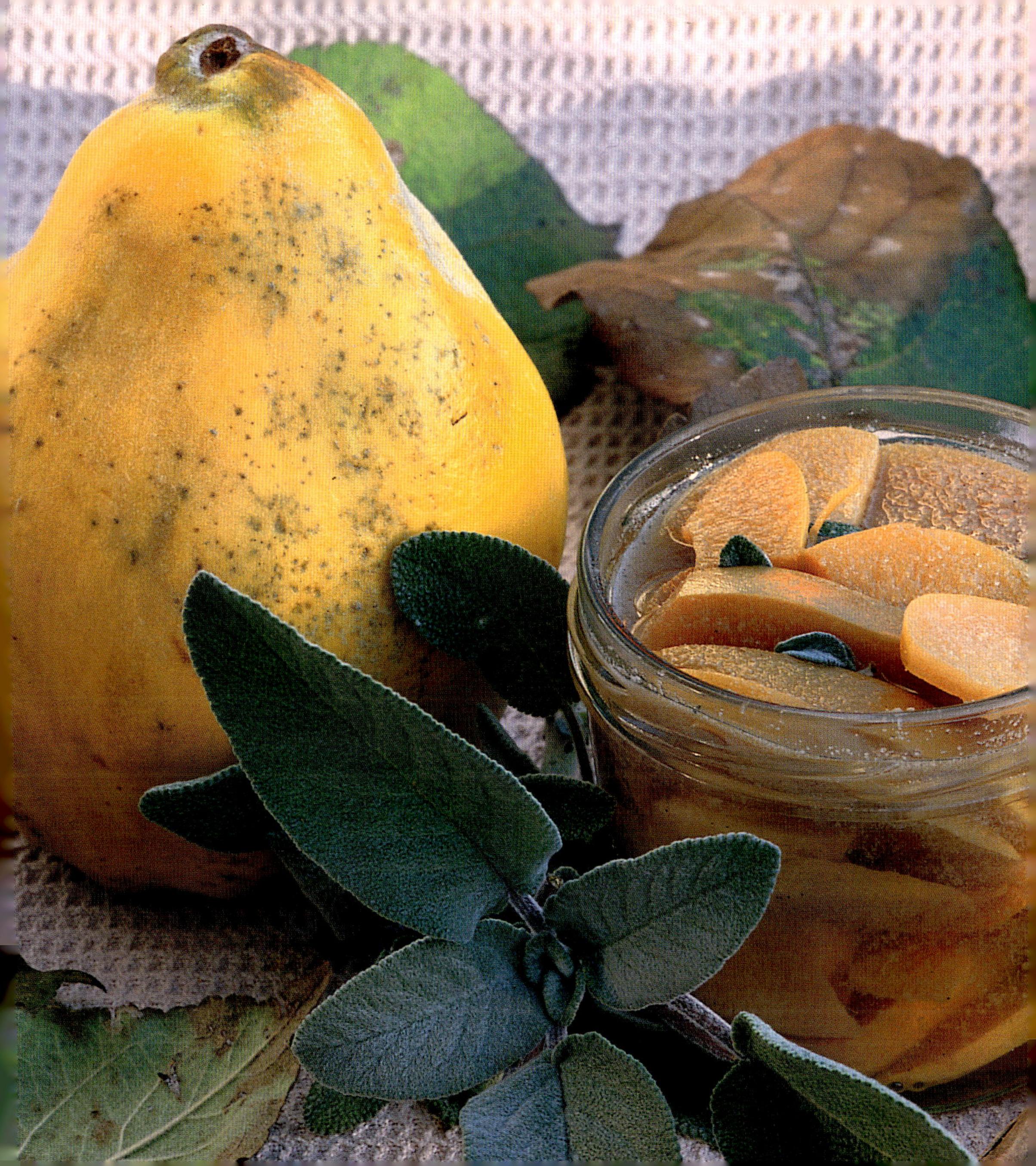

Lebensfreude pur

Auch bei Teemischungen wünscht man sich ab und zu eine Abwechslung. Probieren Sie es doch mal mit dieser fruchtigen Mischung aus Apfel-, Aprikosen- und Mangostücken zusammen mit Hibiskus- und Rosenblüten sowie Hagebutten, Orangenschalen, Korinthen und Kornblumen. Die feinen, knallblauen Blütenblätter setzen zusätzliche farbige Akzente und vermitteln so Lebensfreude pur.

Notizen / Geburtstage

21. November

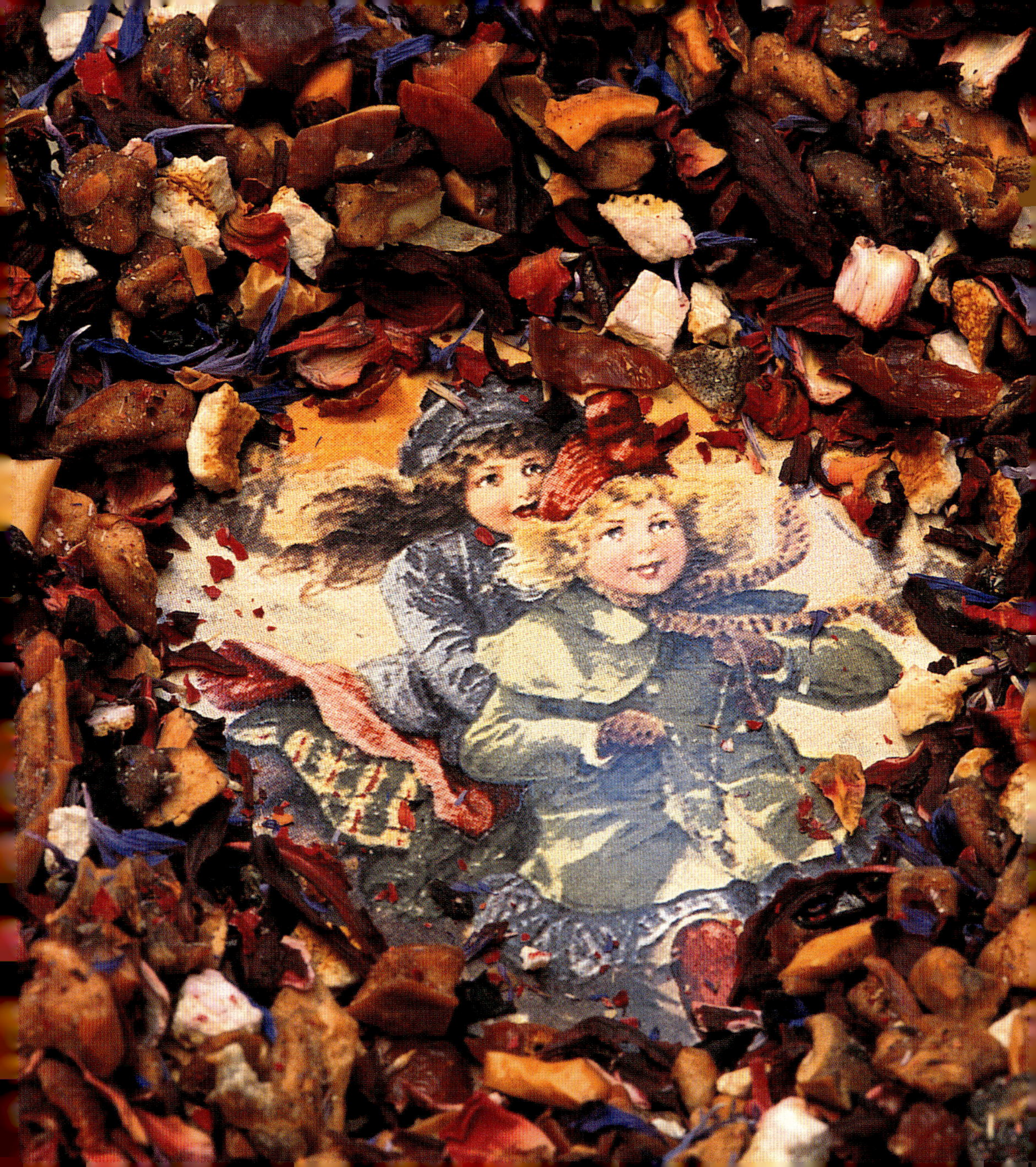

'Graham Thomas'

Der englische Rosenzüchter David Austin beschreibt den Duft seiner 1983 gezüchteten Rose folgendermaßen: »ein frischer Teerosenduft mit einer kühlen Veilchennote, wie sie für diese Farbgruppe typisch ist«. Mit diesem wunderbaren Duft gehört sie auch zu meinen Favoriten, zumal der satte Gelbton der Petalen, sorgfältig getrocknet, Teemischungen lebhafte Farbtupfer verleiht. Benannt wurde diese sehr blühfreudige Sorte nach einem der einflussreichsten englischen Gartenexperten und Pflanzensammler seiner Zeit.

Die wohlgeformten, in Büscheln stehenden Knospen dieser sehr beliebten Englischen Rose öffnen sich zu mittelgroßen, schalenförmigen und dicht gefüllten Blüten, welche in ihrer Blühphase in ein sanfteres Gelb übergehen. Das glänzende, hellgrüne und nahezu krankheitsresistente Laub des 1,5 Meter hoch und sehr buschig wachsenden Strauches harmoniert ausgezeichnet mit dem Farbton der Blüten, die sich den ganzen Sommer hindurch bis in den Herbst zeigen. Da diese Sorte sehr starkwüchsig ist, kann sie in milden Gegenden auch gut als Kletterrose verwendet werden, wobei hier leicht eine Höhe von bis zu 3 Meter erreicht werden kann.

Notizen / Geburtstage

22. November

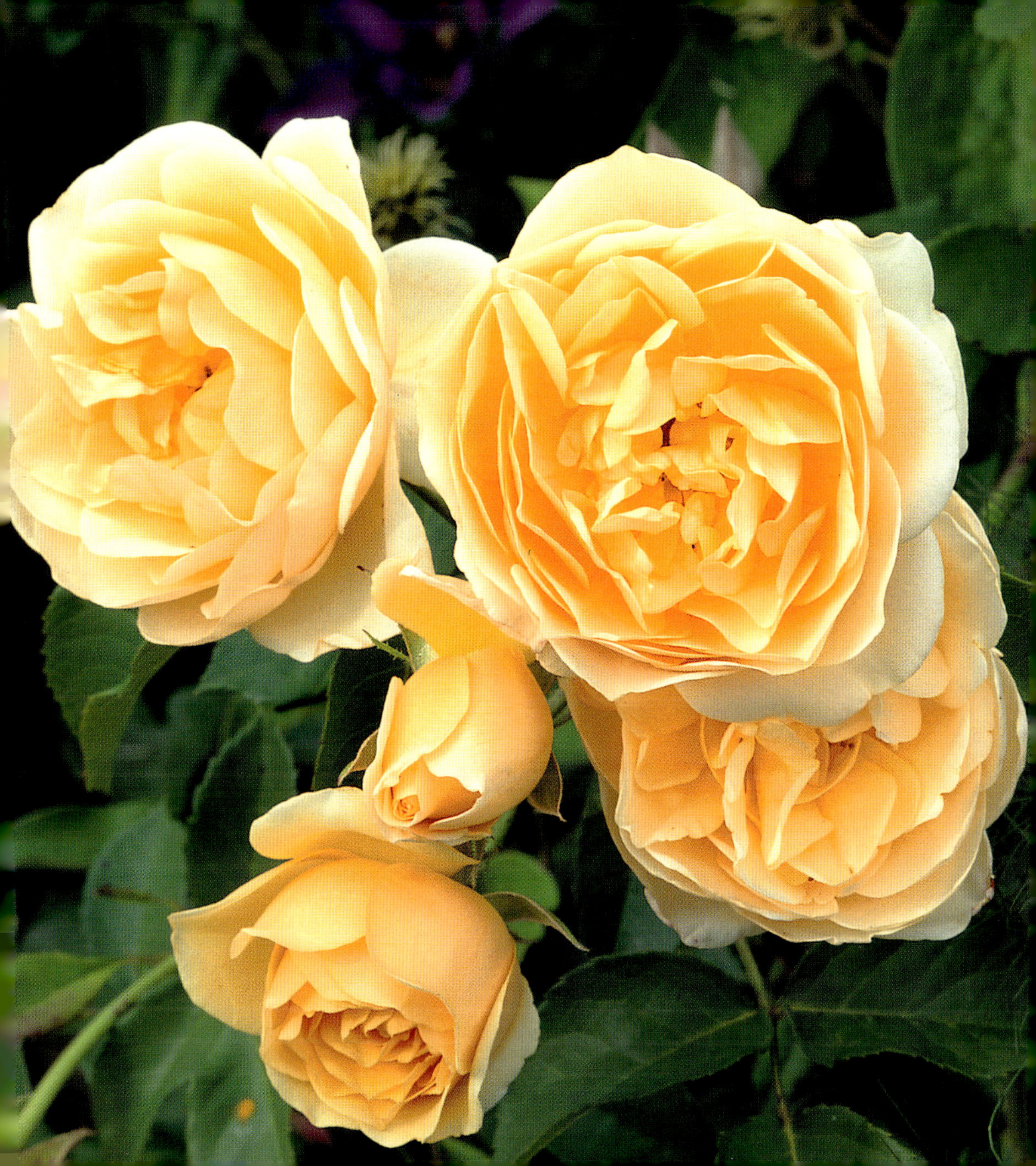

Genussvoll verdauen

Ideal zur Verdauung ist ein Kräutergeist. Leider benötigen wir zu dessen Herstellung eine Bewilligung. So bleibt uns also nichts anderes übrig, als zur Geldbörse zu greifen und einen zu kaufen. Natürlich sollte er auch gut schmecken. Greifen Sie also bitte nicht zum Erstbesten, sondern lassen sie sich eingehend beraten. Es gibt übrigens auch Kräutergeiste im Handel, die keine Bitterstoffe enthalten und zusätzlich nebst den Ölen der üblichen »Magendrogen« wie Anis, Fenchel, Pfefferminze auch Rose und Bitterorangenöl enthalten. Ich bin mir sicher, beim Genuss einer dem Geschmack entsprechenden Wahl verdaut sich die schwer auf dem Magen liegende Weihnachtsgans bedeutend leichter.

Notizen / Geburtstage

23. November

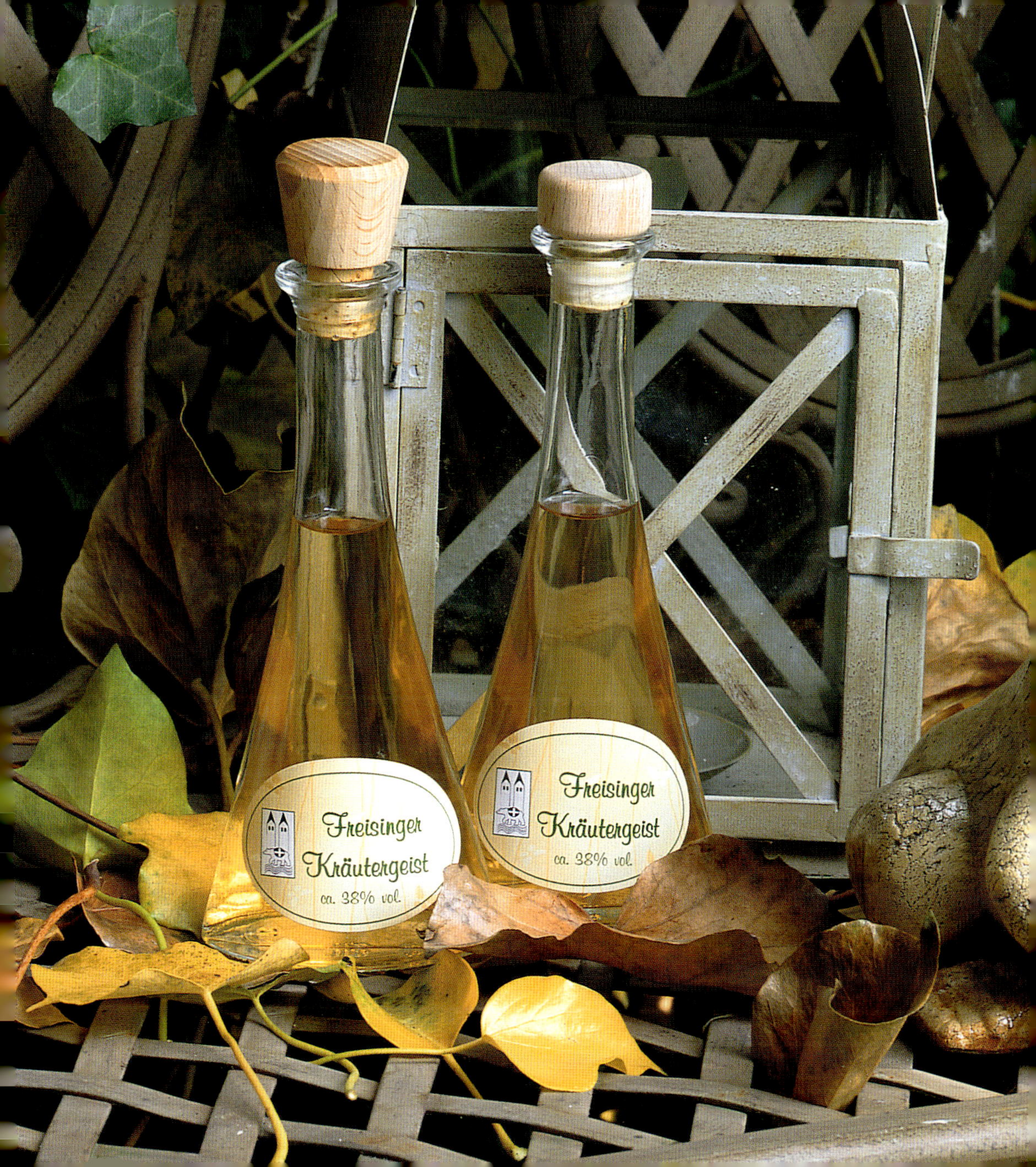
Freisinger
Kräutergeist
ca. 38% vol.
Freisinger
Kräutergeist
ca. 38% vol.

Duftsäckchen, ideal für viele Gelegenheiten

Ob zum Gartenbesuch oder zur Teetafel, alleine oder vielleicht mit einem Badesalz zusammen, Duftsäckchen sind das ideale Mitbringsel, mit dem Sie nicht nur Gartenbesitzern eine Freude bereiten.
Je nach den Vorlieben des Empfängers können Sie den Inhalt individuell abstimmen.
Am bekanntesten dürften die mit Lavendel gefüllten sein. Natürlich ideal für den Kleiderschrank. Nicht nur, um die Motten zu vertreiben, sie sorgen zusätzlich für einen Hauch von Provence. Mit Duftrosenblättern gefüllt mag ich sie besonders gerne am Türchenschlüssel meines Aufsatzbuffets befestigt. Dreh ich den Schlüssel, streicht auch zur kalten Winterszeit Rosenduft um meine Nase. Auch Kräuter lassen sich in Duftsäckchen einbinden. In der Gästetoilette, vielleicht einzeln am Fenstergriff oder aber zu mehreren in einer Schale arrangiert, vermitteln sie ein Gefühl von Sauberkeit und Frische.
Natürlich sei es Ihnen überlassen, für welche Düfte Sie sich entscheiden. Vielleicht ja sogar für eine Mischung? Zusammen mit Gewürzen und wenigen Tropfen ätherischen Öls auf einem Stückchen Iriswurzel als Träger: das Dufterlebnis für ungemütliche Novembertage.

Notizen / Geburtstage

24. November

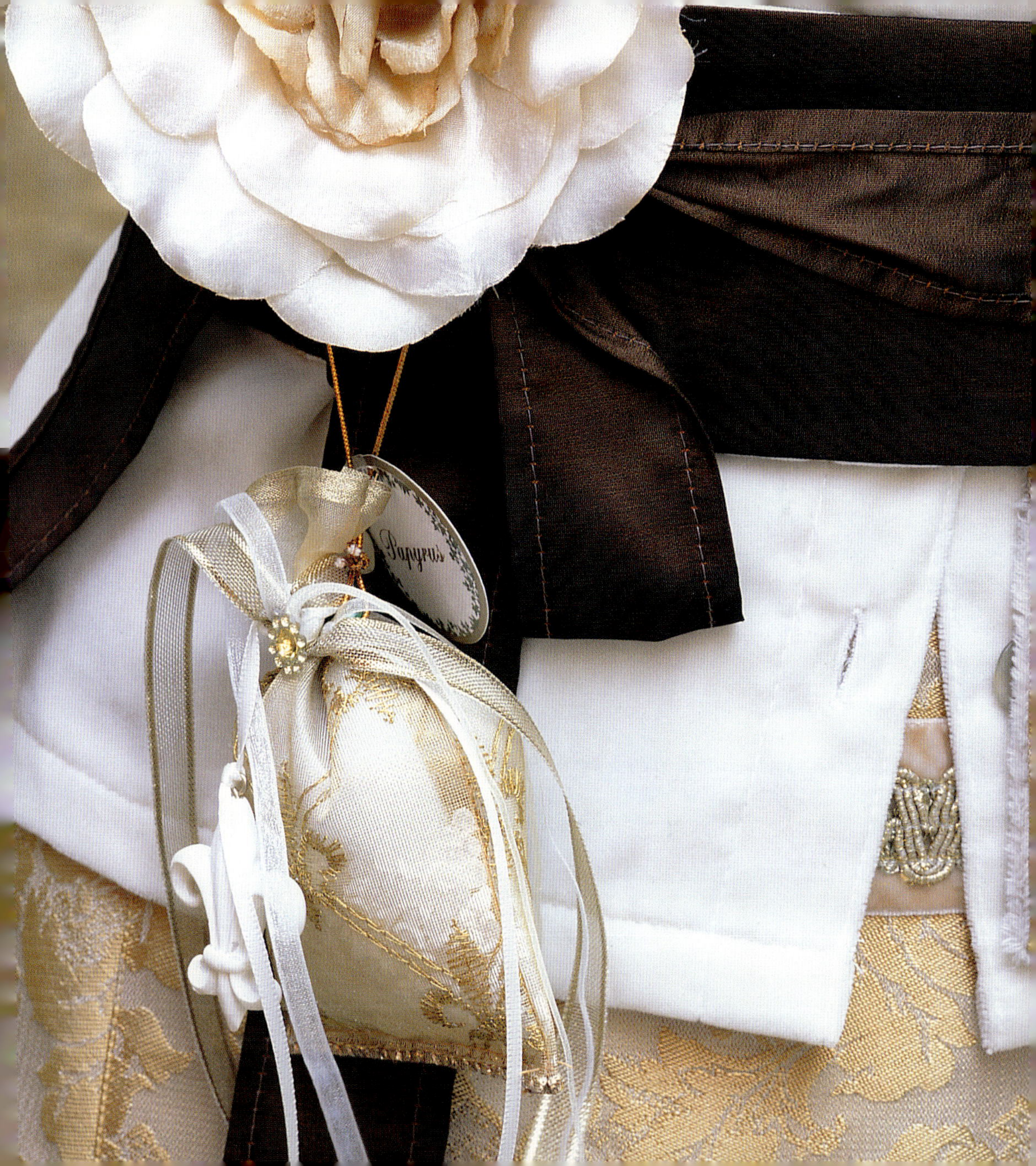
Papyrus

Feldsalat mit rosiger Vinaigrette

200 g Feldsalat • Blütenblätter einer Duftrose
Sauce:
1 EL milder Senf • Rosenpfeffer • schwarzer Pfeffer aus der Mühle • feines Meersalz • Rosenpaprika • 2 EL Rosenessig • 3 EL Distel- oder Sonnenblumenöl

Die Duftrosenblätter nach Anleitung (siehe *3. Juni)* vorbereiten. Den Feldsalat putzen. Blütenblätter und Salat beiseite stellen. Senf, Meersalz, Essig, Öl zu einer Sauce verrühren. Den Feldsalat und die Duftrosenblütenblätter mit der Sauce vermengen und anrichten. Dieser Salat schmeckt mir besonders gut mit einer letzten 'Rose de Resht' des Jahres.
Anstelle von Feldsalat eignen sich auch andere Blattsalate sowie weißer und grüner, gekochter Spargel.

Notizen / Geburtstage

25. November

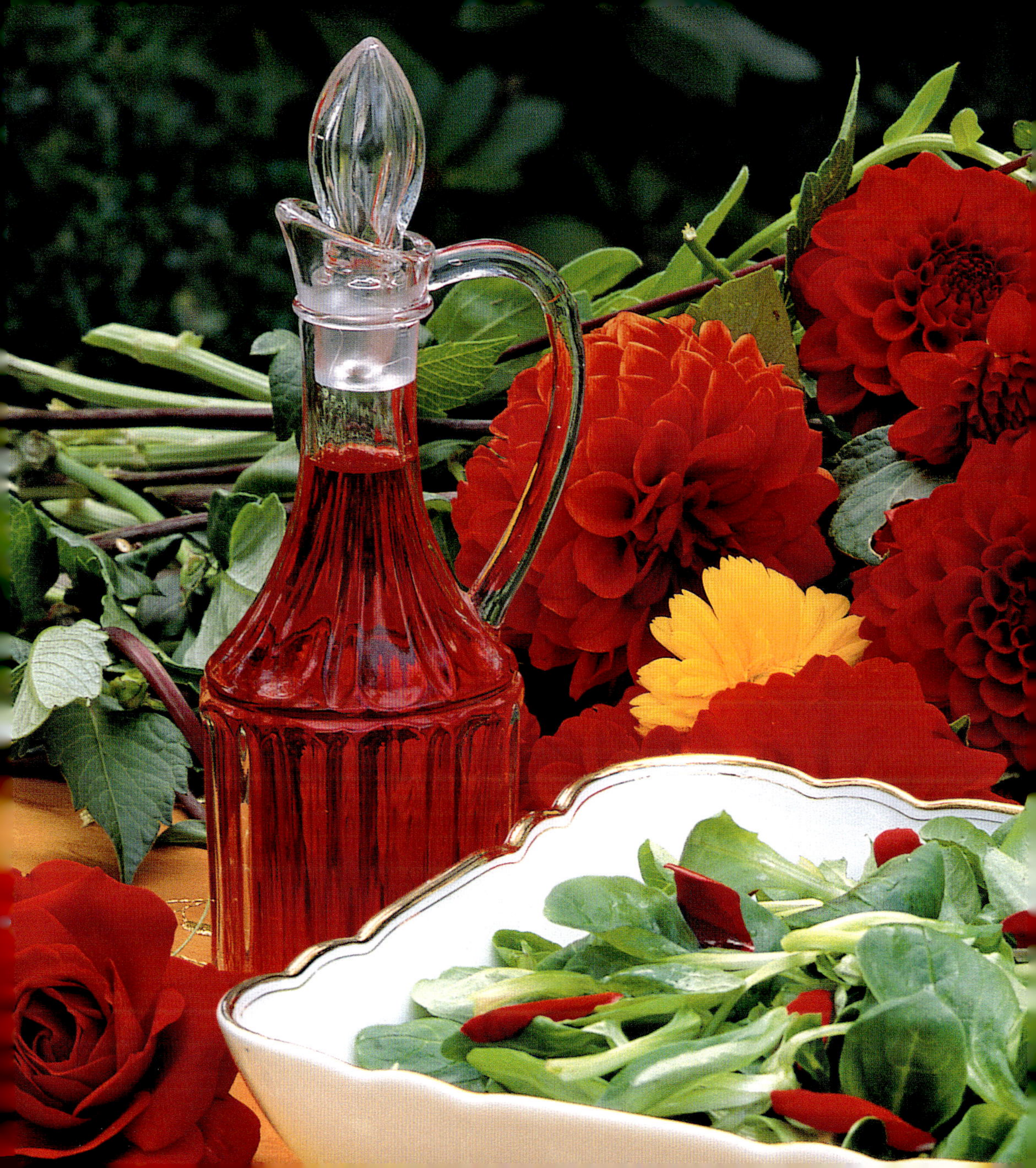

Die Verwendung der Hagebutte in der Küche

Seit jeher fand die Hagebutte in unserer Küche, vor allem als Konfitüre und Mus, Verwendung. Zitrusfrüchte konnten sich bis zur Mitte des letzten Jahrhunderts nur gut betuchte Leute leisten. Danach wurden sie für jedermann erschwinglich und die Hagebutte geriet etwas in Vergessenheit. Mittlerweile hat man aber ihre inneren Werte wieder schätzen gelernt.

Hagebutten können, nachdem sie von den Nüsschen und Härchen gesäubert wurden, bedenkenlos roh verzehrt werden. Je später man sie pflückt, desto süßer ist ihr Geschmack.

Heute werden die meisten Hagebutten aus östlichen Ländern, vorwiegend aus Jugoslawien, eingeführt und bei uns weiter verarbeitet. Meistens handelt es sich hier um die Früchte der *Rosa canina.* Sie werden zu Buttenmost oder Hägenmark verarbeitet, der bei uns im Lebensmittelhandel erhältlich ist. Für ein Kilogramm Buttenmost benötigt man etwa drei Kilogramm Hagebutten.

Frischer Buttenmost ist sehr gesund, da die wertvollen Inhaltsstoffe noch vollständig vorhanden sind. Ein Esslöffel deckt den Tagesbedarf an Vitamin C eines erwachsenen Menschen ab.

Hagebutten lassen sich aber auch zu Marmelade, Likör oder Fruchtwein verarbeiten. Im gekochten Zustand sind die wertvollen Inhaltsstoffe zwar nicht mehr vollständig enthalten, bieten jedoch als Marmelade dennoch eine gesunde Abwechslung für den Morgentisch.

Notizen / Geburtstage

26. November

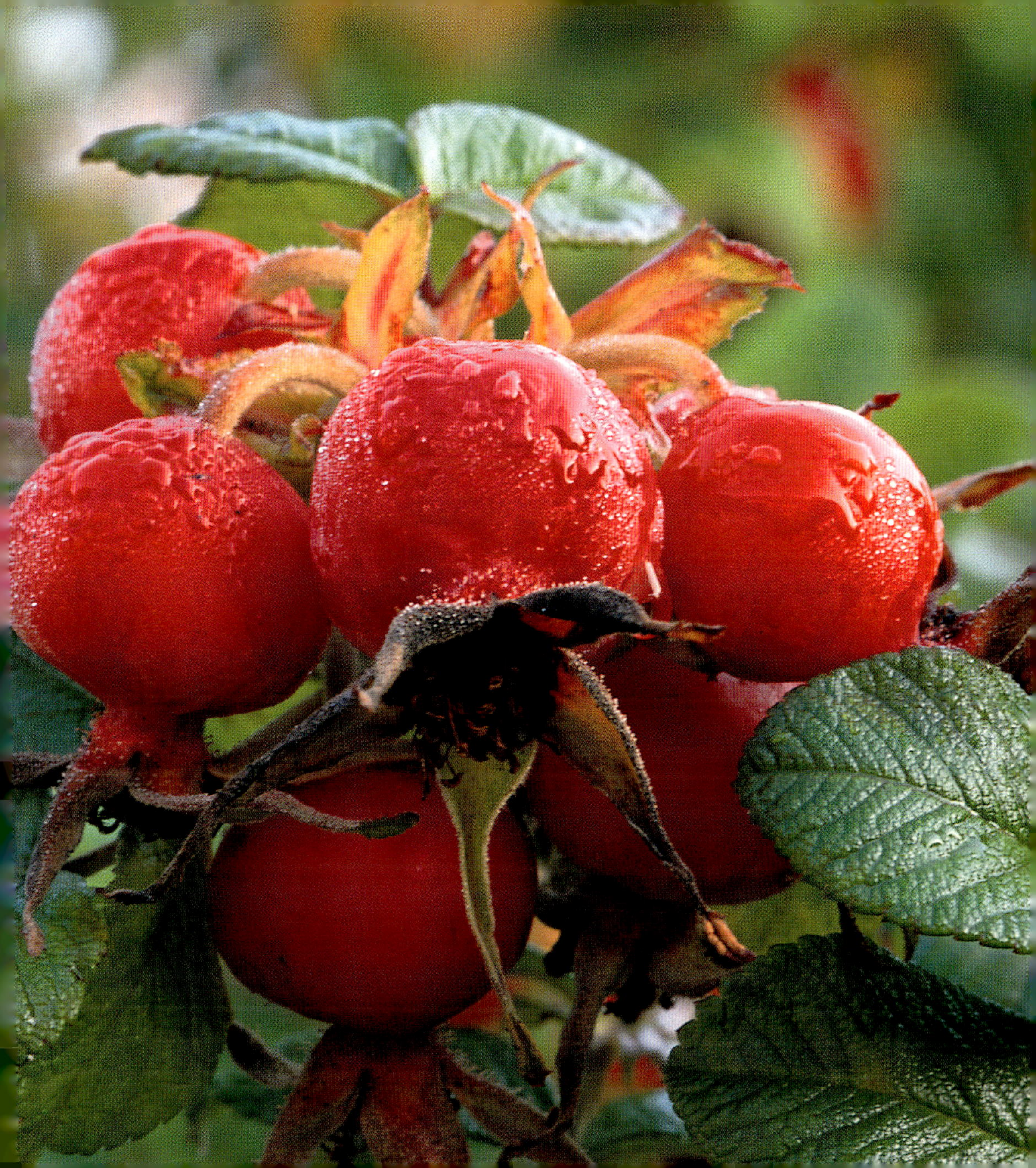

Herbsttraum (Hagebuttenlikör)

1 kg Hagebutten
1. Variante:
1 Zimtstange • 3 Nelken
• 1 Sternanis
2. Variante:
2 aufgeschlitzte Vanilleschoten
3. Variante:
abgeriebene Schale je einer halben Zitrone und Orange • 1 l Apfelschnaps • 120 g Akazienhonig

Bei den Hagebutten Fliege und Stielansatz entfernen und jede Hagebutte mit einem scharfen Messer mehrmals anritzen. Anschließend die Hagebutten mit den Gewürzen nach Ihrer Wahl in ein weites Glas mit Schraubverschluss geben, mit dem Schnaps übergießen und luftdicht verschließen. Den Ansatz an einem warmen, sonnigen Ort einige Wochen ziehen lassen. Gelegentlich das Glas schütteln. Nun den Likör abfiltern. Hierfür eignet sich besonders gut ein Baumwollmulltuch. Unter Rühren den Honig beigeben, den Likör in schöne Flaschen abfüllen und einige Monate reifen lassen.
• Tipp: Mit den Hagebutten der Bibernellrose erhalten Sie einen besonders aromatischen, schwarzen Likör.

Notizen / Geburtstage

27. November

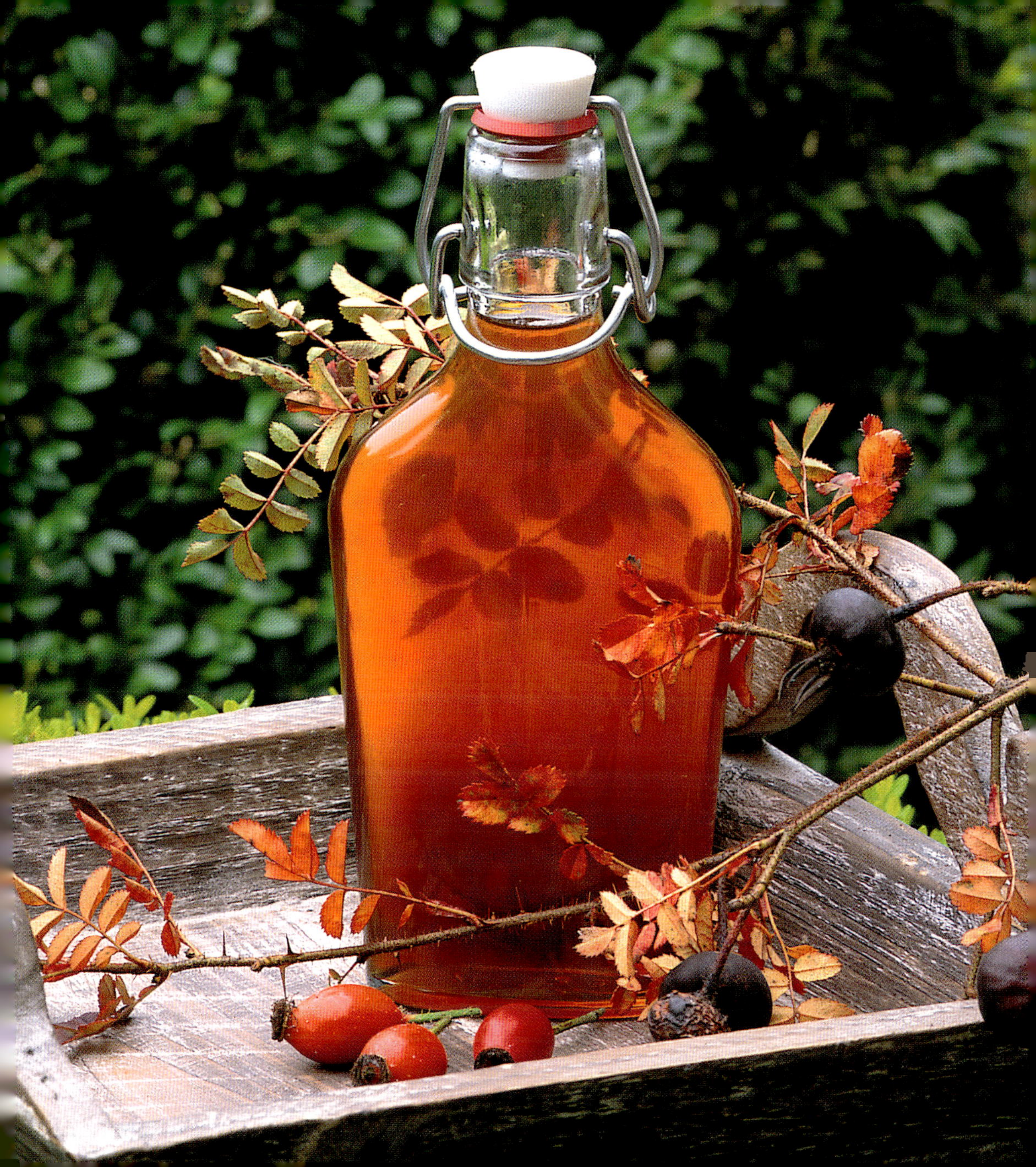

Rosenwürfel

Teig:
50 g Butter • 50 g Zucker • ½ TL Vanillin-Zucker • 1 Ei • 150 g Mehl
Belag:
200 g Rosengelee • 2 EL Rosenlikör
Glasur:
100 g Puderzucker • einige Tropfen Rote-Bete- oder Brombeersaft • 1 EL Rosenwasserkonzentrat (siehe *1. Juni*)

Die Butter schaumig rühren. Nach und nach den Zucker, den Vanillinzucker, Ei, Backpulver und das gesiebte Mehl hinzufügen. Alles rasch zu einem Teig verkneten. Den Teig auf einem mit Backpapier ausgelegten Blech auf eine Größe von etwa 20 x 20 Zentimeter auswallen und in der Mitte des auf 190 Grad vorgeheizten Ofens etwa 10 Minuten backen. Den Rosengelee in einem Edelstahltopf etwas einkochen und den Rosenlikör hinzufügen. Alles gleichmäßig auf der Teigplatte verteilen. Einen etwa 1,5 Zentimeter hohen Rand aus Alufolie um die Teigplatte ziehen und nochmals etwa 12 Minuten backen. Das Gebäck noch warm in 4 x 4 Zentimeter große Würfel schneiden. Den gesiebten Puderzucker mit Rote-Bete-Saft und dem Rosenwasserkonzentrat vermischen und die Würfel dick mit der Glasur bepinseln.

Notizen / Geburtstage

28. November

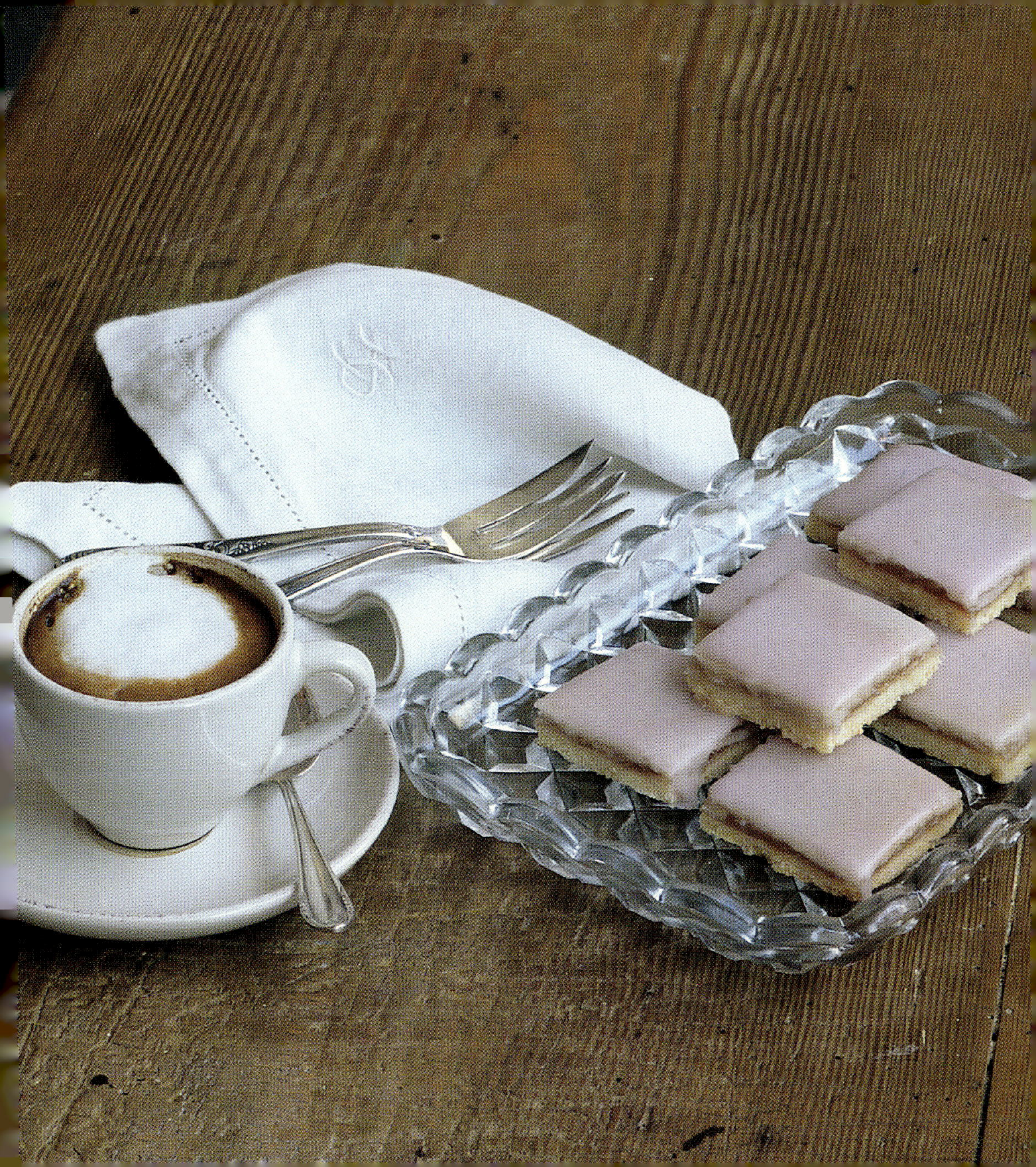

‘Zéphirine Drouhin’

Diese kletternde und zudem stachellose Bourbonrose, die mit ihrem kräftigen Wuchs schon im ersten Jahr eine Höhe von drei Meter erreichen kann, hat viele Vorzüge. Allem voran geht sicher ihr intensiver und süßer Duft, den die mäßig gefüllten, großen Schalenblüten Anfang Juni verströmen. Sie sind von einem geradezu intensiven, sehr dunklen Rosa und sitzen reichlich in kleinen Büscheln über den leicht bronzefarben schimmernden Blättern der gut belaubten Triebe. Eine wahre Augenweide hat hier der Lyoner Züchter Bizot 1868 hervorgebracht, die auch unter dem Namen ‘Charles Bonnet’ (CH), ‘Mme Gustave Bonnet’ (GB) und ‘Ingegnoli Prediletta’ (I) im Handel zu finden ist.

Nach der ersten Blüte schiebt sie alsbald neue, sehr lange Triebe an der Basis hervor, an denen sich ab September eine gute Nachblüte zeigt. Leider neigt diese sehr frostharte und deshalb auch für höhere Lagen geeignete Rose ab Juli etwas zu Mehltaubefall. Ein luftiger Standort, etwa an einer Pergola hochgeleitet, gute Bodenvorbereitung sowie kontinuierliche Bodenpflege sind hier besonders wichtig, um diesen Makel auf ein Minimum zu reduzieren.

‘Zéphirine Drouhin’ ist in der Küche sehr vielseitig einsetzbar. Schon wenige Blüten reichen hier aus, um zum Beispiel Bowlen oder Eistee einen feinen rosigen Geschmack zu verleihen.

Notizen / Geburtstage

29. November

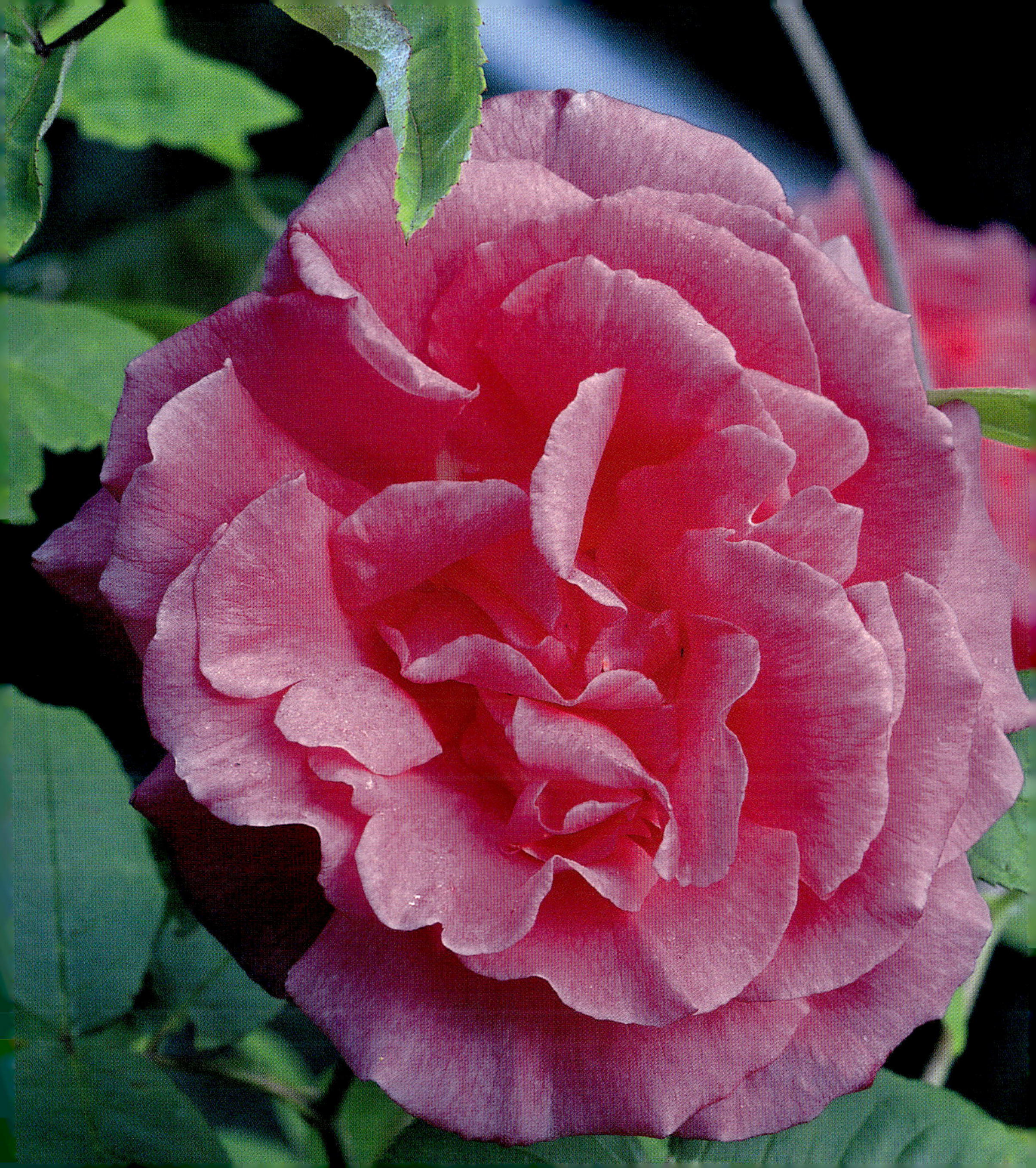

Die schönste Zeit des Jahres

Mit dem Ende des letzten Novembertages beginnt die Adventszeit, in der wir uns besonders gerne mit Düften umgeben. Plätzchen- und Weihnachtsbratenduft verführt uns öfters als erlaubt zum Naschen, und Duftlämpchen, Duftkerzen und Tannenzweige verströmen einen wohltuenden Geruch in unseren Räumen.

Auf den Weihnachtsmärkten duftet es nach Bratäpfeln, Glühwein und Lebkuchen und an Marktständen, in Parfümerien oder Apotheken, die sich auf die Herstellung von exklusiven Körperpflege- und Wellnessprodukten spezialisiert haben, können wir es kaum lassen, die verschiedenen Duftwässerchen und Cremes auszuprobieren, um uns dann mit duftenden Weihnachtsgeschenken für die Familie und liebe Freunde einzudecken.

Notizen / Geburtstage

30. November

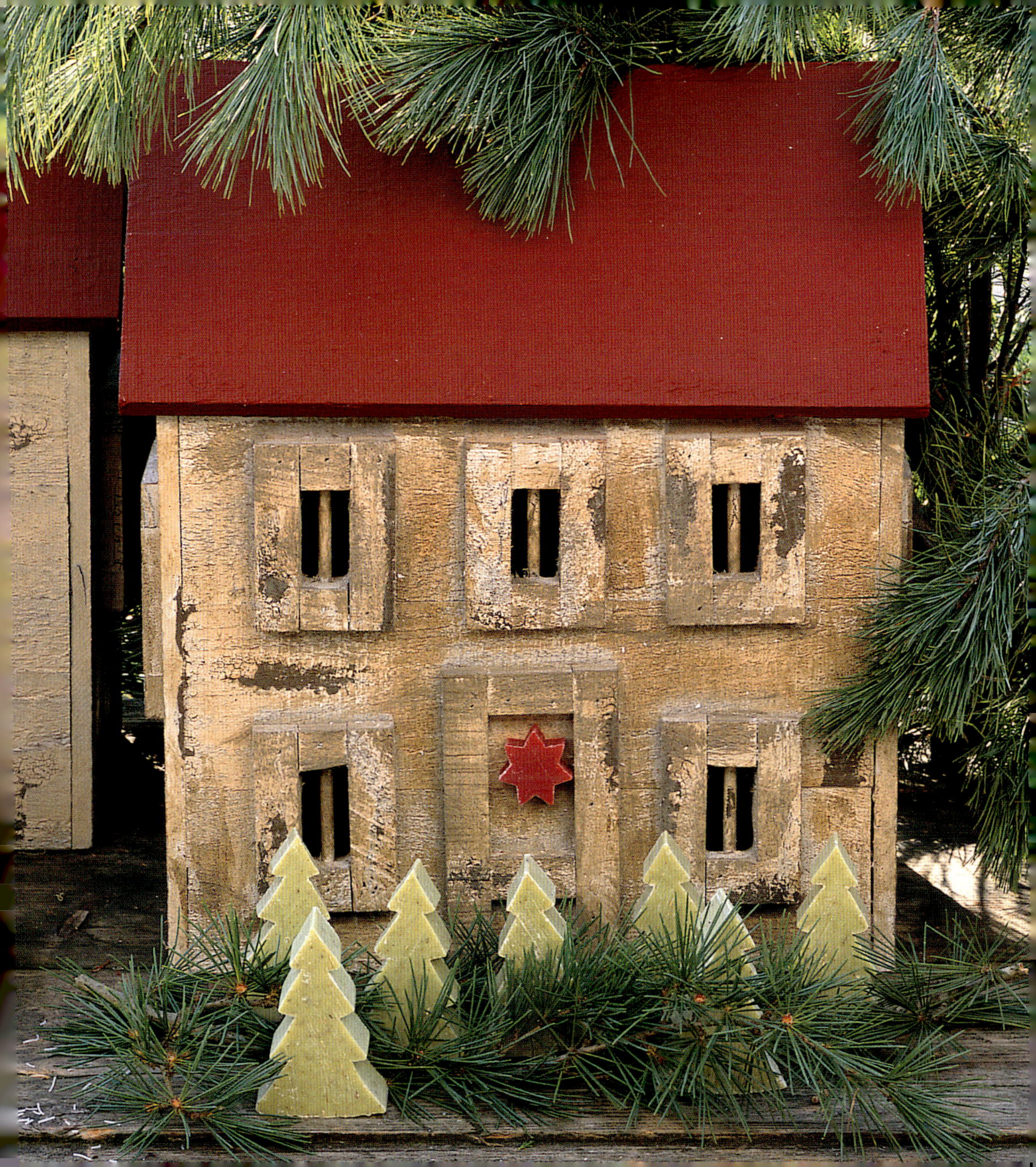

Wertvolle Kamille

Gerade jetzt im Winter benötigen Hände oft eine intensive Pflege. Hier helfen besonders schnell die entzündungshemmenden und entspannenden Auszüge der Kamillenblüten *(Matricaria chamomilla)*. Einerseits als reines ätherisches, durch Wasserdampfdestillation hergestelltes Öl, welches auch die Bezeichnung „Kamille Blau" trägt und andererseits als fettes Öl, bei dessen Herstellung die Blüten in Sojaöl eingelegt werden. Das Mazerieren löst andere Komponenten aus der Pflanze als das Destillieren. Alle zusammen vereint, zeigen sie eine entzündungshemmende und heilende Wirkung bei aufgesprungenen Händen und Lippen.

Notizen / Geburtstage

1. Dezember

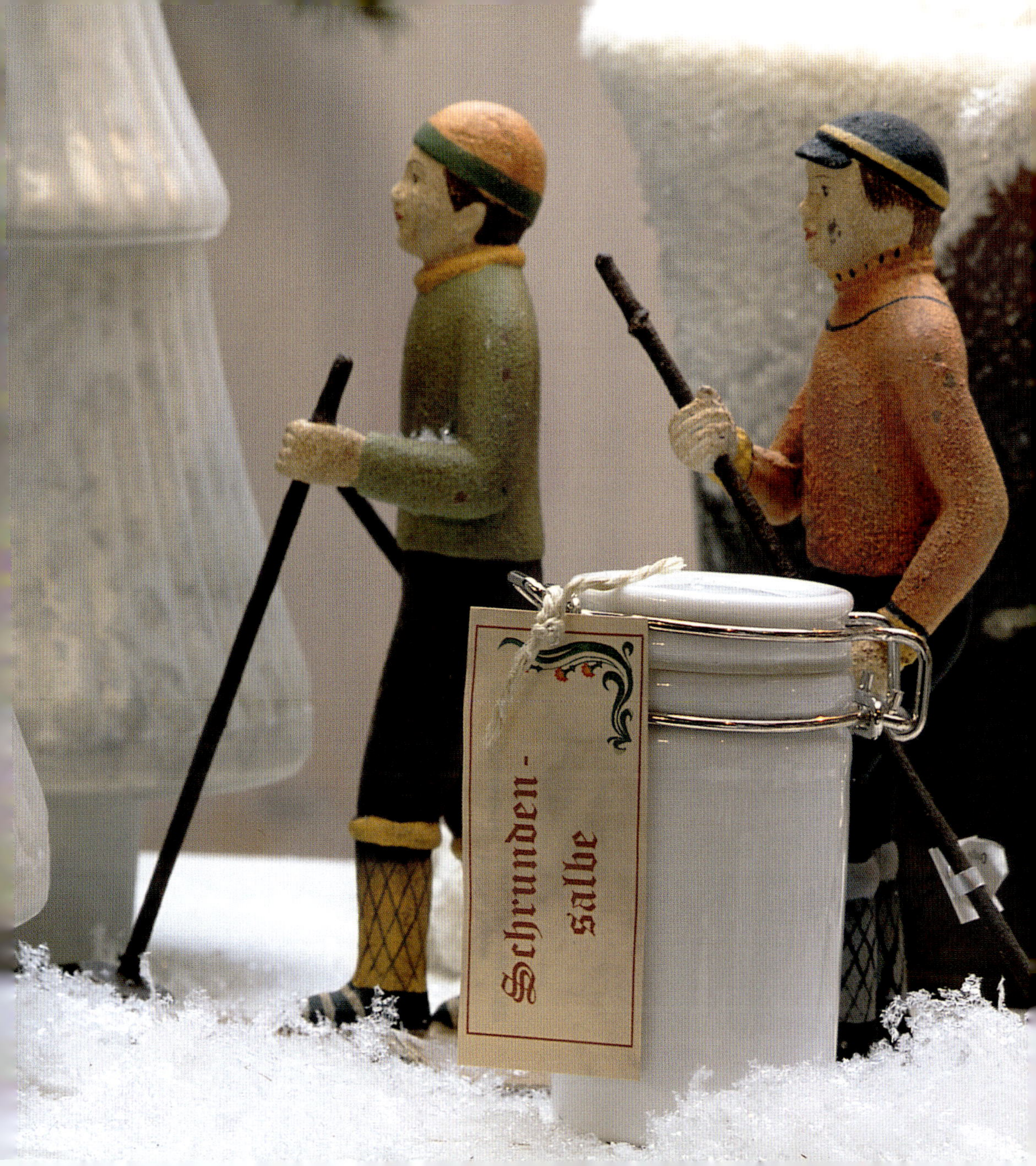
Schrunden-
salbe

Gut verpackt

Traumhaft anzuschauen sind Rosenbäumchen, wenn ab Juni eine Vielzahl an farbenprächtigen Blüten in luftiger Höhe den Blick auf sich lenken. Damit Sie sich über Jahre hinweg immer wieder aufs Neue über diesen Anblick freuen können, ist ein Winterschutz ratsam. Dazu können Sie die Bäumchen im Spätherbst auf die Erde legen, die Krone mit einer Astgabel befestigen, gut mit Erde bedecken und zusätzlich den Stamm mit Tannenreisig abdecken, was besonders gut bei noch jungen Bäumchen mit biegsamen Stämmen gelingt. Bei älteren mit eher dickem Stamm besteht hier jedoch Bruchgefahr. Bei diesen wird die Veredlungsstelle, nachdem die Krone sorgfältig von allen Blättern befreit wurde – wir wollen ja schließlich keine Krankheiten mit überwintern –, mit Holzwolle verpackt. Anschließend wird der Holzwollentuff mit Jute und der Stamm mit Jutestreifen umwickelt. Bei kleineren Kronen wird diese zusätzlich in Jute gepackt: nicht etwa der Kälte, sondern der oft schon im Februar wärmenden Sonne wegen, die den Saftfluss anregt, worauf in darauf folgenden Frostnächten das Wasser in den Leitbahnen unter der Rinde gefriert und diese bersten. Wenn es im folgenden Frühjahr an den Pflegeschnitt geht, wird der Holzwollentuff wieder entfernt.

Notizen / Geburtstage

2. Dezember

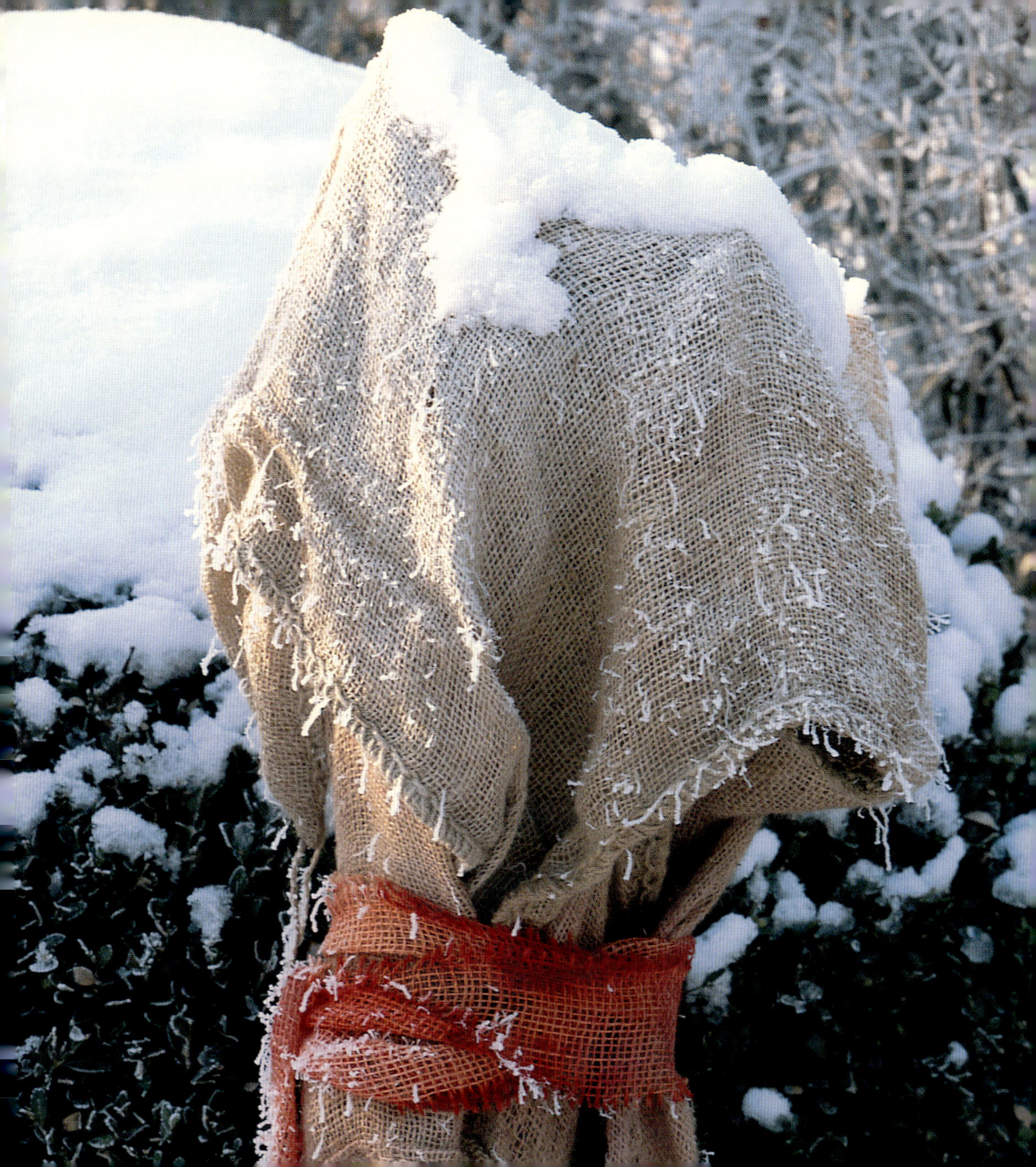

Karin Greiners Lavendel-Zöpfchen

½ Vanillestange • 125 g Butter • 1 Pr. Salz • 150 g Zucker • 2 Tropfen Lavendelöl • 1 Ei • 80 g Crème fraîche • 250 g Mehl • 150 g Zucker • 1 TL Lavendelblüten

Butter, Salz, Zucker, Lavendelöl, Ei und Crème fraîche mit dem Mehl zu einem Teig verkneten und diesen zwei Stunden kalt stellen. Vom Teig walnussgroße Portionen zu Rollen formen, diese zu Schleifen verdrehen und aufs Backblech setzen. Bei 160 Grad 15 bis 20 Minuten backen. Zucker, Vanillemark und Lavendelblüten miteinander vermahlen und die noch heißen Zöpfchen im Lavendelzucker wälzen.

Notizen / Geburtstage

3. Dezember

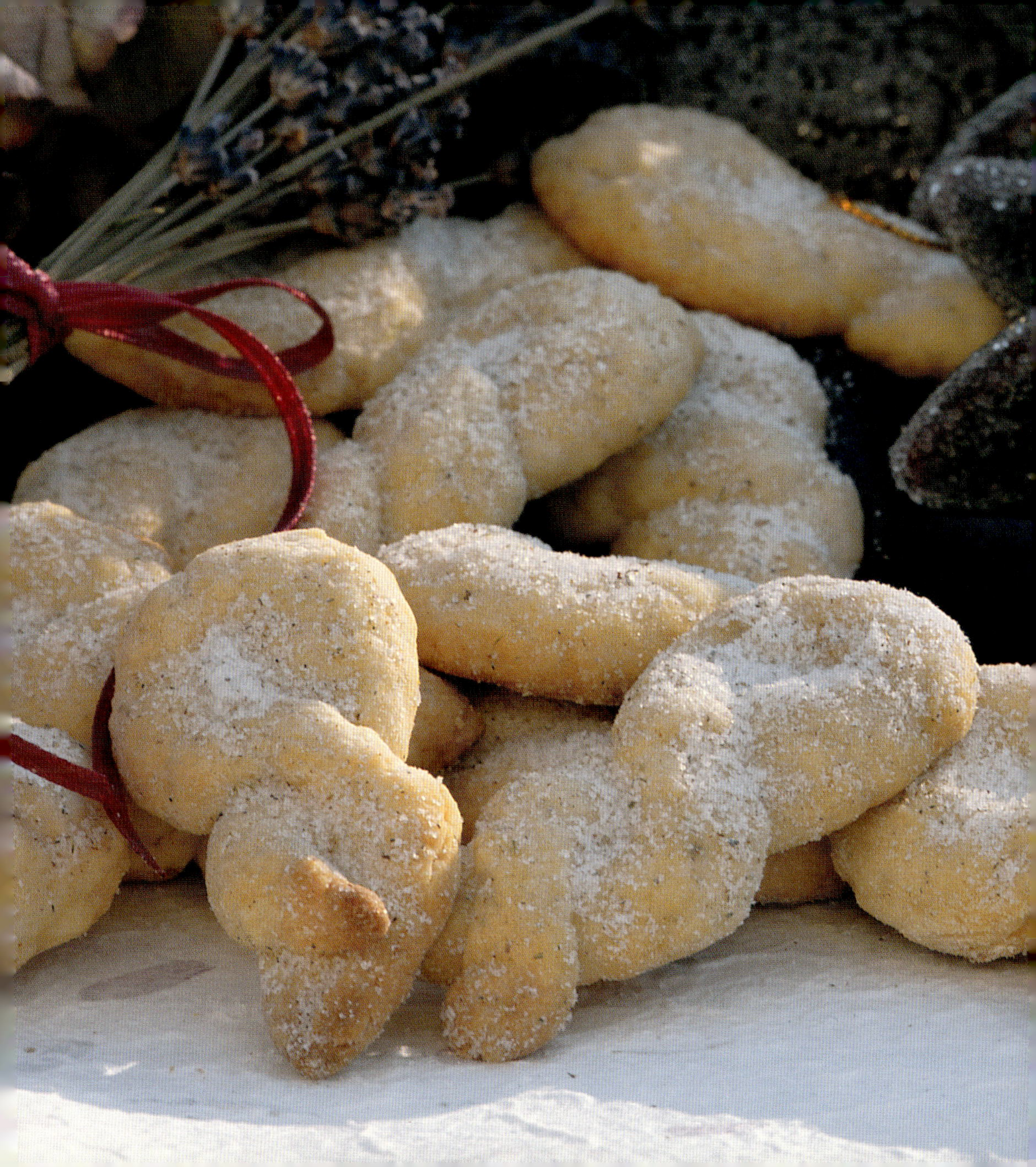

Das Barbarakraut

Das zu den Kreuzblütlern gehörende Barbarakraut *(Barbarea vulgaris)* ist der heiligen Barbara, Schutzheilige der Kanoniere, Bergleute und Steinbrucharbeiter gewidmet. Geschmacklich erinnert das auch Winterkresse genannte Kraut tatsächlich an Kresse, ist zudem leicht säuerlich. Mit seinem hohen Vitamin-C-Gehalt eignet es sich als Beigabe in Salaten und Quark, kann aber auch kurz in Butter gedünstet als Spinat gereicht werden.

Das Barbarakraut liebt sonnige Standorte mit lehmigen Böden. Die Aussaat erfolgt im Frühjahr oder Herbst direkt ins Beet. Bei Herbstaussaaten können den ganzen Winter hindurch die noch jungen Blätter geerntet werden, vorausgesetzt, die Pflanzen stehen an einem vor Frost geschützten Ort. Im Topf kultiviert sollte das zweijährige Kraut in nährstoffreicher Erde gehalten werden. Gegossen wird erst, wenn sich die Erde trocken anfühlt. Im zweiten Jahr bilden sich bis zu 60 Zentimeter hohe, aufrechte Stiele mit kleinen goldgelben Blüten. Mit dem Blühbeginn wird der Geschmack der Blätter zunehmend herber.

Notizen / Geburtstage

4. Dezember

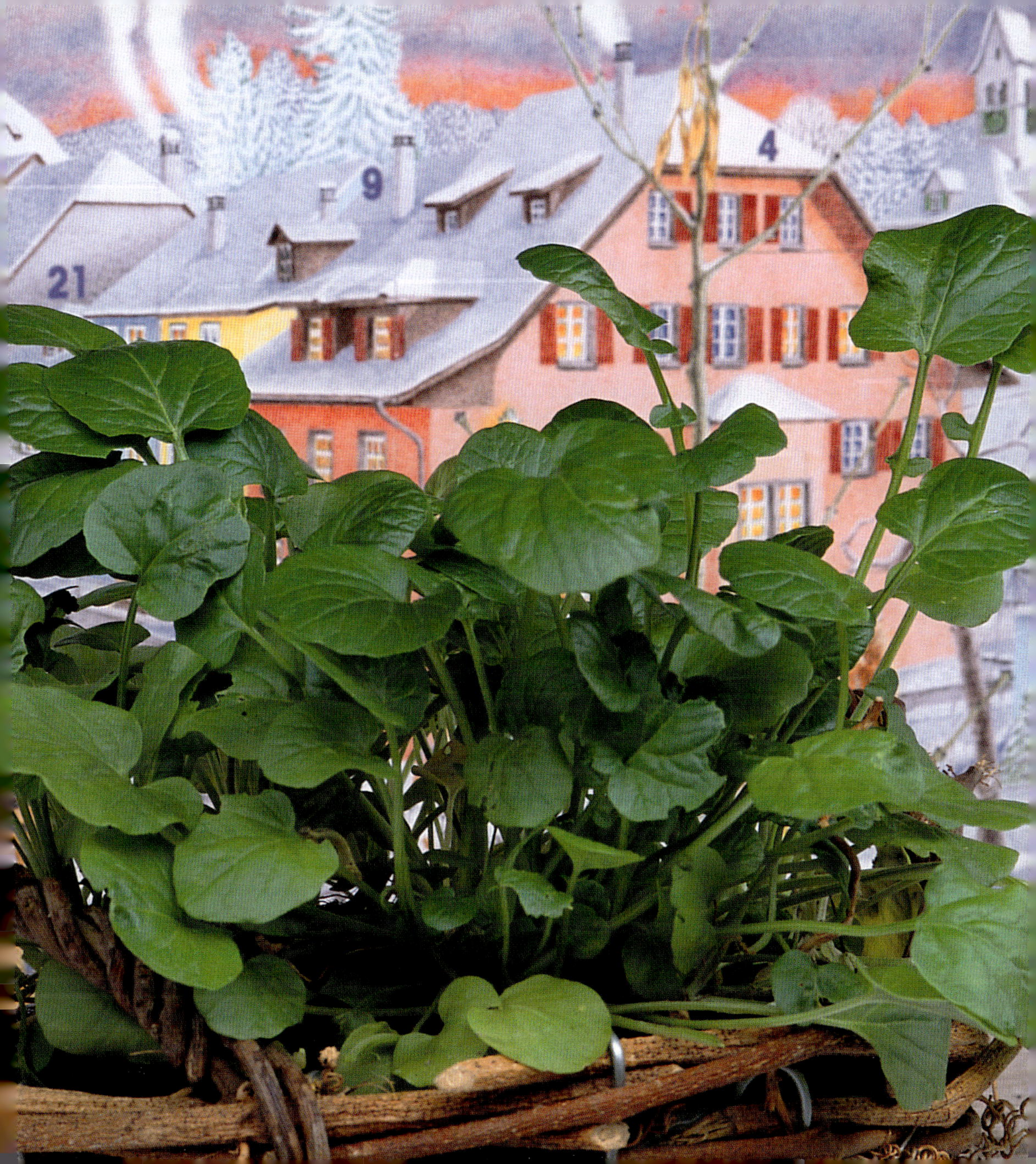
21
9
4

Kräuterquark mit Winterkräutern

250 g Halbfettquark • 2 EL gehackter Winterportulak • 2 EL gehacktes Barbarakraut • etwas Zitronensaft • feines Meersalz • Pfeffer aus der Mühle

Die ideale Alternative zu „Pellkartoffeln mit Quark“ in der kräuterarmen Jahreszeit.
Die feingeschnittenen Kräuter mit dem Quark mischen und mit Salz, Pfeffer und Zitronensaft würzen und servieren.

Notizen / Geburtstage

5. Dezember

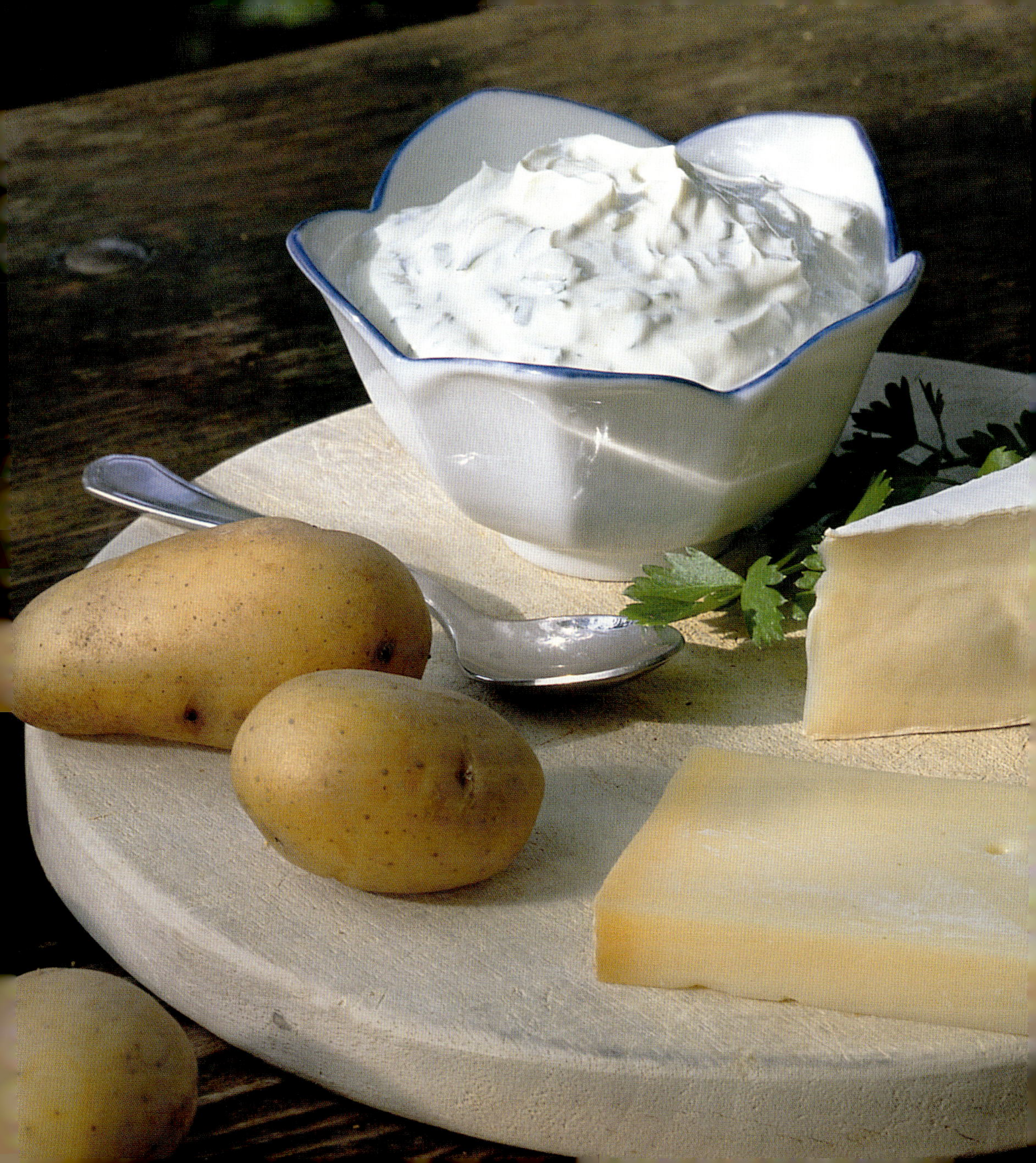

Aphrodites Wasser

Beim Rosenwasser handelt es sich um ein Nebenprodukt, das bei der Wasserdampfdestillation des Rosenöls entsteht und in Drogerien erhältlich ist. Bei gekauften Rosenwässern sollten Sie zu Hydrolaten aus biologischem Anbau greifen, die weder mit anderen Duftstoffen noch mit Alkohol angereichert wurden. Im Handel ist vorwiegend Damaszener- und Zentifolienwasser erhältlich. Angebrochene Flaschen sind im Kühlschrank gelagert ein halbes Jahr haltbar.

In der Küche kann Rosenwasser zum Aromatisieren von allerlei Speisen verwendet werden. Da die Konzentration im Vergleich zu selbst hergestelltem Rosenwasserkonzentrat bedeutend höher ist, sollte es sparsamer eingesetzt werden. Fügen Sie, wenn nicht anders vermerkt, das Wasser immer erst kurz vor dem Anrichten hinzu, da sich sonst das feine Aroma, besonders bei heißen Speisen, relativ schnell verflüchtigt.

Im Wellnessbereich kommt das Rosenhydrolat als vitalisierendes, tonisierendes Gesichtswasser zur Anwendung. Aufgetragen bei Insektenstichen, kleinen Hautverletzungen, leichten Verbrennungen sowie als Kompresse bei geschwollenen Augenlidern wirkt es lindernd und entzündungshemmend.

Notizen / Geburtstage

6. Dezember

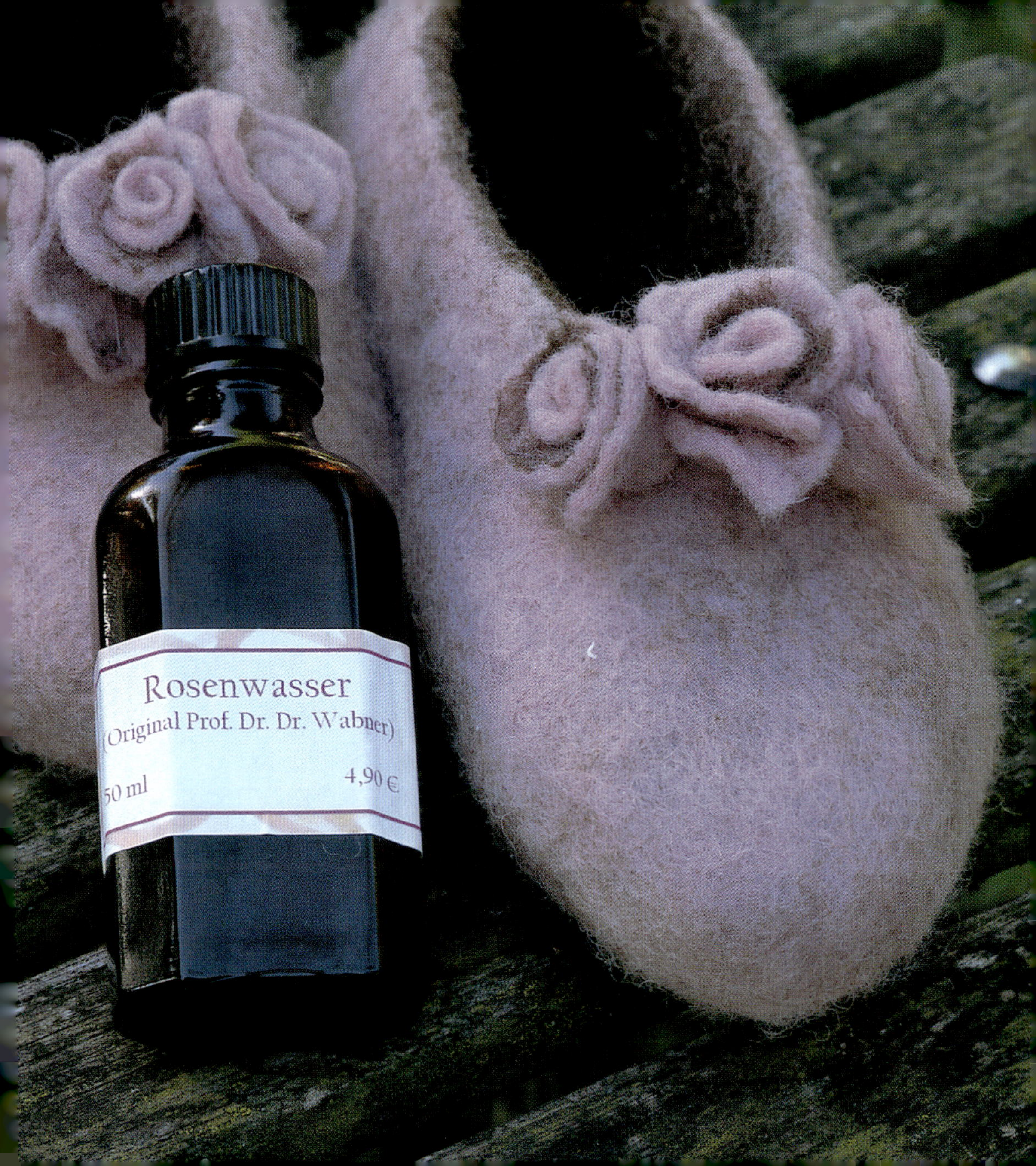
Rosenwasser
(Original Prof. Dr. Dr. Wabner)
50 ml
4,90 €

Thymianvariationen mit Zitrusduft

Was fällt Ihnen bei dem Gedanken an die Mittelmeerregion ein? Sicher nebst aromatischen Kräutern auch die begehrten Zitrusfrüchte. Gut zu wissen, dass hier zwei interessante Thymiankultivare in gut sortierten Kräutergärtnereien erhältlich sind, die beides vereinen, jedoch in rauen Lagen unbedingt einen Winterschutz benötigen.

Zum einen der nur etwa 23 Zentimeter hoch werdende Zitronenthymian *(Thymus citriodorus)*, dessen Hauptbestandteil seines ätherischen Öls Geraniol ist und dessen frischer Zitronengeruch auf Citral zurückgeht. Zum anderen der etwa 35 Zentimeter hoch werdende Orangenthymian *(Thymus fragantissimus)*, der starken Thymiangeruch kombiniert mit fruchtigem Orangenschalengeschmack aufwartet.

Beide Sorten sollten möglichst frisch verwendet werden und passen ideal zu Fisch, Ente, Lamm, fruchtigem Gemüse. Genauso eignen sie sich zum Würzen von süßem Gebäck und aromatischen Tees.

Notizen / Geburtstage

7. Dezember

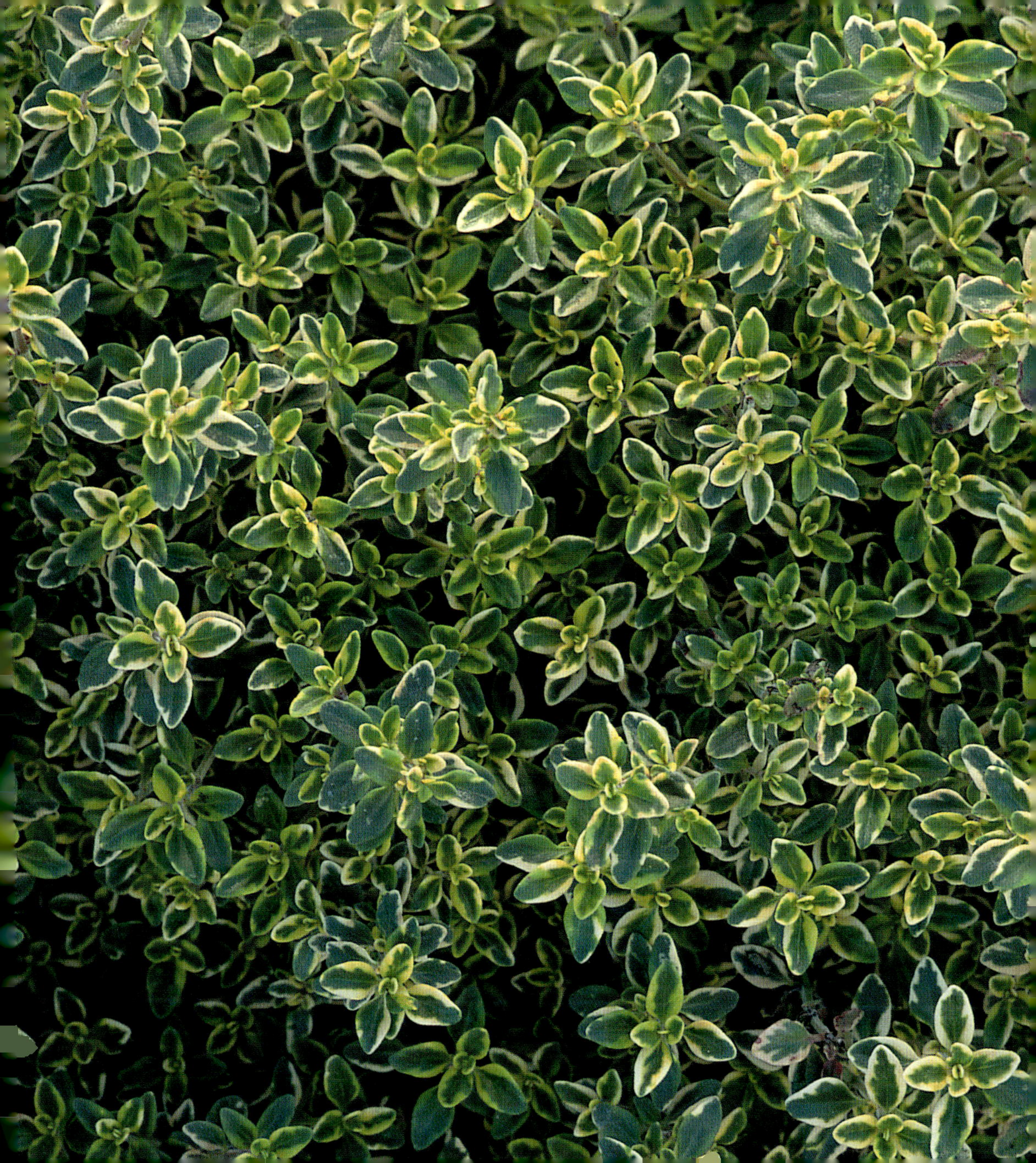

Zitronenthymian-Plätzchen à la Karin

1 unbehandelte Zitrone • 5–6 Zweige Zitronenthymian • 60 g brauner Zucker • 1 Pr. Salz • 100 g Butter, wachsweich • 50 g Schmand • 1 Ei • 200 g Mehl • 2 EL Apfelgelee (erwärmt und verflüssigt)

Schale von der Zitrone abreiben und Zitrone auspressen. Blättchen des Zitronenthymians von den Stängeln zupfen und fein hacken. Zucker, Salz und Schmand solange verrühren, bis sich der Zucker gelöst hat. Ei, Butter, Thymian und Zitronensaft unter Rühren hinzufügen. Mehl dazugeben, alles zu einem geschmeidigen Teig verruhren. Teig in einen Spritzsack füllen und Rosetten, Tatzen oder Kringel auf ein mit Backpapier ausgelegtes Backblech spritzen. Bei 160 Grad in 10 bis 15 Minuten knusprig backen. Nach dem Auskühlen mit Apfelgelee bestreichen.

Notizen / Geburtstage

8. Dezember

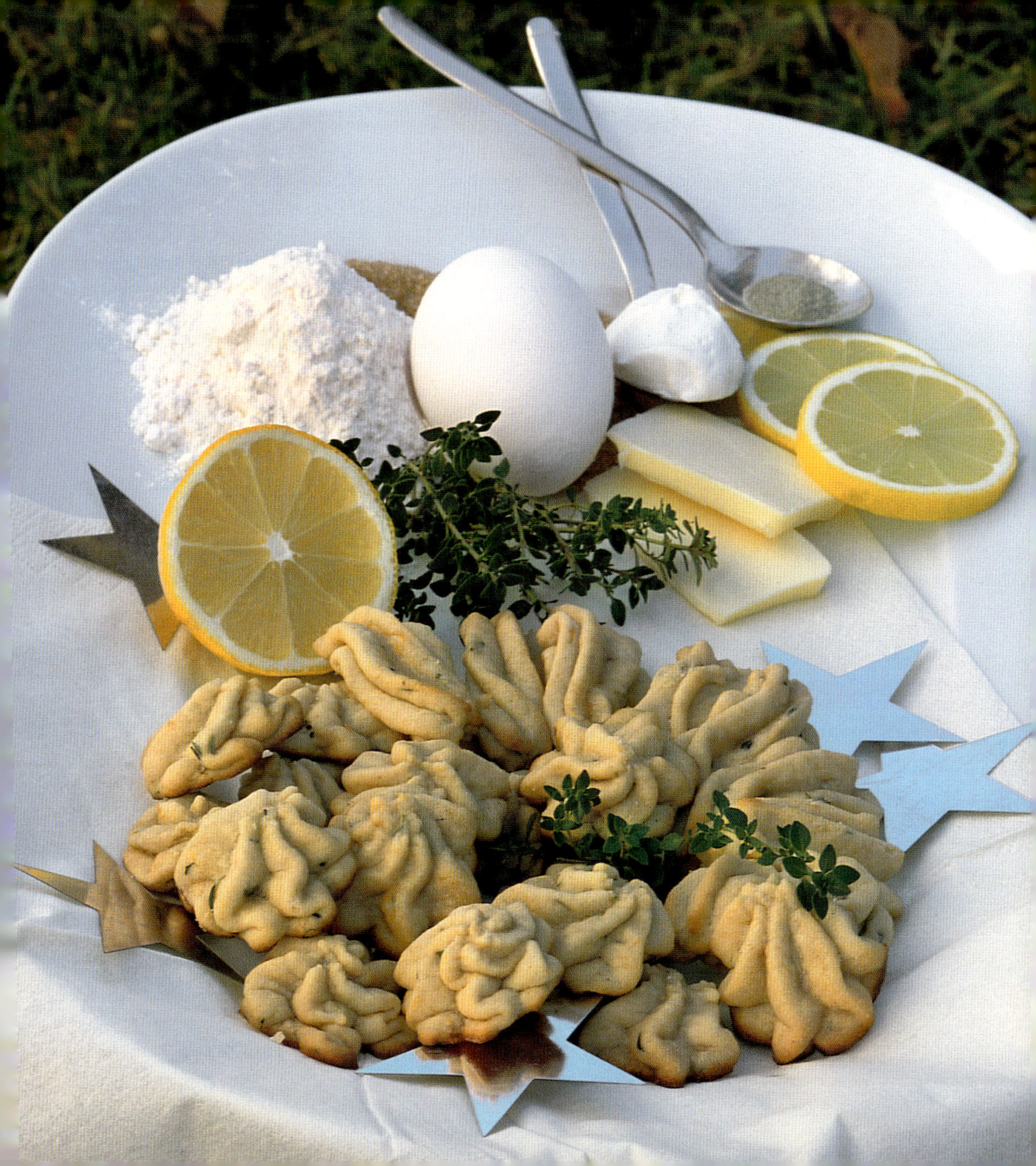

Salbeivariationen

In Sachen Farben zeigt sich der Salbei *(Salvia officinalis)* als wahres Multitalent. Erwähnenswert sind hier besonders die äußerst aparten, buntlaubigen oder variegierten Sorten wie 'Purpurascens', 'Icterina' oder 'Tricolor', die, was die Inhaltsstoffe angehen, dem gewöhnlichen Küchensalbei in nichts nachstehen. Leider sind sie etwas frostempfindlich, sie eignen sich jedoch gerade deswegen wunderbar für die Topfkultur. Am besten überwintern Sie die Pflanzen gut verpackt an einem geschützten Standort. Mäßige Wassergaben nicht vergessen. Im Frühjahr wird der Halbstrauch wieder an den Sommerstandort verfrachtet und zusätzlich etwas zurückgeschnitten.

Notizen / Geburtstage

9. Dezember

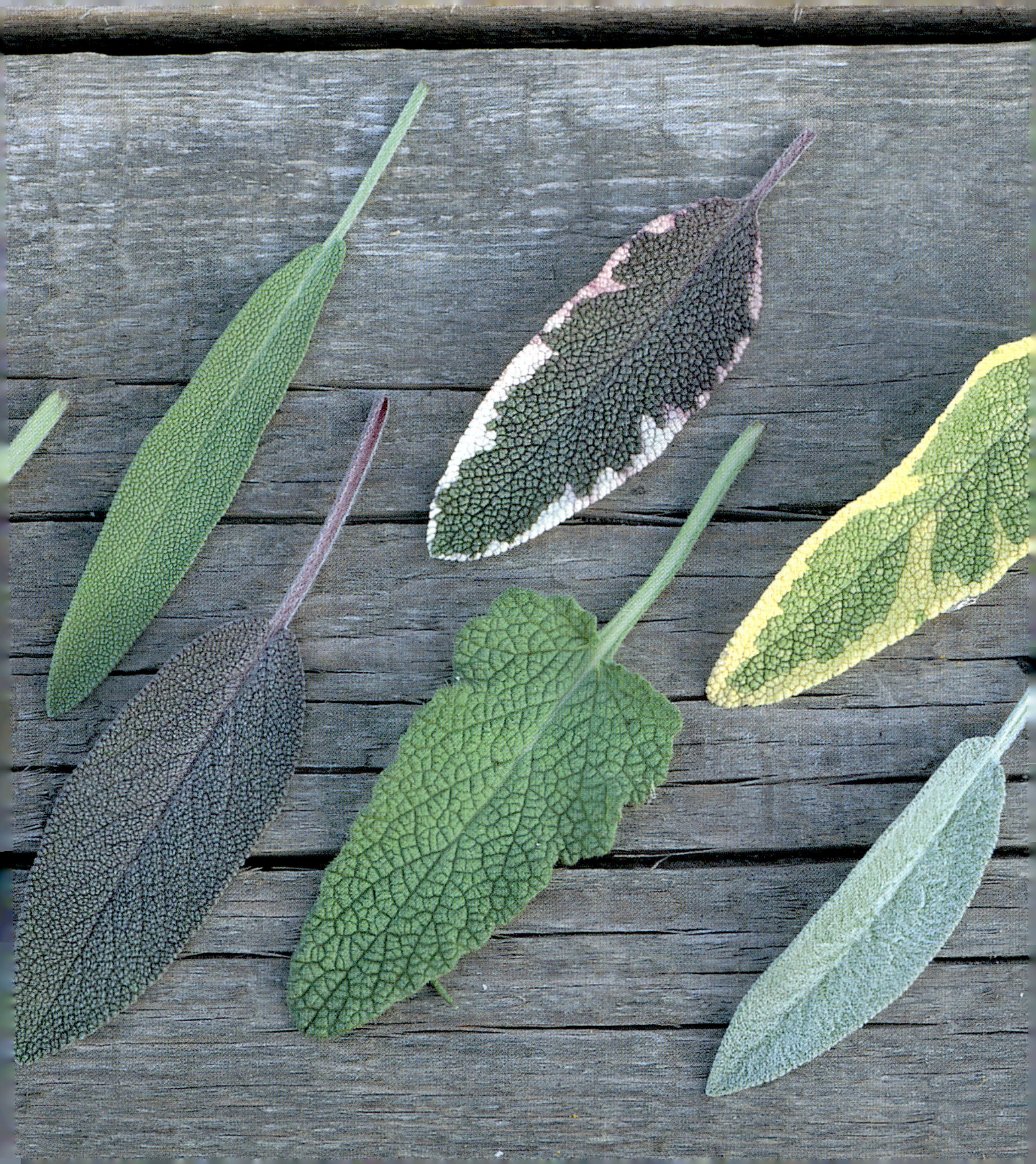

Zum Wohle aller

Naturheilmittel sollten nur bei leichten Beschwerden zur Anwendung kommen. Falls diese zunehmen oder länger anhalten, sollte unbedingt ein Arzt aufgesucht werden.
Weiterhin sollten in der gesamten Aromatherapie folgende Regeln beachtet werden:
• Lassen Sie sich grundsätzlich von kompetenten Personen wie ApothekerInnen, AromatherapeutInnen oder HeilpraktikerInnen beraten.
• Nicht alle Öle sind für alle Menschen geeignet. Einige sind beispielsweise für Kinder, Epileptiker oder Allergiker wenig oder gar nicht geeignet. Schwangere Frauen sollten auf Anwendungen mit Basilikum, Rosmarin, Salbei, Thymian und Ysop verzichten.

Notizen / Geburtstage

10. Dezember

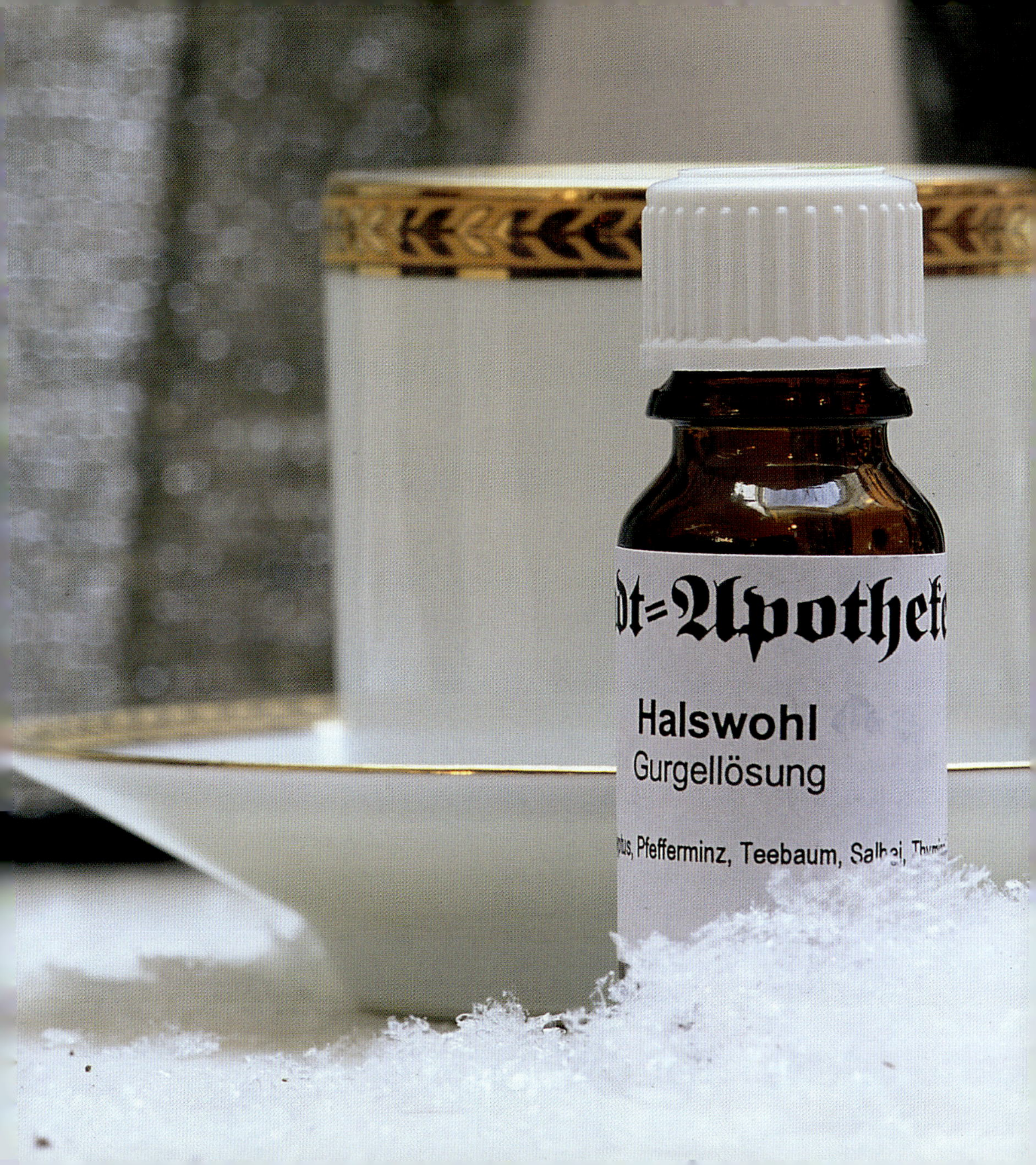
Halswohl
Gurgellösung
Pfefferminz, Teebaum,

Salbeimäuschen

1 Handvoll Salbeiblätter *(Salvia officinalis* eignet sich hierfür am besten) • 100 g Mehl • 125 ml Mineralwasser • 1 Ei • 1 TL Öl • 1 Pr. feines Meersalz • Öl zum Ausbacken

Die Blättchen kurz mit Wasser abspülen, abtropfen lassen und mit Küchenkrepp trocken tupfen. Das Mehl mit dem Mineralwasser, Ei, Öl und Salz zu einem glatten Teig rühren.

Die Salbeiblätter nun in den Teig tauchen und portionenweise im heißen Öl goldgelb ausbacken.

Dieser aparte Leckerbissen passt als Beilage zu Käse oder als originelle Knabberei zu Wein und Bier.

Notizen / Geburtstage

11. Dezember

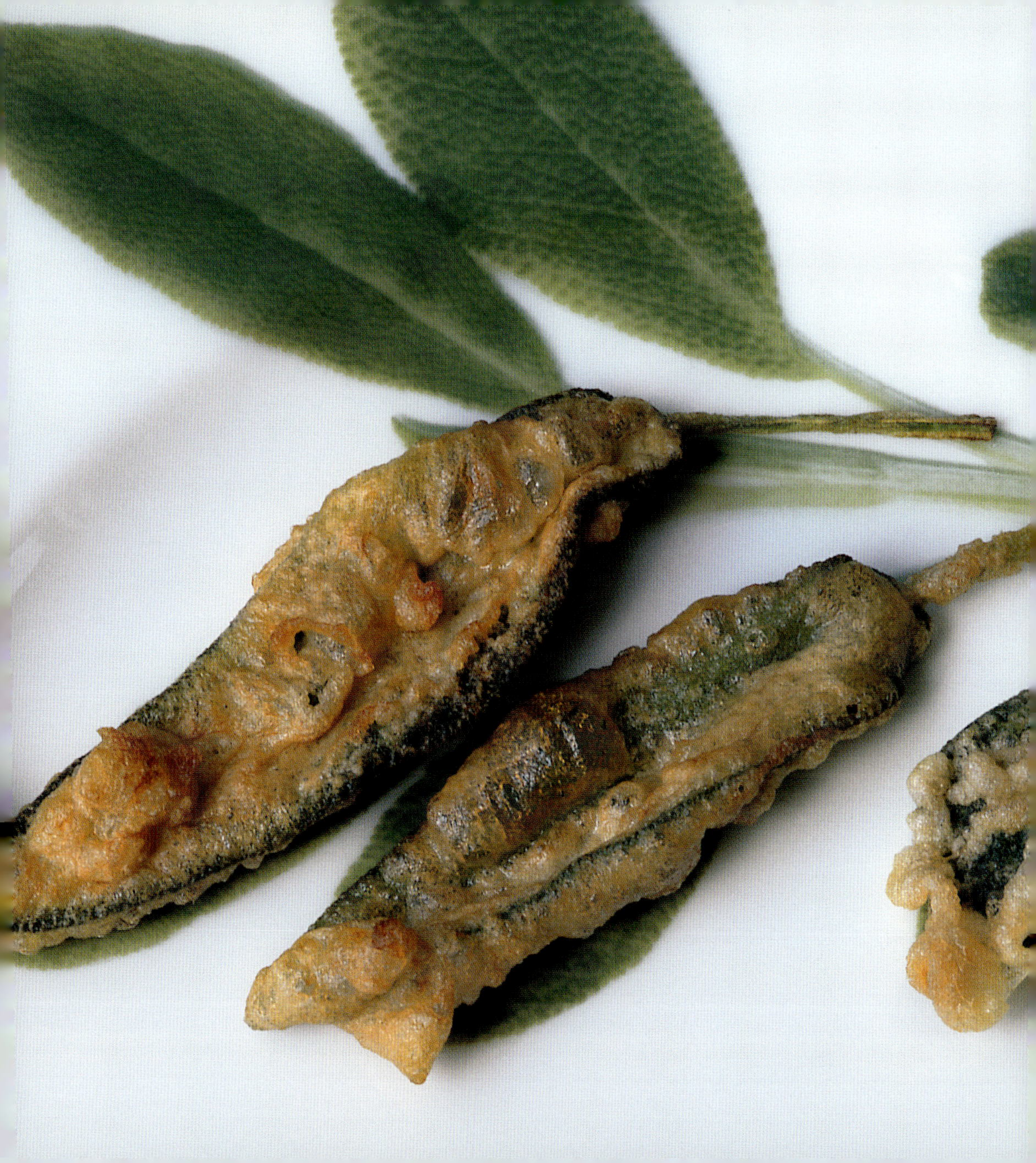

Von blumig frischem Duft begleitet

Die Geschichte der zu den Rautengewächsen gehörenden Zitruspflanze ist sehr geheimnisvoll. Bis heute ist der Ursprung dieser Vitamin-C-reichen Pflanze nicht eindeutig geklärt. Gewiss ist jedoch, dass sie zu den ältesten Kulturpflanzen gehört und schon 2200 v. Chr. in China kultiviert wurde. Vermutlich brachten portugiesische Kaufleute die ersten Pflanzen, die allesamt noch sauer und bitter schmeckten, um 1500 nach Europa.

Schon früh stellte man fest, dass Zitruspflanzen ausgesprochene Zierpflanzen sind. Könige und Fürsten ließen in der Barockzeit Orangerien für die frostempfindlichen Pflanzen bauen. Später konnten sich auch wohlhabende Bürger Wintergärten leisten und alsbald hielten auch hier die äußerst attraktiven Kübelpflanzen Einzug.

Die ursprünglich aus China stammende Zitrone *(Citrus limon)* wurde von den Arabern ab dem 11. Jahrhundert im ganzen Mittelmeerraum verbreitet. Zu der bekanntesten Sorte gehört heute 'Eureka', welche 1858 in Kalifornien durch italienisches Saatgut vermehrt wurde. Sie blüht und fruchtet während des ganzen Jahres und wird deshalb in Südfrankreich auch »Vier-Jahreszeiten-Zitrone« genannt.

Notizen / Geburtstage

12. Dezember

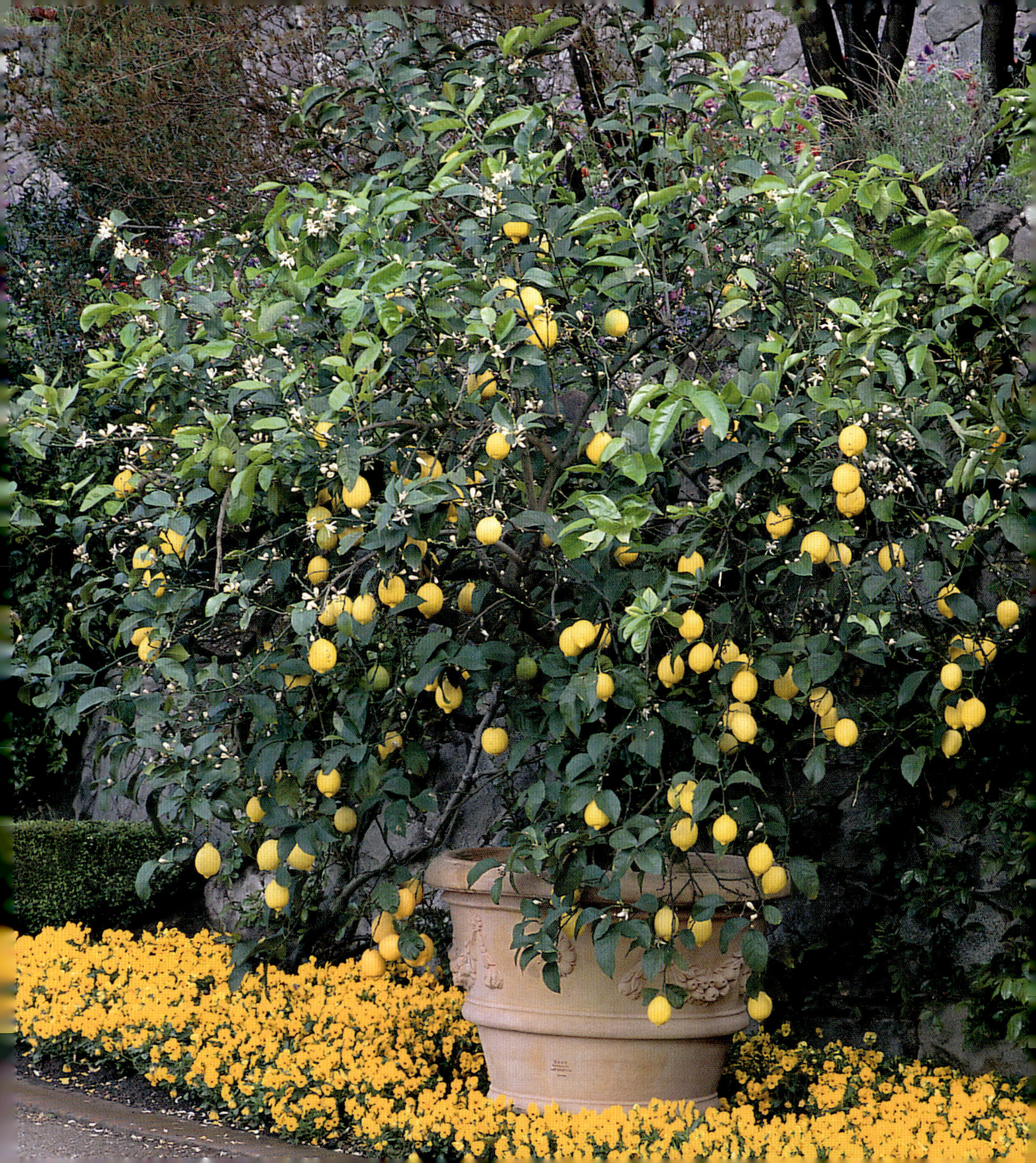

Der Winterportulak

Dann, wenn die meisten Kräuter ihre Winterruhe halten, hat der Winterportulak *(Montia perfoliata)* seine Hochzeit. Sein säuerlich-nussartiger Geschmack ist eine ideale Bereicherung in Salaten, Kräuterquark, als Suppengrün oder einfach auf dem Butterbrot. Der hohe Anteil an Calcium, Magnesium, Kalium sowie Eisen macht ihn außerdem zum idealen Mineralstoffspender in der kalten Jahreszeit.

Das aus den pazifischen Küstenregionen Nordamerikas stammende einjährige Kraut wird ab Mitte bis Ende September in feinkrümelige Erde ausgesät. Am idealsten sind Töpfe oder Kistchen, die im kühlen Wintergarten oder an geschützter Stelle in Hausnähe aufgestellt werden. Die Keimtemperatur liegt bei 12 Grad.

Natürlich sind auch Freilandaussaaten möglich. Diese sollten jedoch bei Kahlfrösten abgedeckt werden. Winterportulak verträgt problemlos Temperaturen bis zu minus 10 Grad, jedoch verfärben sich dann die Blätter rötlich und werden hart. Bei Temperaturen von 5 bis 8 Grad beginnt er wieder zu wachsen. In nicht zu kalten Wintern sind bis zu vier Ernten möglich. Schneiden Sie die Blattstiele nicht tiefer als zwei Zentimeter über dem Boden ab, da sonst das Nachwachsen der Blättchen nicht mehr gewährleistet ist. Mit dem Blühbeginn ab März ist die Ernte abgeschlossen.

Notizen / Geburtstage

13. Dezember

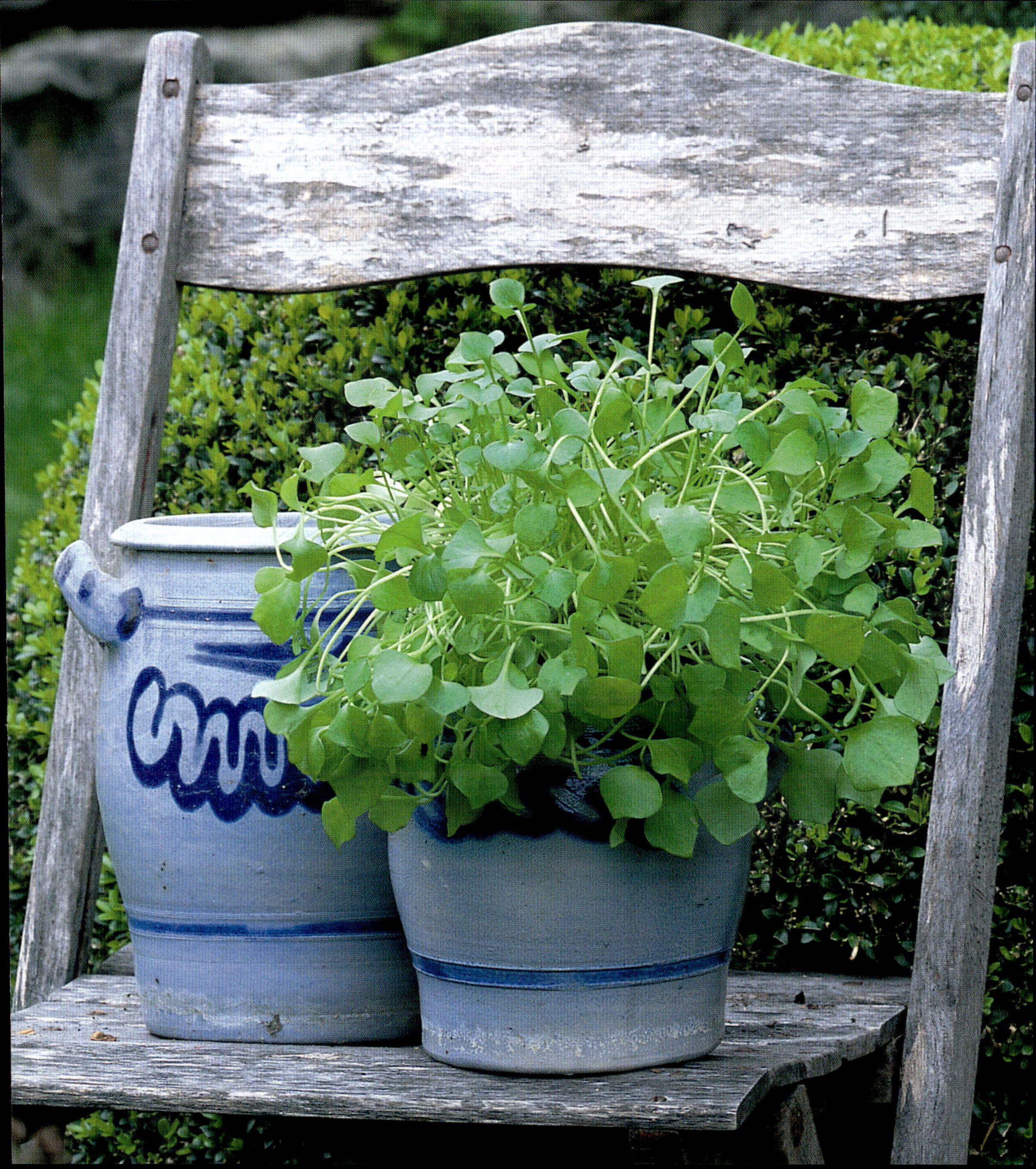

Rosa × *alba* 'Maxima'

Diese wunderbare Albarose dürfte wohl aus einer Kreuzung von *R. canina* und *R. gallica* entstanden sein. Vermutlich war sie schon den alten Römern bekannt. Bei uns ist sie jedoch erst seit dem 16. Jahrhundert nachgewiesen. Den heutigen Namen trägt sie zu Ehren des bayerischen Königs Maximilian II. Weiterhin findet man sie auch unter den Namen 'Jakobiterrose', 'Great Double White', 'Cheshire Rose' oder 'White Rose of York'.
Rahmweiße Knospen öffnen sich zu weißen bis rahmweißen, anfänglich manchmal rosa überhauchten stark gefüllten Blüten mit kaum sichtbaren Staubgefäßen. Sie stehen in kleinen Büscheln zusammen und verströmen einen lieblichen Duft, der sich ausgezeichnet für die Küche eignet.
Gesundes, hellgraugrünes Laub bedeckt die bogigen Triebe, welche mit wenigen, spitzen Stacheln bewehrt sind. Der Wuchs dieser sehr winterharten Rose ist kräftig, dicht und aufrecht und sie kann eine Höhe von 3 Meter erreichen.

Notizen / Geburtstage

14. Dezember

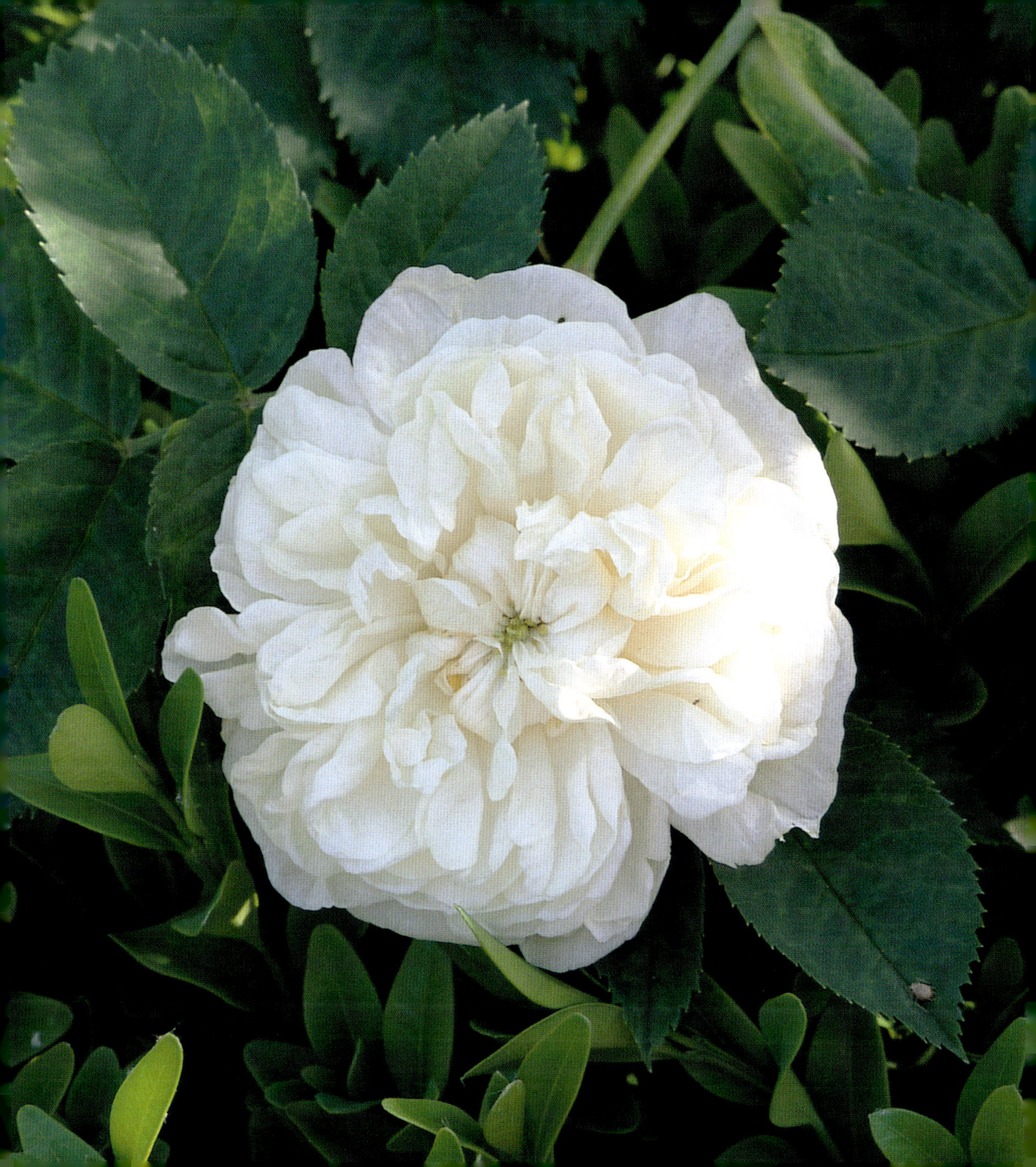

Rosen-Marzipan-Truffes

150 g Marzipanrohmasse • 20 ml biologisches Damaszenerrosenwasser (siehe *Bezugsquellen)* • 15–20 möglichst dunkle Duftrosenblütenblätter, zum Beispiel von 'Rose de Resht' (eventuell getrocknet) • 30 dunkle Schokoladenhohlkugeln • 300 g dunkle Kuvertüre • Rosenpuderzucker (siehe *15. August)*

Die Duftrosenblätter nach Anleitung (siehe *3. Juni)* vorbereiten, fein hacken und mit dem Rosenwasser und dem Marzipan gut verkneten. Die Masse mit Hilfe eines Teelöffels in die Hohlkugeln füllen.

Etwa 1/4 der Kuvertüre im Wasserbad auf 32 Grad erwärmen und mit Hilfe eines Kaffeelöffels die Öffnungen der Hohlkugeln mit der Kuvertüre verschließen. Die gefüllten Hohlkugeln zwei Stunden im Kühlschrank ruhen lassen. Die restliche Kuvertüre im Wasserbad erwärmen. Die gefüllten Hohlkugeln aus dem Kühlschrank nehmen. Mit Hilfe von zwei Gabeln jede Kugel in der Kuvertüre kurz wenden und auf ein Tortengitter setzen. Sobald die Oberfläche der Schokoladenkugeln matt wird, diese mit den Gabeln auf dem Gitter drehen (trempieren), bis die typische Truffesoberfläche entsteht. Anschließend die Truffes im Rosenpuderzucker wenden und bis zum Verzehr im Kühlschrank aufbewahren.

Notizen / Geburtstage

15. Dezember

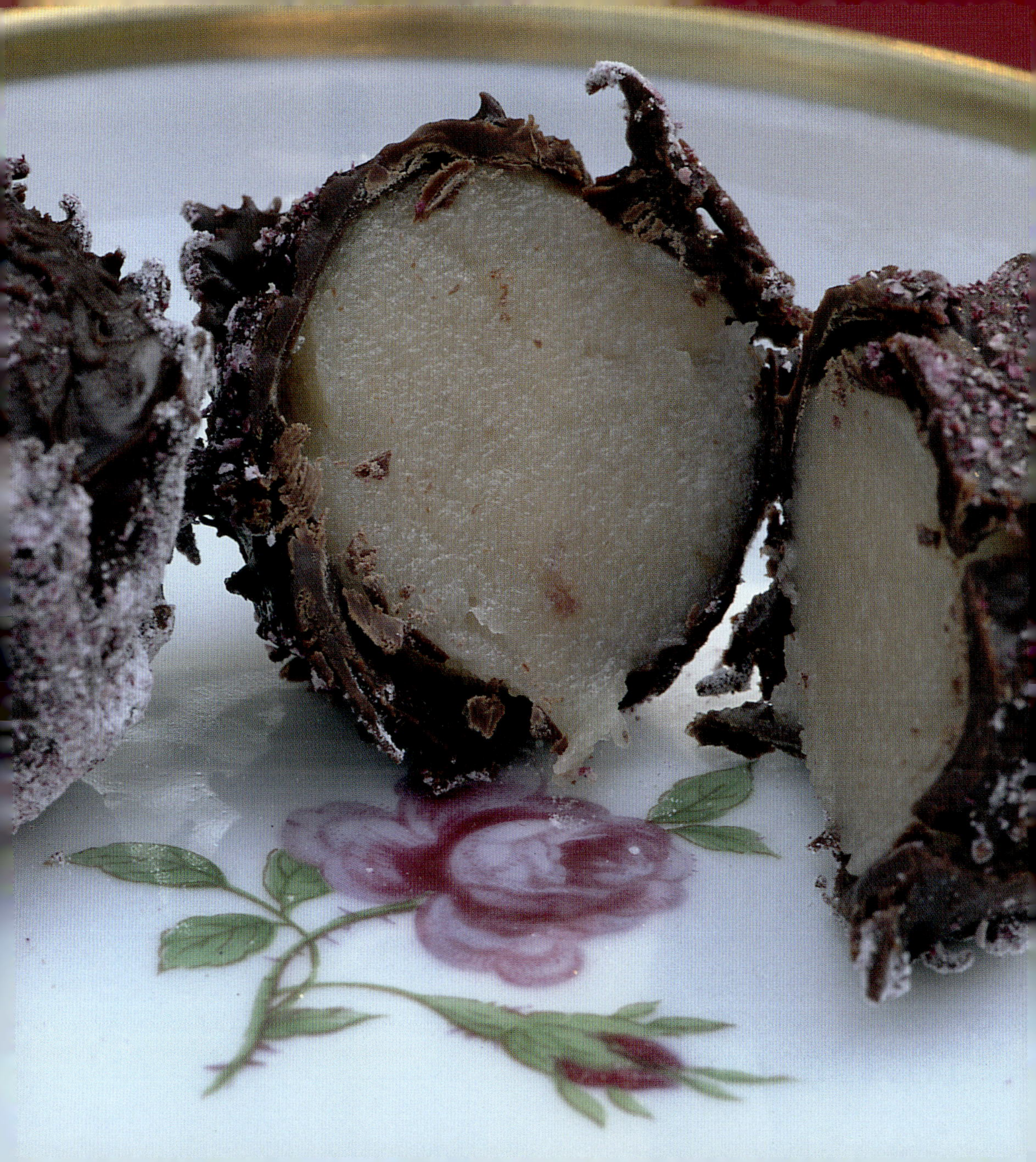

Per fumum

Die ursprünglichste Art, aromatische Stoffe für religiöse, therapeutische sowie rituelle Zwecke freizusetzen, ist das Räuchern. Schon in der Antike wurde von vielen Kulturen die Tradition des Verräucherns von Kräutern und Harzen dazu angewendet, um mit den Göttern in Kontakt zu treten. Geräuchert wurde aber auch, um böse Geister zu vertreiben, bei Segnungen, Weihen und zur Heilung bei Krankheiten.
Heute werden Räucherungen hauptsächlich in der Aromatherapie oder einfach zur Erzeugung von inspirierenden Düften angewendet. Qualitativ gute Räucherstäbchen bestehen aus natürlichen Substanzen wie Blüten, Kräutern, Wurzeln, Hölzern und Ölen, die von Hand auf Bambusstäbchen gerollt werden. In traditionellen Stäbchenhaltern aufgestellt, verströmen sie je nach Wunsch einen anregenden, inspirierenden oder gar beruhigenden und erdenden Duft.

Notizen / Geburtstage

16. Dezember

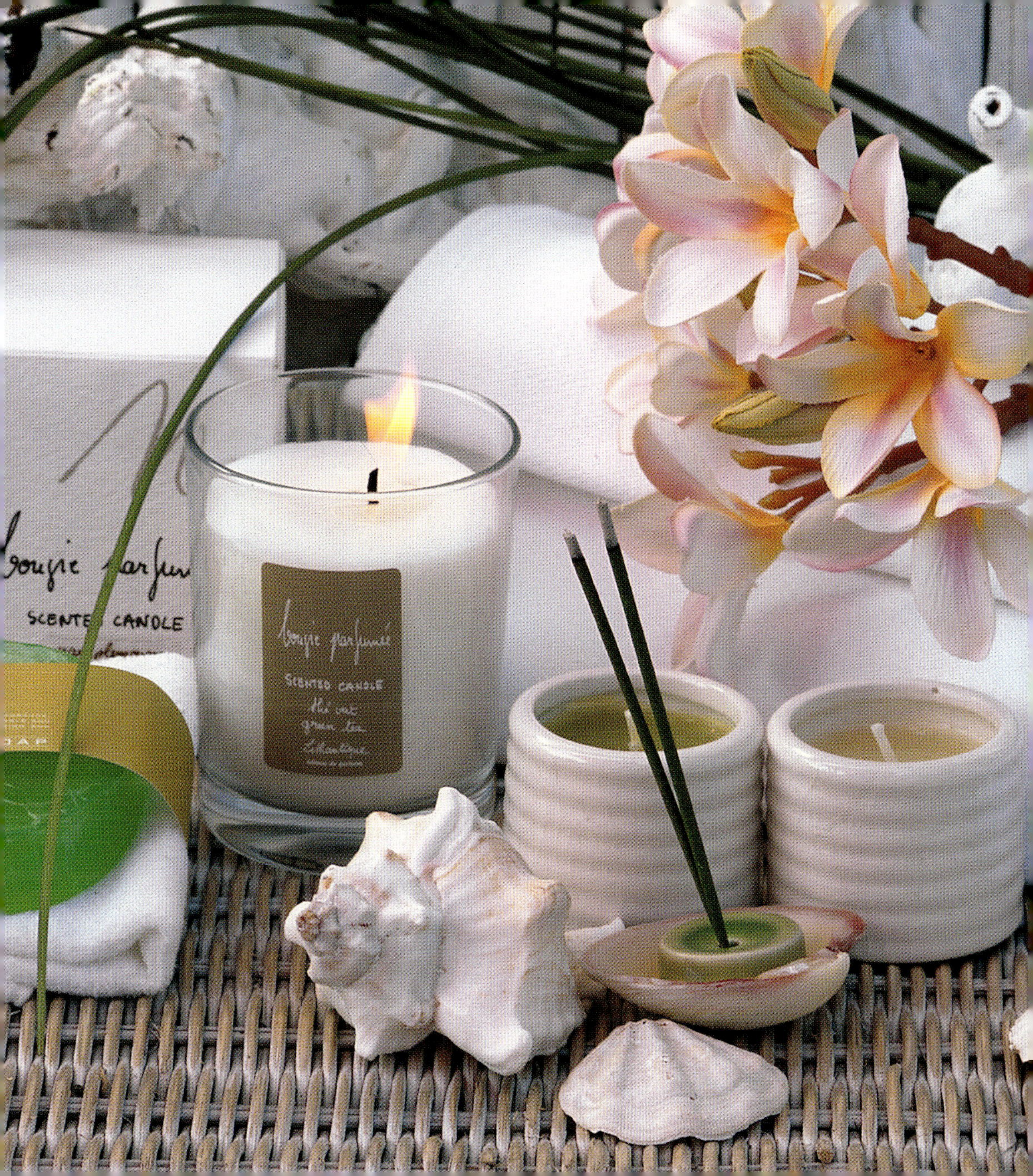

bougie parfumée
SCENTED CANDLE
bougie parfumée
SCENTED CANDLE
thé vert
green tea
Lothantique

Dekorativer Blütenzucker

Drei Teile Kristallzucker oder weißen Rohrzucker mit einem Teil getrockneter Blütenblätter wie zum Beispiel von Damaszenerrosen, Lavendel, Malven, Ringelblumen, Kamille, Rotklee oder Sonnenblumen mischen. Nach Wunsch kann die Mischung noch mit etwas pulverisierter Vanille, Ingwer, Zimt oder Nelken verfeinert werden. Die harmonische Würze dieser besonderen Zuckermischung eignet sich zum Verfeinern von Süßspeisen, Kuchen und Obstsalat oder zur Garnierung von Desserts.

Notizen / Geburtstage

17. Dezember

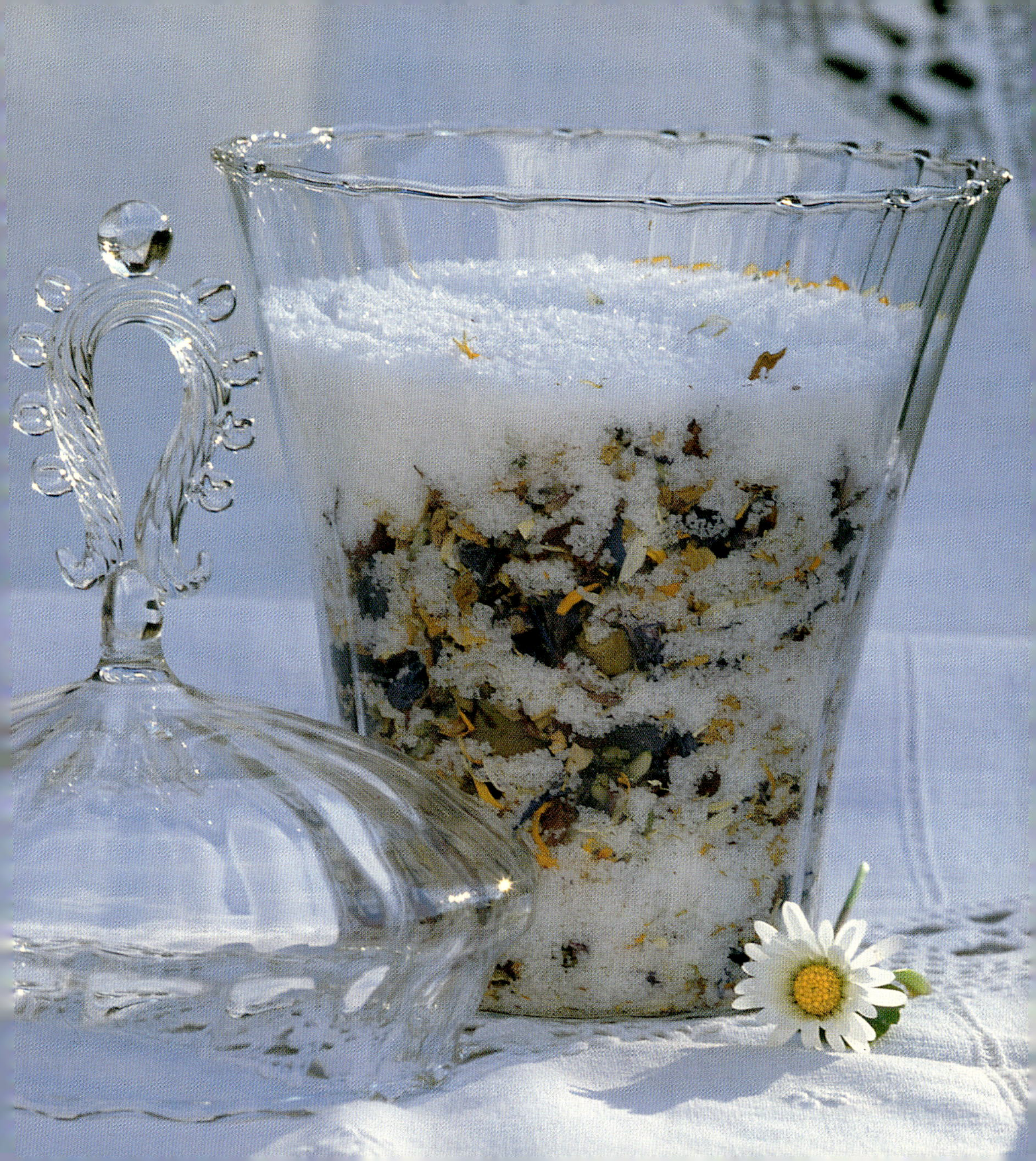

Karins Blütentaler

100 g Marzipan • 200 g Butter • 80 g Zucker • 1 TL Vanillezucker • 1 Pr. Salz • abgeriebene Schale ½ Zitrone • 250 g Mehl • 1 Eigelb • 2–3 EL süße Blütenmischung (1 Teil Rohrzucker, 1 Teil gemischte getrocknete und zerkleinerte Blütenblätter wie Rosen, Malven, Ringelblumen, Kornblumen, Sonnenblumen, Orangen, Rotklee und Veilchen)

Das Marzipan grob raspeln und dann mit Butter, Zucker, Salz, Zitronenschale und Mehl zu einem Mürbeteig verkneten. Den Teig zu zwei Rollen formen und diese zwei Stunden kühl stellen.
Nun eine Teigrolle rundum mit verquirltem Eigelb bestreichen und in der Blütenmischung wälzen, in Taler schneiden und aufs Backblech legen.
Die andere Teigrolle ausrollen und Taler ausstechen. Die Taler auf das Backblech setzen, mit Eigelb bestreichen und mit der Blütenmischung bestreuen. Anschließend die Taler bei 180 Grad 10 bis 15 Minuten backen.

Notizen / Geburtstage

18. Dezember

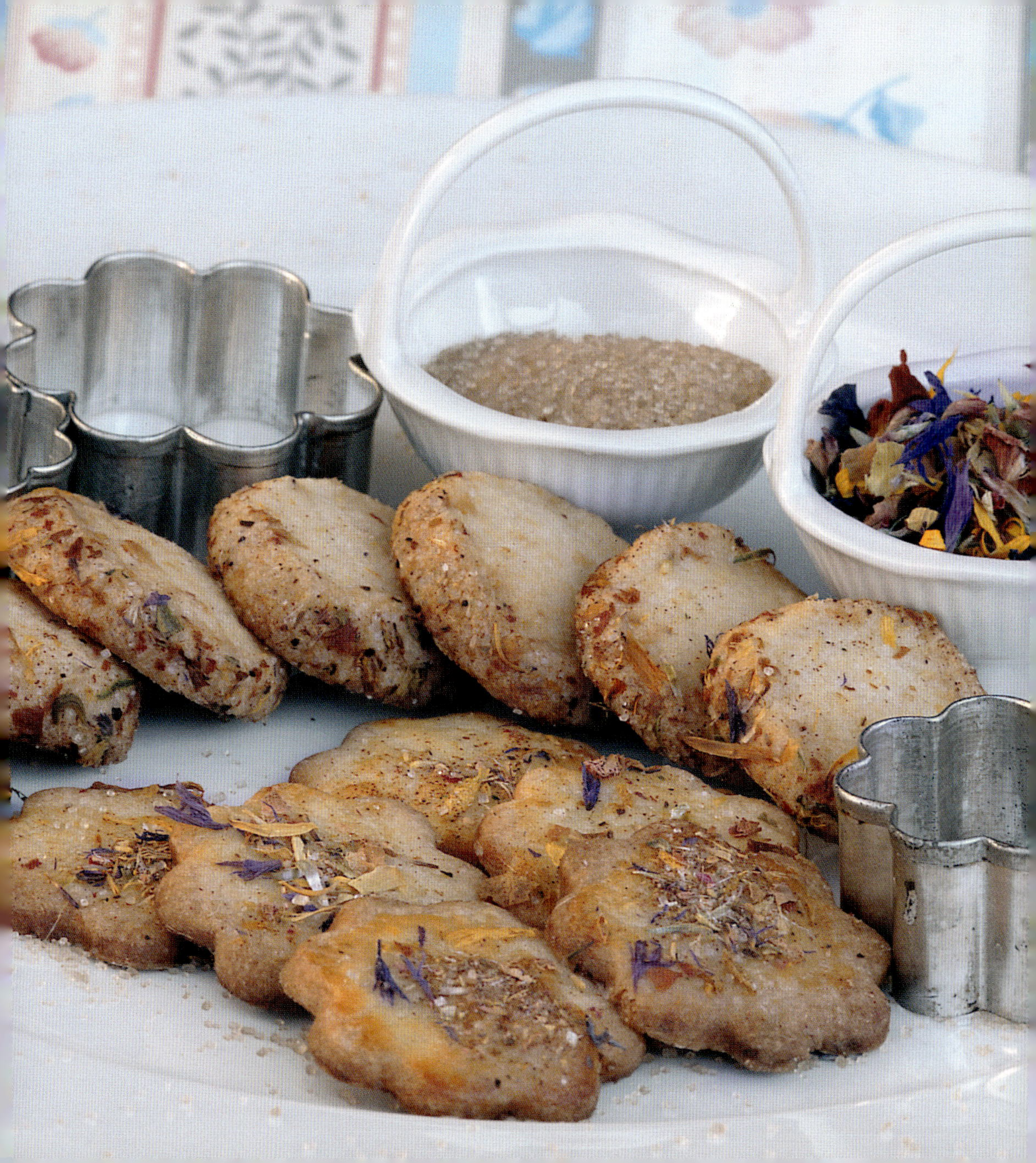

Bitte anklopfen

Wer Nistkästen in seinem Garten angebracht hat, sollte sich auch um deren Reinigung kümmern. Jetzt im Winter bieten Nistkästen vor allem Singvögeln, die nicht Richtung Süden ziehen, Schutz vor Wind und Kälte. Im Herbst verbringt auch gelegentlich der nachtaktive Siebenschläfer gerne seine Schlafenszeit tagsüber in leeren Nistkästen.

Besonders bei der Herbstreinigung sollte deshalb darauf geachtet werden, dass wir vor dem Öffnen des Kastens vorsichtig anklopfen, da es sonst passieren könnte, dass wir eines dieser putzigen, grauen Tierchen mit schwarzen Knopfaugen und runden Ohren aufschrecken.

Leider ist er bei uns Gartenfreunden nicht gerade beliebt, tut er sich doch nur all zu gerne an Beeren, Obst und Nüssen gütlich, plündert hin und wieder Vogelnester von Singvögeln und hinterlässt durch seinen Nagetrieb gelegentlich auch Schäden an Haus und Garten. Er darf jedoch nicht als Schädling bezeichnet werden, ernährt sich das nur 80 bis 120 Gramm leichte, zu den Nagetieren gehörende Tierchen im Mai, nachdem er völlig abgemagert aus dem Winterschlaf erwacht ist, zusätzlich von Maikäfern, Wespenlarven und anderen Schadinsekten.

Notizen / Geburtstage

19. Dezember

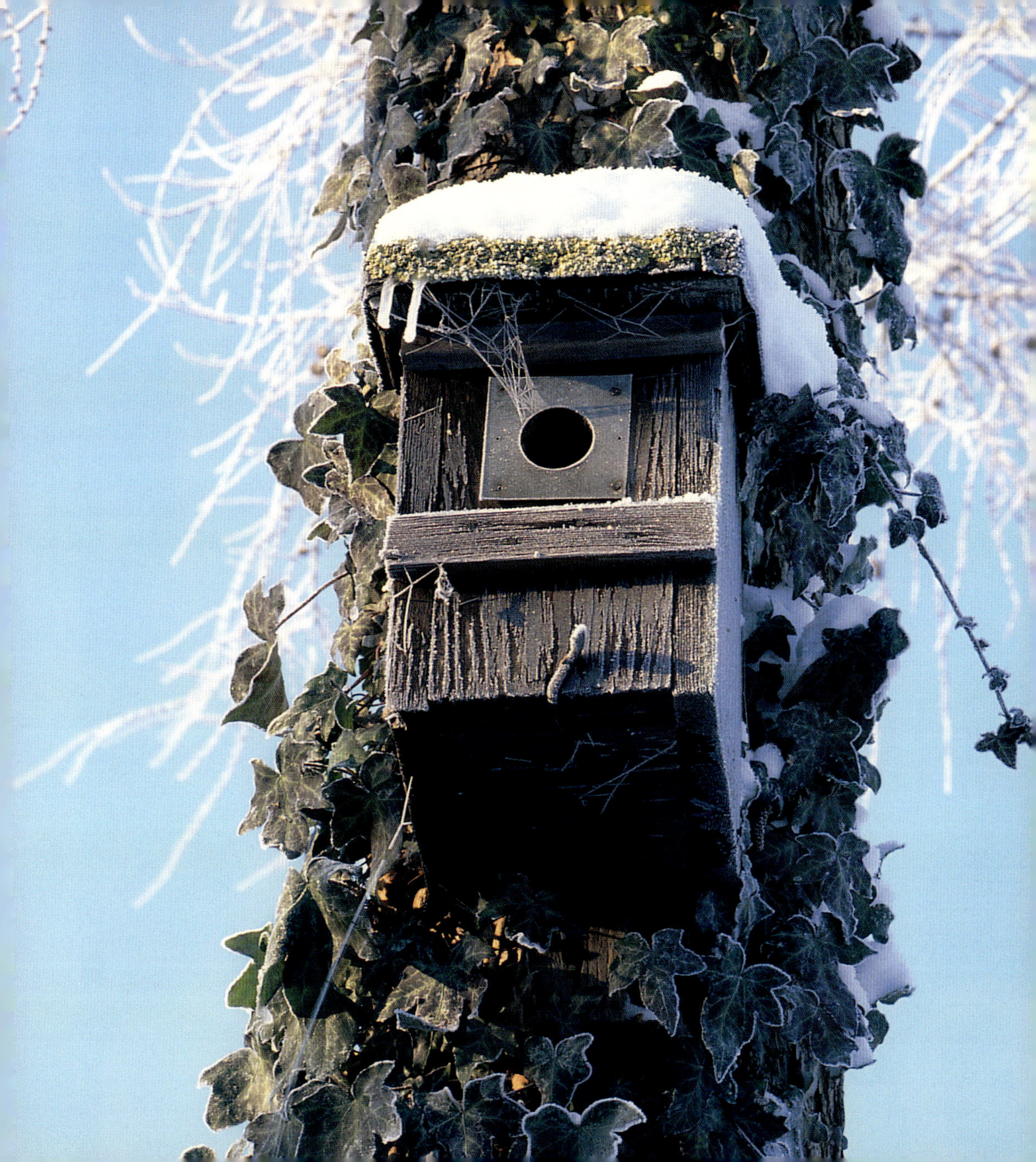

Fernweh garantiert

Durch die Kombination von Birnen-, Kiwi- und Melonenstücken sowie rosa Rosenknospen, Rosenblüten, natürlicher Zitronensäure und Aromen schmeckt diese Teemischung frisch-fruchtig, ja geradezu exotisch und weckt garantiert Fernweh.
Rosenknospen oder aufgeblühte Rosen können ganz einfach getrocknet werden, indem man sie auf einen stabilen, naturbelassenen Baumwollfaden fädelt. Das Auffädeln erfolgt durch den Blütenboden oder Kelchbecher. Halten Sie einen kleinen Abstand zwischen den Blüten, denn sie trocknen so besser. Die »Rosenketten« werden anschließend in einem warmen, gut durchlüfteten Ort aufgehängt. Hier ist es besonders wichtig, dass die Knospen oder Blüten gut durchgetrocknet sind, da sonst Fäulnisgefahr von innen her droht. Anschließend werden die Blüten in einem Glas mit Schraubverschluss oder in einer gut verschließbaren Dose für einige Tage in die Tiefkühlung gegeben, was gewährleistet, dass etwaige Käferchen oder Eier abgetötet werden. Die getrockneten Blüten oder Knospen werden bis zum Gebrauch an einem dunklen und trockenen Ort aufbewahrt.

Notizen / Geburtstage

20. Dezember

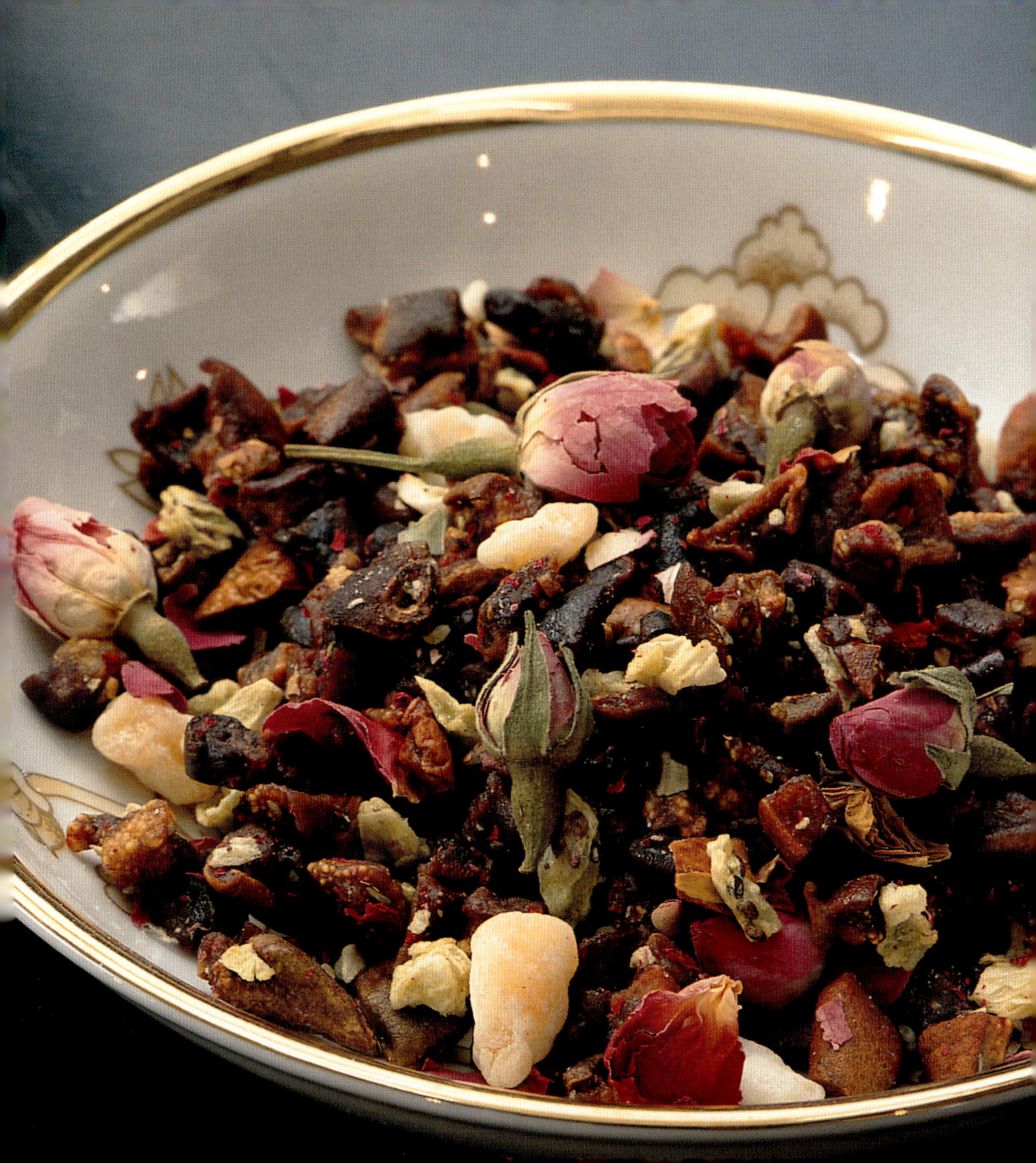

Mit gutem Gewissen

Bei der Herstellung eines jeden Pflegeproduktes, ob Sie dazu Pflanzen aus dem Garten verwenden oder diese auf Feld und Flur sammeln, sollten diese, wenn immer möglich, aus biologisch kontrolliertem Anbau stammen. Dies gilt übrigens auch für gekaufte, ätherische Öle oder Ausgangsprodukte wie beispielsweise Basisöle oder Wachse. Hier wird garantiert, dass die Erzeugnisse auf der Basis möglichst naturschonender Produktionsmethoden unter der Berücksichtigung von Erkenntnissen der Ökologie und des Umweltschutzes hergestellt wurden.
Gerade im eigenen Hausgarten stoßen wir hier aber oft an unsere Grenzen, haben sich doch im Sommer eine unermessliche Vielzahl an Blattläusen an den Rosenknospen gütlich getan oder konnten trotz täglichen Aufsammelns nicht alle Schnecken aus dem Garten verbannt werden. Wichtig zu wissen ist hier, dass mittlerweile gute, biologische Pflanzenschutzlösungen im Handel erhältlich sind, die wir mit gutem Gewissen anwenden können.

Notizen / Geburtstage

21. Dezember

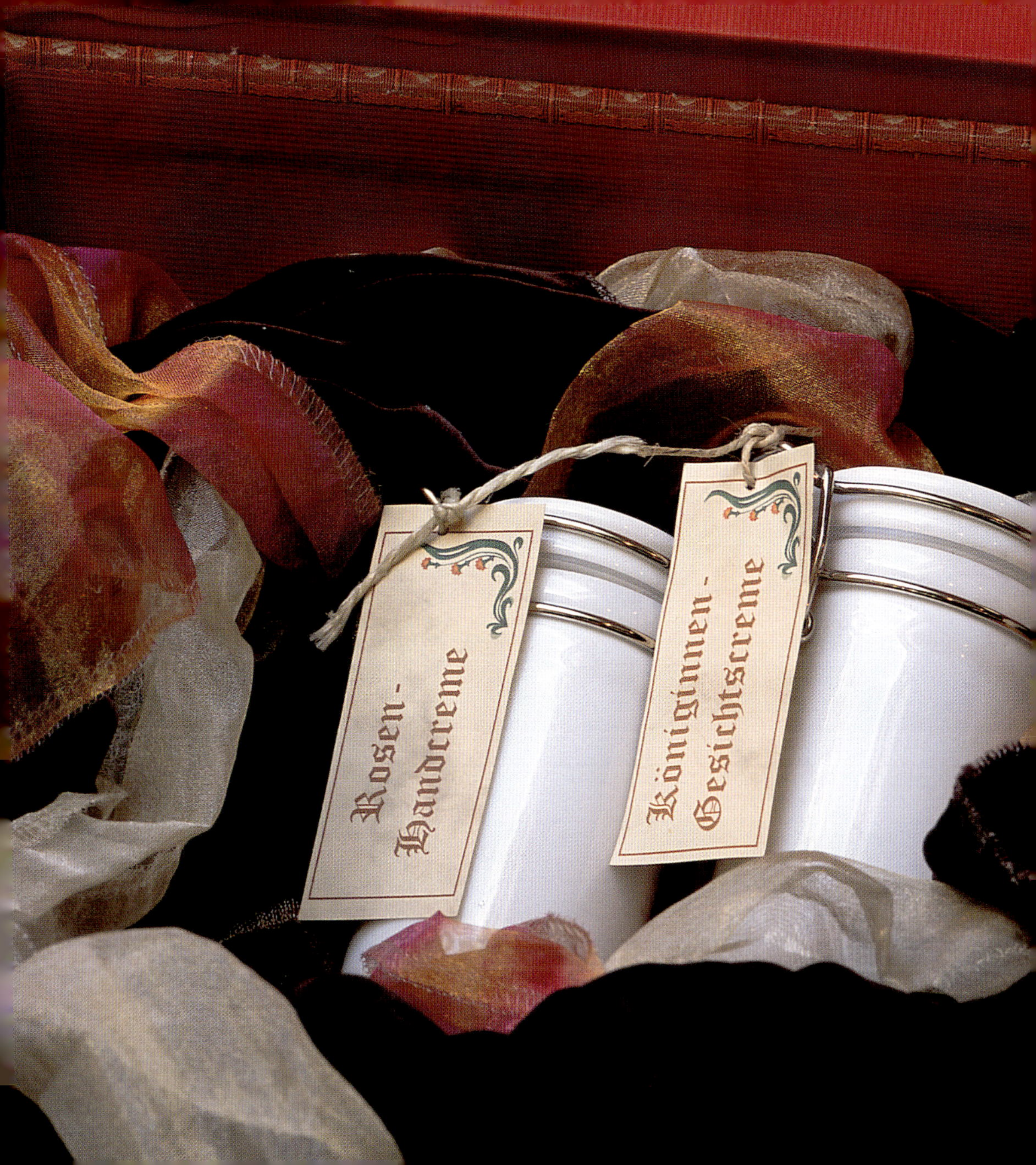
Rosen-
Handcreme
Königinnen-
Gesichtscreme

Zentifolien

Diese meist einmalblühenden Rosen, welche in deutsch auch »hundertblättrige Rose« genannt werden, erhielten zu Recht diesen Namen, zeigen die gefüllten Blüten doch eine beachtliche Menge an Petalen.
Hier handelt es sich nicht um eine eigentliche Klasse, sondern eher um eine komplexe Hybride, an deren Entstehung vermutlich *Rosa canina, Rosa gallica, Rosa phoenica, Rosa moschata* sowie *Rosa damascena* beteiligt war. Wie und wann genau diese jedoch entstand, ist bis heute nicht geklärt; bei den meisten Sorten dürfte es sich jedoch um Mutationen handeln. Da sich dabei oft die Staubgefäße in Petalen umgewandelt haben, sind viele von ihnen steril, sie können jedoch relativ einfach durch Stecklinge oder Abstechen der Ausläufer vermehrt werden. Durch eine gezielte Auslese entstand im Lauf des 16. Jahrhunderts in Holland bald ein reichhaltiges Sortiment, dessen Vielfalt wir auf zahlreichen Werken alter Meister bewundern können.
Bevor der schwedische Naturwissenschaftler Carl von Linné diese Rosenklasse, welche übrigens einen exklusiven Duft verströmt und deshalb schon damals zur Gewinnung von Rosenöl angebaut wurde, mit dem Namen *Rosa centifolia* belegte, war sie als »große holländische Rose«, als *R.* × *centifolia batavia* und als »große Provencerose« bekannt. Da die großen Blüten mit den gefältelten Blütenblättern dem Kohl sehr ähnlich sehen, wurde sie auch »Cabbagerose« oder »Kohlrose« genannt.

Notizen / Geburtstage

22. Dezember

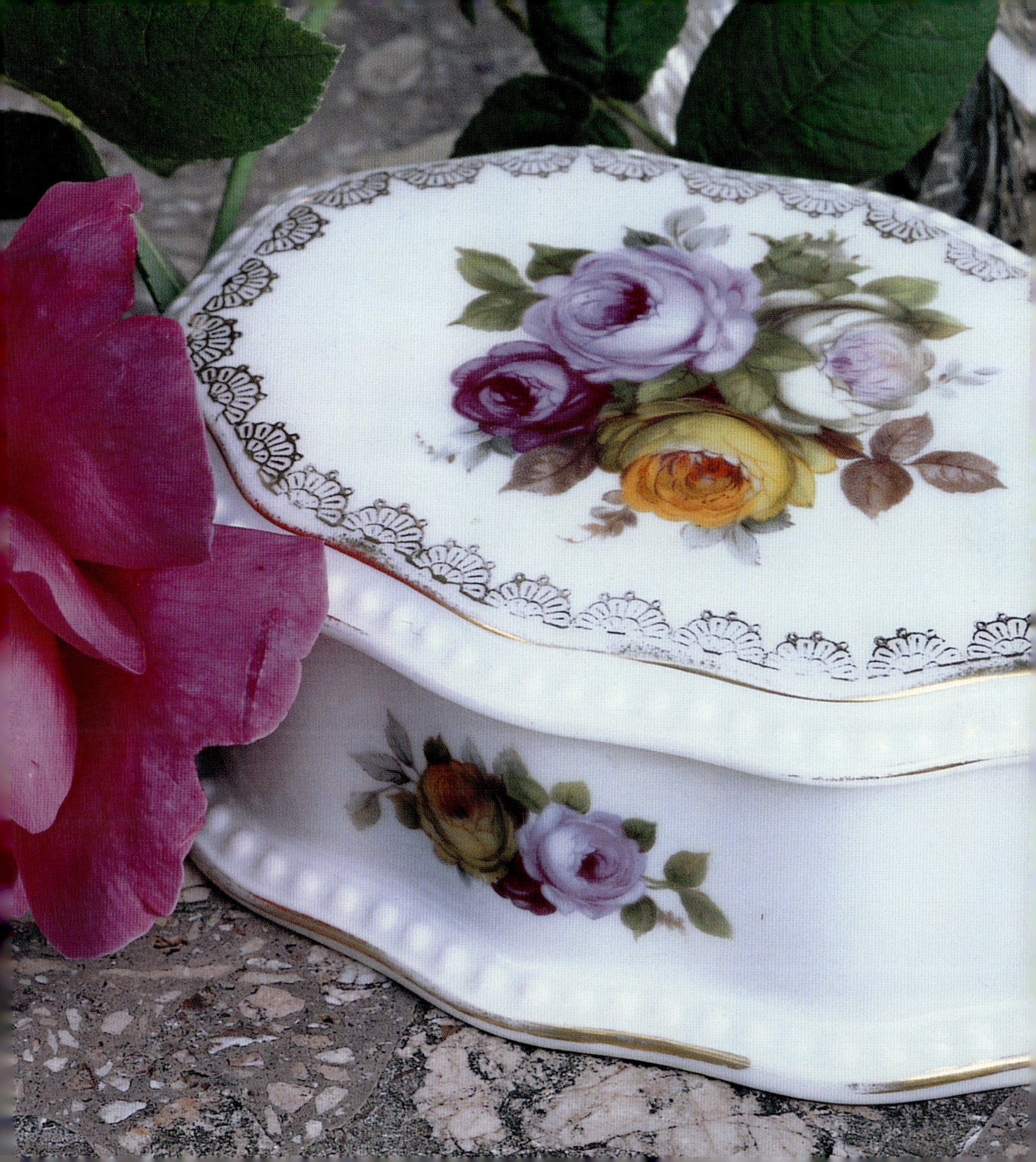

Die Urmutter unserer Gartenrosen

Die Gallicarose gehört zu den ältesten Rosen überhaupt. Da sich ihr großer Einfluss bis hin zu fast allen modernen Gartenrosen verfolgen lässt, wird sie oft als eine Urmutter von diesen bezeichnet. Ihre Heimat erstreckt sich von Mittel- über Südeuropa bis nach Kleinasien, wobei es sich beim Letzteren um den Ursprungsort handelt. Bis zum Ende des 18. Jahrhunderts trug die relativ leicht kreuzbare Klasse den Namen 'Gallische Rose' oder 'Rosier de Provins'. Mehr als 150 Sorten gehörten zu Kaiserin Josephines Sammlung, die sie im Garten von Malmaison bei Paris kultivierte. Heute sind wesentlich weniger Sorten dieser Klasse im Handel erhältlich.
Gallicarosen sind gesund, winterhart und nehmen mit fast jedem Boden vorlieb, vorausgesetzt, er ist durchlässig. Auch halbschattige Lagen werden gut vertragen. Ihr Wuchs ist aufrecht bis leicht überhängend und erreicht eine maximale Höhe von 1,5 Meter. Sie fügt sich daher gut in kleine sowie extensiv genutzte Gärten ein. Übrigens, leicht überhängende Sorten kommen, hinter Mauerkronen gepflanzt, besonders zur Geltung. Aber auch zum Beranken von Säulen und Obelisken können sie verwendet werden, und eher aufrechtwachsende Sorten eignen sich für niedrige Hecken oder kombiniert mit Stauden für englische Mixedborder.

Notizen / Geburtstage

23. Dezember

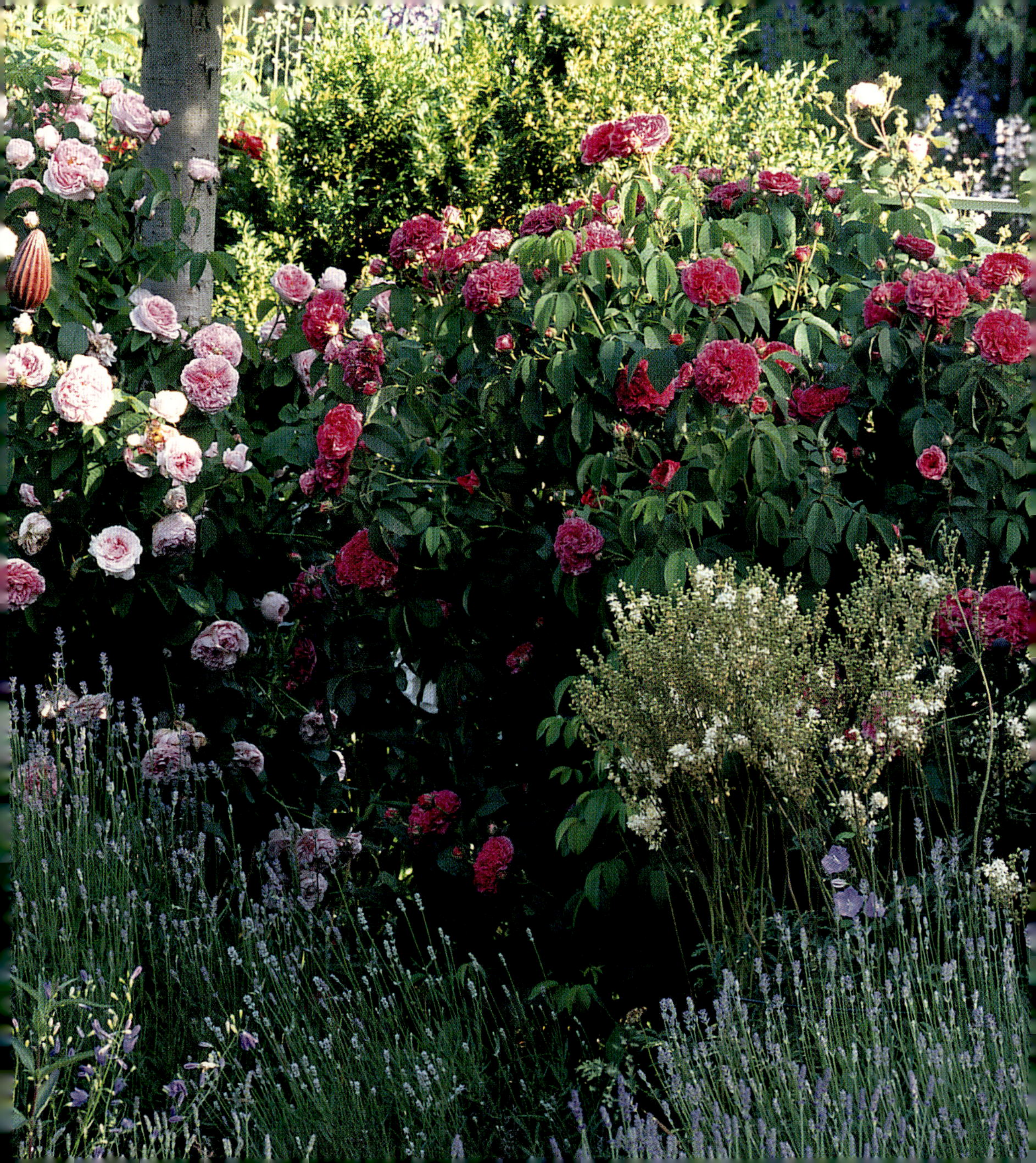

Duftendes Badesalz – die ideale Geschenkidee, nicht nur für mich

Gerade in der kalten Jahreszeit schwelgt man oft in Erinnerung an die vergangenen Sommertage. Rosengärten, mediterrane Kräutergärten oder gar große Lavendelfelder ziehen in Gedanken vorbei und lassen die Sehnsucht an den kommenden Sommer aufkommen.

Warum so lange warten, bis es endlich wieder soweit ist. Mit einem Badesalz, angereichert mit kostbaren, ätherischen Öle lassen sich relativ einfach die Düfte des Sommers einfangen und man tut sich und seinen Freunden erst noch etwas Gutes. Die genaue Anleitung finden Sie unter dem *22. Januar.*

Notizen / Geburtstage

24. Dezember

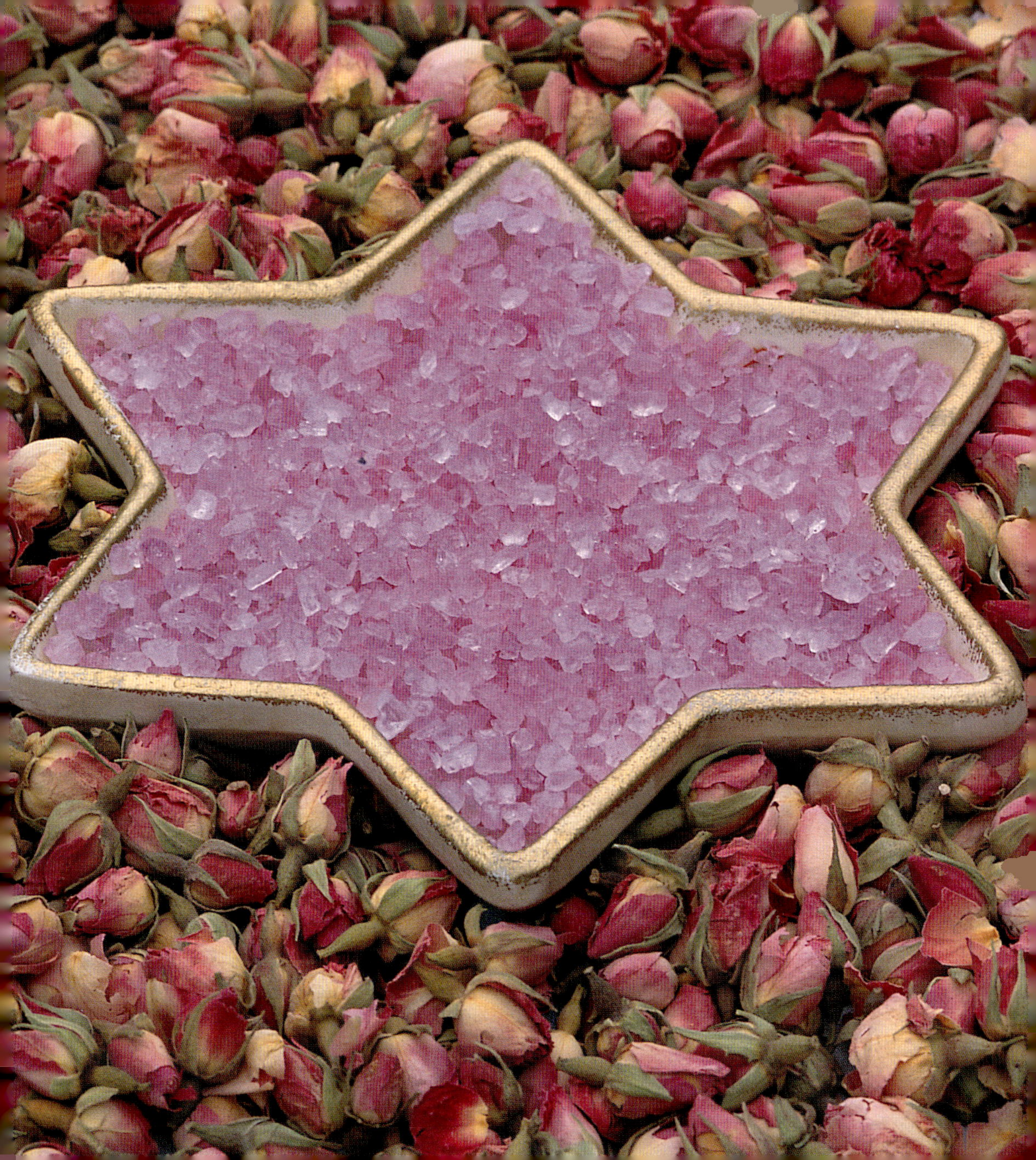

Rosenblüten-Tiramisù

2 frische Eigelb • 30 g Zucker • etwas abgeriebene Zitronenschale • 300 g Mascarpone • 2 frische Eiweiß • 1 Pr. Salz • 1 EL Zucker • 200 ml Apfelsaft • 30 g Rosenblütenblätter (eventuell tiefgefroren) • 3 EL Rosenblütenlikör (siehe *17. Februar)* • 150 g Löffelbiskuits • einige in Streifen geschnittene Duftrosenblütenblätter

Eigelb mit dem Zucker solange verrühren, bis sich der Zucker vollständig aufgelöst hat. Zitronenschale und Mascarpone unterrühren. Das Eiweiß mit dem Salz steif schlagen. Den Zucker beigeben und kurz weiterschlagen. Die Blütenblätter mit dem Apfelsaft zugedeckt in einem Edelstahltopf aufkochen. Topf vom Herd nehmen und den Sud 20 Minuten ziehen lassen. Abseihen und den Rosenblütenlikör beigeben. Die Hälfte der Biskuits in eine Form geben, die Hälfte der Rosen-Apfelflüssigkeit darüber träufeln und abwarten, bis die Biskuits die Flüssigkeit aufgesogen haben. Nun die Hälfte der Mascarponecreme einfüllen. Den Vorgang mit den restlichen Zutaten wiederholen und das Tiramisù einige Stunden kühl stellen. Die Duftrosenblätter nach Anleitung (siehe *3. Juni)* vorbereiten und das Tiramisù vor dem Servieren mit den Blütenstreifen garnieren.

• Tipp: An Stelle der Garnitur mit Blütenblättern können Sie dieses Dessert auch mit Rosenblütenpuderzucker (siehe *15. August)* bestäuben.

Notizen / Geburtstage

25. Dezember

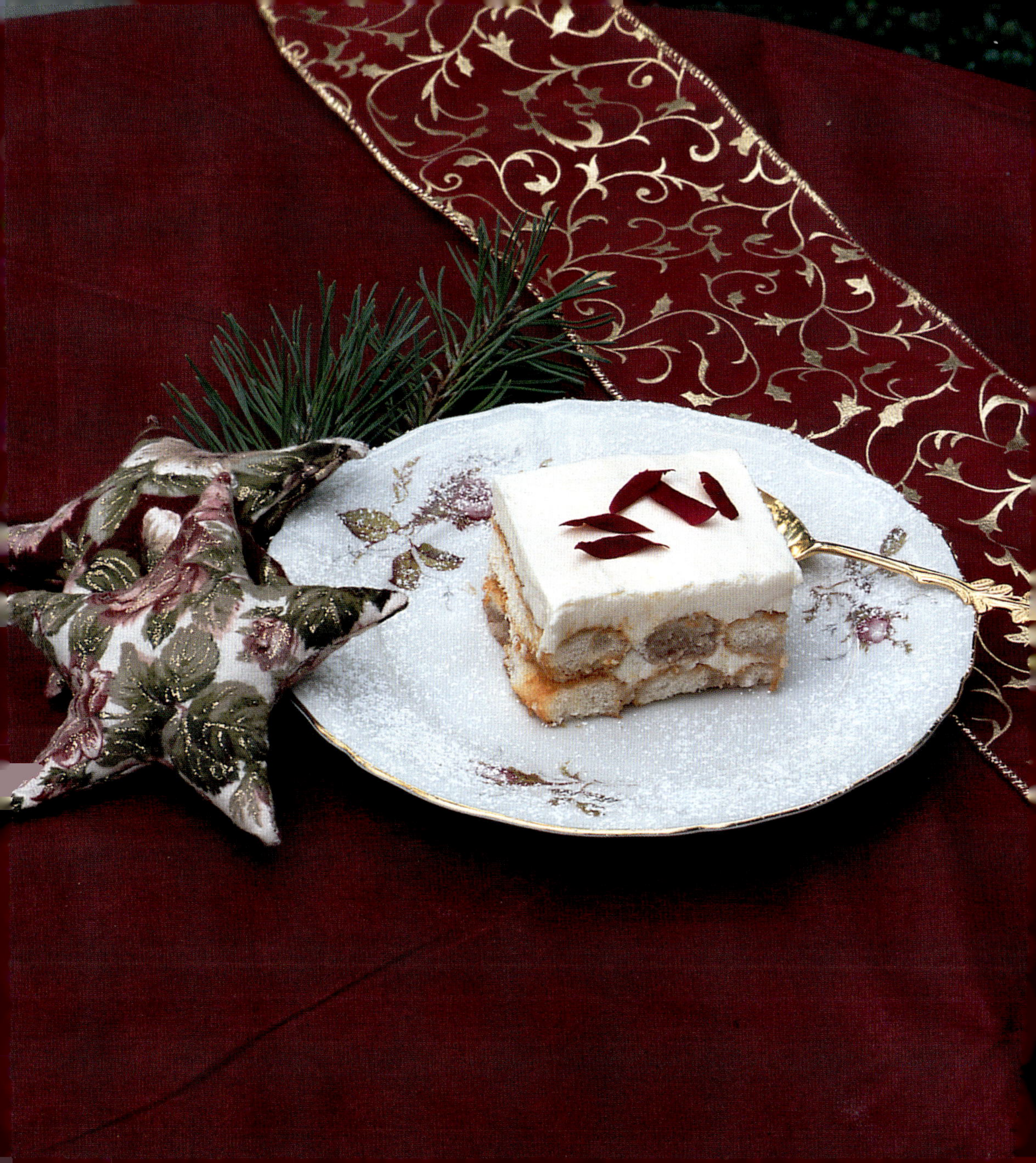

Rosen-Mandelmakronen

3 Eiweiß • 250 g Zucker • 350 g geriebene Mandeln • 2 EL Rosengelee • 2 EL Speisestärke • frische oder getrocknete Blütenblätter einer Duftrose, zum Beispiel von 'La Noblesse'

Die Duftrosenblätter nach Anleitung (siehe *3. Juni)* vorbereiten und in feine Streifen schneiden. Das Eiweiß zu sehr steifem Schnee schlagen und mit den übrigen Zutaten vermischen. Mit zwei Löffelchen ovale, baumnussgroße Häufchen auf ein mit Backpapier ausgelegtes Blech setzen. Die Makrönchen bei 150 Grad im unteren Ofendrittel während 20 Minuten backen.

Notizen / Geburtstage

26. Dezember

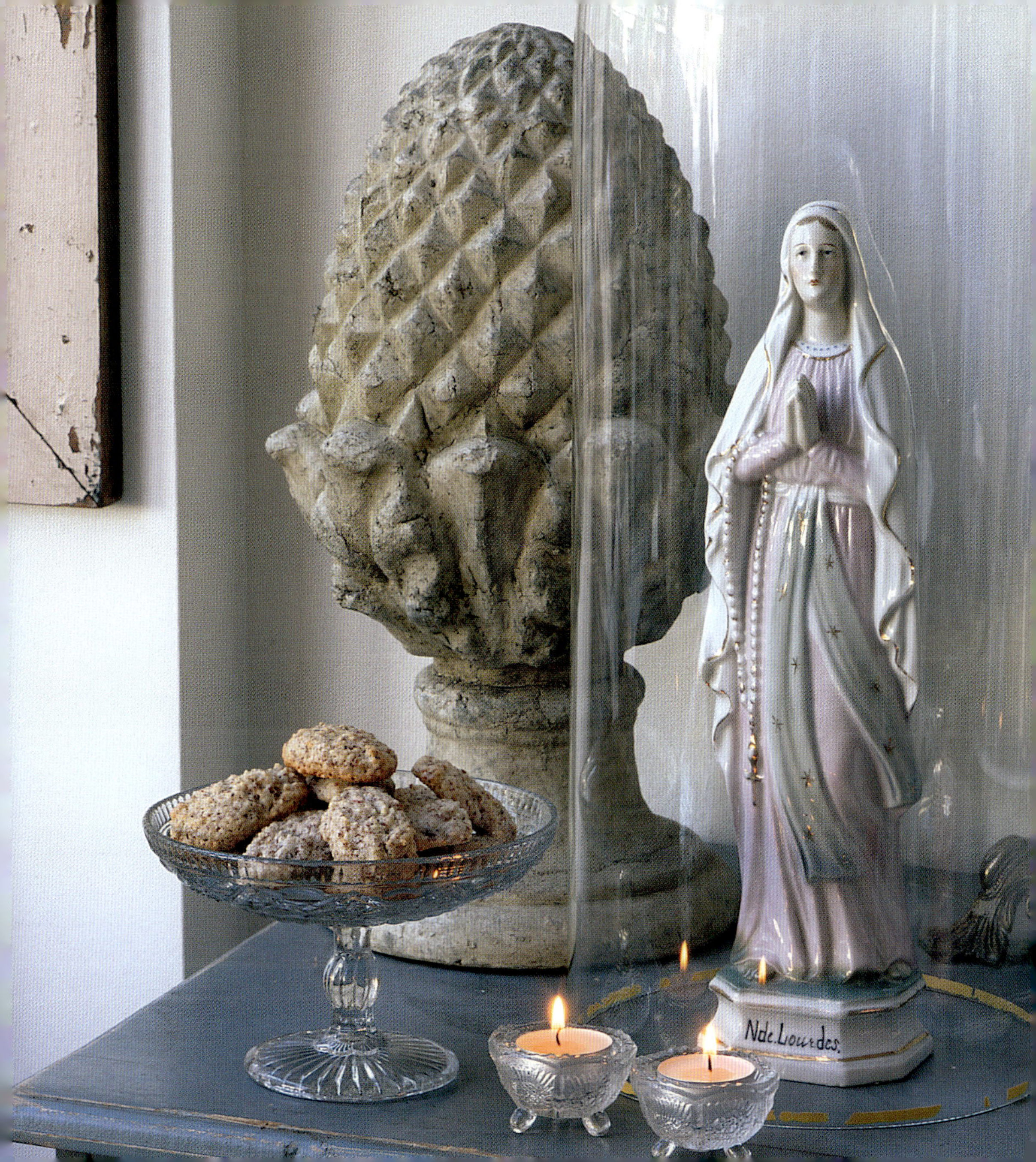
Nde.Lourdes.

Rosa gallica 'Officinalis'

Nachgewiesen wurde *Rosa gallica* var. 'Officinalis', die auch unter den Synonymen »Apothekerrose«, »Rote Rose von Lancaster«, »Provinsrose« oder »gefüllte Essigrose« in der Literatur aufgeführt wird, erstmals in Frankreich im Jahre 1310. Im 14. Jahrhundert schätzte man diese Rose mit ihrem lang anhaltenden, starken Duft so sehr, dass sie in der Stadt Provins in der Nähe von Paris als Apothekerrose großflächig zu Heilzwecken angebaut wurde.
Ihre halbgefüllten, karminroten Blüten mit bis zu zehn würzig duftenden Petalen eignen sich hervorragend für die Sirupherstellung oder getrocknet für Tees und Potpourris. Wie ein Krönchen auf einem Kissen zeigt sich in der Blütenmitte ein strahlend gelber Kranz Staubgefäße. Mit einer Wuchshöhe von bis zu 1,5 Meter stellt der leicht überhängende Strauch während der Blütezeit und auch im Herbst, wenn kugelige Hagebutten seine Triebe zieren, ein wirklich prächtiges Schmuckstück für den Garten dar.

Notizen / Geburtstage

27. Dezember

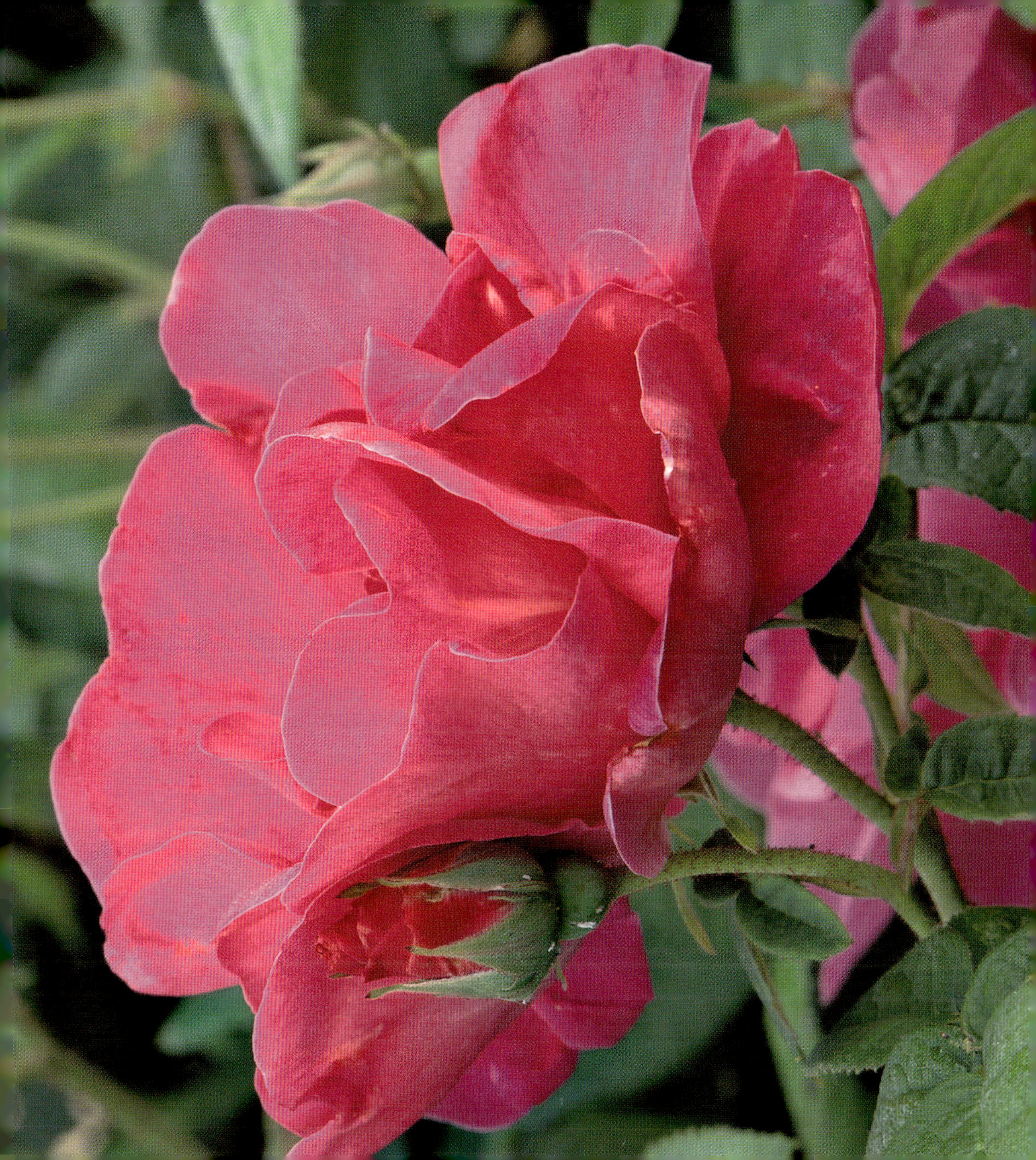

Damaszenerrosen – zauberhafte Blüten des Orients

Über die genaue Herkunft und Abstammung der Damaszenerrose *(Rosa × damascena)* ist wenig bekannt. Man nimmt jedoch an, dass es sich um »Kinder« von *Rosa gallica* handelt, welche unterschiedliche »Väter« haben und somit zwei Gruppen bilden, und dass sie in Kleinasien entstanden sind, wo sie seit der Antike kultiviert werden. Zum einen gibt es die sommerblühende Art, die vermutlich auf eine Kreuzung mit einer *Rosa phoenicia* zurückgeht, und zum anderen die sogenannte Herbstdamaszenerrose *(Rosa × damascena* var. *semperflorens)*, die aus einer Kreuzung mit *Rosa moschata* hervorgegangen sein dürfte. Diese Rosenklasse ist jedoch mit wenigen Sorten vertreten und zeigt nach einer reichen Blüte im Sommer eine Nachblüte im Herbst. Sie wird übrigens auch »le rosier des quatre saisons« (Rose der vier Jahreszeiten) genannt.

'Blush Damask', links im Bild, und allen anderen Damaszenerrosen gemein ist ihr Duft, den ihre weißen bis rosafarbenen, leicht nickenden Blütenköpfe verströmen. Die unterschiedlich stark gefüllten Blüten, mit ihren durchsichtig wirkenden Petalen, blühen immer in Büscheln, wobei die Blühdauer stark variieren kann.

Ihre bogigen, gut bewehrten Triebe sind dicht mit weichen, 5- bis 7-teiligen, meist blassgrünen Blättern überzogen, die auf ihrer Unterseite flaumig behaart sind. Mit ihrem überhängenden, dichten Wuchs können die Sträucher je nach Sorte eine Höhe von bis zu 3 Meter erreichen.

Notizen / Geburtstage

28. Dezember

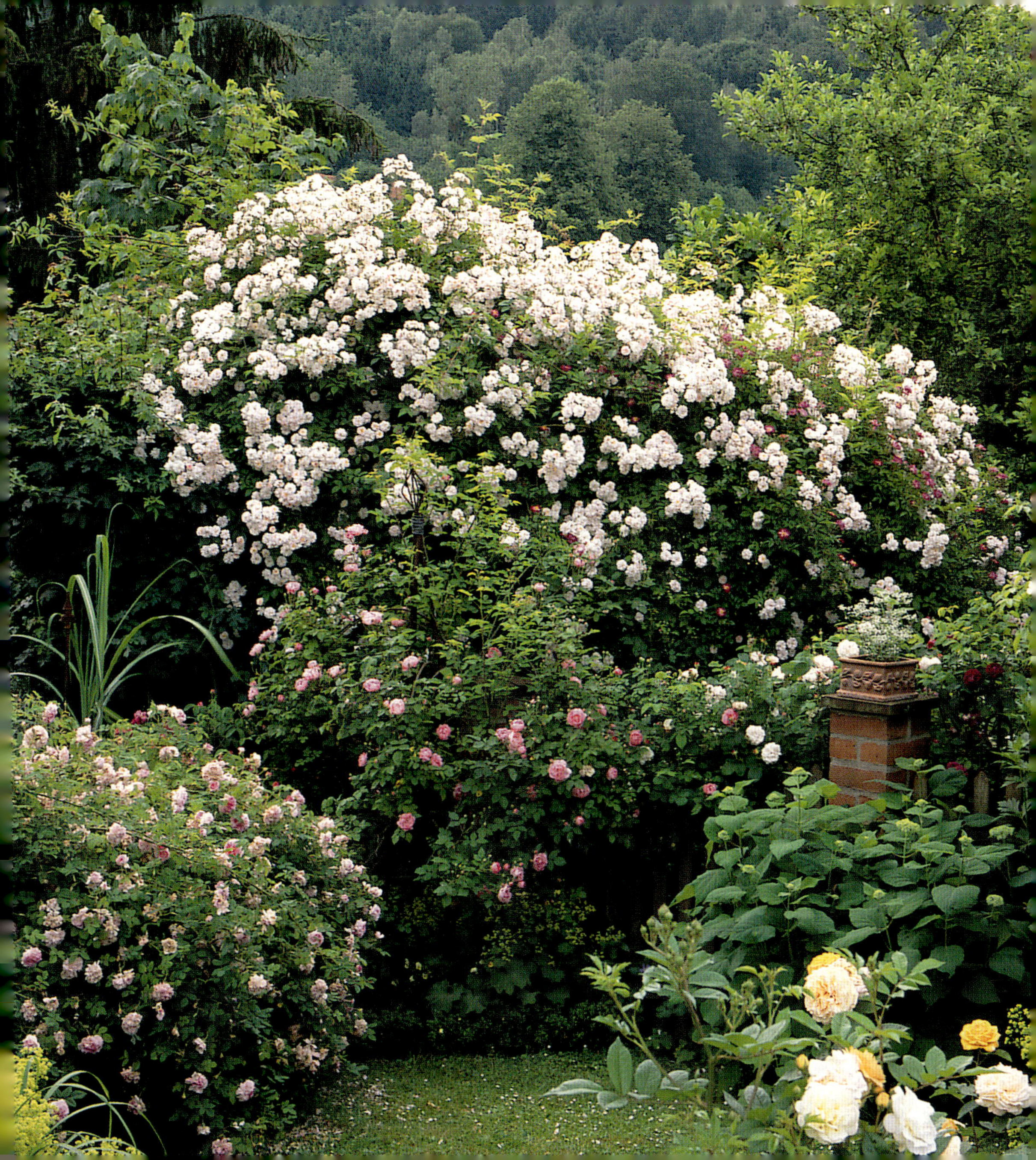

Gewagte Partnerschaft

Rosen lassen sich nicht nur mit Stauden, Halbsträuchern und Sträuchern kombinieren, auch mit Gräsern können sie wunderbar vergesellschaftet werden, vorausgesetzt, es handelt sich hier um dem Standort angepasste, horstbildende, mehrjährige oder einjährige Partner.
Bei letzterem wirkt die schon ab Juli bis in den Oktober blühende Mähnengerste *(Hordeum jubatum)* oder das Rubingras *(Rhynchelytrum repens)* mit seinen duftigen, braunrosa Blütenrispen besonders apart.
Mehrjährige Arten und Sorten, die ihre Blütenhalme, teilweise auch schon ab Juli, besonders anmutig im Wind tanzen lassen, sind zum Beispiel das Lampenputzergras *(Pennisetum alopecuroides)*, das Silberährengras *(Achnatherum calamagrostis)* und natürlich auch das Reiherfedergras *(Nassella tenuissima)*, hier die Sorte 'Pony Tail', welches mit seinen weichen, glänzenden, eigenwillig wirkenden Blütenhalmen auch noch im Winter sehr reizvoll aussieht.

Notizen / Geburtstage

29. Dezember

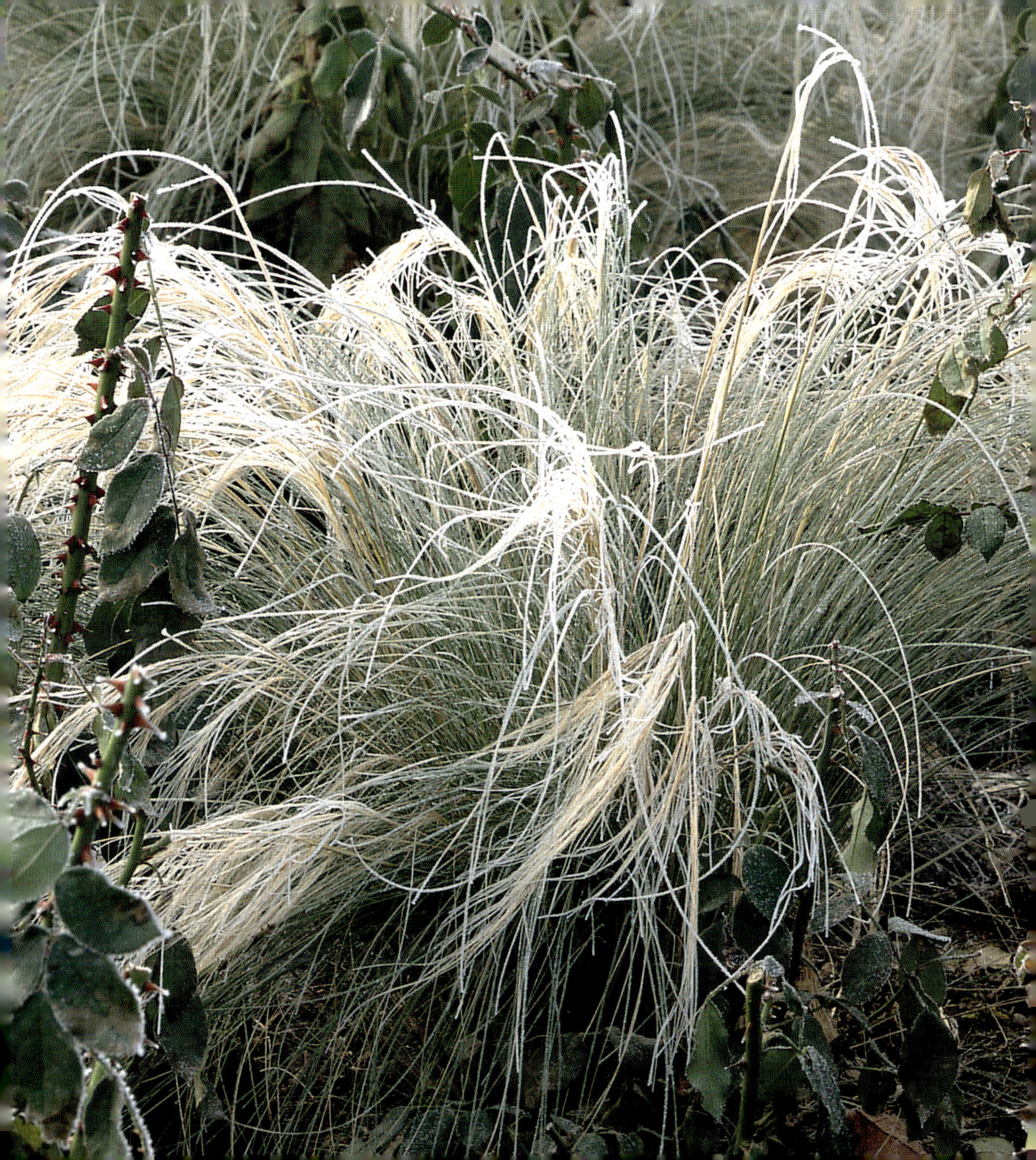

Rosenblütenparfait

1 Handvoll Duftrosenblütenblätter (eventuell gefroren, siehe *30. April)* • 250 ml Sahne • 2 Eigelb • 4 EL Zucker • etwas abgeriebene Zitronenschale • 2 Eiweiß • 1 EL Zucker

Die Duftrosenblätter nach Anleitung (siehe *3. Juni)* vorbereiten und mit 250 Milliliter Sahne in einem Edelstahltopf zugedeckt aufkochen. Den Topf vom Herd nehmen und den Sud 20 Minuten ziehen lassen. Anschließend die Rosensahne abseihen, mit dem Eigelb, der abgeriebenen Zitronenschale und dem Zucker in eine Schüssel geben und solange rühren, bis sich der Zucker vollständig aufgelöst hat. Die restliche Sahne steif schlagen. Das Eiweiß sehr steif schlagen, den Zucker beigeben und kurz weiter schlagen. Steife Sahne und Eischnee vorsichtig unter die Rosensahne-Eigelbcreme heben. Die Masse in Parfaitförmchen verteilen. Das Parfait etwa 4 Stunden in der Tiefkühlung fest werden lassen.

Notizen / Geburtstage

30. Dezember

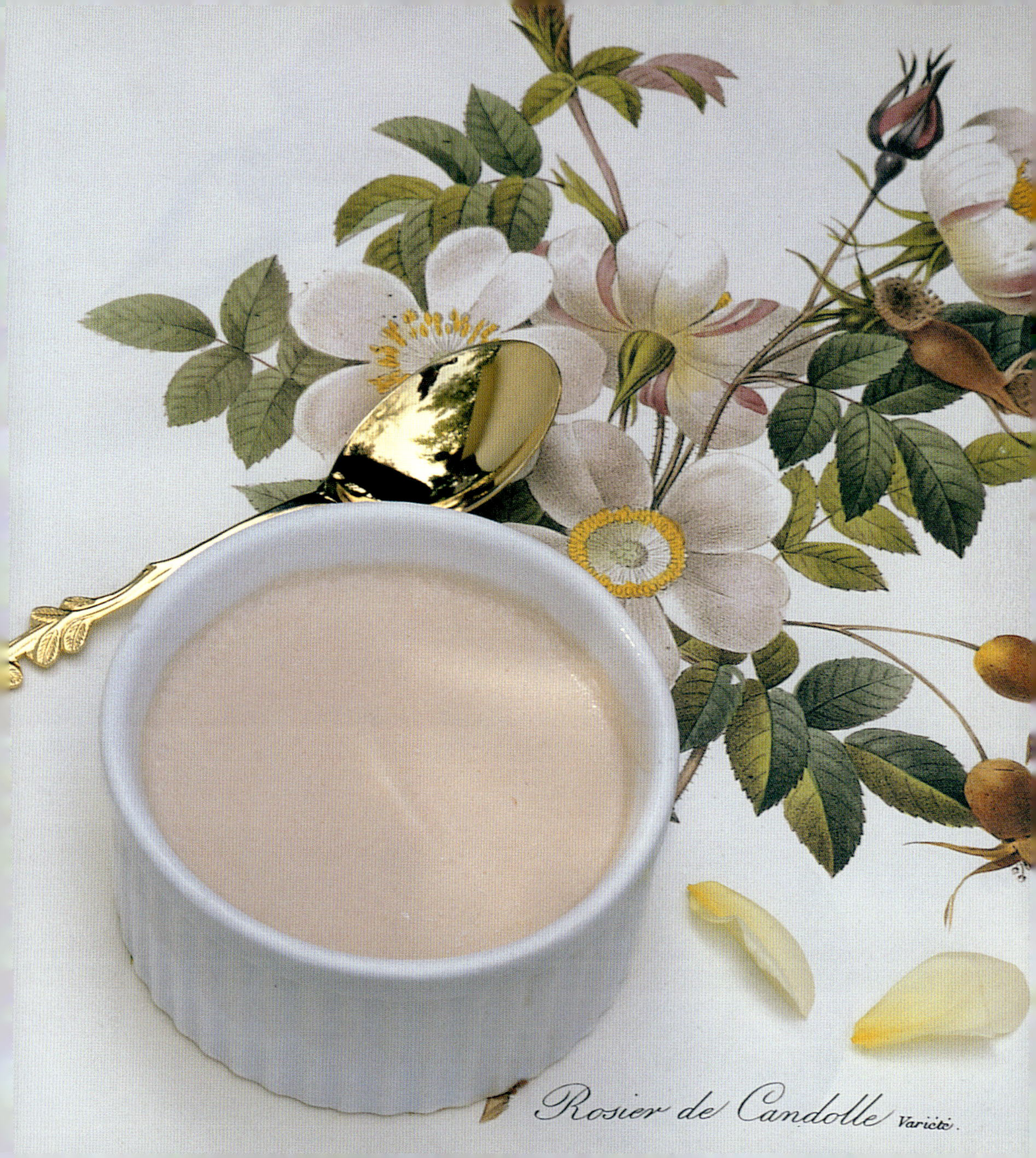
Rosier de Candolle Variété.

In Vorfreude

Mit dem Ende dieses Tages schließt sich nun der Jahreslauf. Genießen wir ihn und unternehmen mit der Familie oder lieben Freunden einen ausgedehnten Winterspaziergang. Anschließend, bei einer heißen Tasse Tee, einem guten Likör und hoffentlich schon den letzten Weihnachtsplätzchen, alles mit feinen Zutaten aus dem Garten bereichert, lassen wir das Jahr noch einmal Revue passieren. Mit Nachsicht an die mittlerweile sicher verschmerzten Rückschläge und dankend für die schönen Tage, in denen wir säen und ernten, trocknen und einmachen, kochen und genießen durften, aber auch in freudiger Erwartung, dass die Natur, die uns so reich belohnt hat, auch im nächsten Jahr wieder unzählige Schätze für uns bereithält.

Notizen / Geburtstage

31. Dezember

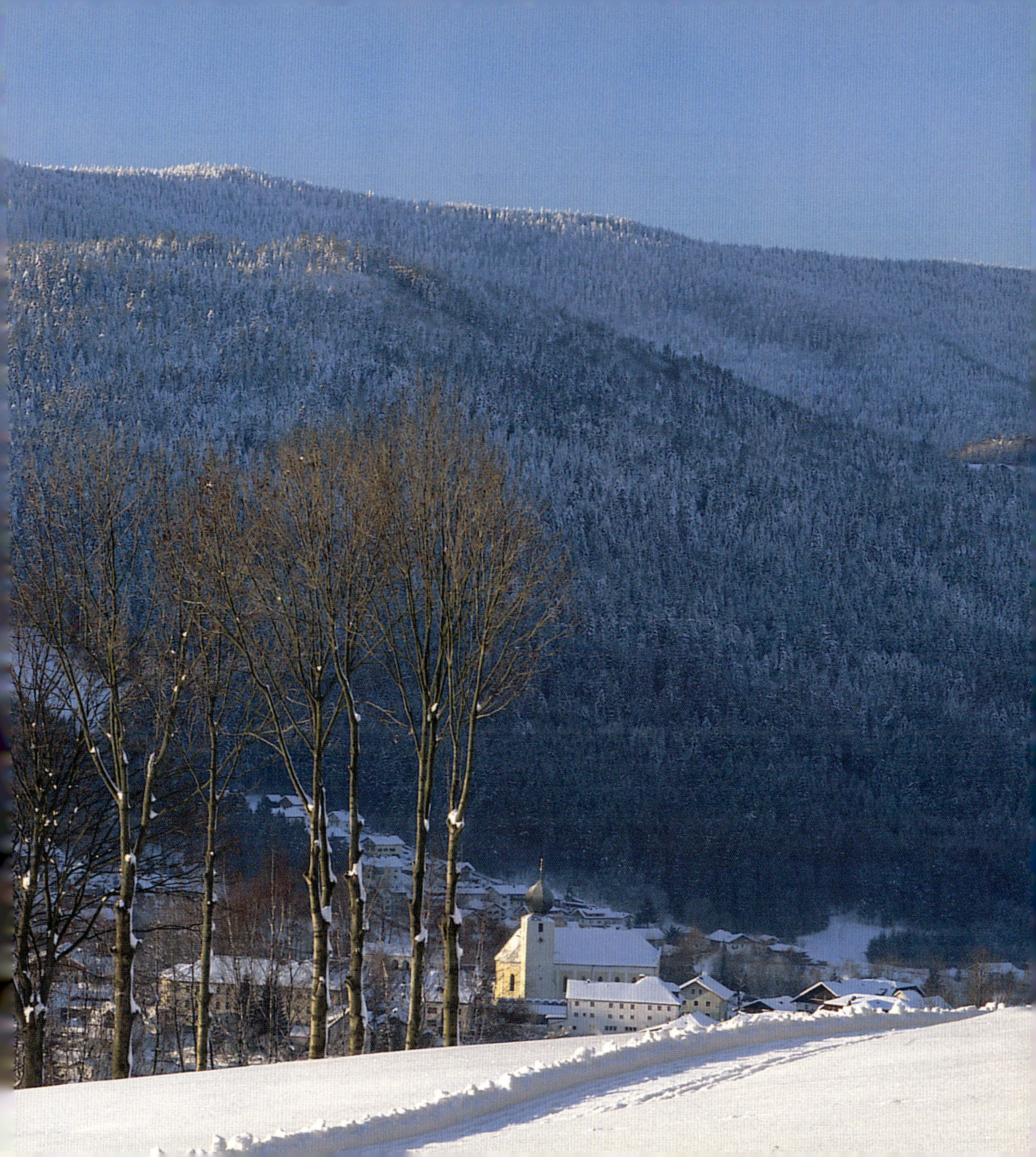

Dank

Mein besonderer Dank gilt all den freundlichen Gartenbesitzern, die ihren Garten für mich geöffnet, schöne Tische gedeckt und nicht zuletzt köstliche Gerichte für dieses Buch zubereitet haben.
Herzlichen Dank an die Blüten- und Kräuterköche Margit und Herbert Krinner, Theresia und Gerhard Diethelm, Brigitte und Bela Stadler, Hildegard und Franz Ertel, Karin Greiner, Veronika Bernlochner, Rosmarie Seidl, Gerda Scholz, Walburga Lahme, Steffi Reim, Carina Buser, Rosmarie Brenner. Und natürlich ein großes Dankeschön an die Autorin Brigitte Buser; die „Kochsessions" in unseren Gärten waren sensationell, lustig und von 6 bis 22 Uhr oft sehr intensiv. *Christa Brand*

Fotografin und Autorin bedanken sich bei folgenden Firmen, Hofläden und Künstlern für die freundliche Unterstützung, ohne die dieses Buch nicht hätte zustande kommen können:

Adressen

Bemalte Keramik
Fritz Schleyerbach
Katharied
93176 Beratzhausen
Tel.: 00 49 (0) 94 92-2 17
4. Februar

Blumenfrau
Josef-Frankl-Straße 58a
80995 München
Tel.: 00 49 (0) 89-55 27 15 40
info@blumenfrau.com
30. November

Degust – the Art of Cheese
Eisackstraße 1
39040 Vahrn (I)
Tel.: 00 39-04 72-84 98 73
www.degust.com
3. Mai

Fischer, Gerda
Malerin
Ernst-von-Romberg-Straße 16
80997 München
Tel.: 00 49 (0) 89-140 32 84
7. Februar; 21. Juni

Greiner, Karin
Diplom-Biologin, Autorin, Gartenexpertin
Dr.-Höfler-Straße 2
85221 Dachau
Tel.: 00 49 (0) 81 31-8 43 95
Gratiola@web.de
2., 3., 4., 14. März; 9. Juli; 11. August; 7., 17. Oktober; 20. November; 3., 8., 17., 18. Dezember

Ideen für Gärten
Christina van Luyn
Hopp-Stock-Weg 1
83629 Weyarn/Kleinpienzenau
Tel.: 00 49 (0) 80 25-28 60 77
31. Juli

Jipp, Karl J.
Rosengarten und Antiquitäten
Dorfstrasse 16
23758 Döhnsdorf
Tel.: 00 49 (0) 43 82-13 30
www.antiquitaeten-doehnsdorf.de
16. Februar

Keramikwerkstatt
Brigitte Peglow
Wasserturmstraße 45
85737 Ismaning
Tel.: 00 49 (0) 89-96 98 94 40
www.brigitte-peglow.de
19. Februar; 15. Juni

Kräutergärtnerei Wohlgemut
Sandra Osterloher
Gärtnerstraße 11
85368 Moosburg
Tel.: 00 49 (0) 87 61-75 98 75
osterloher@t-online.de
26. Januar; 26. März; 17. April; 16. Mai; 10., 24., 27. August; 14., 22. September; 15. November; 7., 9. Dezember

Labdanum
Räucherwaren
Online-Shop
Christine Fuchs
Tel.: 00 49 (0) 71 59-4 51 01
www.labdanum.de
30. Januar; 16. September

Laden im Torbogen
Hertha Scheitzach
Haxthausen 8
85354 Freising
Tel: 00 49 (0) 81 65-84 14
www.laden-im-torbogen.com
4., 25., 29. Januar; 27. Februar; 9. September; 6., 14., 24. Oktober; 4., 17., 21., 23. November; 1., 6., 10., 20., 21. Dezember

Living Room
Julia Prislin, Gerald Klepka
Wiener Platz 2
81667 München
Tel.: 00 49 (0) 89-44 14 19 91
living.room@gmx.net
28. November; 26. Dezember

Maienfelser Naturkosmetik
Ätherische Öle
Im Burgfrieden 17
71543 Maienfels
Tel.: 00 49 (0) 79 45 25 82
www.maienfelser-naturkosmetik.com
12. Januar

F. Muff Haushalt
Geschirr
Hauptstraße 80
4450 Sissach (CH)
Tel.: 00 41 (0) 61-971 16 38
www.muff-haushalt.ch
1., 3., 12., 19. April; 22., 28., 30. Mai; 1. Juni; 28. Juli; 1. September; 4., 28. Oktober

Roseanum Schönbrunn
Barbara Theiss
Zollstraße 1
78247 Hilzingen / Schlatt a. R.
Tel.: 00 49 (0) 77 39-9 26 99 55
www.roseanum.de
18. Juni

RosenGarten&Events
Rosmarie Brenner
Im Oberhard
8570 Hard/Weinfelden (CH)
Tel.: 00 41 (0) 71-6 22-10 27
rose.brenner@bluewin.ch
11. September; 5., 12. November

Rosenkönigin
Christine Haldek
Gillitzerstrasse 10
83022 Rosenheim
Tel.: 00 49 (0) 80 31-9 00 84 24
www.meinewebseite.net/dierosenkoenigin
14. Februar; 13. März; 24. April; 24. November

Schöne Dinge
Walburga Lahme
Hörbering 28
84494 Neumarkt-St.Veit
Tel.: 00 49 (0) 86 39-70 87 33
walburgalahme@aol.com
9., 15. Januar; 26., 29. Februar; 9., 15. März; 15., 25. April; 15., 5., 12., 13. Juni; 29. Oktober

Firma Spensberger
Metallbau/Kunstschmid
Schützenstraße 11
86911 Dießen
Tel.: 00 49 (0) 88 07-72 75
www.spensberger.de
1. Januar

Sommerhaus
Barbara Seiler & Hubertus Igges
Tegernseer Straße 82
83666 Waakirchen
Tel.: 00 49 (0) 80 21-80 54
www.sommerhaus-decorationen.de
7. April; 24. Juli; 16. August; 26. Oktober; 16. Dezember

Stadt-Apotheke Freising
Aromatherapie
Silvia Tüllmann
Bahnhofstraße 4
85354 Freising
Tel.: 00 49 (0) 81 61-70 57
www.stadt-apotheke-freising.de
4., 25., 29. Januar; 27. Februar; 30. Juli; 9. September; 6., 14., 24. Oktober; 3., 4., 8., 17., 21., 23. November; 1., 6., 10., 20., 21. Dezember

Syringa Duftpflanzen und Kräuter
Dipl.-Biol. Bernd Dittrich
Bachstrasse 7 (Büro)
78247 Hilzingen-Binningen
Tel.: 00 49 (0) 77 39-14 52
www.syringa-samen.de
5. Mai; 3., 29. August

Thomahof
Hofladen
Familie Seidl
Brandl 3
82549 Königsdorf-Schönrain
Tel.: 00 49 (0) 80 46-232
www.thomahof-brandl.de
6., 15., 19., 21., 25. März; 28. April; 13., 23. August; 27. Oktober; 10. November

Wiener Schokolade König
Freisingergasse 1
1010 Wien (A)
Tel.: 00 43 (1) -5 33 32 19
www.leschanz.at
23. Mai

Wohlschlagerhof
Johann und Veronika Bernlochner
Im Schreiern 10
83730 Fischbachau
Tel.: 00 49 (0) 80 28-23 76
www.urlaubaufdembauernhof.de/Wohlschlagerhof
2., 10., 12. Februar; 5., 20. März; 12. Mai; 25. Juni; 15. Juli; 28. August

S'Woid-Roserl
Rosen und Clematis
Claudia Wolf
Pfistermühle 42 ½
94209 Regen
Tel.: 00 49 (0) 99 21-90 43 80
cmkwolf@web.de
13. Mai

Weitere Adressen rund um Blüten, Kräuter und Rosen

Andermatt Biogarten
Pflanzenschutzlösungen
Stahlermatten 6
6146 Grossdietwil (CH)
Tel.: 00 41 (0) 62-9 17 50 00
www.biogarten.ch

Atelier zum Dorfgarten
Biorosen/Kulinarische Spezialitäten aus Rosen
Brigitte Buser
Hardstraße 32
4455 Zunzgen (CH)
Tel.: 00 41 (0) 61-971 54 26
www.zumdorfgarten.ch

Farfalla Essentials AG
ätherische Öle
Florastraße 18
8610 Uster (CH)
00 41 (0) 44-905 99 00
www.farfalla.ch

Frei Weinlandstauden AG
Biokräuter
Breitenstraße 5
8465 Wildensbuch (CH)
Tel.: 00 49 (0) 52-3 19 12 30
www.frei-weinlandstauden.ch

Richard Huber AG
Rosen
Rothenbühlstraße 8
5605 Dottikon (CH)
Tel.: 00 41 (0) 56-6 24 18 27
www.rosen-huber.ch

Pro Specie Rara
Pfrundweg 14
5000 Aarau (CH)
Tel.: 00 41 (0) 62-832 08 20
www.prospecierara.ch

Rosenschule Ruf
Biorosen
Zum Sauerbrunnen 35
61231 Bad Nauheim Steinfurth
Tel: 00 49 (0) 6032-8 18 93
www.rosenschule-ruf.de

Stutz, Andreas
Rosengeist
Liebigstraße 49
74074 Heilbronn
Tel.: 00 49 (0) 71 31-25 13 25
www.weingut-stutz.de

Alain Tschanz Sa
Historische Rosen
1123 Aclens (CH)
Tel.: 00 41 (0) 21-869 86 86
www.rosiers.ch

Abgebildete Klostergärten und öffentliche Gartenanlagen

Meditationsgarten am Maierhof des Klosters Benediktbeuern
Zentrum für Umwelt und Kultur
Kloster Benediktbeuern
Zeilerweg 2
83671 Benediktbeuern
www.zuk-bb.de

Kräutergarten Kloster Reichenau
Insel Reichenau, Bodensee

Weihenstephaner Gärten der Forschungsanstalt für Gartenbau Weihenstephan
Am Staudengarten 7
85354 Freising
www.fh-weihenstephan.de/fgw

Die Botanischen Hanbury-Gärten
La Mortola, Corso Montecarlo 43
18039 Ventimiglia, Riviera (I)
Tel.: 00 39-0184-22 95 07

Die Gärten von Schloss Trauttmansdorff – Meran
St.-Valentin-Straße 51a
39012 Meran (I)
Tel.: 00 39-0473-23 57 30
www.trauttmansdorff.it

Rosensorten, die sich für die Küche eignen

'Adam Messerich' *(Rosa × borboniana)* *16. Februar*
'Apothekerrose' *(Rosa gallica)* *27. Dezember* (Porträt); *11. Januar*

'Blush Damask' *(Rosa damascena)* *28. Dezember*
'Boule de Neige' *(Rosa × borboniana)* *12. September*
'Bourbon Queen' *(Rosa × borboniana)* *12. September* (Porträt)

'Cabbagerose' *(Rosa centifolia)* *22. Dezember* (Porträt)
'Célèste' *(Rosa alba)* *16. März* (Porträt)
'Celestial' *(Rosa alba)* *16. März* (Porträt)
'Charles Bonnet' *(Rosa × borboniana)* *29. November*
'Charles Lawson' *(Rosa × borboniana)* *12. September*
'Cheshire Rose' *(Rosa × alba* 'Maxima') *14. Dezember* (Porträt)
'Chloris' *(Rosa alba)* *7. Juni* (Porträt)
'Comte de Chambord' *(Rosa portlandica)* *5. Oktober* (Porträt); *8. Oktober*
'Coupe d'Hebe' *(Rosa × borboniana)* *12. September*
'Cuisse de Nymphe' *(Rosa alba)* *16. Juni* (Porträt)
'Chesire Rose' *(Rosa alba)* 14. Dezember

'Dreißigblättrige Rose' *(Rosa damascena)* *10. Januar* (Porträt); *12. Januar; 6. Juli*
'Duchesse de Montebello' *(Rosa gallica)* *14. April* (Porträt)

'Fantin Latour' *(Rosa centifolia)* *8. Juli* (Porträt); *6. Juli*
'Félicité Parmentier' *(Rosa alba)* *18. Januar* (Porträt)

Gefüllte Essigrose *(Rosa gallica)* *27. Dezember*
'Gertrude Jekyll' (Englische Rose) *31. August* (Porträt); *17. März*
'Graham Thomas' (Englische Rose) *22. November* (Porträt)
'Great Double White' *(Rosa alba)* *14. Dezember* (Porträt)
'Große holländische Rosen' *(Rosa centifolia)* *22. Dezember* (Porträt)
'Große Provence-Rose' *(Rosa centifolia)* *22. Dezember* (Porträt)
'Gruß an Teplitz' *(Rosa × borboniana)* *16. Februar; 12. September*

'Hansa' *(Rosa rugosa)* *21. September* (Porträt); *17. Februar*
'Hundertblättrige Rose' *(Rosa centifolia)* *22. Dezember* (Porträt)

'Incarnata' *(Rosa alba)* *16. Juni* (Porträt)
'Ingegnoli Prediletta' *(Rosa × borboniana)* *29. November* (Porträt)

'Jacques Cartier' *(Rosa portlandica)* *19. September* (Porträt); *8. August; 8. Oktober*
'Jakobiterrose' *(Rosa alba)* *14. Dezember* (Porträt)
'Juno' *(Rosa centifolia)* *8. Juni* (Porträt)

'Kohlrose' *(Rose centifolia)* *22. Dezember* (Porträt)
'Konditorrose' *(Rosa gallica)* *20. Mai* (Porträt); *11. Januar*
'Königsrose' *(Rosa portlandica)* *8. August* (Porträt)

'L.D. Braithwaite' (Englische Rose) *3. Juli*
'La Noblesse' *(Rosa centifolia)* *26. Dezember*
'La Reine Victoria' *(Rosa × borboniana)* *12. September*
'Léda' *(Rosa damascena)* *29. April* (Porträt)
'Lee's Crimson Perpetual' *(Rosa portlandica)* *8. August* (Porträt)
'Lilian Rose' (Englische Rose) *8. Oktober*
'Louise Odier' *(Rosa × borboniana)* *12. September*

'Maiden's Blush' *(Rosa alba)* *16. Juni* (Porträt)
'Marbrée' *(Rosa portlandica)* *7. September* (Porträt); *8. August*
'Maxima' *(Rosa alba)* *14. Dezember* (Porträt)
'Mme Boll' *(Rosa portlandica)* *5. Oktober* (Porträt); *8. August*
'Mme Ernest Calvat' *(Rosa × borboniana)* *12. September*
'Mme Gustave Bonnet' *(Rosa × borboniana)* *29. November* (Porträt)
'Mme Hardy' *(Rosa damascena)* *7. Januar* (Porträt)
'Mme Isaac Pereire' *(Rosa × borboniana)* *17. August* (Porträt); *13. September*
'Mme Plantier' *(Rosa alba)* *27. Juni* (Porträt)
'Mrs Antony Waterer' *(Rosa rugosa)* *14. August* (Porträt); *15. August*

'Officinalis' *(Rosa gallica)* *27. Dezember* (Porträt); *8. Mai*

'Painted Damask' *(Rosa damascena)* *29. April* (Porträt)

'Paul's Himalayan Musk' (Ramblerrose) *19. Juni* (Porträt)

'Queen of Bourbon' *(Rosa × borboniana) 12. September* (Porträt)

'Reine des Îles Bourbon' *(Rosa × borboniana) 12. September* (Porträt)
'Rose de Matin' *(Rosa alba) 7. Juni* (Porträt)
'Rose de Resht/Rescht' *(Rosa portlandica) 18. November* (Porträt); *17. Februar; 8. Mai; 6. Juli; 8. August; 8. Oktober; 25. November; 15. Dezember*
'Rose de Lelieur' *(Rosa portlandica) 8. August* (Porträt)
'Rose du Roi' *(Rosa portlandica) 8. August* (Porträt)
'Rosier de Provins' *(Rosa gallica) 27. Dezember*
'Rote Rose von Lancaster' *(Rosa gallica) 27. Dezember*
'R. × centifolia batavia' (Rosa centifolia) 22. Dezember (Porträt)

'Semiplena' *(Rosa alba) 22. Juni* (Porträt)
'Souvenir de la Princesse de Lamballe' *(Rosa × borboniana) 12. September* (Porträt)

'The Countryman' (Englische Rose) *8. Oktober* (Porträt)
'Trigintipetala' *(Rosa damascena) 10. Januar* (Porträt); *12. Januar; 6. Juli*

'Ungarische Rose' *(Rosa gallica) 20. Mai* (Porträt)

'Variegata di Bologna' *(Rosa × borboniana) 11. April* (Porträt)
'Versicolor' *(Rosa damascena) 29. Juni* (Porträt)

'Westerland' (Strauchrose) *9. November* (Porträt)
'White Rose of York' *(Rosa alba) 14. Dezember* (Porträt)
'Windrush' (Englische Rose) *3. Juli*

'York and Lancaster' *(Rosa damascena) 29. Juni* (Porträt)

'Zéphirine Drouhin' *(Rosa × borboniana) 29. November* (Porträt)

Rosenklassen oder Arten / Deutscher Name

Albarosen *(Rosa alba) 24. Januar* (Porträt); *12. Januar*

Bourbonrose *(Rosa × borboniana) 16. Februar* (Porträt)

Damaszenerrose *(Rosa damascena) 28. Dezember* (Porträt); *12., 24. Januar; 16., 28. Februar; 6., 17., 22. Dezember*

Englische Rosen *17. März* (Porträt); *5. April; 7. Juli*

Gallicarose *(Rosa gallica) 23. Dezember* (Porträt); *28. Februar; 19. Juni; 22., 28. Dezember*

Herbstdamaszenerrose *(Rosa × damascena* var. *semperflorens) 28. Dezember*

Kartoffelrose *(Rosa rugosa) 10. Oktober* (Porträt); *17. Oktober; 16. November*

Moschusrose *(Rosa moschata) 22., 28. Dezember*

Portlandrosen *(Rosa portlandica) 28. Februar* (Porträt)

Zentifolien *(Rosa centifolia) 22. Dezember* (Porträt); *11. Januar; 12. November; 6. Dezember*
–, Phönizische Rose *(Rosa phoenicia) 22., 28. Dezember*

Hagebuttenrosen / Wildrosen

'Bibernellrose' *(Rosa pimpinellifolia) 11. Mai, 19. Oktober* (Porträt); *16., 27. November*
'Bibernellrose' *(Rosa spinosissima) 11. Mai, 19. Oktober* (Porträt); *16., 27. November*

'Heckenrose' *(Rosa corymbifera) 24. Januar*
'Hundsrose' *(Rosa canina) 31. Januar, 2. Mai* (Porträt); *24. Januar; 16. November; 22. Dezember*

'Pillnitzer Vitaminrose' *(Rosa dumalis × Rosa pendulina* var. *salaevensis) 19. Mai, 20. Oktober* (Porträt); *16. November*
'Piro 3' *(Rosa dumalis × Rosa pendulina* var. *salaevensis) 19. Mai, 20. Oktober* (Porträt); *16. November*

Rosa mosqueto *11. Februar*
Rosa chinensis *16. Februar*
Rosa rugosa *10. Oktober* (Porträt); *17. Oktober; 16. November*

'Virginiarose' *(Rosa virginiana)* *16. November*

'Schottische Zaunrose' *(Rosa rubiginosa)* *2. Juni* (Porträt); *16. November*

'Weinrose' *(Rosa rubiginosa)* *16. November*

Hagebutten *12. November, 26. November* (Porträt); *11., 27. Februar; 2., 11., 19., 20., Mai; 2., 19., 22. Juni; 14., 16., 17., 24. Oktober; 16., 21., 27. November; 27. Dezember*

Rose *(Rosa)* *2., 4., 17. Januar; 2., 12., 14., 17., 18., 22., 27., 29. Februar; 9., 24., 30., März; 1., 5., 6., 21., 23., 24., 26., 27., 30. April; 1., 7., 8., 12., 13., 21., 23. Mai; 1., 3., 4., 5., 6., 10., 11., 17., 18., 23., 26., 30. Juni; 3., 4., 5., 7., 9., 10., 17.; 18., 20., 22., 28., 30. Juli; 2., 9., 15., 18., 26. August; 10., 20. September; 14., 24., 31. Oktober; 7., 11., 17., 21., 24., 25., November; 2., 6., 15., 18., 20., 25., 26., 29., 30. Dezember*

Verzeichnis der ätherischen Öle

ÄTHERISCHE ÖLE

Anis *(Pimpinella anisum)* *23. November*
Arabische Minze *(Mentha viridis nana)* *26. Januar*

Basilikum *(Ocimum basilicum)* *26. Januar; 10. Dezember*
Bitterorange *(Citrus aurantium amara)* *26. Januar; 23. November*

Damaszenerrose *(Rosa damascena)* *26. Januar; 28. März;* *(Rosa damascena* 'Trigintipetala') *12. Januar*

Fenchel *(Foeniculum vulgare dulce)* *23. November*

Imortelle *(Helichrysum italicum)* *26. Januar*

Jasmin *(Jasminum grandiflorium)* *22., 26. Januar; 14. Februar; 25. Juli*
Johanniskraut *(Hypericum perforatum)* *26. Januar*

Kamille blau / Echte Kamille *(Chamomilla recutita)* *26. Januar; 25. Juli; 1. Dezember*

Lavendel *(Lavendula angustifolia)* *22., 26. Januar; 9. März; 3. Dezember*
Lorbeer *(Laurus nobilis)* *6. Oktober*

Mairose *(Rosa centifolia)* *26. Januar*
Majoran *(Oregano majorana)* *26. Januar*
Melisse *(Melissa officinalis)* *26. Januar*
Mimose *(Acacia dealbata)* *26. Januar*
Muskatellersalbei *(Salvia sclarea)* *26. Januar; 14. Februar*
Myrrhe *(Commiphora molmol)* *9. September*

Narzisse *(Narcissus poeticus)* *14. Februar*
Neroli *(Citrus aurantium* ssp. *aurant.)* *22., 26. Januar*

Oregano *(Origanum vulgare)* *26. Januar*
Osmanthus *(Osmanthus fragrans)* *26. Januar; 14. Februar*

Pfefferminze *(Mentha × piperita)* *26. Januar; 25. Juli; 3., 23. November*

Rose *(Rosa)* *19., 22., 25., 26. Januar; 2., 14. Februar; 9. März; 24. Juli; 9. September; 23. November*
Rosmarin *(Rosmarinus officinalis)* *22., 26. Januar; 24., 25. Juli; 10. Dezember*

Salbei *(Salvia officinalis)* *26. Januar; 10. Dezember*

Thymian *(Thymus vulgaris)* *22., 26. Januar; 10. Dezember*
Tuberose *(Polianthes tuberosa)* *14. Februar*

Vanille *(Vanilla planifolia)* *22., 26. Januar; 14. Februar; 25. Juli; 3. November*
Verbena *(Lippia citriodora)* *22. Januar*

Weihrauch *(Boswellia serrata)* *9. September*

Ysop *(Hyssopus officinalis* ssp. *Aristatus)* *26. Januar; 10. Dezember*

Naturidentische Öle / Duftessenzen

Flieder *25. Juli*

Maiglöckchen *25. Juli*

Veilchen *9. März; 25. Juli*

Verzeichnis der Rezepte

Falls nicht anders angegeben, stammen die Rezepte von Brigitte Buser. Die mit * gekennzeichneten Rezepte wurden von engagierten Gartenbesitzern extra für dieses Buch gekocht.

Apfelgelee mit Safran und Ringelblumenblüten* *24. September*
Apfelgelee mit Zitronenverbenenblättchen* *24. September*
Apfeltascherl mit Apfelminze* *15. September*
Aprikosenmarmelade mit Zitronenmelisse* *30. Oktober*
Auberginenröllchen mit Minze* *8. Februar*
Ausgebackene Holunderblüten *26. Mai*
Ausgebackene Rosenblütenblätter *13. September*

Badesalz mit Rosen- und Lavendelblüten (Veronika Bernlochner) *2. Februar*
Badesalze, duftend *22. Januar*
Bärlauchbutter (Rosmarie Seidl) *15. März*
Basilikum-Rucolasalat mit Erdbeeren* *15. Mai*
Blattsalat mit Sonnenblumen *2. August*
Blüten in Aspik *1. April*
Blütenessigvariationen *13. Februar*
Blütenkuchen (Rosmarie Seidl) *28. April*
Blütensirupe *29. Mai*
Blütentaler (Karin Greiner) *18. Dezember*
Blütenzucker (Karin Greiner) *17. Dezember*
Broccoli-Kürbiswähe *6. Januar*
Bündnerfleischpackerl* *9. April*

Dill-Essiggurken auf Buchenblättern* *13. November*
Dill-Essigzwiebeln auf Buchenblättern* *27. Januar*
Duftkissen zum Wohlfühlen (Veronika Bernlochner) *12. Mai*

Energiedrink *12. April*
Erdbeeren mit Holunderblütenzabaione *28. Mai*

Franzbranntwein* *10. Februar*
Frühlingskräuterquark (Veronika Bernlochner) *5. März*
Fußbad mit Rosen *9. August*

Gänseblümchenkapern *28. Oktober*
Gesichtswässer *29. Februar*
Gesichtswasser für den normalen Hauttyp *6. Juli*
Gewürztagetesessig *6. September*

Hagebuttengipfeli *25. Oktober*
Hagebuttenlikör *27. November*
Hagebuttenmarmelade *16. Oktober*
Hagebuttenmousse mit Zitronenschaum *15. Oktober*
Hausmachersenf mit Wildkräutern (Rosmarie Seidl) *23. August*
Herbstlicher Obstsalat mit Zitronenverbene *23. September*
Himbeergelee mit Zitronenmelisse* *24. Februar*

Holunderblütenbowle mit Erdbeeren* *27. Mai*
Holunderblütengelee* *25. Mai*
Hühnchenbrustfilets an Rosenrahmsauce *22. Februar*

Italienischer Bottichkäse mit Thymian* *17. Mai*

Johanniskrautöl (Veronika Bernlochner) *25. Juni*

Kandierte Blüten & Co. *23. Mai*
Kapuzinerkressekapern, eingelegte *29. September*
Kartoffelrosenchutney (Karin Greiner) *17. Oktober*
Käsekräuterkartoffeln* *10. Mai*
Kerbelsüppchen *16. April*
Kichererbsensalat mit Feta und Koriander* *9. Januar*
Knöpfli mit Hirschhornwegerich *12. Oktober*
Kohlrabicarpaccio mit Huflattichblüten (Karin Greiner) *3. März*
Kräuterbrot mit Schinkenwürfeli *4. September*
Kräuterdrink für heiße Tage *1. September*
Kräuteressige *19. August*
Kräuterquark mit Barbarakraut und Winterportulak *5. Dezember*
Kräutersalze *28. Juni*
Kräutersuppe mit Borretschblüten *21. August*
Kräutertee »Gute Nacht« (Stadt-Apotheke Freising) *4. Januar*
Kürbissuppe mit Schnittsellerie *6. November*

Lammhackfleischbällchen an grüner Pfeffersauce *17. Juli*
Lavendelzöpfchen (Karin Greiner) *3. Dezember*
Lavendelzucker (Stadt-Apotheke Freising) *30. Juli*
Lindenblütenparfait *30. Mai*
Löwenzahneis mit Orangensauce *3. April*
Löwenzahnhonig *21. März*

Minze-Schoko-Küsschen (Karin Greiner) *11. August*

Nüsslisalat mit rosiger Vinaigrette *25. November*

Orangen-Thymianbutter *3. Januar*

Pastateig mit Kräutern *28. Januar*
Pfefferminzbutter *27. März*
Pfefferminzplätzchen (Stadt-Apotheke Freising) *3. November*
Pfirsichgelee mit Lavendel* *27. Juli*

Quittenlimonade* *25. September*

Ravioli mit rosiger Füllung *21. Juli*
Ringelblumenblüten, getrocknet *1. Oktober*
Ringelblumenhandcreme *14. Juli*
Ringelblumenöl (Veronika Bernlochner) *15. Juli*
Rosen-Traubengelee *21. Oktober*
Rosenblüten-Tiramisù *25. Dezember*
Rosenblütenessig *8. Mai*
Rosenblütengelee *4. Juni*
Rosenblütenlikör *17. Februar*
Rosenblütenparfait *30. Dezember*
Rosenblütensirup *1. Mai*
Rosenblütensorbet *17. Juni*
Rosenblütentee *18. Februar*
Rosen-Currygewürz *17. Januar*
Roseneistee* *23. Juni*
Rosen-Himbeersenf *28. März*
Rosenhonig (Stadt-Apotheke Freising) *25. Januar*
Rosenkuchen, pikant* *13. Juni*
Rosen-Lippencreme *19. Januar*
Rosen-Mandelküchlein *13. Januar*
Rosen-Mandelmakrönli *26. Dezember*
Rosen-Marzipantruffes *15. Dezember*
Rosennachtcreme *5. Juli*
Rosenpfeffer *2. Januar*
Rosen-Pfirsichkonfitüre *3. Februar*
Rosen-Pfirsichtorte *20. Juni*
Rosenpuderzucker *15. August*
Rosentee *18. Februar*
Rosenwasserkonzentrat für die Küche *1. Juni*
Rosenwürfel *28. November*
Rosenzucker (Stadt-Apotheke Freising) *30. Juli*
Rosiges Schweinesteak im Blätterteig *2. Oktober*
Rote-Bete-Salat mit Blutampfer *4. Oktober*
Rucolapesto* *12. Juli*

Salbeimäuschen *11. Dezember*
Scampi an Rosenrahmsauce *11. November*

Schokoladentorte mit gerösteten Mandeln und Rosmarin* *23. Juli*
Senfquitten mit Salbei (Karin Greiner) *20. November*
Sommertee *10. Juli*
Spargelsalat-Melonensalat mit Estragon* *6. Mai*
Speckgugelhupf mit Kräutern (Rosmarie Brenner) *11. September*
Sündige Auberginen* *4. August*

Taglilienquiche *2. Juli*
Taubnesselsorbet *19. April*
Tee „Klostergarten" (Stadt-Apotheke Freising) *24. Oktober*
Tee „Lebensfreude" (Stadt-Apotheke Freising) *21. November*
Tee „Liebeszauber" (Stadt-Apotheke Freising) *27. Februar*
Tee „Kaktusfeige" (Stadt-Apotheke Freising) *20. Dezember*
Tee mit Schokokringel (Stadt-Apotheke Freising) *17. November*
Thunfisch-Bohnensalat* *25. Februar*
Tomaten mit Basilikum oder Salbei* *27. September*
Trüffelweichkäse mit Lavendelhonig *28. Juli*

Vanilleeis mit Fliedersirup *22. Mai*
Veilchenseife *9. März*
Veilchensirup* *11. März*

Weißweinsüppchen mit Rucolapesto und Indianernessel-blüten* *30. August*
Wildöl (Stadt-Apotheke Freising) *6. Oktober*

Zitronenblütenlikör *15. Januar*
Zitronen-Thymian-Plätzchen (Karin Greiner) *8. Dezember*
Zucchiniblüten, gefüllte *18. September*
Zweierlei marinierter Ziegen- oder Fetakäse* *16. Juli*
Zwetschgenkonfitüre mit rosigem Schuss *8. September*

Verzeichnis der Pflanzen

Abendlevkoje *(Matthiola longipetala* ssp. *bicornis) 7. August*
Ackerschachtelhalm *(Equisetum arvense) 21., 27. April*
Akelei *(Aquilegia) 10. November*
Andorn *(Marrubium vulgare) 6. April*
Anis *(Pimpinella anisum) 14. Februar; 23. November*
Apfel *(Malus domestica) 15. April*; *2. August*
Aprikose *(Prunus armeniaca) 15. April*

Balsamkraut *(Tanacetum balsamita) 6. April*
Barbarakraut *(Barbarea vulgaris) 4. Dezember* (Porträt); *5. Dezember*
Bärlauch *(Allium ursinum) 14. März* (Porträt); *4., 15., 19. März; 3. Mai; 22. August; 10. September*
Basilikum *(Ocimum basilicum) 26. September* (Porträt); *14. Januar; 7., 8., 14., 20., 21. Februar; 12., 25. April; 9., 10., 14., 18. Mai; 9. Juni; 9., 24. Juli; 25. August; 4., 18., 27. September*
–, 'Greenpepper' *(Ocimum selloi* 'Greenpepper') *5. Februar* (Porträt)
–, Buschbasilikum *(Ocimum basilicum minimum* 'Piccolino') *26. September* (Porträt)
–, Buschbasilikum *(Ocimum basilicum minimum* 'Bubikopf') *26. September* (Porträt)
–, Strauchbasilikum *9. Oktober*
–,'Red Rubin' *(Ocimum basilicum* 'Red Rubin') *26. September* (Porträt)
–, 'Red Ruffles' *(Ocimum basilicum* 'Red Ruffles') *26. September* (Porträt)
Beinwell *(Symphytum officinale) 21. April*
Birne *(Pyrus) 15. April*
Blutampfer *(Rumex sanguineus) 3. Oktober* (Porträt); *10. September; 4. Oktober*
Bohnenkraut/Sommerbohnenkraut *(Satureja hortensis) 7. Februar; 19. März; 25. April*
Borretsch *(Borago officinalis) 10. Juni* (Porträt); *7. Februar; 1., 21., 25. April; 21., 25. August*
Brennnessel (*Urtica dioica) 27. Februar; 4., 25. März; 2., 18., 21. April; 18. August*

Broccoli *(Brassica oleracea* var. *silvestris)* *6. Januar*
Buche *(Fagus)* *2. September*
Buchs *(Buxus)* *23. April; 5. November*
–, 'Suffruticosa' *(Buxus sempervirens L.* 'Suffruticosa') *20. August* (Porträt)

Currykraut *(Helichrysum italicum)* *5. Januar; 31. Juli; 25. August; 9. Oktober*

Dahlien *(Dahlia)* *1. November* (Porträt)*; 9. Juni; 2. August*
Dill *(Anethum graveolens)* *11. Juni* (Porträt); *14., 27., 28. Januar; 7. Februar; 6. März; 25., 26. April; 9., 10. Mai; 14. Juni; 21., 25., 28. August; 1., 17. September; 13. November*

Eberraute *(Artemisia abrotanum)* *6., 23. April*
Edelkirsche *29. April; 2. August*
Edelwicke *(Lathyrus odoratus)* *26. August*
Eibisch, Echter *(Althaea officinalis)* *2. März*
Eiche *(Quercus)* *2. September*
Eisenhut *(Aconitum)* *9. November*
Esche *(Fraxinus)* *2. September*
Estragon *(Artemisia dracunculus)* *5. Mai* (Porträt); *14. Januar; 10. Februar; 7. April; 6. Mai*

Federnelken *(Dianthus plumarius)* *5. Juni* (Porträt); *1. April; 23. Mai*
Fenchel *(Foeniculum vulgare* ssp. *vulgare)* *14. Februar; 6. April*
–, Gewürzfenchel *(Foeniculum vulgare)* *23. Januar; 21., 26., 27. April; 14. Juni*
Fetthenne *(Sedum telephium)* *23. Januar*
Fingerhut, Gelber *(Digitalis lutea)* *3. Juli*
Flieder *(Syringa vulgaris)* *21. Mai* (Porträt); *21. Januar; 13. Februar; 23. April; 22., 23. Mai; 31. Oktober*
Frauenmantel *(Alchemilla mollis)* *10. Juni; 10. September*
Frühlingszwiebel (*Allium fistulosum)* *9. Januar*

Gänseblümchen *(Bellis perennis)* *4. Februar* (Porträt); *18., 25. März; 1., 28. April; 3. Mai; 2. August; 28. Oktober*
Geißblatt *(Lonicera)* *26. August*
Giersch *(Aegopodium podagraria)* *4., 5., 20. März; 2., 21. April*
Günsel, Kriechender *(Ajuga reptans)* *18. März*
Gundermann *(Glechoma hederacea)* *4., 5., 21. März*

Heiligenkraut *(Santolina)* *23. April; 31. Juli*
Helleborus *10. November*
Herbstzeitlose *(Colchicum autumnale)* *22. August*
Hibiskus *(Hibiscus sabdariffa* L.*)* *14. Oktober; 21. November*
Hirschhornwegerich *(Plantago coronopus)* *11. Oktober* (Porträt); *21. August; 10. September; 12. Oktober*
Holunder, Schwarzer *(Sambucus nigra)* *24., 26. Mai* (Porträt); *21. Januar; 13. Februar; 28. April; 6., 12., 25., 27., 28. Mai; 14., 31. Oktober*
Hopfen *(Humulus lupulus)* *12. Mai*
Huflattich *(Tussilago farfara)* *2. März* (Porträt); *29. Februar; 3., 4. März*

Jasmin, Echter *(Jasminum officinale)* *21. Mai*
Johanniskraut *(Hypericum perforatum)* *24. Juni* (Porträt); *12. Mai; 25. Juni*

Kapuzinerkresse *(Tropaeolum majus)* *28. September* (Porträt); *13. Februar; 9. Juni; 2. August; 17., 29. September; 28. Oktober*
Käsepappel *(Malva sylvestris)* *22. Oktober* (Porträt); *27., 29. Februar; 9. Juli; 23., 24. Oktober; 17., 18. Dezember*
Kamille, Echte *(Chamomilla recutita)* *29. Januar* (Porträt); *4. Januar; 1., 17. Dezember*
Katzenminze *(Nepeta cataria)* *6. April; 10. September*
Kerbel/Gartenkerbel *(Anthriscus cerefolium)* *23. Februar* (Porträt); *28. Januar; 6. März; 6., 16., 17. April; 18. Mai; 21., 25. August; 1., 10. September*
–, Wiesenkerbel *(Anthriscus sylvestris)* *22. August*
Kirsche/Süßkirsche *(Prunus avium)* *15. April*
Knoblauch *(Allium sativum)* *9. Januar; 8., 14., 20. Februar; 5. März; 17. Mai; 12. Juli; 27. September*
Knoblauchsrauke *(Alliaria petiolata)* *5., 18. März*
Königskerze *(Verbascum)* *2. März*
Koriander *(Coriandrum sativum)* *8. Januar* (Porträt); *9., 14., 17. Januar; 19. März; 25. August*
Kornblume *(Centaurea cyanus)* *12. August* (Porträt); *2. April; 9. Juli; 13. August; 27. Oktober; 21. November; 18. Dezember*
Kresse/Gartenkresse *(Lepidium sativum)* *9. Februar* (Porträt); *6. Mai*
–, Brunnenkresse *(Rorippa nasturtium-aquaticum)* *14. Februar; 21. August*
Kümmel *(Carum carvi)* *7. Februar; 19. März; 22. August*

Lampenputzergras *(Pennisetum alopecuroides)* *29. Dezember*
Lavendel *(Lavandula angustifolia)* *29. Juli* (Porträt)
–, *(Lavandula)* *2., 10., 12. Februar; 9. März; 7., 25. April; 12., 29. Mai; 14. Juni; 16., 26, 27., 28., 30., 31. Juli; 6., 25., 28. August; 10. September; 24., 27. Oktober; 15., 24. November; 3., 17. Dezember*
–, *(Lavandula × intermedia)* 26. Juli
–, Schopflavendel *(Lavendula stoechas)* *31. Juli*
– , Zahnlavendel *(Lavendula dentata)* *31. Juli*
Liebstöckel *(Levisticum officinale)* *6. April*
Lilie *(Lilium)* *6. April*
–, Lilie/Taglilie *(Hemerocallis)* *1. Juli* (Porträt); *2., 3. Juli;*
Linde/Sommerlinde *(Tilia platyphyllos)* *4. April* (Porträt); *29., 30. Mai; 14. Oktober*
–, Winterlinde *(Tilia cordata)* *4. April* (Porträt); *29., 30. Mai; 14. Oktober*
Lorbeer *(Laurus nobilis)* *27. Januar; 19. März; 17. Mai; 31. Juli; 13., 19., 20. November*
Löwenzahn, Gewöhnlicher *(Taraxacum officinale)* *2. April* (Porträt); *21. Januar; 5., 8., 21., 25. März; 3., 21., 28. April; 29. Mai; 28. Oktober*
Lupine *(Lupinus* sp.) *10. November*

Mähnengerste *(Hordeum jubatum)* *11. Juni; 29. Dezember*
Maiglöckchen *(Convallaria majalis)* *23. April; 22. August*
Majoran *(Origanum majorana)* *8. Februar; 12., 19. März; 9., 10. Mai; 24., 28. August*
–, Wilder *(Origanum vulgare)* *13. Oktober* (Porträt); *25. April; 4. August; 19. November*
Mandarine *(Citrus reticulata)* *16. Januar* (Porträt); *15. Januar; 31. Juli; 12. Dezember*
Malve *(Malva sylvestris)* *27. Februar*
–, Moschusmalve *(Malva moschata)* *23. Oktober* (Porträt)
–, Rosenmalve *(Malva alcea)* *23. Oktober* (Porträt)
Meerrettich *(Armoracia rusticana* bzw. *Cochlearia armoracia)* *6. April*
Melisse/Goldmelisse *(Monarda didyma)* *29. August* (Porträt); *29. Mai; 10. September; 14. Oktober*
–, Rosenmelisse *(Monarda fistulosa × tertaploid)* *29. August*
–, Zitronenmelisse *(Melissa officinalis)* *13. April* (Porträt); *24., 26., 27., 29. Februar; 7., 25. April; 23. Mai; 10., 22., 25. September; 14., 30. Oktober*
Minze/Ananasminze *(Mentha suaveolens* 'Variegata') *10. August* (Porträt); *10. September*
–, Apfelminze *(Mentha × rotundifolia)* *14. September* (Porträt); *15. September*
–, Pfefferminze *(Mentha × piperita)* *4., 17. Januar; 8., 10., 26., 29. Februar; 12., 27. März; 6., 7., 23. April; 23. Mai; 9. Juni; 9. Juli; 11. August; 10., 22. September; 14., 24. Oktober*
–, Poleiminze *(Mentha pulegium)* *6. April*
Mirabelle *(Prunus domestica* ssp. *syriaca)* *15., 29. April*
Mutterkraut *(Tanacetum parthenium)* *3. Juli*

Nachtkerze *(Oenothera biennis)* *19. Juli* (Porträt)*; 7. August*

Odermennig *(Agrimonia eupatoria)* *6. April*
Oleander *(Nerium oleander)* *31. Juli*
Orange *(Citrus × aurantium)* *16. Januar* (Porträt); *15. Januar; 31. Juli; 14. Oktober; 12. Dezember*
–, Bitterorange *(Citrus aurantium* L. subsp. *Aurantium)* *16. Januar*
Oregano *(Origanum vulgare* 'Alba') *3. August*
–, Gelbblättriger *(Origanum vulgare* 'Aureum', 'Thumbles Variety') *3. August* (Porträt)
–, Kreta-O. *(Origanum dictamnus)* *24. August* (Porträt)
–, Weißbunter *(Origanum vulgare* 'Variegata') *3. August*

Petersilie *(Petroselinum crispum)* *3. September* (Porträt); *9., 14., 28. Januar; 7., 14. Februar; 6., 26. März; 9., 10., 18. Mai; 13. Juni; 21., 25. August; 4., 10., 18. September; 19. November*
– Petersilie/Wurzelpetersilie *(Petroselinum c.* ssp. *tuberosum)* *21. Februar*
Primel *(Primula-vulgaris-*Hybriden) *20. April*

Quendel *(Thymus serpyllum)* *19. März*

Rainfarn *(Tanacetum vulgare)* *6., 21. April*
Reiherfedergras *(Nassella tenuissima* 'Pony Tail') *29. Dezember*
Ringelblume *(Calendula officinalis)* *13. Juli* (Porträt); *4. Januar; 12. Februar; 1. April; 12. Mai; 14., 15. Juli; 13. August; 24. September; 1., 24. Oktober; 17., 18. Dezember*

Rittersporn *(Delphinium)* *3. Juli; 9. November*
Rosen siehe Anhang: *Rosensorten, die sich für die Küche eignen*
Rosmarin *(Rosmarinus officinalis)* *30. September* (Porträt); *5. Januar; 10., 12., 29. Februar; 21. März; 7., 25. April; 17. Mai; 23., 24., 28. Juli; 28. August; 11. September; 9., 14. Oktober; 15., 19. November*
Rosskastanie *(Aesculus hippocastanum)* *10. November*
Rotklee *(Trifolium pratense)* *10. November* (Porträt); *12. Februar; 17., 18. Dezember*
Rubingras *(Rhynchelytrum repens)* *29. Dezember*
Rucola *(Eruca sativa)* *11. Juli* (Porträt); *12. April; 15. Mai; 12. Juli; 30. August*

Safran *(Crocus sativus)* *17. Januar; 22. August; 24. September*
Salbei *(Salvia officinalis)* *19. November* (Porträt); *5., 26. Januar; 7., 29. Februar; 12., 31. März; 6., 7., 25. April; 12., 16. Mai; 9. Juli; 10., 27. September; 9. Oktober; 20. November; 10. Dezember*
–, *(Salvia officinalis* 'Tricolor') *9. Dezember*
–, Gelbbunter *(Salvia officinalis* 'Icterina') *31. März; 9. Dezember*
–, Honigmelonensalbei *(Salvia elegans)* *7. Oktober* (Porträt)
–, Muskatellersalbei *(Salvia sclarea)* *6. April; 23. Mai*
–, Purpurblättriger *(Salvia officinalis* 'Purpurascens') *9. Dezember*
–, Staudensalbei *(Salvia nemorosa)* *9. November*
–, Weißer *(Salvia apiana)* *30. Januar*
Sauerampfer *(Rumex acetosa)* *5. März; 21. August*
Schafgarbe *(Achillea millefolium)* *23. Januar; 4. März; 26. April; 12. Mai; 27. Oktober*
Schalotte *(Allium ascalonium)* *17. April; 6. November*
Scharbockskraut *(Ranunculus ficaria)* *4. März*
Schlafmohn *(Papaver somniferum)* *6. April*
Schlüsselblume, Echte *(Primula veris)* *29. März* (Porträt); *2. August; 10. November*
–, Hohe *(Primula elatior)* *28. März*
Schnittlauch *(Allium schoenoprasum)* *8. April* (Porträt); *21., 25. Februar; 6. März; 7., 9., 17. April; 9., 10., 18. Mai; 13. Juni; 16. Juli; 25. August; 1., 4., 10. September*
Schwarzdorn / Schlehe *(Prunus spinosa)* *10. November*
Schwertlilie *(Iris)* *6. April*
Sellerie *(Apium graveolens)* *14. Februar; 6. April*
–, Schnittsellerie *(Apium graveolens* var. *secalinum)* *26. März* (Porträt); *28. Januar; 6. November*
Silberährengras *(Achnatherum calamagrostis)* *29. Dezember*
Sonnenblume *(Helianthus annuus)* *1. August* (Porträt); *1. April; 3., 5. Juni; 2. August; 24. Oktober; 17., 18. Dezember*
Spitzwegerich *(Plantago lanceolata)* *2. März*
Staudenphlox *(Phlox paniculata)* *5. August* (Porträt); *23. April; 23. Mai; 2. August; 10. September; 31. Oktober*
Stiefmütterchen, Echtes *(Viola tricolor)* *29. Februar*
–, Ackerstiefmütterchen *(Viola arvensis)* *28. April*
Stockrose *(Alcea rosea)* *23. Oktober*
Storchschnabel *(Geranium)* *10. September; 9. November*
Studentenblume *(Tagetes)* *5. November*
Süssholz *(Glycyrrhiza glabra)* *4. Januar; 27. Februar*

Tabak/Ziertabak *(Nikotiana sylvestris)* *7. August*
Tagetes *(Tagetes filifolia* 'Irish Lace Marigold') *5. September*
–, *(Tagetes lucida)* *5. September*
–, Gewürztagetes *(Tagetes tenuifolia)* *5. September* (Porträt); *13. Februar; 9. Juni; 6. September*
–, Gewürztagetes *(Tagetes tenuifolia* 'Orange Gem') *5. September* (Porträt); *6. September 10. September; 31. Oktober*
Taubnessel, Gefleckte *(Lamium maculatum)* *18. April* (Porträt); *21. Januar; 13. Februar; 4., 5. März; 19. April; 29. Mai; 10. November*
Taubnessel, Weiße *(Lamium album)* *18. April*
Thymian *(Thymus vulgaris)* *27. August* (Porträt); *5. Januar; 7., 8., 12., 29. Februar; 2., 19. März; 7. April; 12., 17. Mai; 14. Juni; 24., 28. Juli; 25., 28. August; 10., 11. September; 14. Oktober; 15., 19. November*
– Orangenthymian *(Thymus fragrantissimus)* *7. Dezember* (Porträt); *3. Januar*
– Zitronenthymian *(Thymus citriodorus)* *7. Dezember* (Porträt)
Tulpe *(Tulipa)* *20. April*

Vanille *(Vanilla)* *14. Februar; 28. April; 28. Juli; 20., 27. November; 3., 17. Dezember*
Vanilleblume *(Heliotropium arborescens)* *7. August*
Veilchen/Duftveilchen *(Viola odorata)* *10. März* (Porträt);

Veilchen/Duftveilchen (Fortsetzung) *13. Februar;*
4., 9., 11. März; 28. April; 23., 29. Mai;
2. August; 14. Oktober; 18. Dezember
–, Hornveilchen *(Viola cornuta) 20. April* (Porträt);
9. Juni; 2. August
Vexiernelke *(Lychnis coronaria) 3. Juli*
Vogelmiere *(Stellaria media) 18. März*

Waldmeister *(Galium odoratum) 10. September*
Waldrebe *(Clematis) 26. August*
Wegwarte *(Cichorium intybus) 2. August*
Weinraute *(Ruta graveolens) 6. April; 6. August*
Weißdorn *(Crataegus laevigata/monogyna) 4. Januar*
Wermut *(Artemisia absinthium) 6. April; 15. November*
Wiesenknopf, Kleiner *(Sanguisorba minor) 20. März*
Wilde Karde *(Dipsacus fullonum) 23. Januar*
Winterportulak *(Montia perfoliata) 13. Dezember* (Porträt);
5. Dezember

Ysop *(Hyssopus officinalis) 5. Januar; 6. August; 14. Oktober;*
15. November

Ziest *(Stachys) 6. April*
Zitrone *(Citrus × limon) 12. Dezember* (Porträt);
15., 16. Januar; 31. Juli; 14., 15. Oktober
Zitronenverbene *(Aloysia citriodora) 22. September* (Porträt);
26. Februar; 12., 23. Mai; 15., 23., 24., 25. September;
9. Oktober
Zucchini *(Cucurpita pepo L.* ssp. *pepo* convar. *giromontina)*
17., 18. September
Zwetschge *(Prunus domestica* subsp. *Domestica)*
15., 29., 30. April
Zwiebel *(Allium cepa) 9., 27. Januar; 7., 14., 25. Februar;*
5. März; 27. September; 17. Oktober; 13. November

Zur Fotografin

Christa Brand wurde an der Bayerischen Staatslehranstalt für Fotografie in München ausgebildet und hat die Meisterprüfung mit Auszeichnung abgeschlossen. Seit 1995 hat sie sich auf Gartenfotografie spezialisiert. Ihre Fotos werden in führenden Gartenzeitschriften sowie in zahlreichen Büchern und Kalendern veröffentlicht. Bei DVA sind vier Bücher und Briefkarten mit ihren Fotos erschienen. Sie wohnt in Ismaning bei München.

Zur Autorin

Brigitte Buser pflegt seit vielen Jahren in ihrem Garten Rosen, Kräuter und Stauden auf biologische Weise und verwendet sie in der Küche und im Wellnessbereich.
Seit 2005 gibt sie ihr Wissen in Kursen, Vorträgen, Zeitschriftenbeiträgen und im Internet weiter. Sie lebt und gärtnert in Zunzgen bei Basel.
Mehr Informationen unter www.zumdorfgarten.ch